言語聴覚療法臨床マニュアル

改訂第3版

平野哲雄

長谷川賢一

立石恒雄

能登谷晶子

倉井成子

斉藤吉人

椎名英貴

藤原百合

苅安 誠

城本 修

矢守麻奈

編集

協同医書出版社

序　文

　言語聴覚士法が施行されてから，2014年で16年になる．言語聴覚士法による言語聴覚士免許は，ひとつの社会制度である．この制度が創設された目的は，言語聴覚障害児・者のことを生涯にわたって考え，その困難に科学的方法で立ち向かう職業を作ることであった．そのために，この職業を担う者が継続して生活していけるように，公に報酬（医療機関では診療報酬，福祉事業所では介護報酬や訓練給付）を支払う仕組みを，既存の制度のなかに組み込んだのである．私たちの仕事は，他の職業と同じように，社会に必要とされ，また社会が育て維持しようとしている職業のひとつであり，社会に対する責任と義務があることもまた他の職業と変わらない．

　さらに，近年，障害者に関する法律の整備が進み，医療，介護の分野に続いて障害者総合支援法が2013年に施行され，障害者の社会参加を促す事業が展開されるようになっている．これは，国連で採択された障害者権利条約の批准に向けた準備が終わったことを意味し，障害者権利条約は2013年に批准された．言語聴覚士の臨床の場も，今後拡がっていくことが予想される．

　本書は，臨床経験3年から5年くらいの言語聴覚士が，臨床を通して社会と言語聴覚障害児・者に対する責任と義務を果たす手伝いができるようにと編纂された．本書の特徴は，言語聴覚士が臨床の対象とするほとんど総ての言語聴覚障害を網羅していること，臨床の手順である検査・評価・訓練・指導・助言の方法と内容およびその根拠を示していること，これらを見開き2ページごとにひとつのテーマを設けて，詳述していること，各論ごとに検査・評価・訓練・指導・助言の流れを一望するフローチャートを示したことなどである．

　また，執筆者は本書を出版する意義に理解を示し，臨床の第一線で長年研鑽を積んだ言語聴覚士と関連分野の専門家にお願いし，快く筆を取っていただいた．読者各位が，普段多く診ている言語聴覚障害に関しては，本書を参考にするとよりレベルの高い臨床を行う展望が開けること，またあまり診ない言語聴覚障害では，本書を参考にすると一定水準の臨床が行えることを編纂の目標とした．

　特に力を入れたのは，言語聴覚士の臨床領域が「言語」を中心に構成されていることの再確認であり，臨床の中心にある「訓練」の再認識である．

　ヒトが言語を実現する過程に沿って，ヒトの身体構造と心身機能を辿ることができ，言語聴覚士の臨床領域がこれに重なるのは周知のことである．この点をもう一度再確認してほしい．言語の実現は，言語刺激の受容，認知，言語記号の解読，記号化，言語の表出，言語の運用という過程を辿るが，この中に言語聴覚士の臨床領域が，摂食・嚥下障害を除いて，すっぽりと納まるのである．近年，嚥下障害に対する臨床の需要が多いのは事実であり，これもまた重要な一分野である．しかし，聴覚障害に始まり，構音障害に終わる言語実現の過程で起こる障害に対する臨床能力こそ常に備えておくべきである．なぜなら，これらの領域の臨床能力の充実には準備に時間がかかるからで

ある，と考えるのは私だけだろうか．

　また，言語聴覚士の臨床の中心にある「訓練」を今一度考えてほしい．一言で言えば，「訓練」とは「患者のactiveな反応を，supportiveに引き出す」ことであり，患者との協同作業である．ドリルを行う課題も確かに，supportiveに引き出してはいる．本書には，患者との距離が近い「訓練」について考えるヒントがあふれている．

　さらに，私たちは社会が言語・言語発達・言語運用に影響を与えることを忘れないようにしたい．例えば，言語発達に関しては，乳幼児に対する言語刺激不足・不適切，障害発見の遅れ，虐待・無関心など養育上の問題が，言葉の発達を遅らせる．また，失語症，高次脳機能障害，認知症などに対する理解不足・無関心がこれらの人々の社会参加を困難にしている現実がある．これらの社会的な問題を提起し，対応策を世に問う存在として，公益に資する使命を持つ日本言語聴覚士協会が会員を啓発し，その役割を果たしていくことに期待したい．

　最後に，本書を通して，読者各位が学問としてさらに一層何を学び，臨床技術を磨き，困難を抱えている患者とその家族そして社会に，何を仕事として返すのかを考え実行する一助になれば，筆者一同この上ない喜びである．

2014年4月

編者を代表して　平野　哲雄

編　集
（○は編集代表者）

○平野　哲雄（ひらの・てつお）元・京都府立心身障害者福祉センター附属リハビリテーション病院（第5部）
○長谷川賢一（はせがわ・けんいち）東北文化学園大学　医療福祉学部　リハビリテーション学科（第5部）
○立石　恒雄（たていし・つねお）一般社団法人日本言語聴覚士協会（第2部）
　能登谷晶子（のとや・まさこ）福井医療大学　保健医療学部　リハビリテーション学科，恵寿総合病院　リハビリテーションセンター　言語療法課（第2部）
　倉井　成子（くらい・しげこ）三芳町立みどり学園（第3部）
　斉藤　吉人（さいとう・よしと）群馬パース大学　リハビリテーション学部　言語聴覚学科（第3部）
　椎名　英貴（しいな・ひでたか）森之宮病院　リハビリテーション部　言語療法科（第4部）
　藤原　百合（ふじわら・ゆり）大阪保健医療大学　言語聴覚専攻科（第6部）
　苅安　誠（かりやす・まこと）ヒト・コミュニケーション科学研究所（第6部）
　城本　修（しろもと・おさむ）県立広島大学大学院　総合学術研究科　保健福祉学専攻（第6部）
　矢守　麻奈（やもり・まな）県立広島大学大学院　総合学術研究科　保健福祉学専攻（第7部）

執　筆　者
（五十音順）

相澤　悟（あいざわ・さとし）元・養生会かしま病院　リハビリテーション部　言語聴覚療法科
東江　浩美（あがりえ・ひろみ）NPO法人言語発達障害研究会
安藤　牧子（あんどう・まきこ）慶應義塾大学病院　リハビリテーション科
飯干紀代子（いいほし・きよこ）志學館大学　人間関係学部　心理臨床学科
生井友紀子（いくい・ゆきこ）横浜市立大学附属病院　耳鼻咽喉科
池上　敏幸（いけがみ・としゆき）菊野病院　総合リハビリテーション部
石井ひろみ（いしい・ひろみ）元・済生会神奈川県病院　リハビリテーションセンター
石原須美子（いしはら・すみこ）広島県立障害者療育支援センター　わかば療育園　医療科
井関　雅雄（いせき・まさお）千葉県中央障害者相談センター　判定課
井上　瞬（いのうえ・しゅん）新宿ボイスクリニック
井上　典子（いのうえ・のりこ）初台リハビリテーション病院
今井　眞紀（いまい・まき）株式会社MOLS
今村　亜子（いまむら・あこ）NPO法人ことばとリレーションシップの会（ことリ）
岩城　忍（いわき・しのぶ）神戸大学医学部附属病院　リハビリテーション部
岩淵　裕（いわぶち・ゆう）茅ヶ崎リハビリテーション専門学校　言語聴覚学科
宇井　円（うい・まどか）総合病院国保旭中央病院　診療技術局　リハビリ・歯科部門　小児科
内山　量史（うちやま・かずし）春日居サイバーナイフ・リハビリ病院　リハビリテーション部　言語療法科
宇野　彰（うの・あきら）NPO法人LD・Dyslexiaセンター
宇野木昌子（うのき・まさこ）元・済生会神奈川県病院　リハビリテーションセンター
大石　斐子（おおいし・あやこ）国際医療福祉大学　成田保健医療学部　言語聴覚学科
大平　芳則（おおだいら・よしのり）京都先端科学大学　健康医療学部　言語聴覚学科
大伴　潔（おおとも・きよし）東京学芸大学　教育実践研究支援センター
大取　望美（おおとり・のぞみ）NPO法人ことばとリレーションシップの会（ことリ）
大西　祐好（おおにし・ゆうこう）文京区児童発達支援センター　そよかぜ
大庭　優香（おおば・ゆか）元・東京医科歯科大学医学部附属病院　リハビリテーション部
緒方　祐子（おがた・ゆうこ）倉重こどもクリニック
小田柿誠二（おだがき・せいじ）谷津保健病院　リハビリテーション科
尾野　美奈（おの・みな）元・北祐会神経内科病院　リハビリテーション部　言語療法科
小渕　千絵（おぶち・ちえ）国際医療福祉大学　保健医療学部　言語聴覚学科
折戸真須美（おりと・ますみ）公立羽咋病院　リハビリテーション科

笠井新一郎（かさい・しんいちろう）宇高耳鼻咽喉科医院
梶縄　広輝（かじなわ・ひろき）横浜市総合リハビリテーションセンター　発達支援部
加藤あすか（かとう・あすか）調布東山病院　リハビリテーション科
金井　香（かない・かおる）伊勢崎福島病院　リハビリテーション科
金塚智恵子（かなづか・ちえこ）黒部市民病院　リハビリテーション科
金子　真美（かねこ・まみ）京都府立医科大学　耳鼻咽喉科・頭頸部外科
川合　紀宗（かわい・のりむね）広島大学学術院（大学院人間社会科学研究科）
河原　史（かわはら・あや）元・東京医科歯科大学医学部附属病院　リハビリテーション部
神田　亨（かんだ・とおる）静岡県立静岡がんセンター　リハビリテーション科
菅野　倫子（かんの・みちこ）国際医療福祉大学　成田保健医療学部　言語聴覚学科
北　義子（きた・よしこ）武蔵野大学　人間科学部　人間科学科　専攻科　言語聴覚士養成課程
草野　嘉直（くさの・よしなお）元・松尾病院　リハビリテーション部
楠本由美子（くすもと・ゆみこ）長与病院　臨床技術部　リハビリテーション科
久保　健彦（くぼ・たけひこ）久保ことばの教室
黒羽　真美（くろは・まみ）介護老人保健施設マロニエ苑
小薗真知子（こぞの・まちこ）熊本保健科学大学　保健科学部　リハビリテーション学科
小寺　富子（こでら・とみこ）元・帝京平成大学　健康メディカル学部　言語聴覚学科
木場由紀子（こば・ゆきこ）元・目白大学　保健医療学部　言語聴覚学科
小林　典子（こばやし・のりこ）社会福祉法人　農協共済　別府リハビリテーションセンター
小宮　桂治（こみや・けいじ）ながせき頭痛クリニック　脳神経外科　心療内科　神経心理臨床研究室
古森　一美（こもり・ひとみ）元・石川療育センター　外来診療科
斉藤　裕恵（さいとう・ひろえ）一枝クリニック
斎藤　宏（さいとう・ひろし）帝京大学医学部附属病院　耳鼻咽喉科
齋藤　玲子（さいとう・りょうこ）リハビリテーションエーデルワイス病院　リハビリテーション科
佐竹　恒夫（さたけ・つねお）元・横浜市総合リハビリテーションセンター
佐藤　剛史（さとう・たけし）東北大学　耳鼻咽喉・頭頸部外科学分野
佐藤　睦子（さとう・むつこ）総合南東北病院　神経心理学研究部門
澤　美菜子（さわ・みなこ）新国内科医院
佐脇小由里（さわき・さゆり）姫路市総合福祉通園センター
柴田　一浩（しばた・かずひろ）岐阜県立希望が丘こども医療福祉センター　リハビリテーション部
下嶋　哲也（しもじま・てつや）国立障害者リハビリテーションセンター　学院　言語聴覚学科
進藤美津子（しんどう・みつこ）昭和女子大学　人間社会学部　福祉社会学科
鈴木真知子（すずき・まちこ）まちこ子ども発達相談室
諏訪　美幸（すわ・みゆき）恵寿総合病院　リハビリテーションセンター　言語療法課
高橋　宗子（たかはし・ひろこ）介護老人保健施設クローバーのさと
高見　葉津（たかみ・はつ）東京都立北療育医療センター　訓練科
立石　雅子（たていし・まさこ）一般社団法人日本言語聴覚士協会
田中　里実（たなか・さとみ）国立障害者リハビリテーションセンター　病院　リハビリテーション部　言語聴覚療法
種村　純（たねむら・じゅん）川崎医療福祉大学　リハビリテーション学部　言語聴覚療法学科
築舘　陽子（ちくだて・ようこ）稲城市立病院　リハビリテーション科
知念　洋美（ちねん・ひろみ）千葉県千葉リハビリテーションセンター　リハビリテーション療法部
中條　晶子（ちゅうじょう・あきこ）広島県立障害者リハビリテーションセンター　機能回復訓練部　小児訓練科
坪井　郁枝（つぼい・いくえ）株式会社創想
寺田美智子（てらだ・みちこ）元・東京都立府中療育センター　訓練科
東川　健（とうかわ・たけし）横浜市西部地域療育センター　診療課
外山　慶一（とやま・けいいち）大和大学　保健医療学部　総合リハビリテーション学科

氏名	よみ	所属
中川　良尚	なかがわ・よしたか	江戸川病院　リハビリテーション科
中澤　久夫	なかざわ・ひさお	元・福井総合病院　リハビリテーション科
長嶋比奈美	ながしま・ひなみ	愛知淑徳大学　健康医療科学部　医療貢献学科
中谷　謙	なかたに・けん	関西福祉科学大学　保健医療学部　リハビリテーション学科
仲野　里香	なかの・りか	はかたみち耳鼻咽喉科
仲原　元清	なかはら・もときよ	河崎病院　リハビリテーション科
中山　剛志	なかやま・たけし	日本福祉教育専門学校　言語聴覚療法学科
野沢由紀子	のざわ・ゆきこ	この街きっず学園
野瀬　規代	のせ・きよ	訪問看護ステーションほたるきた
羽飼富士男	はがい・ふじお	慶應義塾大学病院　リハビリテーション科
橋本かほる	はしもと・かほる	京都先端科学大学　健康医療学部　言語聴覚学科
濵田　浩子	はまだ・ひろこ	大阪発達総合療育センター　南大阪小児リハビリテーション病院
原田　明子	はらだ・あきこ	東京都立神経病院　リハビリテーション科
原田　浩美	はらだ・ひろみ	東京工科大学　医療保健学部　リハビリテーション学科
春原　則子	はるはら・のりこ	目白大学　保健医療学部　言語聴覚学科
東山　寛隆	ひがしやま・ひろたか	尾道市立総合医療センター　尾道市立市民病院　リハビリテーション科
平田　文	ひらた・あや	国際医療福祉大学　保健医療学部　言語聴覚学科
廣瀬美由己	ひろせ・みゆき	東京都立府中療育センター　リハビリテーション科
福岡　達之	ふくおか・たつゆき	広島国際大学　総合リハビリテーション学部　リハビリテーション学科
藤岡　紀子	ふじおか・のりこ	つばさ発達クリニック
藤田　賢一	ふじた・けんいち	北祐会神経内科病院　リハビリテーション部　言語療法科
藤原加奈江	ふじはら・かなえ	東北文化学園大学　医療福祉学部　リハビリテーション学科
藤本　寛巳	ふじもと・ひろみ	敦賀温泉病院　リハビリテーション科
布施　幸子	ふせ・さちこ	東京都立多摩総合医療センター　リハビリテーション科
北條　京子	ほうじょう・きょうこ	浜松市リハビリテーション病院　リハビリテーション部
本間　慎治	ほんま・しんじ	発達協会　王子クリニック　リハビリテーション室
前川　圭子	まえかわ・けいこ	神戸市立医療センター中央市民病院　耳鼻咽喉科
三瀬　和代	みせ・かずよ	帝京大学医学部附属溝口病院　耳鼻咽喉科
南　孝輔	みなみ・たかゆき	札幌市立南月寒小学校　ことばの教室，NPO法人全国言友会連絡協議会
宮崎　泰広	みやざき・やすひろ	関西電力病院　リハビリテーション科
宮田　恵里	みやた・えり	関西医科大学附属病院　耳鼻咽喉科・頭頸部外科
森田　秋子	もりた・あきこ	鵜飼リハビリテーション病院　リハビリテーション部
柳田　早織	やなぎだ・さおり	北海道医療大学　リハビリテーション科学部　言語聴覚療法学科
山川眞千子	やまかわ・まちこ	にこにこハウス医療福祉センター　リハビリテーション科
山口　優実	やまぐち・ゆうみ	九州大学病院　耳鼻咽喉・頭頸部外科
山﨑　憲子	やまざき・のりこ	金沢医科大学病院　医療技術部　心身機能回復技術部門
山本　映子	やまもと・えいこ	済生会東神奈川リハビリテーション病院
山本　典子	やまもと・のりこ	大阪発達総合療育センター　リハビリテーション部
結城ルミ子	ゆうき・るみこ	アトリエ Love & Compassion
吉村　美佳	よしむら・みか	公立みつぎ総合病院　リハビリテーション部
若島　睦	わかしま・むつみ	元・黒部市民病院　リハビリテーション科
渡辺　基	わたなべ・もとい	東京慈恵会医科大学附属柏病院　リハビリテーション科

目　次

序　文

第1部　総　論

第1章● 総　論 ... 1
　言語聴覚士が行う臨床業務の流れ　訓練，検査，指導，助言，その他の援助 ... 2
　言語聴覚療法の定義 ... 4
　言語聴覚士が扱う言語障害の特徴　「言語・言語発達・言語運用の過程と機能」および
　　　　　　　　　　　　　　　　　「心身の過程の主な障害」 ... 6
　言語聴覚療法の基本と倫理　－職業意識を育てる－医療専門職に求められているもの ... 8
　各リハビリテーション期の言語聴覚療法　急性期・回復期・生活期 ... 10
　言語聴覚療法の進め方（1）　検査・評価 ... 12
　言語聴覚療法の進め方（2）　訓練・指導の枠組みと留意点 ... 14
　言語聴覚療法の進め方（3）　家庭・社会生活へ ... 16
　言語聴覚療法と障害者自立支援法（旧障害者総合支援法） ... 18
　言語聴覚療法と言語聴覚士法　臨床を行う法律上の裏付け ... 20

第2部　聴覚障害　【編集：立石恒雄，能登谷晶子】

第2章● 聴覚障害 ... 23
　臨床の流れ　検査，評価，訓練，指導の流れ ... 24
　基礎知識　聴覚障害の臨床 ... 26
　評価（1）　予診（問診，質問紙など）　情報収集 ... 28
　評価（2）　検査・評価　全体発達の検査と評価 ... 30
　評価（3）　検査・評価　言語力の評価 ... 32
　評価（4）　検査・評価　新生児・乳幼児（主に0歳代）に対する聴力検査 ... 34
　評価（5）　検査・評価　幼児・小児（1歳～学齢）に対する聴力検査 ... 36
　評価（6）　検査・評価　標準純音聴力検査，その他の検査 ... 38
　評価（7）　評価・分析　評価のまとめと指導方針の決定 ... 40
　補聴器の適合（1）　補聴器の特徴と機能 ... 42
　補聴器の適合（2）　補聴器の適応評価，機種選択，調整 ... 44
　補聴器の適合（3）　装用指導と効果の検討，福祉制度の活用，補助手段 ... 46
　補聴器の適合（4）　乳幼児の補聴器適合 ... 48
　人工内耳のマッピング（1）　訓練機器の調整　成人のマッピング ... 50
　人工内耳のマッピング（2）　訓練機器の調整　小児のマッピング ... 52
　小児の指導（1）　小児の指導について（前提と方針） ... 54
　小児の指導（2）　前言語期～身振り期の指導 ... 56
　小児の指導（3）　単語獲得期の指導 ... 58
　小児の指導（4）　構文獲得期Ⅰ（2～3語文期）の指導 ... 60
　小児の指導（5）　構文獲得期Ⅱ（多語文期）の指導 ... 62
　小児の指導（6）　構文獲得期Ⅲ（構文完成期）の指導 ... 64

高齢聴覚障害者への指導，助言	66
中途失聴者への指導，助言	68
事例（1）　補聴器適合の事例（成人と小児）	70
事例（2）　人工内耳マッピング例（成人と小児）	72
事例（3）　小児難聴の指導例（補聴器装用例）	74
事例（4）　小児難聴の指導例（人工内耳装用例）	76
事例（5）　重複障害例	78
事例（6）　新生児聴覚スクリーニング検査後の療育例	80
構音・発声の指導と助言	82
長期経過	84
親指導・助言	86

第3部 ── 言語発達障害　【編集：倉井成子，斉藤吉人】

第3章 ● 言語発達障害　89

支援としての検査，評価，訓練，指導，助言，その他の援助の流れ	90
基礎知識	92
検査・評価・訓練（1）　言語未獲得	94
検査・評価・訓練（2）　単語の段階	96
検査・評価・訓練（3）　語連鎖の段階	98
検査・評価・訓練（4）　文字・数	100
検査・評価・訓練（5）　コミュニケーション・会話	102
年齢別支援・家族支援と地域連携（1）　乳幼児期	104
年齢別支援・家族支援と地域連携（2）　学童期・青年期・成人期	106
年齢別支援・家族支援と地域連携（3）　家庭療育	108
年齢別支援・家族支援と地域連携（4）　地域連携	110
関連する障害（1）　自閉症スペクトラム	112
関連する障害（2）　学習障害	114
関連する障害（3）　知的障害	116
種々の支援アプローチ（1）　TEACCH（1）─TEACCHとは─	118
種々の支援アプローチ（2）　TEACCH（2）─言語聴覚療法への応用─	120
種々の支援アプローチ（3）　行動習得・介入（1）	122
種々の支援アプローチ（4）　行動習得・介入（2）	124
種々の支援アプローチ（5）　＜S−S法＞（1）	126
種々の支援アプローチ（6）　＜S−S法＞（2）	128
種々の支援アプローチ（7）　語用論（1）	130
種々の支援アプローチ（8）　語用論（2）	132
種々の支援アプローチ（9）　AAC（1）	134
種々の支援アプローチ（10）　AAC（2）	136

第4部 ── 脳性麻痺　【編集：椎名英貴】

第4章 ● 脳性麻痺　139

臨床の流れ　検査，評価，訓練，指導の流れ	140
基礎知識	142

脳性麻痺の嚥下障害		144
脳性麻痺のコミュニケーション障害		146
評価1　嚥下（1）　摂食運動の定型発達と評価の概要		148
評価2　嚥下（2）　神経学的評価，機器を用いた評価		150
嚥下訓練・指導（1）　食事援助の基本原則		152
嚥下訓練・指導（2）　姿勢コントロール		154
嚥下訓練・指導（3）　口腔運動機能の促進		156
嚥下訓練・指導（4）　食形態の選択，調整		158
嚥下訓練・指導（5）　特殊な問題とその対応		160
嚥下訓練・指導（6）　ライフステージに沿った支援		162
評価3　コミュニケーション評価（1）　認知言語		164
評価4　コミュニケーション評価（2）　発声・発語		166
コミュニケーション訓練・指導（1）　前言語期		168
コミュニケーション訓練・指導（2）　言語獲得期		170
コミュニケーション訓練・指導（3）　言語期　発声・発語へのアプローチ		172
コミュニケーション訓練・指導（4）　言語期　拡大・代替コミュニケーション手段		174
指導・助言　年長脳性麻痺者の問題		176

第5部 —— 高次脳機能障害　【編集：平野哲雄，長谷川賢一】

第5章 ● 失語症　179

臨床の流れ　訓練導入までの流れ		180
基礎知識（1）　解剖／生理		182
基礎知識（2）　定義，言語症状		184
基礎知識（3）　予後を含めた言語症状の経過		186
基礎知識（4）　言語処理仮説とタイプ分類		188
基礎知識（5）　失語症をめぐる様々な立場・解釈		190
基礎知識（6）　失語症患者と家族の心理的側面		192
基礎知識（7）　失語症患者と家族のニーズ		194
基礎知識（8）　ニーズに応える医療・福祉の社会制度		196
検査・評価（1）　言語機能に関するもの		198
検査・評価（2）　コミュニケーション等に関するもの		200
検査・評価（3）　掘り下げ検査＝deep test に関するもの		202
検査・評価（4）　医療・福祉の社会制度の利用に関するもの		204
訓練（1）　臨床の流れ		206
訓練（2）　失語症言語訓練の諸理論（1）　言語症状に対して		208
訓練（3）　失語症言語指導の諸理論（2）　家庭・社会生活に対して		210
訓練（4）　音韻の訓練		212
訓練（5）　語彙・意味の訓練（1）		214
訓練（6）　語彙・意味の訓練（2）		216
訓練（7）　統語機能に関する認知神経心理学からの知見		218
訓練（8）　認知神経心理学的アプローチに基づいた統語の訓練		220
訓練（9）　実用的コミュニケーションの訓練		222
非流暢性失語の症例（1）　全失語の訓練		224
非流暢性失語の症例（2）　ブローカ失語—重度患者の訓練—		226

非流暢性失語の症例（3）　ブローカ失語—中等度患者の訓練—	228
非流暢性失語の症例（4）　超皮質性運動失語の訓練	230
流暢性失語の症例（1）　ウェルニッケ失語—重度患者の訓練—	232
流暢性失語の症例（2）　ウェルニッケ失語—中等度患者の訓練—	234
流暢性失語の症例（3）　伝導失語の訓練	236
流暢性失語の症例（4）　超皮質性感覚失語の訓練	238
流暢性失語の症例（5）　失名詞失語の訓練	240
皮質下性失語の症例（1）　視床失語の訓練（1）	242
皮質下性失語の症例（2）　視床失語の訓練（2）	244
皮質下性失語の症例（3）　被殻失語の訓練（1）	246
皮質下性失語の症例（4）　被殻失語の訓練（2）	248
経過・訓練効果	250
訓練の終了と家庭・社会生活への提案	252
AAC	254
生活訓練と家庭・社会生活への移行　失語症者と障害者総合支援法	256
家庭生活支援　失語症者と障害者総合支援法	258
就労支援・就労継続支援　失語症患者と障害者自立支援法	260
失語症友の会の活動（地域活動）	262

第6章 ● 言語障害と関わりの深い高次神経機能障害　265

基礎知識（1）　高次神経機能障害総論	266
基礎知識（2）　急性期・回復期の高次神経機能障害	268
基礎知識（3）　慢性期（維持期）の高次神経機能障害	270
認知症（1）　基礎知識	272
認知症（2）　評価と一般的対応	274
聴覚失認（1）　基礎知識	276
聴覚失認（2）　検査・評価	278
聴覚失認（3）　検査・評価と訓練・指導	280
発語失行（1）　基礎知識	282
発語失行（2）　検査・評価	284
発語失行（3）　失語症と発語失行が合併した場合の訓練・指導	286
発語失行（4）　純粋型発語失行の訓練・指導	288
失読・失書（1）　基礎知識	290
失読・失書（2）　検査・評価	292
失読・失書（3）　訓練・指導	294
失行（1）　基礎知識	296
失行（2）　検査・評価	298
失行（3）　訓練・指導・事例	300
視覚失認（1）　基礎知識	302
視覚失認（2）　検査・評価	304
視覚失認（3）　訓練・指導	306
半側空間無視（1）　基礎知識	308
半側空間無視（2）　検査・評価	310
半側空間無視（3）　訓練・指導	312
構成障害（1）　基礎知識	314

構成障害（2）	検査・評価	316
構成障害（3）	訓練・指導	318
記憶障害（1）	基礎知識	320
記憶障害（2）	検査・評価	322
記憶障害（3）	訓練・指導（1）	324
記憶障害（4）	訓練・指導（2）	326
注意障害（1）	基礎知識	328
注意障害（2）	検査・評価	330
注意障害（3）	訓練・指導	332

第6部 —— 発声発語の障害　【編集：藤原百合，苅安　誠，城本　修】

第7章 ● 音声障害　335

音声障害の言語聴覚療法の流れ		336
基礎知識		338
検査・評価（1）	問診と自覚的評価	340
検査・評価（2）	聴覚心理的評価と喉頭視診	342
検査・評価（3）	発声機能検査・機器による評価（音響分析含む）	344
評価	評価のまとめと治療方針の決定	346
訓練（1）	声の衛生指導	348
訓練（2）	症状（病態）対処的訓練と包括的訓練	350
訓練（3）	病態対処的訓練／声帯の緊張を緩める訓練	352
訓練（4）	病態対処的訓練／声帯の緊張を高める訓練	353
訓練（5）	包括的訓練／Vocal Function Exercises（VFE）―発声機能拡張訓練―	354
訓練（6）	包括的訓練／アクセント法	356
訓練（7）	訓練終了基準	358
指導	喉頭摘出者の発声指導	360

第8章 ● 構音障害　363

構音障害の臨床の流れ		364
ことばが不明瞭な子どもの診かた，臨床の流れ		366
基礎知識（1）	構音障害の分類と原因	368
基礎知識（2）	音声学の基本と構音評価・訓練への活用	370
検査・評価（1）	顔面口腔の見方と解釈	372
検査・評価（2）	構音器官の観察（1）	374
検査・評価（3）	構音器官の観察（2）	376
検査・評価（4）	音声評価　VRAPF：声（Voice），共鳴（Resonance），構音（Articulation），韻律（Prosody），流暢性（Fluency）	378
検査・評価（5）	構音検査	380
検査・評価（6）	明瞭度評価	382
検査・評価（7）	機器を用いた評価	384

1. 機能性構音障害　386

基礎知識		386
検査・評価		388
訓練（1）	訓練の流れ	390

訓練（2）	訓練の方法とその選択	392
訓練（3）	感覚運動訓練	394
訓練（4）	構音訓練	396
事例		398

2. 器質性構音障害 … 400

口蓋裂 … 400

基礎知識	治療の流れ	400
検査・評価	口腔・顎・顔面および鼻咽腔閉鎖機能	402
訓練（1）	鼻咽腔閉鎖機能不全に対する治療・機能訓練	404
訓練（2）	異常構音に対する治療・訓練	406
症例（1）	中学生になっても異常な構音操作が改善していなかった遠隔地居住症例	408
症例（2）	生後まもない時期に家族と面接し，受容支援をすすめた症例	409

口腔・中咽頭がん … 410

基礎知識（1）	口腔・中咽頭がんの基礎知識	410
検査・評価		412
基礎知識（2）	構音障害の特徴とリハビリテーションの進め方	414
訓練（1）	外科的・補綴的治療	416
訓練（2）	言語治療（症例）	418

3. 運動障害性構音障害 … 420

基礎知識（1）	運動障害性構音障害と発語失行	420
基礎知識（2）	音声・身体所見と神経病理	422
検査・評価	評価と訓練・指導の原則	424
訓練（1）	呼吸・発声の訓練	426
訓練（2）	共鳴への取り組み	428
訓練（3）	構音の訓練	430
指導（1）	実用使用の促進	432
指導（2）	口腔顔面の運動促進	434
指導（3）	拡大・代替コミュニケーション（AAC）	436
指導（4）	集団訓練	438

第9章●吃　音 … 441

臨床の流れ	吃音の表現形と対応	442
基礎知識（1）	吃音の本質	444
基礎知識（2）	原因と要因	446
評価	生育史・吃音歴	448
検査・評価（1）	発話の聴取と記録	450
検査・評価（2）	非流暢性分析，音響分析	452
検査・評価（3）	行動観察（随伴症状を含む）	454
訓練・指導（1）	治療法の枠組みと内容	456
訓練・指導（2）	流暢性の促進	458
訓練・指導（3）	認知行動療法の導入	460
訓練・指導（4）	指導と環境調整	462
訓練・指導（5）	セルフヘルプグループ	464

第7部 —— 摂食・嚥下障害　【編集：矢守麻奈】

第10章● 摂食・嚥下障害 467
- 摂食嚥下リハビリテーションの流れ 468
- 基礎知識（1）　摂食嚥下の解剖生理 470
- 基礎知識（2）　摂食嚥下機能の年齢変化と性差，摂食嚥下リハビリテーションにおける
言語聴覚士の役割 472
- 評価（1）　情報収集，摂食・嚥下障害の徴候 474
- 評価（2）　言語聴覚士が行う検査，スクリーニング検査（1） 476
- 評価（3）　言語聴覚士が行う検査，スクリーニング検査（2） 478
- 評価（4）　精査（医師とともに行う検査・医師が行う検査）（1） 480
- 評価（5）　精査（医師とともに行う検査・医師が行う検査）（2） 482
- 評価（6）　評価のまとめ：報告書作成のポイント 484
- 訓練（1）　基礎的嚥下訓練 486
- 訓練（2）　バルーン法 488
- 訓練（3）　摂食訓練（1） 490
- 訓練（4）　摂食訓練（2） 492
- 訓練（5）　摂食訓練（3） 494
- 指導・助言（1）　高次脳機能障害の影響，摂食環境の整備 496
- 指導・助言（2）　栄養障害の予防，施設・職種間連携 498
- 医学的治療・管理　薬剤・放射線の影響，外科的治療 500
- 症例（1）　急性期症例 502
- 症例（2）　回復期症例 503
- 症例（3）　維持期症例 504
- 症例（4）　小児症例 505
- 症例（5）　進行性疾患症例 506
- 症例（6）　悪性腫瘍症例 507

- 資料1　身体障害者手帳と介護保険 508
- 資料2　障害者の日常生活及び社会生活を総合的に支援するための法律 518
- 資料3　精神障害者保健福祉手帳 520
- 資料4　国際音声字母（IPA） 522
- 資料5　言語聴覚療法の進め方（3） 523
- 資料6　言語聴覚療法と障害者総合支援法（旧障害者自立支援法） 527

索　引
- 和文索引 528
- 欧文索引 543

第1部 総論

第1章 総論

言語聴覚士が行う臨床業務の流れ（訓練，検査，助言，指導，その他の援助）

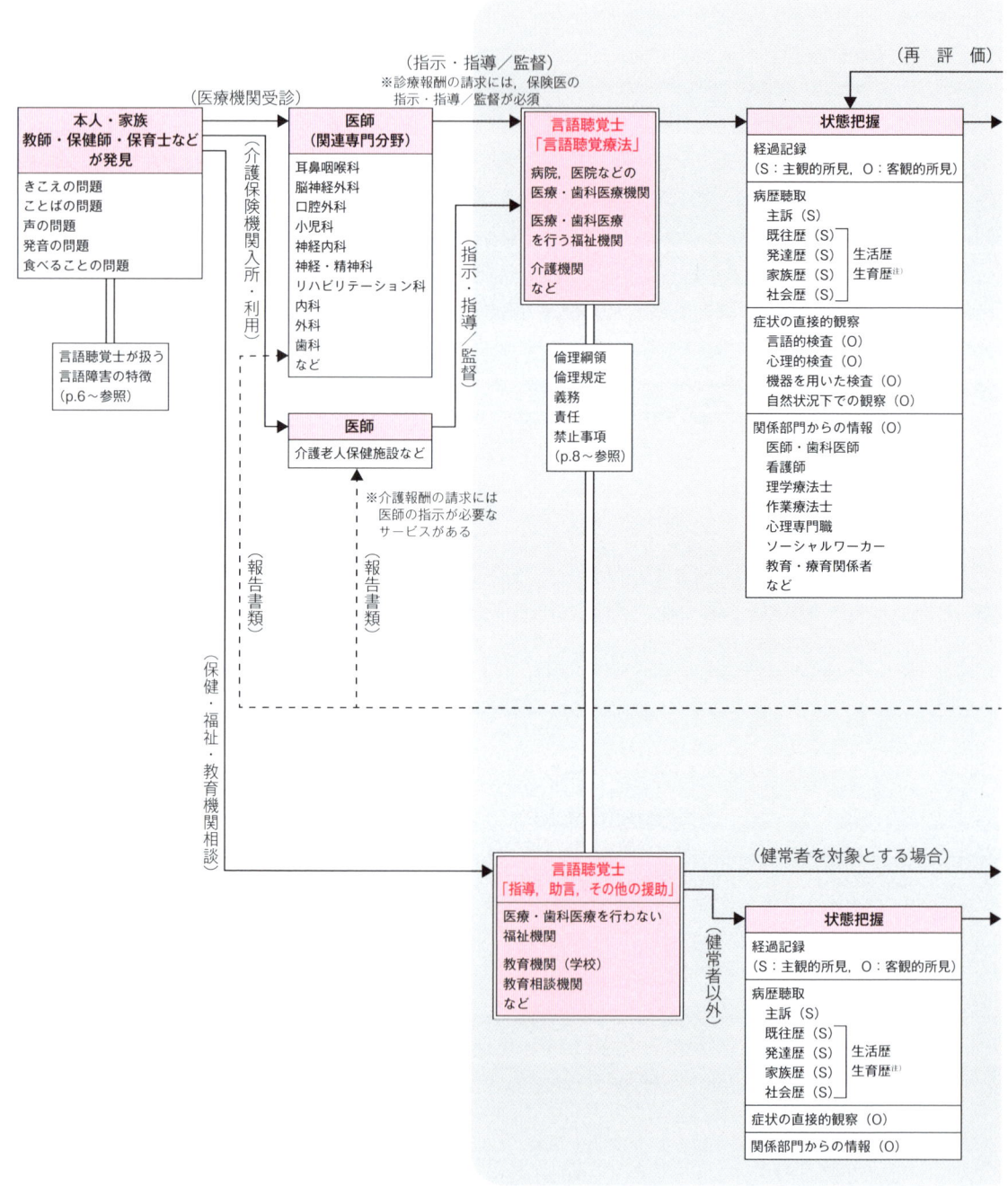

経過記録の記載内容は，S：主観的所見（subjective data），O：客観的所見（objective data），A：評価（assessment），P：計画（plan）で分類する方法に拠った．

注）主訴以外の病歴を，成人では生活歴，小児では生育歴という．

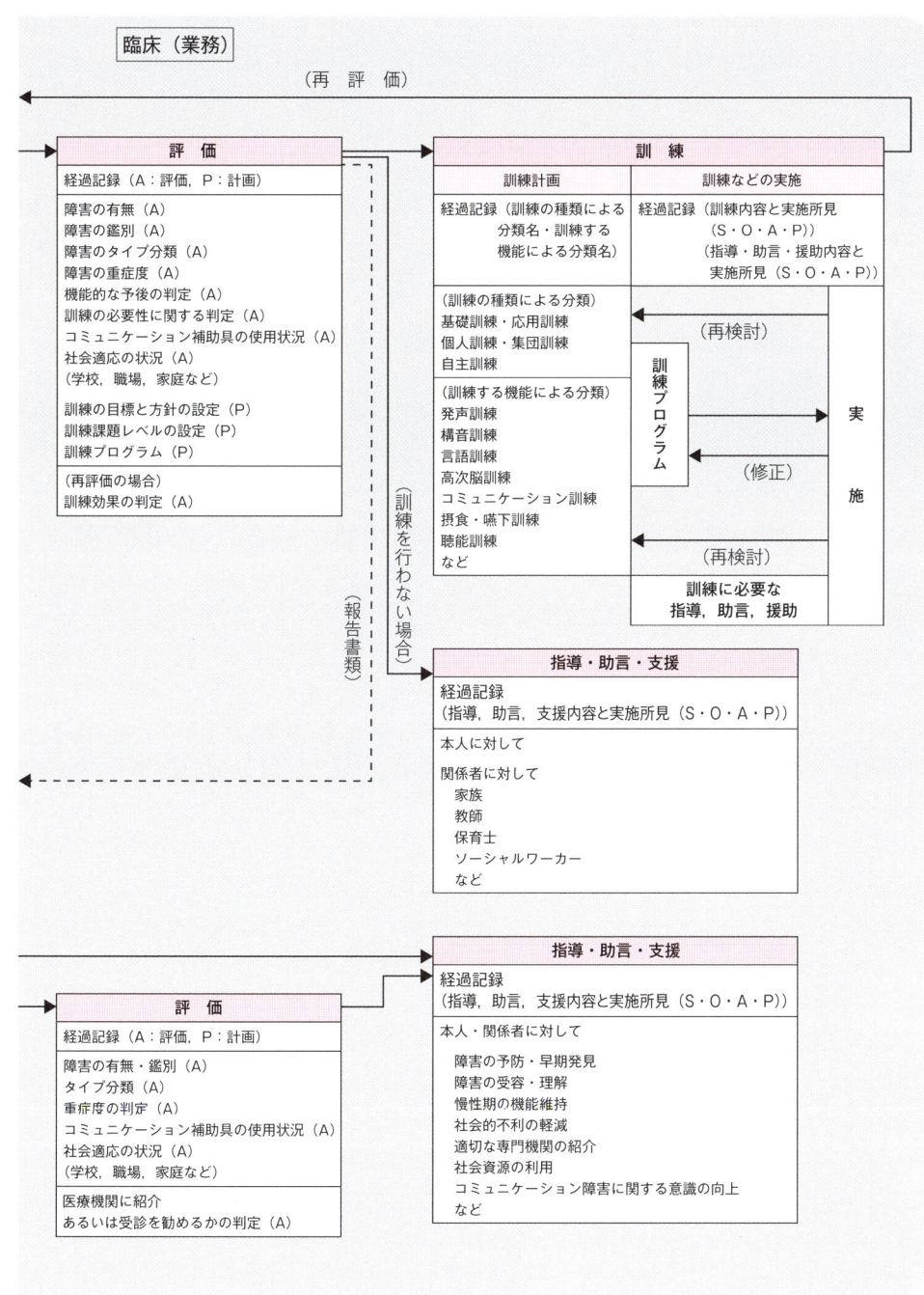

(執筆者：平野哲雄，立石恒雄，長谷川賢一)

言語聴覚療法の定義

▶ **ことばの産生と理解の仕組みについて**

話し手の大脳における過程：話し手は，事柄，状況，意見，感情，挨拶などを表す文を，大脳で母国語の言語体系（音韻，形態，意味，統語，語用）に即した内言語として形成したうえ，音声産生のための神経学的指令を末梢器官に向けて発信する（言語学的過程）．情報発信を目的とする内言語の形成には伝達しようとする意欲が不可欠で，その内容は，詳細なもの，大雑把なもの，虚偽のものなど様々で，その選択には話し手の感情，立場，思考などが反映される（心理学的過程）．また，音声言語の韻律（プロソディ）には，種々の感情（共感，落胆，疑念，要求など）を伝える情報があり，話し手は自己の感情表現に相応しい形式を選択する．言語の範疇ではないが，話し手が聞き手の視野にある場合，話し手の表情や身振りは，話し手の心理的状況の伝達に寄与している．

発声発語器官の協調運動による音声産生過程：音声産生のための脳からの神経学的な指令は，運動神経を通じて発声発語筋に伝えられ，発声に関しては呼気圧や声帯の調節に係わる筋（吸気筋，呼気筋，喉頭筋），構音と共鳴に関しては下顎（咀嚼筋，舌骨筋），舌（外舌筋，内舌筋），軟口蓋（口蓋帆挙筋）および口唇（顔面筋）に係わる筋の協調運動により，ことばが産生・表出される（生理学的過程と物理学的過程）．

話し手から聞き手まで音が伝わる音響学的過程：言語音が聞き手に届くまでの音声の伝達過程で，両者の距離が離れるに従い音の強さが減少して音声の聴取が困難になる．また，周囲に騒音や反響音等の妨害音がある場合にも音声の聴取は妨げられる．

聴覚器官が音声を受信し，神経学的信号を大脳に伝える過程：聞き手の耳介に届いた音声のエネルギーは，外耳，鼓膜，中耳によって効率よく内耳に伝わり，内耳の有毛細胞によって周波数，強さおよび時間情報を持つ神経学的な信号に変換され，感覚神経を通して大脳に伝えられる（物理学的過程と生理学的過程）．

音声情報を大脳で理解する過程：大脳に届いた神経学的信号は，話し手と共有する言語体系の知識を手がかりに，音声情報の内容が理解される（言語学的過程）．このとき，話し手の性格，立場，思考などに関する知識は，相手の感情や本心を理解・判断する上で役立つ（心理学的過程）．また，声質，音韻および語彙からは，話者の個人的情報（性別，年齢，健康状態，出身地）も推測される．

▶ **言語の定義**

広義の定義：感覚，知覚，認知，思考，記憶の表象（イメージ，概念）などを言語記号化して発信・表出し，また，受信・理解・解読するために，いくつかの過程を持つ交信行動の総称．

狭義の定義：交信のための道具としての言語体系（音韻，形態，意味，統語，語用）そのもの．

▶ **言語の種類**

言語様式（モダリティ）別：言語様式には，はじめに記した音声言語のほかに，視覚言語（文字，手指運動），触覚言語（点字，手書き文字，触読指文字），視聴覚言語（TV，映画）などがある．

言語表出のレベル別：表出（発話）レベルでは，表出以前の内言語（internal speech）と，身体の外部に表出（表現）される外言語（external speech）に分けられる．

言語活動の形態別：言語活動の形態には，個人内言語（思考・調節的；personal language），個人間言語（伝達的；communicative language），個人集団間言語（伝達的；mass-communicative language）などがある．

▶ **言語の機能**

伝達：事物，事態，意志，感情，知識，技能，思考などを伝える．他人に対する行動面や感情面への働きかけを伴う場合がある．

整理：表出あるいは検証を目的に思考や内省を整理する．

創造：自然，科学，社会，生活など種々の事柄に関する思考を展開し，推理，仮説，考察などによって新しい解釈，手段，方法，結論を導く．

記録：メモ，日記，ボイスレコーダー，ビデオ録

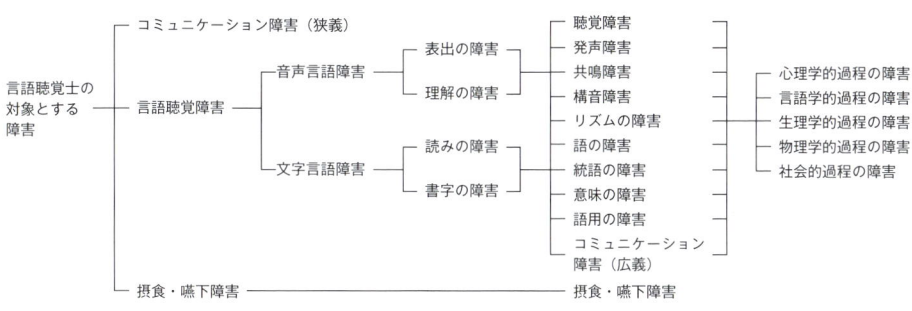

図1●言語聴覚障害の構図

画などを用いて保存する.

▶ 言語の過程

表出，理解ともに次の5つの過程を経由する.

心理学的過程（大脳レベル）：認知，思考，感情，表象（イメージ，概念など）に係わること.

言語学的過程（大脳レベル）：内言語の形成，言語表出の指令，言語情報の理解.

生理学的過程（神経－器官レベル）：言語の表出，受信（運動・感覚器官，運動・感覚神経）.

物理学的過程（運動器官からの表出と感覚器官への入力レベル）：音声－聴覚，文字・指文字－視覚，点字－触覚.

社会的過程：言語の能力を習得する社会的な過程，養育環境などによる影響.

▶ 言語の能力

社会に共通する言語体系を理解し表出する能力.

▶ 言語聴覚障害の定義

言語記号の適切な表出および理解が困難な病態をいい，前述した言語の5つの過程のいずれか1つまたは2つ以上にまたがる疾患，障害によって生ずる．したがって，言語聴覚障害の範疇は個人から社会的背景までの問題を包括している.

▶ 言語過程別の言語聴覚障害の種類

心理学的過程：心因性発声・構音障害，心因性聴覚・視覚障害，緘黙症，吃音など.

言語学的過程：失語症，失読失書，発語失行，語音に関する聴覚失認，文字に関する視覚失認，広汎性発達障害，知的障害に伴う言語発達遅滞，アスペルガー症候群などに伴うコミュニケーション障害，学習障害，認知症，機能性構音障害など.

生理学的過程〜物理学的過程：音声障害，運動障害性構音障害，脳性麻痺，喉頭摘出，口蓋裂，舌切除，麻痺による発声・共鳴・構音障害，書字障害，難聴・聾，弱視・盲など.

社会的過程：言語刺激の不足・不適切，障害発見の遅れ，虐待・無関心など養育上の問題，不適切な訓練・指導など.

▶ コミュニケーションについて

他者との相互作用，相互交渉，刺激－反応の連鎖などにより，感情や思考などを伝達し合うこと．音声言語や視覚言語等を用いるバーバル・コミュニケーション（verbal communication）と，身振りや表情などによるノンバーバル・コミュニケーション（non-verbal communication）に大別される.

コミュニケーション能力：他者と円滑あるいは適切に情報をやりとりするため，状況，相手，話題に合わせた言語の表出および理解に係わる能力.

コミュニケーション障害：言語聴覚障害とコミュニケーション能力・態度の障害を包含したもので，様々な言語聴覚障害に随伴することがある（広義）．一方，言語聴覚には特段の障害がないコミュニケーション障害も時にみられる（狭義）.

▶ 言語聴覚療法の定義

言語聴覚療法とは，言語聴覚士が種々の言語聴覚障害を持つ者に対して，機能の維持・向上を図るために適切な訓練や検査及び指導・助言・援助を行う行為である．なお，嚥下障害に対する訓練・指導も含むことがある.

文　献

* 鈴木重忠：言語・言語障害（日本言語療法士協会・編著：言語聴覚療法 臨床マニュアル）．協同医書出版社，1992，pp6-7.
* 小寺富子：言語聴覚療法の定義 言語・言語障害（小寺富子・監修：言語聴覚療法 臨床マニュアル，改訂第2版）．協同医書出版社，2004，pp4-5.

（執筆者：立石恒雄，長谷川賢一）

言語聴覚士が扱う言語障害の特徴
「言語・言語発達・言語運用の過程と機能」および「心身の過程の主な障害」

表1● （文献1, 2を改変）

言語・言語発達・言語運用の過程	機能 【 】内は音声言語 「 」内は文字言語	生理学的〜物理学的過程の主な障害	言語学的過程の主な障害	心理学的過程の主な障害	社会的過程の主な障害
process of language	function	impairment	disability	psychiatric problem	handicap
言語刺激の受容	【聴覚】 「視覚」	末梢受容器損傷による難聴・聾・弱視・盲		心因性聴覚・視覚障害	
言語刺激の認知	【語音認知】 「文字認知」	聴覚失認（語音以外） 視覚失認（文字記号以外） 半側空間無視	聴覚失認（語音に関する） 視覚失認（文字記号に関する） 認知症		
言語記号の解読・記号化の発達 言語を媒介とした概念の発達	【言語発達】 「文字学習」		広汎性発達障害 自閉症や知的障害に伴う言語発達遅滞 高機能自閉症に伴うコミュニケーション障害 学習障害		言語刺激不足・不適切 障害発見の遅れ 虐待・親の無関心など養育上の問題
言語記号の解読・記号化	言語		失語症 失読失書		特に失語症に対する理解不足，無関心がもたらす社会参加困難による機能低下
言語の表出	【音声・構音 （発声・発語）】 「書字」	音声障害 器質性構音障害 喉頭摘出 口蓋裂 舌切除 運動障害性構音障害 麻痺などによる発声・共鳴・構音障害（吃音を含む） 脳性麻痺 書字障害 構成障害	機能性構音障害 発語失行	心因性発声・構音障害 緘黙症 吃音	
言語の運用	コミュニケーション	記憶障害 注意障害 高次脳機能障害	認知症		特に記憶障害，注意障害，高次脳機能障害，認知症に対する理解不足，無関心がもたらす社会参加困難による機能低下
（生命の維持・発育）	摂食・嚥下	摂食・嚥下器官の運動障害			

※言語と関係のある失行，認知障害として，発語失行，認知症を，また原因不明の言語障害である機能性構音障害を言語学的過程の障害に入れた．なお，機能性構音障害を音韻の障害とする意見があるが，原因は特定されていない．

言語聴覚士が臨床を行う対象は，言語に始まり言語に終わる．言語に関係するものである．ただひとつの例外は，摂食・嚥下機能障害で生命の維持や発育などに関するものである．口からものを食べることは，発育・免疫・活動など生命現象と深く結びついており，医療の重要な一角を占めている．

　表1は，「言語刺激の受容」から「言語刺激の認知」，「言語記号の解読・記号化の発達」，「言語を媒介とした概念の発達」，「言語記号の解読・記号化」，「言語の表出」，「言語の運用」まで，ヒトが言語を実現する過程を示している．そして，これらの過程のそれぞれにヒトの機能がそれを担うものとして対応している．さらに，これらの機能に障害が生じたときに，どのような病的な症状が現れるかを，「生理学的〜物理学的過程の主な障害（impairment）」と「言語学的過程の主な障害（disability）」，および「心理学的過程の主な障害（psychiatric problem）」と「社会的過程の主な障害（handicap）」に分類してまとめた．ちなみに，2001年の国際生活機能分類（ICF）では，前2者が心身機能・身体構造に，後2者が背景因子（心理学的過程の障害は個人因子，社会的過程の障害は環境因子）に該当する．

　言語学的過程の主な障害である聴覚失認（語音に関する），視覚失認（文字記号に関する），認知症，広汎性発達障害，自閉症や知的障害に伴う言語発達遅滞，高機能自閉症に伴うコミュニケーション障害，学習障害，失語症，失読失書，機能性構音障害，発語失行に対する臨床能力は，言語聴覚士の基本的能力として位置づけられる．なぜなら，言語学的過程の障害こそ，言語聴覚士が中心となって医師とともに検査・評価・訓練・指導・助言することが求められている他職種が追随できない臨床の対象だからである．

　もちろん，生理学的〜物理学的過程の主な障害である末梢受容器損傷による難聴・聾，聴覚失認（語音以外），視覚失認（文字記号以外），音声障害，器質性構音障害，喉頭摘出，口蓋裂，舌切除，運動障害性構音障害，麻痺などによる発声・共鳴・構音障害（吃音を含む），書字障害，摂食・嚥下器官の運動障害に関しても，臨床に言語聴覚士の存在は欠かせない．しかし，医師，看護師，理学療法士，作業療法士の役割も相対的に大きい分野である．ここでは，他医療職との連携が重要である．

　さらに，精神医学分野の問題である心理学的過程の主な障害である心因性聴覚・視覚障害，心因性発声・構音障害，緘黙症，吃音は，今後，言語聴覚士が関わりを深めていく領域として残されている．

　なお，吃音に関しては，日本音声言語医学会は吃音が広義の構音障害の一つであるとしている．さらに，2006年に厚生労働省と日本言語聴覚士協会が合意し，言語聴覚士が検査・評価・訓練・指導・助言を吃音者に行ったときは，医療機関は脳血管疾患等リハビリテーション料を請求する仕組みになっている．しかし，吃音者が受診できる医療機関が限られているという指摘もあり，今後の課題である．

　また，社会が言語・言語発達・言語運用に影響を与えるという事実も押さえておくべきである．社会的過程には，言語聴覚障害児・者に関して特に留意したい項目を挙げた．

　ちなみに，国際生活機能分類（ICF：2001年）と言語聴覚障害との対応・関連では，生理学的〜物理学的過程の主な障害（impairment）にはs「身体構造」とb「心身機能」が，言語学的過程の主な障害（disability）にはb「心身機能」とd「活動と参加」が，心理学的過程の主な障害（psychiatric problem）には背景因子であるp「個人因子」が，社会的過程の主な障害（handicap）には背景因子であるe「環境因子」が対応している．

文　献

1) 小寺富子：言語聴覚療法の定義（小寺富子・監修：言語聴覚療法 臨床マニュアル，改訂第2版）．協同医書出版社，2004, pp4 5.
2) 平野哲雄，長谷川賢一：言語障害の特徴（小寺富子・監修：言語聴覚療法 臨床マニュアル，改訂第2版）．協同医書出版社，2004, pp6-7.

（執筆者：平野哲雄）

言語聴覚療法の基本と倫理
―職業意識を育てる―
医療専門職に求められているもの

▶ 言語聴覚療法の基本

　言語聴覚士は，言語聴覚士法に定められている通り，言語聴覚障害児者の検査・訓練・指導・助言を担う医療専門職である．これは，働く場が，医療，保健，福祉，特別支援学校あるいは自営かどうかにかかわらず，臨床に携わる者に共通する事柄であり，制約でもある．

　ここでいう，臨床とは，実際に言語聴覚障害児者に対して，検査・訓練・指導・助言することをいう．注意が必要なのは，業務には事務も含まれている点である．適正に臨床を行っている証拠として，記録（経過記録，指示箋，依頼箋，各種報告書や業務日誌など）は必須である．医療機関では保険医の指示と指導監督のもとに臨床が行われることが，診療報酬を請求する前提である．医療機関以外では，利用者に主治医がいる場合はその指導を受けることが，臨床を行う前提である．

　医師・看護師・歯科衛生士，ケースワーカーの臨床とは，訓練という点で相違が際立つ．法律上では，専任の医師は訓練できるし（リハビリテーション料が請求できる），看護師は医師の指示があればできる（リハビリテーション料は請求できない）．しかし，言語聴覚士が配置されていれば，言語聴覚士の行う臨床が第一番目に尊重される仕組みになっている．ここに，名称独占の意義がある．

　訓練で強調したいのは，言い古されていることではあるが，その本質は「患者のactiveな反応を，supportiveに引き出す」という点である．訓練課題あるいは場面設定を用いて，患者の，能動運動（active movement，受動運動＝passive movementと対比される意味）を引き出し，患者の不十分な運動・反応を補助・促進するあるいは望ましくない運動・反応を抑制するために支持的に介入して，目的とする運動・反応に導く．これは，自発的運動練習（active exercise）のことで，患者が不十分ながらも自分の力で運動（反応）しよう（active）と力を入れ（意識を集中し），訓練者が運動（反応）の不十分な部分を支持的（supportive）な介入で補う．介入は，患者の症状とその時の状態により，どれだけをどのように介入して力を添えるかをその都度決める．支持的な介入と患者にかける負荷のバランスを見極めることが，臨床の要諦であり，臨床経験によってのみ蓄積される．

　一方，他動的運動練習（passive exercise）は，患者が訓練者に身を委ねることで成り立つ．力を入れすぎて（刺激が強すぎて）患者に怪我（不快な思い）をさせないようにすることが必要である．

　さらに，臨床は自らが行う訓練の役割を理解して実践し，医師・歯科医師や関連職種の役割を理解して，連携を図りながら行う．連携は，臨床が客観的所見に基づき，科学的に裏付けられた方法・手段で行われて可能になる．経過記録に，主観的所見（患者，家族の話したこと・訴えなど），客観的所見（言語聴覚士が，問診，検査，訓練，指導，助言で収集したもの），評価，訓練計画，経過を記載することの重要さがここにある．科学的にデータを収集し・ものを考え・実践する基本は，日々の臨床のこの作業にあることを強調したい．

▶ 医に携わる者の倫理（行動規範）

　医療専門職の行動規範を考える上で，出発点は紀元前4世紀ギリシャのヒポクラテスの誓いである．この誓いによりヒポクラテスは，「現代医学の父」と呼ばれる．これは，医師が自らを戒め律する掟を自らが定めて，実践し，後輩に伝えたものとされている．そこには，医術を伝授した師を敬うこと，患者に危害を加えないこと，不正を働かないこと，自分の技術で最善を尽くすこと，専門外の医術はその医術を業とする人に任せること，患者の秘密を口外しないことなどが誓われている．この誓いは，自らを律するプロフェッショナリズムの精神であり，弱い立場の患者を父親のような威厳を持って導く，パターナリズムの精神に裏打ちされていると解釈されている．

　現代になって，パターナリズムが批判にさらされ，裁判を経て修正を余儀なくされたのが，Schloendorf（シュレンドルフ）判決（1914年）である．麻酔下での検査に同意したが，手術を拒否していた患者に，医師が検査に続いて患者の同意が

ないまま手術し，後にこの手術が原因で足指を切断せざるを得なかったことに対して，患者が訴えを起こした．判決は，病院には責任を認めず，医師には同意なき手術について責任を認めた．治療方針を実行に移すには，患者の同意が必要とされた（同意原則）．

次に，患者が同意するか拒否するか決めるために，十分な説明を受ける権利が公に認められたのが，Salgo（サルゴ）判決（1957年）である（説明原則）．侵襲的検査の後で，下半身麻痺を来たした患者が，検査の実施に伴う麻痺のリスクを警告しなかったのは過失に当たると訴えた．判決では，医師の示した治療法に関して，患者が同意するのに必要な何らかの事実を述べなかった場合，医師は患者に対して責任が生ずるとした．このように，患者の側からの提訴によって，一方向的ゆえに独善に陥る危険があるパターナリズムが反省され，双方向的な「説明と同意の原則」が加わり，今日の医療専門職の行動規範となっている．

説明と同意がない場合の法律上の論理的帰結として，①説明がないと，自己決定権（人格権）の侵害となり違法，民法の損害賠償義務が発生する．不法行為かどうかは，具体的なケースに即した訴訟を通して，どのような説明が義務であったのかが検討され判断される．②同意がないと，当該侵襲行為について，違法性が阻却できず違法，刑法的には傷害等に該当する．犯罪として処罰するには，故意または過失があるのでなければならない[1]．

これらの判決を受けて，ヒポクラテスの誓いの現代版とされるジュネーブ宣言（1948年）が，患者の権利をまとめ宣言にした「患者の権利に関するリスボン宣言」（1981年，1995年改訂）が，プロフェッショナリズムの立場から，世界医師会総会で採択されている．

また，臨床研究に携わる者の行動規範に，1964年のヘルシンキ宣言「ヒトを対象とする医学研究の倫理的原則」（世界医師会総会）がある．研究の被験者とするには，被験者本人の自由意志に基づく同意が条件であること，被験者に危害を加えない研究であること，同意の撤回はいつでも自由意志に基づき可能であることなどが謳われている．医学研究の名で，非人道的な臨床研究が行われたナチスの人体実験の反省から生まれたニュルンベルク綱領（1947年）を受けたものである[2]．

▶言語聴覚士を職業にするということ

社会は，言語聴覚士に生命医学倫理の4つの原則の実現を求めている．具体的には，言語聴覚士が行う臨床は，社会に必要とされており，社会に公平に行き渡るようにすること（公共性の原則：①正義・公平原則）．

臨床では，言語聴覚障害のことを科学的に考え，障害に対処する具体的方法を言語聴覚障害児者に示して行い，その方法が患者に危害を加えず善い結果をもたらすよう意図され，結果として実現したかを個人であるいは組織的に，その時点での医療技術に照らして確認すること（結果重視の原則：②善行・仁恵原則，③無危害原則）．自らの医療について選択する患者の権利を尊重し，臨床を行う手続きを適切に，また，各種の書類を適切に記録し，保管すること（手続重視の原則：④自律尊重原則）[3]．

上述の倫理原則の実践を社会が求めるのは，言語聴覚士を職業にして生活して行けるような保健・医療・福祉制度を維持し，制度を育て発展させることを国民が合意しているからである．一方，個々の言語聴覚士にとって，この仕事を職業にすることは，言語聴覚士の業務に最善を尽くすと社会に約束することである．また，臨床業務に対して報酬が支払われる社会制度の中で生きていくことでもある．さらに，忘れてならないのは，言語聴覚士として言語聴覚療法の臨床を日々行うことが，医療専門職としてだけでなく個人として人間として成長する糧になりうることである．それは，この仕事が生涯の仕事とするに相応しいものであることを意味している．この仕事を続けて生活し，臨床と生活から学んだ知恵で，言語聴覚障害児者だけでなく国民の健康を考え，実践する専門家を目指してほしい．

文献

1) 丸山マサ美：患者中心の医療（http://mihari.hosp.kyushu-u.ac.jp/index.php?plugin=attach&refer=rinsyo-rinri&openfile=20070919pdf.pdf）〈accessed, 2013-12-20〉．
2) 丸山マサ美：医療倫理学，第2版．中央法規出版，2009．
3) Beauchamp TL, Childress JF（立木教夫，足立智孝・監訳）：生命医学倫理，第5版．麗澤大学出版会，2009．

（執筆者：平野哲雄，立石恒雄）

各リハビリテーション期の言語聴覚療法
急性期・回復期・生活期

▶ 病期とは

言語聴覚療法の対象となる疾患・障害には，先天性疾患，後天性疾患があり，後天性疾患には，急性に発症して直後に急速な回復を示し，徐々になだらかになりプラトーとなる脳損傷パタン，進行性に推移し重症化していく進行疾患パタンなど，病状の推移にはいくつかのパタンが存在する．

言語聴覚士の対象となることの多い脳損傷患者では，発症からの期間により状態や特徴が異なり，必要となるリハビリテーション（以下，リハ）の内容も異なるため，病期に分けてとらえることが多い．従来は，急性期・慢性期などの用語が使用されてきたが，その後，急性期，回復期，維持期となり，最近では維持期を，生活期と呼ぶことが多い．本論では現状を踏まえ，急性期，回復期，生活期という用語を用いて，病期の説明を行う．

厚生労働省の進める制度改革では，急性期，回復期は医療保険で，生活期は介護保険で，という方向性が示されている．高齢社会に対応するために，病期を設定して制度を確立していくことは必要であるが，患者によっては，急性期，回復期，生活期，という区分が明確にできない場合も少なくない．特に，言語聴覚士が対象とする失語症，高次脳機能障害では，長期的な回復を示す例が多数あることから，単純に時間的区分で回復期と生活期を分けることによって，患者に必要なリハの提供を妨げてはならない．これらの区分は，あくまでもそれぞれの時期の特徴を制度に反映させるための，便宜上の区分であることを忘れてはならない．

▶ 病期の特徴と保険制度区分

急性期は，疾病の発症直後の救命と治療を担う．医師を中心としたチームによって治療が施され，必要に応じ手術が行われる．急性期の入院期間は，2003年に開始された診断群分類包括評価制度（DPC）の広がりでさらに短縮化しており，救命治療が終了するやいなや，意識障害を残存し合併症への治療を必要とする状態で，回復期のステージへと移っていく．

回復期を担当する中核は，回復期リハ病棟である．急性期直後のリハを担当し，寝たきり防止，早期のADL自立，自宅退院を目的に，2000年に制度化された．豊富なリハを提供し脳損傷等による障害に対して回復を促進する．自宅退院のための準備を行い，退院後のリハの必要性を判断し，介護体制の整備，住環境の改造などを担う．

生活期には，在宅生活を支える在宅リハと，施設で提供する施設リハがある．在宅では，外来リハ，訪問リハ，通所リハなどがあり，施設では老人保健施設，特別養護老人ホームなどがあり，リハ提供体制は施設によって異なる．生活期リハでは，退院直後の生活の安定，生活の質の向上，廃用への対応，終末期への対応などを担う．

▶ 急性期の言語聴覚療法

いわゆる急性期病院と呼ばれる病院は，有する診療科目や特色が多様であり，言語聴覚士に求められる役割も病院により異なる．ここでは，脳損傷治療に絞って述べる．急性期病院のもっとも重要な使命は，患者の救命・治療である．脳梗塞，脳出血，クモ膜下出血等の脳血管疾患，頭部外傷など脳損傷では，発症・受傷時には脳内圧迫による呼吸・循環障害等により生命の危機を呈し，状況によっては緊急手術を必要とする．また，合併症の悪化を防ぎ，合わせて治療を行う．

この時期は，廃用の予防，障害の大まかなスクリーニング，可能な範囲での早期機能回復促進，予後の推定，退院先の検討などを行う．

言語聴覚士は，摂食・嚥下障害，失語・高次脳機能障害，構音障害などの評価を行い，コミュニケーションについても合わせて評価し，可能であればただちにアプローチを開始する．意識障害を伴う場合も多く，早期には画像診断が重要である．言語聴覚療法を実施するための詳細な検査を行うことができない場合も多く，障害の有無と重症度にあたりをつけることが重要である．

脳損傷後速やかに回復がみられた場合は，早期に経口摂取に移行するが，重度の意識障害が残存

する場合や明らかな嚥下障害を呈する場合は，慎重に評価を進める．可能であれば，急性期病院にて食事へのアプローチを開始するが，転院先の回復期リハ病院に対応を委ねていく場合もある．

急性期にて心がけることは，現在可能なコミュニケーション手段を確保すること，動揺している家族に対して適切な説明を行い，不必要な心配を取り除いていくことである．

▶ 回復期の言語聴覚療法

回復期リハ病棟は，人員的に十分なリハを提供できる体制が整い始めており，毎日豊富なリハを提供する病院が増えている．

言語聴覚士は，まずは摂食・嚥下障害を評価し，食物形態や摂取方法など食事の設定を行う．また可能なコミュニケーション方法を探り，関連職種へ情報発信する．失語症，高次脳機能障害，構音障害に対し，的確な評価・アプローチを行うことが求められている．患者の日々変化する状態に合わせて回復の促進，心理的サポート，家族支援を行う．専門的評価・アプローチに加え，能力面に働きかけ，改善を引き出しながら，退院後の生活で必要となる電話の使用，メモの利用など，生活を見据えた練習も取り入れていく．回復期リハ病棟の目的であるADLの拡大に向けて，言語聴覚士の視点からも情報発信し，チームに参加していく．

常に退院先の検討を行い，適切な退院調整ができるように，言語聴覚士も退院計画に参加していく．特に言語聴覚療法の継続が必要であるかどうかを適切に判断し，退院後にも継続していけるように，ソーシャルワーカーと協力して利用機関を検討する，担当言語聴覚士と連絡を取り合う，報告書を作成する，などの対応を行う．退院先が施設の場合も同様に，言語聴覚士がいる施設を探し，連携を図る．

回復期リハ病棟の入院期間は平均3～4カ月程度であり，急性期に比べれば長期間となるが，その後に続く生活期を考えればきわめて短い期間である．回復期での対応をより有効なものとするために，患者の長期的な推移について理解し，在宅復帰後に起きる様々な変化や状況について，イメージを持てることが重要である．

▶ 生活期の言語聴覚療法

生活期は，急性期・回復期を経て終末期に至るまでの長期間をさし，疾患の発病や再発，廃用症候群など生活機能を低下させる要因が数多く存在する．さらに加齢変化も重なり，障害像はより複雑化する．リハの目的は，経過と介入時期で異なるが，質の高いその人らしい生活をより長く継続することである．

退院直後はたとえ住み慣れた家に戻った場合でも，混乱を生じやすく一時的に生活機能が低下する可能性がある．まず，言語聴覚士は，介護者とのコミュニケーション状況を確認し，必要な意思伝達，連絡手段を確保する．さらに，無理なく安全に食事がとれるよう食事条件の再設定を行う．その際，利用者へのアプローチに加え，家族指導や介護負担の軽減など介護者支援も重要である．さらにこの時期は，機能回復が見込めるため，生活期であっても機能回復を目指したアプローチも必要に応じて継続する．

生活が安定してからは，本人および家族のニーズの変化に着目し，より個別性の高い目標を設定し，アプローチを修正する．具体的には，自宅内で過ごす生活から，近所のスーパー，友人宅，図書館など生活範囲を拡大し，旅行や同窓会などへ参加するための外出支援も言語聴覚士の重要な役割となる．生活範囲を拡大し，質の高い生活を送ることは，本人の満足だけでなく，生活意欲や，活動性の向上につながり，結果として廃用症候群を予防にすることになる．

終末期では，少しでもコミュニケーションがとれること，少しでも口から食べることは本人や家族にとって大きな意味を持ち，言語聴覚士の支援対象となり得る．

生活期にかかわる言語聴覚士は，対象障害の評価・アプローチができる専門的知識・技術に加え，脳損傷や神経疾患，認知症など多様な疾病や障害，リスクにかかわる知識を持つこと，長期的視点を持ち，障害像の変化を把握し見通しを持つこと，そしてその方の生活，生き方，価値観，QOL，さらには家族，地域などを含む包括的に理解し，人生をサポートできる広い視点が求められる．

（執筆者：森田秋子，黒羽真美，長谷川賢一）

言語聴覚療法の進め方（1）
検査・評価

▶ 言語聴覚士の業務領域と医師・歯科医師の指示

日本言語聴覚士協会の資料（http://www.jaslht.or.jp/，2013年12月9日）によれば，在職会員の勤務先は，医療・歯科医療（医療領域）が73.7％，介護老人保健施設・特別養護老人ホーム（介護領域）が8.7％，福祉領域が8.0％，養成校教員が2.5％，教育領域が2.0％，研究教育機関が1.3％，その他が1.7％となっている．

在職者の最も多い医療の領域では，言語聴覚士は医師（歯科医師を含む）の指示の下に業務を行っており，実施した内容を診療録に記載し，あるいは報告書にまとめなくてはならない．この『指示』とは，業務の開始，休止，終了に関することや医学的管理上の注意事項を指示することが一般で，必ずしも検査や訓練の詳細な中身に関する指示ではない．

▶ 関係者との連携・協力

言語聴覚障害は種々の疾患により，様々な障害やそれに伴う多岐にわたる問題とともに発生する．これらの疾患，障害，問題をすべて把握し，評価すること，それらの知見をもとに適切な対策を講じることは，言語聴覚士の業務範囲を遙かに超えている．したがって，他の専門職と連携してチームを組むことにより，患者の多様な要求に応えることが可能となる．チームは患者ごとの担当専門職が構成員となり，診療録，報告書，連絡票あるいは口頭で相互に情報を連絡し合う．また，定期的に症例会議を開いて協議し，基本的な方針を決める．この時のチームリーダーは，医療分野では医師が，それ以外では職場の責任者が一般には務めている．

▶ 状態把握の目的

言語聴覚療法の最終目標は，患者や家族自らが障害に立ち向かい，そして受容しつつ自律的な生活を維持することにあるが，その業務の第一歩は，情報収集，問診，検査，評価という一連の行為による状態の把握から始まる．この時，その時点での状態を把握するだけでは不十分で，現在の状態がどのような条件のもとで発生し，どのような経過があって今日に至ったかという経時的状態をも把握しなければならない．

私たちの臨床においては，機能障害のみに目を向けるのではなく，患者の生活の質が考慮されなくてはならない．言語聴覚療法では，患者や家族と言語聴覚士との対話による人間的な交流が基盤である．そのためには，患者本人や家族等の生活背景，価値観，性格などの個人情報を，あらかじめ知っておくことが重要となる．また，この情報は，適切な訓練・指導の方法や内容を選択する際にも，有効な判断材料となるものである．

▶ 情報収集（専門職からの情報）

リハビリテーションに係わる専門的な情報は，診療録や報告書の記載内容を通して，医師・歯科医師をはじめとするチーム構成員から収集する．不明な点はしっかりと勉強をやり直し，それでも解決しない場合は先輩に相談をするなど的確に対処し，正しい情報を得るとともに自分の力量を蓄えてゆく努力を積み重ねるべきである．患者が他施設から移ってきた場合は，その施設の担当言語聴覚士からの経過報告書を参考にするが，記載内容を鵜呑みにせず，自分の目で確かめることが絶対に必要である．

▶ インフォームド・コンセント（説明を受けた上での同意）

種々の臨床を行う時には，患者や家族等の周囲の人々に対し，その行為の目的や内容を理解できるよう説明をして，同意を得ることから始めなくてはならない．

▶ 問診（患者や家族からの情報）

患者や家族に対して病歴等を聴取するのが問診である．上手に聴取することができれば，確度の高い状態把握が可能であるばかりでなく，通常の検査では得ることができない情報を収集することができる．

問診を上手に進めるこつは，よい聞き手になることである．そのためには，質問を始める前に，患者の話したいことや関心のあることを聞き出し，患者のペースに合わせながら緊張をほぐしていくこと等を心がけるとよい．やりとりをする際

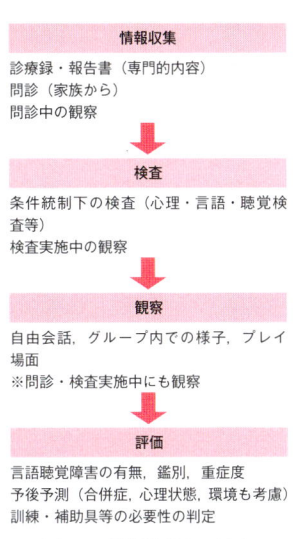

図1●状態把握の流れ

は，上手に相槌を打ち興味を持って話しを聞いている姿勢を伝えなくてはならない．相槌も打たずにメモばかり取っているようでは，患者は話そうとする意欲を喪失してしまう．

本人からの聴取が困難な場合は，配偶者や家族など生活を共にしている人から聴取するのが妥当であるが，自尊心を傷つけるような事柄については，本人のいないところで尋ねるという配慮が必要である．

患者が小児の場合は，養育者などとの面談により情報を得るが，養育者は子どもに対して無遠慮な発言をすることがよくあるので，子どもの年齢または理解力によっては自尊心を傷つけることのないような配慮が必要となる．

いずれの場合でも，問診用紙を準備しておくことにより，重要な情報の聞き漏らしを防ぐことができる．

▶ **検査**

言語聴覚士は，患者の状態や年齢を考慮のうえ，刺激の内容や与え方，順番，反応様式が厳密に統制された条件の下で，種々の心理的検査，言語的検査，聴覚的検査を実施する．標準化された検査は，患者間の比較や同一患者の経時的な変化を追うのに有効で，言語聴覚療法には欠かせないものである．検査の具体的方法論は各論に譲るが，対象が言語聴覚障害者であること，さらには高次脳機能や体力にも問題を抱えている場合が多

いことなどの理由により，施行方法を厳格に守るとかえって本来の能力が測定できないことがあるため，検査の実施には工夫を要する場合がある．

▶ **観察**

成人では自由会話やグループ内での様子，小児では母子によるプレイ場面での様子を観察することにより，自然な状況下での状態を観察し，把握する．また，問診や検査場面においても患者の様子を常に観察する習慣を付けておく．標準化された検査は，結果が数値化されるので記録や比較には便利であるが，あくまでも状況が固定された検査でしかない．検査では得られない情報を観察から収集し，状態把握の追加情報にすることは極めて重要である．観察からの情報と検査結果に矛盾が生ずる場合，検査の信頼性を再検討する等の対応が必要である．患者が心理的な問題を抱えている場合は，検査結果と観察結果とに乖離がみられやすい．

▶ **評価**

▶▶ **言語聴覚障害に関する判定**

問診，検査，観察等による状態把握をもとに，障害の有無，鑑別，重症度を判定する．

▶▶ **予後の予測**

言語聴覚障害に係わる予後の予測は，前項の結果ばかりを参考にして出してはならないことを肝に銘記しておく．すなわち，合併症などによる影響，本人の意欲に係わる心理状態，周囲の環境は，予後にかかわる重要な因子となるため，これらを総合したうえで予後を判断し，本人や家族に伝える．この時，本人や家族等の意欲を削がぬよう，また，過度な期待を抱かせぬよう，細心の注意を払わなくてはならない．

▶▶ **訓練等の必要性に関する判定**

言語聴覚障害が認められた場合は，障害が患者の生活に与えている影響と予後の予測とを勘案して，訓練等の必要性を判定する．障害が軽微であっても，訓練，補助具，経過観察，周囲の人々への助言などの要不要について判断する．この場合，本人や家族に問題意識の低いことが多いため，障害による影響と訓練や補助具の効果をしっかりと説明し，納得してもらうことが先決となる．

（執筆者：立石恒雄）

言語聴覚療法の進め方(2)
訓練・指導の枠組みと留意点

　言語聴覚療法の対象は，聴覚障害，言語障害，音声障害，構音障害，発達障害，高次脳機能障害，嚥下障害など多岐にわたる．現在は言語聴覚士数が需要に対し十分に応えられない状況にあるため，施設数の多い成人領域の障害分野が多くを占める．なお，小児分野や聴覚分野も言語聴覚士数の増加や言語聴覚療法の普及に伴い増加の傾向にある．

　各障害分野においては，根拠に基づいた様々な言語聴覚療法が行われているが，ここでは成人領域における訓練の進め方の原則について述べることにする．

▶ リハビリテーション過程における臨床（急性期，回復期，生活期）

　リハビリテーションにおいては，発症からの期間により急性期，回復期（亜急性期），維持期（生活期）に分けられる．一般に，急性期は発症から2～3週間程度，回復期はその後，発症から180日以内を，それ以降を維持期とすることが多い．急性期では急性発症した疾患の診断・治療に中心がおかれるが，機能障害があればそれに対するアプローチも行う．回復期では疾患より生じた障害に対する機能回復へのアプローチを中心に，ADL機能に対するアプローチも行われる．生活期では回復された機能の維持・向上と並行しながら生活機能の再建・向上が中心的アプローチとなる．

　各期における臨床のポイントは，他章を参照されたい．

▶ アプローチの枠組み

　訓練・指導の枠組みは，①機能回復訓練，②代償的訓練（残存機能や代替手段・機器の活用など），③心理的サポート，④環境調整（環境整備や家族を含む支援・指導）に大別される．訓練は機能回復中心になりがちだが，訓練の目的は社会参加のために行うものであることを忘れてはならない．そのために，機器や機能を代償する獲得する訓練，環境調整も重要で，総合的な臨床的対応を行って社会参加に結びつける．同時に心理面へのアプローチも行い，訓練に意欲的に取り組めるように図る．

▶ 訓練形態・場所

　訓練には，個別訓練と集団による訓練（集団コミュニケーション療法）がある．訓練形態は目的によって選択され，その効果も異なる．集団訓練は機能回復を目的とするものや心理的支持を目的とするものなどがある．機能回復を目的として行った集団訓練の効果を表1に示す[1]．現在は個別訓練がほとんどで，集団訓練の実施は少ないが，集団訓練の効果は個別訓練にも劣らない．今後の積極的な活用が望まれる．

　訓練場所については，施設基準で訓練室の設置が義務づけられており，専用の訓練室で行うことが多い．一方，より早期からのアプローチ開始や生活空間・場面で行うことの意義を重視し，病棟やベッドサイドで行うことも少なくない．訓練室外での訓練実施にあたっては，リスク管理の面からも医師や看護師，関連スタッフとの連携を密にして実施する．また，同室者の存在が患者に及ぼす心理的影響も忘れてはならない．

▶ 訓練における留意点

　訓練の具体的方法については障害の種類と症状により異なるので，ここでは訓練を実施する上で重要な全般的な留意点について述べる．

▶▶ 訓練期間・回数

　訓練プログラムの立案は，病態と予後予測，年齢，ニーズを勘案して，優先順位を決めて実施する．当面3カ月以内に本人にとって意義があると思われ，達成可能なプログラムを設定し，実行する．訓練効果は課題を反復し，実行した結果得られるものであって，そのためには一定の期間（時間）の継続が必要である．口腔器官の運動訓練などにおいて数回かつ極短時間の運動で終了する場面を目の当たりにすることも少なくないが，機能回復のためには一定条件下での運動反復が欠かせないことを意識すべきである．条件設定については成書を参照されたい．

　訓練回数・時間は訓練目標によって決まるが，実際の運用では患者の意識状態，体力，意欲，易

表1 ● 集団訓練の効果（文献1）
言語機能及びその他の側面の改善度

項　目	集団 N=119	個別 N=26
言語機能改善	60%	58%
コミュニケーションADLの改善	38%	35%
社会適応の改善	34%	23%
心理的改善	33%	31%

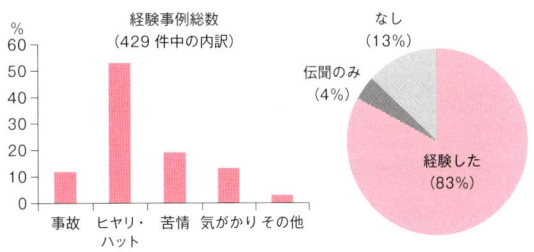

図1 ● 言語聴覚士のリスク（文献2）

疲労性などに留意して柔軟に対応する必要がある．訓練単位数は急性期では1単位20分が多く，回復期では2単位から3単位が多い．維持期では医療保険制度によって外来訓練の回数が制限されていることもあり，一般に訓練機会は減少するため介護保険などの活用も視野に入れた取り組みを行う．

▸ 接遇・マナー

倫理面にも配慮した適切な接遇は，対人援助職としての基本であり，患者との親和関係の形成や患者・家族からの信頼を得ることにつながる．また，自分の意識を整える効果も期待できる．具体的には，①清潔な服装や髪形を心がける，②真摯な態度，③適切なことば使い，④適時適切な挨拶や声がけなどが挙げられる．流行語や若者ことばが親和性を向上させると誤解しない．

▸ リスク管理（感染，事故，バイタル）

日本言語聴覚士協会が調査した臨床における事故（ヒヤリハット・苦情）の件数を図2に示す．事故件数は多くはないが，ヒヤリハットや苦情などを含めるとリスク管理を徹底する必要がある．事故（ヒヤリハット含む）内容は，補聴器などの物品破損，訓練時の転倒（ベッドからの移乗時，訓練室への歩行，椅子への着座・立ち上がり時），誤嚥・窒息などが多い．また，てんかん発作時の気道確保なども対応に苦慮した事例として挙げられている．

リスク管理の観点から，①訓練前に患者の病態の把握（例：血圧，心臓疾患，嚥下など）しておく，②施設が定めている緊急時対応マニュアルの内容を理解し，緊急時に備えておくこと，③移乗や歩行時の介助法などについて普段から習熟しておくこと，④予想されるリスクについて事前に想定し，対策を立てておくことなどが求められる．

不幸にして医療事故が起こった場合は，迅速な連絡と適切な処置が最優先される．1人で対応しない，ミスを隠してはならない．事故の記録は客観的に時系列で記録し，事後の対策につなげる．

▸ 感染防止対策

感染防止は患者と言語聴覚士の両者に関係する．特にMRSAなどの患者では感染に注意する．対策は，①感染症の有無や重篤な基礎疾患，免疫低下など患者の状態について把握しておく，②手洗いの励行，③手袋，マスクなど防護用具の使用，④用いた機材の洗浄・消毒，⑤ディスポ（使い捨て）器材の利用などが挙げられる．個別の対策としては，以下の事例が挙げられる．防護用具の過剰な使用は患者に不快感を与える可能性があるので注意する．嚥下訓練で冷圧刺激に用いられるアイス棒は冷凍していても菌は増殖するので作成してから1週間以内に使い切る．吸引においては口腔内・鼻腔内吸引後のカテーテルを気道吸引に使用せず，衛生管理を徹底する．

▸ 連携

効果的，効率的な臨床は専門職のチーム連携によって行われる．連携は創るものであり，円滑な連携関係の構築のためには，①役割分担の明確化と相互認識，②目標などの情報の共有，③タイミングのよい会議の開催，④良好な人間関係などが特に重要である．また，自己研鑽に励み，連携先の期待に応えられる専門知識・技術の向上を図ることも忘れてはならない．

文　献

1) 田上美年子，他：失語症患者の訓練における集団の効果について．日本災害医学会雑誌 33：98-109, 1985.
2) 日本言語聴覚士協会：生涯学習講師養成講座「臨床業務のあり方，進め方」配布資料．2014.

（執筆者：長谷川賢一）

言語聴覚療法の進め方(3)
家庭・社会生活へ

家庭・社会生活を送る言語障害（失語症，言語発達障害），聴覚障害，音声障害，構音障害（器質性，機能性，運動障害性），摂食・嚥下障害，高次脳機能障害などの障害児者に対する，言語聴覚士の関わり（臨床）について述べる．家庭・社会生活について評価する時，WHO（世界保健機関）が2001年に発表した国際生活機能分類－国際障害分類改訂版－（ICF）が有用である．また，保健，医療，福祉の政策立案もこの分類が1つの基準になっていると考えられる．

▶ **年齢区分による主な障害と制度に関する最近の動き**

臨床の対象は，患者の年齢によってその関わりも変化する．ここでは就学前乳幼児，就学後児童・生徒には家庭生活に関して本人と保護者（しつけをする人）への働きかけ，学生・成人には本人と支援者（就学・就労を促し，就学・就労継続を支える人あるいは家庭での生活を支える人）への働きかけ，高齢者へは本人と支援者（家庭での生活を支え，地域社会が提供する社会活動サービスへの参加を支援する人）への働きかけがある（資料5表1（p.523））．

近年の新しい動きとして重要な事柄を1項目ずつ挙げる．①乳幼児では，児童福祉法の障害児の定義が身体障害児と知的障害児のみだったが，知的障害のない発達障害児が定義に加えられ，児童福祉法に基づく障害児施設等での支援が受けられることになった（2013年）．自立訓練（機能訓練）への要望が高まると予想される．②児童・生徒では，特別支援学校への理学療法士，作業療法士，言語聴覚士の派遣モデル事業（2009年）が始まった．学校の中で（リ）ハビリテーションを行うことが要請されている．③成人では，障害程度区分の判定が，知的障害，精神障害（発達障害，高次脳機能障害を含む）で，実際の困難さより低く判定されることを是正し，障害者総合支援法で「障害支援区分」に改正された（2014年）．発達障害，高次脳機能障害，そして失語症への支援がより手厚くなることが要請されている．④成人，高齢者では，ICFの生活機能構造によった脳卒中の集中的リハビリテーション後の断続的リハビリテーション（維持期リハビリテーション）あるいは廃用症候群による生活機能低下対策としての活動向上訓練（断続的リハビリテーション）など，慢性期患者，高齢者のリハビリテーションの在り方が検討されている．

▶ **何を評価するのか（国際生活機能分類）**

言語聴覚療法はリハビリテーション技術の1つとして，生活機能の改善，維持，向上を目指すものである．それは，家庭・社会生活を送る障害児者にも当てはまり，結果として活動度の向上につながる．言語聴覚士としての関わりで強調したいのは，活動制限と参加制約に関する障害の評価（grading：後述）がますます重要になることである．言語聴覚士が自ら行う障害の評価が，活動度を上げるための様々な訓練，指導，助言の根拠となり，また障害児者が社会の支援制度を利用する参考資料となるからである．

本書で取り上げる障害で，言語聴覚士が評価すべきと考える生活機能を抜き出した（資料5表2（p.523））．bは「心身機能」，sは「身体構造」，dは「活動と参加」の構成要素に含まれることを表している．bとsに関しては，すでに言語聴覚療法の進め方(1)(2)で取り上げている項目だが，ほとんどの場合d「活動と参加」を制限あるいは制約するので表に入れた．これらの生活機能は，患者・障害児者の家庭・社会生活での活動度を評価し，活動度を上げる訓練，指導，助言する項目として日々の生活上重要なものばかりである．

▶▶ **「心身機能・身体構造」は，主に医療の場で機能訓練が行われる**

bに分類される「心身機能・身体構造」は，b230の聴覚機能（聴覚障害），b167の言語に関する機能（言語発達遅滞，失語症），b510の摂食機能（摂食・嚥下障害），b310の構音機能（機能性構音障害，運動性構音障害，器質性構音障害），b330の音声言語（発話）の流暢性とリズムの機能（吃音），b310の音声機能（声の質），b340の代替性音声機能（歌唱など），b110からb134までの全般的精神機能（高次脳機能障害）及びb140からb180までの個別的精神機能（高次脳機能障害）である．これ

らは，他覚的検査，自覚的検査を含め客観性の高い検査を行い評価することが，言語聴覚士に求められる．また，より精度の高い検査の開発に貢献することが，臨床，研究で要請されている．

▶▶「活動と参加」は，主に保健，福祉の場で，疾患によっては医療で，訓練（断続的リハビリテーション，活動向上訓練など）が行われる

dの「活動と参加」に分類される項目は，聴覚機能（聴覚障害）で2項目，言語障害（言語発達遅滞）で15項目，摂食機能（摂食・嚥下障害）で2項目，構音障害（吃音）で1項目，言語障害（失語症）で6項目，音声言語で2項目，構音機能（機能性構音障害，運動性構音障害，器質性構音障害）でそれぞれ0項目，2項目，1項目，高次脳機能障害で9項目を抜き出した．これらには下位項目もあり，活動と参加を観察，評価する項目として重要なものである．リハビリテーションチームの他職種から所見や意見も出てくるが，これらの項目に関しては，言語聴覚士の観察，評価が第一番目に尊重され扱われることが，チーム内で期待されている．これらは，他職種が所見を述べにくい項目であり，言語聴覚士の障害児者に対する責任もまた大きいことを意味している．

▶ 能力評価，実行状況評価に含まれるgradingに基づく訓練，指導，助言

訓練，指導との関係で言えば，b「心身機能・身体構造」には，主に検査所見から（心身）機能評価と（身体）構造評価が行われる．これについては，本書各論に譲る．d「活動と参加」には，主に観察所見から，能力評価と実行状況評価が行われる．この時，訓練，指導，助言を進めるに当たって重要なのは，能力あるいは実行状況をgradingすることである．gradingは，評価の一部を構成するものである．gradeを上げるあるいは維持する訓練計画を立てて，障害児者に説明して示し，本人あるいは保護者・配偶者などから合意を得て訓練を行う．理解を得る際に，gradingは説得力を持つ．ここでいうgradingは，ICFの共通スケールである量的な評価ではない．効果判定が確立している訓練法を除き，各々の言語聴覚士が個々の障害児者に合わせて作るか，あるいは既存の質的スケールを選び使うことこそ，障害の特性に応じて訓練を進める目安になり，訓練の見通しを知る手がかりの1つとなる．個々の障害に関する，評価と訓練の具体的な手順と留意点などが，特にb「心身機能・身体構造」について，検査・評価と推奨される訓練内容と共に，本書各論に示されている．

dの「活動と参加」についてのgradingの質的スケールは，b（心身）機能評価の質的スケールが参考になる．この分野では，主観的所見，客観的所見から評価し訓練計画を立てて訓練し，適切な時期に再評価するという一連の手続きが，心身機能の臨床に際して日常的に行われているからである．

標準化の有無に関わらず，質的スケールを言語聴覚士自らがその都度作成し，あるいは既存の質的スケールを採用して，そのスケールを目安に訓練を行うことが，臨床経験という財産になっていく．言語聴覚士として臨床に携わる限り，一連の客観的なデータをもとに説明し，理解を得ることが，検査，訓練，指導，助言の条件であることは，保健，医療，福祉のどの分野であっても同じである．最近，筆者が使った「参加と活動」に関する質的スケール（資料5表3(p.526)）を参考までに例示する．

上田は，「リハの基本技術は心身機能回復（のみ）の訓練ではなく，『活動』レベルに直接働きかけてそれを向上させる『活動』向上訓練である．」と述べた[2]（括弧内，著者注）．言語聴覚士に置き換えると，「言語聴覚士が実生活の場・時間帯における『できる活動』（能力）向上訓練を行い，看護職などが『している活動』（実行状況）向上への働きかけを行い，両者が連携して，将来の実生活での実行状況となる『する活動』を実現するのがリハビリテーションの目標である．」となる．リハビリテーションの目的は，心身機能の改善のみならず，活動と参加を含めた生活機能全般の向上である．そこで言語・言語発達・言語運用の過程に関係する生活機能（国際生活機能分類による）とは何かを知り，目標にして訓練を進めることが求められている（資料5表2(p.523)参照）．

文　献

1) 障害福祉研究会・編集：ICF 国際生活機能分類―国際障害分類改定版―．中央法規出版，2002．
2) 上田　敏：国際生活機能分類（ICF）とリハビリテーション医学の課題．リハ医学40：737-743，2003．

（執筆者：平野哲雄）

言語聴覚療法と障害者総合支援法（旧 障害者自立支援法）

2005年に制定された障害者自立支援法（2013年に障害者総合支援法）は，身体障害者，知的障害者，精神障害者へのサービスを一元化し，33種類の施設体系を6種類（資料6表1(p.527)）に再編し，就労支援事業を創設し，さらに規制緩和で小規模施設事業所の開設を認めた画期的なものである．また，これに先立って小規模福祉サービス事業への参入を可能にする特定非営利活動促進法（NPO法）が成立している(1998年3月成立)．これらは3障害の福祉サービスを法によって規律し，小規模であっても適正な運営をする法人に対して国の給付金が支給される道を開くものであった．

▶ 障害者総合支援法の精神

2013年の障害者総合支援法[2,3]（障害者の日常生活及び社会生活を総合的に支援するための法律）では，基本概念として「自立」の代わりに「基本的人権を享有する個人としての尊厳」が明記された．一方，この法律に基づく給付と事業の目指すものは，障害者の自立支援であり，参加と活動を促す支援であることは，変わっていない．また，障害者総合支援法は，2006年に国連が採択した障害者権利条約の批准を視野に入れており，障害者自立支援法の反省から提言が作られ，基本理念として，①障害者を保護の対象から権利の主体へと転換すること，②障害概念を，医学モデルから社会モデルへと転換すること，を謳っている．さらに，障害者支援の中で，専門医療・リハビリテーションは，障害の軽減・改善のために行われる医療と位置付けられている．ここで注意が必要なのは，利用者負担か公的負担かを検討すべき支援として，「コミュニケーションのための支援」があるが，これは手話，点字，指文字，要約筆記，会話補助機器などによる福祉サービスを指しており，これから述べる言語聴覚士が扱うコミュニケーション障害の軽減・改善のために行われる言語聴覚療法とは，同じではない．

これらの法制化がもたらしたものとして，①障害者にとって身近な地域社会で福祉サービスを提供する小規模事業所の開設が容易になったこと．②福祉サービス，行政サービス，医療サービスの連携が，地域社会が小さな単位であるゆえに容易になったこと．③福祉サービスの基本が整理されたことにより，障害者への医療サービスの方向性が打ちだされ施策の検討が容易になったこと，などが挙げられる．

▶ 地域社会（在宅，施設入所共に）で生きる

地域社会（在宅，施設入所共に）での障害児者の健康な生活を考える上で，前ページで述べたICFが，重要な意味を持っていることが解る．ICFは人が健康に生きるための機能を，（第一部）「生活機能と障害」として「心身機能と身体構造」と「活動と参加」，及び（第二部）「背景因子」として「個人因子」と「環境因子」に分類したものある（表2)[1]．障害児者の地域社会での生活は，いうまでもなくその方の障害の特性と，個人の実情に即して検討され，可能な限りの健康と安寧を目指すものである．言語聴覚士として，障害者の活動と参加に関わる専門的な臨床については，障害の評価でのgradingに基づく訓練，指導，助言の重要性を前ページで述べた．ここでは，障害者総合支援法が目指す，活動制限と参加制約の軽減について，コミュニケーション障害を扱う言語聴覚士が留意すべき点を，国際生活機能分類を土台にして述べる．

▶ コミュニケーションの土台となるもの

人の生活でコミュニケーションは大切であるが，その意欲と必要性が生ずるには様々な前提があることを，思い起こす必要がある．それは，①生活に対する意欲を持ち，自分でできることは自分でする気持ちを持ち続けている．②人に対する興味があり，人と関わりたい，付き合いたいという気持ちを持ち続けている．③生活の中で清潔・健康を保とうという気持ちを持ち続け，できる範囲で何らかの実践をしている．④病気や症状悪化などの理由により，一時的に①，②，③が困難になっても，条件が整えば具体的方法を変えてでも実践し生活する．などであろう．このような前提を大切にして実践することが，障害を持って生活

する自信やコミュニケーションを取る意欲と必要性につながっていく．

　障害者総合支援法は，支援の目指す帰結が，日常生活で公的な身体介護を受けて家族などから自立することと社会生活面での自立（様々な形態の就労と家庭で行う文化・創作活動（趣味活動）で作られた物を何らかの形で発表する・人に使ってもらう）を促す構成になっている．ここで，見逃してはならないのは，家庭生活を支える日常生活機能（重度の方々にとっては，これを行うこと自体が活動の大部分を占める場合もある）と，社会就労・文化・創作活動を支える日常生活機能の実践であり，部分的に人（介護員，支援員，家族など）の手を借りたとしても，自分でできる部分を自分ですることを促している点である．これは，リハビリテーションの目標である障害の軽減・改善の観点からも重要である．ただし，これは医学モデルの考え方である．障害の軽減・改善を目指すのか，社会的障壁を除いて対応するのか，あるいは両方で対応するのか，障害者（保護者，支援者を含む）のニードが最優先される限り，障害者総合支援法の基本概念である社会モデルと矛盾するものではない．資料6表1（p.527）に，生活と就労に関する支援サービス別に，サービスの中核となるイメージと臨床上留意すべき「活動と参加」の項目を，参考として列挙した．

▶ **セルフケアと家庭生活に関する活動**

　コミュニケーションの土台として，特に強調し注目したいのは，国際生活機能分類の活動と参加の，5セルフケア（self care），6家庭生活（domestic life）の領域である．これらは日々の生活に関係するものばかりで，セルフケアでは，d510 自分の身体を洗うこと，d520 身体各部の手入れ，d530 排泄，d540 更衣，d550 食べること，d560 飲むこと，d570 健康に注意すること，家庭生活では，d610 住居の入手（外泊した時の寝場所の確保を含む），d620 物品とサービスの入手（主に買い物），d630 調理，d640 調理以外の家事（洗濯と乾燥，掃除，家庭用器具の使用，日常必需品の貯蔵，ゴミ捨て）d650 家庭用品の管理（衣服の作製と補修，住居と家具の手入れ，家庭内器具の手入れ，乗り物の手入れ，福祉用具の手入れ，植物の世話，動物の世話など），d650 他者への援助（セルフケアへの援助，移動への援助，コミュニケーションへの援助，対人関係への援助，栄養摂取への援助，健康維持への援助など）がある．これらのことを，人の手を借りないでする，あるいは部分的に自力ですることが，生活への自信と意欲につながっていく．言語聴覚士もコミュニケーションの前提となっているこれらの生活機能を，臨床に当たって重視する必要がある．

▶ **セルフケアと家庭生活の実行状況を把握し，その上でコミュニケーションを考える**

　コミュニケーションの方法はもちろん重要である．それは，各論に譲る．注意すべきことは，上述の生活機能に対して障害者がどのような態度で臨み，具体的に何をしているかである．国際生活機能分類では，これを実行状況といっている．これらの生活機能の1つであっても実行するには，人とコミュニケーションを取らざるを得ないことが理解される．また，これらに前向きに取り組む心構えが，コミュニケーションの意欲が豊富であることを，意味していないだろうか．これらの事柄は，主に作業療法士や理学療法士の領域であるという意見もあろう．しかし，それは国際機能分類でいう能力を評価する分野でのことである．言語聴覚士が，実行状況や心構えに関して指導や助言をすることを妨げるものではない．

　ここでは，障害者総合支援法を概観し，コミュニケーションが必要となる家庭での活動と参加について述べ，言語聴覚士として生活機能分類のセルフケアと家庭生活の実行状況の把握と指導，助言が，障害児者のコミュニケーション意欲を促すことにつながる観点について述べた．

文　献

1) 障害福祉研究会編集：ICF 国際生活機能分類−国際障害分類改定版−．中央法規出版，2002．
2) 障がい者制度改革推進会議総合福祉部会：障害者総合福祉法の骨格に関する総合福祉部会の提言，2011．（www.mhlw.go.jp/bunya/shougaihoken/sougoufukusi/dl/110905.pdf）．
3) 厚生労働省：地域社会における共生の実現に向けて新たに障害保健福祉施策を講ずるための関係法律の整備に関する法律について．2013厚生労働省ホームページ（http://www.mhlw.go.jp/seisakunitsuite/bunya/hukushi_kaigo/shougaishahukushi/sougoushien/dl/sougoushien-06.pdf）．

（執筆者：平野哲雄）

言語聴覚士法と言語聴覚療法
臨床を行う法的裏づけ

▶ 臨床を行う法的裏づけ

言語聴覚士が業として行う行為の内容は，言語聴覚士法で規定され，さらに行為の一部は厚生労働省令の言語聴覚士法施行規則に示されている．それらの行為は，医師または歯科医師の指示が必要な，人体に危険を及ぼすまたはその恐れのある診療の補助業務と，そのような危険や恐れがなく指示を必要としない業務（本項では"一般的な業務"とする）に分けられている．

言語聴覚士法は，医療の普及および向上を目的として制定されたものである．なお，この法は言語聴覚士が診療の補助に当たらない一般的な業務を，医療以外の領域で行うことに制限を与えるものではない．その代わりとして業務全体に対し，医療，福祉その他の関係者との密接な連携を取るよう義務づけている．

▶ 医療・介護における報酬と業務および配置

診療報酬と介護報酬については，社会情勢や経済情勢を背景に，厚生労働省が中央社会保険医療協議会あるいは社会保障審議会の審議を経て，報酬の対象となる行為や報酬額の改定を重ねており，言語聴覚士の業務に係わる報酬額もここで決められる．臨床を行う法的裏づけとは一線を画するものであるが，言語聴覚士の適正配置および言語聴覚療法の普及という面において，報酬額は極めて重要な意味を持っている．

医療・歯科医療における診療報酬では，医師の指導監督の下に，あるいは医師又は歯科医師の指示の下に言語聴覚士によって行われる業務が報酬の算定対象になる．

介護報酬は，病状が安定した対象者への一般的な業務が算定対象となっているが，対象者への医学的配慮が必要な場合は，医師または歯科医師の指示に基づいて行わなくてはならない．

▶ 福祉・教育における業務と配置

福祉の領域では，診療の補助に当たる業務はないため，言語聴覚士の行為を法的に制限するものはない．国や地方公共団体が実施する障害者基本法や児童福祉法に則った福祉施策に応じ，言語聴覚士が配置されている状況である．

教育は，教員免許取得者の業務独占領域である．現段階では少数の言語聴覚士が，教育委員会の事業や特別支援学校の教育相談という場で，小児を対象とした一般的な業務を，概ね非常勤という形態で行っているに過ぎない．しかし，2013年（平成25年）10月に文部科学省は「障害のある児童生徒等に対する早期からの一貫した支援について」という初等中等教育局長通知を出した．そこには，市町村の教育委員会に対しては「医療，保健，福祉，労働等の関係機関と連携を図りつつ，乳幼児期から学校卒業後までの一貫した教育相談体制の整備を進めること」，都道府県の教育委員会に対しては「市町村の教育委員会における教育相談体制の整備を支援すること」と明記され，医療，保健，福祉と連携した教育相談体制の整備を強く促している．

▶ 言語聴覚士の業務，連携等に係わる法の条文と解説

第1条（目的）

この法律は，言語聴覚士の資格を定めるとともに，その業務が適正に運用されるように規律し，もって医療の普及及び向上に寄与することを目的とする．

言語聴覚士の業務が医療の領域において適正に運用されることを目的とした法律であることが謳われている．

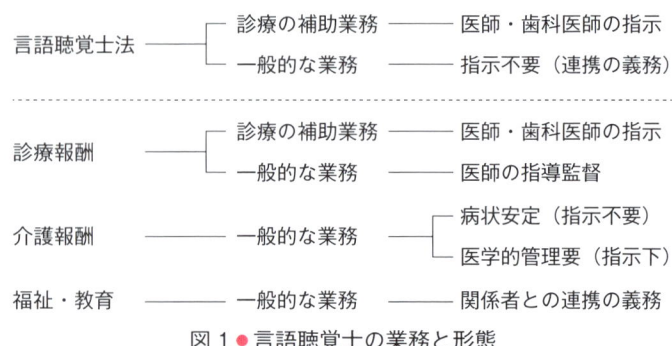

図1●言語聴覚士の業務と形態

第2条（定義）

この法律で「言語聴覚士」とは，厚生大臣の免許を受けて，言語聴覚士の名称を用いて，音声機能，言語機能又は聴覚に障害のある者についてその機能の維持向上を図るため，言語訓練その他の訓練，これに必要な検査及び助言，指導その他の援助を行うことを業とする者をいう．

言語聴覚士はその名称を用いて，条文に示された行為を業務として行う専門職と定義されている．言語聴覚士法は，第1条からは医療の領域での業務を定めるものと受け取れるが，実際は業務領域を医療に限定していないことがわかる．「業」とは反復継続の意思をもって行うことを意味し，医師が診療所を開設して医業を行うのと同様に，言語聴覚士は開業をして言語聴覚士の名称を用いて，一般的な業務を行うことができる．

第42条（業務）

言語聴覚士は，保健師助産師看護師法（昭和23年法律第203号）第31条第1項及び第32条の規定にかかわらず，診療の補助として，医師又は歯科医師の指示の下に，嚥下訓練，人工内耳の調整　その他厚生労働省令で定める行為を行うことを業とすることができる．

医療行為は人体に危険を及ぼすまたはその恐れのある行為であるため，その技術・知識を持つ医師にのみ許される行為（業務独占）である．しかし，その行為の中の一部は診療の補助と呼ばれ，保健師，助産師および看護師に業として行うことが法的に認められている（看護師等の業務独占）．その診療の補助に当たる行為の一部である嚥下訓練，人工内耳の調整，その他厚生省令で定める行為（言語聴覚士法施行規則第22条）を，言語聴覚士に業として行うことを認めたのが本条文であり，これらの医療行為を行う場合には医師又は歯科医師の指示が必須となる．この診療の補助行為に関する規定が法的に必要であったからこそ，言語聴覚士法が医療における法律として誕生したのである．

第43条（連携等）

言語聴覚士は，その業務を行うに当たっては，医師，歯科医師その他の医療関係者との緊密な連携を図り，適正な医療の確保に努めなければならない．

2　言語聴覚士は，その業務を行うに当たって，音声機能，言語機能又は聴覚に障害のある者に主治の医師又は歯科医師があるときは，その指導を受けなければならない．

3　言語聴覚士は，その業務を行うに当たっては，音声機能，言語機能又は聴覚に障害のある者の福祉に関する業務を行う者その他の関係者との連携を保たなければならない．

本条第1項では，医療に従事する言語聴覚士の業務全体に対して，医師，歯科医師その他の医療関係者との連携を義務づけている．第2項では，言語聴覚士がどのような領域で働こうとも，医療との連携を担保して患者の安全を確保すべきという観点から，主治医の指導を受けることを義務づけている．第3項では，障害者を援助するための様々なサービスが提供されている現況に鑑み，その利益が損なわれないように福祉およびその他の関係者との連携を義務づけている．

なお，理学療法士及び作業療法士法には連携に関する条文は存在しないが，それら職能団体では業務指針等に連携に関する事項を取り上げて会員に示している．

第45条（名称の使用制限）

言語聴覚士でない者は，言語聴覚士又はこれに紛らわしい名称を使用してはならない．

名称独占の規定であるが，第2条の定義を合わせ読むと，言語聴覚士の免許取得者は，適法に業務を行う限りは，どのような領域で働こうとも，言語聴覚士と名乗れることになっている．

▶ **言語聴覚療法とは**

言語聴覚療法という文言は，言語聴覚士法の条文には出てこない．診療報酬および介護報酬に関する通知に登場して，言語聴覚障害に係わる業務を示す文言として使われている．また，この通知で摂食機能障害に係わる業務として嚥下訓練という文言が別途使用されていることから，行政上では言語聴覚療法と嚥下訓練とが区別されていることがわかる．しかし，一般的には，言語聴覚士が行っている嚥下訓練を含めた業務全般を言語聴覚療法と表現することが多い．

（執筆者：立石恒雄）

第2部 聴覚障害

第2章 聴覚障害

臨床の流れ
検査，評価，訓練，指導の流れ

1．疑い・発見から聴覚補償まで

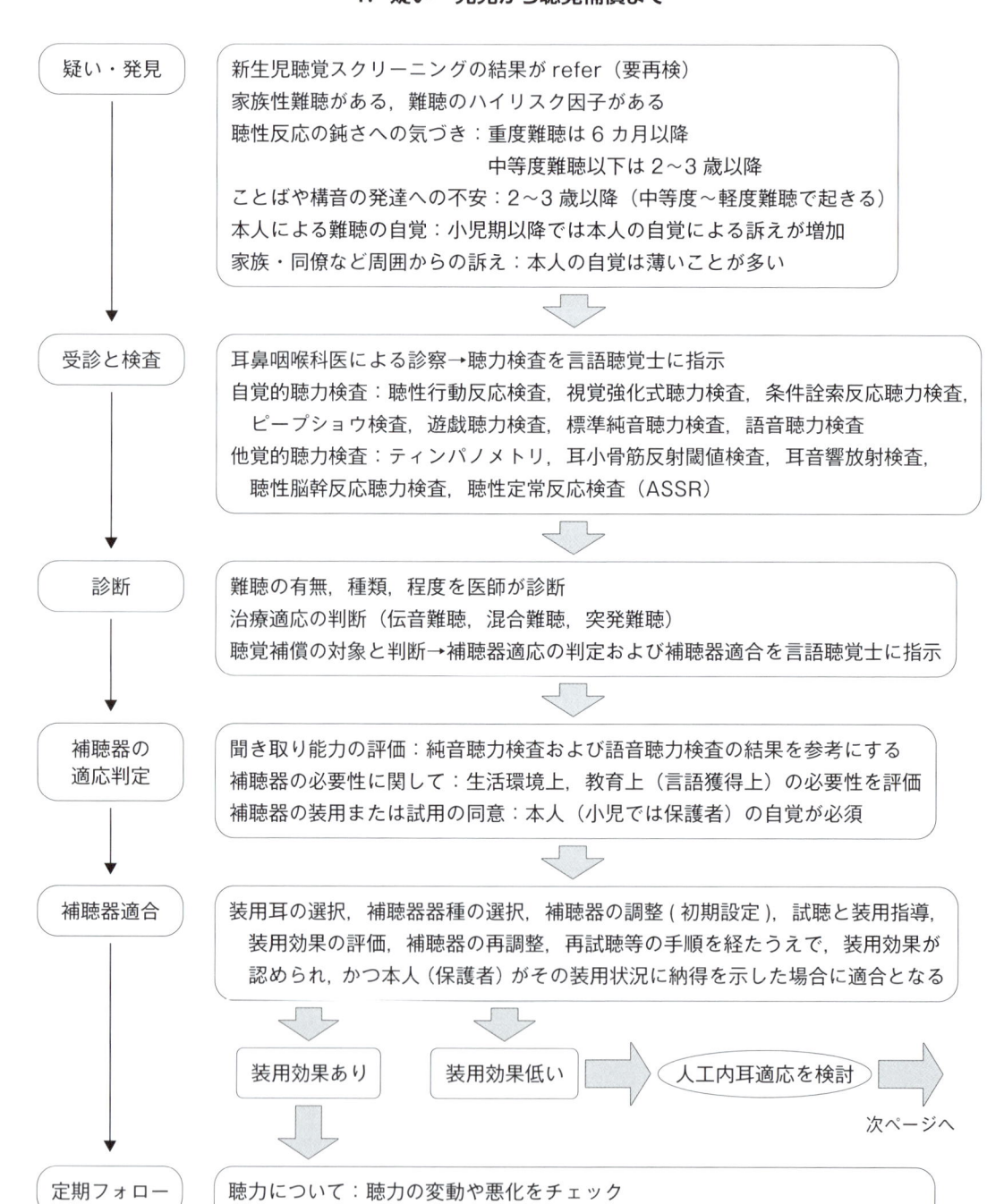

疑い・発見
- 新生児聴覚スクリーニングの結果が refer（要再検）
- 家族性難聴がある，難聴のハイリスク因子がある
- 聴性反応の鈍さへの気づき：重度難聴は6カ月以降
  中等度難聴以下は2～3歳以降
- ことばや構音の発達への不安：2～3歳以降（中等度～軽度難聴で起きる）
- 本人による難聴の自覚：小児期以降では本人の自覚による訴えが増加
- 家族・同僚など周囲からの訴え：本人の自覚は薄いことが多い

受診と検査
- 耳鼻咽喉科医による診察→聴力検査を言語聴覚士に指示
- 自覚的聴力検査：聴性行動反応検査，視覚強化式聴力検査，条件詮索反応聴力検査，ピープショウ検査，遊戯聴力検査，標準純音聴力検査，語音聴力検査
- 他覚的聴力検査：ティンパノメトリ，耳小骨筋反射閾値検査，耳音響放射検査，聴性脳幹反応聴力検査，聴性定常反応検査（ASSR）

診断
- 難聴の有無，種類，程度を医師が診断
- 治療適応の判断（伝音難聴，混合難聴，突発難聴）
- 聴覚補償の対象と判断→補聴器適応の判定および補聴器適合を言語聴覚士に指示

補聴器の適応判定
- 聞き取り能力の評価：純音聴力検査および語音聴力検査の結果を参考にする
- 補聴器の必要性に関して：生活環境上，教育上（言語獲得上）の必要性を評価
- 補聴器の装用または試用の同意：本人（小児では保護者）の自覚が必須

補聴器適合
- 装用耳の選択，補聴器器種の選択，補聴器の調整(初期設定)，試聴と装用指導，装用効果の評価，補聴器の再調整，再試聴等の手順を経たうえで，装用効果が認められ，かつ本人（保護者）がその装用状況に納得を示した場合に適合となる

→ 装用効果あり ／ 装用効果低い → 人工内耳適応を検討　次ページへ

定期フォロー
- 聴力について：聴力の変動や悪化をチェック
  急激な骨導聴力の変化や伝音難聴併発時は，すぐに医療受診
- 補聴器について：補聴器活用状況および補聴器の性能チェック，再調整，修理

新刊のご案内

認知コミュニケーション障害の理解と評価・訓練

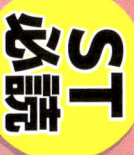

本邦初！"認知コミュニケーション障害"って何！？

ST必読

第26回 日本言語聴覚学会 売り上げNo.1

右半球損傷／前頭葉損傷／外傷性脳損傷／小脳性認知情動症候群

中村 光 ■編著

B5判・2色刷・264ページ
定価5,500円(本体5,000円+税10%)
ISBN978-4-7639-3062-0

試し読みできます

高次脳機能障害はコミュニケーションに影響を与える

- **会話の辻褄が合わないけど…**
  右半球損傷の約半数、外傷性脳損傷の大多数に認められるという報告もあります。

- **話しかけても無表情で最低限の応答で終わっちゃって、プロソディが平板だけど…**
  注意、記憶、遂行機能障害などにより、情報に気づきにくい、経験に照合できないために思いを伝えられない、相手の意図を推論できないなど、社会的なコミュニケーション障害が特徴です。

- **失語？**
- **うつ？元の性格？**
  日常生活に大きな影響を及ぼすため、言語聴覚士が中心になって関わるべき問題です。

臨床では、「失語はない(または軽い)がコミュニケーションに顕著な問題がある」人を多く経験し、戸惑います。

障害の概念、評価に加え、注意、記憶、遂行機能障害への直接的な訓練法を紹介。コミュニケーションに焦点を当てた訓練、実用的かつ学術的でやさしく、分かりやすく読める1冊になっています。

この文章ガイドを見ながら、1コマーコマの絵の内容を理解していってください。
文章を説明者に参照しながら絵の内容を理解していってください。ます1コマ目は？
(本書p.165より)

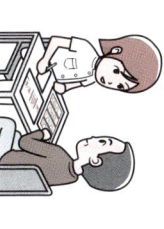

協同医書出版社

目次

第Ⅰ部 コミュニケーションとその障害

第1章 認知コミュニケーション障害の概要（中村 光）
1. 定義
2. コミュニケーションスタイルにおける個人差
3. 区別すべき用語：発達性の障害／機能性の障害／失語症／認知症／コミュニケーションの疾患など
4. 先天性と後天性の疾患またはメタ認知の障害／原因疾患と損傷部位：各論
5. 症状と原因疾患
6. 認知機能とコミュニケーション障害のメカニズム
7. 日常生活への影響
まとめ

第2章 コミュニケーションと脳損傷（中村 光）
1. はじめに
2. コミュニケーションとは
3. 意味的共有：コミュニケーションのプロセスモデル
4. 概要とコンテキスト
5. 語用論とGriceの理論
まとめ

[コラム] 対人コミュニケーションとGrice

第3章 認知コミュニケーション障害と症候群（宮崎泰広）
1. はじめに
2. 語用論的要因に高次脳機能障害の関係
3. 語用論的機能障害（語の運用能力）／プロソディ／注意障害／ワーキングメモリ／補足処理速度／記憶機能／語用論の認知プロセス／特徴
4. 症候群内の認知コミュニケーション障害の特徴
5. 右半球損傷／外傷性脳損傷／びまん性軸索損傷／小脳性認知情動症候群／脳炎／低酸素脳症／多発性硬化症の症状
まとめ

第Ⅱ部 認知コミュニケーション障害の原因疾患と検査群

第4章 認知コミュニケーション障害の原因疾患（舩山道隆）
1. はじめに
2. 認知コミュニケーション障害の原因疾患
3. 概要／後天性脳損傷の疾患の特徴・損傷や回復の程度を修飾する因子
4. 個別の疾患
5. 脳血管障害（脳卒中）／外傷性脳損傷／脳腫瘍／脳炎／低酸素脳症
6. 神経変性疾患と認知機能障害の関係
7. 神経変性疾患の症状
まとめ

[コラム] 言語の語用論（時本真吾，時本格嗣子）

第Ⅲ部 認知コミュニケーション障害の評価

第5章 検査式評価法（藤本憲正）
1. はじめに
2. 欧米の検査式評価法
3. 日本における検査方法の提案
4. 感情表現／比喩，ことわざ／慣用句／皮肉／間違い／嘘／ユーモア／推論
5. 評価の実際
まとめ

第6章 観察式評価法（中村 光）
1. はじめに
2. 評価を行う際の基本的な注意①／評価を行う際の基本的な注意②
3. 欧米における一貫性
4. La Trobe Communication Questionnaire (LCQ)／Scale of Pragmatic Rating Abilities for Adults (SPRAA)／Conversational Behavior Rating Scale (CBRS)／Social and Non-Social Observation Scale (SANSOS)／語用論的プロトコール／その他の評価尺度
5. 日本語版がある評価尺度
Pragmatic Rating Scale (日本語版 PRS)／後天性脳損傷のための認知コミュニケーションチェックリスト (CCCABI 日本語版)
6. 評価の実例
7. 病態または×メタ認知の評価
8. 評価の方法論／評価における注意点／主な評価尺度
まとめ

第7章 会話分析（吉田 敬）
1. 会話分析とは
2. 会話分析の問題意識／修復
3. 会話分析の観点から捉える会話分析
4. 会話分析の応用／臨床場面における会話分析の要素，CAPPCI
5. 分析例
6. 注意障害，認知障害がある人の反応と職員の反応
まとめ

第Ⅳ部 認知コミュニケーション障害の訓練

第8章 治療的介入1：認知機能障害の訓練（飯干紀代子）
1. はじめに：認知コミュニケーション障害と認知機能障害の関係一
2. 認知コミュニケーション障害と認知機能訓練法，コミュニケーション活動に与える効果
3. 注意障害
注意障害と認知コミュニケーション障害／注意障害の訓練／注意障害に対する訓練がコミュニケーション活動に与える効果
4. 記憶障害
記憶障害と認知コミュニケーション障害／記憶障害の訓練／記憶障害に対する訓練がコミュニケーション活動に与える効果
5. 遂行機能障害
遂行機能障害と認知コミュニケーション障害／遂行機能障害の訓練／遂行機能障害に対する訓練がコミュニケーション活動に与える効果
6. 注意障害，記憶障害，遂行機能障害によるコミュニケーション障害に対する言語療法とコミュニケーション障害特性
7. まとめ：認知コミュニケーション障害における言語，記憶，遂行機能面に有効なコミュニケーション活動に向けて

第9章 治療的介入2：コミュニケーション障害の訓練（中村 光）
1. 訓練法総論
訓練対象と訓練法に関する共通認識
2. 訓練法各論
言語理解の訓練・言語表出の訓練／プロソディの訓練／社会的（語用論）の訓練
3. メタ認知（病識）の訓練
4. まとめ

第10章 環境的介入：活動制限・参加制約へのアプローチ（本多留美）
1. 環境的介入とは
ICFによる活動制限，参加制約とは
2. 活動制限，参加制約へのアプローチ
活動制限，参加制約に及ぼす影響
3. 環境調整
環境的介入の種類／認知コミュニケーション障害に対する環境的介入
4. 人的環境の介入
家族の介入／家族・職場のスタッフに望まれる身近な人たちの人的環境の介入
5. 就労支援
就労支援における環境的介入のために
6. まとめ

第Ⅴ部 認知症のコミュニケーション障害

第11章 認知症のコミュニケーション障害の評価と支援（飯干紀代子）
1. 認知症の定義と分類
2. 性格性の定義
アルツハイマー型認知症 (AD)／前頭側頭型認知症 (FTD)／原発性進行性失語
3. 認知症の評価方法
性格性の基本／具体的な評価方法
4. 認知症の支援
考え方の基本／本人に対する支援／環境調整／家族への支援
5. まとめ

第12章 事例
事例1：右半球損傷の事例（槙谷和未）
事例2：外傷性脳損傷の事例（浦邊彩子）
事例3：びまん性軸索損傷（外傷性脳損傷）の事例（宮崎泰広）
事例4：小脳性認知情動症候群の事例（長尾享子）

資料編 訓練に利用できる教材と使用法（津田哲也，中村 光）

2. 人工内耳の臨床

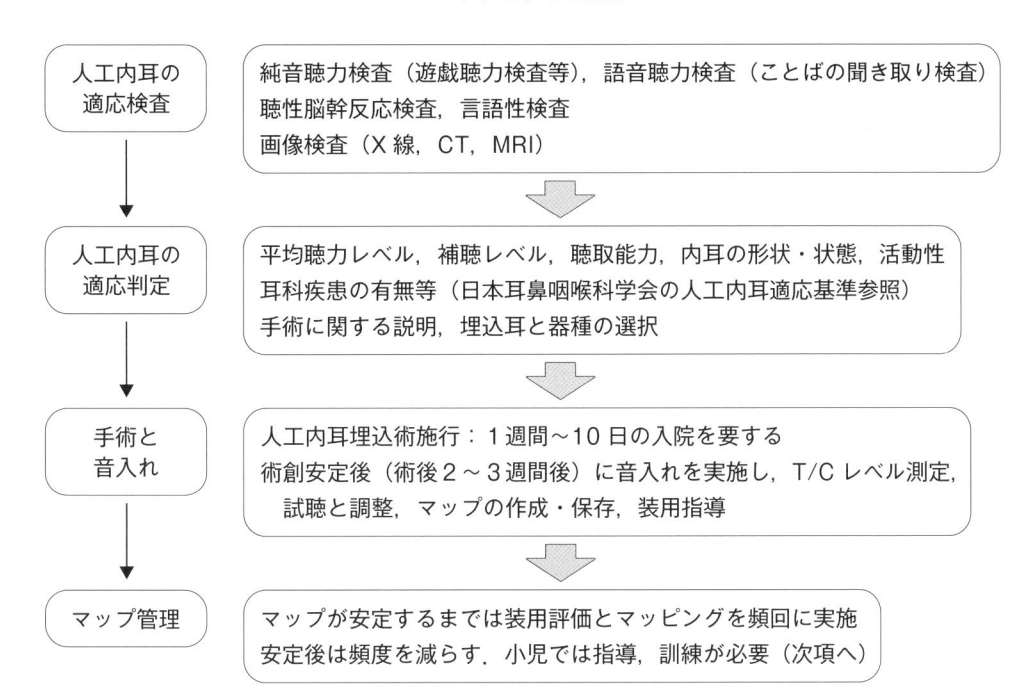

```
人工内耳の     │   純音聴力検査（遊戯聴力検査等），語音聴力検査（ことばの聞き取り検査）
適応検査      │   聴性脳幹反応検査，言語性検査
           │   画像検査（X線，CT，MRI）
   ↓
人工内耳      │   平均聴力レベル，補聴レベル，聴取能力，内耳の形状・状態，活動性
の適応判定    │   耳科疾患の有無等（日本耳鼻咽喉科学会の人工内耳適応基準参照）
           │   手術に関する説明，埋込耳と器種の選択
   ↓
手術と       │   人工内耳埋込術施行：1週間～10日の入院を要する
音入れ       │   術創安定後（術後2～3週間後）に音入れを実施し，T/Cレベル測定，
           │     試聴と調整，マップの作成・保存，装用指導
   ↓
マップ管理    │   マップが安定するまでは装用評価とマッピングを頻回に実施
           │   安定後は頻度を減らす．小児では指導，訓練が必要（次項へ）
```

3. 小児聴覚障害の評価，指導，訓練

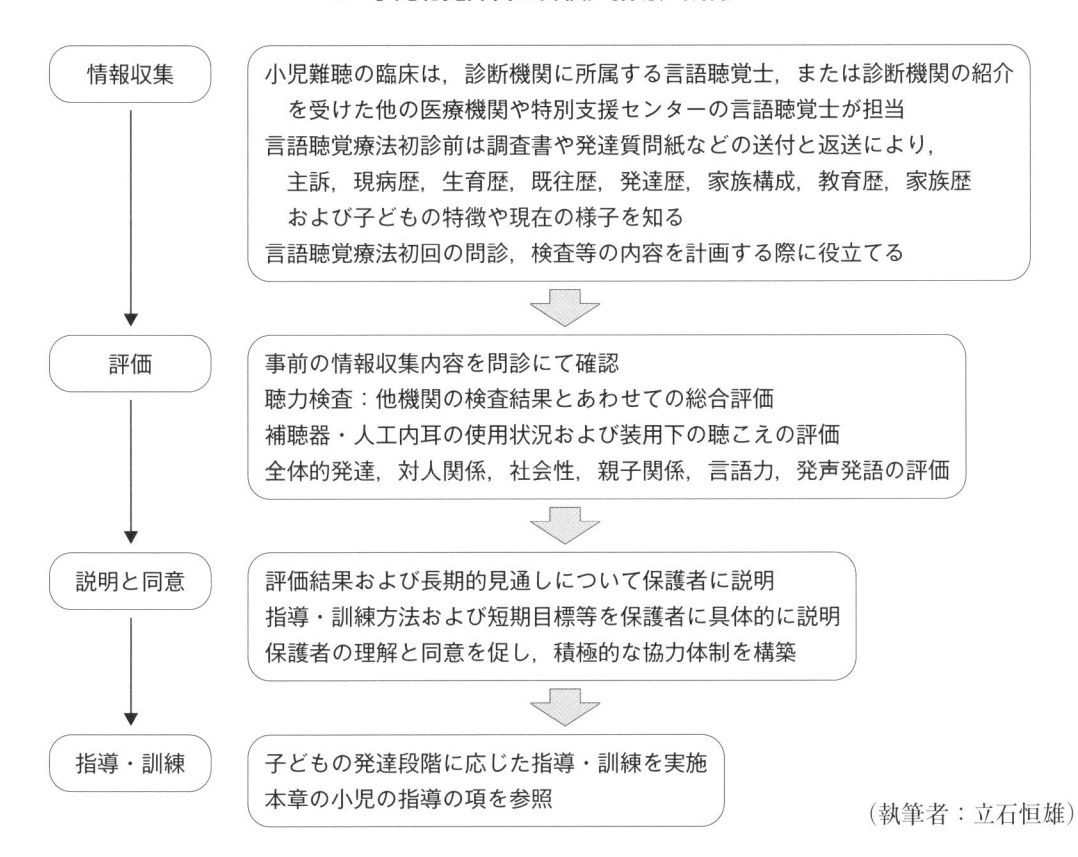

```
情報収集      │   小児難聴の臨床は，診断機関に所属する言語聴覚士，または診断機関の紹介
           │     を受けた他の医療機関や特別支援センターの言語聴覚士が担当
           │   言語聴覚療法初診前は調査書や発達質問紙などの送付と返送により，
           │     主訴，現病歴，生育歴，既往歴，発達歴，家族構成，教育歴，家族歴
           │     および子どもの特徴や現在の様子を知る
           │   言語聴覚療法初回の問診，検査等の内容を計画する際に役立てる
   ↓
評価        │   事前の情報収集内容を問診にて確認
           │   聴力検査：他機関の検査結果とあわせての総合評価
           │   補聴器・人工内耳の使用状況および装用下の聴こえの評価
           │   全体的発達，対人関係，社会性，親子関係，言語力，発声発語の評価
   ↓
説明と同意    │   評価結果および長期的見通しについて保護者に説明
           │   指導・訓練方法および短期目標等を保護者に具体的に説明
           │   保護者の理解と同意を促し，積極的な協力体制を構築
   ↓
指導・訓練    │   子どもの発達段階に応じた指導・訓練を実施
           │   本章の小児の指導の項を参照
```

（執筆者：立石恒雄）

基礎知識
聴覚障害の臨床

▶ **聴覚からの情報**

録音された成犬の鳴き声を学生に聞かせると，「イヌ」という答えしか返ってこない．しかし，「小型犬か？」と問うと「いいえ」，「子犬か？」には「いいえ」，「怒っていたか？」には「遊んで欲しそうだった」という答えが得られた．鳴き声を表す「ワンワン」という文字カードからは，このような答えは決して得られない．

聴覚からは，発生源である音の種類（イヌ，カラス，風雨など）のみならず，動物の大きさや年齢や状態，あるいは雨や風の状況や付随する外出や家屋の危険度など，様々な情報が得られている．

また，「ム」を6つ並べた文字カードでは情報は伝わらないが，イントネーションを強調した音声で提示すると，かなりの学生が「トウモロコシ」と答えることができた．一音一音が聴取できなくても，ことばが理解できる場合もある．

これらは，聴覚器官が，音の大きさ，高さ，音色および継時的変化や音声言語における声質，構音，イントネーションを感知し，その情報を得た大脳が経験を積み重ねることにより，音やことばの意味を学習していることの証しである．

▶ **伝音機構**

外界の音は耳介と外耳道を経由して鼓膜を振動させる．鼓膜の振動は耳小骨（ツチ骨，キヌタ骨，アブミ骨）を介し，蝸牛の前庭窓（卵円窓）に付着しているアブミ骨底板から内耳の前庭階に伝えられる．

外耳においては，耳介による僅かな集音作用と方向感機能，および外耳道内の共鳴による2kHz〜4kHz帯域音の10〜20dB程度の増幅作用が認められる．中耳においては，鼓膜とアブミ骨底板の面積比および耳小骨の梃子比により20〜30dBの増幅作用が認められる．これらの部位の障害による難聴を伝音難聴という．

▶ **感音機構**

前庭階に伝わった振動によってコルチ器の基底板上に進行波が起こり，それにより基底板上に並ぶ内有毛細胞が刺激され，音の物理的情報を神経生理学的情報に変換する．この情報を受けたラセン神経節細胞は興奮してインパルスを発火するが，蝸牛頂付近の細胞は低い周波数，蝸牛底付近の細胞は高い周波数に反応する．また，音の強さはインパルス発火の頻度や発火する線維の数に対応する．ラセン神経節からの線維は蝸牛神経を形成して内耳道を通り脳幹下部の蝸牛神経核に結合する．そこからの線維は上オリーブ核，外側毛帯核，下丘を経て内側膝状体に至るが，脳幹レベルで多くの神経線維は交差して反対側優位となる．内側膝状体からの信号は最終ニューロンである聴放線により大脳の聴覚野に伝わる．これらの中継核には音の強さ，高さおよび方向を弁別する働きがあり，大脳の聴覚野や聴覚連合野には音やことばの意味を理解する機能がある（図1）．これらの部位の障害による難聴を感音難聴といい，内耳性難聴と後迷路性難聴に大別される．

▶ **難聴の特徴**

難聴には伝音難聴と感音難聴があり，それらが合併したものを混合難聴という．

伝音難聴は音を効率的に内耳に伝える機能の障害であり，医師による治療や手術の対象となることが多く，完治する場合も少なくない．完治せずに聴覚補償を実施する場合，入力音を増幅して効率の低下分を補えば内耳に音が伝わるため，補聴

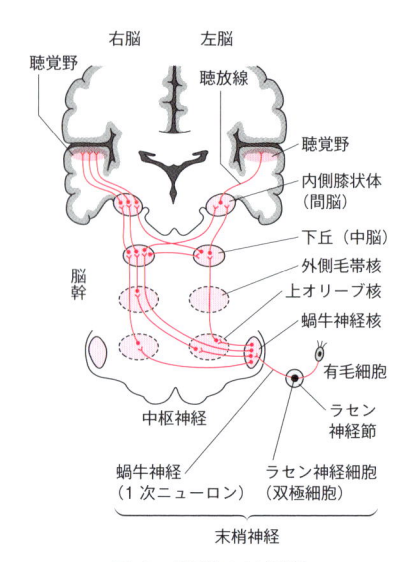

図1● 聴覚の神経路

器の効果は得られやすい．

感音難聴は音のエネルギーが効率的に内耳に伝わっても，有毛細胞以降の神経系に障害があるため，音が聞こえない，聞こえても音がひずんでいる，という特徴を持つ．一般に治療の対象となる症例は少なく，本人が望めば聴覚補償を検討することになる．しかしながら，補聴器で入力音を増幅して聞かせても，音のひずみは解消しないため，声は聞こえても内容が十分聞き取れないこともあり，装用には至らない場合がある．

▶ ことばを学習する条件と聴覚

胎児の内耳は妊娠6カ月ほどで形成され，このころから母親の声を骨導経由で不明瞭ながら聞き始めている．発話の韻律的特徴を耳にしていた新生児は，生下時から母親の声に関心を示す．そのため世話をしてくれる母親の顔を注視する行動が強化され，口元と声の関係，視線や表情や声の調子の意味などを理解するようになり，対人関係の基礎を身につけていく．そのような経験を積み重ねて1歳の誕生日ごろにはことばが出始めるが，そのためには，聴覚器官，知能，言語環境，および発声発語器官が，ヒトとして通常の状態でなくてはならない．

▶ 重度の先天性難聴児

先天性の重度難聴児の状況は，以下のようなことが多い．

①胎生期での聴覚学習がされていないため，出生後母親の声に興味を示さない．
②母親の声に興味がないため，顔ではなく世話をする手の方に興味が偏る．
③声かけが聞こえないのでいつも唐突に手が現れて世話が始まる（声かけが聞こえていると，これから母親が現れるという予測が立てられ，母子関係の成立に寄与する）．
④いつまで経っても母親の顔に興味を示さず，あまり目を合わさない．
⑤1歳を過ぎて運動機能や知恵が発達しても一人遊びを好み，親の介入を拒否する．

一方，子どもの難聴に気づかない母親は，ことば掛けへの無反応やアイ・コンタクトの不足によって不安が増大し，子どもをあまり可愛いと感ずることができずに，罪の意識や療育上の自信喪失に陥る傾向がある．したがって，先天性難聴児

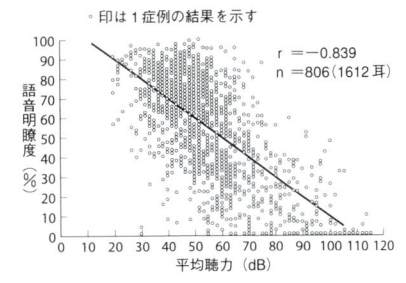

図2●聴力と裸耳の最高語音明瞭度（文献1を改変）

では，親子関係に着目した指導がまず始めに重要となる．また，聴覚補償に関しても先天性重度難聴では，補聴器を着けても音に気づいたり音の意味がわかるまでには，かなりの時間を要することが少なくない．

▶ 難聴者の聴こえについて

①伝音難聴は，感音難聴よりもことばの聞き取り能力は高い．

②後迷路性難聴は，同じ聴力レベルの内耳性難聴よりも聞き取り能力は低い．

③感音難聴において，聴力レベルの悪化に伴い受聴明瞭度も低下する傾向が認められる[1]が，ばらつきが大きいため個々の症例には当てはまらない場合が多々ある（図2）．

④語音弁別検査（57-S語表）での受聴明瞭度が60％程度で，補聴器を常時装用している感音難聴者の発言を紹介する．
　(1) 電話による日常的会話が可能である．
　(2) 1対1の日常的会話はスムーズにできる．
　(3) 新しい単語はなかなか聞き取れない．
　(4) 騒音や反響があると聞き取りにくい．
　(5) 話者が複数の場では聞き取りが難しい．
　(6) 聴こうとすると疲れるので，自分に関係ないと思う会話は無理に聞かない．

⑤受聴明瞭度が30％程度で補聴器を常時装用している高音急墜型難聴で，電話による日常的会話が可能な症例がある．音声の韻律情報の聴取が聞き取りに有効な例と考えられる．

文 献
1) 赤井貞康，小寺一興，他：感音難聴における聴力閾値と語音明瞭度との関係．Audiology Japan 33：210-214, 1990.

（執筆者：立石恒雄）

評価(1)予診(問診,質問紙など)
情報収集

　聴覚障害児の訓練・指導に関しては,言語聴覚士が長期にわたりかかわることが多く,やりがいのある領域である.同時に聴覚障害では耳鼻咽喉科疾患の管理も重要であるので,耳鼻咽喉科医との密接な連携が必須である.特に,乳幼児期は滲出性中耳炎や小児副鼻腔炎などの耳鼻咽喉科的疾患に罹患する頻度が高く,医学的な治療や管理も忘れてはならない.

　この項では,小児例を中心に情報の収集について説明し,幼児期の後期や小学校入学後に来科することが多い軽度難聴や成人の後天聾例についての情報収集のポイントも述べる.

▶ 情報収集

　以下,初回面接の際に情報収集をしておくと良い項目を挙げる.

▶▶ 主訴

　両親の訴えは,聞こえが悪いという場合もあれば,ことばの遅れや発音が悪いなど,様々である.検査を終了して,最後に検査結果のまとめを伝える際に患者の主訴に答えているか否かを確かめると,患者側に納得していただいたかどうかの指標になる.

▶▶ 生育歴

　胎生期,周産期,生下時,出生後の情報を得る.聴覚障害の場合には,ハイリスクファクターの有無に注意を払う.家族内難聴,胎内感染(サイトメガロウイルス,風疹,梅毒,トキソプラズマなど),頭蓋顔面奇形の有無(耳介の奇形,狭窄耳道,小顎,耳介の高さ,眉毛の生え方など),低出生体重児(1500g以下),細菌性髄膜炎,出生時仮死,高ビリルビン血症などの情報を得る.

▶▶ 既往歴

　妊娠中や周産期の異常の有無や,出生後は高熱や外傷の有無などを聞き取る.乳幼児期に滲出性中耳炎や小児副鼻腔炎を繰り返していないか,いびきが大きいかなどについても尋ねる.

▶▶ 現病歴

　いつごろから子どもの耳の問題について気づいたかを尋ねる.それによって,先天性や進行性など聴覚障害の情報が得られる.最近では新生児聴覚スクリーニング検査(新スク)でpassとなった症例の,後発性聴覚障害も指摘されている.声に対する反応では,声の大きさ(大きい声,普通の話声,小声など)や,どれくらいの距離からの反応などについても尋ねる.高音障害型難聴(高音漸傾型や高音急墜型)のような場合には,養育者は聞こえについて全く心配していない場合があるので,音に対する反応を聞きだす際に,日常生活音でも音の高さが違う(例えば鈴,舌打ち音は高音域,太鼓,笛,ラッパなどは低音域である)という情報を養育者に与えて,それぞれに対して反応の有無を聞くこともよい.

　最近は,新スクによる産婦人科医からの紹介も多い.生後1〜2カ月の子どもを抱えて,聴覚障害の不安に怯えている両親も多い.BOA(聴性行動反応検査),ABR(聴性脳幹反応),DPOAE(歪成分耳音響放射),ASSR(聴性定常反応),COR(条件詮索反応聴力検査)などの検査を繰り返すことがあるが,それらの検査から何がわかるのかを平易なことばで養育者に伝えることが大切である.最終的に,一側性難聴や補聴器を装用する程度でもない軽度難聴と診断された場合であっても,養育者の不安は残ることが多い.重い難聴では0歳代から聴こえの問題が明らかになることによって,聴覚障害に伴う二次障害を防ぐことができる意義が大きいことを伝える必要がある.

　情報収集の際には,親に質問をしていく過程で,親に子どものどのようなところに問題があるのかを気づかせるようにするのがポイントである.いたずらに不安をあおるような言い方にも注意が必要である.

▶▶ 発達歴

　乳幼児の聴力検査法であるABR,BOA,CORを施行する際には,定頸時期や歩行開始時期の情報が重要であるので,定頸,お座り,はいはい,始歩行などの年齢を聞くとよい.

▶▶家族歴

　青色虹彩と高度難聴を呈する優性遺伝のWaardenburg症候群では，面接を行いながら両親の風貌にも注意を向ける必要性がある．自験例においても対象児以外に父親が片目のみ青色虹彩で同側耳が難聴であった．その後の問診の結果から，父方の祖父も片目の青色虹彩であることがわかった．したがって，聴覚障害を合併する特徴的な顔貌に関する知識も必要である．

▶▶言語発達

　0歳代では，母親とのコミュニケーション関係が樹立されているか，対人関係におけるやりとり行動ができているかなど，前言語期段階の発達が順調に進んでいるかについて尋ねる．1歳以上では，言語発達について聞く．言語理解力や表出レベルについても情報を得る．市販の言語発達検査評価法を用いてもよい．特に理解力については，ジェスチャーを併用するとよくわかることなどについて，日中子どもと一緒にいる養育者に尋ねる．著者の経験では，親は子どものことばの遅れについて心配していたものの，子どもの難聴に気づいていなかったが，ことばを理解する時に，子どもがしばしば口元を見る（読話）と，母親が話していた例もある．

　幼児期後半や小学校低学年での初診例の中には，軽度・中等度難聴例が時々みられる．軽度・中等度難聴であっても言語発達の遅れや構音の異常が生じ，学業不振や学校生活上での不適応についても多くの問題があると指摘されており，言語聴覚士がかかわることが増えると予想される．その理由は，まず難聴の発見の遅れが挙げられる．軽度・中等度難聴の言語発達について報告している杉内らは，24名中3歳以下で発見された症例はわずか33％に過ぎず，6歳以上で発見された例も約33％であったと述べている[1]．また，一日中補聴器が装用可能となった割合は，杉内らの報告では58％となっており，程度は軽いものの補聴器が必要なレベルにあるにもかかわらず装用が不十分であるという現実がある．

　平均聴力レベルが70dB未満の軽度・中等度難聴の場合には，身体障害者手帳の対象とはならないために，補聴器を補助で購入することができない場合が多い．自治体によっては，これらの軽度・中等度聴力レベルの者に対しても申請すれば補助の対象となっているところもあるので，地元の障害福祉課を訪ねるように勧める．

　最近では，人工内耳手術に関する情報を収集するために来科する例もあるので，少し触れる．

　主訴：どのようなことが心配で来院したのか，また，どのようなことを知りたいのかについてしっかり確認を取ることが大切である．すなわち，人工内耳手術を希望して来科したのか，あるいは人工内耳というものについて知りたいので来科したのかによって，臨床の流れが替わるので注意したい．

　現病歴：いつから補聴器をしているか，聴力が著しく悪化した時期がなかったかなどについて聞く．補聴器を装用してもことばが聞き取りにくくなった時期などについて情報を得る．失聴期間や年齢は，人工内耳を効果的に活用する上で重要な情報である．著者らの経験では，1歳で細菌性髄膜炎に罹った児の場合には，両耳を平手打ちしていた．当科で補聴器装用を開始したが，全く反応が得られなかったために，後に人工内耳埋め込み術を受けた．2歳半で失聴した例では，別施設で調整された補聴器を装着した状態で来科した．補聴器の最大出力が不足しており，対象児の耳には小さい音しか届いていないと推測されたが，この児にとってはとても大事なものであったようで，著者らが対象児の耳から補聴器をはずして調べようとしてもとても嫌がった．失聴するまでの2年あまりの聴覚の記憶がこの事例には残存していたと推測される．児の補聴器の最大出力を上げると，聴こえの反応が良くなった．

文　献

1) 杉内智子，佐藤紀代子，他：軽度・中等度難聴児30症例の言語発達とその問題．日耳鼻 104：1126-1134, 2001.
2) 喜多村健：耳の検査法（喜多村健・編：言語聴覚士のための聴覚障害学）．医歯薬出版，2005, pp15-38.

（執筆者：能登谷晶子）

評価(2)検査・評価
全体発達の検査と評価

　聴覚障害と診断され，言語聴覚療法部門で言語聴覚療法を開始するに先立って必要な情報は，現病歴，家庭環境のほかに，対象児の全体的な発達状況である．乳幼児期はことばのみだけでなく，身体発達，精神発達についても発達の途上にあるので，常に発達全体を考慮に入れた訓練や指導を進めるのが望ましい．そこで，あらかじめ質問形式による両親向けの生育歴調査表などを作成しておくとよい．臨床場面では，指導前に記入済みの調査用紙と両親への問診によって，聴覚障害児に関する情報を集め，子どもの全体像を把握する．両親には単に補聴器を装用すれば問題が解決するわけではないことや，聴覚障害に伴う二次障害についても理解を促すことが必要である．

　以下，臨床場面でよく使用される検査をいくつか紹介する．

▶ 全体的発達に関する検査

▸ 遠城寺式乳幼児分析的発達検査法

　本検査法の特徴は，移動運動，手の運動，言語，情緒，知的発達，社会的発達の各機能を分析的に評価できる点にある．脳性麻痺，精神遅滞などの鑑別診断ができ，0歳児から使用できる．また，初診後の発達や経過上の問題点を容易に把握できる．折れ線グラフで表示されるので，患者の家族に説明する際にもわかりやすい．検査が簡便で，短時間で検査できる．

　聴覚障害には，情緒の発達の遅れが伴っていることがある．例えば2歳を過ぎてようやく人見知りをしはじめたり，イナイイナイバーを喜んだり，また，5歳近くであるのにやたら母親にまとわりつくことなどが臨床上よく観察される．

　聴覚障害児を訓練・指導する際に最も知りたい言語発達や知的発達の情報の項目数が少ないので，このテストからは細かい指導内容が浮かび上がらない．いずれにしても，本検査はあくまでもスクリーニングテストで，発達の個人内差をとらえるものと考えておくとよい．

▸ 乳幼児精神発達診断法

　本検査は質問紙を用いて，母親に乳幼児の発達状況を尋ね，その結果を整理することによって，精神発達の診断をしようとするものである．質問項目は運動，探索・操作，社会，食事・排泄・生活習慣，理解・言語の5つからなっている．12カ月までのもの，1～3歳用，3～7歳用がある．定期的に母親にチェックしてもらい，言語以外の能力の発達も追跡していくと，子どもの全体像が把握でき，指導する際に便利である．

　聴覚障害児の場合には，例えば食事・排泄・生活習慣の項目30・43「ごはんがすむとごちそうさまという」で，音声は発することができなくても，初めは，動作でのみ可能になることがある．そのような時には，動作のみの場合は半分丸をつけておき，発話も出現したら丸印をつけるなどの工夫をすると，細かく本検査法を利用することができる．

　本検査が作成されてからかなりの年月が経過しており，現在の生活に合わない項目もある．

▶ コミュニケーション能力に関する検査

　聴覚障害が発見され，まだことばを獲得していない前言語期レベルにある聴覚障害乳幼児を評価するには，子どもが周りのコミュニケーション関係に気づいているか否かは重要な情報である．コミュニケーション関係に気づいていない子どもは怯え，泣き叫んでいることが多い．一方，聴覚障害があってもコミュニケーションというものに気づいている場合には，よく人の顔をみたり，顔や動作を見て判断したりすることが多い．これらの情報が訓練や指導を開始する際にどの段階から始めたらよいかの指標になる．

▸ 新版K式発達検査法

　本検査法は，乳幼児や児童の精神発達の状態を精神活動の諸側面にわたってとらえられるように工夫されている．いわゆる発達スクリーニングをねらいとしたものではなく，対象児の自然な行動を細部にわたって記述し評定できるだけでなく，検査者による働きかけによってどのような行動変化が生じるかをみることができる点に特徴がある．適応年齢は生後100日～13歳頃までである．

発達年齢と発達指数および行動プロフィールを表示することができる．

聴覚障害児を指導する際には，身体発達面だけでなく，対人関係にも問題を生じていることもあるので注意を要する．特に聴覚障害の発見が遅れがちになる中等度難聴では，子どもが緘黙症や幼児退行症状を示すことや，親子関係も険悪な状態に陥っていることがある．このような問題が疑われる時に用いる検査を次に紹介する．

▶ 社会性・対人関係に関する検査

▸ 幼児・児童性格診断検査

この性格診断検査は，親が評定者となって，子どもが身体的安定の上に社会的にも個人的にもバランスがとれているかを子どもの日常生活行動から調査するものである．親に評価してもらうので，親によっては非常に甘い採点となり，指導者の印象とかなり異なることもあるので注意が必要である．したがって，本検査だけから判断せず，問診や行動観察を必ず併行させることが大切である．

▸ 新版 S-M 社会生活能力検査

いろいろな社会生活に必要な能力を社会生活力といい，その能力の発達を社会成熟度という．このテストは，4歳0カ月から6歳11カ月までの子どもの社会成熟度を測定するためのものである．子どもとよく接している親または保護者に4段階（できる，できるだろう，できない，できないだろう）で評価してもらう．20分程度でできるので手軽である．粗点合計から社会成熟度年齢（SA），社会成熟度指数（SQ）が算出される．

聴覚障害児の場合，言語発達の遅れだけでなく，社会性の発達の遅れもしばしば指摘されている．以下に，私たちが経験した中等度難聴児の1例を紹介する．

症例は就学1年前まで，聴能訓練をいっさい受けたことがなく，保育園にのみ通園していた女児である．保育園では，本児の声を聞いたことがないといわれるほど無口で，交友関係もよくなかった．初診時（5歳）の言語発達レベルは，2歳台に相当していた．聴力は70dB前後で，補聴器を片耳装用した．矯正聴力はピープショウ検査で30～40dBとなった．当科初診以後，保育園への通園をやめてもらい，金沢方式（文字−音声法）による個別の訓練と集団訓練を並行した．就学時点までに，言語発達はほぼ年齢並みに達した．就学予定の小学校校長から，本児は就学以後集団生活が可能か否かについての意見を求められたので，就学前2カ月間だけ保育園へ再び通園した．本児は保育園への通園を喜び，友だちもでき，集団遊びに参加できることが確認された．これらは本児の言語発達がほぼ年齢並みに達したためと考えられる．現在は支障なく地域の小学校へ通学している．

しかし，就学直前に行った社会成熟度診断検査では，SQ（社会成熟度指数）は85，幼児・児童性格診断検査では「神経質」と「社会性なし」の項目で要注意であったので，引き続き母親指導を行ったが，聴覚障害児のわが子が健聴児並みに話すようになると，親であっても聴覚障害に対する問題の理解が難しいと感じた事例であった．本例は，その後は地元の普通高校を卒業し，専門学校へ進学した．

▸ 親子関係診断検査

本検査は両親用と児童用とがあるので，親と子どもの両者について問題が明らかにされる．ただ自己判定であるので，自己弁護的な親，自己反省度の低い親では結果が甘く出ることがあるので注意したい．親の望ましくない5つの態度として，拒否型，支配型，従属型，服従型，矛盾・不一致型が挙げられている．親に自分の養育態度を振り返らせる1つの情報源と考えればよい．親の子育てを振り返る材料として，幼児用のものも出版されている．

以上に挙げた検査のほかに，国リハ式〈S−S法〉（第3章言語発達障害を参照）などがある．

文 献

1) 遠城寺宗德：遠城寺式乳幼児分析的発達テスト．慶応通信，1978．
2) 島津峯眞・監修：新版K式発達検査法．ナカニシヤ出版，1985．
3) 田中教育研究所：診断的新親子関係検査．田研出版，1972．
4) 三木安正・監修：S-M社会生活能力検査．日本文化科学社，1980．
5) 高木俊一郎，他：幼児・児童性格診断検査．金子書房，1967．
6) 津守 真，他：乳幼児精神発達診断法．大日本図書，1961．

（執筆者：能登谷晶子）

評価（3）検査・評価
言語力の評価

　聴覚障害児の言語力の報告では，健聴児に比し軽度聴覚障害であっても劣ると言われて久しい．「話す」面では語彙力の不足や助詞の使用困難を認め，「聞く」側面では抽象的な語彙理解の不足や，統語構造の理解困難が指摘されている．「読む」・「書く」という文字言語の側面でも，音声言語と同様の問題が指摘されている．一般には「9歳の壁」と言われ，言語・思考力の限界が指摘されている．「9歳の壁」を越えることができるか否かは，幼児期の言語力の獲得いかんによるところが大きい．したがって，臨床の場では主として，幼児期から小・中学校ぐらいまでの言語力をはかる検査が要求される．通常は健聴児用に作成された言語能力検査を用いることが多い．検査の導入場面で多少時間をとることもあるが，おおむね健聴児と同様に実施できる．ただし，その際にはどのようなコミュニケーション手段で，質問や応答を行ったかの記載が大切である．以下，臨床でよく使用する検査を紹介する．

▶ **PVT-R**

　絵画語い発達検査（PVT-R）は，語いの理解力を測定する目的で作成され，標準化されたもので臨床場面でもよく使用される検査である．PVT-Rの適用年齢は3歳から12歳3カ月までである．この検査は4枚の絵の中から検者が発した単語に最もふさわしい絵を選択させる方法である．したがって，聴覚障害児と信頼関係ができてさえいれば，本検査を実施するにあたって大きな問題はない．適応年齢が広いので，症例ごとの経過を追う際にも便利である．しかし，検査リストが1つしかないので，何回も繰り返すと学習効果が働く場合がある．本テストを聴覚障害児に用いる場合には，被験児が聴覚のみか聴覚＋読話によって回答しているかを観察する．人工内耳装用例では，時間の経過とともに，聴覚＋読話傾向から聴覚のみでの実施が可能となることが時々見られる．

▶ **WPPSI知能診断検査・WISC-Ⅲ知能検査**

　WPPSI知能診断検査は，3歳10カ月から7歳1カ月までの子どもの知能を測定する検査である．5種類の言語性検査と5種類の動作性検査と補充問題として文章課題が1つで計11種類の検査で構成されている．所要時間は45分程度なので，2回に分けて行うのがよい．動作性と言語性の項目が交互に配列されているので，子どもを飽きさせないで検査できる．また，評価点プロフィールを作成して，個人内差をみることもできる．ただし問題提示方法が限定されているので，聴覚障害幼児に用いる時には問題自体が把握されにくいこともある．

　WISC-Ⅲ知能検査は，5歳0カ月から16歳11カ月の子どもを対象とした検査である．聴覚障害児の言語習得の不十分さを「9歳の壁」ということばで表されることがあるが，本検査はまさしく9歳前後の子どもの言語習得を調べることができる．6種類の言語性下位項目と，7種類の動作性下位項目で構成され，言語性IQと動作性IQ，全検査IQがわかる．また，本検査では4つの群指数（言語理解，知的統合，注意記憶，処理速度）も算出できるので，個人内の発達をより詳細に評価できる点がWPPSIと異なる．検査の所要時間は1時間以上要するので，2回程度に分けて調査するのがよい．WISCを用いた聴覚障害児の成績も報告されているが，以前は，言語性IQは測定困難で，動作性IQのみ報告されているものもあり，一般的には聴覚障害児の場合には言語性IQより動作性IQが高い傾向にあると言われている．しかし，最近の報告では，0歳代からの訓練開始の効果もあるためか，言語性IQは正常範囲以上に獲得されている例の報告もある．なお現在はWISC-Ⅲを改訂したWISC-Ⅳも発売されている．

▶ **質問-応答検査**

　佐竹ら，外山らによって作成されたもので，就学前児のコミュニケーション能力や会話能力を語用論的な視点からとらえられるようになっている[1]．著者らも述べているように，本検査は言語発達遅滞児および聴覚障害児の発達状況の評価と訓練プログラムの立案に有効である．臨床場面で

比較的短時間で実施可能である．また，得られたデータはノーマルデータと照合できる．

▶ 幼児・児童読書力テスト

3歳から小学校1年の小児を対象とした，読みの学習能力を測定するものである．語の理解，図形の弁別，音節の分解，音節の抽出，文字の認知，文章の理解の6つの下位項目から構成されている．30分以内で施行できるので便利である．中～高度難聴児は音声言語先行型（音声言語を習得してから文字言語を習得する）である場合が多いので，聞き間違いの語が文字の認知（正しい仮名単語を選ぶ）項目で露呈することがある．本検査は，かな文字の理解が進んでいないと，評価が困難である．一般に，聴覚障害児は「語の理解」と「文章の理解」の項目で得点が低く，「図形の弁別」の項目で得点が高い傾向にある．

▶ 教研式新読書力診断検査

聴覚障害児は音声言語理解による情報が不十分なので，視覚的な情報すなわち文字言語理解が語彙力や構文理解力を増すためにも重要である．「9歳の壁」を越えるためには，文字言語の読解力が重要な鍵を握っている．その意味で，本検査は聴覚障害児の読書力を評価でき，学童期に「9歳の壁」を越えられるか否かの予後判定にも有用な検査である．

本検査は，読速度（短文の読解），読字力（漢字，かな単語の読み），読解力（長文の理解，文の要点），語彙力（語の意味）の4部構成からなっている．本検査の結果から読書学年（何年生の何学期に相当するか），読書力偏差値，評価段階（5段階）が算出される．

検査の結果は，文字，語彙，構文，文レベルの理解について個人内の問題点が明らかにされるので，指導の方針がたてやすいが，全問選択形式になっているところが難点である．

本検査は，読解検査なので聴覚障害の重症度の影響を受けずに言語力の検査ができる．小学校低学年用，高学年用があり，長期間にわたって経過を追う際にも便利である．

▶ その他の聞き取り検査

聴覚障害児の聴覚理解検査として，1音節の聞き取り検査や単語，文章の聞き取り検査もある．1音節の聞き取りには，日本聴覚医学会版の67式，または57式語音聴力検査リスト（CD版）を用いるとよい．この検査の中にも単語や文章が入っているが，臨床の場面では，聴覚障害児の構文理解も同時に評価することを目的に，トークン・テストや標準失語症検査（SLTA）の聴覚理解項目などを利用してもよい．そのほか，人工内耳用に開発されたIT-MAISと呼ばれる装用効果を親に評価してもらうチェックリストなどもあるので参考にしてほしい．

▶ 構音検査

聴覚障害児の構音指導の前後に，通常構音検査が行われる．日本語1音節（101音），単語，文章レベルごとに評価することが望ましい．単語や文章は，日本音声言語医学会構音検査リストを利用するとよい．また，聴覚障害児の場合は構音のみだけでなく，発声やプロソディの評価も発話の際の異常度を判定するのに重要である．人工内耳装用児は，比較的構音が明瞭であるが，側音化，口蓋化，声門破裂音などの構音障害を呈している例もあるので，口蓋裂の臨床をしている言語聴覚士にも構音障害の評価をしてもらうのもよい．

文　献

1) 外山浩美, 久野雅樹, 他：質問―応答関係検査1―検査の作成とノーマルデータ. 音声言語医学 35：338-348, 1994.
2) Wechsler D（日本版，日本心理適性研究所）：WPPSI知能診断検査. 日本文化科学社, 1969.
3) 幼少年教育研究所：幼児・児童読書力テスト. 金子書房, 1973.
4) 坂本一郎, 村西昭三, 他：教研式全国標準新読書力診断検査. 日本図書文化協会, 1985.

（執筆者：能登谷晶子）

評価(4) 検査・評価
新生児・乳幼児（主に0歳代）に対する聴力検査

近年，新生児聴覚スクリーニングが導入されるようになり，聴覚障害の早期発見，早期療育が可能となった．新生児聴覚スクリーニングに用いられる検査は，自動聴性脳幹反応（AABR）と耳音響放射（OAE）の2種類であり，検査結果から難聴の疑いが選別される．これらの検査で要再検（REFER）となった場合には，精密聴力検査として他覚的手法である聴性脳幹反応（ABR）または聴性定常反応（ASSR）が実施され，その結果と自覚的な幼児聴力検査，聴性行動観察結果などから聴覚障害の診断が総合的に行われる．その後，聴覚障害の種類や程度，聴力型を推定しながら，聴覚補償機器の選択や調整，コミュニケーションモダリティの選択，言語・コミュニケーション指導，家族支援などが行われていくこととなる．ここでは，0歳段階において実施可能な自覚的，他覚的聴力検査について取り上げる．

▶ 自動聴性脳幹反応（AABR）

新生児期の聴覚スクリーニングを行うための検査であり，測定原理は以下に述べるABRと同様である．前額中央に関電極，後頭下のうなじに不関電極，肩に接地電極の3つの電極を装着し，耳にはイヤホンを装着する．35dBnHLのクリック音を提示した際のABR波形を加算平均処理する．AABRの測定機器には生後6カ月までの健聴児のABR波形が内蔵されており，測定されたABR波形との比較統計処理が行われた上で，その類似性の程度をもとにPASS（合格）とREFER（要再検）のどちらかの結果のみが出力される．ABRとは異なり，音刺激後の陽性波の振幅や潜時については分析できないため，スクリーニング検査としては有用であるが，閾値の測定や神経解剖学的診断などは行うことができない．

▶ 耳音響放射（OAE）

蝸牛から能動的に放射される音響現象を測定する手法である．その発生源が外有毛細胞であることから内耳障害の有無の評価，そして新生児聴覚スクリーニングの検査としても適用されている．

測定は，音刺激用のイヤホンと記録用のマイクロホンからなるプローブを外耳道内に挿入して行う．提示される音の有無や種類により測定できるOAEは異なっており，クリック音や短音提示後5〜15ms後に記録される誘発耳音響放射（EOAE），周波数の異なる2つの純音が同時に提示された際に発生する歪み成分耳音響放射（DPOAE），音刺激を提示していないにもかかわらず発生する自発耳音響放射（SOAE）の3種が測定可能である．新生児聴覚スクリーニングには，DPOAEが用いられることが多い．

OAEは，AABRに比べて操作が簡便であり測定時間も短いが，その一方で耳垢や中耳貯留液の影響を受けやすく，AABRより要再検率がやや高い傾向にある．内耳機能が正常に保たれている後迷路性聴覚障害の場合には，OAEが正常に検出されるため，感音難聴の障害部位を診断する上での指標となり得る．

▶ 聴性脳幹反応（ABR）

音刺激に対する内耳神経から内側膝状体の脳幹付近までの反応であり，音刺激後10ms以内に認められる成分である．検査は，シールド防音室内で行い，電極の接触抵抗を5kΩ以下になるように，導出電極（陽極）を頭頂または前頭部の毛髪生え際，基準電極（陰極）を左右の耳朶，接地電極（アース）を鼻根部に装着する．クリック音もしくはトーンバーストを気導受話器より提示し，検出されたABR波形を約1000回加算平均処理する．測定時には，アーチファクト（脳波を記録する時に混ざる脳波以外の現象，雑音）の除去を行うために，低周波数フィルター（約100Hz）と高周波数フィルター（約3000Hz）を設定する．提示音圧は，大きな音から提示し，10〜20dBステップの下降法で測定する．

音刺激提示後に初めに出現する陽性波から，Ⅰ波（蝸牛神経），Ⅱ波（蝸牛神経核（延髄）），Ⅲ波（上オリーブ核（橋）），Ⅳ波（外側毛帯（橋）），Ⅴ波（下丘（中脳））と名前がつけられており，各波の出現の有無により神経解剖学的病変部位の特定が可能である．

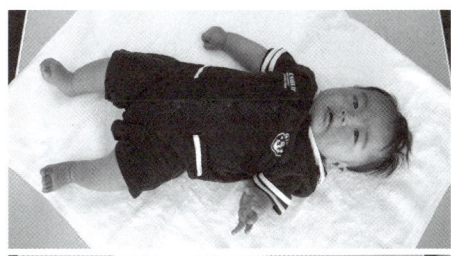

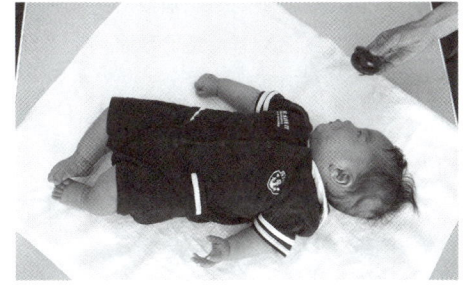

図1●BOA 検査の様子（4カ月児）

表1●各時期の反応閾値と聴性行動反応

月齢	震音の反応閾値（dBHL）	語音の反応閾値（dBHL）	出現する聴性行動
0～4カ月	70	40～60	モロー反射，眼瞼反射，覚醒反射，吸啜反射，呼吸反射
4～7カ月	50	20	傾聴反応，詮索反応，定位反応（ゆっくりと左右方向に頭部を動かす）
7～9カ月	45	15	詮索反応，定位反応（左右方向を素早く定位，下方向はゆっくりと定位）
9～13カ月	38	10	詮索反応，定位反応（左右，下方向は素早く定位，上方向はゆっくりと定位）
13～16カ月	30	5	定位反応（左右，上下方向を素早く定位）
16カ月以降	25	5	定位反応（左右，上下方向を素早く定位）

文献1の中のAuditory behavior index for infants：Stimulus and level of response および文献2の中の聴性反応の発達，を参考に一部改変．

提示音圧が大きいほど，各波の振幅が大きく，かつ潜時も短い．Ⅴ波が最後まで出現する音圧をABRの閾値（～dBnHL）とし，クリック音を用いた場合には，自覚的聴力検査における2～4kHz付近の聴力程度と大よそ一致しやすい．

▶ **聴性定常反応（ASSR）**

純音の振幅や周波数を変調した周波数特異性の高い音刺激に対する誘発反応である．測定方法は，ABRと同様であり，導出電極を頭頂部，基準電極を後頸部正中（髪の生え際），接地電極を肩または前額部に装着する．検査音を気導受話器ないしインサートイヤホンより提示し，ASSRを記録する．測定機器により検査音の変調方式や記録された脳波の解析方法が異なるが，加算回数が多いほど結果の信頼性が高くなり，複数の周波数に対するASSRが得られる．ABRとは異なり，神経解剖学的病変部位の特定は困難であるが，周波数ごとの聴力推定が可能であることから，乳幼児や重度心身障害児の聴力推定や補聴器適合の資料として有用である．しかしながら，結果について周波数ごとに比較すると，ASSRの500Hzの閾値は他の周波数帯域の閾値に比べて実際の聴力との乖離が大きいことが多いため，結果の解釈においては留意する必要がある．

▶ **聴性行動反応聴力検査（BOA）**

音刺激に対する聴性行動反応を観察する乳幼児聴力検査の1つである．使用する音源は，楽器音，音の出る玩具，震音などであり，目的に応じて選択する．検査は，仰臥位の自然睡眠下もしくは母親の膝上で実施することが望ましく，音源は音圧の小さいものから順番に，対象児に音源が見えない後方より提示するとよい（図1：検査例）．健聴児の月齢に応じた反応閾値や聴性行動反応の発達（表1）を理解した上で，被検児の聴性行動反応を評価する．結果は，左右耳それぞれに提示した音源に対して観察された聴性行動反応の有無，反射や反応の種類などを記録した上で，大まかな聴覚障害の有無や程度，聴性行動反応の発達状況を推定する．

文　献

1) Northern JL, Downs MP：Behavioral hearing testing of children. Hearing in children fourth edition. Williams & Wilkins, 1991, pp139-187.
2) 中村公枝：小児の聴覚障害（伊藤元信，笹沼澄子・編：新編言語治療マニュアル）．医歯薬出版，2002, pp179-201.
* 市川銀一郎：聴性誘発反応（日本聴覚医学会・編：聴覚検査の実際，改訂2版）．南山堂，1999, pp113-122.
* 室伏利久：ABRの記録法（加我君孝・編：ABRハンドブック）．金原出版，1998, pp3-4.
* 原田竜彦：スクリーニングの機器と原理（加我君孝・編：新生児聴覚スクリーニング―早期発見・早期療育のすべて―）．金原出版，2005, pp7-11.
* 坂下哲史：聴こえの障害と耳音響放射（田中康夫・編：OAE耳音響放射活用ガイド）．金原出版，2004, pp62-84.

（執筆者：小渕千絵）

評価(5)検査・評価
幼児・小児(1歳〜学齢)に対する聴力検査

乳幼児に適用される自覚的聴力検査は，提示する検査音や応答方法などが様々であり，被検児の発達段階に応じて選択される（表1）．評価対象児の年齢が低年齢である場合には，子どもの行動反応を十分に観察し，音に対する正反応であるかどうかを見極めることが重要となる．また，得られた結果は最小反応閾値である可能性があるため，結果の解釈には留意が必要となる．

このため，乳幼児を評価対象とする場合には，他覚的聴力検査結果，聴性行動反応を含めて総合的に聴力推定を行う必要がある．ここでは，幼児期に実施する聴力検査を中心にとりあげる．

▶ 視覚強化式聴力検査（VRA）

音源に対して振り向くという反応を利用し，一方向の音源定位反応を光や遊具などによって強化して行う検査である．振り向き反応を利用するために，定頸後の乳幼児が対象となり，1人で座位が取れない場合には，保護者の膝に座らせて検査を行う．音刺激は，スピーカー提示であれば震音や狭帯域雑音を，挿入型耳栓（インサートイヤホン）提示であれば純音を提示する．対象児の前方で遊具を提示し，注意を向けさせている間に音刺激を提示し，側面にある強化子に振り向くよう条件づけを行う．条件づけが成立した後，本検査を実施する．

検査開始周波数は1000Hzとし，十分に聞こえる音圧で提示し，下降法，上昇法を用いて閾値を測定する．検査初回においては，日常生活における聴性行動を伺った上で聴力程度を推定し，条件づけで提示すべき適切な音圧を決定する．条件づけは，周波数を切り替えるごとに実施し，各周波数の閾値を測定する．子どもが集中できる時間を考慮し，会話音の聴取に必要な周波数帯域である500〜2000Hzを優先して閾値測定を行うとよい．また，重度聴覚障害を有する場合には，500Hzの低周波数帯域から開始すると条件づけが成立しやすい．乳幼児においては，音に対する振り向き以外にも定期的に振り向き反応がみられる場合もあるため，音を提示するタイミングには留意する必要がある．また閾値の判定においては，定位反応のみでなく，他の聴性行動も観察した上で行う．

▶ 条件詮索反応聴力検査（COR）

VRAと同様に音源に対する振り向き反応を利用する検査手法であり，2方向の音源定位によって実施する．対象は，定頸後の乳幼児である．

正中位左右45°の位置にスピーカーと強化子が設置されており，両スピーカーの交点に被検児を座らせる．検査音は，スピーカー提示であるため震音を提示する．一方のスピーカーから検査音を提示し，子どもの定位反応ないし探索反応がみられたら同時または少し遅らせて強化子を提示する．その後，もう一方のスピーカーより検査音を提示し，同様に検査音提示側の強化子を提示する．このように，左右に設置した2方向のスピーカーを用いて検査音への定位反応を促すことで，条件づけを行う．閾値測定方法等はVRAと同様である．CORの場合には，音場で検査音を提示するため，測定された結果は，良聴耳の聴力閾値であり，不良聴耳の聴力推定は行えない．

▶ 遊戯聴力検査（play audiometry）

子どもにとって興味や関心のある強化子を提示したり，玩具を動かすことで音刺激に対する反応を強化する方法であり，次に挙げるピープショウテストとBarr法がある．国内では，後者のみを遊戯聴力検査と呼ぶことが多い．

表1 ● 乳幼児聴力検査一覧

検査名	適応年齢	検査音	提示方法	応答方法	測定耳	検査目的
BOA	新生児〜	楽器，玩具，震音など	音場	聴性行動	両耳	難聴の有無の推定
VRA	定頸後〜	震音，純音	音場，インサートイヤホン	探索反応，定位反応	両耳，片耳	難聴有無，聴力程度と聴力型の推定
COR	定頸後〜	震音	音場	探索反応，定位反応	両耳	難聴有無，良聴耳の聴力程度と聴力型の推定
ピープショウテスト	2歳頃〜	震音，純音	音場，気導受話器	応答ボタン	両耳，片耳	聴力程度，聴力型の測定
Barr法（遊戯聴力検査）	3歳頃〜	純音	気導受話器	遊具操作	片耳	聴力程度，聴力型の測定

図1 ● ピープショウテストの様子　　図2 ● Barr法の様子

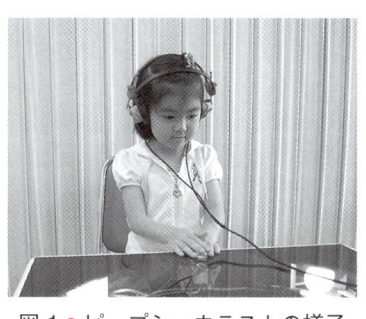

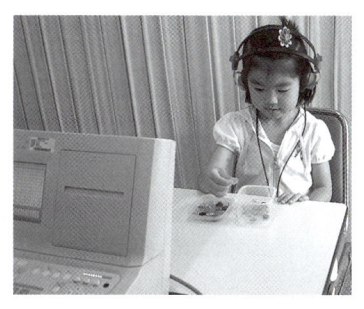

▶▶ ピープショウテスト（peepshow test）

音刺激を提示している間に，子どもがボタンを押すと強化子であるのぞき窓が点灯し，子どもの興味を持続させながら，聴力閾値を測定する検査方法である（検査例：図1）．のぞき窓内には，子どもの興味が持続するような人形や電車，映像などを設置する．本検査法では，教示を理解し，自らボタンを押して応答できるようになる2歳頃からが適応となる．検査音は，スピーカー提示の場合には震音，気導受話器を使用する場合には純音を提示する．ピープショウテスト装置の前に子どもを座らせ，十分に聞こえる音圧で検査音を提示し，音が聞こえたらボタンを押し，聞こえなかったら押さないという応答方法を理解させ，条件づけを行う．本検査における検査開始周波数は1000 Hzの十分に聞こえる音圧で提示し，下降法，上昇法を用いて閾値を測定する．条件づけは，周波数を切り替えるごとに実施し，周波数ごとの閾値を測定する．子どもの場合には，音が聞こえていない時にもランダムにボタンを押すことがあるため，検査音の提示間隔やタイミングについて検討する．

▶▶ Barr法

音が聞こえたら，おはじきの移動や，ペグ差しなどの行動反応を子どもに促しながら聴力閾値を推定する検査方法である（検査例：図2）．用いる遊具は，子どもの興味が持続し，かつ繰り返し実施可能なものとし，飽きた場合のことを考え複数用意しておく．本検査法では，3歳以降が適応となる．被検児に気導受話器を装着し，検査音として純音を提示する．音が聞こえたら遊具を移動させるようモデルを見せながら教示し，検査法を十分に理解して条件づけが成立した後，本検査を実施する．検査方法は，標準純音聴力検査と同様であるが，検査周波数を切り替えるごとに条件づけ成立の確認を行う．検査実施においては，検査への集中力が持続するよう，正しく応答できたら褒め，誤ったら再度モデルを見せながら教示を行うことが重要である．

▶ 重複障害児に対する聴覚評価

運動障害や知的障害を抱える重複障害児に対して聴覚評価を行う場合には，定位反応などの検査法に応じた明確な行動反応を形成できないことや，集中力の短さ，強化子に対する関心の乏しさ，行動反応の再現性の乏しさなどから聴力閾値を推定すること自体が困難なことも多い．このため対象児の生活年齢ではなく，発達年齢を考慮した上で検査方法を選択し，さらに聴性行動の観察においては，全身による反射，心拍変化，眼球運動，表情や発声の変化などの様々な反応を詳細に観察することが必要となる．また，短時間で信頼性のある結果が得られるように，検査室内の配置や強化子の種類など，様々な工夫を行い，結果の解釈には留意する．

他覚的聴力検査においては，脳の髄鞘形成不全や情報処理の遅れが関係するため，ABRの解析時間を延長させる必要もある．また，検査音に対する同期性が不良である場合もあるため，結果の解釈には注意を要する．

これらのことから，乳幼児への検査と同様に他覚的聴力検査，日常生活の聴性行動などを含めた総合的な判定が不可欠といえる．

文　献

* 北川可恵，他：運動障害を伴う重複障害児の行動反応聴力検査と運動・言語発達．Audiology Japan 48：89-95，2005．
* 中村公枝：小児の聴覚障害（伊藤元信，笹沼澄子・編：新編言語治療マニュアル）．医歯薬出版，2002，pp179-201．
* 城間将江：乳幼児聴力検査（中村公枝，他・編：標準言語聴覚障害学聴覚障害学）．医学書院，2010，pp93-100．
* 安野友博：乳幼児聴力検査（日本聴覚医学会・編：聴覚検査の実際，改訂2版）．南山堂，1999，pp131-140．

（執筆者：小渕千絵）

評価（6）検査・評価
標準純音聴力検査，その他の検査

聴覚検査には様々な種類があり，それぞれに検査目的や手法が異なる．聴覚障害の原因や特性を理解する上では，複数の検査を行い，結果を総合的に解釈する必要がある．ここでは，聴覚検査の中でも標準純音聴力検査と語音聴力検査について解説し，その他の検査については表1にまとめた．

▶ 標準純音聴力検査

最小可聴値の測定を行う検査であり，気導聴力検査と骨導聴力検査の2種に分けられる．検査の意味を理解し，強化子がなくとも検査遂行可能な5～6歳以降が対象となる．

▶▶ 気導聴力検査

被検者に応答方法について教示した上で，受話器の中央が外耳道入口になるよう気導受話器（右耳：赤，左耳：青）を装着する．

初めに被検者に十分に聞き取れる音圧で純音の検査音を1～2秒提示し，応答が得られた後，10～20dBステップで音圧を小さくしていく（下降法）．応答が得られなくなったら，5dBステップで音圧を上げ（上昇法）閾値を測定する．応答が得られたらすぐに音圧を5～10dB増大させた音（確認音）を聞かせ，反応を強化する．これらの方法を繰り返し，3回中2回同じ閾値が得られたら，その結果を聴覚閾値とし，オージオグラム上に記録する．

検査は1000Hzより開始し，2000，4000，8000Hzの測定を行った後，再度1000Hzを測定し，500，250，125Hzという順番で測定する．

記録方法は，右耳の気導聴力は○，左耳は×で記載し，右耳は実線，左耳は破線で結ぶ．オージオメータから出力できる音圧以上の聴力が推定される場合には，スケールアウトとし（右耳：○、左耳：×），線では結ばない．

▶▶ 骨導聴力検査

測定耳側の耳介後部乳突骨部に骨導振動子（骨導受話器），対側にマスキング用受話器を装着する．

検査においては，原則として測定対側耳にマスキングが必要となるため，提示される雑音には応答せず，気導聴力検査と同様の音にのみ応答するよう教示する．閾値測定方法は気導聴力検査と同様であるが，測定周波数は，250～4000Hzである．

骨導音では一定の音圧以上になると振動覚が生じるため，振動覚であるか聴覚であるかの判断には留意が必要である．記録方法は，右耳の骨導聴力は［ ，左耳は ］で記載し，各閾値は結ばない．スケールアウトの場合には，気導聴力検査と同様に矢印を付加する．

▶▶ 標準純音聴力検査結果の解釈

結果より，聴覚障害の有無，難聴の種類，程度，聴力型について判定し，背景となる原因について検討する．聴力レベルは，500，1000，2000Hzの3周波数を用いて3分法や4分法で算出する．労働者災害保険法による基準では，4000Hzを含めた6分法で求める．

気導音のみで閾値上昇し，骨導音は正常である場合を伝音難聴，気導音と骨導音の両方で閾値が上昇する場合は感音難聴，気導音と骨導音ともに閾値上昇あるが，気導音で顕著な場合は，混合難聴と判定する．

▶▶ マスキング

片耳に提示された音は，頭蓋骨内を通って，対側耳でも聴取される．気導音においては約35～60dB，骨導音では約0～10dB減少し，伝達される（両耳間移行減衰）．このため左右聴力差がある場合には，不良聴耳に検査音を提示すると，良聴耳で聴取されることがある（陰影聴取，交叉聴取）．

骨導聴力検査においては，原則として常に検査対側耳にマスキングが必要であるが，気導聴力検査においては，測定耳の気導聴力と対側耳の骨導聴力に40～50dB程度の差がある場合には，検査対側耳にマスキングが必要となる．純音聴力検査でのマスキング雑音は，狭帯域雑音（バンドノイズ），語音聴力検査では，スピーチノイズを用いることが多い．

▶ 語音聴力検査

単音節や単語，文等の言語音を用いた聴取検査を行うことで，日常生活における会話の聞き取りや補聴器，人工内耳などの装用効果について評価することができる．

表1 ● その他の聴覚検査一覧

検査名	検査目的	方法	結果の解釈
自記オージオメトリー	聴力閾値や補充現象の有無の測定，内耳機能評価や難聴の鑑別診断	各周波数の持続音ないし断続音が提示され，被検者のボタン応答に応じて自動的に音圧が変化する．聴覚閾値の最大値と最小値が用紙に鋸歯状に記入される．	持続音，断続音それぞれの聴力閾値，時間的変化，両者の差異，波形の振幅などから，5つのタイプに分類され（Jerger分類，Ⅰ〜Ⅴ型），難聴の種類の鑑別が可能となる．
SISI検査	補充現象の有無の測定，内耳機能評価	純音を一定の音圧で提示し，5秒に1回1dBの増音が提示される．被検者には音の変化に対して応答ボタンを押すよう教示し，応答した割合が算出される．	正常耳では，3dB以上の増音であれば検出可能であるが，補充現象があれば1dBの増音も検出可能となる．60％以上で補充現象陽性，20〜55％で偽陽性，15％以下で陰性となる．
ABLB検査	補充現象の有無の測定，内耳機能評価	片側が正常，対側が感音難聴耳の被検者が対象となる．正常耳に純音を提示し，難聴耳で同程度に聞こえる音の強さを求める．結果はオージオグラムの各検査周波数軸の左右に，同じ大きさと判断した両耳の強さを線で結ぶ（ラダーグラム）．	音圧が変化しても，ラダーグラム上に記載された左右間の勾配が平行であれば，補充現象陰性であり，音圧が大きくなると勾配がなだらかになれば，陽性と判断する．
MCL検査／UCL検査	補充現象の有無の測定，補聴器適合の有無の判定	周波数ごとに純音を5dBステップで提示し，長時間聞いていても疲れず，快適なレベルをMCLとし，うるさくて不快であるレベルをUCLとする．	正常耳のMCLは50〜60dB，UCLは90〜100dBである．正常耳より有意に小さければ補充現象陽性を疑う．補聴器適合では，補聴器の最大出力音圧がUCL以下，MCLで最適となるよう調整する．
方向感検査	後迷路性難聴の評価	両耳間の音に加えた時間差と強度差と音像の偏倚の関係を調べる検査である．測定方法には，時間差音像移動弁別閾値検査などがある．	時間差音像移動弁別閾値は，60μs以内で正常とされる．
ティンパノメトリー	インピーダンスオージオメトリーの1つ，中耳機能の評価	外耳道内にイヤープローブを挿入し，空気圧を変化させて，中耳のコンプライアンスを測定する．測定結果は，縦軸にコンプライアンス，横軸に外耳道圧力を図示したティンパノグラムに記載される．	コンプライアンスの振幅や外耳道圧力に対する波形ピークの位置により判定する．A型（外耳道圧が±0daPa以内にピークあり）では正常ないし感音難聴，Ad型（A型でピーク大）で耳小骨連鎖離断や鼓膜の萎縮，As型（A型でピーク小さい）で耳硬化症や鐙骨固着，B型（ピークがなく，平坦）で滲出性中耳炎や癒着性中耳炎，C型（ピークが−100daPa以下）で耳管狭窄症や滲出性中耳炎が疑われる．
音響性耳小骨筋反射検査	インピーダンスオージオメトリーの1つで，音に対する鐙骨筋収縮の測定	外耳道内にイヤープローブを挿入し，500〜4000Hzの検査音を提示する．同側刺激ないし対側刺激による鐙骨筋の収縮をコンプライアンスの変化で記録する．	反射の有無とその閾値（SR値），刺激提示側による違いなどにより，病変部位を評価する．伝音難聴例では，反射が出現しにくい傾向にある．
蝸電図	内耳と蝸牛神経の評価	鼓室内誘導では針電極を鼓室岬角に，鼓室外誘導では小銀電極やコイル電極を外耳道深部ないし鼓膜表面に接地する．トーンバーストかクリック音に対する反応を記録し約1000回加算平均する．	音刺激によって，蝸牛マイクロホン電位（CM），加重電位（SP），蝸牛神経複合活動電位（CAP）の3つの電気反応が記録される．正常耳であれば，音提示後5ms以内に反応がみられる．
中間潜時反応（MLR）	内側膝状体から側頭葉付近の評価	ABRと同様に皿電極を接地し，クリック音を閾値上の音圧で気導受話器より提示する．解析時間は100msとし，約500〜1000回の加算平均を行う．	正常耳であれば，音提示後50ms以内にNa, Pa, Nb, Pbが記録される．感音難聴であれば振幅の減衰，側頭葉の器質的，機能的障害があれば，振幅の減少，潜時の延長がみられる．

▶▶ 語音了解閾値検査

1桁の数字（2, 3, 4, 5, 6, 7）を提示音圧を変えて聴取させ，聴覚閾値を求める検査である．50％の正答率が得られるレベルを語音了解閾値（SRT）とし，結果はdBにて表す．日本においては，57-S語表，67-S語表に収録されているリストを用いる．1行に6音，6行で構成されている．

初めに純音1000HzのVU メータで0dBになるよう調整する．次に検査語を，オージオメータを介して気導受話器より提示する．検査語を1語につき下降法で5〜10dBずつ弱めながら聞かせ，聞こえた数字を書き取らせるか（記入式），もしくは口頭で答えさせる（復唱式）．異なる音圧を設定した列ごとに正答率を算出し，結果をスピーチオージオグラムに記載して破線で結ぶ．

▶▶ 語音弁別検査

単音節語表を用いて閾値上の語音明瞭度を測定する検査である．57-S語表（50音節），67-S語表（20音節）における日本語の単音節リストを用いる．閾値上30〜40dBの音圧から提示し，徐々に音圧を下げて測定する．1リストの提示音圧は一定とする．音圧ごとの語音明瞭度を求め，スピーチオージオグラム内に記入し，実線で結ぶ．

▶▶ 語音聴力検査における結果の解釈

得られたSRTは，聴力レベルとほぼ一致すると考えられている．また，聴覚機能に問題がない場合や伝音難聴例での最高明瞭度は，おおよそ100％になると考えられている．感音難聴例では，語音明瞭度に個人差がみられ，後迷路性難聴および老人性難聴例では，純音聴力検査結果に比して語音明瞭度が低下することがある．

文献

* 村井和夫：自記オージオメトリー，閾値上聴力検査（日本聴覚医学会・編：聴覚検査の実際，改訂2版）．南山堂，1999, pp62-73.
* 小田 恂：気導聴力検査，骨導聴力検査（日本聴覚医学会・編：聴覚検査の実際，改訂2版）．南山堂，1999, pp49-55.
* 城間将江：自覚的聴力検査（中村公枝，他・編：標準言語聴覚障害学聴覚障害学）．医学書院，2010, pp66-83.

（執筆者：小渕千絵）

評価(7)評価・分析
評価のまとめと指導方針の決定

　聴覚障害は，単に音声や環境音が聞き取れないだけではなく，言語やコミュニケーション，心理的情緒的な側面にも影響を及ぼす．このため，聴覚障害児者に対して言語聴覚評価を行う際には，個別の発達状況や現症を記述するだけでなく，学校生活や職場，地域などにおける活動や参加制約などについても情報を収集し，問題点を見出すことが必要である．これらの問題点をもとに，訓練方針を決定し，短期的，長期的目標について検討したものを評価サマリー（項目例：表1）としてまとめる．

　指導内容を検討する上で，小児においては言語発達の遅れに目が留まりやすい．しかしながら，全般的な発達や人としての成長過程について考慮し，指導方針を検討していくことが重要である．また言語聴覚評価は，行われている指導の内容や方法の適否を検証する上でも用いられるため，適宜再評価を繰り返すこととなる．

▶ 聴覚評価のまとめ

　耳鼻科的所見，自覚的・他覚的聴覚検査，日常の聴性行動を統合し，聴覚障害の有無，種類，程度，聴力型，難聴の原因について検討する．特に乳幼児や重複障害児者の場合，自覚的聴力検査結果が聴力閾値ではなく最小反応閾値である可能性もあるため，検査を反復した上で，結果の信頼性について検討することが必要となる．これらの結果をもとに，対象児者の聴取能力を予測し，日常生活への影響についても検討を行うこととなる．

　個々の聴取能力については，失聴時期や聴覚補償機器の調整状態，装用時期，装用期間，常用の有無，乳幼児期の指導の有無やその内容などによっても個人差が大きいため，これらの基礎的情報を収集し，聴覚検査結果とあわせて検討していくことが必要である．

　また，聴覚検査結果から，補聴器や人工内耳などの聴覚補償機器の適合状態について検討する．対象児者に聴覚補償機器が適合しているか否かについては，装用した上での閾値検査や語音聴力検査などの検査結果，本人や家族の訴えなどの主観的評価を含めて判定していくこととなる．対象児者が最も快適に使用できるように定期的な評価や調整の反復が必要になる．

　以上のように，種々の聴覚検査の結果および補装具の評価を含めた対象児者の聴覚機能全般を評価し，対象児者の聴覚機能についてまとめる．

▶ 言語評価のまとめ

　実施された言語やコミュニケーション，発声発語に関する現症を記述する．対象児者の聴力程度や失聴時期によって，言語・コミュニケーションへの影響は異なり，特に言語獲得前に失聴した乳幼児においては，その影響が顕著となるため，体系的な言語指導が必要となる．

　一方，言語獲得後失聴例では，基本的な言語発達過程に大きな問題が生じにくいが，その後の学

表1 ● 評価サマリーに記載する内容

Ⅰ．基本情報
　・氏名，医学的診断名，家族構成，主訴，発達歴，相談歴，など
Ⅱ．所見
　・障害の種類（程度）
　・聴覚：聴力，聴取能力，聴覚補償機器の調整状態，装用効果，など
　・言語・コミュニケーション：言語理解，言語表出，コミュニケーション，コミュニケーションモダリティ，など
　・発声発語：口腔機能，構音，プロソディ，など
　・その他の発達および行動特徴：知的発達，運動発達，対人関係，行動特徴，集団生活，など
Ⅲ．問題点・長所
　・機能，活動，参加における問題点，長所，環境因子
Ⅳ．方針
　・短期目標，長期目標

習過程に及ぼす影響は大きくなる．このため，コミュニケーションの問題点を把握し補償手段について検討し，あわせて心理的ケアを行うことが重要である．

小児への言語評価においては，検査結果の解釈についての検討が必要である．検査場面においては，必ずしも本来の能力を発揮しているとはいえないため，日常生活場面で観察される言語表出や理解面と検査場面での様子を比較し，得られた検査結果の信頼性について検討する．また評価においては，目的に応じて複数の検査が行われていることが多い．各検査結果を総合的に判断し，言語発達段階について検討することが必要である．

そして，定型発達児の言語・コミュニケーションの発達と比較して，対象児がどのような側面でどの程度の遅れがみられるのか，その現症を形式的，意味的，語用的側面それぞれについて具体的に記述する．指導においては，言語評価結果から具体的な指導内容が構成されることが多いため，各側面における詳細な分析が必要である．

▶ 問題点の抽出

評価から得られた問題点をICFに基づき，機能，活動，参加のそれぞれの側面に分けて記述する．どの側面についても，問題点を挙げるだけでなく，長所を含めて記述すると臨床像が明確になりやすい．

機能においては，聴覚障害によって生じる言語聴覚機能や知的機能に関する内容，活動においては，他者との相互関係やコミュニケーション上の問題に関する内容，参加においては，集団生活および社会への参加状況，友人との関係性などについて具体的に記載する．

▶ 指導方針の決定

抽出された問題点をもとに指導方針を決定し，より具体的な短期目標，長期目標について検討する．

指導方針を決めるにあたって，成人例では，言語獲得前の失聴であるのか，獲得後であるのか，また現在の年齢や社会的活動の有無などにより，必要とされる指導ニーズは異なる．個々の背景情報を収集し，聴覚補償，他者とのコミュニケーションの補償，本人や家族の障害認識に関してどのような支援内容と方法が有用であるのかを検討することが必要となる．

小児においては，失聴時期や聴覚障害の程度，現在の年齢，診断時期，聴覚補償機器の常用の有無，使用するコミュニケーションモダリティ，幼少期の言語指導の内容や方法など，成人例よりも現症に影響する要因が多様である．このため，これらの要因を整理した上で，個々に適した指導計画の立案が重要となる．

しかしながら，どのような背景要因であっても小児の臨床における基本的な考え方は同じといえる．聴覚障害により遅れがみられやすい言語や聴覚機能にのみ目標を定めるのではなく，人としての全体的な発達に目を向けること，他者との相互的な関係の中での言語獲得を軸として考えること，子どもの発達段階に即して必要とされる体系的な指導を行うことなどに留意すべきである．

また，長期的な視点で考えると，直接的な指導ができる時期は限られるため，子ども自身が自ら育ち，学ぶ力を育てておくことが重要といえる．個々の子どもの将来を見据えながら，個別の指導計画を立案していくことが求められる．また効果的な指導を実現する上では，保護者の協力が不可欠といえる．乳幼児期には保護者の心理的ケアを行うとともに，コミュニケーションパートナーとしての関わり方の習得や必要な言語コミュニケーション課題について理解を促し，家庭での学習が継続的に行われるよう支援を行うことが重要となる．

以上のような指導方針に基づき，短期目標，長期目標を具体的に検討する．発達の最近接領域を考え，段階的に獲得できるよう目標を定めていくことが必要である．

（執筆者：小渕千絵）

補聴器の適合(1)
補聴器の特徴と機能

▶ **補聴器の種類**

補聴器は外形の違いにより主に耳あな型，耳かけ型，ポケット型に分けられ（図1），出力方法の違いにより，耳栓を外耳道に挿入する気導補聴器と，振動端子により頭骨へ音を伝える骨導補聴器に分けられる．また出力の大きさの違いにより軽中等度用，中等度〜高度用，高度〜重度用などに分けられる．以下に補聴器の特徴について述べる．

▸▸**気導補聴器**

耳あな型：耳あな型は，補聴器本体を外耳道に挿入して使用する．外耳道の形状に合わせて専用の耳型を作成するものをオーダーメイドと言い，高度〜重度難聴用のフルコンチャ，軽中等度用で小型のカナル，さらに小型のCICなどがある．耳あな型の長所は目立ちにくい，外れにくい，汗による故障が少ないなどである．短所は外耳道に挿入しにくい，ハウリング（音漏れ）しやすい，重度以上の難聴には対応困難，耳垢や耳漏が故障の原因となりやすい，他機種より高価格，乳幼児には適さない，オーダーメイドは購入前に試聴できない，などである．

耳かけ型：耳かけ型は本体を耳介に乗せ，耳栓を外耳道に挿入して使用する．他の機種に比べて短所が少なく，軽中等度から最重度，幼児から高齢者まで対応可能で最も適応範囲の広い補聴器である．

耳あな型と比較した長所は，ハウリングしにくい，操作がしやすい，機種・機能のバリエーションが豊富，などが挙げられる．短所は汗で故障しやすい（防水タイプあり），メガネやマスクとの併用が邪魔，運動時に外れやすい，耳あな型より目立つ，などが挙げられる．

ポケット型：ポケット型は本体を衣服などに固定して，コード付きのイヤホンを耳栓で挿入して使用する．外形が大きく人気がなく，販売メーカーも少ないが，他機種にない利点があり，特に補聴器の操作が困難な人に適している．

長所は，耳栓を挿入しやすい，スイッチを見ながら操作可能，ハウリングの制御が容易，本体のマイクに向かって話すと良く聞こえる，電池が入手しやすい，低価格などである．短所は，目立つ，補聴器本体とコードが邪魔，衣擦れ音がうるさい，などが挙げられる．

その他の補聴器：ベビー型（図2）は，乳幼児など歩行困難な症例に使用する．機能的にはポケット型と同じだが，本体に耳かけ形を流用していて小型であり，衣服に固定しやすい点が異なる．

FM補聴システムは，送信マイクに音声を入力し，電波に変換して補聴器に送信する．話者から距離が離れていても声が届くため，主に学校の授業での使用に効果的で，雑音下でも聴取しやすい．

▸▸**骨導補聴器**

両側外耳道閉鎖症は外耳道に耳栓が挿入できないため，振動端子を接続した骨導補聴器を使用する（図2）．骨導端子を頭に固定し，振動により内耳に音を伝えることで会話聴取ができる．ヘッドバンドとメガネのフレーム内臓タイプがあり，乳幼児はヘッドバンドを使用する．

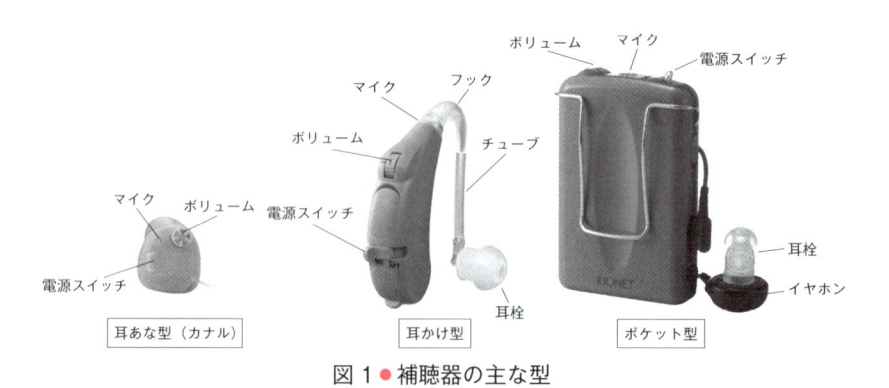

図1● 補聴器の主な型

図2●その他の補聴器

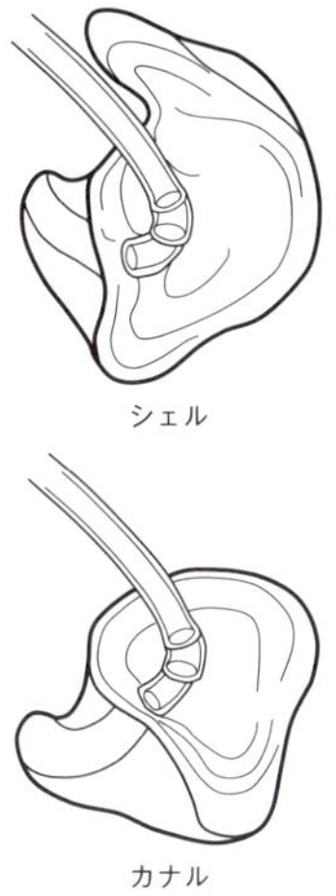

図3●イヤモールド

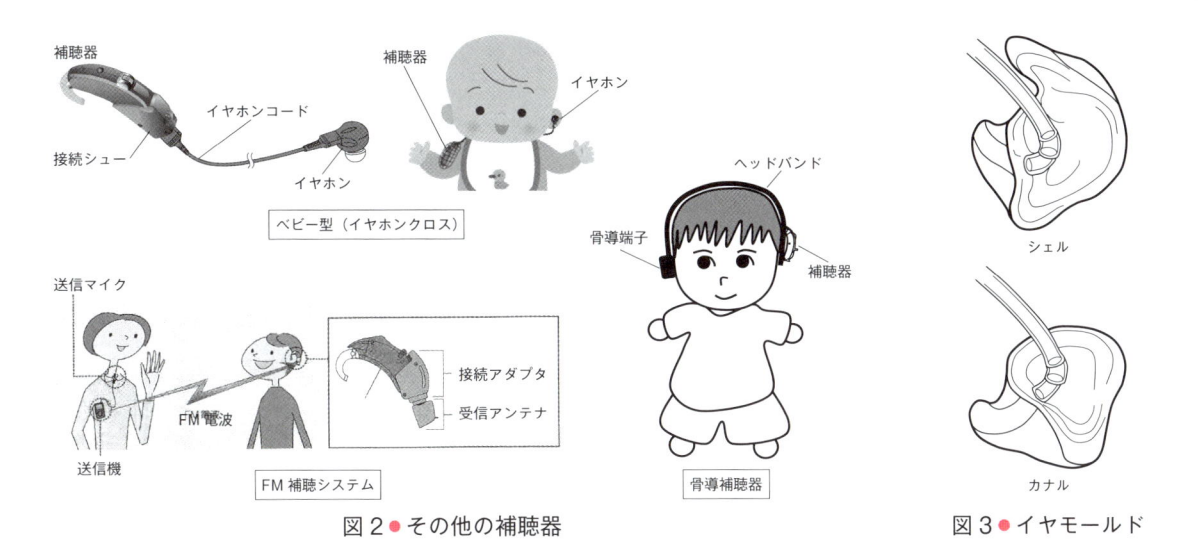

▶補聴器の調整機能

補聴器は主に出力制限装置，利得調整器，音質調整器で調整を行う．出力制限装置は補聴器から出力される最大出力音圧を一定以下に制限する．現在では入力音に対して圧縮することで最大出力を制限する補聴器が主流である．利得調整器（ボリューム）は会話音声がよく聞こえるレベルまで補聴器の音量を調整する．音質調整器は低音や高音を減衰または増幅して周波数特性を変更する．

その他に調整の際に良く使用される機能として，①ノンリニア増幅，②雑音抑制，③指向性マイクロホン，④ハウリング抑制などがある．①のノンリニア増幅は最近の補聴器ではほぼすべての機種に付いている機能である．大きな入力音は圧縮して音圧を下げ，逆に小さな入力音は大きくするため，聞こえる範囲が狭くなる感音性難聴に適している．②と③はいずれも雑音の低減を行う機能で，低価格帯の補聴器にも普及しつつある．雑音抑制は音声以外の騒音に対して利得を減少させる．指向性マイクロホンは側方および後方からのマイク入力の範囲を狭めるため，会話騒音に対しても有効である．④はハウリング（音漏れ）を検知して音圧を下げる機能である．

音声を磁気に変換して，床に敷設したループシステムから補聴器に入力する誘導コイル（電話からの入力も可能）を使用する場合，誘導コイルと通常のマイク入力の音圧比を調整するMTバランス機能などがある．特別支援学校（旧：ろう学校）や児童発達支援センター（旧：難聴幼児通園施設）で使用する場合は誘導コイルとMTバランスが附属した補聴器が望まれる．

補聴器と併用する外部機器には，Bluetoothなどの通信機能を使用してTVや電話の音声を補聴器に送信するシステムもある．附属のリモコンでボリューム調整やプログラム切替が可能な機種もある．

▶イヤモールド

ハウリング抑制が困難な場合や，耳への固定が必要な乳幼児ではイヤモールドを使用する（図3）．イヤモールドの耳型を採取する際は事前に耳鼻咽喉科医の診察が必須である．特に耳の手術後で外耳道が変形している場合や鼓膜穿孔がある症例では耳型が外耳道から抜けなくなる重篤なトラブルを生じる可能性があり，細心の注意が必要である．

▶聴覚障害者用日常生活用具

日常生活用具として，チャイムやアラームなどを光や振動で知らせる屋内信号装置，振動による目覚し時計・火災警報器・自動消火器，FAXなどがあり，自治体によって購入補助制度が設けられている．身体障害の等級により支給制限があるが，このような便利な機器の活用方法についても情報提供を行う．

（執筆者：斎藤　宏）

補聴器の適合(2)
補聴器の適応評価，機種選択，調整

補聴器適合の際は，適応評価により補聴器装用の必要性を判断し，装用耳と機種の選択を行った後に，個々の聞こえの状態に合わせて補聴器の出力音圧を調整する．生活環境下で試聴後に再調整を行い，適合判定により機種と調整値を決定する．

▶ 適応評価

▶▶ 耳鼻咽喉科医師の診察
耳の疾患の有無，治療の可能性，聴力変動の有無などを診断する．聴力の改善が可能な場合は治療を優先し，治療が困難または本人が治療を希望しない場合は補聴器の適応となる．

▶▶ 難聴の原因
混合性難聴と感音性難聴は会話音声を100％明瞭に聴取することはできないが，読話の併用などにより会話理解は可能である．中枢性難聴を除けば，ほぼすべての難聴に補聴器の適応がある．

▶▶ 聴力
補聴器の適応となる聴力レベルは，一般的には良聴耳が40dB以上の両側難聴だが，それ以下でも必要性が高ければ適応となる．両側とも中等度以上の難聴は補聴器の常用が望ましい．

30～40dBの軽度難聴は小声の会話や会議などでは聴取困難であり，50～60dBの中等度難聴は普通の会話でも聞き誤りが多く，70～80dBの高度難聴は通常の会話が聞きとれなくなる．また感音性難聴は軽度でも騒音下や多人数の会話聴取が困難であり，残響が多いと聴取が悪化しやすい．

▶▶ 語音聴力検査
同じ聴力でも聴取成績は個人差が大きいため，語音聴力検査は補聴器調整を行う上で必須の検査である．検査には単音節の57-Sまたは67-S語表を使用し，必要に応じて単語や文章の検査を行う．一般に単音節の明瞭度が60～70％あれば，簡単な日常会話はほとんど理解可能である．

聴取成績が不良な場合は軽中等度難聴でも補聴器の活用が困難であり，良好なら高度難聴でも補聴器の有効性は高い．聴取不良な症例には補聴器による聴取の限界を伝え，読話，筆談，手話などの視覚的な手段の活用を勧める．

▶▶ 必要性と意欲
補聴器の適応は検査結果だけでは決められない．40dB以下の軽度難聴でも職業や生活上の必要性から補聴器を使用する人もいる一方で，難聴の自覚が足りない人では中等度難聴以上であっても補聴器の必要性を感じない場合がある．本人の自覚と意欲，必要性に応じて適応を評価する．

▶ 装用耳の選択
装用耳は原則として聴取成績が良好な耳を選択する．聴力良好な耳の方が音声を増幅しやすいが，良好すぎる場合は補聴器装用ができない．不快レベルが大きい耳の方が装用しやすく，利き手側に装用した方が操作が容易である．

両耳装用は会議など様々な方向から話を聞く必要性が高い時や，片耳だけでは十分に音声を増幅できない高度難聴では有効である．両耳装用の欠点は雑音の不快感と耳閉塞感が増すことである．両耳装用は聴力と聴取の左右差が大きい場合には困難である．

▶ 補聴器の選択
最大出力と利得に余裕があり，調整の可変範囲が広い機種がよい．操作性や機能，価格，デザインも考慮する．貸出試聴が可能な場合は，日常生活で補聴器を使用させた後に機種を決定する．

現在，高価格の補聴器は1台で数十万円，両耳で100万円近い機種もあるが，調整を適切に行えば1台10万円程度の標準的な価格の機種でも通常の使用環境では性能的に十分である．

▶ 調整方法
最も重要なのは，音声と騒音の大きさのバランスである．音声や騒音の大きさは変動するため，調整の際は装用者の生活環境での試聴が欠かせない．

調整は主に最大出力音圧，利得，周波数特性を変更して行う．この3つすべてが音声の明瞭性，騒音の不快感，音質などに関係している．

▶▶ 最大出力音圧
最大出力音圧を制限して，音響障害の防御と不快感の低減を行う．調整の目標は騒音下でも長時

間，不快感なく装用できるレベルである．

測定は，ボリューム最大で補聴器に90dBSPLの純音を入力した時の各周波数の出力音圧を記録する．ノンリニア増幅の補聴器は利得に連動して最大出力が大きく変動するため，使用ボリューム位置でも測定する．

最大出力音圧の目標値と調整手順を表1，表2（p.47）に示した．調整はピーク音圧が大きい衝撃音や，音声が響いてうるさく感じる不快感などを指標とする．調整場面では机上を硬い物で叩いたり，自己音声を試聴させ不快感がないレベルに合わせる．うるさい補聴器は装用意欲を低下させるので，最大出力は十分に下げ，補聴器装用に慣れることを優先した方がよい．

不快閾値（UCL）を測定して調整の指標とする方法があるが，測定を誤ると音響障害を生じさせかねない．聴力から概算でUCLを推定する方法もあるため，UCL測定は必須の検査ではない．

▶▶ 利得

利得は，ボリュームを上下して相手の音声が良く聴取できるレベルに合わせる．

測定はボリュームを使用位置に固定し，60dBSPLの純音を補聴器に入力して各周波数の利得を記録する．利得は会話の増幅度を測定しているため，補聴器の出力音圧から入力音圧を差し引く．例えば，出力が80dBで入力が60dBの時，利得は20dB（80−60＝20）である．この例では60dBの音声を補聴器で20dB増幅していると考える．

利得の目標値と調整手順を表1，表2（p.47）に示した．調整は，対面した相手の音声を聞かせて，十分良く聞こえ，なおかつ騒音が不快でないレベルに合わせる．静かな場所と騒音下では適切な利得が異なるので，使用環境に合わせた設定が必要である．

十分な大きさまでボリュームを上げると装用者本人の音声が「大きすぎる」と訴えることが多いが，これは自己音声が相手の音声に比較して10dB程度大きいことが主な原因である．自己音声のうるささの調整は，圧縮や低域の減衰，耳栓のベント加工など，他の調整も含めて改善を試みる．

▶▶ 周波数特性

周波数特性を変更して，音声の明瞭性や騒音の不快感などを改善する．調整は音質調整器または各周波数帯域の利得の増減で行う．

測定は，使用ボリューム位置に固定して60dBSPLの純音を低音から高音まで連続して補聴器に入力し，出力音圧を曲線として記録する．ノンリニア増幅の場合は，50〜90dBまで10dBごとに測定すると，各周波数の圧縮比の評価が可能である．

周波数特性は，標準的な設定を基準として調整を始める．軽中等度難聴に対しては，1オクターブあたり−6dB程度まで低域を減衰した高音強調の特性を使用することが多い．高度から重度の難聴では残存聴力の活用とハウリング制御などを考慮して，平坦的な周波数特性を使用することが多い．

調整手順を表2（p.47）に示した．高域の減衰は紙や食器などの不快感の軽減，低域の減衰は暗騒音の不快感，騒音による語音のマスキング，音声のうるささの軽減が期待できる．

▶ 規定選択法

聴力から補聴器の調整値を求める方法である．よく使用されているのはNALとDSLであり，補聴器メーカーが作成した計算式もある．各社の調整用ソフトウエアに内蔵されていて活用可能である．

規定選択法は計算式の違いによって設定が大きく異なる．聴力のみで設定できるため簡便だが，個人差には対応できない．補聴器の装用経験がない場合は，規定選択法の目標値よりも十分に低いレベルに合わせて試聴させ，装用者の訴えに応じて再調整を行う必要がある．

（執筆者：斎藤　宏）

補聴器の適合(3)
装用指導と効果の検討，福祉制度の活用，補助手段

▶ 装用指導
補聴器の装用と操作の方法は，言語聴覚士がモデルを示し，患者に模倣させて指導する．高齢者は耳への装用とスイッチ操作が困難で補聴器が使えないことが多い．本人だけでは装用が難しい場合は，家族に方法を説明してサポートを依頼する．

補聴器の装用経験がない人は，初めは室内の静かな環境で試聴させる．補聴器の効果を自覚できたあとに屋外での使用を勧め，徐々に使用場所や装用時間を増やす方が装用者の負担が少ない．

▶ 試聴後の評価と再調整
▶▶ 装用時間，装用場所
適合していない補聴器は，長時間装用できない．装用時間の長さは補聴器の設定が適切で，自立して装用可能な状態の目安となる．一方で，適合している補聴器であっても，装用時間が短すぎると補聴器の音に慣れず，違和感が解消しない．試聴の際は一定以上，長時間の装用が必要である．

屋外で問題なく装用可能であれば，騒音の不快感が比較的少ないことが分かる．様々な場所での試聴を促し，日常生活での問題を確認する．

▶▶ 会話音声の聴取
感音性難聴は，騒音より音声の方が十分に大きくないと，ことばの聴取は困難である．レストラン，会議，授業，交通機関など聴取困難な場所は多く，ほとんどの装用者は，試聴後に音声聴取の困難さを訴える．

再調整の際は，どのような場面で聴取困難だったのか特定し，その原因が何であるのか確認する．音圧の設定や操作方法に問題がある場合は，再調整と装用指導を行う．補聴器の性能的な限界，本人の聴取能の限界などが原因の場合は，具体的に説明して障害受容を促し，聴取の工夫の仕方や筆談など他の手段の併用を勧め，環境調整も試みる．

▶▶ 騒音の不快感
補聴器装用者は，机上に物を置く音，食器洗い，紙をめくる音，交通騒音，雑踏などをうるさがる傾向がある．試聴時にうるさかった音を確認し，実際に聞かせて不快でないレベルに調整する．

感音性難聴は，快適レベルよりやや大きい音圧で最も良く聞き取れる傾向がある．静かな場所で聴取良好な補聴器は，騒音下ではうるさいことが多い．使用環境の騒音レベルを想定して再調整を行うことが大切である．

騒音抑制や指向性マイクなどの機能は最大出力，利得，周波数特性などの基本調整を十分行った後に機能の有効性を評価する．

▶▶ 音質
音声と環境音の音質について評価を行う．調整の際には装用者が補聴器の音質について「響く」「こもる」「甲高い」など，ことばで表現した内容を音圧と周波数に置き換えて考え，原因を特定することが必要となる．再調整は複数の条件を同時に変更するのではなく，最大出力，利得，周波数特性を一つずつ動かして，どの調整が有効なのか確認しながら設定を決める．

自己音声の違和感は，耳栓による外耳道の密閉が原因であることが多い．耳栓の調整は緩くする，またはベント加工が有効だが，ハウリングしやすくなるので注意が必要である．

▶▶ ハウリングの制御
耳栓でハウリングが制御できない場合は，イヤモールドを作成する．ハウリングは利得，最大出力が大きすぎる場合に生じやすいので，音圧の設定も確認が必要である．イヤモールドでも解消しない場合は，ハウリング抑制機能を使用する．

▶ 補聴器適合検査
補聴器適合検査は，日本聴覚医学会の指針[1]に詳細が示されており，評価用音源が録音されたCDの購入が可能である．

評価の必須項目は語音明瞭度の測定と騒音の許容評価である．語音明瞭度は裸耳と補聴器装用耳の両方を測定し，結果が同等もしくは補聴器の方が良好なら「適合」と判定する．騒音の許容評価は，朗読音と騒音を同時に聞かせて，「装用困難」か「使用できる」のどちらかを選択させ，装用困

表1 ● 難聴の程度と利得，最大出力音圧の目標値

難聴の程度		利得	難聴の程度		AGCの場合	PCの場合
軽度	35dB	5dB（15dB）	軽度	35dB	95dBSPL	100dBSPL
軽中度	45dB	10dB（20dB）	軽中度	45dB	95dBSPL	105dBSPL
中高度	60dB	20dB（30dB）	中高度	60dB	100dBSPL	110dBSPL
高度	75dB	30dB（40dB）	高度	75dB	110dBSPL	120dBSPL
重度	90dB	40dB（50dB）	重度	90dB	120dBSPL	125dBSPL
最重度	105dB	50dB（60dB）	最重度	105dB	120dBSPL	125dBSPL

（ ）内は最大利得
※利得と最大出力音圧は$2cm^3$カプラにより測定した1000Hzの値
※AGC：Automatic Gain Control，PC：Peak Clipping

小寺一興：トピックス　補聴器とその適合3．補聴器の器種選択．耳鼻咽喉科頭頸部外科72：807-810, 2000．より一部改変．

表2 ● 最大出力，利得，周波数特性の調整手順

最大出力音圧の調整
1. 大きめの音や衝撃音などを聞かせる．
   ・机をたたく音，紙をめくる音，装用者本人の声など．
2. うるさがる時は出力制限または圧縮を強めて最大出力を下げる．
3. 1，2の手順を繰り返し，適切な最大出力音圧に調整する．
   ※最大出力を下限まで制限してもうるさがる場合や，最大まで上げても音量感が不足する場合は，補聴器の機種変更を検討する．

利得の調整
1. 相手の音声がちょうど良く聞こえる位置にボリュームを調整する．
   ・話者の声と本人の声の両方を聞かせて確認する．
   ※本人の音声の大きさは最大出力，周波数特性，耳栓の調整も必要である．
2. 会話が良く聞こえ，なおかつ騒音があまりうるさくない位置に調整する．

周波数特性の調整
1. 不快感や違和感のある音を特定し，その音を聞かせる．
   ・事前に最大出力と利得を適切な位置に合わせておく必要がある．
   ※音質は最大出力音圧と利得の影響で大きく変化することに注意が必要．
2. 訴えに応じて低音，高音を減衰または増幅する．
   ・暗騒音が不快または声が大きすぎる時は低音を減衰する．
   ・紙をめくる音，食器の接触音が不快な時は高音を減衰する．
   ・密閉感や自声強調感の解消には耳栓のベント加工も検討する．

ない．裸耳と補聴器装用耳の聴取成績を比較して妥当な結果が得られている場合は，補聴器による聴取の限界を説明し，本人に障害の自覚を促す必要がある．

▶ 福祉制度の活用

該当者には，補聴器購入前に制度の説明を行う．両耳とも平均聴力が70dB以上，一側耳が50dB以上かつ他側耳が90dB以上，または両耳の最高明瞭度が50％以下の場合には身体障害者手帳が交付され，補聴器の購入費用が収入に応じて支給される．手帳の所持者は市販の補聴器だけではなく，自立支援法対応の低価格の補聴器を購入できる．

▶ 購入後のフォロー

購入後の定期フォローの際には，故障の点検と定期的な聴力検査が必要である．聴力の急激な悪化を認めた場合には，できるだけ早期に耳鼻咽喉科医師の診察と治療を受けることが望ましい．聴力悪化の治療中は，通常，補聴器の最大出力と利得を使用状態よりも減少させて装用時間の制限を行う．

難な場合は「適合不十分」と判定する．「適合不十分」となった項目は「適合」と判定できるまで再調整を行う．

▶ 補聴器の購入

補聴器が会話聴取に役立ち，長時間装用可能で，騒音が不快でなく，音質の違和感が少なく，操作と装用が自立し，価格に納得し，装用効果を自覚して満足感が得られたら，機種と設定を決定し，購入を検討する．

補聴器への要求レベルが高いと満足感が得られ

文　献

1) 補聴器適合検査の指針2010．Audiology Japan 53：708-726, 2010.
2) 小寺一興：補聴器フィッティングの考え方，改訂第3版．診断と治療社，1999．
3) Dillon H：補聴器ハンドブック．医歯薬出版，2004．
4) Venema TH（中川辰雄・訳）：臨床家のためのデジタル補聴器入門．海文堂出版，2008．
5) 中村公枝，城間将江・編著：標準言語障害学 聴覚障害学．医学書院，2010．

（執筆者：斎藤　宏）

補聴器の適合（4）
乳幼児の補聴器適合

新生児聴覚スクリーニング検査が広く行われるようになった今日，高度難聴のみならず軽度・中等度難聴児に対しても，乳児期より補聴器適合を検討する機会が増えるとともに，より早期からの装用開始と，常用への取り組みが課題となっている．一方，補聴器はデジタル化が進み，器種選択と調整には，最新の正確な知識と技術の獲得が求められている．また，小児人工内耳適応基準の改訂や重複障害児の増加に伴って，より慎重な装用効果判定を必要とする場合が増加している．以上を踏まえ，乳幼児の補聴器適合の配慮点について述べる．

▶ 聴力閾値と補聴器適応の判定

補聴器適合の際は，可能な限り周波数別の聴力閾値を求める．低年齢であるほど，全般的発達・認知発達などの評価を踏まえ，聴力閾値や聴性行動を検討することが重要となる．重複障害児は，聴覚発達の未成熟さから難聴と判断されることもあるため，様々な検査結果を総合的に検討し，継続した評価が必要である．

他覚的聴力検査では，周波数特性を持った聴力閾値や骨導閾値の測定が可能であるASSRが，オージオグラムの推定，伝音難聴と感音難聴の鑑別，重複障害児への評価などに有用である．しかし，ASSR閾値と幼児聴力検査閾値の乖離例もあり，種々のデータを踏まえ，総合的に判断することが肝要である．

良聴耳の平均聴力レベル40dB以上が，補聴器適応の一般的目安である．しかし，乳幼児期に軽度難聴や一側性難聴が発見された場合には，言語発達が順調かどうか確認しながら，補聴器装用を検討する必要がある．

▶ 器種の選定と調整

近年，リニア増幅アナログ補聴器から，ノンリニア増幅デジタル補聴器へと流れが変化してきている．そのうえ，各メーカーとも器種変更が短期間で行われるので，最新情報を入手できるように，信頼できる認定補聴器技能者（補聴器の販売や適合・調整等の従事者に対し，公益財団法人テクノエイド協会が基準以上の知識や技能を持つことを認定する資格を持つ者）との協力関係を築くことが大切である．

乳幼児にとって補聴器は，ハウリングや落下の少ない安定装用が絶対条件であるが，耳かけ型補聴器が小型化・軽量化，かつ器種の多様化により，適応範囲や器種選択の幅が拡がってきている．一方では，従来から用いられてきたベビー型の器種はほとんど販売されておらず，耳かけ型補聴器を前提として子どもの聴力特性に合った補聴器を選択し，小さな耳介や外耳道に適合したフックやイヤモールドの作製が安定装用のポイントとなる．

乳幼児期は，大まかな聴力把握段階からの装用開始が多いため，調整可変幅が広い器種選択が望ましい．また，搭載機能は多様となったが，この時期はハウリング抑制や騒音抑制，防水機能や，使用環境・時間が記録されるデータログ機能が推奨される．

両側難聴で左右差がない場合，片耳ずつの交互装用から効果や定着度を確認し，両耳装用に移行する．一方，聴力の左右差が大きい場合，良聴耳への装用が原則とされている．しかし，その後の良聴耳の聴力悪化も念頭に置き，ことばの聞き取りに悪影響がない限り，幼児期～学童期は両耳装用を検討する．

デジタル補聴器の調整は，小児用フィッティング処方を用い，初期は目標値の80％程度の出力に留めて開始するとよい．加えて，狭小の外耳道共鳴に配慮した出力修正値を組み入れ，軽度・中等度難聴では低域利得をさらに減じることを勧める．指向性機能などの選択は，生活環境を考慮し検討する．

▶ 保護者への援助

難聴の発見時期や経緯，難聴の程度，生活環境により，保護者の育児不安は多岐にわたる．

例えば，早期発見の軽度・中等度難聴児の保護者は，日常生活において難聴であることが理解できにくく，保護者自身が子どもに補聴器を装用さ

せることを拒む例も少なくない．その他，発見時期や難聴の程度は関係なく，育児不安の増大が問題となる．定期的に聴覚管理と発達評価を実施し，子どもの成長・発達の喜びや育児不安を回復させながら，発達の歪みの出現時期や集団生活開始時期などに適切な助言・指導ができるように準備を整える．また，重複障害児の保護者には，発達を促進するために補聴器装用が必要であるという医療側の判断があっても，まずその保護者が今抱えている不安や問題に寄り添い，前向きな育児ができるような援助を優先すべきである．

いずれの状況においても，援助のあり方には多様性と柔軟性が求められる．

▶装用指導

装用開始年齢，全般的発達，生活環境などの状況により，具体的な対応の仕方は異なるが，まず，本人や保護者ができている行動を認めて，ほめる．その上で，継続できる助言・指導をすることから始める．

装着の不快感や音への違和感に対する子どもの反応は様々である．その原因が，補聴器適合の不具合なのか，子どもの生理的・情緒的問題なのか，周りの無理解や不適切な対応なのかなど多面的な状況把握を行い，それらに対して適切な対応を行っていく必要がある．狭小な外耳道であると，耳垢栓塞やイヤモールドの不適合などへの対応が度々必要となる．そのために，定期的な耳鼻咽喉科受診による適切な管理と治療が大切である．それぞれの時期に，起こりやすい問題とその対応策について，保護者に事前に伝え，見通しある行動を促すことも有効である．

また近年，経済的にも精神的にも厳しい育児環境にいる親子に出会うことが多い．保健師・保育士・幼稚園教諭など周囲の関係者の難聴に対する正確な理解と装用への具体的な協力を得ることが，安定装用へのカギとなる．

▶装用効果の判定と再調整

日常生活内での子どもの聴性行動反応の変化から評価することや，検査を通して装用閾値，語音弁別や単語了解度の変化を評価し，補聴器に再調整を加える．低年齢であるほど，前者から判断することが多く，保護者や保育士・幼稚園教諭などの観察や記録がとても重要となる．子どもの聴性行動を観察できる視点を，保護者が体得することは，聴力評価のみならず，育児への姿勢に大きな影響を及ぼすため，初期より具体的な助言・指導を徹底する．最近のデータログ機能搭載器種は，大まかな1日の装用時間と装用環境を把握でき，保護者への説明や調整に有効利用できる．

初期段階では，1～2週に1度程度の間隔で評価と調整を行い，子どもの微細な言動の変化や成長を丁寧に伝えていくことが，保護者の育児意欲の継続や情緒の安定に繋がり，装用時間の延長や安定装用に導きやすい．

▶聴覚管理

乳幼児期の聴力は．発見後数年間に，進行例もあれば改善例もある．その原因は様々であるが，中耳疾患による一過性の変動を来たしやすい時期でもある．熟練した検査者による評価と耳鼻咽喉科医の診察を定期的に行う必要がある．また，前庭水管拡大症の診断を受けている場合は，頭部を殴打すると聴力低下を来しやすい特徴があるため，本人からの訴えの少ない乳幼児は，2～3カ月に1度程度の定期受診を勧める．

文　献

1) 長嶋比奈美，宇高二良，他：重複障害児に対する聴性定常反応を用いた骨導検査と音場検査の試み，Audiology Japan 48：165-173，1996．

（執筆者：長嶋比奈美）

人工内耳のマッピング(1)
訓練機器の調整　成人のマッピング

▶ **マッピングとは**[1]

　人工内耳を使用するには，人工内耳に内蔵されたコンピュータを各装用者の聞こえに合わせて調整する必要がある．その調整作業がマッピング（プログラミング）であり，作成された個々の設定をマップ（プログラム）という．マップの良し悪しで了解度も快適性も変わるため，装用者にとって最大の利益をもたらすマップを作ることが肝要である．

　マッピングは，専用のソフトウエアをインストールしたパソコンと装用者の人工内耳デバイスを，インターフェイスで接続して行う．マッピングの頻度としては，術後まもなくは1週間に1回程度，その後は2〜4週間に1回程度，マップの安定に伴い徐々に頻度を減らし，最終的には半年から1年に1回程度とする．人工内耳を使用する限り，ずっと必要な作業である．ここでは，マッピングについて，国内でのシェアが高いコクレア社（オーストラリア）の人工内耳を中心に記載する．

▶ **マッピングの手順**[1,2]

　手術後，初めてマッピングを実施し人工内耳を通じて音を聞くことを，音入れまたはスイッチオンと呼ぶ．音入れは，術後おおよそ2週間程度をめどに行う．マッピングは，①インピーダンスの測定，②パラメータの決定，③T/Cレベルの測定，④スイープ，⑤ライブと微調整，⑥マップの保存，という手順で行われる（図1）．

　▸ **インピーダンスの測定**

　手術で埋め込んだ電極のインピーダンス（抵抗）を測定し，抵抗が極端に小さくなって（ショート）いないか，逆に極端に大きくなって（オープン）いないかを確認する．ショートまたはオープンの電極は刺激電極として使えないので，無効（不使用）とする．

　▸ **パラメータの決定**

　パラメータはマップを構成する項目で，できあがったマップの性質を大きく変える．通常は初期設定で定められたものを使用すればよい．主なパラメータは以下の通りである．

　①コード化法：人工内耳では，音響信号が持つ情報の一部をパルス波に変換し，これを蝸牛神経への刺激としている．音響信号のうちどの情報をどのように使い，どのようなパルス波とするか，そしてそのパルス波を，手術で埋め込まれた電極のうちどの電極に通電するか，といったことを決定するフォーマットがコード化法である．現在，コード化法には，ACE（advanced combination encoders），CIS（continuous interleaved sampler），FSP（fine structure processing），HiRes（HiResolution sound processing）などがあるが，常に進化を遂げてきており，初期のものと現在使われているものとでは大きく異なるし，今後もさらに改善されていくことが予想される．

　②刺激モード：人工内耳の電極には，蝸牛内に挿入する電極だけでなく，蝸牛外に設置する電極もある．パルス波を通電する際，これらの電極の中から2つを選択して，その電極を閉回路とし通電する．刺激モードは，どの電極を回路として使用するかを決定するパラメータである．蝸牛内電極のどれか1つと蝸牛外電極で回路を形成する場合をモノポーラ，蝸牛内に挿入された電極の中から2つを選択する場合をバイポーラと呼ぶ．また，蝸牛内電極のみを使用して，ある1つの電極とそれ以外のすべての蝸牛内電極との間で通電することも可能で，これをコモングラウンドという．

　③パルス幅：パルス幅は，パルス波1つあたりの持続時間を意味する．この持続時間は，通常，数μ秒から数百μ秒である．神経が興奮するにはある一定以上の電気量が必要だが，電気量はパルス幅と振幅の積で決まる．したがって，ある一定の電気量を得るには，パルス幅を広くすると振幅

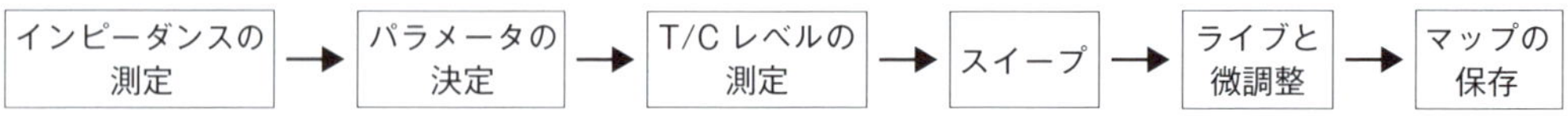

インピーダンスの測定 → パラメータの決定 → T/Cレベルの測定 → スイープ → ライブと微調整 → マップの保存

図1●マッピングの手順

は小さくてすみ，逆に，パルス幅を狭くすると振幅を大きくする必要がある．

④**刺激レート**：刺激レートとは，1秒あたりに刺激するパルス波の頻度（回数）のことである．通常，最大10～20kHzの刺激レートに設定が可能である．

▶ T/Cレベルの測定

音が適切なラウドネスで聞こえるよう，また，ことばをより良く聞きとるためには，蝸牛内の個々の電極に流れる電気量が適量となる必要がある．適切な電気量は，装用者ごとに異なるし，同一の装用者でも電極ごとに異なる．さらに，時間経過とともに適切な電気量は変化するので，この作業は繰り返し行う必要がある．必要な電気量が適切に測定されるかどうかで，マップの良否を大きく左右する．すべての電極について，下記のTレベルとCレベルを測定する．

①**Tレベル**：該当する電極で刺激する電流の最小値をTレベルと呼ぶ．Tレベルは，装用者が音として検知できる最小の値を割り当てる．Tレベルを測定するには，装用者が音として検知できない十分に小さな刺激レベルから測定をはじめ，徐々に振幅を上げていき検知可能な最小値を探す．その値をTレベルとする．ちょうど，聴力検査で聴覚閾値を測定するのに似ている．Tレベルが適切な値より小さいと装用者は音として検知できないため，確実に検知できる値をTレベルとすべきである．

②**Cレベル**：該当する電極で刺激する電流の最大値をCレベルと呼ぶ．Tレベルを超えてさらに刺激レベルを強くし電流を増やすと，ラウドネスも大きくなる．刺激レベルを十分に大きくすると，不快ではない程度に十分大きなラウドネスを感ずる．この時の値をCレベルとする．Cレベルが適切な値より大きいとラウドネスが大きすぎて不快に感じてしまうため，必要以上にCレベルを高くすべきではない．

CレベルとTレベルの差をマップのダイナミックレンジという．ダイナミックレンジが狭いとラウドネスの差を十分知覚できなくなるため，ある程度の幅を確保することが望ましい．

なお，人工内耳のメーカーによっては，Tレベルを測定する必要がない場合や，TレベルでもCレベルでもないMレベル（TレベルとCレベルの中間的な値）などを測定することもある．

▶ スイープ

TレベルとCレベルを測定したあと，Cレベル（またはTレベル）で刺激しても，すべての電極で同じラウドネスを感ずるとは限らない．そこで，電極間に生ずるラウドネスの不均衡を是正する必要がある．これをスイープと称し，複数の電極を連続してCレベル（またはTレベル）で刺激する．そして，装用者は電極ごとのラウドネスを比較し，その応答に合わせて刺激レベルを微調整する．すべての電極で完全に同じラウドネスを得るよう調整することには困難を伴うことも多いが，少なくとも，Cレベル刺激で不快なラウドネスとなる電極がないこと，Tレベル刺激で音を検知できない電極がないことは確認すべきである．

▶ ライブと微調整

上記の作業過程までは，装用者には外界の音は聞こえず，マッピングを行うパソコンからの指示による刺激が音として聞こえるのみである．すべての電極を使い，現実の音を人工内耳に入力し聞こえる状態にするのがライブである．実測したT/Cレベルのままでライブするとラウドネスが大きすぎることがあるので，全電極のT/Cレベルを下げ，ライブしながら徐々にレベルを上げて適切なラウドネスが得られるようにする．そして，全体的なラウドネスがどうか，低音域のこもり感や高音域の不快感がないかなどを装用者に確認し，必要があればそれらを改善するようマップを調整する．

▶ マップの保存

微調整が終わったら，完成したマップを装用者のプロセッサに保存して，マッピングを終了する．術後まもなくは，T/Cレベルは変動しやすいので，頻繁にマッピングを行う必要がある．

文献

1) 城間将江：人工内耳（中村公枝，他・編：標準言語聴覚障害学 聴覚障害学）．医学書院，2010，pp185-203．
2) 城間将江：成人の人工内耳の音入れとリハビリテーション．JOHNS 24：1461-1469，2008．

（執筆者：大平芳則）

人工内耳のマッピング(2)
訓練機器の調整　小児のマッピング

▶ 小児のマッピングにおける困難さ

小児の場合，音を検知できたことやラウドネスを，自ら表現することはできない．このことが小児のマッピングを困難にする最大の要因である．また，それまでに音を知覚した経験がほとんどなく，そのため適切な刺激レベルでも反応が乏しい，というケースもみられることがあり，マッピングを困難にする．

▶ 小児のマッピングの実際

▶▶ ラポールの確立

対象児との術前からのラポールは，マッピングにおいても重要である．マップ作成者と対象児との間に一定の信頼関係を形成しておかないと，児の反応も鈍くなりやすいからである．術前から検査，訓練指導等を通じて，ラポールを確立するよう努める．

▶▶ マッピングの手順

大まかな手順としては成人と同様であるが，スイープと微調整は不可能なことが多い．インピーダンスの測定は成人と同様に行う．パラメータは小児用の初期設定とする．

①TレベルとCレベルの決定：小児のマッピングでは，遊びの要素を取り入れて，児の興味が持続するよう心がける．日頃から対象児がどんなことやものに興味，関心を強く持っているかを知っていることは，円滑なマッピングの一助となる．また，興味と関心の多様性に対応できるよう，多くのおもちゃ類を揃えておくことや子どもに応じたやり取りができることも重要である．

音に対する反応行動を利用した小児の聴力検査では，音に対する児の反応をとらえることが大切だが，マッピングにおいても同様で，担当する言語聴覚士がCOR等の小児聴力検査法に精通し，聴性行動反応を的確にとらえる観察力，そして，子どもとのコミュニケーション能力を持っていることが重要となる．また，正常な発達過程に関する知識は，聴性行動反応を適切に観察，解釈するうえで欠かせない．

マッピングにおける聴性行動反応としては，表情が変化する，眼球が動く，音源を探索する，手や足を動かすまたは逆に動きを止める，活動を停止する，声を出す，保護者の方を見るまたはしがみつく，などが見られる．これらの反応が観察された刺激レベルをCレベルとし，Tレベルは各電極のダイナミックレンジがほぼ一律となるよう，任意に決定する．このように決定したT/Cレベルは適切な値ではないかもしれないが，ある程度仕方がない．人工内耳を通じて音を聞くことが習慣化し，マッピングにも慣れてくると，反応も明瞭化し次第に適切なT/Cレベルを設定できるようになってくる．

聴性行動反応の観察は，可能なら小児の聴力検査に通じた複数の人によるのが望ましい．反応の再現性を確認することも大切であるが，飽きてしまうと反応に乏しくなる傾向があるため，短時間で行うことも大事である．また，十分強い刺激に対しても反応がなかったり，刺激した後やや時間をおいてから反応することも珍しくないので，十分注意しなければならない．

②テレメトリ：テレメトリ機能により，埋込電極の抵抗，電池の電圧追従性，NRT（neural response telemetry；蝸牛神経の活動電位）を知ることができる．

このうち電圧追従性は，設定したT/Cレベルに対し電池の電圧が十分であるかどうかを確認するものである．電圧（V），電流（I），抵抗（R）の関係はオームの法則として知られ，$V=IR$である．空気電池の電圧は1.6V前後であり，それ以上の電圧は供給できない．そのため，電極の抵抗と設定したT/Cレベルの積が大きすぎると電圧が不足し必要な電流が得られず，その結果，十分なラウドネスを知覚できなくなる．電圧と抵抗を変えることはできないが，パルス幅を広げるとT/Cレベルは下がるので，これを利用し必要な電気量を確保する．

また，NRTはT/Cレベルの決定に利用できる．NRTは，蝸牛神経が活動するのに必要な最小電流を他覚的に測定するものだが，必ずしも装

用者自身の知覚体験とは合致しない[1]．すなわち，NRT閾値で電極を刺激しても，装用者の知覚として「なんとかやっと聞こえる」となるとは限らず，かなり大きな音を感ずることもあれば，逆に音を知覚しないこともあり得る．

しかし，NRT閾値は適切なTレベルとCレベルの間に位置することも多いので，NRT閾値を参考にT/Cレベルを推測することが可能である．この方法は，特に聴性行動反応が乏しい子どもには有効なことがある．ただし，上述したように，NRTとT/Cレベルとの関係は一定ではないので，子どもの反応をよくよく観察したうえでT/Cレベルを最終的に決定する．

③ IDR（input dynamic range）：人工内耳ではCレベルより大きな電流が流れることはない．したがって，どんなに強い音が人工内耳のマイクに入力されたとしても，Cレベルの電気量しか通電されず，ある一定以上の音圧の音はすべて同じラウドネスとなる．一方，非常に弱い音がマイクに入力されても電流は流れず，Tレベルの電流が生ずるには一定の音圧が必要である．Cレベルの電気量となる最低の音圧とTレベルの電気量となる音圧との差をIDRと呼ぶ．

▶ マップの適否

T/Cレベルが正確に測定できない場合には，作成したマップが適切であるかどうかを確認する必要がある．その方法としてはまず，行動観察が挙げられる．医療機関や聾学校などではもちろん，家庭においても比較的容易に行えるうえ，実生活での聴性行動を評価できる．また，聴性行動を保護者が評価するIT-MAIS（infant-toddler meaningful auditory integration scale）がある．これは10の質問項目で構成され，0～4の5段階評価をする質問紙法で，満点は40点となる．簡便に行うことができるうえ点数化されるので，継時的な変化をとらえるのに好都合である．

さらに，CORなどの聴力検査が可能な児であれば，装用閾値を測定する．マッピングで意図した装用閾値より高い閾値は，Tレベルが低すぎる可能性が高い．

▶ 音に対する反応

小児の場合，音が聞こえるかどうか，またどのように聞こえるかを表現できないことが多いので，人工内耳を通じて音を知覚しているかどうか，またどのように知覚しているかを，周囲の者が評価することになる．音の知覚のヒエラルキーとして，検知，弁別，認知（同定），理解の4つの段階が想定されている[2]が，マッピングの初期には，音を検知しているかどうか，検知している場合はラウドネスが大きすぎないかどうかが重要である．

音の知覚経験が乏しい子どもでは，必要以上の強い電流が通電されても聴性行動に結びつかないことがあるため，音への反応が観察されないからといってすぐにT/Cレベルを上昇させると，不快な刺激ゆえに人工内耳の装用を拒否するかもしれない．一方，その事態を避けるため長期にわたりT/Cレベルを変化させないままにすると，長らく音の入力が不十分になってしまう恐れもあり，実際の対応は難しい．

いったん適切なラウドネスで音が入力されていることを確認できたら，さらに音への気づきが鋭敏になるよう，そして弁別，認知（同定），理解が進むよう聴覚学習を進めるとともに，注意深い観察を継続し，より適切なマップの作成を目指す．

▶ 機器管理

人工内耳は電子機器であり，湿気に弱い．防湿対策を確実に行うことは人工内耳の性能維持に欠かせない．その他，電池管理，ケーブル断線への注意など，音の入力が保証されるよう機器管理について保護者に指導する．また，マイクにほこりが付着すると音質に大きく影響するので，定期的にマイクカバーを交換することや日頃からモニタイヤホンでマイクの音質を知っておく必要性を説明する．補聴器とは異なり，人工内耳の電気刺激を保護者が音として聞いて確認することができないので，日常の管理は大変重要である．

文　献

1) 熊川孝三, Gibson WP：NRTとEABRによる人工内耳埋め込み患者のT，Cレベルの推定．Audiology Japan 45：625-626, 2002.
2) Loven F：Introduction to normal auditory perception. Delmer, 2009, pp68-69.

（執筆者：大平芳則）

小児の指導（1）
小児の指導について（前提と方針）

▶ 難聴児療育の今日の状況

21世紀に入り，難聴児療育に大きな変化をもたらしているのは，新生児聴覚スクリーニングと人工内耳である．新生児聴覚スクリーニングは，現在我が国では約6割の受検率と言われているが，難聴の発見は飛躍的に早められてきている．また，人工内耳の適応基準の拡大（現在は，1歳以上，平均聴力レベル90dB以上）や性能の向上等により聴覚活用の可能性が格段に広がってきている．

現代のこの「恩恵」が難聴児療育に真に有効に活用されるためには，これまでの私たちの難聴児療育の実践の歴史から得た知見を改めて確認しておく必要があるだろう．

▶▶ 聴覚口話法について

聴覚を最大限に活用して難聴児の言語を育てる聴覚口話法は，高度難聴児も音声言語を獲得し，普通教育を受けることができることを実証してきた．しかし，同時に大きな課題も提示してきた．

それは，音声言語を習得し，普通教育を受けたほとんどの難聴児が体験している日常のコミュニケーション上の問題である．例えば，友人との1対1の会話はできても，3人以上の仲間の雑談にはなかなかついていけない，授業中の教師の冗談が聴き取れず1人笑えない等の経験をする．「話せるが十分には聴き取れない」という状況は，中等度難聴児にも人工内耳装用児にも多かれ少なかれ共通する．会話を聴きもらしても曖昧にうなずく習慣がついてしまい，コミュニケーションに消極的になってしまう者も少なくない．親よりも友人との会話が重要になる年頃には，この問題は深刻なものとなる場合もある．

社会人となってからも，一見普通に話せる者（特に軽中等度難聴者，人工内耳装用者）ほど，この聴こえの限界について職場の理解を得るのに相当のエネルギーを要するのである．

このことに対し，私たちは，難聴児療育の目標は，言語の習得に限局すべきではなく，こういったコミュニケーション上の問題や難聴者としてのアイデンティティの問題を予測し，その場合の対処の仕方や情報保障を求める力を育てることにも配慮しなければならない．そしてまた私たちは，ろう者でも聴者でもない「難聴者」の社会的認知を深めるための努力もする必要があると思われる．

▶▶ 手話について

手話一口話論争は，長い歴史の中で時に激しく対立してきた経緯がある．しかし，今日では，二者択一というよりもむしろ子どもの様子に合わせて，または発達段階に合わせてうまく使い分ける方法が広く受け入れられている．100dBを超えるような重度難聴児では，はじめに手話で親子のコミュニケーションを充実させておき，後に人工内耳を装用して，手話を音声言語に置き換えるやり方が成果を上げる場合もある．一定の補聴効果があれば，手話や身振り，文字の理解が音声言語の理解を促進する場合もある．

早期療育では，はじめから手話か口話か決めるのではない．まずは言語以前の子どもの発信を読み取り，それを受け止め応答するという親子のコミュニケーションを育てる中で，どんな手段が有効であるかを見極めることに言語聴覚士の高い専門性が必要とされるのである．

▶▶ 子どもの発達への理解

難聴児にかなりの高率で発達障害（広汎性発達障害，注意欠陥多動性症候群等）を重複する者がいることはよく知られている．また，聴力の割に聴覚的理解が進まないケースもあり，聴力だけではなく，より高次の聴覚的認知が関与している可能性があることもわかってきている．いずれも難聴だけをみるのではなく，認知面やコミュニケーション態度を正しく評価し，ことばやコミュニケーションを育てていかなければならない．

難聴以外の問題を重複している場合は，特に親指導が重要で，親が子どもに対する理解を深め，コミュニケーションのすれ違いによる二次障害を生み出さないような配慮が必要である．

▶ 難聴幼児の指導段階

本書では，難聴幼児の指導段階を「言語理解」に基づいて表1のように設定した．

表1 ● 難聴幼児の指導段階と指導目標

	指導段階	聴覚管理, 聴能	言語	コミュニケーション
1	前言語期 〜身振り期	・聴力の精査, 聴覚管理 ・補聴器の適合と評価 ・音や音声への関心を高める ・(発声が増える)	・状況や表情の理解 ・身振りの理解と表出 ・ことばへの関心を高める ・発声や音声模倣を促す	・母子の基本的愛着関係, 信頼関係の成立 ・受容的共感的コミュニケーション ・表情でのコミュニケーションの成立 ・身振り(動作)の模倣
2	単語獲得期 (1語文期)	・聴力の精査, 聴覚管理 ・補聴器の適合と評価 ・幼児語, 成人語の聴取	・ことばの理解の始まり ・1語文の理解と表出 ・語彙の増大 ・(疑問詞の導入)	・受容的共感的コミュニケーション ・身振りやことばによるコミュニケーションの始まり ・話題は現前事象 ・1語文のやりとり
3	構文獲得期Ⅰ (2〜3語文期)	・聴力の精査(左右), 聴覚管理 ・補聴器の適合と評価 ・補聴器装用の自立を促す ・2〜3語文の聴取	・2〜3語文の理解と表出 ・語彙の増大と概念の形成 ・助詞の使用の始まり ・初歩的な質問応答関係の成立	・初歩的な会話の成立 ・話題は自己経験の範囲 ・コミュニケーションの相手の広がり(主として理解してくれる大人) ・子どもへの関心や関わりが増す.
4	構文獲得期Ⅱ (多語文期)	・聴覚管理, 補聴器管理 ・補聴器装用の自立 ・重文, 複文の聴取	・構文理解の進展(語順による主客の理解) ・助詞の使用頻度増大 ・知識の増大と概念の形成 ・接続詞の使用(重文, 複文) ・質問応答関係の進展 ・文字の理解, 音節分解の理解 ・構音訓練	・日常会話がスムーズになる. ・コミュニケーションの相手の広がり(大人ばかりでなく子どもとも) ・大人とは, 一定の話題で話が少し続くようになる. ・会話中知らないことばに気づき, 意味を問える ・話題の広がり(知識を披露するようになる)
5	構文獲得期Ⅲ (構文完成期)	・聴覚管理, 補聴器管理 ・補聴器管理と装用の自立 ・語音弁別能の向上	・構文理解の進展(助詞による主客の理解) ・助詞のほぼ正確な使用 ・知識の増大と類推力の向上 ・説明能力の向上 ・文字の習熟(音読, 読解, 短い作文) ・構音訓練	・コミュニケーションの相手への配慮(相手にわかりやすく説明する等) ・大人が少し援助すれば子ども同士の一定の話題での話し合いが可能になる ・経験にないことや未知のこともことばで話題にできるようになる

表2 ● 主なコミュニケーション手段の特徴

音声言語	難聴児者では, 静かな場所での1対1の会話以外は, 聴き漏らすことが多い. 集団場面では, ほとんどの場合, 読話その他の視覚的補助手段が必要である.
日本語対応手話	日本語を手話単語を用いて表現する方法. 語順が同じなので, 音声言語と併用することができる.
指文字	かな文字1つひとつに対応する全国共通のサイン. 手指の形で表現する. 日本語対応手話と併用して, 固有名詞や助詞を表現するのを助ける.
キューサイン	五十音の子音部分をサインで表現する. 母音部は口形で表す. 例えばカ行はkのサイン+口形で音を表す. 音韻への意識や口形への注目を高めることができる. 音声言語の習得に結びつくが, 一音一音表現することでことばのリズムは失われやすく, 手話よりも効率は下がる. 全国で統一されたものではない.
日本手話	ろう者の伝統的手話. 長い歴史の中でろう者が独自に発展させてきたもので, 日本語とは異なる独自の言語. 従って語順も異なり, 例えば疑問詞は文の最後にくる. 表情や空間の使い方で細かい意味表現が可能である(ろう者を文化的マイノリティとして位置づけ, ろう文化の担い手として日本手話でコミュニケーションを育て, 学校教育では書記言語を教えるバイリンガル教育を実践する学校もある).

特に段階1〜2の指導を勧めても聴覚理解が進まないようであれば, 人工内耳を検討するか手話等の視覚的コミュニケーション手段中心の療育がふさわしいと判断する. 段階3以上でも言語習得のペースが非常に遅い場合も同様である. また, 3〜4歳児以降では, 子ども同士の関わりも発達を促す重要な要素になってくるので, 共通のコミュニケーション手段への配慮も必要になる. 共通の手段として手話が望ましい場合は, 特別支援学校幼稚部への参加が適当である場合もある.

就学前までに段階5に到達することは容易ではない. しかし, 他の障害が重複していなければ, 本来段階5まで到達できる潜在能力があることも忘れてはならない. もしことばの発達が停滞しているとすれば, なぜ停滞しているかを見抜き, コミュニケーション手段について等を柔軟に検討していかなければならない.

子どもの状態に応じて, あるいは発達段階に応じて, コミュニケーション手段を使い分けるために, 主なコミュニケーション手段の特徴は熟知しておくべきである(表2).

(執筆者:木場由紀子)

小児の指導（2）
前言語期～身振り期の指導

▶ 初期の両親指導

親の難聴への正しい理解は，指導を進める上での要である．指導開始にあたり，特に次の点について丁寧に伝えたい．

- 聴覚を活用するためには，補聴器をただ装用するだけでなく，聴能の発達を促す働きかけを積み重ねることが重要である．それは，日常の育児の中で親が主体となって実践することで効果が得られるものである．その方法についてこれからの指導の中で学んで欲しい．
- 一定期間（半年か1年ほど）経つと補聴効果が音声言語の習得に有効であるかどうかの見当をつけられる．聴覚活用が難しいと判断される場合には，人工内耳の検討や手話等の視覚的手段の検討が必要になる．日本語の基礎は，幼児期のうちに形成しなければならないので，言語習得の進行状況を踏まえて柔軟にコミュニケーション手段について検討する．
- 家族の協力は不可欠である．特に母親が心の余裕を持って丁寧に子どもとコミュニケーションを取れるように父親や祖父母等が協力体制を取れるようにしたい．きょうだいが多い場合は，きょうだいがないがしろにされないような配慮も重要である．
- 同障の友人との出会いを大切にして欲しい．将来助け合える仲間となる．親同士も仲間が必要である．
- 聴覚活用により順調に言語を習得しても，それは，難聴の治癒を意味するわけではない．普通教育での集団参加では，十分に聴き取れないことからくる問題が発生することも理解する必要があり，情報保障の工夫が不可欠である．手話の効用も知っておきたい．難聴は難聴として受け止める姿勢は親にも本人にも重要である．

▶ 前言語期の指導

前言語期からことばの理解が始まるまでの時期である．育児支援，親子の基本的信頼関係を築くことと，身振りのやりとりを広げ，音やことばへの関心を育てることが中心課題である．

▶▶ 0歳代前期～中期の指導

親子の基本的関係の成立：0歳での補聴器の装用は，すぐに外れてしまったり手にとって舐めてしまったりと安定しないこともあるが，焦らず粘り強く対応する．子どもの機嫌のよい時に合わせて装用を試み，徐々に時間を伸ばしていく．しかし，補聴器装用に躍起になり，当たり前の育児を忘れてはならない．抱いたり，あやしたり，表情豊かに目と目を合わせて話かけることでコミュニケーションの土台が形成される．がむしゃらに楽器音を聴かせたり，音楽を聴かるというよりも，音楽に合わせて優しく揺らしたり目を合わせて歌いかけたりするとよい．子どもは徐々に母親を目で追い，かけがえのない存在として認識するようになる．これからのコミュニケーションの核となる親子の信頼関係の基礎ができる重要な時期である．

0歳代では，人目を気にして外出時に補聴器を外してしまったり，外出を控えたりする親は意外に多い．まだ親が子どもの障害にどう向きあったらよいかに戸惑いがあることも多い．可能であればグループ指導を設け，親同士の交流によって子育ての不安や孤独感を少しでも軽減する．月齢に合わせて子どもの喜ぶ遊びを紹介する．育児の悩みについて雑談するのもよい．仲間の存在が，大きな励みとなることが多い．経験者を招いて話を聴くことも有効である．

▶▶ 0歳代後期～1歳代

ことばの理解のレディネス：0歳代後期～1歳となり，状況理解や動作の模倣が進んできたら，目を合わせ，表情豊かに身振りと共にタイミングを合わせて話しかけるよう心がける．この時期は，赤ちゃん芸など動作での応答性も高まってきたり，舐めるだけだったおもちゃを機能的に扱うように（例えば受話器を耳にもっていく等）なる時期で，ことばの理解へのレディネスが育ってくるので，丁寧なコミュニケーション指導が必要で

表1 ● 0歳女児（平均聴力レベル100 dB）の初期のコミュニケーション指導例（★が指導内容）

年齢	補聴・聴性行動	言語・コミュニケーション	一般行動・遊び
0:9	・補聴期装用指導．すぐに取る ・音への反応ははっきりしない （★焦らずに少しずつ補聴器に慣れさせる）	・持っている物を頂戴と手を出すと後ろに隠してニコニコする ・バイバイ，オイシイの身振りまねる （★身振りのまねっこを楽しみながらことばをリズミカルに添える） ・物を渡すとどうもと頭を下げる （★やりとり遊びを楽しむ）	・カーテンに隠れ，ばあと顔を出して遊ぶ （★ばあ！と応える） ・幼児番組の体操をまねて身体を動かす （★上手！とほめる） ・犬やあひるに興味を持ち，よく注目する ・受話器を耳に当てる （★興味をよく観察し，すかさず身振りとことばで表現する）
0:10	・補聴器は，長くて30分．和太鼓にのみ反応 （★何かに夢中でいる間に補聴器をつけ，しっかり相手をして話しかける）	・生活の中で使う身振りを理解し，自分でも使うように（例：電気をつけた時ピカピカ，おむつ替えの時クサイクサイ，食べ物を見てモグモグ） （★機会を捉えて身振りとことばで表現する）	・母がバッグを持ったりお化粧すると外出を察知 （★外出を伝える方法（ことば・身振り）を考える）
0:11	・補聴器は，つけたりはずしたり （★はずしても，しまいこまないで，次の機会をねらう）	・ダメ！と怒った顔をすると発声と共に表情をまね，いたずらを中断 ・母の指差す方向を見る ・ワンワン，ニャーオンの身振りをまねる （★その度にことばを添える） ・絵本の絵を見て母の顔を見，表現を期待する （★ネーミング要求に繰り返し応える）	・物を隠したり，取り出したりして遊ぶ （★アッタ，ナーイを遊びに合わせて話しかける） ・歩行可となる
1:0	・補聴器を終日つけていることが増える ・近くからの呼名に振り向くことも	・母が指差した物を持ってくる （★名前を言ってから指差す） ・お風呂のゴシゴシの身振りをまねる （★ゴシゴシしようと伝えてからお風呂に入る）	・電話の受話器に向かって声を出す （★おもちゃの電話でモシモシと遊ぶ） ・姉の模倣さかん
1:1	・発声量増加 ・補聴器をつけた時の方が明らかに発声が多い （★補聴効果が出てきていることを伝える） ・発声の種類が増える アーア，ブー，マー ・補聴器を装用した途端確認するようにアーアーと発声．呼名への反応も早くなる	・おーいと呼ぶのをまねしてアーと声を出す．音声模倣が始まる ・きこえたの身振りをまねする ・欲しい物を指差しアーアーと発声 （★ちょうだい？と身振りと共に代弁） ・いないいないばーのバーをアーと言う ・くっくと言うと靴を指差す，ニャーオというと絵本のねこを指差す等，ことばの理解始まる	・ぶつけたところを母にイタイタとなでてもらうことを喜び，何度も繰り返す （★何度も付き合う） ・何でも自分でしたい （★尊重する） ・よくまねる．書くまね，泣くまね ・要求があると母の手や洋服を引っ張って連れていこうとする （★ちょうだい？とって？と身振りと共に要求を確認する）
1:2		・ピヨピヨ，モシモシなど自分から発信できる身振りの種類が増える	・物を重ねては倒す遊びを楽しむ ・くまのぬいぐるみに飲み物を飲ませる （★遊びによくつき合い，タイミングよく話しかける）
1:3		・犬のビデオを見てアンアンと言う （★発話を復唱して受け止める）	

ある．

表1は，8カ月で難聴と診断され，9カ月から補聴器を装用した100 dB女児の前言語期のコミュニケーション指導の経過である．9カ月から週1回1時間程度の言語聴覚士による指導を行った．聴力は重度だが，人への注目もよく，何にでも好奇心を示す活発な子どもであった．受話器を耳に当てる等，ことばの理解のレディネスが確認できたので，身振りと共にタイミングを合わせて話しかけるようコミュニケーション指導を行うと，母親は，日常生活の中でそれを実行した．その結果，ぴかぴか，くさいくさい，もぐもぐ，わんわん，にゃーおん等の身振りを理解し，自分でも表現するようになり，1歳1カ月では，音声模倣や言語理解がはじまった．まだ小さいからと漫然と話しかけるのではなく，子どもの注目しているもの，見て理解しているものを細かく観察し，それに対応した働きかけを指導することにより，聴覚理解の基礎が形成でき，親子のコミュニケーション関係も深まるのである．

ことばの理解を導く：以上のような指導を積み重ねると，ことばのみでバイバイといえば手を振る，バンザーイといえば万歳する等ことばの理解が確認できるようになる．すぐに発話が出ないので，手ごたえが感じられなくとも，ことばへの応答性が高まり，理解が蓄積することが重要である．

（執筆者：木場由紀子）

小児の指導（3）
単語獲得期の指導

この時期は，幼児語，そして次第に成人語の理解が増え，コミュニケーションの主軸は，徐々に音声言語へと移行してくる．音声模倣も活発になり，早い遅いの個人差はあるが発話も出てくる．難聴の程度が重いほど身振りや状況に依存する割合が高いので，生活場面で，子どもの受信能力に合せた働きかけの工夫が重要である．身振りや手話は，ことばに気づくために有効であるが，それが聴覚理解に結びつくかどうかを見極めるのもこの時期の課題である．

▶ 今ここで，共感していることがコミュニケーションのテーマ

この時期は，生活場面の中で子どもの注目しているもの，興味のあるもの，子どもの感じていることに即して話しかけることが主要なテーマである．

同時に，ただ話しかけるだけでは，まだ伝わりにくい時期でもある．子どもの理解に合わせてコミュニケーションのテーマをわかりやすくする工夫が必要である．以下にその工夫の例を挙げる．これらの工夫について具体的にモデルを示し，また生活の記録をもとに助言を行うとよい．

▶▶ 注目を得てから働きかける

子どもが何かに気づいて母親の顔を見た時，すかさず表情や身振りと共に話しかける．母親がいろいろな出来事に対して表情豊かに表現すると，子どもはよく顔に注目するようになる．

▶▶ 要求表現を導き出す

子どもが何か要求する時，母親が「アケテなの？」「ダッコなの？」と身振りと共に確認してから応ずる．子どもが指差ししただけで母親が応じてしまうことはよく見られる光景だが，それでは子どもの要求は，いつまでも指差しにとどまってしまう．要求は，比較的表出を引き出しやすいし，要求表現が様々に分化し，それが相手に伝わることを学ぶことで，子どもが気持ちをコントロールすることも学ぶことになる．

▶▶ 予告する

日常生活の流れは，主に「見る」ことで了解されている．母親が掃除機を出せば掃除をするとわかり，化粧をすれば出かけるとわかる．毎日繰り返されることは，特にことばの理解がなくても支障なく流れる．コミュニケーションが，状況に埋没したものになっていないかどうか注意が必要である（図1）．

▶▶ 感情を表現する

子どもが失敗した時，くやしかった時，恥ずかしかった時，すかさず「シッパイだね」「クヤシイね」「ザンネンだね」「ハズカシイね」と豊かな表情と身振りと共に表現する．母親に気持ちをわかってもらえたことと，その気持ちの表現方法（ことば）を学び，気持ちのコントロールもしやすくなる．

▶▶ 一緒に探す

ないものを探すことは，傾聴を促しやすい．父親に隠れてもらい，「パパ，パパ」と探す遊びでもよいし，池で「サカナ，サカナ，ドコ？」と身振りと共に示しながら探すのもよい．

▶▶ 簡単な指示

「ポイして」「イーコイーコして」など，簡単な指示に従えるようにする．家族みんながほめてくれることでもっとやる気になる．1人でできるようになったことはできるだけさせていくことも，話しかけるきっかけを増やすことになる．

▶▶ 絵や写真を用いる

絵や写真に注目できるようになったら，一緒に見ながら話しかけることは非常に有効である．特に身近にあってよく知っているが名前は知らない物については，名前に気づくきっかけとなることが多い．絵と物のマッチング遊びもよい．

物には名前があることに気づくと，子どもは，絵本中の絵を指差し，母の顔を見，母が名前を言うのを待つという遊びを楽しむようになる．名前絵本や絵カードを利用できる．親子で表現できる名前のレパートリーが広がるのを楽しみたい．家の壁に絵を貼り，その絵が子どもの目に留まるたびに話しかけるという仕掛け作りも有効である．

▶ 一語文のやりとり

この時期は，聴覚的に理解できるスパンは，単

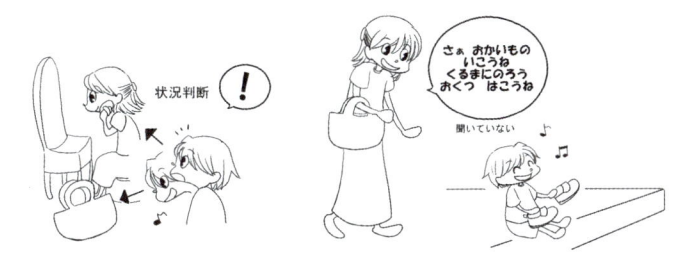

A：先に母が化粧をしている状況を見て、難聴児は出かけることを察知し、母の話しかけたことはほとんど聴いていない．

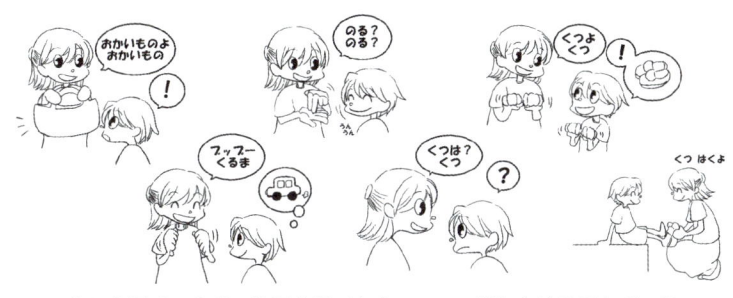

B：物や身振りにより、注目を得てから一つ一つ話しかけることでコミュニケーションが成立し、ことばの学習が成立している．

図1●難聴児が陥りやすい状況（A）とそれに対するコミュニケーションの工夫（B）

語レベルである．しかし，子どもとのやりとりは，単純に名称のやりとりをしているわけではない．母子が「わんわん！」と話しているのは，「いぬがいるよ．かわいいね．」であったり，「おふろよ！」は，「おふろにはいろうね．ままといっしょだよ」であったりとその単語によってある意味のまとまりを伝えている．

このように，1つの単語の周辺に次に理解されるべきことばが潜んでいる．「こわいね」，「はいるよ」など名詞以外の動詞等も理解を広げ，次の文章形成期へとつなげていきたい．

個人差はあるが，徐々に子どもの音声模倣も自発的な発話も出てくる．この段階では，ことばのプロソディをとらえていれば，細かい発音にこだわらない．話かける時も，「パ・ン・ダ」のように一音節ずつ区切る言い方はせず，「パンダ」とことばのリズムやアクセントなどのプロソディを崩さずに話しかけることが重要である．後の構文形成期に音節分解が可能になったら改めて文字で視覚的に音を確認する．

▶ 簡単な疑問詞の導入

まだ質問応答関係がはっきり確立しない時期であるが，ある程度語彙が蓄積されてきたら，ナニ，ダレ，ドコ，ドッチ等の疑問詞は導入しておきたい．子どもに答えることを期待するのではなく，一緒に問いかけて一緒に考えるような使い方をする．

▶ 発見が遅い場合

高度難聴にもかかわらず，2歳近くあるいはそれ以降になって発見されたようなケースでは，母子がすれ違いを繰り返し，子どもの表現がただぐずることであったり，母親にあたることであったりする．話しかけられても顔を見なくなっているような2次障害を呈する子どももいる．このような場合は，子どもの思いを十分にくみ取り，身振りや表情を多く用いてまずは確実に通じ合える関係を形成することから始める．

（執筆者：木場由紀子）

小児の指導（4）
構文獲得期Ⅰ（2〜3語文期）の指導

　この時期には，聴覚的な理解のスパンが2語，3語と広がり，初歩的な「会話」が成立するようになる．語を羅列するようになり，次第に常套句的に言い慣れたものから文章の体裁を整えていく．助詞の存在にも気づくが，まる覚えも多く誤用が目立つ時期である．

　母親に依存していた状態から自立の第一歩に向けて大きく成長する時期と重なり，自我の芽生えによる自己主張も出てくる．母親を拠りどころとしながらも生活経験，遊び，友だちが徐々に広がる．そのような発達上の特徴とうまく付き合うことも，この期の課題である．

▶ 相手は「よくわかってくれる」人，コミュニケーションのテーマは，自己経験の範囲

　この期のはじめは，まだ経験を共有していないとやりとりが難しいため，コミュニケーションの主要な相手は「よくわかってくれる」母親である．子どもが，自分の不明瞭な発話が母親に理解されなかった時に，猛烈に怒るのもこの時期に多い．しかし，徐々に母親以外の自分をよく知っている大人にも話しかけるようになる．

　言語聴覚士の指導場面では，絵日記や写真等があれば自分の経験を伝えるようになってくる．言語聴覚士がびっくりしたり，感心したりよく反応することで子どもは自信を得る．傍らで母親が足りない表現を補って代弁することで，ことばの学習が成立する．

　また，友だちへの関心が高まり，かかわりを求めるようになるが，物の取り合いなどのトラブルも多い時期である．「イッショニ　アソボウ」「カシテ」「タッチコウタイ」「ジュンバン」「ゴメンネ」など，子ども同士のやりとりにことばが介在するよう大人の見守りと適切な関与（過干渉は禁物）が必要である．

▶ 語彙の増大と概念の形成

　生活経験の広がりと共に安定して語彙が増えるようであれば，日常で母子のコミュニケーションがよく取れており，かつ子どもの受信能力が良好ということである．しかし，子どもの生活経験が広がっても，それが言語化されないままの場合もしばしば見受けられる．その場合は，単語獲得期の項で述べたことばの理解のための配慮は引き続き必要である．そして以下の点に注意したい．

①子どもの経験の範囲が話題の中心となるので，子どもが日常生活で何に興味を持ち，何を好み，何を喜ぶか，何を見てどう感じたかをよく把握することが重要である．

②日常生活で当たり前に繰り返されていることが実はことばとしては理解されてないことに気づかなければならない．言語聴覚士は，取りこぼしやすい語彙についても助言できるようにしたい．もちろん子どもにとって分かりやすいものからという順序性にも注意を払いたい．

③行事やイベントの前には，ある程度絵や図とともに，ことばで説明し見通しをつけること，また終わった後でも絵日記等で楽しく振り返る工夫をすることで経験の言語化を助ける．経験がなくイメージが湧きにくいことであれば，経験させた後のフォローを中心にする．

④絵本や紙芝居は，この時期では子どもの経験に即したものが好まれる．ただ読むのではなく，子どもと一緒に絵を楽しむ気持ちで子どもの理解に合わせて話をするとよい．絵本の内容を演ずるように身振りや表情も加えて語りかけると分かり易い．絵本は，ことばの学習に有効なので毎日の習慣にしてもらう．

⑤天気や上位概念等の抽象的なことばは，一度には理解されにくい．絵や図，写真等で分かりやすくする工夫が必要である．手話も抽象的なことばの理解を助ける（色名，朝，夜等）．反対概念（大小，明暗，長短等）も，簡単なものから視覚教材によって導入できる時期である．

⑥発話が出ていなくても，聴覚理解が確認できることは有意義である．理解を確認するために，カルタ形式にしてカード取りをすることも，工夫次第で子どもが楽しめるものになる．話すことを求められるよりポインティングの方が楽な場合もある．ただし，わからないものばかり並べて苦痛

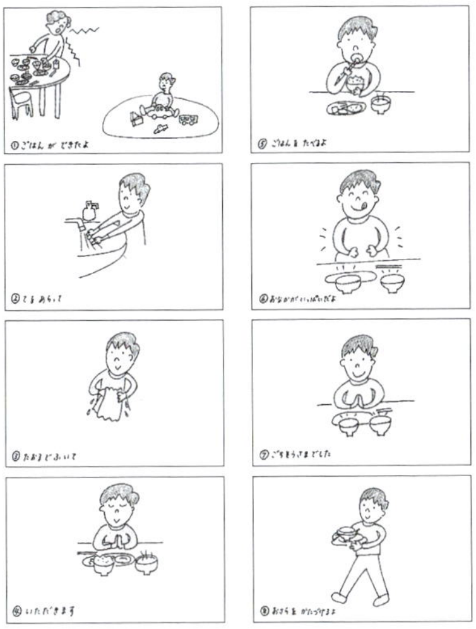

図1●生活紙芝居の例

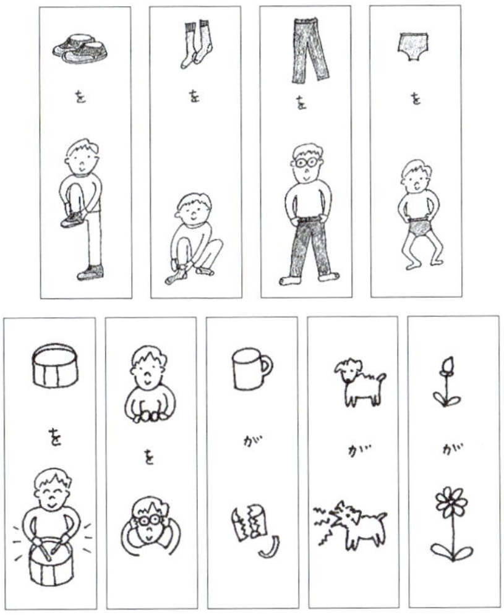

図2●2語文短冊の例

語に注意を向けるのに役立つ．動作語を同一にするとわかりやすい（図2上段）．慣れたらバリエーションを増やす（図2下段）．語彙は単語で増やすよりも，たいこをたたく，めがねをかける，こっぷがわれた，いぬがほえた等，語と語のつながりを意識して増やしていくことで構文力を培うことにもなる（図2）．

▶ 文の形成

特に高度難聴児は，一語文が通じることで，単語のやりとりや単語の羅列に終始してしまう傾向がある．文の形式を身につけていくには，動作語のレパートリーも広がる必要がある．長くことばを羅列することよりも2語文（できるだけ助詞を入れて）表現のレパートリーを広げることを心掛けたい．そのための工夫例を以下に挙げる．

▶▶ 拡充模倣（子どもの言いたいことを拡充する）

- 子「パパ」→母「ぱぱはかいしゃだね」．子「パパカイシャ」→母「ぱぱはかいしゃにいったね」
- 子（手にゴミを持って母に示す）→母「ごみ？」→子「ゴミ」→母「ごみをすてる？」→子「ゴミステル」

▶▶ 視覚教材を用いて

- 単に話しかけるだけでは文章表現が広がらない場合は，伝わらない部分に身振りを添えて表現することも有効であるし，以下のような視覚教材も有効である．

視覚教材例：

- 生活紙芝居：子どもを主人公として生活紙芝居を作り，何度も話しかけるきっかけとする．「てをあらって」「たおるでふいて」……等，1枚ずつ絵にする．紙芝居形式で繰り返し楽しむうちに子どもも自分で話すようになる（図1）．
- 2語文を表す短冊型の絵カードを作ると，動作になってしまうことのないよう注意する．

えてきたら，助詞も入れてモデルを示す．話かける時もできるだけ助詞を省略しないで話しかける．指文字で気づきやすくするのもよい．

この期の終わり頃には，助詞の種類や使用頻度も増えてくる．この段階では，まる覚え的な助詞の使用で十分で，助詞を誤っても，咎めたり無理に訂正することはしない．正しいモデルを示すにとどめる．

▶ 質問応答関係

この期のはじめに何，誰への応答が可能になるが，次第に自分からも「ナニ？」，「ダレ？」と問うようになる．「ナニイロ」，「ダレノ」，「ナニシテルノ」などの質問応答も誘導できる．一緒に問う気持ちで尋ね，応答のモデルも示すような誘導がよい．

「おねえちゃんはなにしてる？おふろにはいってるね．」「パパはなにしてる？新聞を読んでるね．」「ママはなにしてる？ごはんを作ってるね．」等と並列に繰り返すことで，質問応答の関係が了解されてくる．

この期の終わり頃には，「ごはんはなにをたべた？」「だれがこわしたの？」「パパといっしょにどこにいったの？」など過去の経験についての質問応答も可能になる．

▶ 助詞の使用のはじまり

語を羅列した発話が増

（執筆者：木場由紀子）

小児の指導（5）
構文獲得期Ⅱ（多語文期）の指導

　この時期は，慣れた大人との日常会話には不自由がなくなる．不自由がなくなるので，母子の会話は既習の「通じる」表現に安住しがちになる．しかし，構文の理解は，まだ語順に依存している未熟なものである．日本語の基礎が形成されるためには，より複雑な言語形式へと導かれる必要がある．文法そのものを教えるというより，話題の広がりと共に語彙も広げ会話の内容を深めていくことで，結果として構文力を培いたい．文字学習も積極的に進め，必要に応じて聴覚情報の曖昧さを文字や指文字で確認する作業も重要である．

　母親と離れて幼稚園などの集団参加が可能になり，社会性においてさらに大きく成長する時期である．

▶構文の理解と表出の進展

　助詞の使用頻度が増し，語順も整ってくる．接続詞で文を長くつなげるようにもなる．しかし，複雑な内容の話になると助詞の誤用や語順の乱れが見られる．この誤りを咎めるのではなく，さらに文章のレパートリーを広げ，正しいモデルを示すことで次第に構文力をつけることが，この時期のテーマである．

　経験や知識，話題の広がりを目標に据え，丁寧にことばでやりとりすることで語彙も広がり，様々な文章表現も可能になる．はじめはまる覚え的に使用していた助詞の機能にも気づいていく．

　日常会話中でわからない語に対して，「○○ってなに？」と自分から問えるほどになると，生活場面からの言語習得もさらに期待できる．しかし，ただ話しかけるだけでは，習得されない場合も多く，大人が1つひとつの話題について細かい表現まで伝わるように，視覚的な手掛かりを用いて分かりやすく繰り返し話しかける工夫が必要である．

　言語聴覚士と1対1でまとまったやりとりができるようになる．まだことばだけでやりとりを続けることは難しく，視覚教材が必要である．以下に例を示す．

　絵日記：子どもの生活を知る上でも良い手掛かりとなる．経験がどの程度言語化されているかもわかる．1ページに情報があり過ぎると逆に焦点が定まらないので，必要なら細かくコマに分けたり，文字を入れる等の工夫をする．細かいことにも気づいて絵日記に拾い上げる（図1）．単純に経験したことだけでなく，図解や並列絵で構文の理解を助ける使い方も効果的である（図2）．言語聴覚士も絵日記を描き，言語聴覚士の経験をも伝えると興味をもち，質問をしてくるようになる．

　生き物の生態を話題にする：興味があれば実際に生き物を飼って観察したり，観察したことを絵にして話をする．子どもは，生き物から学ぶことが多いし，知っている知識を得意げに披露するようになる．植物を育てることも，その実を収穫することもすべて話題となり得る．

　手作り紙芝居：クッキングの手順，ルール遊びのやり方，旅行の行程を紙芝居風に1コマ1コマ丁寧に作ることで，細かい表現を拾うことができる．

　なぞなぞ的質問ごっこ：「お金を入れるいれものはなに？」「どろぼうをつかまえる人はだれ？」のようなものでよい．慣れてきたら，自分から問題を出すようになる．〜するもの，〜する人，〜するところなどの表現は，ことばを他のことばで説明する力にもなり，動詞のレパートリーを広げることにもなる．

　絵本・お話：絵本の読み聞かせは家庭でも習慣化してもらう．興味に合わせて絵本を選び，繰り返し楽しむことで，新しい表現を取り込むことができる．科学絵本などを好む子どももいる．子どもが音読に興味を示せば，楽に読めるものを選ぶ．劇ごっこは子どもが喜ぶ遊びである．セリフのモデルは示すがアドリブを歓迎し，自由に役割交代して繰り返し遊ぶことにより表現力も広がる．

　概念の形成：例えば時間の概念（昨日今日明日，午前午後，曜日，1週間など），季節の概念，家族，きょうだい等の理解を促す．これらは，特に意図的に働きかけないと了解されにくいので，分かりやすい提示の仕方を工夫する必要がある．抽

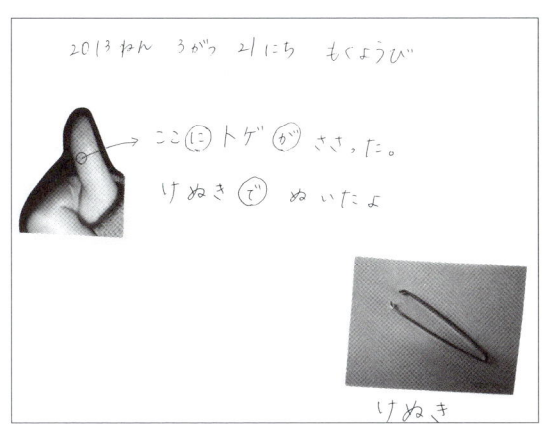

図1●細かいエピソードを拾った絵日記例

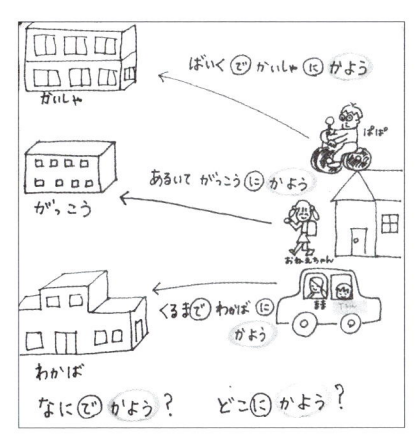

図2●構文の理解を助ける図解例

象的な概念は，手話の利用も有効であるし，絵や図で視覚的に整理して示すことも有効である．

質問応答関係の進展：この時期は，誰が～？何を～？何で～？どこで～？どうして？などに答えられるようになるが，厳密に助詞の理解に基づいて答えるというよりも，前後の文脈等を手掛かりにしていることが多い．パターンの反復を楽しむことば遊びも有効である．例えば，1つの問いに対してたくさんの答えを用意して助詞の機能への意識を高める．「おちた，おちた，なにがおちた？」に対して絵をたくさん用意し，「りんごがおちた」，「かみなりがおちた」，「ぼうしがおちた」・・と助詞を入れて答える．同様に「何をつくった？」に対しても同様に，「おにぎりを作った」「ケーキを作った」・・と助詞を入れて答える．パターンの繰り返しなので，楽しみながらできるし，いろいろな構文で作ることができる．

▸▸ **文字学習**

この時期には，音節分解の理解も進むので文字学習も積極的に導入する．「あ」のつくことば集めやしりとりが可能になる．語音を視覚的に確認することで，構音への意識を高められるようになる．必要に応じて構音指導も始める．指文字も会話中に語音を確認するのに有効である．

▶ **子ども同士のコミュニケーションの活発化**

子ども同士の遊びが楽しくなってくる時期である．可能であれば，同齢の難聴児数人のグループでコミュニケーション指導をするとお互いが刺激し合って効果的である．大人のリードがあれば，互いに絵日記を見せ合ったり，なぞなぞを出し合ったり一緒に絵本を見たりできる．

一定のルールに従って遊べるようにもなるので，じんとりじゃんけん，だるまさんがころんだ，いろおに等のルールを絵も使いながら確認する．子ども同士のトラブルも多いが，その時こそ丁寧な対応が重要である．お互いの言い分を分かり合えるように橋渡しする．まだ自分中心の一方的な自己主張が多いが，ルール遊びの楽しみを知ると，負けてもがまんしたり，相手の主張も受け入れるようになるなど，社会性も培われる．

幼稚園などの大きな集団では，展開が早過ぎて納得がいかないまま過ぎてしまうことも，少人数で丁寧に対応ができると自分の思いを主張するようにもなる．個別指導も必要であるが，子どもは子ども同士のコミュニケーションの中で育つという部分も大切にしたい．

▸▸ **幼稚園などへのインテグレーション**

難聴児は，幼稚園などの大きな集団では，かなり視覚的な状況判断で行動している．できれば担任と密に連絡をとり，難聴への理解を求めると共に，幼稚園での出来事を報告してもらい，家庭でそれを親子で話し合えるとよい．連携に協力的な幼稚園が望ましい．幼稚園での参加状況は，難聴児同士の少人数グループや個別指導での様子と合わせて，普通教育への適応の検討材料になる．

(執筆者：木場由紀子)

小児の指導(6)
構文獲得期Ⅲ(構文完成期)の指導

　母国語としての日本語の基礎がほぼ形成される時期である．会話の相手にわかりやすく説明しようとする配慮が可能になり，会話中にわからないことについて自分からことばで尋ねることができるなど自己学習力も高まる．就学前にこの段階に達していると，就学後の学習がスムーズに成立しやすい．

▶ **構文の理解の進展，知識の広がりと類推能力の向上，説明能力の向上**

　助詞を手掛かりとした構文の理解ができるようになる．アゲル，モラウを用いた授受構文や受動文などの理解も進むが，表現はまだ誤ることもある．知識の広がりと共に話題も増し，経験したことのないことや未知のこと，例えば宇宙や外国または，空想の世界についてことばで話ができるようになる．物語の内容を理解し，その内容について説明したり，内容についての問いに正確に答えるようになる．

▶ **文字言語の習熟**

　短文，長文の音読が可能になる．読解力もついてきて絵本を読んで楽しめるようになる．読み書きへの興味には個人差があり，得意でない子どもには，あまり強いることなく自信をつけていく工夫をしたい．難聴児にとって単語中の語音の聞き誤りは当然のことで，正確な書き取り（聞いて書く）を求めるのではなく，読むことにより語音を確認することを優先したほうがよい．

　文字言語に習熟することは，難聴児に文字により正確に情報を得る道を拓き，文字による交信の楽しみにも導くことができる．成長につれ，インターネットや電子メールなどによる情報収集や通信も大いに活用していきたい．

▶ **子ども同士のコミュニケーション**

　言語聴覚士が助言すれば，難聴児同士の小人数グループで共通のテーマに添ってやりとりを続けられるようになる．促せば友だちの発言に耳を傾けられるようになる．難聴児同士での会話も成立し，慣れ親しんだ仲間なら子どもだけのごっこ遊びも成立する．しかし，よく観察すると自慢の持ち物を見せ合ったり，おもちゃを介して遊んだり，追いかけっこなど動く遊びで楽しんだりはするが，子ども同士での会話となると内容はまだ浅いものが多い傾向にある．子どもは，理解してくれる相手に向かって話しかける．大人が同席すると大人に「通訳」を求めて話しかけてくることが少なくない．

　中等度難聴児では，幼稚園などで一見友だちとの会話に問題はないように見えることがあるが，まだ自分が友だちの会話を十分に聴き取れていないことに気づいていない場合も多く，学齢になって徐々に気づく場合がある．

　難聴児のグループ指導では，子ども同士がお互いの絵日記を見せ合ったり，お互いの家族を紹介したり，好きな食べ物や好きな動物などの話題で話し合い，お互いを十分に知り合い，深くやりとりする楽しみを経験させたい．幼児期に難聴児の幼馴染みとして付き合った仲間は，学齢児には家族同士の付き合いに発展し，思春期以降では，自分たちだけで連絡を取り合うようになる．思春期では，親には話せない様々な悩みを話せる仲間にもなり得る．

▶ **就学指導**

　学齢に近づいたら，学校教育へと橋渡しをし，必要に応じてアフターケアをする．地域差はあるが，小学校の普通学級に入学するか，特別支援学校（聴覚）の小学部を選ぶか，二者択一を迫られることが多い．適切な選択ができるよう十分な親指導が必要である．インテグレーションを選択する場合，その子どもにとってそれが適切な選択であるかどうか十分に検討する必要があり，また，普通教育の一斉授業という形態への理解ときこえない場面への支援が必ず必要である．

▶ **インテグレーションを選択する場合**

　以下の条件が満たされていることが望ましい．

- 言語・コミュニケーション面では，年齢相当の力が備わっていることが理想であるが，少なくとも構文獲得期Ⅱには十分に達していることが望ましい．構文獲得期Ⅰであると，他

表1 ● 親（家族）向けの難聴体験グループ指導例

〈手続き〉
7〜8人でグループを組み，車座になる．指名された人が順番に耳栓をする．テーマを決めて自由に雑談をする．あとで感想を言い合う（同室に2グループできると互いに雑音を作ることができる）．
〈耳栓をした時の保護者の感想〉
- 誰が話をしているかキョロキョロ捜してしまった．捜しているうちに疲れてしまった．「もういいや」と思ってしまった．
- 聴くことに一生懸命になり，会話に参加する余裕がなくなった．本来の自分が出せなかった．
- だいたい聴こえると思ったが，聴きづらいところを，例えば完食？パン食？晩酌？と考えているうちに全体がわからなくなった．
- 我が子がこんな世界でがんばっているのかと思うと切なくなった．

児と同様の学習を成立させることが難しい．他児とのコミュニケーションでも支障が大きい．
- 両親が子どもの難聴について十分に理解し，子どもの学習，友だちとの関わりなどの学校生活全般にきめ細やかに目を配り，学校と連携して適切なサポートができること．子どもの困った状況を早めに察知して適切に対処できること．また子どもの意向を尊重し，いつも話し合える関係であること．
- 学校のクラス担任の協力やきこえとことばの教室でのサポートが得られること．学習面や友だち関係など学校生活全般に配慮がなされること．

▶ 改めて「話せるが十分に聴こえない」ことへの理解を

会話が成立するようになると，我が子の聴こえなさへの理解が逆に難しくなる．改めて親に難聴体験等の親指導の中で，子どもたちにどのような支援が必要であるのかを伝えたい．聴こえない状況への理解がないままインテグレーションを進めると，その後の支援もおろそかになりがちである．

表1は，親の難聴体験指導の例を示したものである．家庭の中で会話が通じるようになった我が子の聴こえの状態や何を支援していくべきかについて，大きな示唆が得られる．

また，インテグレーションした場合でも，親子で手話に親しんでおくことを提案しておきたい．家族で手話教室に通うのもよい．手話はいずれ仲間作りに大いに役に立つ．難聴児としてのアイデンティティ形成にとっても意義深いものとなる．

▶ インテグレーションの実際

普通教育の一斉授業では，中等度難聴児でさえ必ず聴きもらしがあるので，視覚教材の提示や個別の情報保障の支援があることが理想である．授業以外の自由時間でも友だちの会話が十分に聴き取れず，子どもによっては疎外感を感じることにもなる．それがどの程度周りに理解されるか，どのようにサポートを受けられるかでインテグレーションの内容は大きく異なってくる．

普通教育の中で難聴児のための情報保障は，時代とともに進んできているが，現段階では，必ずしも十分とは言えない．個々の子どもに必要な情報保障を普通教育の中で整えていくことは，「話せるが十分に聴こえない」難聴児がどこまで理解されるかにかかっている．

普通教育の中での難聴児の「苦労」がその子どもにとってプラスになるものであるのか，あるいは意欲や自信をひたすら減退させるものであるかを見極めて対処していく見守りが必要である．

また，特別支援学校の学校公開日等には，子どもとともに参加し，親子で話し合う機会も就学前から持つとよい．小学校の途中からでも必要なら変更できる．ただし，それはあくまでもポジティブな選択であるべきで，子どもに落伍感を持たせるような移り方をすべきではない．特別支援学校は，視覚的な情報が豊富にあり，分かりやすいコミュニケーションと少人数の手厚さが大きなメリットでそこで自信を回復する子どももいる．

（執筆者：木場由紀子）

高齢聴覚障害者への指導，助言

▶ 高齢聴覚障害者への指導上の注意

▶▶ 個人差が大きい

高齢者の場合，様々な能力に関して個人差が大きい．また活動や参加の程度も様々である．どのような生活をしているかによってニーズは異なる．また能力によって実現可能なレベルも異なる．よく話を聞き，対象者の生活・ニーズを明らかにし，能力も考慮してリハビリテーションのゴールを設定していくことが重要である．

▶▶ 認知機能・記憶力等の低下

高齢者の場合，認知機能・記憶力・集中力等が低下していることが多いので，説明や指導はわかりやすく具体的に行うことが大切である．

また，実際の訓練・指導は，よりスモールステップで構成されたプログラムとし，失敗体験が多くならないように配慮したい．複数の課題を並行して進めない方がよいことも多い．疲労度にも注意を払う必要がある．

▶ 高齢聴覚障害者への指導

▶▶ 補聴器の装用指導

補聴器の適否：聴力的にも補聴器の適応であり日常生活に支障を来しているのにもかかわらず，補聴器の装用を拒否する人も少なからずいる．その理由としては，自分は困っておらず補聴器は必要ない，補聴器を使用してもよく聞こえず雑音ばかり入ると聞いた，補聴器を装用するとさらに聴力が低下してしまう，といったものが多い．補聴器が必要な聴力であること，補聴器を使用することによる日常生活の改善，適合した補聴器とは，等についてわかりやすく説明する．

補聴器の適否の判断は，働いている若い人と，家庭内で過ごすことが多い高齢者とでは異なり，聴力の程度から一律には判断できない．生活環境，活動状況等も考慮して判断する．補聴器の適否の判断が微妙な場合は補聴器の貸し出しを行い，日常生活上どの程度の効果が得られるか，体験してもらうとよい．その際，本人による自己評価のみでなく，家族の評価も重要視したい．

補聴器の選択：聴力に適合した補聴器であることはもちろんであるが，高齢者が自分で装着・操作・管理が可能であるものを選択したい．経済的負担も考慮して補聴器を選択する．

装着指導：補聴器は，基本的には自分で上手に装着できなくてはいけない．上手に装着できないと落としてしまうこともある．また耳栓やイヤモールドを上手に装着できないと外耳道入口部に隙間が生じ，そこから補聴器の出力音が漏れてハウリングを生じることもある．ハウリング音が不快であるために装用しなくなることもある．音が漏れている状態では伝達効率は低下しており，聞こえも当然悪くなる．ハウリングした際に補聴器のボリュームを下げている人も多いが，音が効率よく伝わっていない上にボリュームを下げるので，聞こえはさらに低下してしまう．耳栓やイヤモールドをきちんと耳の形状に合わせ，上手に装着できるよう指導する必要がある．

操作指導：補聴器の操作で優先されるのはボリュームの操作である．図1は，語音明瞭度とラウドネスとの関係を示している．ほとんどの聴覚障害者において MCL（快適閾値）付近で最高の明瞭度が得られる．快適閾値より低い音圧では，明瞭度曲線の傾斜が急であることに注意が必要である．すなわち，相手の声が「ちょうどよい」大きさで聞こえている時に最高の明瞭度が得られ，相手の声が小さくなってくると明瞭度は急に低下してしまう．また「ちょうどよい」大きさよりさらにボリュームを上げていくと，周囲の音がより増幅されることになり明瞭度は低下してしまう．補聴器を装用しての会話では，相手の声が小さい時には「ちょうどよい」大きさまでボリュームを上げ，逆に大きい時には「ちょうどよい」大きさまでボリュームを下げる必要がある．そうすることによって耳の能力は最高に発揮される．話し手も普通の大きさの声で話せばよい．また小さすぎる声を一生懸命聞き取ろうとすると疲れてしまう．逆に大きすぎる声を聞いていても疲れてしまう．「ちょうどよい」大きさで聞こえていると，耳も頭も疲れにくく，長時間の装用も可能になる．そ

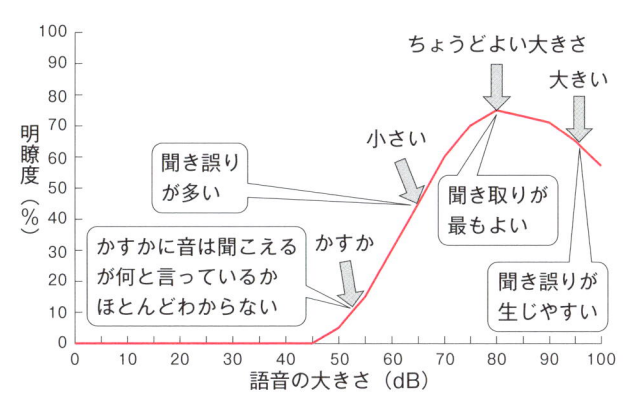

図1 ● ラウドネスと語音明瞭度（文献1を一部改変）

れによって補聴器に早く慣れ，さらに了解度は高まっていく．

また「ちょうどよい」大きさに合わせるためには，補聴器を装用した状態で音を聞きながらボリュームを操作しなくてはいけない．耳かけ型や耳あな型の場合，視覚的に確認しながらの操作ではないので高齢者にとっては難しいことが多い．指の使い方も含め具体的に教える．動作模倣も有効である．

装用指導（段階的使用）：補聴器は慣れることにより聞き取りが向上していく．そのためには，補聴器を無理なく常用できることが望ましい．補聴器を使用する様々な場面において，聞き取る上での難易度は異なる．静かな環境で1対1で会話をする場面より，同じ環境でも4～5人での会話になると難易度は高くなるし，1対1の会話でも周囲に騒音が存在すると難易度は高くなる．難易度の低い場面で聞き取れない人が，より難易度の高い場面で聞き取ることは難しい．軽度難聴でよく見られるのが，家庭内ではそれほど困っていないので補聴器は装用していない，会合の時や外出時にのみ使用しているがよく聞き取れない，といった例である．難易度の高い場面でのみ使用しているので，補聴器になかなか慣れない．難易度，装用時間ともに段階的に慣れていき，無理なく常用できる状態を目指すことが大切である．

コミュニケーション方法の指導

会話時に話し手に耳を向ける人も多いが，相手の顔を見る習慣をつける必要がある．話し手の口の動き，表情，身振りなど視覚的情報を利用できると受信能力は高まる．

また上手に聞き返す等，コミュニケーションスキルも利用できるとよい（コミュニケーションスキルに関しては「中途失聴者への指導，助言」の項を参照）．

家族指導

高齢者の場合，周囲の人，特に家族の理解と協力は大切である．対象者の聴力と弁別能力，補聴器の効果と限界，適切なコミュニケーション方法等を正しく理解してもらう必要がある．補聴器装用者と会話する際には，1～2mの距離から（離れると補聴器のマイクは音を十分には拾えない），正面から（視覚的情報を利用できる），普通の大きさの声で（適合した補聴器は普通の大きさの声がちょうどよい大きさになるように増幅している，また相手の声が小さい時にはボリュームで調整すべき），句や文節で間をおいて（早口で連続して話されると聴覚的弁別，視覚的弁別とも難しいし，一音ずつ区切って話されても弁別が困難）話しかけることによって聞き取りやすくなるし，読話もしやすくなる．また機器が使いこなせ，コミュニケーションスキルも利用できるようになるためにも，家族の協力が重要である．聴覚障害者のリハビリテーションにおいては，家族をはじめとした周囲の人々の協力・参加が不可欠である．

文 献
1) 鳥山　稔，田内　光・編：言語聴覚士のための基礎知識 耳鼻咽喉科学，第2版．医学書院，2007, p62.

（執筆者：井関雅雄）

中途失聴者への指導，助言

▶中途失聴者への指導上の注意
▶▶喪失感を伴うことが多い
先天性の聴覚障害者と違い，既に持っていた聴力が失われる（低下する）ことにより喪失感を伴いやすい．徐々に聴力が低下した場合より，突然低下した場合の方が喪失感が大きいことが多い．精神面でのサポートも必要となる．

▶▶失聴によって現在の生活の維持が困難になる
聞こえなくなったことによって，今までの生活（例えば仕事の遂行）が困難になることも多い．リハビリテーションによって受信能力の改善を図ることになるが，問題解決に達するまでの時間的余裕がないことも多い．

▶▶失聴前の音響的イメージと異なる音に戸惑う
私たちはいろいろな社会音，また語音の聴覚的イメージを持っている．仮に失聴し，人工内耳や補聴器を通して聞こえてきた音が，失聴前に記憶していた音と異なると戸惑ってしまうし，聞き誤ってしまう．補聴器のフィッティングも失聴前の聞こえに近づけることが目標となるが，それが困難なことも多い．その場合，再学習が必要となる．

▶中途失聴者の指導
▶▶カウンセリング
障害が受容できていないことには，先に進むことは難しい．補聴器や人工内耳によって聞こえは改善し，また様々な手段を利用することにより受信能力が向上すること，そしていろいろな場面への参加が可能になること，等を理解してもらう必要がある．また話をよく聞いて，どのような困難を感じているか，を明確にしてゴールを設定していく．

▶▶聴覚的受信能力の向上
補聴器装用者であれば，まず補聴器が適切にフィッティングされていることが大切である．そしてその補聴器を上手に装着・操作・管理できている必要がある．また補聴器に慣れることも大事である．詳しくは前項「老人難聴者への指導，助言」を参照のこと．

▶▶視覚的受信能力の向上
視覚的コミュニケーション手段として代表的なものに手話，筆談，読話がある．それぞれの特徴を表1に示す．

読話は音声言語を用いるので社会的流通性は高いが，視覚的に観察できる構音器官の動きには限界があるので習得する際の難易度は高い．聴覚的受信と読話を併用することで，受信能力はより高まる．

受信能力向上訓練（読話訓練）を行う際には，段階的に難易度を高めていき，受信能力を向上させていく．プログラム作成時に配慮すべき事項を表2に示す．

▶▶コミュニケーションスキルの活用
コミュニケーションスキルを利用することによって会話はスムーズになる．そのいくつかを紹介する．

①話し手に受信しやすい話し方を伝える．
②別の表現で言いかえてもらう．単純な文で言ってもらう．何についての話題か教えてもらう．
③コミュニケーション環境を変えたり，相手にコミュニケーション上の困難とその理由を上手に伝え，協力を得ていく．
④聞き取れなかった時に上手に聞き返す．例えば「○○○ちょうだい．」と相手が言った時に「えっ？」と聞き返すのではなく，「何がほしいの？」と聞き返す．
⑤何度か言ってもらったけれど聞き取れなかった時に，フィードバックの手段として筆談を用いる．それによって受信能力は向上していく．

▶▶支援機器の導入
聴覚障害者のための様々な支援機器がある．導

表1●視覚的コミュニケーション手段の比較

コミュニケーション手段	社会的流通性	話し手の負担	習得の難易度
手話	低い	やや大きい	やや高い
筆談	高い	大きい	低い
読話	高い	小さい	高い

表2 ● 受信能力向上訓練プログラム作成上の注意点（文献1）

※detection task（例：「わ」を含んでいるか否かを答える），discrimination task（提示された2つの語が同じか否か答える），identification task（提示された単語が何であるか答える）の順に難易度は高まる．
※「わ」は口周辺の運動が大きく，detection task, discrimination task とも容易である．
※「わ」と同じ運動パターンの音はほかにないため，「わ」を含む語は identification task でも容易である．
※両唇の閉鎖を伴う音は口周辺の運動が大きく，detection task, discrimination task とも容易である．同じ運動パターンに属する音が少なく，identification task も容易である．
※identification task では，選択肢を少なくすると難易度が低下し，選択肢を増やすと難易度が上昇する．
※選択肢間の視覚的な示差性が大きい（運動パターンの違いが大きい）ほど難易度が低い（「まめ」vs.「あめ」のセットは弁別が容易，「ミルク」vs.「ビール」のセットはやや弁別が難しい）．
※クローズドセットはオープンセットより難易度が低い（選択肢が提供されていると難易度が低く，選択肢が提供されていないと難易度は高い）．
※発話が長くなるほど難易度は上がりやすい（単語より句，句より文は難易度が上がりやすい）．
※文レベルの読話においては，シンプルな文（語彙的に，文の構造的に，意味内容的に）は難易度が下がる．複雑な文では，難易度が上がる．
※身近な単語，身近な話題の文では，そうでない場合より難易度が下がる．
※単語レベルではそのカテゴリー，文レベルではその話題を前もって伝えると難易度は下がる．
※発話の一部を文字で提示すると難易度は下がる．文字での提示の仕方によって難易度を変えることができる．
※発話者の話し方によって難易度は変わる．口がはっきりしている話し手の方が難易度が下がる．またさまざまな発話者を用いると難易度は高まる．

入するかどうかは実際に試し効果を確認してから決定したい．聴覚障害者用の専用機器でなくても有効なものもある（テレビの字幕機能，携帯電話のバイブコール，メール機能，等）ので活用したい．また機器の導入を検討する際には経済的負担も考慮したい．治療機関や相談機関側が機器の使用を提案する際には，強制力を感じさせてしまうこともあるので，慎重に行いたい．

▶▶ **環境調整**

ICFの生活機能モデルの中で，聴覚障害者の生活に大きく影響するのが「環境因子」である．環境因子とは「人々が生活し，人生を送っている物的な環境や社会的環境，人々の社会的な態度による環境を構成する因子」[2]であり，それが存在しないこと，あるいは存在することにより，生活機能が改善し，障害が軽減される促進因子と，生活機能が制限され，障害を生み出す阻害因子がある．

聴覚障害者の生活に大きく影響する環境因子の例として「音」「光」について説明する．大きくしても聞き取れないが音色を変えることで聞こえることもある（促進因子）．反面，周囲の騒音は聞き取りを妨げる（阻害因子）．光は，少ないと口の動きや表情が見づらい（阻害因子）．話し手の後方の太陽光は，逆にまぶしくて相手の顔が見づらくなる（阻害因子）．音には気づかなくても，来客や電話・FAXの着信を光で知らせてくれると気づきやすい（促進因子）．この場合，光が点灯するだけだと光源を見ていないと気づかないが，回転灯やフラッシュなどは見ていなくても気づきやすい．環境因子には機器類や福祉サービスなども含まれる．環境因子の調整により生活の向上，参加の促進が可能となることは多い．聴覚障害者のリハビリテーションにおいては，あらゆる方略を用い，生活上遭遇している困難を改善していく．

文 献

1) 鳥山 稔，田内 光・編：言語聴覚士のための基礎知識 耳鼻咽喉科学．第2版．医学書院，2007, p64.
2) 障害者福祉研究会：ICF 国際生活機能分類．中央法規出版，2002, p15.
* Valente M, Hosford-Dunn H, et al.：Audiology treatment. Theime Medical Publishers, 2000.
* Schow RL, Nerbonne MA：Introduction to Audiologic Rehabilitation, 6th ed. Pearson Education, 2012.

（執筆者：井関雅雄）

事例（1）
補聴器適合の事例（成人と小児）

▶ **成人例**

女性，78歳，両側感音難聴，平均聴力レベル右57.5 dB，左90.0 dB（図1）．

主訴：聴き返しが多い．病院で，医師の説明が聞き取れない．

経過：8年前にメガネ店で，高価な耳あな型補聴器を購入したが，ほとんど使用せずに紛失していた．息子夫婦と3人暮らし．

裸耳での最高明瞭度（67-S 語表）：右耳60％（提示音圧95 dBSPL），左耳25％（提示音圧110 dBSPL）．

初診時の問題点と対応策：家族は何度も言わないと通じないと困っているが，本人の困り感は少なく，安価な補聴器購入を希望される．⇒支援法の適応を説明すると申請を希望する．補聴器は，右耳に高度難聴用の耳かけ型でイヤモールド付きとする．家族と本人に，装用状況に合わせて補聴器を段階的に調整する必要があるため，今後3カ月ほど2週間に1度程度の通院が必要なことを伝える．

2回目：申請後約1カ月半程度で，身体障害者手帳，支給決定通知書と補装具費支給券が交付される．イヤモールド型を採取する．低音域が良いため，ベント径はハウリングリスクを考え0.8 mmで依頼する．家族には，難聴者への話し方を具体的に指導する．

3回目：操作性も考慮したデジタル補聴器を選択し，調整はノンリニアフィッテング NAL 処方とした．当初は低周波数の利得を抑え，目標値の80％程度とした．騒音抑制と指向性機能は有効にし，ボリュームは無効で開始した．イヤモールドの装着練習を繰り返し，家族にも装着状況の確認を依頼する．

4回目：1日2時間程度の装用状況であった．食器の音がうるさい，自分の声が不自然に聞こえるとの訴えがあったため，高音域の最大出力と利得を5 dB程度下げ，ベント径を1.5 mmに変更する．また装着に時間を要して，装着を諦めることがあるとのことで，イヤモールドを全体的に削り，改めて装着指導を繰り返した．

5回目：1日4時間程度の装用状況であった．自分の声には慣れてきたと，装用に対して前向きな発言が聞かれた．またテレビのボリュームが小さくなっていた．補聴器調整は変更せずに，電池交換と管理の仕方を指導する．

6回目：テレビの視聴時，来客時，外出時に装用していた．医師の説明がわかるようになったが，もう少し音を大きくして欲しいとのことで，利得を全体に5 dB程度上げる．補聴器装用時の音場での最高明瞭度70％（提示音圧65 dBSPL）．

7回目：1カ月後，前回同様の部分装用であったが，自立装着が可能となっていた．装用時の本人の満足感より，補聴器調整は変更せず．初診時以降の聴力は安定していたが，イヤモールドに耳垢が充満しており，定期的な耳垢除去を必要とした．今後は，3カ月間隔で，聴覚管理と補聴器の点検・調整を行うこととした（図2）．

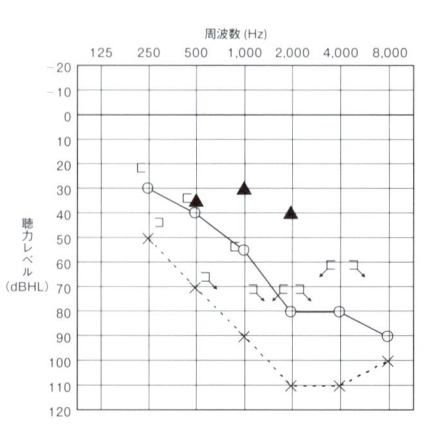

図1 ● 成人例：聴力図と補聴器装用閾値

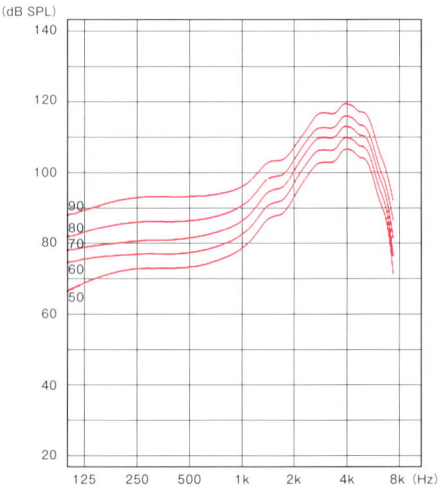

図2 ● 成人例：補聴器の周波数特性

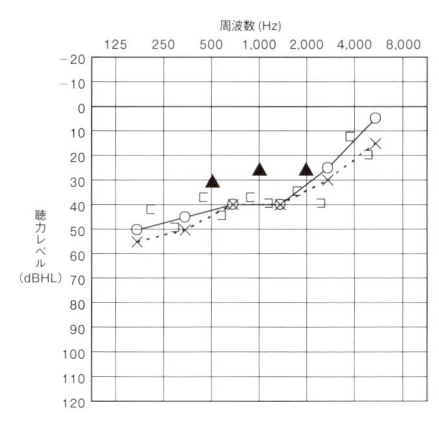

図3●小児例：聴力図と補聴器装用閾値

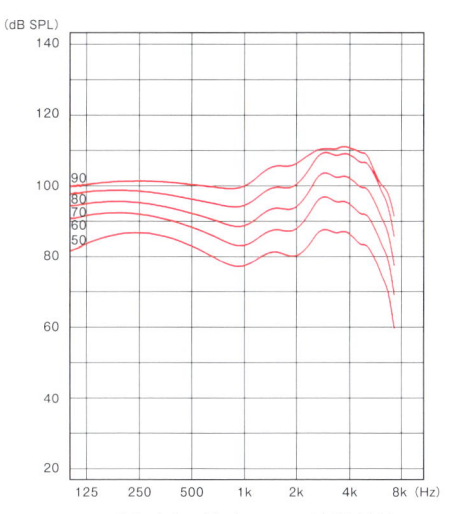

図4●小児例：補聴器の周波数特性

▶小児例

男児，両側中等度混合性難聴（図3）．

経過：新生児聴覚スクリーニングは未受検．1歳6カ月児健診では問題なし．3歳児健診にて聴力未通過，中耳炎の治療後も聴力改善せず，3歳8カ月時に大学病院で難聴と診断される．在宅．両親と妹の4人暮らし．

補聴器装用前聴覚言語評価：幼児用2音節単語了解度検査10/25（肉声・口型無・絵カード1/9選択）．K式発達検査：認知・適応DA86，言語・社会DA80．

初期の問題点と対応策：①聞き返しは本児の癖だと家族が児の難聴に気づかず，困り感が少ない⇒家族に難聴の疑似体験および検査場面への同席を促す．②中耳炎罹患を繰り返す⇒治療の徹底を行う．

初期調整（補聴器装用開始年齢3歳8カ月）：耳かけ型デジタル補聴器を選択．両耳イヤモールド作成し，調整は補聴器調整ソフトの中のDSL小児用フィッティング処方を用いて，聴力図から導き出される目標設定値の70%程度とした．最大出力は105dB．騒音抑制は有効にし，指向性機能およびボリューム，プログラム切り替えは無効にした．1週間ごと左右耳交互に装用を開始する．補聴器を外した時は必ず親に渡すルール作りや，装用時の言動を記録するなどを繰り返し指導する．

在宅期（3歳児）の問題点と対策：①装用時間が延びない⇒家庭での親子遊びや関わり方を具体的に指導する．来院時の子どもの変化点を見逃さずに伝える．②幼稚園入園への準備⇒園への早めの情報提供と職員研修を実施する．

再調整：当初は1回20分程度を1日3回装用．スーパー店内の音がうるさいと補聴器を外したため，高入力時の利得を5dB程度下げる．また時々耳が痛いと訴え，診察するが異常所見はなく，イヤモールドの外耳道深部を少し削る．装用開始2カ月が経過し，1日5時間程度装用可能となり，両耳装用を開始する．その後，音場での装用域値を確認しながら，利得は目標設定値の90%程度に上げる．

幼稚園期での問題点と対策：就園前の3月に，補聴器外来担当STがWPPSI知能検査を実施し，言語性IQ76，動作性IQ110，全IQ91⇒医療機関での言語指導を開始する．②30名クラスで担任1名⇒2学期より，FM補聴システムの利用を開始する．③中耳炎罹患を繰り返す⇒治療経過と補聴器調整状況を，その都度園に報告し，配慮事項を確認する．

再調整：入園当初はうるささを訴え，全体の利得を5dB程度下げる．園の協力があり，入園1カ月で終日装用となる．その後，再び段階的に利得を上げ，3カ月後に目標設定値となる（図4）．補聴器装用時のことばの聴き取り検査は90%（提示音圧65dBSPL）である．

就学後：小学校入学時に難聴学級が開設され入級する．医療機関での言語指導は継続し，学校へは年1度の巡回指導を実施した．7歳時のWISC-Ⅲ知能検査では，言語性IQ101，動作性IQ114，全IQ108となる．

（執筆者：長嶋比奈美）

事例(2)
人工内耳マッピング例(成人と小児)

▶ 成人事例
▶▶ プロフィール
48歳，男性，土木作業員．

診断名：ミトコンドリア点突然変異（ミトコンドリアに異常をきたす母系遺伝疾患．約60％が感音性難聴を伴う）．

現病歴：5年前より左耳の聴力低下あり，補聴器を装用していた．1年前より右耳も聴力が低下し，両側とも聾の状態となり，補聴器装用効果がなくなったため，人工内耳を希望して来院した．

術前検査：純音聴力検査では両耳ともスケールアウト，CT，MRIでは内耳奇形は認めなかった．

音入れ前のコミュニケーション手段：発話内容には問題ないが（会話明瞭度1），補聴器を装用しても聞き取りは困難で，読話を併用しても状況の手掛かりがあれば理解可能な程度であった．日常的には筆談または，簡単な身振りを用いていた．

音入れ前のガイダンス：本人，家族に対し，『聞こえていた音とは異なる音であること』，『音は聞こえるようになるが，ことばを理解できるようになるまでに時間がかかること』，『人工内耳にも限界があること』等について，医師と言語聴覚士から説明した．

人工内耳の種類：ESPrit 3G（日本コクレア），当時の最新機種であったため選択した．

▶▶ 音入れ
術後10日で音入れを行った．

インプラントテスト：ベッドセットを装着し，インプラントテストを行ったところ，すべての電極に異常を認めなかった．コード化法はACEを選択した．

T/Cレベルの測定：刺激提示を0 CL（Current Level：電流レベル）から開始5ステップ上昇法で，Tレベルを測定した．応答は音の大きさの尺度が書いてある表を用いて，22番の電極から測定を開始した．上昇法で支障なくCレベルまで測定できた．Cレベルは音入れ時には控えめに，『大きい』に移行した値（160 CL）をCレベルとした．3～4電極おきに6本の電極に対し測定し残りは補間した．全体として16電極使用することとなった．

次にCレベルと，T/Cレベル50％の電極間で大きさの聴覚印象が同じになるように4電極ずつ調節した（スイープ）．教示は筆談で『音の高さはすべて違いますが，音の大きさが違うものがあれば教えて下さい』と，1～4まで書いてある数字を指さしながら音を提示し判断してもらった．最初は，「音は全部違います」と音の高さの違いについて答えた．再度説明したところ，「4が小さい」など，音の大きさを比べることができた．スイープ終了後，テストマップを行った．言語聴覚士に注目させ，読話併用で名前を呼ぶと「わかります．○○さんと言っています」と応答した．不快感はなく，声に対する応答は良好であったため，このマップを保存し，音入れを終了した．その後，プロセッサの操作方法や乾燥方法など機器管理の方法を説明した．

▶▶ 音入れ後の経過
音入れ後，特にうるさいなどの不快感の訴えなく，翌日より常時装用が可能となった．本人より，『電話の音が聞こえた』など，『補聴器では聞こえなかった様々な音が聞こえた』との情報を得た．装用閾値は，平均聴力レベル35 dB（水平型）であった．その後のマッピングは音入れ2週後，その後毎月1回，6カ月以降は半年に1回行った．

音入れ後3カ月時に施行した国リハ式ビデオテープによる評価では，聴覚のみで単音節31/50正答（62％），単語37/50正答（74％），文84/100文節正答（84％）であった．日常生活では，聴覚＋読話で会話が可能となり，また3カ月後より電話も可能となった．

▶ 幼児事例
▶▶ プロフィール
現病歴：新生児聴覚スクリーニング検査でpassとされたが，保育園で音に対する反応の悪さ，言語の遅れを指摘された．1歳8カ月時のABRにて，両側高度難聴と診断された．1歳11カ月より金沢方式（文字－音声法）による療育開

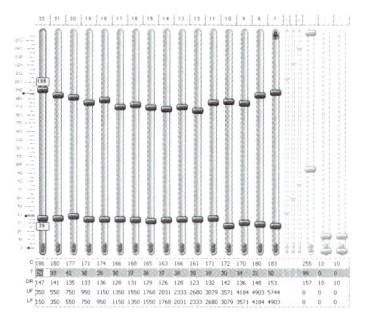

図1●音入れ後3カ月のマップ画像（成人）

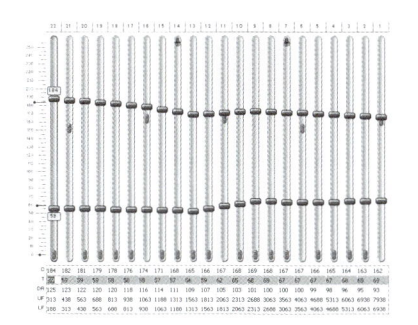

図2●音入れ後3カ月のマップ画像（幼児）

表1●マップの経過（成人）

	T/Cの最小値～T/Cの最大値とDR
音入れ日	95/177～110/190（DR80～82）
音入れ日2週後	100/172～114/199（DR72～85）
音入れ日1カ月後	87/166～110/185（DR75～79）
音入れ日3カ月後	85/170～110/170（DR80～85）
音入れ日6カ月後	77/180～98/181（DR83～103）

表2●マップの経過（小児）

	T/Cの最小値～T/Cの最大値とDR
音入れ日	115/135～130/150（DR20）
音入れ日2週後	100/135～110/150（DR25～40）
音入れ日1カ月後	101/156～126/170（DR44～55）
音入れ日3カ月後	105/156～126/170（DR44～51）
音入れ日6カ月後	56/165～69/162（DR93～109）

始．3歳6カ月，当科で人工内耳埋め込み術を施行した．

術前検査：レシーバによる遊戯聴力検査の結果，裸耳の平均聴力レベルは右100.0dB，左97.5dB，補聴器装用閾値は平均50.0dBであった．CT所見では，内耳奇形は認められなかった．

術前のコミュニケーション手段：主に手話を用いており（手話表出語彙数930語），親子間のコミュニケーションは良好であった．

音入れ前のガイダンス：人工内耳を装用しても，療育の継続は必要であり，言語訓練に加えて聴覚活用の訓練が大切であることを説明した．マッピングの準備として，聞こえたらボールを入れるなどの条件付けの練習を家庭でも行ってもらった．

手術時年齢：3歳6カ月時，右耳に人工内耳埋め込み術を受けた．

人工内耳の種類：CP810（日本コクレア）．

▶▶**音入れ**

術後約3週で音入れを行った．インプラントテストでは，すべての電極に異常を認めず，コード化法はACEを選択した．

T/Cレベルの測定：NRTの値を参考に刺激提示を50CLから開始し，5ステップ上昇法でTレベルを測定した．事前に条件づけの練習をしていたので，問題なく応答を得ることができた．その後，4本の電極に対し測定し，残りは補間した．Cレベルの測定は，本児が3歳代であり，大きさの判断が難しいと考えられたのでTレベル+20CLとした．ライブを聞かせても，うるさがることはなかったため，このマップを1番に保存し，Tレベル+25CLのものを作成し，それを2番に保存した．母親には最初1番を選択し，慣れてきたら2番を選択するよう指示し，音入れは終了とした．

▶▶**音入れ後の経過**

音入れ後は，家庭での聞こえの記録（音の種類，方向，距離，反応の有無），音場での聴力検査を参考にマップ調整を行った．人工内耳は即日常時装用可能となり，音入れ後，2～3m離れている状態で圧力鍋の音や呼び鈴の音など，補聴器装用時には反応が得られていない音に対する反応が観察された．マッピングは音入れ2週後，以降は毎月1回，3カ月後以降は2～3カ月に1回行った．音入れ6カ月，Tレベルが低下しダイナミックレンジが広がった．これは電極周囲の環境がリンパ液で満された状態からリンパ液が消失し肉芽が形成された状態への変化によって起こったと思われる．

聴覚訓練として，大まかな音の大きさの聞き分け，家族の声や楽器などの聞き分けを行った．音入れ後1カ月の装用閾値は45～50dBであった．音入れ後2カ月で音の拍数の聞き分け，家族の声質の同定が可能となった．約1年後装用閾値は30～35dBとなった．音入れ後1年のコミュニケーション手段は，音声を伴った手話が中心で，正確に構音できる音も増加している．

（執筆者：山﨑憲子，能登谷晶子）

事例(3)
小児難聴の指導例（補聴器装用例）

▶ **事例1：重度難聴児の指導例**

女児．両親と弟の4人家族．
現病歴：生後，新生児聴覚スクリーニングでリファーとなり，5カ月にABRを受け，両耳105dBで反応なし，その後ABRを繰り返したが反応なく，A大学病院耳鼻咽喉科に紹介された．難聴の診断を受け，1歳から補聴器装用指導を含め言語聴覚療法開始．
聴力：平均聴力レベル 右100.0dB，左90.0dB（図1：6歳時のオージオグラム）．

▸▸ **指導開始時（1歳0カ月）**
2週間に一度の聴力検査（COR）に加え，耳鼻科医師による鼓膜所見，親から日常生活における音への反応等の情報をもとに，補聴器装用指導および基本的なかかわり方（声の大きさ，子どもとの距離，ことばかけのタイミング）について指導した．

▸▸ **指導経過**
コミュニケーションモダリティの選択と指導方法：重度の聴力レベルであるため，コミュニケーションモダリティは音声言語に手話と文字の視覚性言語刺激も並行する方法を用いた．当初は月1回の頻度で指導を行ったが，数カ月後には言語獲得期に入ったので，2週に1回の頻度で個別指導と，並行して集団指導を週1回行った．個別指導では，親の記録（子どもの行動発達のまとめ）から，言語刺激（語彙，文の長さ，文のやりとりの内容と助詞）を抽出し，具体的な言語課題として親に伝え自宅でも実践していただいた．集団指導では聴覚訓練，聴覚読話訓練，課題の確認，手話指導ならびに親からの質問に答えた．
指導内容：助詞・文の指導：健聴児では1歳後半から出現する助詞について，手話で2語文が表出するころから指文字（または手話）で挿入し，文の意味理解を文字でも確認した．子どもの発達記録を参考にしながら，子どもからの手話表出文には名詞を修飾する形容詞等を言語刺激として用

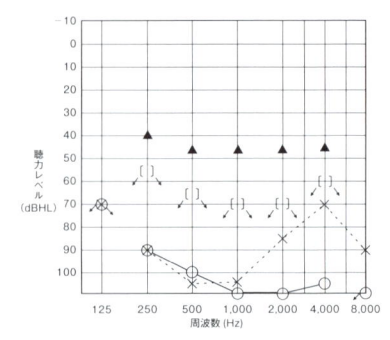

図1●事例1（重度）のオージオグラム

い，単純な文構造から複文へと指導を展開した．就学までに倒置文，疑問文，使役文，受身文，自動詞，他動詞を含んだ日本語の基礎的な文構造が理解できた．就学2年前から地域の幼稚園に通い始め，地域の普通学級に就学した．

言語評価（6歳5カ月，就学時）：
語彙数：自発語3500語．
WISC-Ⅲ：VIQ 110，PIQ 127，FIQ 120.
新読書力診断検査：小学校2年3学期レベル，読書力偏差値63.
PVT-R：語彙年齢（以下VA）7：0，SS12.
構音〔ʃ/s〕会話明瞭度1.

▸▸ **指導経過のまとめ**
幼児期に聴力変動はなく，重度の聴力レベルであった．訓練初期から手話を用いたコミュニケーションにより，親子関係は良好であった．手話に加えて文字や聴覚読話を併用することで，理解語彙が音声表出に移行できた事例である．両親は人工内耳を希望せず，事例は幼児期に年齢以上の十分な言語力（音声言語の表出力および文字言語による読解力）を獲得して地域の小学校に就学した．

▶ **事例2：中等度難聴児の指導例**

男児．両親と妹の4人家族．家族に難聴者あり．
現病歴：5カ月にあやしかけに反応がなく，B病院耳鼻咽喉科を受診．8カ月に難聴の診断を受け，補聴器装用指導を含め言語聴覚療法開始．
聴力：平均聴力レベル 右52.5～60dB，左30～50dB（変動あり）（図2：10歳時のオージオグラム）．

▸▸ **指導開始時（0歳8カ月）**
発達は良好で，診断後まもなく補聴器を装用開始すると声をよく出すようになり，ことばかけへの反応もよくなった．一方で滲出性中耳炎を繰り

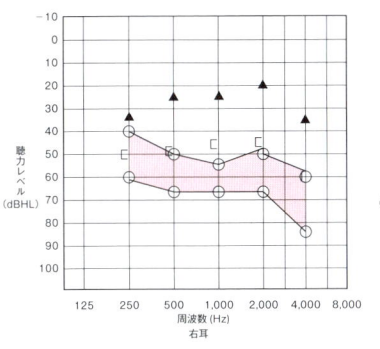

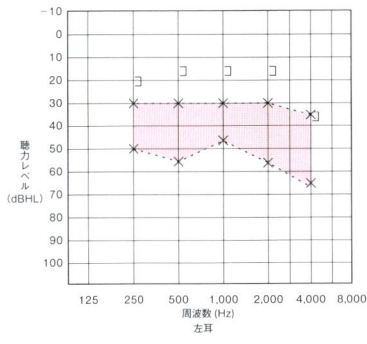

図2●事例2（中等度）のオージオグラム

「みんなのやさしさ」
　先日、ぼくは学校を出てすぐ、てっぱんのような所にひざをぶつけて、けがをしてしまいました。左足のひざのけがが、深い傷になってしまいました。おかしなことに、ズボンはやぶれてないのに、深い傷になってしまいました。たぶん打ちどころが悪かったからだと思います。・・・中略・・・けがをしたら友達が、「大丈夫か」と声をかけてくれたので、うれしかったです。友達が声をかけてくれたので、ほっとしました。なぜ、ほっとしたのかというと、自分の周りにも支えてくれる人がいるんだなと感じたからです。ぼくもいつか大人になったら、人を助けてあげる仕事につきたいです。保健室の先生や、声をかけてくれた友達がすごくやさしかったです。

図3●事例2：中等度難聴児の小学5年生時の作文

返し、聴力変動が大きかった．親からの情報（耳鼻疾患の有無，音への反応の記録）から，補聴器の利得の調整や基本的なかかわり方（声の大きさ，子どもとの距離，ことばがけのタイミング）について指導を進めた．

▶▶指導経過

コミュニケーションモダリティの選択と指導方法：10カ月には簡単な動作模倣がはじまり，身振り言語表出が増えはじめた．聴覚活用ができる聴力レベルであるため，指導では聴覚読話からの理解を優先し，手話と文字の視覚性言語は意味理解を確認する上で用いた．指導頻度は2週間に1回の個別指導と週1回の集団指導を行った．

指導内容：親の記録（子どもの行動発達のまとめ）から，言語刺激（語彙，文レベルの内容と助詞，長さ）を抽出した．毎回の指導時に言語課題を具体的に親に伝え，自宅で実践してもらった．就学3年前から地域の保育園に通いはじめ，地域の普通学級に就学した．就学以降も構音維持のため月1回構音指導を受けている．中耳炎の罹患による聴力閾値の変動があり，聴力検査は近医で2～3カ月に1回受けている．学校ではFM補聴器システムを活用している．中等度難聴への理解は難しく，担任教諭が代わるたびに親のみならず本児自らも障害の説明を繰り返し行っている．

言語評価：

就学時の理解語彙数：自発語3269語

11歳時の言語検査結果：

WISC-Ⅲ：VIQ 115, PIQ 96, FIQ 107.

新読書力診断検査：5年1学期時，中学2年1学期レベル．読書力偏差値68.

PVT-R：11歳8カ月時，VA12：3以上，SS14.

構音〔ʃ/s〕会話明瞭度2.

▶▶指導経過のまとめ

中等度難聴は補聴器継続の装用効果が高く，言語獲得は聴覚から理解された語彙を文字単語や文で十分理解し音声表出に移行し，就学後の読み書きにおいて助詞の使い誤りはみられなかった（図3）．わが国でも新生児聴覚スクリーニングの実施によって中等度の難聴児も早期に発見できるようになったが，音声言語もある程度習得できるため，軽・中等度難聴に対する親の理解は得られにくく，補聴器の装用に外見的，心理的抵抗がある場合も多い．制限された音声情報がもたらす，言語発達の遅れのみならず就学以降深刻となる文字言語の遅れを親に伝えていくことは，医師の診断後，定期的な聴力検査および療育・訓練を担当する言語聴覚士の重要な役割である．

文　献

* 喜多村健・編：言語聴覚士のための聴覚障害学．医歯薬出版，2002.
* 新庄由紀子：中等度難聴の発見年齢と補聴期間の及ぼす言語発達への影響（加我君孝，他・編：小児の中等度難聴ハンドブック）．金原出版，2009, pp7-15.
* 能登谷晶子・編：ことばを獲得するための二人二脚が始まった．金沢方式研究会，2003.
* 能登谷晶子・編：聴覚障害乳幼児の新しい言語療法―金沢方式を実践して―．金沢方式研究会，2008.

（執筆者：橋本かほる）

事例（4）
小児難聴の指導例（人工内耳装用例）

▶ **術前に多感覚法を用い，術後音声言語に移行した例**

女児．両親と弟の4人家族．

現病歴：生後，新生児聴覚スクリーニングでリファーのためABRを受け，5カ月時に高度難聴と診断され補聴器装用および，言語聴覚士の指導を開始した．裸耳聴力は112.5dB，補聴器装用閾値は55.0dBであった．2歳3カ月時に左耳に人工内耳埋め込み術を受け，装用閾値は32.5dBである．現在の主なコミュニケーション手段は音声言語で，地元小学校普通学級に就学した．

▸ **指導開始時（生後5カ月）**

2週間に一度の外来受診時に，耳鼻咽喉科医師による鼓膜所見，その後聴力検査（COR）を行い，親から日常生活における音への反応等の情報をもとに，補聴器装用指導および基本的なかかわり方（声の大きさ，子どもとの距離，ことばかけのタイミング）について指導を開始した．前言語期は母子の基本的コミュニケーション関係を成立する重要な時期であり，子どもの表情や要求行動を音声と身振りで言語化することを指導した．子どもの反応を受容，共感する場面については家庭での母子でのかかわりの場面をビデオに録画し，言語聴覚士が母親と画面を一緒に見ながら指導することが有効であった．

▸ **術前の指導方法**

術前まで手話（手指）・音声・文字といった複数のモダリティを同時に用い言語発達を促した．理解語彙として選択する語彙は症例の興味や発達を指標にし，親には家庭での行動観察を記録することを依頼した．それをもとに指導内容（語彙数，助詞，文，コミュニケーションモードの選択）を決定し，親に家庭学習を具体的に指導した．

▸ **指導経過**

助詞の発達：1歳6カ月で手話による助詞抜け2語連鎖が出現した．親による子どもの行動発達記録を用いて，2歳3カ月までに14種類の助詞を含む様々な文での話しかけを指導した結果，本例は人工内耳を装用する前の2歳2カ月から2歳3カ月までに11種類の助詞入り文を，日常生活における母親とのやりとりで表出した．表出された助詞の中の8種類が格助詞であった．

文の発達と語彙数（図1，図2）：1歳6カ月時には手話による助詞抜け2語連鎖，2歳1カ月時には手話による4語連鎖，人工内耳術前2歳3カ月時には助詞の挿入された5語連鎖が手話で表出した．2歳10カ月時の自発語（構音不明瞭であるが，母親がわかるもの）は151語で，助詞が挿入された5～6語連鎖文が手話＋音声で表出し，3歳3カ月時に音声表出が主になった．4歳1カ月時の自発語は734語で，副助詞，終助詞が挿入された7～8語連鎖の発話が表出した．就学前6歳3カ月には2919語の自発語が獲得できた．

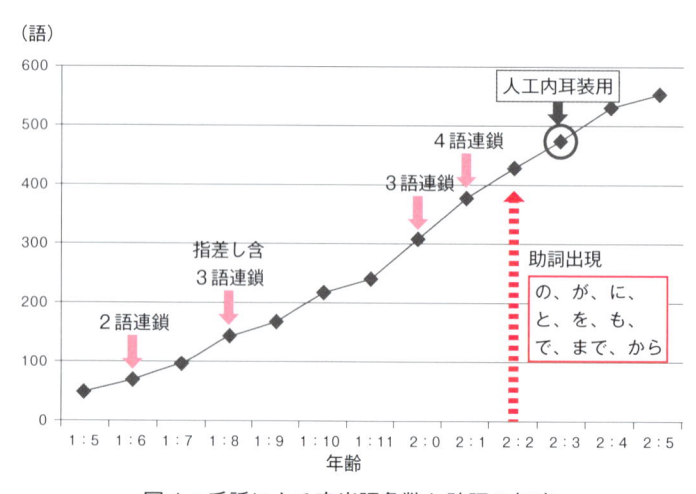

図1 ● 手話による表出語彙数と助詞の初出

1. 肩　まで　つかる
2. アンパンマン　の　DVD　見る
3. ポケット　に　入れる
4. お母さん　と　一緒　に　寝る
5. 寒い　から　ジャンパー　を　着る
6. セロテープ　で　貼る
7. 雪　が　降る
8. ○○　も　買い物　に　行く　　等

図2 ● 2歳2カ月時の手話による構文例

表1 ● IT-MAIS（文献1を改変）

IT-MAIS（infant-toddler meaningful auditory integration scale）
1) 補聴器や人工内耳装用時と非装用時で発声に変化があるか.
2) 周りの人が明確に音節（連続音節）と認識できる発話があるか.
3) 静かな場所であれば，視覚的手がかりなしで突然に自分の名前を呼ばれて反応するか.
4) 背景雑音があっても，視覚的手がかりなしで自分の名前を呼ばれたら反応するか.
5) 家庭の生活音（例：犬の吠え声，玩具）に対し，他者から促されずとも注意を向けられるか.
6) 初めての場所や慣れない場所で，さまざまな環境音に敏感に反応するか.
7) 日常生活で繰り返し聞く音（例：電話の呼び鈴，チャイムなど）を自発的に識別できるか.
8) 視覚的手がかりなしで，複数の話者の違いが識別できるか.
9) 音を聞いただけで，言語音と非言語音の違いが識別できるか.
10) 声のトーンで話者の意図（怒り，興奮，不安など）が理解できるか.
「検査施行上の注意点」
①各設問に関し，検査者が保護者に対して複数の質問をし，整合性を判断する.
②保護者に評定させると検査の正当性を損なうので，評定は検査者自身が行う.
③各設問の採点基準に従って，5段階評価（0～4）し，満点は40点とする.
　0：まったくない（設問に関する行動が0％），1：まれにある（約25％の確率で観察される），2：時々ある（約50％の確率で観察される），3：頻回にある（約70％の確率で観察される），4：常にある（100％の確率で観察される）
④保護者からの報告だけではなく，検査者による観察評価を統合して最終的に評定する.

▶▶ マッピングと聞こえの評価

人工内耳装用術後，3カ月ごとにIT-MAIS（表1）による装用効果の評価を継続し，音入れから12カ月目で40点となった．音入れ後マップが安定してからは，3カ月に1回のマッピングを継続している．就学1年前から，通園している幼稚園でFMマイクの活用を始めた．その他の人工内耳装用効果評価法としてCI21がある．CI21は主に幼児用と学童用からなる検査で，単語，短文，日常生活文についてOpen-setとClosed-setから聴収能を評価するものである．事例には未実施であるが，装用1年後に単音節の母音の聞き取り100％，子音90％となった．

言語評価：就学前の言語検査結果は，WISC-Ⅲ VIQ116 PIQ107，PVT-R SS10，幼児・児童読書力テスト 読書力偏差値75であった．いずれも音声言語のみで評価を行った.

指導のまとめ：事例は，術前に視覚を使ったコミュニケーションモードにより受信・発信ともに年齢相応の構文獲得が進み，術後聴覚に移行することができた．人工内耳装用児の就学後の構文獲得については文字言語のみならず音声言語においてもその未熟さが指摘されている．人工内耳装用により矯正聴力レベルは軽度となるが，聴覚障害がもつ問題がなくなったとは決していえない．親にも子どもにも，人工内耳を装用しても聴覚障害児の持つ問題が存在することの説明が必要である．人工内耳を選択することは聴覚を活用し，音声言語によるコミュニケーション手段を選択するということである．手術年齢が低年齢化しているという点からも，人工内耳装用児の定期的なマッピングにとどまらず，音声，言語発達，コミュニケーションから長期的に経過をフォローすることが言語聴覚士に求められている．

文　献

1) 城間将江：聴覚障害の指導・訓練（中村公枝，城間将江，他・編：聴覚障害）．医学書院，2010，p202．
＊ 能登谷晶子，手取谷浩美，他：重度聴覚障害乳幼児におけるコミュニケーション手段の発達．音声言語医学 33：265-271，1992．
＊ 井脇貴子：人工内耳装用初期における装用効果の評価．MB ENT 27：36-45，2003．
＊ 森　壽子，川崎美香，他：就学前訓練を実施した人工内耳装用児26例の就学時の言語・認知諸能力と就学状況，および今後の課題－就学前・就学後の一貫したサポート体制確立の重要性－．Audiology Japan 50：130-131，2007．
＊ 井脇貴子：人工内耳の読書力について．Audiology Japan 51：521-522，2008．
＊ 原田浩美，能登谷晶子，他：金沢方式での訓練中に人工内耳を装用した小児11例の聴覚読話移行．Audiology Japan 54：78-85，2011．
＊ 橋本かほる，能登谷晶子，他：幼児期金沢方式による言語訓練中に人工内耳を装用した12例の就学後の問題．Audiology Japan 55：132-137，2012．
＊ 原田浩美，能登谷晶子，他：聴覚障害児への文の指導－幼児期に助詞を含む文の習得の可能性について－．音声言語医学 54，136-144，2013．

（執筆者：橋本かほる，原田浩美）

事例(5)
重複障害例

▶ 事例1：軽度難聴に滲出性中耳炎を繰り返しているダウン症例（聴力変動例）

女児，両親と3人家族．
医学的診断名：ダウン症候群，心房中隔欠損．
現病歴：2カ月（以下0:2）時，右高度難聴，左低音障害型難聴疑いで他県施設より当施設に紹介された．出生後黄疸，哺乳力低下，小児科入院中ABRでV波閾値右103dBnHL（−），左39dBnHL（＋），ASSRの結果，右高度難聴，左は低音障害型難聴が疑われた．CT上，右蝸牛神経管狭窄，右内耳道狭窄を認めた．
当科初診日0:2．
耳鼻咽喉科所見：外耳道狭窄のため鼓膜の観察が不可能．
0:5より耳かけ型補聴器装用（利得15dB）開始．言語訓練については他施設に紹介し，当施設では聴覚管理を中心にフォローしている．

▸ 聴力検査経過
他覚的検査法：ASSRを1:4までに6回行っている．1:4時の検査結果は，右耳500Hz〜4000Hz スケールアウト，左耳500Hz 50〜60dB，1000Hz 60dB，2000Hz 40dB，4000Hz 40dBであった．
自覚的検査法：BOAは1/2wの頻度で実施し，インファントオージオメータ（ウォーブルトーン）と条件詮索反射聴力検査（以下，COR）の1:2から1:5までの結果を図1に示した．

▸ 発達検査
津守・稲毛式乳幼児精神発達質問紙：生活年齢0:10時実施．運動0:6，探索・操作0:5，社会0:5，食事0:4，言語0:1．
親からの情報：日常生活での音への反応（裸耳と補聴器装用時，音源，距離，子どもの音への反応）を親に記録を依頼した．

▸ 言語聴覚士による指導
他覚的検査，自覚的検査，発達検査，親からの情報をもとに，家庭での子どもとのかかわり方（声の大きさ，長さ，話しかけの位置）について指導した．また，CORの結果については親に記録してもらい，長期的に耳鼻咽喉科的な管理の必要性を伝えた．

▸ 指導経過のまとめ
染色体異常などの全身症状を有している児には滲出性中耳炎（以下，OME）を認める割合が高く，しかもダウン症児は高頻度にOMEを認めるだけではなく，もともと軽度から中等度の難聴が存在することもある．また，ダウン症児は耳管の軟骨の脆弱性や耳管の筋力低下から上気道感染にかかりやすい．この症例の場合も，聴力検査閾値は体調に影響することも多かった．親には，聴力変動に影響すると考えられるOMEや上気道炎について情報を提供するとともに，長期的な耳鼻管理の必要性について指導した．

▶ 事例2：難聴，脳性麻痺，精神発達遅滞の重複障害例

男児，両親と兄の4人家族．
医学的診断名：脳性麻痺（右痙性片麻痺），精神遅滞（重度），両感音性難聴，てんかん．
現病歴：1:6時ABRで良聴耳（左耳）95dBまでV波出現したが右耳反応なく，両感音性難聴と診断され，左耳に耳かけ型補聴器の装用と聴覚口話法による言語聴覚療法を開始した．その後，訓練効果乏しく，3:5時に金沢方式（文字−音声法）による言語聴覚療法を開始した．
教育歴：養護学校に就学し，幼児期から現在も継続して言語指導を継続中．
発達検査：4:2時の遠城寺式乳幼児分析的発達検査ではDQは25と全体的に遅れが認められた．11:4時の津守・稲毛式乳幼児精神発達質問紙では，運動1:6（DQ13），探索・操作1:6（DQ13），社会1:3（DQ11），食事・排泄・生活習慣1:6（DQ13），理解・言語1:3（DQ11），全体のDQは12.4と著しい遅れを認めている．
聴力：CORによる良聴耳平均聴力レベルは85.0dB，左耳矯正聴力は55.0dBである（図2）．

▸ 指導経過
語彙数の経過とコミュニケーションモードの変化（表1，表2）：受信面では，まず生活物品を写

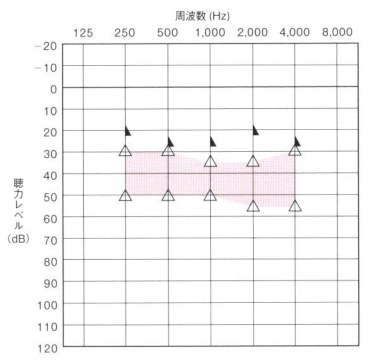

図1● CORの結果
症例1のオージオグラム
（1歳2カ月～1歳5カ月）

▲：左装用　聴力良好時
△：検査期間中における閾値変動の範囲
（中耳炎罹患時と良好時で閾値変動あり）

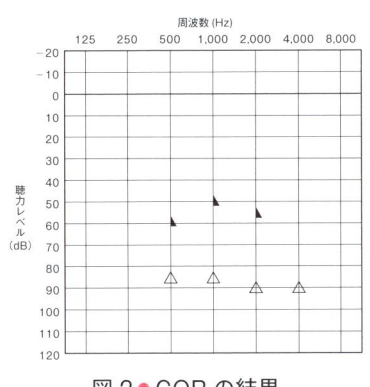

図2● CORの結果
症例2のオージオグラム
（4歳8カ月）

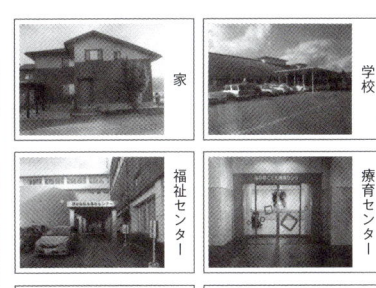

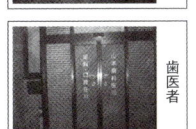

図3● コミュニケーションブックの写真

表1● コミュニケーション発達経過

	受信	発信
3：5	なし	なし
4：6	G(33)＞W(15)＞A(14)	Ob(10)＞G(4)＞W(2)
5：6	W(85)＞G(78)＞A(17)	Ob(36)＞W(6)＞G(4)
6：6	W(123)＞G(82)＞A(21)	Ob(56)＞W(23)＞G(4)
7：6	W(134)＞G(86)＞A(31)	Ob(74)＞W(26)＞G(5)

G：手指，W：文字，A：聴覚読話，Ob：実物．（ ）内は語彙数

表2● 文字付写真（F）の発達経過

	受信	発信
3：5	なし	なし
4：6	F(70)	F(13)
5：6	F(132)	F(27)
6：6	F(178)	F(37)
7：6	F(194)	F(39)

（ ）内は語彙数

真カード（文字付）にし日常的に利用する際，手話と聴覚読話を併用した．写真カード（文字付）で理解できた語彙は写真部分を取り，文字カードのみにした．指導開始から約1年後の4：6に，文字受信語彙数（15）が聴覚読話受信語彙数（14）を先行した．7：6時には文字付きの写真194語を基に，文字134語，手話86語，聴覚読話31語の受信が可能となった．

発信面では，受信語彙の増加とともに写真カード（文字付）を要求時に使用するようになり，文字による発信語彙数が手話を上回った．6：6時，助詞（の，が，を，で，へ，と，は）を含んだ2語文レベルの短文カードによる発信（「おじいちゃんの家」，「チョコレートを食べる」）ができるようになった．7：6より持ち運びに便利なコミュニケーションブック（図3：A4サイズのファイルに1ページ8～10枚の名刺サイズ単語レベルの文字付写真カードがはさんであるもの．表2の発信語彙を基に作成）を使うようになり，8歳8カ月より家庭以外に学校や外出時にも自発的に持ち歩き，家族以外の人とのコミュニケーションにも幅広く活用するようになった．

▶▶ 指導経過のまとめ

事例は聴覚障害に加えて知的低下が著しく（DQ20以下），しかも脳性麻痺で運動面の問題もあった．聴覚障害単独例であれば，聴力レベルが重度な場合には手話を活用できるが，上肢や指先の運動が不十分な重複障害事例の場合，コミュニケーション手段としては音声言語に限らず，マルチモダリティを活用することが大切である．したがって，同じDQやIQレベルであっても重複障害例の場合にはその合併する身体症状に合わせてモダリティを選択しなければならない．さらに，幼児期に習得した言語モダリティが学童期に入って日常生活上で利用されているかについても，親を介して学校との連携を図りながら長期的に指導していくことも重要である．

文　献

* 守本倫子：全身疾患，染色体異常と滲出性中耳炎．ENTONI 68：1-6，2006．
* 玉井ふみ，加我君孝：難聴を伴うダウン症児の補聴による聴覚，言語発達．音声言語医学 35：70-71，1994．
* 森つくり，熊井正之：注意欠陥・多動性障害が疑われる聴覚障害幼児の聴取・言語能力，行動特徴の経過．音声言語医学 50：173-182，2009．
* 橋本かほる，能登谷晶子，他：重複障害児への金沢方式によるコミュニケーション指導．小児耳鼻咽喉科 24：46-49，2003．

（執筆者：橋本かほる）

事例（6）
新生児聴覚スクリーニング検査後の療育例

　新生児聴覚スクリーニング検査（newborn hearing screening，以下NHS）は日本では2001（平成13）年度に国のモデル事業として，岡山，秋田，神奈川の3県で試行的に始まり，2002年には栃木，埼玉，東京，佐賀でも実施されるようになり，その後一挙に広まった．現在では日本の出生児の約70％がNHSを受けていると考えられている．NHSが広まる以前，難聴の診断時期は重度の難聴児でも1歳前後の発見が多く，軽・中等度の難聴児は3歳までに発見されるものはわずかで，就学後の診断例すら散見されたが，NHSを用いれば，聴力にかかわらず超早期の難聴診断が可能となる．しかし，NHSに法的な根拠がないため，難聴乳児に誰が，どのようにかかわっていくのか全国的なシステム化には至っておらず，自治体の自主性に任されているのが現状である．診断時期の早期化により，旧来唱えられてきた音声や言語発達の側面のみに効果を求めるのではなく，親子間の愛着形成や対人関係，環境認識など言語の基盤となる前言語期のコミュニケーションの発達に目を向け，乳児期のハビリテーションを充実させる必要がある．

▶ **スクリーニングから難聴診断へ**

　新生児聴覚スクリーニング検査後の精密検査機関の役割の第一は難聴の診断と聴力閾値の確定にある．精密検査機関は鼓膜所見とABR（聴性脳幹反応）やASSR（聴性定常状態誘発反応）を用いて難聴の診断を行う．日本耳鼻咽喉科学会福祉医療・乳幼児委員会によればNHSにおいて要精密検査となり，全国の精密聴力検査病院を受診した0歳児のうち精密検査後正常と診断されたもの（偽陽性）は47.9％，難聴と診断されたもの（真陽性）は52.1％（両側難聴27.8％，片側難聴24.3％）であり，永続する両側難聴の発生頻度は約1000人に1人であったと報告している．

▶ **聴力レベルの変化**

　難聴の診断後，BOAおよびCORやVRAによって聴覚機能および人や物に対する関心の発達を観察・評価し，家庭での聴性行動との整合性を見つつ，聴力閾値を確定する．生後1年の間にも聴力が低下し，閾値が悪化することも，また大脳の成熟にともないABRの閾値が改善することもある．ABRの閾値に比してBOAやCOR，日常生活における環境音や声への反応は良好な場合もある．言語聴覚士はABRやASSRの検査結果をうのみにせず，乳児の聴覚反応を仔細に観察する目を養う必要がある．

▶ **診断経過の特殊例**

　NHSを受け，パスした例でも，後日難聴と診断される例もある．筆者の埼玉県における難聴児の調査ではNHSを受験した75名のうち，スクリーニングはパスしていたにもかかわらず，遅れて難聴と判明した児は10名（13％）であった．これらの原因にはスクリーニング後に難聴が進む進行性の難聴，不顕性感染であるサイトメガロウイルス，ANSD（Auditory neuropathy spectrum disease），そして髄膜炎やムンプスの後遺症が考えられる．ANSDはスクリーニングの機器がAABR（自動ABR）であれば選別が可能であるが，耳音響放射（OAE）の場合は選別されない．したがって，NHSの結果，パスの場合でも，今後難聴と診断されうる可能性についての説明が必要である．各自治体で行われている生後10カ月，1歳6カ月，3歳児健康診査などはこれらとりこぼしを防ぐため，今後も重要である．

▶ **診断から療育へ**

　難聴児の90％は，健聴の両親の家庭に生まれてくる．保護者が難聴について多様な情報を受ける機会を確保することは，大変重要である．また，この時期はコミュニケーションモードを選択・決定する前段階であり，すべての感覚を用いて親子間の基本的愛着や前言語期のコミュニケーション機能を発達・進展させるべき時期である．可能な限り補聴器フィッティングを行い，個別的な前言語期のコミュニケーション指導の機会を設け，親子間のコミュニケーションの足場掛けとなることが必要である．

▶ **集団外来の事例**

　「難聴ベビー外来」は，埼玉県立小児医療セン

ターで精査を受け，難聴と診断された児とその保護者に対して行われる専門外来であり，診断から療育への橋渡しを担当している．難聴の診断から日が浅く，不安を感じている保護者に月に1回，8カ月にわたるプログラムを組み，子への医療的サービスおよび保護者支援サービスを行っている．

医療的サービスとは中耳炎の治療，聴力検査や難聴の確定診断，障害者手帳の交付のための業務，補聴器のフィッティング，などであり，保護者が希望する場合には遺伝子検査も行う．

保護者支援サービスは言語聴覚士との個別の発達やコミュニケーションに関する相談であり，最終的に保護者が療育（教育）施設の選択を決定する手助けを行っている．診断直後の保護者は気落ちしていることも多いため，保護者と子が楽しい時間を過ごせるよう音楽療法などの活動を組み入れている．言語聴覚士は保護者の様子をよく観察し，訴えによく耳を傾け，保護者が安心して難聴児を受け入れ，環境調整をできるよう心を砕く．決して「早く〜しなければことばの発達が遅れる」，などの脅かしをせず，ゆったりと母が子どもとの時間を楽しめるよう留意する．また，難聴児のコミュニケーションパートナーとしての役割を引き受け，そのあり方を提示していく．

保護者に対する集団での講義形式による情報提供では，なるべくわかりやすい例を挙げ，理解しやすいよう工夫をしている．情報提供の内容と外来のスタッフを表1に示した．すでに難聴児を育てた経験のある保護者と接することによって，難聴の育児に対する見通しが持てることもこの外来の大きな利点である．

また，特別支援学校乳幼児教育相談部や難聴通園施設の見学や個別療育を並行して勧め，難聴ベビー外来だけで個別的コミュニケーション指導が十分に受けられない，ということのないように配慮している．

▶ 補聴器のフィッティング

NHSによって補聴器の装用開始時期および常用時期は早まっている．埼玉県での調査では補聴器の装用開始が6カ月までに行えたものは55%で，1歳半までにほぼ全員が補聴器装用を開始していた．常用できた時期は6カ月まで17%，1歳まで約50%，3歳でほぼ全員が常用していた．しかし，他地域の例では，軽・中等度の難聴の場合，NHSによって難聴診断の契機が得られたにもかかわらず，保護者が問題を感じず，補聴器装用が遅れる例も見られる．また，早期に装用ができても，手指が器用になる乳児期後期に補聴器を外すようになることがしばしばある．言語聴覚士は補聴器調整のみを行うのではなく，良きコミュニケーションパートナーとして音や声が人と共感し，関係を築くために重要な意味を持つことを楽しい遊びや生活上の経験を通して知らせていく必要がある．

▶ 人工内耳の選択

NHSの導入により，人工内耳手術時期が早期化し，児の言語発達や構音に効果をあげている例も多い．一方，ある程度，言語発達が良好であるにも関わらず学校での適応や問題解決能力に困難を抱えるかつての中等度難聴児のようなコミュニケーション態度・言語力の人工内耳装用児の存在も問題視されている．また，重度難聴であっても後日混合難聴であることがわかり，補聴器使用で保護者が十分納得している例や，急いで手術をしたものの，人工内耳の常用に至らない症例もあることから，あくまでも基準に照らし，補聴器を装用させ最大限の聴覚活用を試み，コミュニケーション行動における効果評価および聴力検査結果を吟味した上で人工内耳の選択を判断すべきである．

表1 ● 難聴ベビー外来スタッフの役割

耳鼻咽喉科医師	難聴の理解，検査，診断，治療
小児科医師	発達評価
言語聴覚士	聴力検査，補聴器フィッティング，コミュニケーション評価・指導，聴覚学習
音楽療法士	歌・リズム遊び指導
社会福祉士	社会保障の説明
看護師	育児相談
先輩	体験談・モデル提示
特別支援学校教諭	コミュニケーション指導，施設紹介

文献

1) 福島邦博：新生児聴覚スクリーニングの成果と今後の展望．公衆衛生 76：858-861．
2) 伊藤壽一，他：平成23年度「新生児聴覚スクリーニング後の精密聴力検査機関の実態調査」に関する報告．日本耳鼻咽喉科学会会報，2012．

（執筆者：北　義子）

構音・発声の指導と助言

▶ 構音・発声について

健聴児の場合でも，幼児期は構音獲得の途上にあるので，明瞭な構音で発話ができない．構音の発達にはおおよその獲得順序があり，構音方法が比較的やさしいものから難しいものへと習得されていく．幼児の構音が安定するまでの過程には個人差があるが，おおよそ4歳をすぎると構音は比較的安定するようになり，すべての子音が完成するのは6, 7歳頃になる．ただし，構音は子どもの年齢でみるのではなく，子どもの全般的な発達や言語発達のバランスで考えることも必要である．しかし，聴覚障害児の場合は，人工内耳や補聴器を装用した時の聴力の程度や装用期間などにより構音の獲得過程は様々である．一般には，十分な音が入力されないことが多いために，正しい音の獲得が遅れる傾向にある．また，聴力の悪化などの問題によっても構音の崩れを招く．さらに，高～重度の場合には声の大きさ，高さ，プロソディなどにも影響が出てくるので，注意深く聞き取る必要がある．

▶ 聴覚障害と構音・発声

聴覚障害を呈していると，自分の構音が良いか歪んでいるかのフィードバックをできないことが多いために，一旦獲得した正音でも崩れる場合がある．構音の崩れが多い時は聴力の低下を疑うことも必要である．また，声の翻転や低音化，発話速度が速くなる，抑揚に乏しくなることなども臨床場面では見られる．

混合性難聴や感音性難聴では，小さな音が聞こえないことに加えて，補聴器で音を大きくしてもすべての会話音声を明瞭に聴取することはできない．人工内耳や補聴器装用児では，声が大きくなること，声が翻転していることや，構音の崩れを生じていることもあるが，親は子どもの発話に慣れているために，気づかないことがある．これらは，大人になってからでは訓練に通う時間の確保が困難なため，子どものうちに治すことが必要であり，早めに気づくことが必要である．

▶ 機能性構音障害と聴覚障害を伴った構音障害の違い

健聴児にみられる機能性構音障害では，一旦習得した音は定着するが，聴覚障害児は健聴児より音の定着が弱いと考えられ，習得した発話の明瞭度が低下する場合がある．

音の産生訓練を進める時，目標となる音を認識し，「誤った音」と「正しい音」を聴き分ける能力は必要条件となるが，聴覚障害児では難しいこともある．健聴児であれば，自分の音の誤りを聞き取れるようになると，誤った聴覚印象を修正しようとするために，正しい音を産生しやすくなる．しかし，聴覚障害児では聴覚印象のフィードバックが難しいために，正音の獲得に時間がかかることも多いので，ジェスチャーの併用や口元をよく見せる，文字を見せて有声音と無声音の違いを確認させるなど視覚の刺激も必要であり，音を視覚的に確認することで構音への意識を高められるようになる．また，健聴児では正音の被刺激性がある場合や誤りが浮動的で，会話レベル等で正しい構音をしていることが観察される場合は，自然に改善する可能性があるが，聴覚障害児では，自然に改善することは難しく，むしろ安定していない正音は崩れやすい傾向にあるので，成人になっても定期的なフォローが必要になってくる．

▶ 構音指導

構音指導の段階は，基本的には健聴児と同じである．

評価：ことばの音韻分析（単語のモーラ分解などの発達）が可能になっているか否かなど，構音指導ができるレベル（4歳半以上の言語力）があるかどうかの評価を行う．通常構音指導の前後に構音検査が行われる．

構音検査は，日本語1音節（101音），単語，文章レベルごとに評価することが望ましく，聴覚障害児の場合は構音のみだけでなく，発声（大きさ・高さ・プロソディ）やスピードの評価も重要である．

単音レベル：音素から1音，連続音へと進み，誤りやすい音と正音の出し分けの順に進める．

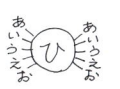

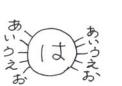

図1 ● 母親のノート

図2 ● 長文レベルでの物語

　聴覚障害児の場合は正音が聞き取りにくいので，正音が正しく出せるようになるまで繰り返し行うことが重要である．
　単語レベル：語頭音，語尾音，語中音と進めるが，必ず本人がことばの意味を理解しているか確認し，練習ノートを作るのも良い（図1）．
　短文レベル：音読で安定し，暗唱でも安定するように進める．
　長文レベル：物語を利用し，目的音に印を付け音読・暗唱でも可能なように進める（図2）．
　自発話レベル：質問に答える文章を作って話す（なぞなぞなど）へと進める．

▶ **就学後にも対応が必要**

　就学まで構音指導を受けている聴覚障害児は，聴力レベルにもよるが，正しい構音を獲得している場合が多い．しかし，就学後も定期的に聴力管理や構音の評価を受けていないと，聴覚的フィードバックの不足に加えて気づかれないうちに早口になることもある．そのために構音の崩れがおきて，発話の不明瞭さが増してくる例がある．親をはじめとする家族は，毎日子どもの発話を聞いているので，子どもの構音に耳慣れてしまい，構音の崩れに気づかない場合がある．学校の授業や友達との会話の場面で，聞き返しされることが多くなり，そのために発話意欲が減退し，友達との関係が上手くいかなくなるなどコミュニケーション障害を生じることもある．また，学業成績への影響も懸念される．このような事態を招かないようにするために，私たちの地域では，就学後も定期的に患者会と一緒に言語聴覚士による構音指導と，学業や対人関係に対するアドバイス，言語評価などを行っている．特に，音声言語でコミュニケーションをしている聴覚障害児者は，健聴者と間違われることがあるので，自らの聴こえの問題についても学ぶ場が必要であると考えている．

文　献

* 日本音声言語医学会言語委員会，他・編：構音訓練のためのドリルブック．協同医書出版社，1997．
* 阿部雅子：第Ⅳ章 構音障害の治療，第Ⅴ章 構音障害の具体的な構音訓練方法（構音障害の臨床―基礎知識と実践マニュアル―，改訂第2版）．金原出版，2008，pp32-88．
* 能登谷晶子：第6章 聴覚障害の我が子に一生に寄り添うための親の役割，第7章「NPO 難聴と共に歩む親子の会金沢方式研究会」で行っている就学に向けての親指導（能登谷晶子・編：聴こえの障害と金沢方式）．エスコアール，2012，pp37-67．
* 能登谷晶子：第2章 子どものことばの発達を阻害する要因（能登谷晶子・編：ことばの障害と相談室）．エスコアール，2012，pp14-23．

（執筆者：折戸真須美）

長期経過

子どもは，聴覚障害を持って生まれて来たら，一生聴覚障害とともに歩まなければならない．本章では，乳幼児期から始まる言語習得のみならず，成長の過程で広がる人との関係の中で，生じる問題とその対応について概説する．

▶ 聴力の経過

乳幼児期は耳鼻咽喉科疾患を繰り返す時期でもあるので，定期的な聴力検査と速やかな医学的治療によって，聴力管理の徹底が必要である．耳鼻咽喉科医が常在している施設で，診察後に聴力検査と言語指導を行う流れとなる．しかし，常在していない施設では，聴覚障害児の聴力レベルに変動があった場合には，言語聴覚士は速やかに耳鼻科医の診察を親に勧めるべきである．

聴覚障害児の長期経過の中での聴力変動を調査している杉内らの報告では，観察終了時に初期聴力を保てた例が，51.1％であった．そのうちの60.9％は急性増悪から治療により初期聴力まで回復した例であったという[1]．発達途上ではわずかな変動でも聴こえに及ぼす影響が大きいことを十分に理解した適切な支援が必要である．

▶ 言語習得の経過

言語聴覚士は，聴覚障害児の幼児期には多くの時間を指導に費やし，親や児と密な関わりを持つが，学童期になると年1〜2回の外来通院時や，キャンプなどの行事で会う程度の関わりになってしまう場合が多い．しかし，言語力が生活上重要になってくるのは，学童期以降であり，幼児期の指導以上にその後の対応が必要である．

学童期以降の言語力については，助詞の理解についても構文の理解についても健聴児に比し遅れを示す報告[2]や，WISCなどの知能検査を用いている報告などもある．著者らの報告[3]では，動作性IQが正常範囲で，言語性IQが正常以上であった児は77.7％となり，従来から指摘されていた「聴覚障害児が正常範囲の言語性IQに達するためには特別高い動作性IQを必要とする」とは異なる結果が得られている．現在では新生児聴覚スクリーニングで0歳代から言語指導を開始できる環境にあるので，児に適した指導法の吟味が重要であると考える．

私たちは，0歳代で訓練を開始した100dB以上の重度聴覚障害幼児の訓練経過を報告し，2歳3カ月までに指文字と不明瞭な音声による助詞を11種類表出できていることを示した[4]．聴覚障害児にとって困難な助詞も幼児期中に児に適した指導をすることにより，健常児並に助詞が習得できる可能性があることを示した．

少なくとも，生来の能力さえ正常範囲にあれば，言語力を含め健聴児に劣るものではないことを親に示す必要がある．重要なことは，言語聴覚士が難聴児の能力を信じて，親にその可能性を伝え，ともに育てていこうという姿勢である．決して，難聴だから仕方がないという考えではいけない．

▶ 成長課程で明らかになる問題点に対して

▶▶ 子ども自身の問題

幼児期の後半頃から子ども自身が，友だちが補聴器をしていないことに疑問を持ち，子どもながらに悩み始める．悩みは深刻であり，子ども一人で受け止められるものではない．行動として，補聴器や人工内耳の使用をやめたり，わからない（聞こえない）ことに対する聞き返しをやめたりしてしまい，健聴児と同じ生活をしようとして，孤独に陥ることも少なくない．

その時に言語聴覚士は，親に対して子どもの問いから逃げず（ごまかさず），悩みをすべて家族で受け止め，そのままのあなたが大切であると伝え，いつも共に歩むという姿勢を示し続ける必要性を伝えなければならない．また，本人に対しては，聴覚に障害をもつ年齢の近い仲間や，様々な年齢の先輩と話す機会を設けるなどの将来展望を示すことも大切である．重ねて，いつでも何でも相談して良いことを伝え，心理的な受容を示すことも重要である．

さらに，指導開始時から，子どもの年齢にあわせて起こり得る生活上の困難を親に伝え，直面した時に親が狼狽えないよう，家族で話し合ってお

いてもらうことが大切である．その姿を子ども自身に見せることで，子どもは親がいつも気にかけてくれているという安心感を持て，何かがあった時には親に相談しやすくなる．

このようなことを長期的に行うためにも，患者会の存在が重要である．

▶▶ きょうだいの問題

聴覚障害児の家族構成を知っておくことも重要である．聴覚障害を持って生まれた子どもに親が時間や手をかけるために，特に兄姉がいる場合には，彼らがいつも寂しい思いをし，難聴児が生まれて以降，ずっと我慢をし続けていることを忘れてはならない．「私も難聴になりたかった」と泣いて親に訴えた姉もいた．自分ももっと相手をしてもらいたい，声を掛けてもらいたいと，常に思っているが，口に出して直接言えない子どもたちが多いことを気に留め続けなければならない．

言語聴覚士は親に対して，きょうだいのためだけの時間を確保する工夫ができないかと提案すると同時に，外来や集団訓練などに一緒に来てくれるきょうだいに対しては，難聴児と同様に声掛けをし，気を配るということも必要である．

▶▶ 親の問題

親がわが子の難聴を受け入れられず，聴覚障害を隠そうとしたり，健聴のきょうだいと比べて，知らず知らずのうちにその可能性を否定したり，積極的な援助をしない場合がある．すると，難聴児本人は，将来への夢を持ちにくくなり，自己肯定感を持てず，親への相談もできなくなる．さらに，親の無関心による難聴児への理解不足から，難聴児が家庭内で孤立してしまうことも少なくない．

言語聴覚士は，親に対して，子どもの聞こえからくる生活上の困難，悩みを認識できるような支援をする必要がある．家での生活に不自由がなく，ことばでやり取りができ，発話明瞭度が保たれていれば，親は安心してしまい，本人の悩みには気づかない．集団の中での困難や不安も想像できないことになってしまう．その結果，子どもが家庭内で孤立してしまうということを防がなければならない．

▶ 社会に出てからの問題に対して

職場においては，言語力が十分な例にも，問題が時々みられる．職業レベルのコミュニケーションでは，自分の障害から起こる問題を認識していなければ，職場への障害説明が十分にできない．言い換えると，職場に障害に関する説明をしなければならないとは思わず，その結果，誤解を受けたり，孤立を深めたりすることにもなってしまう．

現実には，難聴であることを隠したり，数人が一度に話すとわからないことを伝えなかったりするために，誤解されることもあり，退職を余儀なくされた例もある．

言語聴覚士は，そのことを理解し，幼児期以降も継続的に必要な情報を提供し，かつ共有し，親と共に社会への発信を続ける必要があろう．

▶ 日常生活上の問題に対して

上述したことは，難聴者全般に起こり得る問題であることをもっと世間一般の人達に知ってもらうことが重要である．聴こえにくい人とのコミュニケーション上の注意点は，話が伝わっているか否かの確認をしながら進めること，また，騒がしい所でのやり取りであれば静かな場所へ移動する（または静かにしてもらう）こと，そして，できるだけ口元を見せること，などであることも，知ってもらいたい．

文 献

1) 杉内智子, 岡本途也, 他：小児感音難聴における長期経過の観察法と聴覚管理. 日耳鼻 100：754-761, 1997.
2) 高岡 滋, 川田祐慈, 他：聴覚障害児の格助詞の誤用傾向に関する一考察. 大阪教育大学障害児教育研究紀要 16：55-66, 1993.
3) 橋本かほる, 能登谷晶子, 他：金沢方式による言語訓練を受けた聴覚障害児・者の言語性知能. 小児耳鼻咽喉科 32：317-322, 2011.
4) 原田浩美, 能登谷晶子, 他：聴覚障害幼児への文の指導—幼児期に助詞を含む文の習得の可能性について—. 音声言語医学 54：136-144, 2013.

（執筆者：原田浩美）

親指導・助言

聴覚障害と診断された時点から，子どもへの支援と同じように継続的に親・家族への支援が必要になる．乳幼児期の早期に発見された聴覚障害児をもつ親に対し，言語聴覚士がどのようにかかわっていくかについて，聴覚管理の側面，ことばやコミュニケーションの側面，さらに，心理面のサポートから概説する（図1）．

▶ 聴覚管理

聴覚障害が確定診断されてから，言語聴覚士は速やかに親に対して耳の構造や聴覚障害の種類などの基本的な知識，子どもの障害に伴う様々な問題を説明する．そしてまた，補聴器の役割やその効果についても概説し，可能な限り早く補聴器装用を勧める．親は補聴器を装着すれば，すぐに子どもが聞こえるようになると思いがちであるが，聴覚は学習されていく機能であることをよく説明する．そして，補聴器の特徴を理解してもらい，具体的な装用指導を行う．補聴器装用を確実にするため，補聴器の装用時間や装用による変化などを家庭で記録してもらうとよい．また，補聴器の保守・管理についても親への指導が必要である．

補聴器の管理は，子どもが小さいうちは親の役目である．児童期以降は子どもにオージオグラムなどの説明を行い，聴力測定値をノートに記録させて，子ども自身で聴力を管理できるようにしていく．また，補聴器そのもののしくみや聴覚障害に伴う社会的不利についての知識も提供する．親に対しては，就学後の定期的な病院への受診を促す．学期末ごとなど受診経過で子どもにみられた変化を伝え，聴こえ・言語・構音能力を維持していけるように働きかける．

軽度・中等度聴覚障害児の場合，補聴器装用そのものが困難であったり，常用に至らなかったりすることがあるので，その場合の不利益については十分に説明する．特に，幼児期や児童期の聴覚障害児をもつ親には，聴こえ・言語・構音への影響についての指導を行うことが必要である．

▶ ことばやコミュニケーション

親から療育の希望があれば，ことばやコミュニケーションの発達について段階を追って説明を始める．人と人との関係が育つのは0歳代であり，ことばが育つためには親子の気持ちの通じ合いが重要になることを理解してもらう．指導は，個々の聴覚障害児の聴こえの程度の違いもあり，それぞれに話しかけ方を細かく指導することが求められる．

基本的に，親は子どもの目線を確認しながら，日常生活の中で生じる音を聞かせ，音を発見することを一緒に喜んだり，子どもに近づき顔をみて，表情豊かに話しかけ，笑いかけるなどの働きかけが必要となる．親は子どもが聞こえないと思うと話しかけることをやめてしまうことがある．子どもに聞こえるように話す方法を具体的に親へ指導する必要がある．

幼児期は，言語力の促進を目指す時期である．子どものコミュニケーションが広がるよう語彙や構文拡大を促す一方で，幼稚園などの加配制度を利用して，子どもをサポートできるよう情報を提供する．9歳頃に子どもが書いた作文に，「話の展開がない」「助詞の誤りがある」場合は，日本語が不十分なことを意味する．この年齢で気づくことは遅いので，言語聴覚士は親子で話しているやりとりの様子や子どもが書いた作文や日記を確認し，助詞の理解や表出の指導をする必要がある．就学後も，FMマイクの使用やノートテイカーなどの情報補償を学校側へ希望するよう親に提案する．

▶ 心理面のサポート

聴覚障害と診断された直後の親のショックは計り知れないものであり，絶望や不安など様々な感情でいっぱいである．初期は親の気持ちに耳を傾け，親が子どもの障害をしっかり受け止めて，できるだけ早く療育に取り組むことができるようサポートしていくことが大切である．聴こえやことばなどの聴覚障害全般についての情報や聴覚障害児を育てている親や育てた親が集まる交流会などの場を提供していくことは，親が子どもの障害を理解し，今後の見通しを持ち，安定した状態で早

期	聴覚管理	ことば／コミュニケーション	心理面のサポート
新生児期～乳児期	・聴覚の機能について障害の基礎的な知識を提供する ・補聴器の機能や操作，装用などの指導をする ・聴力管理について指導する ・人工内耳の知識を提供する	・コミュニケーションの成り立ち（とは何か）について説明する ・聴覚障害特有に生じるコミュニケーション障害とは（何か）について理解をはかる ・母子関係の重要性について説明する ・前言語期の指導をする	・親や家族の心理状態を把握し障害受容を促す ・聴覚障害がもたらす影響について説明する（言語発達／音声・構音／社会性など） ・家族（父／祖父母）の役割について説明する ・難聴の会や交流会などの紹介，参加を促す
幼児期	・補聴器装用を促す ・障害に関する最新情報を提供する	・言語期の指導をする ・構音，音声について聴覚障害特有の問題に関する知識を提供する ・幼稚園（保育園）でサポートできる情報について提供する（座席，情報補償など）	・きょうだいへの配慮について説明する
児童期前半	・子どもが聴力検査の結果や補聴器調整グラフを理解できるようにする	・就学後も定期的に言語／構音／音声の評価を受け，維持することの重要性を説明する ・学校生活や友達関係，きょうだい関係について子どもからの話を受容する ・必要に応じて情報補償についての情報を提供する（ノートテイカーなど）	・聴覚障害から生じる悩みを共有できる友達づくりを助言する ・聴覚障害から生じる問題や子どもの悩みを家族で話し合える環境づくりを助言する
児童期後半	・子どもが自身の障害を自覚し，聴力管理ができるようにする	・交友との関係について注意深く見守る	・学校生活の環境を整える働きかけについて助言する（教員へ聴覚障害への理解を促す働きかけについて情報を提供する）
青年期	・子どもが障害の自己認識を深められるように聴覚障害と診断されてからの経緯を伝えていく	・家族内で話しあえる環境を作る	
成人期以降		・就職先での情報補償などの配慮について説明する ・コミュニケーションの問題について語りあえる場を提供する	・就職先で発生する問題があることを説明する ・恋愛や結婚で発生する問題について説明する

図1● 親指導および助言内容の例

期に療育を開始するうえで重要である．

また，母親のみに過重な負担がかからないように，他の家族にも聴覚障害を理解してもらい，家族での取り組みがいかに重要であるかを説明する．さらに，聴覚障害児のきょうだいに与える心理的な問題も明らかになってきているので，親にはきょうだいへのかかわり方の助言なども必要となる．児童期以降は心身の成長とともに，聴覚障害児もいろいろな問題を抱えるので，聴覚障害から生じる問題について，普段から親子が相談し合える関係作りが必要である．また，聴覚障害児自身には悩みを共有したり，自身の将来について考えたりできるよう，同じ障害をもつ仲間の交流会などを紹介し，友人を作ることを提案する．聴覚障害児をもつ親にも，親同士の繋がりが作れるように，親としての悩みを語りあえる場を紹介し，参加を勧めていく．

文　献

* 我妻敏博：聴覚障害児の言語指導―実践のための基礎知識―．田研出版，2003, pp 71-83, pp 103-105.
* 能登谷晶子・編：聴こえの障害と金沢方式．エスコアール，2012.
* 木場由紀子：聴覚障害，小児の指導（2）（小寺富子・監修：言語聴覚療法 臨床マニュアル，改訂第2版）．協同医書出版社，2004, p 61.
* 小林智子，能登谷晶子：軽度言語聴覚障害児が抱える問題―聴覚障害児の場合―．言語聴覚研究 3：135-140, 2006.
* 倉内紀子：聴覚障害，訓練と両親指導（6）（日本言語療法士協会・編：言語聴覚療法 臨床マニュアル）．協同医書出版社，1992, pp 394-395.

（執筆者：金塚智恵子，若島　睦）

第3部　言語発達障害

第3章　言語発達障害

支援としての検査，評価，訓練，指導，助言，その他の援助の流れ

主訴 → 情報の種類と整理

情報の種類

- ・言われていることがわからない
- ・ことばが出ない
- ・単語の数が少ない
- ・会話ができない

→

現症の把握
- ・聴力検査
- ・全般的発達検査
- ・言語検査
- ・行動観察
- ・心理検査
- など

生育歴

関連領域の専門的情報
- ・小児科医
- ・耳鼻科医
- ・臨床心理士
- ・療育関係者
- など

→

情報のまとめ

- ・言語発達の段階
- ・音韻・音形の発達
- ・語彙、統語の発達
- ・(場合により) 文字学習のレベル
- ・個体内能力間の差
- ・コミュニケーション態度・機能の分化
- ・行動上の問題
- ・発達検査や知能検査などの結果
- ・医学的診断名
- ・保護者からの情報（生育歴や現在の様子）
- ・所属集団への適応の状況
- ・関連領域の専門的情報

```
→ 評価 → 保護者への説明
```

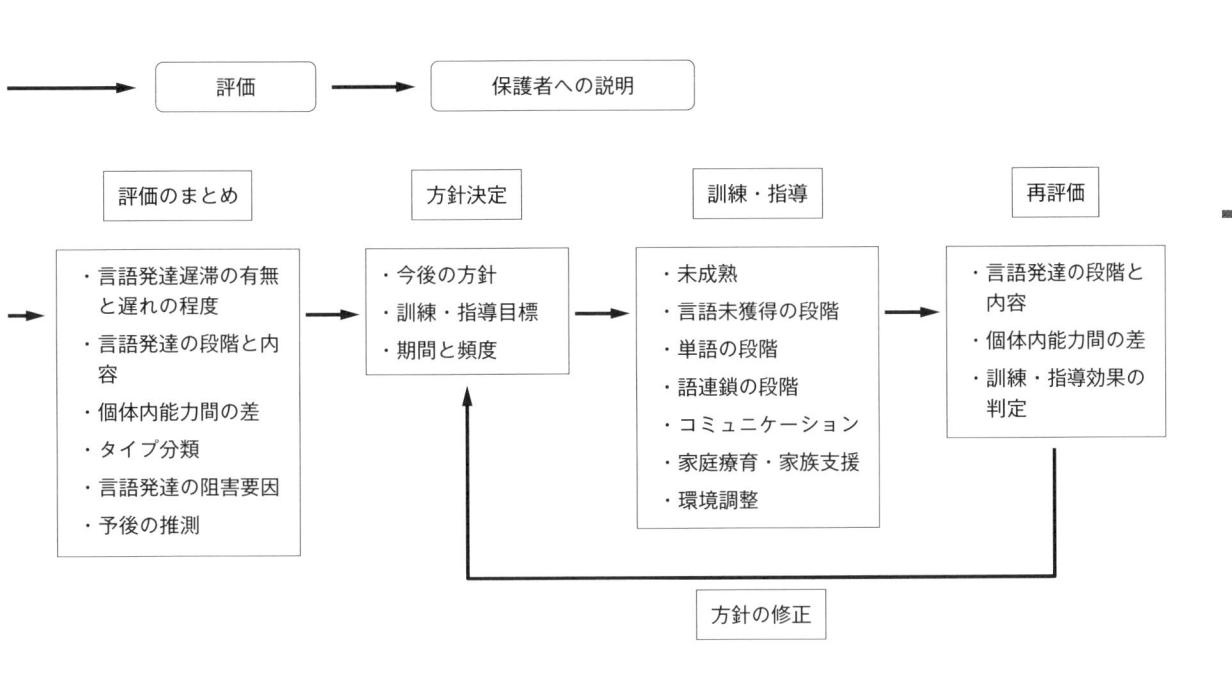

評価のまとめ	方針決定	訓練・指導	再評価
・言語発達遅滞の有無と遅れの程度 ・言語発達の段階と内容 ・個体内能力間の差 ・タイプ分類 ・言語発達の阻害要因 ・予後の推測	・今後の方針 ・訓練・指導目標 ・期間と頻度	・未成熟 ・言語未獲得の段階 ・単語の段階 ・語連鎖の段階 ・コミュニケーション ・家庭療育・家族支援 ・環境調整	・言語発達の段階と内容 ・個体内能力間の差 ・訓練・指導効果の判定

方針の修正

（執筆者：倉井成子，斉藤吉人）

基礎知識

言語発達障害は，何らかの理由で同年齢の子どもに比べて言語の理解や表現が遅れている状態[1]のほかに，コミュニケーション態度が非良好であったりコミュニケーション機能（要求や報告など）の分化が十分でない場合も指す．

言語発達障害を持つ子どもの保護者からの訴えには，言われていることがわからない，ことばが出ない，単語の数が少ない，発音が不明瞭，会話ができないなどがある．これらの問題をもたらす要因には，聴覚障害，知的障害，広汎性発達障害（自閉症スペクトラムなど），言語に関わる高次脳機能障害（学習障害，特異的言語発達障害＊など），脳性麻痺などが挙げられる．このうち，聴覚障害と脳性麻痺については他章を参考にされたい．ただし，例えば，聴覚障害が気づかれず，ことばの遅れで相談されることもあり，鑑別診断を要するケースもある．

上記の要因は，言語発達障害を持つ子どもの評価や訓練・指導の際に考慮する必要がある．

▶ 言語発達障害における言語・コミュニケーションのとらえ方

言語発達は，脳神経系の発達，感覚・運動能力の発達，認知の発達，基本的な人への興味・愛着などによって支えられているので，言語発達に関する知識だけでなくそれらの基礎的知識も必要である．

言語領域の学習は，①音形学習（音韻論），②語彙学習（意味論），③文法学習（統語論），④コミュニケーション学習（語用論）が挙げられる[2]．加え

＊ なお，特異的言語発達障害はDSM-Ⅳ，コミュニケーション障害の表出性言語障害，受容−表出混合性言語障害に当たると思われるが，本書では＜S−S法＞症状分類B群に含めた．なお，2013年5月にDSM-5が公表されたが，日本語訳は2013年12月以降に出版される予定ということで，本章ではDSM-Ⅳの分類を使用した．

て，発達障害の中には言語未獲得の子どもたちも多く，概念形成の学習（事物・事態の基礎的概念形成）も重要である．また近年，学童期の言語発達の研究（メタ言語能力，リテラシーなど）もなされてきている．したがって，年齢や状態に合わせてどの領域の学習を取り上げるかを考えねばならない（表1に言語発達段階を示す）．音声言語のほかに身ぶり，文字学習について考慮する必要がある場合も多い．また，言語は言語面だけでなく運動，生活習慣，社会性などの全般的な発達と関わりを持ちながら発達していくことも忘れてはならない．

▶ 言語発達障害の臨床の流れ
▶▶ 情報の収集

・生育歴（現病歴，既往歴，身体運動発達歴，検査治療歴など）

・現症：全般的発達検査（新版K式2001[4]，津守・稲毛式精神発達診断法[5]，遠城寺式乳幼児分析的発達検査法[6]など）
　　　言語検査（PVT-R[7]，＜S−S法＞[8]，LCスケール[9]，質問−応答関係検査[10]，FOSCOM[11]など）
　　　知能検査（田中ビネー知能検査Ⅴ[12]，WPPSI[13]，WISC-Ⅳ[14]，KABC-Ⅱ[15]など）
　　　行動観察

関連領域の専門的情報（小児科医，耳鼻科医，臨床心理士，療育関係者など）

適切な評価・診断を行うには，はじめに必要な情報を収集する．収集した情報は，例えば**表2**のような内容で整理統合して子どもの臨床像を把握し，今後の言語・コミュニケーションの発達を促すための支援の内容や方法，予後の推測などを考

表1 ● 言語発達段階と発達年齢

言語発達段階	発達年齢
前言語期	0〜1歳前後
語彙獲得期（単語獲得期）	1歳台
幼児前期（前期構文獲得期）	2歳〜3歳
幼児後期（中期構文獲得期）	4歳〜6・7歳
学童期	

注）佐竹作成の表[3]を一部改変・追加した表である．

表2● 整理統合項目

言語発達遅滞の有無と遅れの程度
言語発達の段階，音韻・音形，語彙，統語の発達，コミュニケーション態度・機能の分化
個体内能力間の差（理解力と表現力の差，言語性能力と動作性能力の差）
行動上の問題
発達検査や知能検査の結果
医学的診断名
その他（保護者からの情報，関連領域の専門的情報など）

える．発達途上の子どもなので，一定期間訓練・指導を実施して定期的に再評価し，方針やプログラムの修正を図る．

▶▶ 訓練・指導

評価から，今後の働きかけの方針と具体的な訓練・指導プログラムを決め，実施する．

本書では，言語未獲得，単語の段階，語連鎖の段階の各段階，文字・数，コミュニケーション・会話について記述し，また家族支援・地域連携についても紹介している．

訓練・指導は，子どもの言語・コミュニケーション学習に必要な言語記号の獲得・拡大だけではなく，それらを支える認知の発達や家庭・集団での働きかけをも含む包括的な支援でなければならない．

▶ 関連する障害

言語発達障害の要因について冒頭に述べたが，本章では，特に知的障害，自閉症スペクトラム，学習障害の項を設け，評価・訓練・指導に関して知っておかなければならないそれぞれの障害特性について紹介している．

▶ 種々の支援アプローチ

本章では，いくつかの支援アプローチ，すなわち，TEACCH，行動習得・介入，＜S-S法＞，語用論，AACについて取り上げた．

これらは，子どもの行動特徴，発達段階，コミュニケーションの課題に合わせて支援するときに知っておかねばならない考え方・技法である．臨床現場では，これらの支援方法を組み合わせて使用する働きかけを行うこともしばしばある．

文　献

1) 小寺富子：言語発達遅滞の言語治療，改訂第2版．診断と治療社，2009．
2) 林　安紀子：言語発達を説明する理論（今泉　敏・編：音声学・言語学）．医学書院，2009，p193．
3) 佐竹恒夫：言語発達段階に即した指導・訓練（医療研修推進財団・監修：言語聴覚士指定講習会テキスト，第2版）．医歯薬出版，2001，p239．
4) 生澤雅夫，松下　裕，他・編著：新版K式発達検査2001．京都国際社会福祉センター，2002．
5) 津守　真，稲毛教子，他：乳幼児精神発達診断法．大日本図書，0才-3才増補版，1995，3才-7才，1965．
6) 遠城寺宗徳：遠城寺式乳幼児分析的発達検査法（九大小児科改訂版）．慶應義塾大学出版会，1977．
7) 上野一彦，名越斉子，他：PVT-R絵画語い発達検査．日本文化科学社，2008．
8) 小寺富子，倉井成子，他：国リハ式＜S-S法＞言語発達遅滞検査マニュアル，改訂第4版．エスコアール，1998．
9) 大伴　潔，林安紀子，他：LCスケール増補版．学苑社，2013．
10) 佐竹恒夫，東江浩美，他：質問-応答関係検査．エスコアール，1997．
11) 東川　健，宇佐美慧，他：FOSCOM対人コミュニケーション行動観察フォーマット．エスコアール，2013．
12) 田中教育研究所・編：田中ビネー知能検査V．田研出版，2005．
13) 日本心理適性研究所：WPPSI知能診断検査．日本文化科学社，1998．
14) 日本版WISC-Ⅳ刊行委員会：日本版WISC-Ⅳ知能検査．日本文化科学社，2011．
15) 日本版KABC-Ⅱ制作委員会：KABC-Ⅱ心理・教育アセスメントバッテリー．丸善出版，2013．

（執筆者：倉井成子，斉藤吉人）

検査・評価・訓練(1)
言語未獲得

言語未獲得は，記号（ここでは音声言語，身ぶり言語）が未獲得で，周囲の物や人についての概念が獲得されていない，あるいは獲得されていても不十分な段階である．

したがって，この段階にいる子どもには音声や身ぶりの学習に先行・並行して事物や人の基礎概念の形成・拡大を図りながら記号の学習につながる働きかけが必要となる．ここでは＜S-S法＞の考え方に基づいて述べる（＜S-S法＞については，126～129頁参照）．

▶ **訓練適応**

ことばや身ぶりによる表現のみならず，それらの意味が理解できない子どもが対象になる．多くは発達全体が重度に遅れている．

▶ **学習プログラム**

①事物の機能に即した扱いが困難な段階と，②ある程度事物の機能を理解している段階に分けて考える．子どもが操作を通して物の概念を学習すること，同時にその中で，働きかけを行う相手にも子どもが注目し，働きかけが行われている状況も理解ができるようになることが目標である．

▸▸ **事物の機能に即した扱いが困難な段階**

（＜S-S法＞では，記号形式―指示内容関係　段階1 事物・事態の理解困難～段階2-1 事物の機能的操作）

身近な物に関心を持ち，事物に沿った操作ができるようになることを目指す．周囲の物や人への関心が少なく手をひらひらさせる，物を口に入れるなどの行動が多い場合，物や人への視覚的定位行動（物や人に注目する）を促し，子ども自身の行動が事態の変化を起こすことで，その物に関心が高まるような玩具や教材を用意する（例：子どもの手が玩具などに当たった結果，回る，音や光が出るなど事態が明らかに変化する）．

介助をしながらそれらの操作を繰り返すことを通して，特定の玩具に自発的に注目し，他に物があってもそれを選択しそれらしく扱うようになることを目指す．関心を高める材料の使用については，保護者と相談しながら試行錯誤することも必要である．玩具だけでなく，帽子や靴などの日常事物についての操作も有効である．

【症例】3歳児，発達レベル0歳の精神運動発達遅滞あり．手を上下に振る動きがあったので，バチでシロフォンを叩くことを介助（自分の働きかけの結果きれいな音が出ることに笑顔を見せた）→バチを持たせると1人で叩くようになり→目の前にバチがあると自分で取りシロフォンを叩くように変化した．その他リング差しや小球を箱の穴に入れるなどの教材を使用し，介助を徐々に減らしながら操作を促しているうちにそれらの存在に気づき，自発的に手を伸ばしてそれらしく扱うようになった．

▸▸ **ある程度事物の機能を理解している段階**

（＜S-S法＞では，記号形式―指示内容関係 段階2-2 ふるい分け～段階2-3 選択）

①**子ども自身が物を手にしている場合の事物間の弁別的操作の学習（段階2-2）**：周囲にある色々な物に弁別的反応しそれぞれの物の適切な操作の習得を目指す．いくつかの事物の適切な操作が可能になったら，事物間の違いを理解して弁別的に反応することを促す．子どもの手に物を持たせ（持った物が見本項になる）複数の選択肢の中からそれと対応するもの（選択項）を選ぶよう促す．はじめは形，色，操作の仕方などの差が大きいものを使用し（例：リング重ねと小球入れ．図1），次第にその違いが小さい教材を用い，良く見比べるよう働きかける．

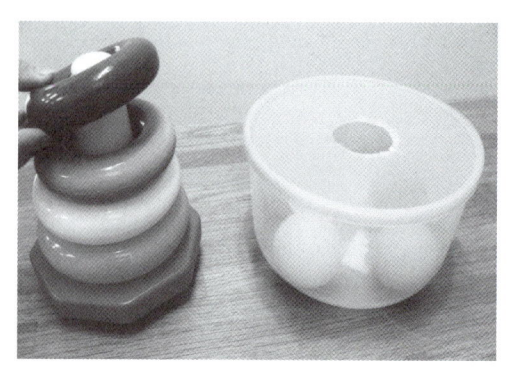

図1● タワーリング（リング重ね）と小球入れ
（タワーリングは（株）コンビ社製）

②他者が提示した物に注目し（子どもは物を持っていない）提示された物に関連する物を選ぶ（段階2-3）：ふるい分けがいくつかの物で可能になったら選択を行う．①と異なる点は，子どもは相手が示す物をよく見て，それと関連するものを選択肢の中から選ぶところにあり（例：図1のリングと小球を子どもの目の前に置き，ボールを提示されたらリングを選び，容器なら小球を選ぶような課題），子どもは相手に合わせて操作する必要がある．他者の行動に注目することは，周囲の人が示す身ぶりやことばに注目する必要がある次の記号の段階と連続性を持つ．段階2-3になると，生活の中でも周囲への関心が高まり，相手からの信号を受け止めることが増え，ことばが理解できなくても見さえすれば指示に従える頻度が高くなる．

▶▶ **訓練のポイント**

①**相手への注目・記号との対応**：子どもに物を渡す直前，相手の目を見るよう渡す人自身の目の近くに物を提示するなど工夫し，アイコンタクトを促す．事物操作と同時に，「ポン」，「ナイナイ」などのことば掛けをする（将来子どもの行為と音声が結びつくように）．音声だけでなく，身ぶり記号の学習も考慮する．日常事物には身ぶり記号と対応している物があるので，音声記号は難しくても身ぶりなら介助して学習を促しやすいことが多い（例：靴と帽子のふるい分けを行うとき（図2），帽子では，はじめは頭を触ることを介助し，次第に自発的に子どもが身ぶりをするよう促す）．その結果，次第に身ぶり表現をすることがよく見られる．また，「ぼうし」のことば掛けも行うので，子ども自身が身ぶりと共に"ボ"のような音声を発することもある．

②**初期の身ぶり**：体の一部に触れることが身ぶりになる物は，子どもにとって分かりやすい（例：靴や帽子のほかに歯ブラシ，コップ，メガネ，リュックなど）．

③**自己の意思表現**：ハンドリングなどによる要求表現は，言語未獲得の子どもにとって大事なので容認する必要があるが，他に「チョウダイ」の身ぶりや相手の注意を自分に向ける呼びかけ（注意喚起，相手の肩に触るなど）などを介助して学習を促すことも，社会的に許容される手段の獲得につながる．

▶ **家庭療育**

段階1，段階2-1でも簡単な「仕事」を子どもと一緒に行うよう保護者を励ます（例：ゴミをゴミ箱へ，食器をお盆に片づけるなど）．保護者が介助し声掛けをしながら子どもと一緒に，根気よく行うことが重要である．このような活動は，子どもが周りに関心を持つきっかけにもなり，また保護者に「何かできる」という気持ちが芽生えることにもつながる．段階2-2では，玩具や身近な物の片づけを，ふるい分けをしながら一緒に行うよう助言する（本は本棚へ，ブロックは箱へなど．少しで良いから一緒に行うことが重要）．段階2-3では，子ども自身が周囲へ注目する力が高まってきているので，関連するものを見せ（牛乳パックを見せコップを持ってきてもらうなど），ことばや身ぶりを伴いながら働きかけをするなども良い．

どの段階でも，次に起こる事態に関連する物を見せながらことば掛けをすることも，次の事態の予測する力（概念）を育てるのに役立つと思われる（例：バッグと買い物）．

文　献

* 佐竹恒夫，小寺富子，他：＜S－S法＞言語発達遅滞訓練マニュアル．エスコアール，1991．
* 佐竹恒夫，小寺富子，他：言語発達遅滞訓練ガイダンス．医学書院，2004．

（執筆者：倉井成子）

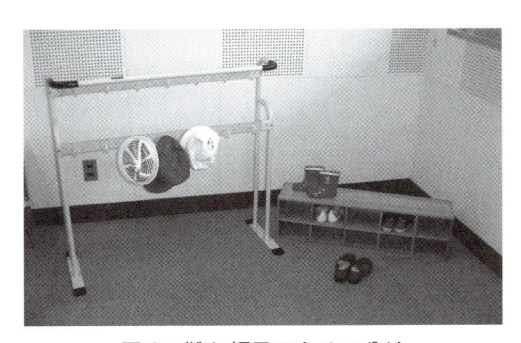

図2● 靴と帽子のふるい分け

検査・評価・訓練(2)
単語の段階

「単語の段階」とは，単語の受信（理解）が可能な段階であり，定型発達では1歳前半から2歳の発達に相応する．＜S-S法＞言語発達遅滞検査では，＜段階3事物の記号＞にあたる．くつ，コップなど身近な事物の名称がわかる（幼児語も含む）子どもから，同カテゴリー内の名称（動物であれば，ぞう，きりん，いぬ，ねこなど）を分化してわかる子ども，さらには動作語や属性を表す語彙（大小，長短，色名など）がわかる子どもまで含まれる．言語発信（表現）面では，有意味語がなく非言語的手段（視線，ハンドリングなど）で表現する子どもから，身ぶり記号で表現する子ども，発語が可能な子どもなどさまざまである．乳幼児健康診断で相談が多い「単語がわかるが話せない」という主訴の2, 3歳の幼児から，語連鎖の理解はできないが多数の発語がある学齢児など，臨床像は幅広い．

▶ 検査・評価

＜S-S法＞言語発達遅滞検査やLCスケールなどのフォーマルな検査を実施し，適宜他の名称や動作語の受発信課題を追加し語彙の拡がりをみる．日常生活の様子の聞き取りも重要である．受信（理解）面については，音声記号のみで理解しているのか，身ぶり記号で理解しているのか，状況文脈の助けが必要なのかを確かめる．発信（表現）面については，語彙数や拡がりを把握するためにチェックリストを用いるとよい．その際，模倣と自発を区別して聴取し，身ぶり記号での表現やワードパーシャル（語の一部での発話，「ひこうき」に対して［ki］）や抑揚での発話についても拾い上げる．

評価では，言語受信（理解）面と言語発信（表現）面の評価に加え，動作性課題や模倣など，言語を支える基礎的な能力（基礎的プロセス）についても把握する．両者のバランスをみる．発語がない子どもが，語連鎖の理解ができるようになると発語が増えてくるなど，言語受信（理解）面が言語発信（表現）面の発達に優先する場合は定型発達でもよくみられ，乖離があるとはいえない．一方，カテゴリー内分化が可能で語彙理解が広がっているのに長期間発語が増えない場合は，言語発信（表現）面に特化したプログラムの適用が考えられる．

▶ 指導プログラムの基本

理解語彙を質・量ともに拡大しつつ，子どもにとって可能な表現方法を獲得することが働きかけの中心である．また，学習した語彙は日常生活場面での使用を促すことが重要である．お片づけ，持ってくる手伝い，絵本を一緒に読むなど，家庭や集団場面において語彙の拡大や実用的使用をはかる活動を具体的に助言する．あわせて，形の弁別や身ぶりや音声の模倣など基本的プロセスにも働きかける．

▶ 教材の工夫

実物，ミニチュア，事物はめ板，写真，切り抜き絵，絵カードなど種々の材料を子どもの特徴に合わせて工夫する．一般に新しい語彙を学習する際には，内容の解読に負荷のかからない実物やミニチュアを利用するとよい．しかし，実物を使用すると操作に熱中してしまう子どもや，語彙の拡大をはかる子どもでははめ板や絵カードが学習を進めやすい．

▶ 語彙の選択

初期の語彙学習では，①子どもにとって親近性が高く，ことばや身ぶりに接する頻度が高い語彙，②子どもが自ら操作できる物（例：ハブラシ，ぼうし）や参加できる活動に含まれる語彙（例：洗って），③対応する身ぶり記号や幼児語が存在する語彙（例：はさみ）が学習しやすい．また定型発達の語彙獲得の順序も参考になる．子どもの興味・関心や障害特性，生活環境の個別性にも配慮して選定する．

▶ 言語受信（理解）面の指導

①事物や事象に関する概念を形成し，②身ぶり記号の理解を経て，③音声記号（幼児語，成人語）の理解へ進むことが基本的な手順である．

身ぶりや音声記号に対応する物を目の前の選択肢から選ぶという即時場面からはじめ，該当する物を離れたところから持ってくる遅延場面へとつなげる．初期には選択肢を3, 4個と少なくする．また，家庭や集団場面でも，「○○持ってきて」のような手伝い場面に般化させる．

表1 ● 大小の受信の学習 （文献1より一部転載）

材料・大小の○を描いたカードを指標として用意する
・大小の実物　数セット

	項目	設定	ポイント
概念形成	指標―実物の見本合わせ（ふるい分け，選択）		「大きい」「小さい」の身ぶり記号を提示し模倣を促す．徐々に指標カードに対して身ぶり記号の発信も促す．
受信	身ぶり記号の受信		身ぶり記号に対して実物を選択させる．その際，身ぶり記号の模倣を促すと有効である．指標カードでフィードバックする．
発信	音声記号の受信		音声記号に対して実物を選択させる．音声記号に対して，身ぶり記号の発信を促してから選択させるとよい．

表2 ● 身ぶり記号の例 （文献1より一部転載）

分類	例	
文脈依存の身ぶり（初期的身ぶり）	ちょうだい／やって	おーい
事物を表す身ぶり：対応する身体部位を触る・叩く	ハブラシ	めがね
事物を表す身ぶり：特徴や動きを描写	ぞう	車
動作を表す身ぶり	寝る（ネンネ）	洗う（ジャブジャブ）
抽象的概念を表す身ぶり	大きい	小さい

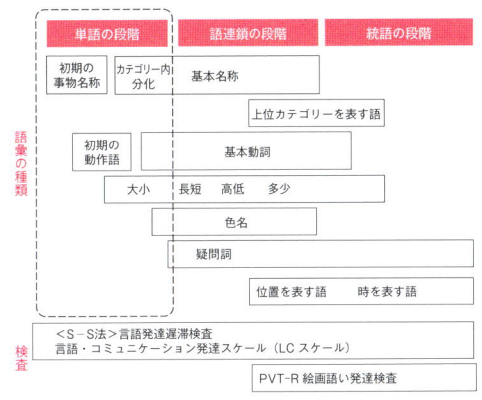

図1 ● 語彙学習

（語彙の種類：単語の段階／語連鎖の段階／統語の段階）
- 初期の事物名称，カテゴリー内分化，基本名称
- 上位カテゴリーを表す語
- 初期の動作語，基本動詞
- 大小，長短，高低，多少
- 色名
- 疑問詞
- 位置を表す語，時を表す語

検査
＜S-S法＞言語発達遅滞検査
言語・コミュニケーション発達スケール（LCスケール）
PVT-R絵画語い発達検査

身近な事物の名称がわかるようになり，徐々に幅広い名称（日常用具，乗り物，動物，場所名，人名など）が理解できると，次に動作語や気持ち・状態・属性を表す語（うれしい，暑い，大きいなど）への理解へと進む．このうち，大小の学習の手順を表1に示す．

語彙が広がった段階で語連鎖さらには統語の学習へと進む．並行して「動物，乗り物，果物」など上位カテゴリーを表す語，空間・位置に関する語（上下，中外，左右等），時を表す語（今日，明日，あさって）等の学習へと進む（図1）．年齢があがるとともに生活経験も広がり，新たな語彙の学習は生涯続くと考えてよい．

▶ 言語発信（表現）面の指導

受信（理解）が可能な語彙の中から発信（表現）の学習を行う．発語がない，あるいは発語が少ない子どもでは，まずは身ぶり記号を導入し発信の構えを形成した上で音声記号の発信に移行することが効果的である．音声記号での発信がある程度可能となった段階でも，新しい語彙の学習の際には身ぶり記号（表2[1]）からはじめることが容易である（例：動作語の学習を身ぶり記号の模倣・発信から開始）．音声記号の発信（表現）では，子どもが産生可能な音形と意味の結合をはかることを優先し（例：無声音の［pâ］を「パン」「パパ」の意で使用する），音形が整っていないワードパーシャルや語全体の抑揚での発話も初期には許容する．

即時発信課題の後に，伝達課題や命令ごっこなどの遅延発信へと進む．さらに日常でも要求，拒否，報告，注意喚起などを使用する場面を設定して，機能的な自発発信につなげる．一般的に，表現可能な語彙が50～100語になり，動作語，形容詞等へ広がることで2語発話も聞かれるようになる．

▶ AAC

語彙の学習では，身ぶり記号を媒介に音声記号を学習したり，絵と事物の見本合わせを経て音声記号の理解へと進むなど，音声言語以外の記号を積極的に利用する．また，音声記号での理解や表現面の不足に対しては，実物や写真・絵，身ぶり記号などを用いて理解や表現を補完する援助を行うことが重要である（例：クッキングの際，「おたま／泡立て器を用意して」は調理器具の写真を見せて理解を促す）（AACの項参照）．

文　献

1）佐竹恒夫：＜S-S法＞言語発達遅滞訓練マニュアル〈2〉．エスコアール，1994．
＊　佐竹恒夫，小寺富子，他：＜S-S法＞言語発達遅滞訓練マニュアル〈1〉．エスコアール，1991．

（執筆者：東江浩美）

検査・評価・訓練(3)
語連鎖の段階

語連鎖とは，複数の語が結合した記号形式をいう．語連鎖には主語と述語を有する**文**と，有していない**句**がある．＜S-S法＞における記号形式―指示内容関係の段階では段階4の語連鎖・要素（非可逆事態）と段階5の語連鎖・統語方略（可逆事態）がこれに当たる．ケースは，非可逆事態では要素を手がかりに語連鎖を理解し，可逆事態では語の順序や助詞を手がかりとして語連鎖を理解する．

▶ **訓練適応**

語連鎖の構成要素となる事物名称，動作語，形容詞などの語彙が獲得されているケースが訓練適応となる．＜S-S法＞の症状分類ではT群（音声発信未習得）児，C群（生活年齢に比し遅れ）児，B群（音声発信困難）児が該当する．

2語連鎖学習は理解語彙が増加・拡大した段階3-2（音声記号）のケースに対して導入する．2語連鎖で理解できる文型のバリエーションが増えた後に3語連鎖，4語連鎖と構成要素を増やしていき，その後，語順の統語方略による理解，助詞の統語方略による理解へと進む．とはいえ，統語方略の習得は定型発達児においても数年にわたる過程である．言語発達遅滞児へ適用する場合，3語連鎖が理解できるようになったからといってすぐに統語方略による理解を導入しようとせず，十分に3，4語連鎖の文型拡大を行うべきである．

▶ **語連鎖・要素の訓練プログラム**（＜S-S法＞では段階4）
　▶▶ **訓練方法**

2語連鎖文型として，＜動作主+動作＞＜対象+動作＞＜道具+動作＞などの動詞文と＜属性+事物＞＜所有者+事物＞＜事物+事物＞などの名詞句がある．3語以上の語連鎖文型は，これらを組み合わせたものとなる（表1）．課題設定にあたり，意味関係，語彙，訓練材料等を決定する．決定に際してはケースが理解しやすい語彙を用いて構成される文型を選び，訓練材料をミニチュア，立て図（図1），写真，切り抜き絵，絵カードなど

表1● 語連鎖文型の例

	動詞文		
	動作主+動作	対象+動作	道具+動作
2語連鎖文例	お母さんが食べる 男の子が寝る	りんごを洗う 帽子をかぶる	包丁で切る クレヨンで描く
多語連鎖文例	お母さんがリンゴを切る，男の子が積み木で船を作る，など		

	名詞句		
	属性+事物	所有者+事物	事物+事物
2語連鎖文例	大きいカバン 赤いかさ	お父さんのくつ ぼくのズボン	車と犬 はさみとのり
多語連鎖文例	小さい黄色い帽子，お姉ちゃんの赤いカバン，大きいかさと青いくつ，など		

	その他
2語連鎖文例	ドラえもんがごはん（を食べる） アンパンマンがはさみ（で切る）

の中から文型やケースのレベルに応じて選択する．

手続きには，基礎学習・受信・発信がある．基礎学習は，選んだ語彙の理解確認，2語連鎖音声刺激からの語彙の抽出，模倣・見本合わせによる反応行動，絵の解読の確認である．その後，選択肢数・言語形式等に配慮しつつ受信を行う．発信は質問を通じて促し，伝達・命令へとつなげていく．

実施例1 ＜S-S法＞言語発達遅滞検査による評価Ⅱ群（コミュニケーション態度非良好）-T群（音声発信未習得），段階3-2 音声記号であるケースの場合

受信可能な語彙は事物名称，動作語，身体部位であり，大小と色名は困難．人名の理解は浮動的であるが動物名の理解は可能．音声発信は幼児語が数語可能で，身ぶり発信が中心．以上の情報から，語彙と訓練材料として絵カードないし立て図を用いた＜対象+動作＞，日常生活においてケースと家族が実際に使用している実物を用いた＜所有者+事物＞，動物ミニチュアを用いた＜動作主+動作＞，絵カードを用いた＜事物+事物＞などが考えられる．ここでは，動作主+動作の2語連鎖を例に挙げる．

意味関係：動作主+動作
語彙：象，猫，寝る，おしっこする
訓練材料：動物と家具のミニチュア（図2）
手続き：

①基礎学習；i）動物名，動作語の受信確認を行う．また，並行して模倣により動物を家具に操作する反応行動の確認を行う．ii）同様に動物2つと家具1つあるいは動物1つと家具2つを呈示

図1●立て図 対象＋動作

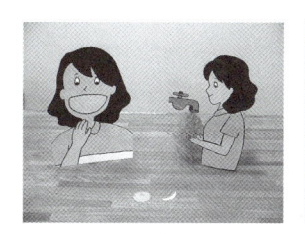

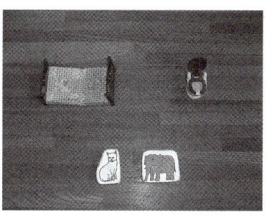

図2●ミニチュア操作 動作主＋動作

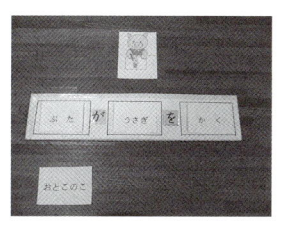

図3●文字文構成 統語方略語順

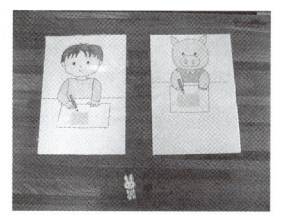

図4●絵構成 統語方略語順

し，「象がおしっこするよ」と2語連鎖音声刺激からの語彙の抽出を実施する．

②受信；動物2つと家具2つを呈示し，「猫が寝るよ」と2語連鎖受信を促す．

③発信；発信が可能な言語記号を用いて語連鎖発信を促す．

▶ 語連鎖・統語方略の訓練プログラム

（＜S-S法＞では段階5）

▶▶ 訓練方法

文型としては，動作主－対象［男の子が女の子を描く，おんぶする］，名詞句所有［クマくんのうさぎ（の人形）］，起点－目標［公園から駅に行く］などが挙げられる．また，語順の方略が成立しているケースには，比較文［りんごがコップより大きい（小さい）］や授受構文［あげる－もらう，貸す－借りる］，受動文［怒る－怒られる］，使役［持たせる，行かせる］，関係節［パパは女の子が注いだビールを飲む］などを導入し，文型の拡大を図る．助詞の方略の学習も，語順の方略によって理解できる文型が十分に拡大した上で導入する．

手続きには，基礎学習・非可逆事態受信・可逆事態受信があり，発信や受信の手がかりとして文字文を利用する．文字学習が進んでいない場合，絵記号を用いる．基礎学習は，操作の模倣や見本合わせである．次に動作主－対象においては対象を非生物にして非可逆事態での受信を実施し，選択肢の組み合わせ等に留意しつつ可逆事態へ移行する．文字文を利用する場合，非可逆事態の絵カードに対して文字単語を文構成することからはじめ，可逆事態の絵カードに対する文字文構成，音声に対する文字文構成へと移行し，文字文構成後に絵カードを選択，音声受信へ進む．

統語方略助詞の学習では文字が有効である．絵に対して文字文を構成させることで絵と文字文との関連性理解を深めていく．要素の挿入からはじめ，助詞の挿入，文字文構成へとつなげていく．

実施例2 ＜S-S法＞言語発達遅滞検査による評価I群（コミュニケーション態度良好）-C群（生活年齢に比し遅れ），段階4-2 3語連鎖であるケースの場合

2語連鎖4形式，3語連鎖2形式の受信が可能．文字は既学習．ここでは，絵構成と文字文を用いた＜動作主＋対象＞の例を挙げる．

意味関係：動作主＋対象

語彙：男の子，うさぎ，ぶた，描く，（りんご）

訓練材料：対象の描かれていない絵カード，対象の切り抜きピース，絵カード，文字単語カード

手続き：

①基礎学習；i）非可逆事態において，絵カードを見て同じ絵を構成するよう促し，見本合わせを行う．ii）文字単語を呈示し，絵に対応する文字文を構成させる（図3）．

②受信：非可逆事態の受信を実施し，成立したのち可逆事態の受信を導入する（図4）．まず動作主を2人（図4では男の子とぶた）とし，対象を動作主に用いなかった生物と非生物の2つ（うさぎとりんご）とする組み合わせからはじめ，非生物を含まず，対象・動作主をともに2人，3人と増やしていく．この間文字文を用い，音声刺激とともに文字文を呈示，文字文を見せてから裏返す，裏返しの文字文を呈示するというステップを踏む．

③発信：受信の試行ごとに文字文を読む，裏返しの文字単語カードを指さしながら音声発信することを促す．

文献

* 佐竹恒夫：統語，記号形式－指示内容関係に基づく＜S-S法＞言語発達遅滞訓練マニュアル〈2〉．エスコアール，1994，pp65-114．

（執筆者：本間慎治）

検査・評価・訓練(4)
文字・数

▶ **文字**

　文字習得は，言語発達障害児の言語行動形成の媒介や音声の代用的手段として，有効なことがある．そのためには，子どもの興味，障害や発達に基づいた体系的な支援（文字形弁別，文字記号と意味の結合など）が必要となる．学習内容の選択にはひらがな文字検査[1]などの結果を参考にする．ひらがな文字は，①視覚的記号，②持続的呈示が可能，③日本語の音節とほぼ対応，④構成単位を明示可能（単語における1音節（1文字）や文における単語），等の特性があり，言語発達障害児にとって有効である．

▸ **文字記号習得プログラム**

①**文字形の弁別**（単文字・文字単語）：単文字間で見本合わせ，文字単語間で見本合わせを行う．類似度低（例：あいて）から，徐々に類似度高（例：めぬれわ）へと進める．

②**文字記号と意味の結合**：
　1) 文字単語と絵の結合学習：遮蔽・消去法，またはペア構成法（図1[2]）で行う．
　2) 文字チップによる文字単語構成（図2[2]）．

③**文字記号と音韻の結合**：
　1) 文字チップによる文字単語構成：音声に対応した文字単語構成から，最終的には五十音表のポインティングで，単語を構成する．
　2) 1音1文字の結合学習：数個の文字チップの中から，音声により，1文字選択．最終的には，五十音表から選択．文字チップ選択後，文字に対応し音声の産生を促すことが重要．

④**文字記号－意味（指示内容）－音韻の構造的対応の成立**（図3[2]）：文字単語カードの音読後，絵カードを選択．文字チップの構成後音読等．

▸ **文字学習の目的と方法**

　文字は言語行動形成の媒介や音声の代用的手段として有効なことがある．

①**言語構造の学習**：

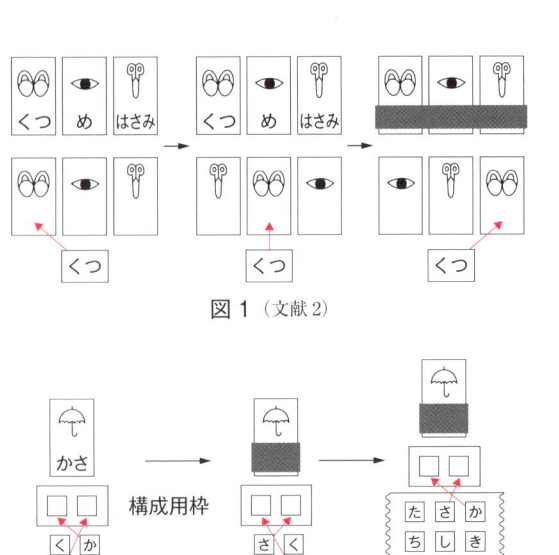

図1（文献2）

図2（文献2）

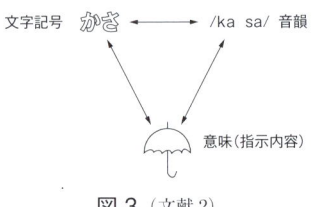

図3（文献2）

　1) 音韻構造の分解と合成（音節を意識させながら，文字チップで文字単語を分解・合成）．
　2) 文の構成（例：文の構成要素の文字単語－りんご・ばなな・たべる・きる－を並べ，絵を見本項に文を構成）．なお，文字記号の学習が困難な場合は，絵文字や図形記号等の視覚的記号を適用．

②**発語（音声言語発信）の補助手段**：発信行動の媒介－文字での発信を媒介として音声記号による発信を促す．発語困難な場合には，文字を代用的コミュニケーション手段として用いる．

③**受信の補助手段**：聴覚経路からの言語学習がスムーズでない場合など，語彙や文などの言語学習の媒介や補助手段として文字を用いる（例：2語連鎖の文字文構成が可能後に，文字文を媒介とし音声記号の受信の成立を図る）．

④**視覚経路を用いたフィードバック回路の形成**：助詞方略の学習で，音声記号受信後に文字文を構成させ，選択した助詞を確認する等．

⑤**文字と音声言語の自由な変換による情報量の**

協同医書出版社の好評書

本書は著者が長い間、研究や教育の中で追究してきたテーマ、すなわち著者が敬愛するロシアの神経科学者アレクサンドル・ルリヤが提唱した「ロマンティック・リハビリテーション」への具体的な道筋をつくるための思考方法と、それを支える神経科学や認知心理学、発達科学などの知識の中でもリハビリテーションに直接関わるものを厳選して構成したものである。さらに、著者らの研究グループによる数多くの研究成果が盛り込まれているのも、本書の大きな特長である。

神経科学と行為との接続
ニューロリハビリテーションの原理

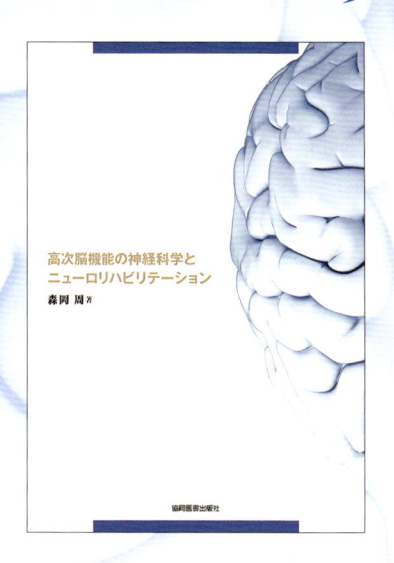

本書ではリハビリテーションの来るべき未来像を「ニューロリハビリテーション」とし、その実践のためには「人間の脳神経系の特質とは何か」「人間の喜怒哀楽とは何か」「人間同士のつながりとは何か」…常にこうしたいくつかの難しい問いかけを携えて進まなければならないことを提言する。複雑をきわめる高次脳機能障害に対するリハビリテーション治療の中で、そうした複眼的な視点から人間の本質を探求する諸科学に関わる知識を活かしていくための手がかりや示唆が本書にはあふれている。リハビリテーション科医師、理学療法士、作業療法士、言語聴覚士に好適なテキストである。

必携書

高次脳機能の神経科学と
ニューロリハビリテーション

森岡 周●著　●A5・並製・380頁・一部4色刷　定価4,400円（本体4,000円＋税10%）
ISBN978-4-7639-1089-9

目 次

第1部●人間の高次脳機能
　注意とワーキングメモリ／知覚とキネステーゼ／言語とコミュニケーション／
　自己意識とディシジョンメイキング

第2部●高次脳機能障害のニューロリハビリテーション
　半側空間無視のニューロリハビリテーション／身体・病態失認のニューロリハビリテーション／
　失行のニューロリハビリテーション

協同医書出版社　〒113-0033 東京都文京区本郷 3-21-10　Tel. 03-3818-2361／Fax. 03-3818-2368　http://www.kyodo-isho.co.jp/

好評既刊書

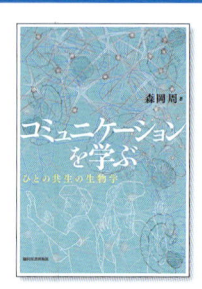

コミュニケーションを学ぶ ひとの共生の生物学

森岡 周●著

A4・140頁・2色刷
定価3,740円（本体3,400円＋税10％）
ISBN978-4-7639-1083-7

**脳の進化、人と社会、
これからのコミュニケーション理解の基本を解説**

人間とその社会との成り立ちをコミュニケーションという観点から解説。内容も従来のコミュニケーション理解からさらに一歩進め、豊富な図版とともに、基礎的な知識から最先端の知識まで、読者の興味を引きつける幅広い内容のコラムも充実しています。看護師や保育領域にも活用できます。

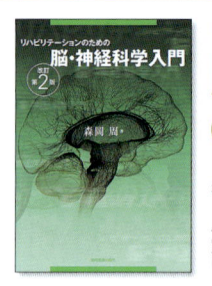

リハビリテーションのための 脳・神経科学入門 改訂第2版

森岡 周●著

A5・244頁
定価3,080円（本体2,800円＋税10％）
ISBN978-4-7639-1079-0

**「ニューロリハビリテーション」という
新しいヴィジョン！**

リハビリテーション専門家にとって必須の脳・神経科学の知見を紹介した初版を、9割近くの内容を一新して大改訂！セラピストが臨床において当たり前の知識として脳・神経科学の知識を共有し、その知識を基に治療を行っていく時代を目指すためにベースとなる知識を網羅しています。

当社刊行書籍のご購入について

当社の書籍の購入に際しましては，以下の通りご注文賜りますよう，お願い申し上げます．

◆書店で
医書専門店，総合書店の医書売場でご購入下さい．一般書店でもご購入いただけます．直接書店にてご注文いただくか，もしくは注文書に購入をご希望の書店名を明記した上で，注文書をFAX（注文受付FAX番号：03-3818-2847）あるいは郵便にて弊社宛にお送り下さい．

◆郵送・宅配便で
注文書に必要事項をご記入の上，FAX（注文受付FAX番号：03-3818-2847）あるいは郵便にて弊社宛にお送り下さい．本をお送りする方法として，①郵便振替用紙での払込後に郵送にてお届けする方法と，②代金引換の宅配便とがございますので，ご指定下さい．なお，①②とも送料がかかりますので，あらかじめご了承下さい．

◆インターネットで
弊社ホームページ http://www.kyodo-isho.co.jp/ でもご注文いただけます．ご利用下さい．

〈キリトリ線〉

注　文　書（FAX:03-3818-2847）

書　名	定価	冊数
高次脳機能の神経科学とニューロリハビリテーション	4,400円（本体4,000円＋税10％）	
コミュニケーションを学ぶ　ひとの共生の生物学	3,740円（本体3,400円＋税10％）	
リハビリテーションのための脳・神経科学入門　改訂第2版	3,080円（本体2,800円＋税10％）	

フリガナ	
お名前	
お届け先 ご住所 電話番号	〒□□□-□□□□ 電話（　　　　）　　　－　　　　，ファックス（　　　　）　　　－
Eメールアドレス	＠
購入方法	□ 郵送（代金払込後，郵送） □ 宅配便（代金引換）【配達ご希望日時：平日・土休日，午前中・14～16時・16～18時・18～20時・19～21時】 □ 書店でのご購入【購入書店名：　　　　都道府県　　　　市区町村　　　　書店】

新刊のご案内および図書目録などの弊社出版物に関するお知らせを、郵送または電子メールにてお送りする場合がございます。
記入していただいた住所およびメールアドレスに弊社からのお知らせをお送りしてもよろしいですか？　□ 希望する　□ 希望しない

協同医書出版社　〒113-0033　東京都文京区本郷3-21-10　TEL（03）3818-2361
URL　http://www.kyodo-isho.co.jp/　FAX（03）3818-2368

拡大：絵本を読む，手紙，絵日記等.

▶▶適応および働きかけの重点

　一般には，既に習得している音声言語の体系の上に文字言語を習得することが多いが，言語発達障害児の場合，音声言語を未習得あるいは習得途上の場合がある.

　①**音声記号を既に習得しており，その基盤の上に文字学習を行う場合**：学習内容は，音声言語を文字言語に置き換えることである.

　1）就学前〜小学校低学年で，軽度からボーダーライン域の発達全体の遅れがある場合—重点：文字記号の習得，言語構造の学習，絵本ほか.

　2）上記に加え構音障害や全般に不明瞭な発話を伴う場合—重点：文字学習全般とともに，音韻構造の分解と合成.

　②**音声言語を未習得あるいは習得途上の場合**：

　1）動作性の課題に比べ，音声言語による受信・発信にかなり遅れがみられる場合—重点：文字による言語記号の受信・発信の成立（例：文字単語で絵や実物を選択）→文字を媒介として音声言語の受信・発信（例：音声で文字単語選択してから絵を選択→音声で絵を選択）.

　2）動作性の課題と言語の受信面に比し音声言語の発信にかなり遅れがみられる症例（B群（音声発信困難）やC群（生活年齢に比し遅れ）−c（受信＞発信））—重点：文字記号の習得，文字での発信を媒介として音声言語による発信（書字で要求を伝える→書字後音読し要求を伝える）.また，文字を発語の補助手段や代用的手段として用いる.

▶ 数

　数の学習は，数を概念として形成し，その概念を数字や数唱に変換していくことが重要である.また，基数（量を表す）と序数（順序を表す）を区別し，基数の指導から導入する.

▶▶数概念の形成

　事物で1対1対応の成立を図る，次に，事物と有縁的記号（例：指や積木カード）との対応，事物と数称や数字との対応へと学習を進める.

　①**基礎**：ペグを見本項の色でふるい分ける学習等は，結果的に1対1対応の学習となる.

　②**数概念の形成**：

　積木カード・指の対応：(1) 3〜4cm角の積木と台紙（積木大の枠付き）を用意．台紙上に1〜3個並べた積木を見本に，積木を並べる．(2) 積木の絵を描いたカードを見本に，積み木を並べる．(3) 積木カードを見本に，積木カードを選択する（1〜5）．(4) 積木カードを見本に同数のリンゴが描いてあるカードを選ぶ等のふるい分け・選択．(5) (1)〜(4) の課題時に，積木や絵に1対1で指の本数を対応させる.

　系列化：長さや数量の異なる積木等を，長さや数量にしたがって系列的に並べる.

　範疇化：積木カードと果物のミニチュア，積木が整列した積木カードとバラバラに配置した積木カード等，異なる事物，配列の異なるカードの見本合わせを行う.

　③**指との対応**：指に対応した数の積木を並べる．また，積木カードに対し，指を対応させる.

　④**音声（数称）や数字との対応（恣意的記号）**：(1) 音声に対応して（数称，例：[サン]）指を出した後，積木や積木カード選択する．(2) 音声に対して直接積木や積木カードを選択する．数字との対応学習も同様に行う.

　⑤**文章題**：文章題は，計算だけではなく，言語発達との関係が大きい．文に合わせて，ミニチュアを使って実際の操作をしたり，文の聴理解や読解の学習と関連して進める.

文　献

1) 佐竹恒夫，他：ひらがな文字検査—実施マニュアル—．エスコアール，2013.
2) 佐竹恒夫：言語発達遅滞訓練マニュアルⅠ．エスコアール，1991.
＊ 佐竹恒夫，他：言語発達遅滞訓練マニュアルⅡ．エスコアール，1994.

（執筆者：大西祐好）

検査・評価・訓練(5)
コミュニケーション・会話

▶領域の位置づけ

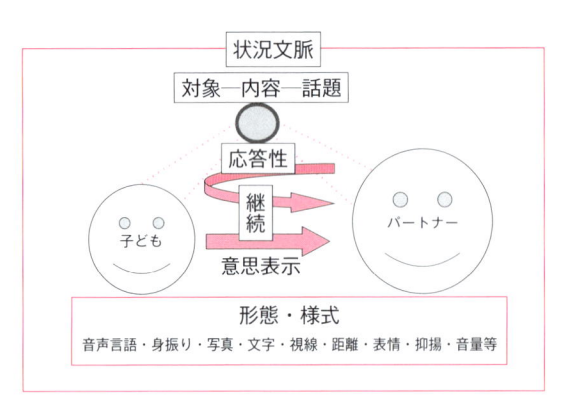

▶▶コミュニケーション

コミュニケーションは，聞く，話す，読む，書く，会話全ての領域にまたがり，それらの基礎となっている．主に個人間でのコミュニケーションを通して，情報伝達や感情交流がなされる．

コミュニケーション行動の諸側面について**表1**に示す．子どもとそのコミュニケーションパートナーとのコミュニケーションをキャッチボールになぞらえて図示したのが**図1**である．ボールは両者の対象・内容ひいては話題であり，「何についてコミュニケーションをしているか」という面である．同時にコミュニケーションは，ボールを受ける（応答性），投げる（発信・意思表示）などのコミュニケーションの方向性があり，それがどの程度継続，修復（子どもが受け取りやすいようにゆっくり投げる，など），発展，終了するかなどのプロセスも含まれる．要求や報告，質問などのコミュニケーション機能（後述）の一部は，意思表示の中に含まれる．さらにコミュニケーションの形態・様式には，音声言語のみならず，身ぶりや文字，距離，表情，音量などのコミュニケーション手段が含まれる．こういったコミュニケーション行動は，さまざまな人（例：父親），場面（例：公園）という状況文脈の中で行われ，諸側面の行動に影響を与える（例：周囲に人がいなければ大きな声を出すが，いるときは小さくする，など）．

コミュニケーション機能とは，コミュニケーションがどのような意図を持ってなされ，発信者自身とそのコミュニケーションパートナーにどのような作用を及ぼすか，という働きのことを言う[1]．コミュニケーション機能の分類を**表1**下に示す[2,3]．自己調整機能は，個人内のコミュニケーションであり（例：「今度はボールをじっと見るぞ」と自分で自分に言い聞かせる），前述の意思表示の中には含まれない部分である．

▶▶会話

会話とは，「聞き手と話し手が知識や感情などに関する情報を言語的および非言語的な表現を交換することで相互理解に至る，一連のプロセス」である[4]．会話は，前述のコミュニケーションの諸側面を基礎にして，さらに聞く（受信，理解），話す（発信，表現），読む，書くの領域にまたがる．

図1●コミュニケーション行動の諸側面

表1●コミュニケーションの諸側面

コミュニケーション行動の方向性とそのプロセス	応答性（理解）	遊びへの誘いかけに対する反応，指示への反応，返事，場面活動の変換への反応
	意思表示（表現）	要求，拒否，報告，注意喚起など
	継続性	相互交渉の継続，修正方略，発展，終了
対象・内容・話題		人・物・動作・場所・感情，その他（現前事象中心→非現前）
形態・様式		音声言語，身ぶり，実物，写真，文字，視線，距離，表情，抑揚，音量等
状況文脈		家族などの身近な人→様々な人間関係，場面，状況理解，意図理解など

コミュニケーション機能		下位の機能	より分化した高次の機能
	要求（imperative）	要求，許可，勧誘	
	叙述（declarative）	報告，確認，応答	
	対人（interpersonal）	注意喚起，挨拶，会話調整	
			自己調整，質問，「わからない」など

表2 ● 質問―応答関係の各段階の特徴 (文献4)

段階 年齢	(無反応)・現前事象 2歳前半	自己経験・連想 2歳後半～3歳前半	意味ネットワーク 3歳後半～4歳台	メタコミュニケーション 5～6歳台
全体的特徴	「無反応」が約半数	初歩的な会話	ことばでことば	基本的な会話のルール
意味ネットワーク		未熟	成立	拡大
話題	現前事象	自己経験,非現前事象	共通経験	未知の事柄
文章		要素±	要素+,系列+	詳細に説明,要約
特徴的誤り	「現前事象」	「自己経験」「連想」		

▶ 評価

▶▶ コミュニケーションの評価

コミュニケーションの評価は，直接的な評価としての行動観察と間接的な評価としての面接，質問紙などによる情報収集に分けられ，個別での検査場面，集団場面，家庭場面などそれぞれの場面での評価を統合する．行動観察として利用可能なものとしては，対人コミュニケーション行動観察フォーマット（FOSCOM：Format of Observation for Social Communication）[5]などがある．その他，質問紙などによる情報収集のツールとしては，国リハ式＜S-S法＞言語発達遅滞検査[6]の質問紙とチェックリスト，SCERTSモデル[7]に含まれる質問紙などが利用可能である．

▶▶ 会話の評価

利用可能な検査としては，質問―応答関係検査[4]がある．本検査は，2歳代から就学前までのレベルの幼児を対象としており，一貫した，連続した評価が可能である．本検査における質問―応答関係の各段階の特徴を表2に示す．

▶ 支援の方向性について

コミュニケーション・会話ともに，評価に基づき，個々人とその環境に合った適切な目標設定をする．適切な目標設定を行うためには，コミュニケーション・会話面に関する詳細な評価に加え，個人の発達段階，障害特性全体についての理解，あるいは長期的な視点が必要である．

支援の方略としては，コミュニケーション・会話面についての特定のスキルの習得のためのボトムアップ的な視点とトップダウン的な視点，またはミクロ的な視点とマクロ的な視点に基づくアプローチを並行して行い，統合することが必要である（「行動習得・介入」の項を参照）．

知的障害・自閉症・重度難聴の重複障害児への支援を例にすると，幼児期は，身ぶり記号，指文字，文字の理解，人名，色名などの語彙の拡大などのボトムアップ的なアプローチを行いながら，医療ケアを安心して受けることができるようにするなどのトップダウン的な発想を保護者に持ってもらいながら，視覚的な支援を行う．また，文字による発信行動をスモールステップに沿ったミクロ的な視点でアプローチをしながら，文字と絵で書いた買い物メモを用いて，買い物活動に広げるというマクロ的な視点で，保護者に助言を行う．

文 献

1) 佐竹恒夫：コミュニケーションのフレームワーク．言語発達遅滞研究3号，エスコアール，1997
2) 佐竹恒夫，小寺富子，他：言語聴覚士のための言語発達遅滞訓練ガイダンス．医学書院，2004，pp193.
3) 飯塚直美，藤岡紀子：自閉症の子どもへのコミュニケーション支援（大石敬子・編：ことばの障害の評価と指導）．大修館書店，2001，pp152-175.
4) 佐竹恒夫，東江浩美，他：質問―応答関係検査．エスコアール，1997.
5) 東川　健，宇佐美慧，他：対人コミュニケーション行動観察フォーマット．エスコアール，2013.
6) 小寺富子，倉井成子，他：国リハ式＜S-S法＞言語発達遅滞検査マニュアル，改訂第4版．エスコアール，1998，pp302-303，pp307-309.
7) バリー・M・プリザント，エミー・M・ウェザビー，他（長崎　勤，吉田仰希，他訳）：SCERTSモデル：自閉症スペクトラム障害の子どもたちのための包括的教育アプローチ1巻．日本文化科学社，2010，pp274-286.

（執筆者：東川　健）

年齢別支援・家族支援と地域連携（1）
乳幼児期

▶ 乳児期

　ダウン症のように出生直後に診断が確定する場合，医師による診断告知に引き続くかたちで支援が要請される場合がある．診断をはじめて告知された家族の場合，診断名に戸惑い混乱し孤立することも多く，アタッチメント（愛着）を基盤とした本来の自然な子育てがしづらくなっている．言語聴覚士には，そのような家族の状況に共感し，受け止め，産科・小児科などの医師や母子保健に携わる保健師などと連携して，継続して支援していくという姿勢が求められている．

　支援の内容は，児への関わり方への具体的なアドバイス（「年齢別支援・家族支援と地域連携（3）家庭療育」の項を参照）と，家族とくに育児の中心を担う母親への支援が主なものとなる．ただし，母親のみに育児の負担がかかることは避け，家族全体が協力し合って育児に向き合えるように働きかける．誕生への祝福，障害があっても豊かな人生を送っている子どもと家族が多くいること，成長・発達の見通し，利用できる療育サービスのことなどを伝える．医療的問題は主治医をはじめとする医療スタッフを信頼し，家族にしかできない日々の子育てに向き合えるように配慮する[1,2]．

　また，子どもに障害があっても育てられるという見通しを持ってもらうために，障害のある子を育てている他の家族を紹介し，成長した子どもに面会してもらったり，家族の話しを聞く機会（ピアカウンセリング）を設定することも有効な支援である．さらに，地域には障害のある子どもの家族会や療育関係者の支援組織などさまざまな団体があり，こうした支援組織を紹介することも勧められる（「年齢別支援・家族支援と地域連携（4）地域連携」の項を参照）．そのためには，日頃から多くの家族や支援組織とのつながりを作っておくことが大切となる．

▶ 幼児期―ことばの遅れに気づく時期―

　幼児期の成長・発達の過程で次第に明らかになってくるのが「ことばの遅れ」である．乳幼児健診の場で医師や保健師などの専門家から指摘されて，利用先の保育所・幼稚園で指摘されて，親が育児書や同年齢児と比較して気づくなど，きっかけはさまざまである．

　こうした子どもたちは，出生時もその後の発育も順調な場合が多い．そのため，はじめは障害があると気づかず，育児を続けているうちに「なにかおかしい」と感じはじめることも多い．そして，インターネットや育児書に情報を求めようとするが，そこにはさまざまな障害名や合併症が書かれていて，それがさらに混乱を強め不安を大きくする．自分のこれまでの関わりが間違っていたのか，医療機関で診断を受けるべきなのか，独りで悩みを抱え込んでしまう親もいる．

　こうして不安を抱えた家族がはじめて療育機関を受診するとき，専門家に子どものことばの遅れを否定してもらいたいと期待するのはごく自然なこころの働きである．言語聴覚士はそのような家族の心情に十分配慮して接する必要がある．ただ一方的に専門用語を並べて説明したのでは家族の療育機関への信頼は得られない．不安な気持ちに共感し，「私にもお子さんの成長・発達を一緒に見させて下さい」という支援者としての表明が大切である．

▶ 家族支援

　療育の目的は，子どもの発達段階や発達特性を家族と共有し，子どもへの適切な働きかけを考えていくことである．そのためには適切な評価とその結果を分かりやすく家族に伝え，子どもの発達について情報を共有することが大切である．ことばの遅れの背景には，知的障害や広汎性発達障害（自閉症スペクトラムなど）があることが多い．したがって，言語理解，言語表出，コミュニケーション態度，非言語性認知といった観点から慎重に評価する必要がある．また，子どもの遅れている点や問題点だけを評価するのではなく良い面も見出す努力もする．そして，子どもは成長に伴い言語発達段階や発達特性が変化していくので，繰り返し評価を行い，結果を家族にフィードバック

していく必要がある．特に，発達初期の段階や広汎性発達障害がある場合，得られる情報が少なく，子どもが評価に十分協力できないこともあり，慎重な判断が必要である．したがって，確認できた範囲で，子どもの全体的な発達の特徴や言語発達段階を分かりやすく伝え，今必要とされている具体的関わりについてアドバイスを行う．

繰り返しの評価で得られる結果は言語発達の将来像（予後予測）の重要な指標でもある．子どもに障害が残りそうだとの判断に至れば，その判断を伝えることも言語聴覚士の役割である．家族の障害受容の状況に配慮しながら，適切な療育サービスの利用を勧めたり，医師の診断へと繋げていくこともある．

▶ 子どもへの支援

子どもへの支援にあたっては，その目標は「全般的言語発達を促進する」といった抽象的なものではなく，「身の回りの物の名称が理解できる」「身ぶりを使って意思伝達ができる」「文字の学習」といった具体的な設定を行う．そして，それを可能にする訓練プログラムを家族に説明する．個別支援と並行して，目標と関連する家庭での具体的関わりについてもアドバイスする．

おもちゃでの遊びや日用生活品の使用が事物の基礎的概念形成を促すこと，「お買い物行くよ！」ということばが理解できなくても，手提げ袋を見て買い物に行くことが理解できれば事物の記号的側面（手提げ袋と買い物行為という能記―所記関係）が理解できるようになったこと，カレンダーが理解できれば見通しを持った行動が可能となるなど，生活場面で観察される行動の発達的意義を専門的視点からとらえ，そうした行動が可能となるよう働きかけを促す．また，子どもへの支援は，目標を達成することでコミュニケーションが可能となり，家庭生活や集団生活への適応が拡がることであり，正常化させるのが目的ではないことも確認しておく．

▶ 所属集団との連携（環境調整）

子どもが保育所・幼稚園などの集団に所属し，家族の求めがあれば，積極的に所属集団との連携を行う．障害児等療育支援事業（在宅の障害児（者）に対し身近な地域で療育等の相談，指導，各種サービスが受けられる福祉制度）が利用できれば直接施設を訪問することができるし，電話や電子メールでも連携は可能である．

連携では，子どもの発達像を伝達し，発達特性にあった集団内での関わりを提案する．例えば，まだ音声発信が未熟な段階では身ぶりの積極的使用を促したり，保育士の声掛けが十分理解できない段階では，写真や絵カードも提示して声掛けの理解を助け，集団活動への参加をしやすくする，などである．一方，集団場面では個別支援では分からない子どもの行動特性が観察されることも多く，言語聴覚士にとっても貴重な情報が得られる場面である．

▶ 育児への支援

子どもの健やかな成長・発達にとって，規則正しい生活はその土台となる．しかし，現代は睡眠・食事・入浴・排泄といった生活習慣の基本が乱れがちである．また，きょうだい児の減少やビデオ・ゲームの長時間視聴などが，実際の人との相互交渉の機会を減らしている可能性もある．育児環境に問題があり，それが子どもの集団参加や言語発達に影響を与えている場合もある．子どもを支援する言語聴覚士には専門性に加え，幅広く育児を支援していくという視点も求められている[3]．

文　献

1) 金丸望美：療育（1）―出生時―（小寺富子・監修：言語聴覚療法 臨床マニュアル，改訂第2版）．協同医書出版社，2004, pp 100-101.
2) 木村寿代：療育（2）―乳幼児期―（小寺富子・監修：言語聴覚療法 臨床マニュアル，改訂第2版）．協同医書出版社，2004, pp 102-103.
3) 山田弘幸：ベーシック言語聴覚療法―目指せプロフェッショナル．医歯薬出版，2010.

（執筆者：斉藤吉人）

年齢別支援・家族支援と地域連携（2）
学童期・青年期・成人期

▶ 学童期の基本的な考え方

乳幼児期から適切な指導・訓練を受けることによって，言語発達障害の重症度が軽減されることはあっても正常化することはない．よって，学童期の言語聴覚療法は，言語発達障害の改善のみを目指すのではなく，個人としての活動の広がりや社会的な役割を果たすこと，社会参加の活動を拡大することを目標とする．つまり，学童期は言語発達障害を改善することのみを目標におくのではなく，言語発達障害があってもコミュニケーションを取ることができるといった個人の活動の広がりを求めること，学校で友だちと仲良く遊んだり，勉強したり，家庭や地域の中でその子なりの役割を果たすことなど，言語発達障害児の能力に応じた自立を視野に入れた支援体制を考えていく必要がある．

▶ 現代医療で解決できる医学的問題への対応

言語発達障害児がさまざまな医学的問題を合併することは，周知の事実である．その中には，現代医療で十分に対応できる問題も数多くあり，多くは乳幼児期に対応され，解決されているはずである．しかしながら，学童期になっても，知的障害，広汎性発達障害などの原障害に振り回されて，耳鼻科・眼科・小児科・歯科的な問題などに対して，放置されていたり，十分に対応されていないために，子どもの本来もっている能力が顕在化されていないことが多い．潜在能力を顕在化させるための基礎として，再度，これらの問題に対して医療的解決をはかり，言語発達障害があっても，健康な身体を確保することが必要である．

▶ 自立するために必要なスキルの確立

学童期になっても，自立に必要な日常生活動作が部分的自立であったり，自立していないことが多い．さまざまな支援方法の工夫によって，自分で「できる」ことを多くすることが可能である．そのことは本人の意欲や自発性を高めるだけでなく，本人の「生活や生き方を変える」とともに，保護者や地域の人々の見る目の変化に伴い，「周囲や地域を変える」などの相乗効果をもたらす．結果的に，言語発達の促進につながるとともに，コミュニケーション行動の活性化につながる．

▶ 保護者へのサポート体制

学童期になると，学習面の遅れ，学校への不適応，虐待，進学・就職の問題など，保護者にとって悩み多き時期に入ってくる．つまり，学童期は乳幼児期以上に，保護者へのサポートが必要な時期である．それらに対応するためには，柔軟で豊かな感性，良識的なバランス感覚，社会資源の活用方法などといったジェネラルな能力と専門的知識や専門的技術などのスペシャルな能力の両方を兼ね備えた言語聴覚士が求められる．

▶ 他機関との連携

言語発達障害児一人ひとりの自立に向けた支援を考えていく場合，保健・医療・福祉・教育各機関の専門スタッフの参加による包括的な観点から連携を取れるようなシステムの構築が必要である．特に，学童期に一番関係の深い教育機関との密接な連携を取っていく必要がある．さらに，高等部段階では社会的自立を控えて，職業機関（障害者職業センター，公共職業安定所など）との連携についても模索していく必要性がある．

▶ 青年期・成人期の課題

乳幼児期・学童期を通じて言語獲得は進行するが，青年期・成人期に至るとそのスピードは徐々に緩やかとなり，言語の形式的側面（音韻・形態・統語）の新たな獲得は次第に困難となる．背景には，言語獲得におけるいわゆる敏感期（sensitive period）と呼ばれる生理的制約があると思われる[4]．一方で，意味論的側面や語用論的側面の学習は生涯にわたって進む．例えば，語彙は変遷し造語は常に生じるが，人はその意味を学び続けるし，語用論的意味の理解は日常生活体験に基づいている．したがって，青年期・成人期ではこうした側面へのアプローチの重要性が増大する．

しかし，言語発達障害のある人とその家族にとって，個別療法自体は手段であって目的ではない．したがって，個別療法に費やされる負担の正当性は，常に効果の観点から吟味される必要があ

図1●ICF（文献6を改変）

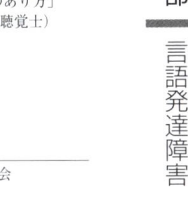

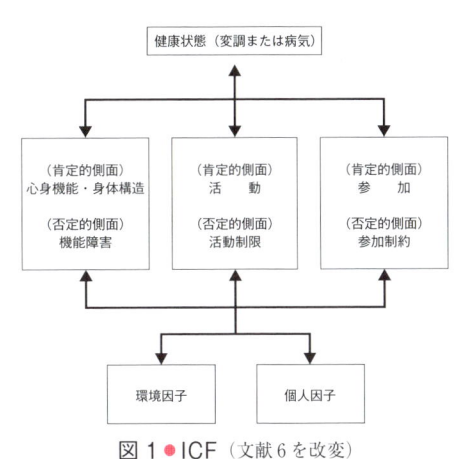

表1●研修会プログラム

S市「障害のある子どものためのサポートボランティア養成講座プログラム

回	日程	会場	内容
第1回	7月4日（金）	社会福祉センター	・開講式 ・特別講座「心の居場所を求めて」 　講師：○○○○先生（ボーイスカウト○○団委員長） ・オリエンテーション
第2回	7月13日（日）	社会福祉センター	・「音で遊ぼう」 　講師：○○○○先生（○○センター主任セラピスト）
第3回	8月1日（金）	社会福祉センター	・座学その1「介護支援のあり方」 　講師：○○○○先生（○○センター作業療法士）
第4回	8月29日（金）	社会福祉センター	・座学その2「コミュニケーション援助のあり方」 　講師：○○○○先生（○○センター言語聴覚士）
第5回	9月13日（土）	社会福祉センター	・フリープラン―○○散策―
第6回	10月19日（日）	担当児居住地	・フリープラン―居住地から○○まで―
第7回	11月30日（日）	社会福祉センター	・おかあさんフォーラム
第8回	12月4日（木）	社会福祉センター	・グループワーク ・閉講式

主催　サポートボランティア養成講座実行委員会，S市社会福祉協議会

る．目標は現実的か，生活を改善するか，それにかける時間や労力は他の活動を犠牲にする価値があるか，家庭生活を破綻させないか，本人や両親が納得するように最善の方法を説明したかといった視点[5]が重要である．

こうしたことから，言語聴覚療法の青年期・成人期での課題は，それまでに獲得したコミュニケーション・スキルの総体を駆使して，日常生活の中でコミュニケーションが行えること，それを通じてその人なりの自己実現や社会参加が達成できることにある．

▶ 二次障害の予防

障害は機能障害だけでもたらされるわけではない．環境要因や個人の価値観などICF[6]（図1）を構成する背景因子も大きく活動や参加に影響する．したがって，言語聴覚療法には言語発達障害のある人を取り巻く環境の中の物理的・制度的バリア，情報アクセスへのバリアなどを取り除く活動も含まれる．また，言語発達障害に関する社会への啓発活動も重要である（表1）．そして，こうした活動を通してバリアを減少させつつ，一方では彼らが有能感を持てる活動を見つけ，言語発達障害のある人に二次障害として発生しやすい，引きこもりやうつ病などを予防することの意義は大きい．言語聴覚士には言語発達障害のある人を生涯にわたって支援していく責務が課せられている．

▶ 社会参加の実現

リハビリテーションの最終目標は社会参加である．地域活動，福祉的就労，一般就労など社会参加にはさまざまな形がある．言語発達障害のある人の社会参加を実現するためには，地域で生活支援や就労支援を行っている人々との連携も重要である．

各地で，障害のある人たちの芸術活動への取り組みも活発になってきている（厚生労働省ホームページ「全国障害者芸術文化祭の開催」参照）．その中には短歌・俳句・書画などさまざまなものがある（図2）．QOCL（Quality of Communication Life）を充実させる活動として，また言語発達障害のある人も健常者と対等の立場で参加できる自己実現の場として，さらに発展させる必要がある．

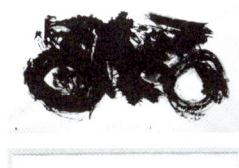

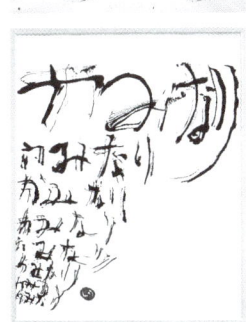

図2●（地球のみんなのアートフェスタ in 北九州アート塾 より）

文　献

1) 山崎京子・編著：改訂言語聴覚障害総論Ⅱ．建帛社，2007．
2) 笠井新一郎・編著：改訂言語発達障害Ⅲ．建帛社，2007．
3) 斉藤吉人・編著：改訂言語発達障害Ⅱ．建帛社，2007．
4) Lenneberg EH（佐藤方哉，神尾昭雄・訳）：言語の生物学的基礎．大修館書店，1974．
5) 北原　佶：療育での治療・訓練開始への手順．小児科診療 61：921-926, 1998．
6) 障害者福祉研究会・編：ICF 国際生活機能分類―国際障害分類改定版，中央法規出版，2002．

（執筆者：斉藤吉人，笠井新一郎）

年齢別支援・家族支援と地域連携（3）
家庭療育

新生児医療の進歩に伴い，在宅で医療的ケアを受ける重症心身障害児（以下，「重症児」と略す）やNICU（新生児集中治療室）から退院できない重症児が増えている．重症児の中には，在宅や入院での医療的ケアのため，通常の療育活動に参加できない児もいる．関わりの事例を通して，話しことばの獲得が困難と予測される重症児と家族に対して言語聴覚士が果たす役割について述べる．

▶ コミュニケーションの4つの段階

人のコミュニケーションは，大まかに分けて以下の4つの段階を経て獲得されていく（図1[1]）．

▶▶ 聞き手効果段階
生後まもなくから10カ月頃（月齢は，定型発達の大まかな目安である）まで．乳児の意図は聞き手（母親などの養育者）によって解釈される．聞き手＝関わる側の積極的な推測に依存しており，推測がなければコミュニケーションは成立しない．

▶▶ 意図的伝達段階
10カ月～1歳頃にはじまる．反応してもらえるというはっきりした期待をもってサイン（視線・発声・表情・身ぶり・指差し等）を意図的に発信するようになる．いわゆる三項関係が成立し，共同注視や社会的参照視が観察される時期である．

▶▶ 命題伝達段階
1歳～1歳4カ月頃にはじまる．いわゆる1語文期で，話しことばで意図を伝えられるようになる．

▶▶ 会話段階
1歳半～2歳頃にはじまる．語連鎖での表現がはじまり，3歳頃からは大人の会話スタイルに近づく．

命題伝達段階以降の話しことばによるコミュニケーションの発達は，それ以前の前言語期のコミュニケーションの発達に支えられて進む．重症児の場合，この前言語期のコミュニケーションを充実させることが重要である．また，養育者をはじめとする家族にとっても，児への愛着形成（アタッチメント）という観点から意義は大きい．

▶ 事例1

5歳，18トリソミー，女児．出生時，産科医より重度の発達予後と生命予後の不良を告知された．しかし，NICUを訪問した歯科医師からは「上のお子さんたちに話すのと同じように話しかけてあげて下さい．ちゃんと聞いていますから」と言われ，両親は積極的な関わりを続けてきた．主訴は児への自分たちの関わり方がこれで良いのか，今の段階から次へ進むには何が必要かのアドバイスが欲しいというものであった．

▶▶ 施設にて
言語聴覚士が児を横抱っこして立ち上がり，ブランコの歌を歌い，身体を横に揺らすと笑顔になる．数回繰り返すと，座ったままの抱っこで言語聴覚士が歌を歌いはじめただけで笑顔になる．さらに，「1，2の…」と声掛けし立ち上がろうとすると，揺れを予期して笑顔になる．揺らしを中断すると身体を反らせて［u：］と不快様の発声をする．「もう1回する？」と言いながら言語聴覚士が人差し指を立てるとそれを握ろうとする．十数回繰り返すと，揺れが終了すると言語聴覚士の指を探すように手を動かす．同様のやりとりが20回を超えると期待の笑顔や指を探して握ることが繰り返し確認された．これを手がかりに児への関わりを継続することを両親に勧めた．

▶▶ 関わりのポイント
事例1は，聞き手効果段階から意図的伝達段階

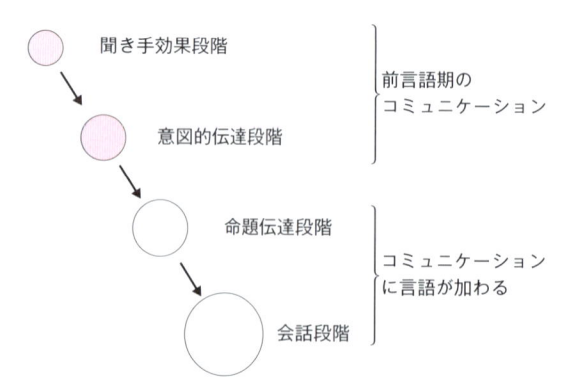

図1● コミュニケーション機能獲得段階
（INter REActive Learning & communication；INREAL）（文献1を改変）

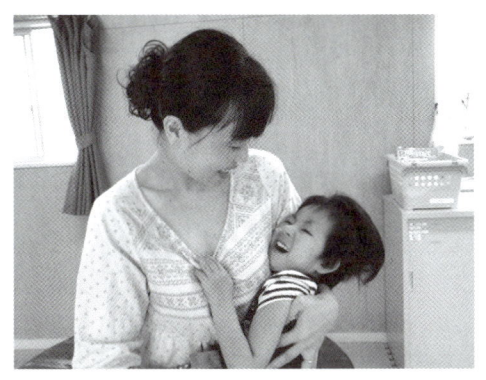

図2●抱っこブランコでの期待の笑顔

への移行期を促した例である．児の好きな関わりを繰り返す中で，声掛けでの予期・期待が確認できる（図2）．また，関わりを中断した際のぐずるような発声や手の動きは，要求発声や要求サインへと発展する可能性がある．両親が最良の観察者であることは勿論だが，言語聴覚士が児をじっくりと観察し，こころを傾けることで，やりとりのきっかけを摑むことが可能となる場合もある．関わりへの児の反応，身体全体の動き（四肢の動きや表情，状況によっては呼吸状態や心拍数も），快・不快時の発声など，見えること，感じること，伝わってくることが必ずあるはずである．こうした小さな反応に言語聴覚士が気づき，意味づけして関わることができるよう，感度を研ぎ澄ますことが求められる．

▶ **事例2**

2歳，全前脳胞症，男児．視覚障害（先天性全盲）のため，他の感覚入力に対しての反応を確認しながら関わることに配慮した．

▶▶ **訪問にて**

手のひらに圧をかけながら触ると，少し握り返すことあり．足底を触ると，触った方の足を引っ込める．太ももはくすぐったいようで，身体をねじらせる．腋下の背中寄りのところは特に反応が強く，大きく身体をねじらせる．柑橘系の果物を鼻の近くに持っていくと開口し，舌が吸啜様に動く．「あとで一緒に食べようね」と母親が語りかける．母親と言語聴覚士が児をシーツにくるみシーツブランコをする．最初は中断しても無反応だったが，次第に中断して児を床に降ろすと発声し，足をばたつかせる反応が出てきた．さらに繰り返しながら「もう1回する？」と声掛けするとぐずりがおさまったり，「1，2の…」の声掛けでブランコを期待するような表情を見せたりする．そして床の上に降ろそうとすると，中断を予期するのか，ぐずりはじめることが再現性を持って確認できた．これを見た母親は「これまでは数回やって反応が得られないと，好きじゃないと思って止めていました．でも何回もやるうちに反応が出てくるのですね．子どもの好きなものが分かると，まだまだ子どもと遊びたい気持ちになります．とても楽しいです」と微笑みながら語り，児の頬を撫でた．

▶▶ **関わりのポイント**

事例2は，聞き手効果段階だが，周囲の人が児の意図を推測しにくい重度の場合の関わり方の例である．重症児の場合，最重度の精神運動発達遅滞に加え，視・聴覚などの感覚障害を伴うことも少なくない．そうした場合，あらゆる感覚入力を通して児を刺激し，反応を得る努力をすることが大切である．医学的には全前脳胞症と呼ばれる重篤な状態であっても，症状は一人ひとり異なる．また，快反応の追求は極めて重要である．児の反応を見た母親が児の関わりへ強く動機づけられていることが確認できる．

▶ **まとめ**

重症児の場合，関わりに対する反応が周囲には気づかれにくく，関わることの楽しさを見出せない親も少なくない．コミュニケーションの発達段階を熟知する言語聴覚士が，快の反応を引き出しやすい遊びを提供し，小さな反応を意味づけして関わることの大切さを伝えることで，積極的に子どもに関わることを支援できる．子どもとの関わりが楽しい，親がそう感じられる瞬間に立ち会えたら，言語聴覚士としてこの上なく幸せなことかもしれない．

文 献

1) 山田弘幸：ベーシック言語聴覚療法―目指せ！プロフェッショナル．医歯薬出版，2010，p88.
* 武田康男：いのちのケア―子どもの生と死に向き合う医療と療育．協同医書出版社，2012.

（執筆者：大取望美）

年齢別支援・家族支援と地域連携（4）
地域連携

▶「活動」と「参加」の拡充に向けて

　言語発達障害児者が，日々のコミュニケーション生活を豊かに送るためには，障害による「活動の制限」や「参加の制約」をできるだけ減らす取り組みが重要である．本人が興味関心を示し，可能であれば参加したいと願う活動については，「障害があるから～ができない」と考えるよりも「障害があっても～があれば，参加できる」という発想を持つことが大事である．「～があれば」という箇所には，障害に対応した各種のサービスや，自助具をはじめ，理解者・支援者など人的資源，そして「場」や「機会」といった社会資源も含まれる．言語発達障害児者が，地域の中でさまざまな人に混じって，その人らしく日常生活を送ることができるよう，周囲との「顔なじみ」の関係をつくる「橋渡し」の役割も重要である．以下，「理解者・支援者のネットワークづくり」，「社会参加の場所や機会の創出」および「橋渡しの役割」の3点から，地域連携における言語聴覚士の取り組み事例をもとに，地域に根ざしたリハビリテーションの考えから学ぶべき点を挙げた．

▶理解者・支援者のネットワークづくり

　言語聴覚士に対する社会からの要請に応じることは，理解者・支援者のネットワークづくりにつながる．「地域療育等支援事業」や「専門支援委員会」等，自治体で取り組む事業から，言語聴覚士に訪問や研修，巡回相談等の依頼があったり，障害者支援施設，作業所，教育機関，学童保育，親の会などさまざまなところから「ことばの話」が聞きたいと要望されたときには，言語聴覚士のネットワークを活用して対応するようにすべきである．こうした仕事は，言語聴覚士の視点を他職種の方々に知っていただく絶好の機会となる．言語発達障害に関する知識や対応についての情報が広まることで，間接的な支援が提供できる．依頼元のニーズは，具体的な提案が欲しいという場合が多い．言語聴覚士からの提案を受け入れてもらえるよう，日頃から信頼関係を築くことが大切である．

▶社会参加の場や機会の創出

　本人の自己決定，自己選択を尊重し，社会参加を支援する取り組みは，在宅の方々に対してだけでなく，地域の施設でも行われている．ここでは20年以上の実績をもつ，入所者が80名を越える障がい者支援施設の取り組みを紹介する．この施設は，地区の清掃をはじめ，文化祭や地元の小学生との交流等で，地域との関わりを深め，また海外の姉妹施設に集団で旅行に行くなど社会的な交流を展開してきた．福祉行政の改革に伴い，多くの障害者施設で，「日中活動」が見直された時期に，この施設では，20年間の実績をもとに療育的要素を強化する活動プログラムのプロジェクトを立ち上げた．施設との関わりがあった外部の言語聴覚士が利用者と支援者の対話の進捗を支援するファシリテーター（促進役）を務めた．平日の午前と午後に，さまざまな活動を用意し，利用者が選んで参加できるようにする大枠が想定された．中味が利用者本位のものになるよう，①利用者のニーズ把握，②施設側から提供できる療育的要素をもつ活動の設定，③本人への説明と同意を経た週間スケジュールづくりという手順を踏んだ．①では，RenwickとBrownのQOLの概念[1]を参考に，実情に合わせた基礎票を試案した．利用者1人につき，「日頃の姿（Being）」，「現在参加している色々な活動（Belonging）」，「これからの活動（Becoming）」という3項目について記述できる形式で，必ず複数のスタッフが記入するようにして基礎票を完成させた．②では，スタッフによって「音楽，アート，つくる，健康活動」等，さまざまな活動が企画された．③では，数カ月かけて，本人の自己選択を尊重し，好きなメニューを組み合わせ，全員の個別週間スケジュールをつくり上げた．こうしてこの施設は，入所支援事業においてQOLを中心に据え，社会参加の場所や機会を持続的に提供する体制に移行することができた．

▶「橋渡し」の役割

　療育やリハビリテーションに携わるスタッフは，しばしば出会った方々が，絵や音楽，書道などの文化芸術活動により自己表現している姿に出

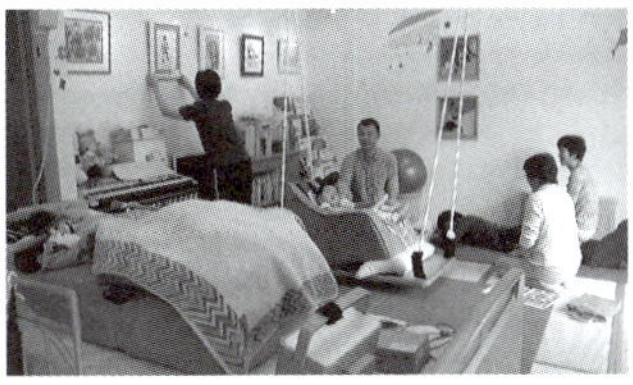

図1 ● 地域生活ケアセンターで絵画展示

会う.「創り出した作品を, 額装し, 展示し, 観賞してもらう」という一連の流れは, 多くの人々の参加を可能にする.

この流れに着目し, 社会との橋渡しを目指す「みんなの個展の仲間たち」というアート活動がある. 言語発達障害児者は, 就学, 就労など人生の節目でさまざまな制約を受けている. 言語聴覚士としてもその制約の緩和を願い, アート関係者と連携して「障害」が身近ではない人々とも自然な文脈で出会い, 交流が続くような活動に取り組んだ. 商店街に絵を飾って買い物客に観賞してもらったり, NPO やボランティア活動を推進する機関の情報誌の表紙に, 作品を掲載してもらうこと等を主な活動とした. 言語聴覚士の視点からいえば,「作品の出展」という社会活動における実践的コミュニケーションは般化の機会を提供すると考えられた.

当事者の家族が運営に関わったことで転機が訪れた. 代表も言語聴覚士から家族に引き継がれた. その後, 病院や地域生活ケアセンターでの常設展示(図1)や, カフェでの展示会等, 活動が活発化した.

代表の子息が, 搬入搬出やチラシ配りのような裏方作業に参加する姿から, 出展以外にも, 本人たちの活躍の場を柔軟に用意できると実感した. 定期的に絵画の掛け替えをする姿が, 地域の方々の目に触れ, 好意的な雰囲気が広まり, まさに「顔なじみ」の関係が醸成されていった. 地域での対話を重ねる中で, 活動メンバーはバリアフリーの視点だけでなくユニバーサルデザインの「誰にとっても利用しやすい」「多様性のある社会」という視点を意識するようになった[2]. 地域の美術館で作品展を企画したときの趣意書には「アートを通じて, 障害がある人もない人も豊かに交流するコミュニティーのユニバーサルデザイン化の精神に賛同して下さる多数の地元のアーティストの方々にもご出品していただく方向」が明記され, 多様な立場の方々の参加が実現した.

▶ CBR に学ぶ地域療育の視点

Community-Based Rehabilitation(以下, CBR)は,「地域開発における全ての障害者のリハビリテーション, 機会均等, および社会への統合のための1つの戦略」であり,「障害者自身, その家族, 地域の人々の力を結集し, 適切な保健・医療, 教育, 職業, 社会福祉サービスが提供される事によって実施される」と記されている[3]. CBR は, 障害者の主体的な地域社会への貢献を重視している. 地域療育の構築は, 専門家主導ではなく, また特別な場での訓練にとどまらないという銘肝すべき視点をもつ.

「理解者・支援者のネットワークづくり」では, 生活に即したニーズに対して, 言語聴覚士が出かけて話を聴き, 提案していく活動の重要性に触れた.「社会参加の場や機会の創出」では, 施設で暮らす方々に焦点を当てた. CBR には施設のもつ管理的, 閉鎖的な面への批判という方向性があるが, 現状として, 生活の場, しかも多くは終の棲家となっている施設が果たす社会的役割は大きい. 紹介した施設は, 管理的, 閉鎖的になることなく利用者本位で「場」や「機会」の創出に取り組んだ. 言語聴覚士は, この過程に立ち会い利用者とスタッフの関係性を支援する役割を担えたという点は意義深い.「橋渡しの役割」では, 言語聴覚士が文脈という療育的視点からはじめた活動が, 当事者やご家族の主体的な参加で, ユニバーサルデザインにまで視野を拡げた事例である. 言語発達障害児者や家族と共に, 参加しやすい地域活動を創り出す発想が大切である.

以上, 地域連携で,「○○があれば参加できる」というときの「○○」を創出し具体化するために言語聴覚士が実際に取り組んできた活動を紹介した.

文 献

1) Renwick R, Brown I: Quality of life in health promotion and rehabilitation. International Educational and Professional Publisher, 1996.
2) Yamada K, Yamagata Y, et al.: Study on Realizing UD Community. The 4th International Conference for Universal Design in Fukuoka 2012, 2012.
3) ILO, WHO & UNESCO: CBR for andwith People with Disabilities Joint Positioning Paper, Geneva: ILO, 1994.

(執筆者:今村亜子)

関連する障害(1)
自閉症スペクトラム

自閉症スペクトラム（Autism Spectrum Disorders：ASD）とは，Wing[1]が提唱した概念であり，発達早期より社会性，コミュニケーション，イマジネーション（想像力，思考の柔軟性）の三つ組において，質的な障害を有する状態をさす．また近年，国際的診断基準の1つであるDSM-5[2]に導入された用語でもある．

現在のASDの概念と診断名の歴史を概観する．1943年にKannerが，「情動的交流の障害」，「極端な孤立」，「同一性に対する強い願望」，「言語の欠如あるいは異常」を示す11名の子どもの記述を報告した（後にKannerは，この状態を「早期乳幼児期自閉症（early infantile autism）」と名づけた）[注1]．また，ほぼ同時期の1944年にAspergerが報告した症例は，話しことばをもつものの，「大人のような話し方」，「通常と異なる声の抑揚」，「視線の合いにくさ」，「他者との不適切な関わり」，「細部へのこだわり」，「運動の不器用さ」などの症状を示し，「自閉的精神病質（autistishe psychopathie）」と名づけられた．Wingは，KannerとAspergerが記述した状態は上述の三つ組の障害がある点で共通しており，それらは連続した状態であると考え，「自閉症スペクトラム（autistic spectrum）」と言う概念を提唱した[1]．一方，国際的診断基準は，1980年から「広汎性発達障害」という用語を用いており（DSM-Ⅲ[3]），その下位カテゴリーとして「自閉性障害」「アスペルガー障害」などの診断名を設定してきた．しかし，2013年改訂のDSM-5では，広汎性発達障害に代わって「自閉症スペクトラム（autism spectrum disorder）」という用語が用いられ，下位カテゴリーはなくなった[注2]（図1，表1[4]参照）．

ASDの概念は，ASDと定型発達との境界線，連続性についての議論にも影響を与えている．

▶ 原因と有病率

ASDの原因は単一のものではなく，複数の遺伝的な要因に何らかの要因が加わることで，脳神経系の発達が定型発達のそれとは異なる過程をたどるものと考えられている．

有病率は，英国で1.16%[5]，韓国で2.64%[6]という疫学的調査がある．我が国でも，発生率として

表1 ● DSM-5における自閉症スペクトラム障害の診断基準の抜粋（訳は，文献4を参考にした）

A. 対人コミュニケーション（social communication）および対人的相互交流（social interaction）の継続する障害で，現在および過去の様々な場面で以下の状態で現れる
　1. 対人 − 情緒的な相互性の障害
　2. 対人的相互交流のために用いられる非言語的コミュニケーション行動の障害
　3. 対人関係を築くこと，維持すること，理解することの障害
B. 限局された反復的な行動や興味，活動で，以下の少なくとも2つが現在あるいは過去にみられる
　1. 常同的／反復的な運動，物の使用，あるいは会話
　2. 同一性への固執，ルーチンへの頑な固着，言語あるいは非言語的行動の儀式的パターン
　3. 強度や集中の仕方が異常な程度に高度に限局的で固着した興味
　4. 感覚刺激に対する反応性亢進あるいは反応性低下，あるいは環境の感覚的側面に対する異常なほどの興味
C. 症状は児童期早期に存在しなければならない
D. 症状によって社会生活，職業，あるいは他の領域の現在の機能が臨床的に明白に障害（impairment）されている
E. これらの障害（disturbance）は，知的障害（知的発達障害）つまり全般的な発達の遅れ（global developmental delay）では説明できない

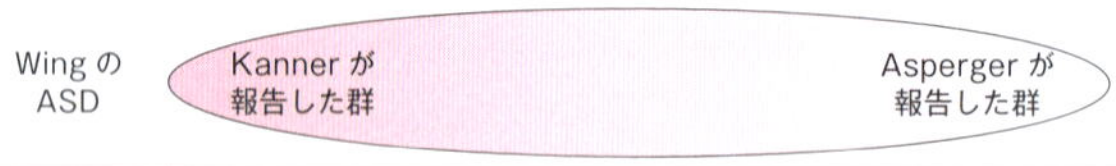

	Wingの ASD	Kannerが報告した群			Aspergerが報告した群			
ICD-10の広汎性発達障害	小児自閉症	非定型自閉症	他の広汎性発達障害	広汎性発達障害，特定不能のもの	アスペルガー症候群	他の小児期崩壊性障害	精神遅滞および常同運動に関連した過動性障害	レット症候群
DSM-Ⅳ-TRの広汎性発達障害	自閉性障害	特定不能の広汎性発達障害（非定型自閉症を含む）			アスペルガー障害	小児期崩壊性障害		レット障害
DSM-5のASD	自閉症スペクトラム障害 autism spectrum disorder							

＊DSM-5には，DSM-Ⅳの自閉症，アスペルガー障害，特定不能の広汎性発達障害に該当する場合は自閉症スペクトラムの診断を下すべきである，との注がある．

図1 ● ASDの概念と国際的診断基準との関係

[注1] Kannerの報告した例は，「自閉症」として広く知られるようになった．

[注2] ただしWingとDSM-5のASD概念は同一のものではない点に注意が必要である．

豊田市の1.81%[7],累積発症率として今治市の2%以上[8]という調査結果がある.

▶ 他の発達障害との関連

ASD全体に占める知的に遅れのないASDの割合は,韓国での調査によると60%を占める.また,ASDは,ADHD,LD(学習障害)が併存することも多い.

▶ ASDを説明する仮説

主な仮説として,「心の理論」障害仮説,弱い「中枢性統合」仮説,「実行機能」障害仮説などがあるが,それぞれの長所と留意点があり,複数の仮説を組み合わせることで,ASDの人の行動をよりよく理解できる[9].

▶ 評価

ASDの診断に関わる評価ツールと対人コミュニケーション面に焦点を当てた利用可能な評価ツールを表2に示す[10-14].評価は,直接的な行動観察に基づく評価と保護者や関連職種からの情報に基づく評価に分けられ,双方とも重要な情報源である.障害特性に特化した評価に加え,聞く,話す,読む,書く,会話,コミュニケーションなどの領域を包括した評価を行うことで,その後の支援につながる方針を得ることができる.また,インフォーマルな評価を通しての情報を加えることで,評価がより有用なものとなる.

▶ 支援の考え方

本人および本人を取り巻く周囲,環境へのアプローチを並行,継続して支援する.対人コミュニケーション面や問題行動の軽減など支援する領域・側面を絞り込んだアプローチも必要だが,ASDが生涯続く問題であることを念頭に置いて,自己肯定感,QOLの向上などの長期的,全体的な視点をもって支援することが重要である.

表2● 市販され利用可能なASDに関連する評価ツール

名称	概略
CARS(Childhood Autism Rating Scale:小児自閉症評定尺度)	年齢制限なし.行動観察による評定尺度.自閉症と他の発達障害を鑑別するための情報を得る.また軽中度の自閉症と中重度の自閉症を分類する.
PARS(Pervasive Developmental Disorders Autism Society Japan Rating Scale:広汎性発達障害日本自閉症協会評定尺度)	就学前~成人期.養育者に対する面接式の評定尺度.診断,支援の必要性の判断に用いる.
ADI-R日本語版(Autism Diagnostic Interview-Revised)	精神年齢2歳以上.保護者への半構造化面接による自閉症診断面接ツール.
PEP-3(Psychoeducational Profile Third Edition:心理教育プロフィール,三訂版)	発達年齢が1歳程度から7歳程度.教育プランの作成に役立つように作られている評価ツール.養育者レポートも含まれる.
FOSCOM(Format of Observation for Social Communication:対人コミュニケーション行動観察フォーマット)	主に就学前.言語発達検査中の対人コミュニケーション行動観察のための評価ツール.診断・支援につながる情報収集に用いる.

文 献

1) ローナ・ウイング(久保紘章,他・監訳):自閉症スペクトル―親と専門家のためのガイドブック.東京書籍,1998.
2) American Psychiatric Association:Diagnostic and Statistical Manual of Mental Disorders, 5th Edition. American Psychiatric Publishing, 2013.
3) American Psychiatric Association:Diagnostic and Statistical Manual of Mental Disorders, 3rd Edition. American Psychiatric Association, Washington D.C., 1980(高橋三郎,花田耕一,他・訳:DSM-Ⅲ精神障害の分類と診断の手引き.医学書院,1982).
4) 内山登紀夫:発達障害診断の最新事情―DSM-5を中心に.児童心理2013年12月号臨時増刊号,2013.
5) Baird G, Simonoff E:Prevalence of disorders of the autism spectrum in a population cohort of children in South Thames:the Special Needs and Autism Project(SNAP). Lancet 368:210-215, 2006.
6) Kim YS, Leventhal BL, et al:Prevalence of autism spectrum disorders in a total population sample. Am J Psychiatry 168:904-912.
7) Kawamura Y, Takahashi O, et al:Reevaluating the incidence of pervasive developmental disorders:Impact of elevated rates of detection through implementation of an integrated system of screening in Toyota, Japan. Psychiatry and Clinical Neurosciences 62:152-159, 2008.
8) 藤岡 宏:精神科クリニックにおける発達障害診断手法と疫学に関する研究.厚生労働科学研究費補助金障害者対策総合研究事業(精神障害分野)発達障害者に対する長期的な調査を踏まえ,幼児期から成人期に至る診断等の指針を開発する研究 平成22年度 総括・分担研究報告書:39-45, 2011.
9) 飯塚直美:自閉症スペクトラム(鹿取廣人・編著:障がい児心理学への招待).サイエンス社,2013,pp33-62.
10) ショプラー E,ライクラー RJ,他(佐々木正美・監訳):新装版CARS―小児自閉症評定尺度.岩崎学術出版社,2008.
11) 一般社団法人発達障害支援のための評価研究会(PARS委員会 改組・改称)編著:Pervasive Developmental Disorders Autism Society Japan Rating Scale-TR(広汎性発達障害日本自閉症協会評定尺度 テキスト改訂版).2013.
12) Couteur AL, Lord C, 他(ADI-R日本語版研究会・監訳):ADI-R日本語版 Autism Diagnostic Interview-Revised.金子書房,2013.
13) ショプラー E,茨木俊夫:自閉児発達障害児 教育診断検査 心理教育プロフィール(PEP-3)の実際,三訂版.川島書店,2007.
14) 東川 健,宇佐美ագ,他:対人コミュニケーション行動観察フォーマット.エスコアール,2013.

(執筆者:東川 健)

関連する障害(2)
学習障害

▶定義

学習障害（LD）の定義は，教育界の定義が医学界の定義を含む構造になっている．すなわち，世界保健機関（WHO）のICD-10やアメリカ精神医学会のDSM-5など，医学界の（Specific）Learning Disorderの定義では発達障害に分類され，読み，書き，計算に関する特異的障害とその組み合わせである．一方，全米LD協議会や日本の文部科学省などの教育界では，Learning Disabilityと表現され，医学界の定義に加えて，全般的知能が正常で，話す，聞く，推論する，に関する特異的障害を指す．したがってLDは，高次脳機能障害の1つと考えることができ，「推論する」を除けば標準失語症検査（SLTA）の大項目である「話す」「聴く」「読む」「書く」「計算」そのものであることから，言語障害に分類できる．

▶LDの実際

最も多い群が読み書きに関する障害であり，次に多いのが言語発達のみの障害である．大体4：1の割合である．出現頻度は調査方法により異なり，アンケート方式では記載者の感度に依存するため概して低めの数値となる．Unoら（2009）による発達性読み書き障害の出現頻度についての正確性に関する調査では，-1.5SD以下を異常値とした場合，読みに関してひらがな0.2％，カタカナ1.4％，漢字6.9％，書字についてはそれぞれ1.6％，3.8％，6.1％と報告されている．読みの流暢性（速読）に関しては，3％弱と推定している．発達性読み書き障害は，読みの障害のみが単独で出現することはまれであり，読み障害が認められれば書字障害もみられるのが一般的である．読み障害のみが純粋に独立して認められにくい点は，後天性の失読例とは異なる発達障害の特徴であろう．一方，書字障害は単独でも出現する．

▶LDと大脳

大脳の形態的な研究としては，CT，MRIまたは剖検による報告があり，機能的研究としてはPETやSPECT，機能的MRI（fMRI）などの機能画像による報告がある．近年の研究を概観すると，LD児（者）では形態的にはいわゆる損傷は認めないが，Voxel Based Morphometry（VBM）を用いた手法での灰白質の量や，fMRIでの賦活の異常により縁上回や角回を含む左側頭—頭頂領域や紡錘状回を含む左側頭—後頭領域の何らかの異常が指摘されている．言語の発達のみが障害されている特異的言語障害（Specific Language Impairment；SLI）に関しては，日本語話者の場合左側頭葉の機能低下が報告されている．発達性読み書き障害では，言語の種類に関わりなく機能低下部位が共通であるという報告が多いが，中国語に関してのみ異なるという報告もある．

▶LDの診断と評価
▶▶発達性読み書き障害

全米LD協議会や文部科学省の定義では，全般的知能が正常であることが必須条件になる．一方，米国精神医学会やWHOでは，必ずしも知能は正常でなくともよいが，全般的知能と文字習得度との乖離が指標となる．いずれにせよ読み書きの到達度が典型発達児童と比べて低いこと，文字を習得するために必要な認知能力が弱いこと，などの条件が必要である．

全般的知能の測定には，WISC-ⅣやRCPM（レーヴン色彩マトリックス検査）を検査として使用する．WISCは世界的に用いられている検査だが，必ずしも能力そのものを見ているわけではない．言語性検査は，学習された知識が前提にないと答えられない課題があるため，より勉強をした児童の方が得点が高くなる傾向がある．また，動作性検査は図形を手で操作する課題であるため，運動の巧緻性の影響を考慮する必要がある．また，視知覚障害を認める児童では，動作性検査での得点が全般的に低下する．一方，RCPMは選択肢から簡単な図形を選ぶ単純な指差し課題であるため，運動の巧緻性も複雑な図形を認知するための視覚認知能力もそれほどは必要とされない．ただし，ADHDを併存している例では十分に吟味せず答えを選択することがあり，得点が下がる傾向がある．それぞれの特徴を十分考慮し検査を行うことが望ましい．RCPM

をスクリーニングとして活用し，WISCも時間に余裕がある場合には実施することをお勧めしたい．

読み書きの学習到達度の測定には，小学生の読み書きスクリーニング検査（STRAW）と，特異的発達障害―臨床・評価のための実践ガイドライン，およびK-ABCⅡ心理・教育アセスメントバッテリーの中の「ことばの読み」が使用可能である．STRAWは，2015年春にSTRAW-Rとしてに改定が予定されている．ひらがな，カタカナ，漢字単語の音読と書字に関して到達度が比較できる．この条件を満たしている検査は現在のところSTRAWのみだが，音読速度を測定できる流暢性検査としてひらがな，カタカナの単語と非語および文章刺激が掲載される．

文字習得に必要とされる認知検査としては，音韻認識課題，視覚認知課題，自動性課題，語彙力検査などを用いる．音韻認識課題としては，単語の逆唱，非語の復唱，視覚認知課題としては，レイの複雑図形検査（Rey-Osterrieth Complex Figure Test：ROCFT），線画同定検査，自動性課題としては数字や線画の音名をできるだけ速く言うRapid Automatized Naming（RAN），語彙力課題としては，絵画語い発達検査（PVT-R）や標準抽象語理解力検査（SCTAW）を用いる．

読み書きに関する学習到達度だけでも読み書きの習得の遅れがわかるが，漢字音読や書字においては，典型発達児童においも個人差が大きいことを考慮すると認知能力を調べることにより，練習していないから習得できていないのか能力的に弱いのかが明確になるのではないかと思われる．

▶ 言語発達検査

小児の言語障害を検出するための言語検査の多くは言語発達の遅れをみることはできるが，言語機能障害かどうかは確認できない．言語機能障害を調べるためには，典型発達児において，既に知っていることばをどれだけ理解できるのか使えるのかについて検査することが必要である．使い方を熟知すれば，成人用の標準失語症検査（SLTA）を適用することが可能である．

▶ 障害構造の推定

▸▸ 読み書きの障害

英語圏では，発達性読み書き障害の障害構造として音韻認識障害仮説が有力である．音韻認識とは，その言語における音韻単位を認識する能力のことであり，言語音だけで処理する課題でその能力が測定されている．一方，音韻認識障害説だけでは発達性読み書き障害を説明できないということについての理解も徐々に広まっているように考えられる．例えば，二重障害仮説とは，音韻認識障害もしくはRAN（前述）で測定できる自動化能力のいずれか，もしくは双方に問題があることによって文字や文字単語の習得が困難になるという仮説である．この障害仮説が存在することそのものが単独障害仮説を否定していることになる．近年では，Valdoisらが視覚的注意スパン（VAS）障害仮説を提唱し，アルファベット語圏においても，VASだけの障害を呈する発達性読み書き障害児がいることを連続的に報告している．複数の原因によって発達性読み書き障害が生じるのではないか，ということが徐々に世界的に意識されはじめている段階と思われる．反対に視力や眼球運動など末梢性の視覚情報処理過程に関しては，大きく関わらないのではないか，とも考えられている．一方，聴覚情報処理過程における語音認知障害によって音韻障害が生じるという1980年代に唱えられた仮説は，まだ否定はされていないが主流にはなっていないのが現状である．

▶ 訓練法

学習障害は通常の練習方法では学習の効率が低い障害であるので，通常の書いて覚えるという方法を根気強く，たくさん実施しても学習の成果は上がりにくい．言語発達のみの障害に対しては，科学的に有効な練習方法はまだ確立されてはいない．しかし，読み書きのみの障害に関しては，科学的に効果が証明された手法が少しずつ報告されはじめてきている．基本的には情報処理過程を考慮し，バイパス経路を有効に活用する手法である．ReyのAuditory Verbal Learning Test（AVLT）の成績が良好なことから，良好な音声言語の長期記憶を活用した聴覚法による訓練効果研究が数件報告されている．

（執筆者：宇野　彰）

関連する障害(3)
知的障害

本項では，知的障害に伴う言語発達障害に関する基礎知識と，言語聴覚士の対応を述べる．「知的障害」に関する用語は，教育的対応がはじまった明治20年代より変遷してきたが，1999年の法改正で「精神薄弱」は「知的障害」に改められた．「精神遅滞」は医学関係者の間で比較的良く使用されている[1]．

▶ **知的障害の定義と分類**

旧文部省は，1953年に「教育上特別な取り扱いを要する児童生徒の判別規準」を示した．そこでは知的障害は「恒久的遅滞」としてとらえられていたが，これに関する批判・反省の上に立ち，近年では「発達期（18歳未満）に起こり，知的機能が低く，適応行動の困難性を伴う状態」と定義している（1995）[1]．コミュニケーション行動は，適応行動に含まれる．DSM-IV-TRでは，以下の分類がある．

軽度精神遅滞	IQレベル	50～55からおよそ70
中等度精神遅滞	IQレベル	35～40から50～55
重度精神遅滞	IQレベル	20～25から35～40
最重度精神遅滞	IQレベル	20～25以下

長期経過では，知的能力は発達するが，そのレベルは，軽度遅滞者は普通児の11～12歳レベル，中重度遅滞者は7～8歳レベル以下，最重度遅滞者は4～5歳以下に留まる．しかし，情緒・行動面は，むしろ暦年齢に沿った変化もある[1]．

▶ **知的障害の原因**

知的障害を招く疾患は，出生前，周産期，出生後，さまざまがある．原疾患に対する有効な治療法は少ないが，甲状腺機能低下症やアミノ酸代謝異常症などでは，早期発見・治療で知的障害の発生を予防できる．

▶ **知的障害の教育**

個人の特性に基づく教育的なニーズを満たすために，個別的な対応および，よりよく活動し，生活できる状況づくりが重視される[1]．

▶ **知的障害と言語聴覚障害の類型および行動上の問題**

小児の言語障害で，知的障害を合併することが多いのは，広汎性発達障害・自閉症に伴う言語発達障害（8割）と脳性麻痺（5割）である．時に，口蓋裂，難聴などに合併する．影響の程度に応じて働きかけの比重を変える．

また，知的障害児は，注意欠陥・多動性障害（ADHD）を伴うことが少なくない．

▶ **知的障害児・者の言語・コミュニケーションの特徴**

全般的にみると，①始語期が遅れ，②発達速度が緩やかで，③言語発達に限界があるものの，④健常児とほぼ同様な順序で言語は獲得すると言われている．言語は単独で発達するものではないので，社会性，運動など他の領域の発達を配慮しなければならない．

音声表現では，初期には擬声・擬態語などの有縁的記号が優勢で，その後恣意的記号に進むが，音節の省略や構音点・構音様式の同化（/バナナ/→[bama]）がみられる．1音節では正しく言えても，2音節になると困難なことがある．理解が進むにしたがい，長さ，明瞭度は改善することが多い．機能的構音障害が合併する場合もある．

語彙・意味面では，色名，類名（動物・果物他），抽象的な概念になるほど獲得は遅くなる（あす・きのう，なに→どこ→いつ・どうして）．

統語では，文法の複雑化が遅れ，記号形式－指示内容関係の段階（理解）（＜S-S法＞の項を参照）で「段階5-2 助詞」（健常児70％通過の推定年齢6歳5月）を獲得する者は多くない．

語用・コミュニケーションは，感情交流，初歩的な手段の獲得，要求・叙述などの基本的なコミュニケーション機能の分化などは可能となるが，能動性が低い，発話内容の理解困難，などの問題点がある．また，本領域も認知的な発達に支えられている．

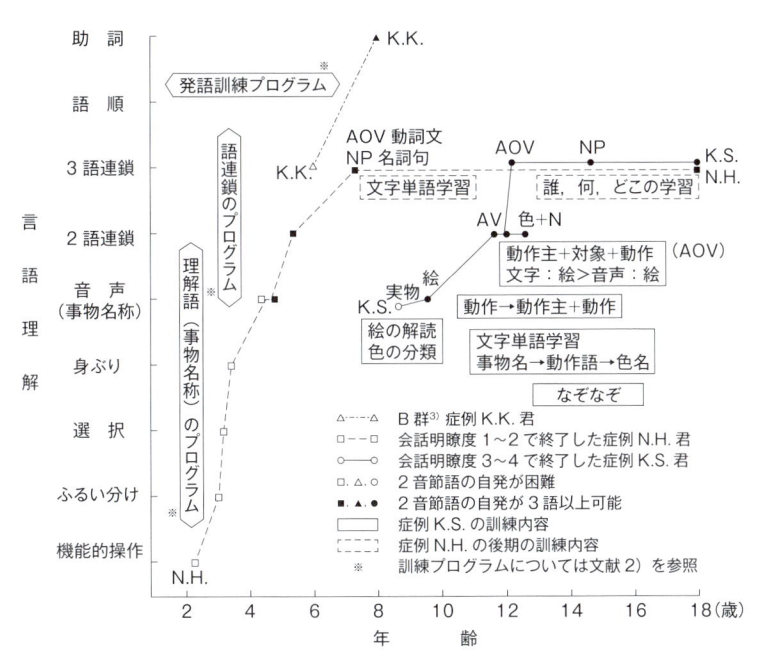

図1●知的障害児3例の言語理解と発語の訓練経過

▶ 知的障害児・者に対する言語・コミュニケーション支援の原則と実際

知的障害に対する言語聴覚士の専門的業務を実施する際の原則は，基礎知識の項と共通するので，そちらも参照してほしい．

他の言語聴覚障害の類型と同様，言語の諸側面および関連行動に関する適切な評価・診断に基づいて，個々の対象児の発達段階・特徴・特性・ニーズに応じた訓練・指導および言語環境の調整を種々の方法で行う．初期より外界（対人，対物関係）との相互交渉を強め，子どもの行動・身ぶり・音声他の自発的表現に受容的に応じて伝達意欲を高めること，言語理解に重点を置いて働きかけることなどが役立つ．

知的障害児・者の過ごす空間は，成長にしたがって，家庭→幼児集団（通園施設，保育園他）→教育の場（特別支援学級・学校他）→成人集団（福祉作業所，就労他）→ケアホーム，自立，へと変わっていくので，ライフ・サイクルに応じた言語・コミュニケーション支援が必要になる．

図1は，3例の言語理解と発語の訓練経過である．6歳時言語理解と音声表現がアンバランスな軽度知的障害のK.K.君（＜S-S法＞のB群[3]「音声発信困難」，心身障害学級在籍）[2]，2歳時言語未習得のダウン症児のN.H.君（＜S-S法＞のA群[3]「音声受信未習得」，養護学校を経て就労）[2]，8歳時音声で実物は選べたが事物絵は困難だったダウン症のK.S.君（＜S-S法＞のT群[3]「音声発信未習得」，養護学校を経て福祉作業所へ）の3例である（＜S-S法＞のB群，A群，T群については，＜S-S法＞の項を参照）．発語・理解語・語連鎖の各訓練プログラムが適用された[2]．

知的障害と言語・コミュニケーションの関係は複雑・多様である[4,5]．コミュニケーション能力は誰にとっても生涯重要であり，言語聴覚士が探求・支援すべき領域は広大で，今後の課題は大きい．

文献

1) 有馬正高・監修，熊谷公明，他・編：発達障害の臨床．日本文化科学社，2000，pp55, 56-57, 16, 57-58.
2) 小寺富子：言語発達遅滞の言語治療 改訂第2版．診断と治療社，2009，pp65-66, 156-158.
3) 小寺富子，倉井成子，他・編著：国リハ式＜S-S法＞言語発達遅滞検査マニュアル，改訂第4版．エスコアール，1998.
4) 堅田明義，梅谷忠勇・編著：知的障害児の発達と認知・行動．田研出版，1998.
5) Beveridge M, 他・編（今野和夫, 他・監訳）：知的障害児の言語とコミュニケーション．学苑社，1994.

（執筆者：小寺富子）

種々の支援アプローチ(1)
TEACCH(1) ―TEACCHとは―

　TEACCHとは，1960年代にSchopler, E.らにより Treatment and Education of Autistic and related Communication handicapped CHildren として創案され，アメリカ・ノースカロライナ州の自閉症スペクトラムの人たちの地域生活を可能にした包括的な療育／支援のプログラム（TEACCH自閉症プログラム：旧名称TEACCHプログラム）である．その理念や手法は世界的にも，そして日本でも広く支持されている．

　TEACCHでは，自閉症の特性を理解し，保護者と協働し，「構造化」の手法を全ての支援の基本に，認知理論や行動理論を重視し，評価・指導の「個別化」を図りながら，彼らの適応能力，コミュニケーション能力を高め，地域の中で彼らが自己実現しながら自立的に生活できることをゴールとする．また各専門家は，自閉症により生じる諸問題の処理能力を持つジェネラリストであることが求められる．

▶ 自閉症スペクトラムの認知の特性[2]

　自閉症スペクトラムの子どもの行動上の特徴や問題の多くは，①「細部に注意が集中したり，必要なことに注意を向けるのが苦手で，因果関係の理解が困難（≒弱い中枢性統合）」「時間や空間の組織化が困難（≒実行機能の障害）」「他者の心的状態の直感的／自動的な読み取りが困難（心の理論の障害）」などの認知特性により生じるものである．そのためTEACCHでは，「視覚的な情報処理に強い」という認知特性を活用し，構造化された環境を「個別的に」設定し，上記の認知特性や「感覚の過敏・特異さ」に配慮した支援を行う．

　言語訓練において，落ち着きのなさ，各課題や活動の切り替えや課題への注意や集中，題意の理解等の困難さなどがある場合，その原因を情緒的に解釈したり，理解力の問題にしたりする前に，まずは原因を認知特性から考え，コミュニケーションによる解決を試みてみることが重要である．

▶ 評価

　学習ニーズや個別の強み・弱み，興味関心を特定し，支援に生かすフォーマルな評価として，TEACCHではPEP-3，AAPEPまたはTTAPなどが用いられる．また子どもと日常的に関わっている人たちによるインフォーマルな評価も重視する．言語聴覚士も，通常の言語評価と併せてPEP-3を行ったり，日常の言語行動についてインフォーマルな評価を行って支援目標を設定し，指導するのが望ましい．

▶ 構造化とは

　TEACCHでは，コミュニケーション成立の基盤として「構造化」の手法を活用する．それは子どもたちが，環境／状況の意味や自分に期待されていることを理解・納得し，環境／状況が変化しても柔軟にそこにある意味・情報に気づけるように支援する手法であり，受容性（理解）コミュニケーションを助けるAACということができる．

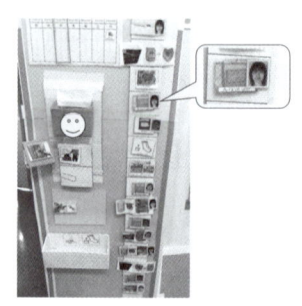

図1 ● スケジュール
（2コマ＋1日提示）
子どもの活動空間における職員配置も知らせる必要があった事例．

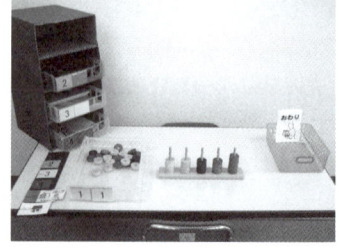

図2 ● 学習場面のワークシステム
左の縦一列の箱は，試行順に並べた課題箱．机の左側にこれから行う課題箱を置く．実施した教材は右の終了箱に入れていく．

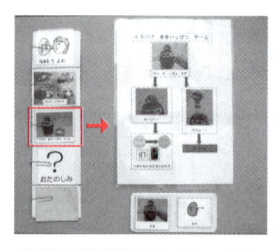

図3 ● 小集団活動時のワークシステム（左図）と視覚的構造化（右図）
左図の5コマ目は，スケジュールを見に行くことを伝えるカード．右図上段は，黒ひげ危機一髪ゲームの手順書，下段は「するか，見るだけか」を尋ねる時に用いる視覚的手がかり．

表1 ● 構造化の各手法と活用の留意点

	目的	内容・方法	留意点
物理的構造化	各場所が何をする所か,即断できるようにする	原則として,活動内容と場所・エリアを一対一に対応させ,家具・衝立・シートなどで物理的境界を視覚的に設定する	・気の散りやすくなる視覚/聴覚刺激を最小限にする ・人の動きや位置にも個別的に配慮する(図1) ＊言語訓練では,課題学習とプレイの場所を区別する
スケジュール	一日の個々の活動とその順番を視覚的に伝えて,子どもに自分が今いる時間的立ち位置を知らせ,子どもが見通しをもって安心して過ごせるようにする。	個別化のガイドライン[2] 1) スケジュールの形態:実物・写真/絵・絵記号・文字などの視覚的記号を用いた形態 2) スケジュールの長さ:次の活動のみ,2コマ,複数コマ,1日,週,月 3) スケジュールチェック開始の自主性:次の活動を予告する物やカードを渡され,それを持って直接活動場所に行く,視覚的手がかり(トランジションカード/物)を渡され,それを持ってスケジュールのある場所に行く,音声言語指示でスケジュールをチェックを開始する,などの段階を経て,活動終了時が自らわかり,自発的にスケジュールチェックを開始する段階まで 4) 自分のスケジュールをしっかり認識できている:一定の場所に置かれているスケジュールをチェックできる段階を経て,最終的には1日を通して携帯し管理できる段階まで 5) 次の活動場所への移動の自律性:スケジュールから次の活動を表す物やカードを取り,それを持って移動する段階を経て,スケジュール表に印を付け移動する段階まで	1) 形態:即断できる視覚的記号を選ぶ 2) 長さ(コマ数):カード等の並び順が時間的順序を予告していると気づくよう支援する(数字を付記,ルーティンできる一連の活動をあえて視覚的に分割提示,外出時の行き先と順番を視覚的に提示等々) 3) 4) 5) スケジュールチェック:どの段階の一連のチェック行動も,自発的/自立的に行えるよう支援する(自発的/自立的に行えない場合は,自閉症の特性や行動理論をもとに方法を再考する) ・特定の活動のスケジュールチェックを拒否する場合は,その活動の時間的見通し(手順の理解)が不十分だったり,活動の一部がうまくできないためだったりする可能性があるので,ワークシステムやコミュニケーションカードの要否を検討する ＊言語訓練で提示するスケジュールは,子どもの1日の生活スケジュールから見れば,ワークシステムであるので,訓練終了後の活動までを提示する
ワークシステム	一活動の開始から終了までの時間経過と,終了後の活動がわかるようにする	①何を,②どれくらい,③いつまで(終了)行い,④終わったら何を(次のスケジュール)するのかを知らせる ※手順書の最後に,次の活動が予告されていれば,ワークシステムということができる	・生活や学習を支える重要なシステムである ＊課題学習時だけでなく,プレイ時も,どんな遊びをし,いつ終わるか予告してから開始すると,自発的な発信行動の増加や,やり取りの継続に繋がることがある
視覚的構造化	ことばかけを最小限にして,視覚的に情報を正しくわかりやすく伝える	以下の各要素に配慮する 1) 視覚的指示:見本やジグ(やり方を説明した絵),手順書を使い,何をすべきかを視覚的に明示する 2) 視覚的組織化:容器やコンテナ等を使い,物や材料の置き方を組織化する 3) 視覚的明瞭性:色やラベルを用い,重要な情報(指示のある特定の部分など)や関連する物事(何が関係し役立つのかなど)を目立たせる	・いつも介助や指示が必要な場面は,手順書の必要性を考えてみる(音声言語の受信能力を過信しない) ・視覚的構造化(視覚的手がかり)は,褒めるときや,受信のフィードバックに用い,禁止命令に用いない ・「×○」の併用提示,興味/関心事などを利用し,伝えたいことに注意が向くよう配慮する ・理由や仮定などの因果関係の説明や,適切な振る舞い方の説明は,視覚的に,受容的に行う ＊終了の知らせ方の例:時計・タイマーで事前に予告,課題学習時の終了箱を活用,スケジュール・カレンダーで次回を予告,タイマー・視覚的カウントダウンで交渉,消灯

構造化には,物理的構造化,スケジュール,ワークシステム(ワーク/活動システム),視覚的構造化の4つの手法がある(表1,図1,図2,図3).

時間軸という側面から見ると,①スケジュールは1日の個々の活動と時間の流れを見通し,②ワークシステムは,1つの活動の開始から終了までに行う内容の時間的流れと,次の活動への繋がりを知り,③視覚的構造化は,ワークシステムで示された個々の内容をどのように,あるいはどれくらい行うかを知る視覚的手がかりである.それらは,時間的に刻々と変化する人や物の動き(空間)の意味理解を助ける物理的構造化と相まって,物事には終わりがあることを学び,ルーティン(決まった手順や習慣)やスクリプト(生活文脈)の習得を助け,また時間軸における自身の立ち位置を明確にするなど,状況理解の重要な鍵となる.そのため,「コレしよう」などと言語指示の代替(視覚的構造化)として構造化を用いるだけでは十分な支援とは言えないのである.

構造化を行っても,直ちに正しい状況理解に繋がらないことは多々ある.そのような場合,子どもを構造化に合わせるのではなく,子どもが理解・納得できるまで,構造化を調整する試み(再構造化)を繰り返すことが大切である.

言語聴覚士は,言語・コミュニケーション支援に構造化を活用し,指導場面だけでなく家庭や集団生活の中でも,子どもが自発的/自立的に行動したり,周囲と肯定的なコミュニケーションが取れるように支援していくことが望まれる.

文献

1) Mesibov G(佐々木正美,内山登紀夫,他・監修):自閉症の人たちを支援するということ.朝日新聞厚生文化事業団,2001,pp9-21.
2) ノースカロライナ大学TEACCH部:TEACCH再構造化の手引き.ASDヴィレッジ出版,2007.

協力:社会福祉法人今治福祉施設協会ひよこ園

(執筆者:藤岡紀子)

種々の支援アプローチ(2)
TEACCH(2)—言語聴覚療法への応用—

▶受容性(理解)コミュニケーション
▶▶評価

自閉症の子どもは，場面や文脈の違いにより，受信行動に差が出やすい．そのため場面や課題の意味が理解できるような状況設定下で音声言語の受信力や質問への応答力などを正確に把握し，それをもとに日常場面で安定した受信行動が得られるための支援を考えることが重要となる．

また音声言語だけでなく，身ぶり記号や，実物・絵／写真・絵記号・文字などの視覚的記号の受信レベルも把握する．

1) 検査場面の構造化：①指導室を物理的に構造化しておく．②「勉強→遊ぶ→自宅に帰る」等を示したスケジュールを用意する．スケジュールの組み立ては，子どもの興味・関心事や，スケジュールへの注目・理解度を見てその場で判断することも多い．③検査はワークシステムを利用し，課題内容や量，課題の終了と，検査の終了および終了後の活動を見通せるようにして行う．前項図2は，低機能の子どもも理解可能なシステムの例である．

2) 検査課題の視覚的構造化（国リハ式＜S-S法＞言語発達遅滞検査を行う場合）：題意の理解が曖昧だったり，指示が入りにくく注意がそれやすかったりするときは，正確な反応が得られるように，課題の視覚的構造化を種々試みてみる．それにより得られた情報は，指導の個別化にも役立ち，保護者と協働する上でも重要な情報となる（表1）.

▶▶受容性(理解)コミュニケーションの支援

1) 構造化の理解を促す：訓練室での活動だけでなく，病院等の敷地内に入ったときから出ていくまでの行動（問題行動を含む）も支援の対象にする．そのためには，まずスケジュールの理解を促すことが重要である．スケジュールは個別化のガイドライン（前項表1）を参考に行うが，一連のチェック行動が自発的／自立的であることが重要である．プロンプトがいつも必要な箇所は，その理由

表1● 再試行時の，視覚的構造化の例
（国リハ式＜S-S法＞言語発達遅滞検査）

認知特性への配慮点	各課題における具体的方法
注意をひき，こちらの意図に気づきやすくするための工夫.	[事物の永続性]：好みの教材を使用. [小球を入れる]：色画用紙上で実施，終了箱(注)に入れたコップに小球をしまうよう促す. [段階2, 段階3の受信課題]：選択肢をそれぞれケースに入れたり，台紙上に並べる.
注意を教材に向け，かつ模倣意図に気づきやすくするための工夫.	[積木の構成][描線]：同色同大の台紙や紙を2枚用意し，片方の紙上に見本を提示し，他方に反応するように求めるなど. [音声模倣]：小さな紙の中央をくりぬき口にあて，模倣を促してみる. [身振り模倣]：身振り図を併用し，模倣を促してみる.
いつ終わるか見通しを持たせ，かつ応答の負担を軽減するための工夫.	[10種図形の弁別]：指さし応答できない場合は，ふるい分けの方法で行う. [段階3以上の受信課題]：①試行数を提示し，1つ終わるごとにチップを終了箱に入れる．②指さし応答を求めず，カード上にチップを置かせる等々（図1）.

注：前項の図2参照

を，次に行う活動の時間的見通しが不十分なため不安なのではないか等々，特性と行動の背景にある子どもの心理を推測して，再構造化を行い，子どもが「そうか」と気づくよう支援する．スケジュールは1日の流れだけでなく，必要性や発達年齢を考慮し，少しずつ過去や未来へ，理解できる時間の幅が広がるように支援する．

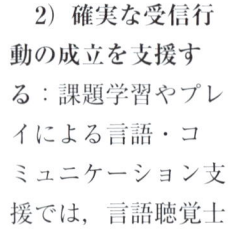

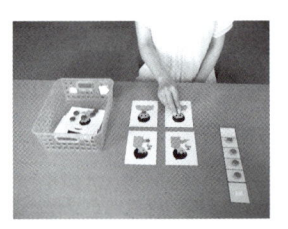

図1● 正確に理解力をみるための工夫例

2) 確実な受信行動の成立を支援する：課題学習やプレイによる言語・コミュニケーション支援では，言語聴覚士の指示が子どもに確実に受信されるようワークシステムや視覚的構造化を活用して行う．

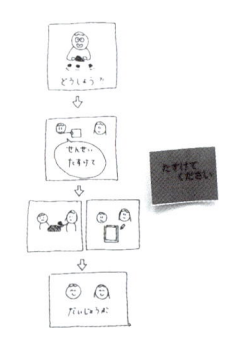

図2● 確実な理解のもとで行う表現コミュニケーション支援の例
援助要請を行う状況と，それによりもたらされる結果も明示.

3) 日常場面の行動上の問題も積極的に取り上げ，助言や指導を行う：行動上の問題の多くは，子どもの心理と認知特性を考慮した構造化とコミュニケーション支援を行うことで解決できるた

表2 ● 表現コミュニケーション支援の留意点

次元および内容	子どもに見られがちな行動	支援の留意点
機能 ・要求や拒否／拒絶 ・注意喚起 ・説明（旧情報や現情報の報告） ・情報提供（新情報の報告） ・情報請求（質問） ・その他（感情表現，挨拶など）	・要求や拒否・援助要請ができない．途中であきらめる． ・注意喚起や質問の機能の便利さに気づいていないようにみえる． ・叙述や報告がない／少ない． ・質問に答えられない／答がかみ合わない． ・感情をうまく表現できない．	・選択要求場面，援助要請場面を意識的に設け，自発的に，繰り返し表現できるように支援する→叙述／報告の出現に繋がる． ・拒否，注意喚起の支援の優先性を吟味する． ・発達レベルを考慮しながら，順次機能の拡大をはかる． ・新しい機能を教えるときは，どの状況で使うかも視覚的に知らせるとよい（図2）．
形態・手段 ・かんしゃく ・漠然とした動作または発声 ・行為 ・具体物 ・絵や写真 ・サイン言語 ・書きことば ・話しことば	・話しことばがあっても，未熟な表現形態（かんしゃく）を使う． ・注意喚起の方法が不適切． ・伝わらなかったときに，伝達内容の反復や修正，形態の柔軟な切り替えなどができない．	・無理なく使える伝達手段を選択する． ・視覚的記号形態（特にカード）が使えるように支援する（話しことばがある場合も，適宜併用を促す）． ・複数の伝達手段が自発的に使えるようにその拡大を支援する（身振りや音声言語など新しい記号形態を教える場合は，視覚的記号を併用し，その等価性に気づかせる）．
文脈 ・だれと ・どこで ・どんな状況で ・いつ	・要求などの機能が，特定の場面や人にしか出ない． ・伝達形態の使用が，他の場面や他の人に般化しない．	・自発的に発信できる場面で使ったカードと同じカードを用いて，場面般化をはかる． ・特定の人にしか表現しない場合は，カードに顔写真を添付してみる（情緒的解釈だけにとどまらないように）．
内容 ・人　・物 ・動作　・場所 ・その他	・感情とその時の表情が一致していない． ・自分の意図と異なる表現をしてしまったため相手に伝わらず，混乱する． ・表現する内容，表現できる内容に偏りがある．	・選択肢の提供を心がける． ・その場の感情や潜在する伝達内容を敏感にキャッチし，それを子どもが表現できるように支援し，かつそれに肯定的に応じる． ・好みや関心事を支援に活用する．

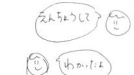

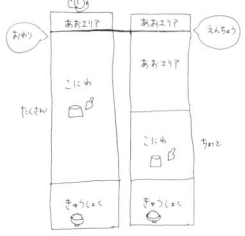

図3 ● 会話の視覚化例

支援者は状況理解が不十分だと判断したため，子どもの気持ちを受け止めたことも視覚的に伝えながら，時間的見通しについて説明した．子どもはじっと見て考え，今行っている遊びを延長しないことに決めた．

め，積極的に取り上げ，保護者と協働する．

▶ 表現コミュニケーション

▶▶ 評価

TEACCHでは，子どもの生活の主要場面で観察された自発的なコミュニケーション行動のサンプルを，①機能，②形態／手段，③文脈，④内容の4次元で分析，評価する（表2[1]）．

▶▶ 表現コミュニケーションの支援

話しことばにこだわらず，自発的に表現できることを目標に，支援を行う．

まず本人の好み・気持ちを考慮し，要求・表現できるような場面を設定する．表現したい事物は視覚的記号の形態にしておく．そしてそれを用いて（話しことばがある場合は併用して），コミュニケーションの相手に自発的に伝えることができるように支援する．要求や拒否・注意喚起の機能や，視覚的記号形態の使用を優先するが，他の機能や形態への拡大や，それらの使用文脈の般化，共有話題の拡大も目指していく．

表2に各々の留意点を記述したが，特に視覚的記号は，相手に伝わらなかったときに，柔軟に手段を替えて伝え直すなど，各形態／手段間の等価性に気づく媒介として有効であり，機能・形態の使用場面般化にも活用できる．また「『人』に対して自発的に発信したら大人に受け止めてもらえた」と，その因果関係の確認にも有効と思われる．

一方，感情を視覚的記号化し，それを言語聴覚士が共感的に用いることで，子どもは自分の気持ちの適切な表現方法にも気づくようになる．

このように視覚的記号を多用した物や感情のやりとりは，社会性や他者の視点の学習を可能にするだけでなく，人への信頼感や自尊心を育んでいく．そのため家庭においても子どもが肯定的なコミュニケーションの経験を積み重ね，またコミュニケーションを通じて生活習慣の形成や行動上の問題を解決していけるよう支援する．

自閉症スペクトラムの子どもとのコミュニケーションにおいては，音声言語だけでのやりとりを過信しないことが重要である（図3）．

文　献

1) 藤岡紀子：TEACCHプログラム（玉井ふみ，深浦順一・編集：標準言語聴覚障害学「言語発達障害学」）．医学書院，2010, pp237-252.

協力：社会福祉法人今治福祉施設協会ひよこ園

（執筆者：藤岡紀子）

種々の支援アプローチ(3)
行動習得・介入(1)

　行動習得・介入の原則とは，言語聴覚士が子どもの行動を構造的に分析し，習得過程を的確に評価し，介入を適切なレベルとタイミングで行い，子どもの新たな行動習得を支援するための方法に関する理論的な枠組みである．

▶ **行動の構造分析とVTR分析（ミクロな構造分析）**

　「チョウダイの身ぶり発信」の習得過程をみる．

▶▶ **症例A**

　5歳女児，重度知的障害，自閉症．訓練開始時3歳8カ月（以下3：8と記す）は，音声記号と身ぶり記号の受信（理解）と発信（表現）ともにできず，記号形式—指示内容関係の段階は2-2（ふるい分け）で，A群（音声受信未習得）．行動面の問題ではパニックが多い．

　経過：記号形式—指示内容関係受信（理解）面は，選択（3：9）→身ぶり（4：10）→音声（5：10）を習得した．他方，発信（表現）面では，4：10時点で身ぶりの受信は可能となったにもかかわらず，5：4時点で身ぶりの発信と模倣はない．要求や拒否の意図的表現はなく，通らないとすぐにパニックに至る．そこで要求表現として「チョウダイ」の身ぶりの習得をゴールとした．最初は全介助，ついで半介助，肘を軽く押し身ぶり動作の開始のみ介助する起動介助をスモールステップで実施することにより，2カ月後の8セッション目には自発発信が可能となった．その後通園施設と連携し家庭療育を行い，使用する場面は通園施設や家庭へと拡大した（ボトムアップ）．

　チョウダイの習得過程は，VTRによる1試行分析と行動の構造分析（スクリプト）により分析できる（図1）．チョウダイの身ぶり発信（表現）は，［片手］［両手を揃える］［両手を重ね合わせる］という行動単位が連鎖して成立し，その上位の階層に埋め込まれる．

▶ **行動習得・介入の原則**

　行動習得・介入とは，未確立な行動のパターン

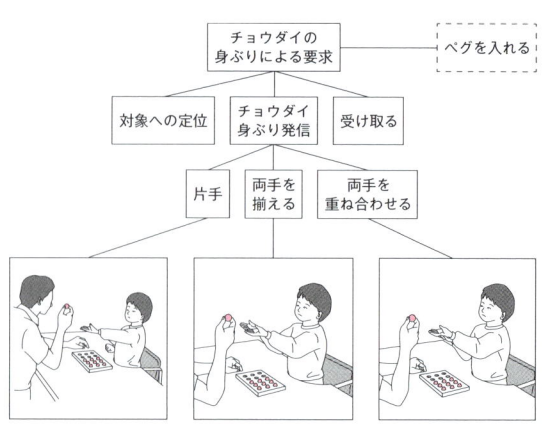

図1● チョウダイの身ぶり発信（表現）の VTR分析と行動の構造分析

チョウダイの身ぶり発信をペグの同色系列構成課題場面で導入．
〈チョウダイの身ぶりによる要求〉は［対象への定位］［チョウダイ身ぶり発信］［受け取る］という行動単位（構成要素）からなり，［ペグを入れる］に繋がる．

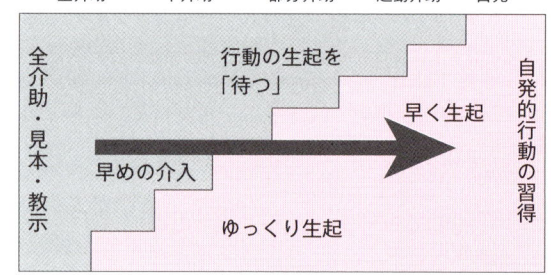

図2● 行動習得・介入の原則

言語聴覚士（大人）の全介助・見本呈示・教示からはじまり，子どもの行動習得に合わせて徐々に大人の介入を減少させ，自発的行動の習得に至る．

を子どもがスモールステップにより習得することを，言語聴覚士が介入・支援することである（図2）．「チョウダイ身ぶり」を，まず全介助から開始し，子どもの行動習得の度合いに合わせ介助を徐々に減少させ，スモールステップを適用することにより自発的な行動の習得を促す．**導入初期**において，言語聴覚士は介助や見本呈示などの介入を早めに行い，パニックなど子どもの混乱を防ぐ．**習得途上の初期**には子どもの行動はゆっくりと生起するので，言語聴覚士はその開始を「待つ（pause and wait）」．**習得途上の後期～完成期**にな

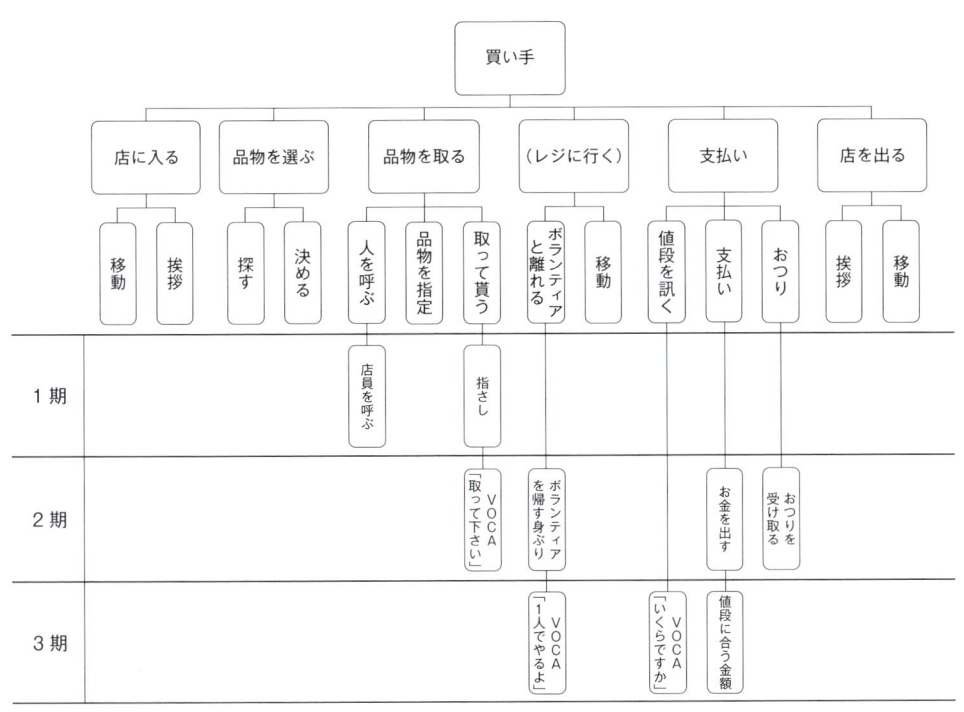

図3●買い物行動の構造の成立過程

1～3期は，各構成要素が可能となった時期を表す．上位の構成要素は，下位の複数の行動単位を結びつけるノード（結び目）となっている．
※買い物行動の構造は，買い手を上に，売り手を下（本図では略）に区別すると，役割交替を含む相互交渉の過程がより明確にとらえられる．

ると早く生起する．この原則を踏まえることにより，子どもの行動習得過程および言語聴覚士の介入のレベルとタイミングを相互交渉のプロセスとして的確に評価しつつ介入できる．

▶ **買い物行動の成立過程―買い物行動の構造分析―**

行動の構造分析により買い物行動の階層構造と構成要素を明確にし，AACを段階的に導入した経過を示す（図3）．

▶▶ **症例B**

小学校2年生男児，脳性麻痺，軽度知的障害，移動は車いす．言語の受信（理解）面は2歳過ぎのレベル，発信（表現）面は1歳前のレベルと発信面に極端な遅れ．

経過：1期：［店員を呼ぶ（発声）］と［品物を取って貰う（指さし）］が可能．［取って貰う］では，指さしと並行して，VOCA（メッセージメート）による「取って下さい」を導入した．2期：［支払い］を導入．［お金を出す］［おつりを受け取る］は可能だが，支払金額は分からない．3期：

VOCAにより「いくらですか？」と尋ね，お金を出す．また，ボランティアを帰し1人で行おうとする萌芽的な行動がみられたので，将来的な自立を目指してVOCAによる「1人でやるよ」を導入し（トップダウン），自立的な行動が可能となる．このように萌芽的な行動も定着を図るよう行動単位として抽出する．

階層構造の下位から上位までさまざまなレベルの構成要素（行動単位）を難易度やニーズ・子どもの興味に従いゴールとして設定し，導入する順序を決め，スモールステップでプログラムを立案することが肝要である．

文 献

* ロジャー・C・シャンク（長尾 確，他・訳）：人はなぜ話すのか．白揚社，1990．
* 長崎 勤，他：スクリプトによるコミュニケーション指導．川島書店，1998．
* 佐竹恒夫，小寺富子，他・編著：言語発達遅滞訓練ガイダンス．医学書院，2004．

（執筆者：佐竹恒夫）

種々の支援アプローチ(4)
行動習得・介入(2)

　家庭・地域生活全体を見通したライフステージに沿った支援は、行動習得・介入の原則（前節）をさまざまなレベルで活用しつつ、ミクロ〜マクロとボトムアップ・トップダウンの視点を統合することにより可能となる．

▶ 構造分析とスモールステップ

　買い物行動（前項図3参照）は、構造分析によりゴールとする構成要素（行動単位）とその間のリンクが明確となる．さらに構成要素には、子どもの状態に合わせて変更可能なスモールステップがある．例えば、買い物の品物を決めるときに（表1）、**(a) 記号のモダリティとレベル**は指さし・身ぶり・絵記号・写真・文字・音声（**6通り**）、**(b) デバイス（発信手段）**はカード・ボード・ブック・VOCA（**4通り**）から選べる．同様に**(c) 構成要素**［品物を選ぶ］は、［他の人の物を訊く（○○さんはなにを買う?）］、［上位の構成要素から必要な物を決める］、［探す］、［選ぶ］は（**4通り**）から選び、構成要素自体を操作することができる．これら「質」的な設定に加え、「量」的な設定、すなわち**(d) 距離**、**(e) 時間**、**(f) 個数**も操作し変えることができる．

　すなわち行動単位（構成要素）には、可変的なスモールステップがある．可変的とは、子どもの行動習得の状態により、言語聴覚士が操作して変更できる行動単位の要素とスモールステップである．(a)〜(f) の可変的なスモールステップを組み合わせると、買い物という1つの行動だけでも"無限"に近い設定が可能となる．

　言語聴覚士は、行動単位ごとに多種のスモールステップの可能性を想定し、そこから子どもの状態と課題全体の構成に合わせて何を選ぶかを決定することができる．すなわち可変的な要素を操作的に活用することにより、的確な評価と適切なゴール設定、それに基づくスモールステップによる精緻な訓練プログラム立案が可能となる．これにより子どもは分からなくて混乱し「崩れる」ことが減少し、自分で理解して新たな行動をスムーズに習得できる．

▶ ミクロ〜マクロ、ボトムアップとトップダウンの視点の統合

▶▶ ミクロ〜マクロの視点の統合
　　―家庭・地域生活―

　行動の構造は、ミクロからマクロまでさまざまなレベルで階層構造をなしている．例えば買い物は、ミクロなチョウダイの身ぶり発信から、家庭や集団場面（園・学校・作業所など）で、「メニューを相談し決め（カレー）、買い物に行き（「人参と玉ねぎとジャガイモ下さい」）、調理し、誕生パーティを行う」というよりマクロな行事・地域活動プログラムに段階的に繋がる（図1）．

　このマクロな視点に立つと、子どもの家庭〜所属集団〜地域生活全体を見通すことができる．子どものライフステージのうち、現在（今）の生活環境（ここ）においてすぐに可能で適切的に必要なこと、すなわち"今―ここ"を評価し、短期のゴール設定を行う．階層構造の各レベルを的確に分析し、ミクロとマクロの視点の双方向から、"今―ここ"のプログラムを立案することが肝要である．

▶▶ ボトムアップとトップダウンの視点の統合
　　―ライフステージ―

　ボトムアップとは、今現在および短期的にできることの積み重ね・拡大であり、トップダウンとは成人期および中〜長期的ゴールから幼児期・学齢期の"今―ここ"のゴールを設定することである．両者の視点を統合することにより、ライフステージを見通した支援が可能となる．例えば、幼児期の遅延発信から、学齢期には学校で学級担任の依頼により校長に伝言、成人期には職場で報告・連絡・相談（"ほうれんそう"）とライフステージに従い、伝言・報告行動の形態は段階的に変化する．成人期に必要なゴールから、幼児期や学齢期のゴールを設定すること（トップダウン）により、幼児期・学齢期の遅延発信・伝言が成人期に繋がる（ボトムアップ）（図2）．

▶▶ 家庭・地域生活とライフステージに沿った統合的・包括的な支援

　家庭・地域生活支援（ミクロ〜マクロ）とライフ

表1● 可変的なスモールステップ［買う品物を決める］

	「質」的な設定			「量」的な設定
	(a) 記号のモダリティとレベル	(b) デバイス（発信手段）	(c) 構成要素	(d) 距離, (e) 時間, (f) 個数
スモールステップ	指さし　写真 身ぶり　文字 絵記号　音声	カード ボード ブック VOCA	［品物を選ぶ］ ［他の人の物を訊く］ ［上位の構成要素から必要な物を決める］例：カレー→肉・ジャガイモ・カレー粉 ［探す］ ［選ぶ］	直近で〜離れた所 〜見えない所 即時（その場で決める） 〜遅延（家で決める） 選択肢の数, 買う品物の数
数	6種	4種	4要素	∞

可変的な操作が可能なスモールステップを, 買い物行動の構成要素［買う品物を決める］の例で示す. 可変的なスモールステップは, (a) 記号のモダリティとレベルは6通り, (b) デバイス（発信手段）は4通り, (c) 構成要素は4要素, (a)〜(c) を組み合わせると96通り（6×4×4）になり, 「量」的な設定を加えると「無限（∞）」となる.
※ここでは記号の段階やモダリティを含めてスモールステップと総称する.

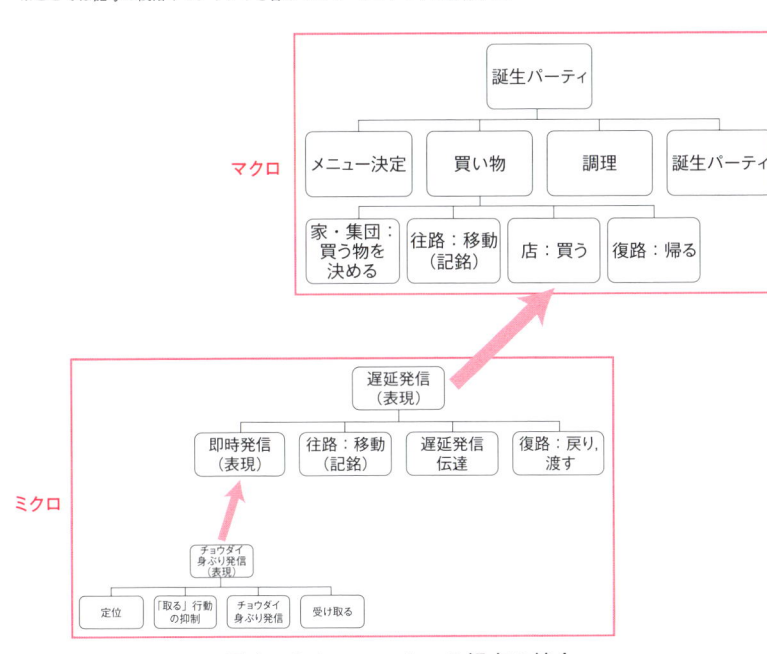

図1●ミクロ〜マクロの視点の統合

各ノード（結び目）は, チョウダイの身ぶり発信や買い物など1つの行動単位を表している. チョウダイの身ぶり発信が遅延発信（表現）に, 遅延発信（表現）が買い物に埋め込まれ, ミクロ〜マクロの構造は統合されている.

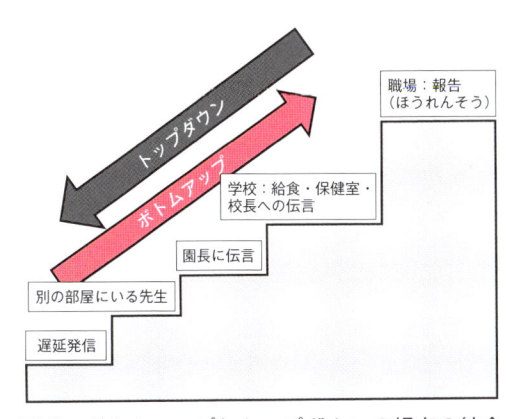

図2●ボトムアップとトップダウンの視点の統合

ステージ（ボトムアップとトップダウン）を統合すると包括的な支援の視点が得られる. この視点に基づき言語聴覚士は個別療育・家庭療育（保護者支援）・集団療育を関連づけることにより, 家庭〜集団〜地域生活をライフステージに沿って見通すことが可能となる.

例えば学齢期には, 子どもの生活環境に関して家庭と学校を軸に, 放課後児童デイサービスや送迎サービス担当者・習い事の指導者などを含めて視野に入れる. また, ライフステージでは, 幼児期の障害発見からの経過を踏まえた上で, 青年・成人期に繋がる自立的な行動を長期ゴールとして見据え, 余暇活動の拡充や就労支援についての情報収集に関する視点を持ち評価・ゴール設定を行う.

言語聴覚士は, 統合的・包括的視点に基づいて自分と属する機関のサービスを的確に位置づけることにより, 子どもと保護者にQOL（生活の質・人生の質）が向上するサービスをタイムリーに提供することができる.

文献

* Beukelman D, Mirenda P：Augmentative and alternative communication, 2nd ed. Paul H. Brookes, Baltimore, 1998.

（執筆者：佐竹恒夫）

種々の支援アプローチ(5)
<S-S法>(1)

　<S-S法>とは，国リハ式<S-S法>言語発達遅滞検査を中軸とする，言語発達障害の包括的な評価・訓練プログラムの総称である．**包括的評価・訓練プログラム**とは，言語行動の3側面に基づき，音声言語獲得以前の0歳後半のレベルから，6～7歳の就学前後のレベルまで，子どもの言語・コミュニケーションの全体像をとらえ，通園先や学校，家庭と連携しながら一貫した観点で評価・訓練が可能なものである（図1）．包括的訓練プログラムは【事物の基礎概念】【事物の記号（語彙）】【語連鎖】などの領域別訓練プログラム（モジュール＝特定の領域の学習単位），および各領域の評価や支援モデルから構成されている．

　言語行動の3側面とは，記号形式―指示内容関係（言語記号），基礎的プロセス，コミュニケーション態度である．例えば，動物園で子どもが「キリン！」と発話している言語行動は(a)[kirin]という音声（記号形式）と『キリン』の意味概念（指示内容）を結びつける記号形式―指示内容関係（言語記号，意味論〈semantics〉および形態論〈morphology〉・統語論〈syntax〉），(b)キリンを視覚的に認知し『キリン』の概念と照合する再認などの言語行動の基礎となる基礎的プロセス，(c)母親に報告するというコミュニケーション機能（語用論〈pragmatics〉）などのコミュニケーション態度，という3つの側面からなる．

　記号形式―指示内容関係の段階は，受信（理解）面に基づき設定する（表1）．大きくは0歳台から1歳前後の発達レベルと対応する段階1～2：音声受信（理解）未習得（前言語），1歳台の発達レベルの段階3：事物の記号（単語レベル），2～3歳の段階4：語連鎖（要素），4～6・7歳レベルの段階5：語連鎖（統語方略）に分かれる．<S-S法>の言語記号のとらえ方の特長は，(a)音声受信未習得～統語方略まで一貫した視点で把握，(b)記号形式と指示内容の関係を，事物とその事物の操作（概念）との関係に拡大することにより，音声受信未習得期への系統的なアプローチが可能，(c)聴覚―音声記号と，視覚的記号である文字記号（絵・絵記号等を含む）と身ぶり記号を統一的に把握し，それぞれを評価することが可能である，という点である．

　言語の**受信（理解）**面とは，記号形式を受け取り解読する過程であり，**発信（表現）**面とは指示内容を記号形式に記号化する過程であり，両者を明確に区別する．なお模倣は意味的な処理を必要としないので，基礎的プロセスに含まれる．**質問―応答関係（会話）**とは，質問に答える，文章で話すということばでのコミュニケーションであり，コミュニケーション態度（語用論）と記号形式―指示内容関係が交わる領域である．発達的に習得される質的な段階を設定することができる（表1）．

　症状分類は，子どもの言語・コミュニケーションの状態像をもとに，言語症状を類型化し，訓練の主要なゴールを設定したものである（表2）．3歳未満では個人差も大きく，言語症状の変化も著しいため，症状分類は生活年齢3歳以上の子どもに適用する．症状分類は，まず他者との対人

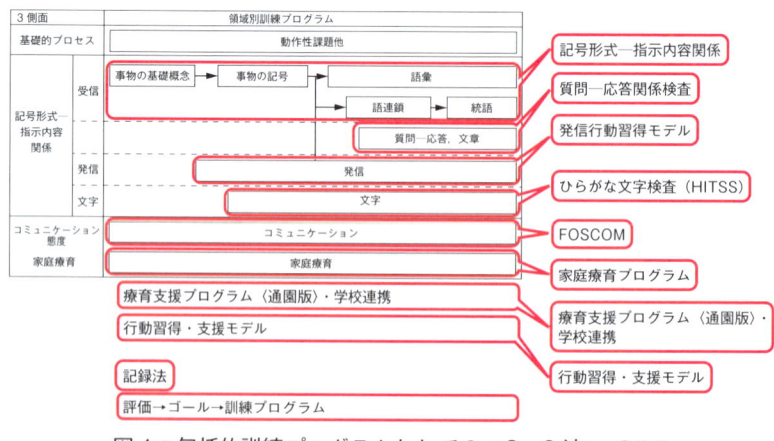

図1●包括的訓練プログラムとしての<S-S法> ©佐竹

縦軸に言語行動の3側面と家庭療育，横軸は左から右へ言語発達のレベルが高くなる．各モジュール（領域別訓練プログラム）はさらに下位のモジュールから構成されている．図の右端は各領域についての評価およびモデルを示す．各領域の詳細な評価，モデルやプログラムを参照した子どもに合ったゴール設定およびプログラム立案が可能である．

表1 ● 記号形式―指示内容関係と質問―応答関係の発達段階

発達年齢	国リハ式＜S-S法＞言語発達遅滞検査 記号形式―指示内容関係の段階			発達年齢	質問―応答関係検査（会話） 質問―応答関係の段階
0～1歳前後 音声受信(理解)未習得 (前言語)	段階1	事物・事態の理解困難			
	段階2	事物の基礎概念	2-1（機能的操作） 2-2（ふるい分け） 2-3（選択）		
1歳台	段階3	事物の記号	3-1（身ぶり記号） 3-2（音声記号）		
2歳前半 2歳半～3歳前半	段階4	語連鎖（要素）	4-1（2語連鎖） 4-2（3語連鎖）	2歳前半 2歳後半～3歳前半 3歳後半～4歳 5～6歳	（無反応[*1]）・現前事象[*2]の段階 自己経験[*3]・連想[*4]の段階 意味ネットワーク[*5]の段階 メタコミュニケーション[*6]の段階
4歳前半 6歳前後	段階5	語連鎖（統語方略）	5-1（語順） 5-2（助詞）		

[*1] 無反応（No Response）：意味がわからない場合に，［ワカラナイ］などの発話で聞き手にフィードバックすることができない状態．
[*2] 現前事象：その場に現前している人や物について話題とすること．
[*3] 自己経験：一般化した説明ができず，自分の実際の体験に引き寄せて答えること．
[*4] 連想：質問の一部から関連する他の語彙を思いついて答えること．
[*5] 意味ネットワーク：子どもが習得した語彙が，関連のある他の語彙と相互に有機的につながり形成されているネットワーク．
[*6] メタコミュニケーション：自分の知識や聞き手の知識，新情報や旧情報など会話全体の状況に関して，評価し制御するコミュニケーション能力．

表2 ● 症状分類とゴール設定

症状分類	コミュニケーション態度	ゴール設定（働きかけの重点）
Ⅰ群（コミュニケーション態度良好）	○（問題なし）＊	（コミュニケーションの育成）
Ⅱ群（コミュニケーション態度非良好）	―（問題あり）＊	コミュニケーションの成立と拡大

症状分類	記号形式―指示内容関係 受信（理解） 単語（事物名称）	記号形式―指示内容関係 受信（理解） 語連鎖	発信（表現） 音声発信	ゴール設定（働きかけの重点）
A群（音声受信未習得）	―（未習得）＊			事物の基礎概念の拡大と向上 事物名称の受信の獲得
T群（音声発信未習得）	○（習得）＊	―	―＊	語彙の拡大，語連鎖の受信の獲得 音声発信・発信行動の獲得
B群（音声発信困難）	○	○	―＊	音声発信・発信行動の獲得
C群（生活年齢に比し遅れ）	○＊ ○		○＊	言語能力全般の質的向上 特定の障害領域（文字・音韻等）の向上・補完

注：Ⅰ群とⅡ群のそれぞれ下位に，A群～C群がある．　＊：各群の定義項目

的な**コミュニケーション態度**の良好な**Ⅰ群**と非良好な**Ⅱ群**に分かれる．診断・障害名などの関連では，Ⅱ群の多くは自閉症スペクトラム障害である．コミュニケーション面の評価については，コミュニケーション・会話の項を参照されたい．

言語症状は，主に受信（理解）と発信（表現）の段階に着目し，以下の4つの群に分けられる．

A群（音声受信未習得）は，音声記号（事物名称）の受信（理解）・発信（表現）ともにできず，いわゆる「ことば（音声言語）」が分からず話せない，前言語期の状態である．中～重度の精神遅滞が含まれる．**T群（音声発信未習得）**は，事物名称の受信（理解）が単語レベルで可能だが，音声発信（表現）はできない状態である．発達途上の低年齢児の多くが，一時期T群を通過し，その後音声発信を獲得する．**B群（音声発信困難）**は，受信（理解）は2語連鎖以上可能だが，音声発信（表現）はできず，受信（理解）と発信（表現）に極端な乖離がみられる群である．特異的言語障害，表出性言語障害が含まれる．**C群（生活年齢に比し遅れ）**は，音声の受信（理解）と発信（表現）ともに可能であり，「ことば」を理解し話すことができる状態である．1歳台のレベルから，統語的な方略が理解できる小学校就学前後のレベルまで，幅広い範囲にわたる．

各症状分類は，動作性課題と言語記号，受信（理解）と発信（表現）の乖離などにより下位分類される．各症状群には，定型例から境界例まで多様な子どもが含まれる．言語症状は発達とともに変化するので，定期的な評価（半年～1年ごと）が望ましい．

文 献

* 佐竹恒夫：＜S-S法＞言語発達遅滞訓練マニュアル〈2〉．エスコアール，1995．
* 小寺富子，他・編著：国リハ式＜S-S法＞言語発達検査マニュアル，改訂第4版．エスコアール，1998．
* 佐竹恒夫，小寺富子，他・編：言語聴覚士のための言語発達遅滞訓練ガイダンス．医学書院，2004．
* 佐竹恒夫，他：質問―応答関係検査．エスコアール，1997．

（執筆者：田中里実，梶縄広輝）

種々の支援アプローチ(6)
<S-S法>(2)

 <S-S法>に基づき訓練を実施した2症例について，評価→ゴール設定→訓練プログラムの実施と，基本的概念について述べる．

▶ **症例A：A群（音声受信未習得）→C群（生活年齢に比し遅れ）**

 症例Aは，X年生まれの女児．医学的診断名は，精神遅滞である．3歳1カ月（以下3:1と記す）から幼稚園に在籍し，就学は特別支援学校．

▸▸ **評価**

 3:9時の新版K式発達検査による発達指数は49，発達年齢は1:10．訓練開始時評価4:7では，音声記号と身ぶり記号の受信（理解）と発信（表現）ともに困難，記号形式―指示内容関係の段階は2-1（機能的操作）（図1a）で，症状分類はⅠ～Ⅱ群（コミュニケーション態度ボーダー）-A群（音声受信未習得），行動面では，10分程度着席して応じることはできるが，好きなものを持つと手放せず，物を揺らして楽しむ様子がみられた．対人コミュニケーション行動は，表情はにこにこしていることが多いが他の表情への変化は乏しい．他者への働きかけは少なく，拍手に過剰に反応した．

▸▸ **ロングゴール（長期目標）**

 (a) 実用的なコミュニケーション能力の向上，(b) 身ぶりや音声記号の受信の成立，(c) 身ぶりや音声記号の発信の成立，である．

▸▸ **訓練プログラム**

 2年間，月1回の頻度で実施する．(a) 機能的操作の拡大およびふるい分け，選択の習得，(b) 身ぶりや音声受信の習得，(c) 介助や模倣による身ぶりや音声発信の習得，である．

▸▸ **訓練経過**

 初期は，機能的操作の拡充に重点を置き，引っぱる，押す，入れるなどの操作遊びを各種実施した．家庭指導を通じて身辺自立や事物を用いた操作遊びも並行して実施した．既に習得しているパターンのバリエーションの拡大として，操作遊びに用

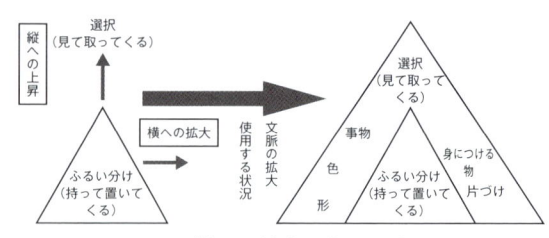

図1●横への拡大と縦への上昇

 記号形式―指示内容関係は段階ごとに内容や材料，意味関係が数種類ある．ふるい分けを例に挙げると，1種類の材料での獲得に留まらず，横への拡大により，個別訓練場面では他の事物や色，形に基づくふるい分けを，家庭や集団場面では身につける物や片づけの場面でのふるい分けを実施し，文脈を拡大する．

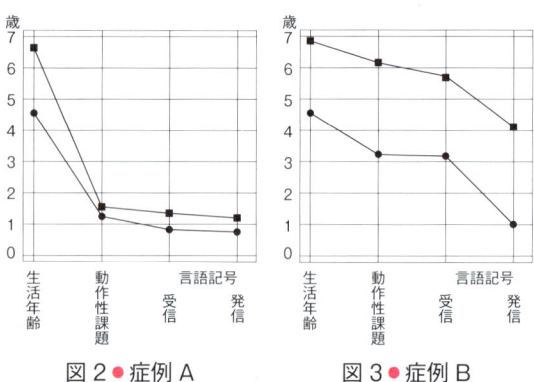

図2●症例A
- ●：A群（音声受信未習得）
- ■：C群（生活年齢に比し遅れ）-a（全体的遅れ）

図3●症例B
- ●：B群（音声発信困難）
- ■：C群（生活年齢に比し遅れ）-c 受信（理解）＞発信（表現）

いる物を手のひらサイズからつまむことや，両手使用が必要な大きさにして行った．新たなレパートリーの習得にも重点を置き，介助から自立，自発行動を拡大することを行った．次に見本合わせを行い，ふるい分けや選択を形成した．操作可能な物の中から，材料の組み合わせ，課題数や試行数に配慮し，徐々に示差性(他との差異)の低い物の間での見本合わせに広げ，試行数や課題数を増やした．6:0には種々の課題に応じられるようになり，訓練中の離席はみられなくなった．この時点から記号形式―指示内容関係のレベルを上げ，身ぶりや音声の受信を目指した．6:7には段階3-2（音声記号）を習得し，事物名称(「ボール」や「スプーン」等)がわかるようになり，以後少しずつ語彙数を増やした．音声記号の習得までには，ふるい分けや選択可能なバリエーションを増やし，家庭においても着替えや片づけ場を設定することや支度の流れを決め実施するよう伝え，最初は近くで見

守り，獲得されていない行動は介助するように，ついで見守りの距離を離していくよう助言した．徐々に自発的な行動が増え，声掛けのみで身支度や片づけが部分的にできるようになった．発信（表現）面では，5:0で音声模倣が，5:1には指さしでの要求や肩たたきでの注意喚起，ちょうだい等の自発的な身ぶり使用がみられた．5:2で家庭でも音声模倣が増え，自発的な音声使用（「ジュース」や「ママ」等）がみられた．コミュニケーション機能は，他者への働きかけで要求や報告がみられ，家庭でのコミュニケーション場面が拡大した．拍手も賞賛として受け取り，次への励みとなった．

▶▶集団療育との連携（般化）

幼稚園には，保護者が評価報告書を持参し，訓練日の後は家庭療育している内容をこまめに伝えた．「支度」や「片づけ」で場面設定することや，介助して実施すること，指示の際に物を見せることを依頼した．実際に支援が開始され，行動が促せるようになったとの評価であった．一方で，課題への取り組みや行事参加が難しいとの相談があったため，訓練実施日に同席いただいて話し合いの機会を設け，一部参加の助言をしたところ，無理のない参加が促されていった．

▶▶ポイント

働きかけは，子どもの発達レベルにあった具体的目標で，スモールステップで構成する．一定の働きかけを連続して受けることや，家庭や集団場面でも無理なくできることで，行動の積み上げができるようになる．新たな行動パターンの習得を図る際は「横への拡大と縦への上昇」（図1）という訓練の原則が重要である．

▶症例B：B群（音声発信困難）→C群（生活年齢に比し遅れ）

症例Bは，X年生の男児．医学的診断は，広汎性発達障害と精神遅滞である．4:4から知的障害児通園施設に入園，6:4から特別支援学校に入学．

▶▶評価

訓練開始時評価（4:3）では，言語記号の受信（理解）面は3語連鎖が可能で3歳前半のレベル，発信（表現）面は，音声発信はなく，数語の身ぶりがみられ，1歳前後レベル．動作性課題は，2歳後半レベルで，図形弁別は10種図形が10/10可能，身ぶり模倣は可能，まれに口形模倣がみられた．コミュニケーション態度は非良好．対人面は比較的良好だが，興味の偏りが目立った．症状分類は，Ⅱ群（コミュニケーション態度非良好）-B群（音声発信困難），段階4-2（3語連鎖）であった．

▶▶ゴール

期間は2年半，頻度は月1回とし，(a)音声記号の発信（表現）の獲得，(b)音声記号の受信（理解）面の向上，(c)コミュニケーション態度や興味の偏りの改善，である．

▶▶訓練プログラム

(a)身ぶりや文字を媒介に，音声発信（表現）を促す，(b)上位カテゴリーを表す語や形容詞などの語彙，3〜4語連鎖の理解を拡大し，統語方略語順の獲得，(c)文字学習（「文字・数」の項を参照），(d)種々の遊びを通して，興味を拡大する，である．

▶▶訓練経過

音声での自発発信を目標に訓練を開始した．身ぶりの発信訓練時やひらがなの学習時に文字を指さしながら音声模倣を促した．訓練開始から1カ月後（4:4）から音声模倣が可能になり，4:7時には音声模倣が頻繁にみられるようになった．音声模倣が可能になった音は身ぶり等と組み合わせることで意味を持たせ，使用を促した．4:9には，プロソディー（抑揚中心）やワードパーシャル（語の一部を言う）による音声自発発信が，身ぶりとともにみられ，5:1には，日常場面で，自力習得した音声自発発信がみられるようになった．6:3に，音声発信と身ぶりを組み合わせた2語発信がみられ，6:5には2語発話がみられるようになった．コミュニケーション態度については，トランプや簡単なゲーム等の遊びを行ったことにより，家族や大人と楽しめるようになり，遊びや興味に拡がりがみられた．

▶▶ポイント

症例Bでは，音声発信（表現）は身ぶりと文字を媒介とすることで，音声発信が促された．単に音声模倣を促すだけでなく，身ぶりや文字などの複数のモダリティ（様式）の記号や，レベルの低い記号を用いることが，より高い記号の習得には効果的である（「AAC」の項を参照）．

（執筆者：宇井　円，古森一美）

種々の支援アプローチ(7)
語用論(1)

▶ 語用論とは

言語学における語用論とは，人が他者との関わりにおいて伝えようとする意味を言語でどのように表現したり，文脈の中で使われる意味をどのように理解したりするかを明らかにする学問領域である．例えば，目の前の相手が「車だ」と言ったときに，私たちは，相手の意図を探ろうとする．話し手は，私の背後に近づいている車があることを知らせようと，「車が来た」と同じ意味で言っているのかもしれない．あるいは，「車で行こう」と提案しているのかもしれない．このように，言語は辞書的な意味を超えて，文脈の中で柔軟な使われ方をし，聞き手も状況をヒントとして活用しながら意味を理解している．このような言語の使用を対象とするのが語用論であり，カバーする具体的な事象は幅広い．例えば，**発話行為**（speech act）は，発話がどのような機能をもっているかを扱う．例えば，「リンゴ」という発話は，「要求」（リンゴちょうだい）や「叙述」（リンゴあるね）といった機能を果たしうる．**直示**（deixis）は，「これ・それ・あれ」が具体的に何を指すかという理解に関わる領域である．また，おやつを食べようとしている子どもに向けて発する母親の「もうすぐごはんよ」という発話は，単にこれから起こることを予告しているのではなく，「ごはんまで待ちなさい」という命令の意味が含まれており，このような話者の意図理解には**推意**（implicature）が関与している．このように語用論はさまざまな内容を含んでいるが，いずれも「相手や状況，文脈との関わりの中で話者の意図がどのように表現され，聞き手にどのように

理解されるか」という点が共通している．

▶ 語用論的アプローチとは

本項で用いる「語用論的アプローチ」とは，言語学の語用論そのものを扱うものではなく，発話や状況を学習の支えとして最大限に活用するアプローチを指す．したがって，「文脈活用アプローチ」と呼ぶこともできる．このアプローチは，次のように定義づけられるであろう：①子どもと指導者との間で，お互いの関心や要求の対象が共有される場面を設定し，②子どもと指導者が相互にやり取りを行う過程で，③子どもの表出意欲と伝達内容を最大限に尊重し，④指導者は語りかけの形式・内容・タイミング等を調整することを通して，子どもの表出スキルを高めようとするアプローチである（図1）．このなかで，子どもの表出意欲を高め，より適切な表現方法に導くために，**ルーティン**（一定の流れの繰り返し）や視覚的な支えを利用したり，応用行動分析の手法を用いたりすることもある．したがって，本節で解説する語用論的アプローチは，特定の関わりを行うプログラムではなく，やり取りの文脈を基盤として，複数の促しのスタイルを活用するハイブリッドなアプローチを指している．また，指導する内容は，視線や身体を使った非言語的表現から，発語，文や文章による口頭表現といった高次の表現形式に至るまで，幅が広い．

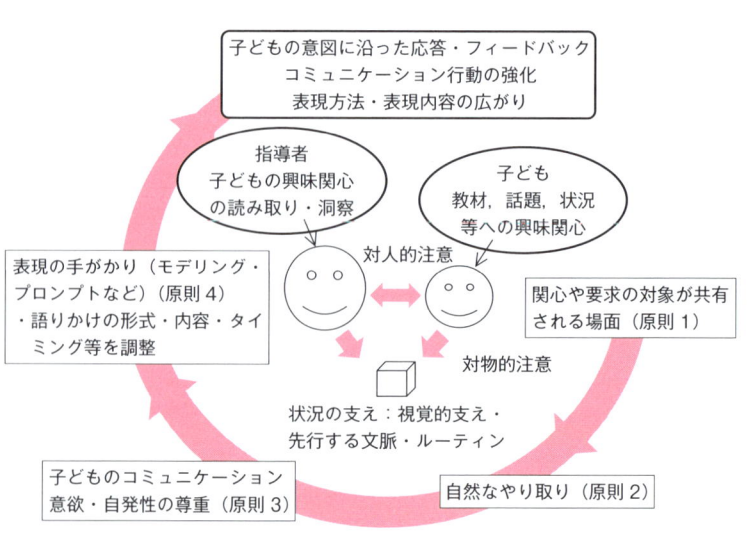

図1 ● 語用論的アプローチの枠組み

指導の原則

原則1：子どもの関心や要求の対象を活用する

子どもが関心や要求を向ける対象には，『人』『行為』『物・出来事』がある．

人：子どもが他者に自分の方を注目させたい場合や，子どもの関心の対象を他者にも見てもらいたいと視線を向けるといったケースである．子どもの意図を読みとり，応じてあげることで，注意を人に向ける意欲を強化することになる．

行為：母親との「いないいないばー」遊びや，両手を差し伸べる「だっこ」の要求が具体例である．また，手の届かないところにある物を取ってもらいたい場合の要求も，行為の要求である．明確な意図をもつ要求場面は，子どもに適切な表現手段を習得してもらう好機である．

物・出来事：子どもが『物』（例：ミニカー）に好奇心をもった場合，ミニカーの部分を操作したり，手に取って机に打ちつけたりするといった「探索行動」によって，その物の性質について学んでいく．探索行動は重要な知的活動であるが，物だけに関心が向いている状況では人とのコミュニケーションに展開しない．自閉症児では，子どもの動作を大人が模倣するミラリングが大人への注目や関わりを促す効果をもつことが報告されている[1]．叙述の表現が可能な知的発達レベルにある子どもでは，目の前の出来事や過去・未来の事柄が話題となるかもしれない．内容を汲み取りながら，適切な発話に導いていく．

原則2：自然なやり取り文脈を活用する

日常生活には，パターン化された繰り返し（ルーティン）が多く含まれている．出かけるときに「バイバイ」と言いながら手を振る挨拶や，配膳し「いただきます」と言ってから食べはじめるなどのルーティンは，出来事の流れの見通しが持てるために子どもが参加しやすく，場面に応じた挨拶のことばの使用を高頻度で経験することができる．また，子どもの表出の起こりやすい遊び場面を意図的に設定する．一人遊びになりがちなパズルや積み木遊びは，パズルのピースや積み木の受け渡しが起こるように展開する．

原則3：子どもの自発性を尊重する

自分の気持ちを伝える手段が確立していない子どもに対しては，子どもの表情，視線の方向，仕草，発声などから子どもの意図を読み取って，意味づけしてことばを添えて返す．人への気づきを促し，場面や意図に即した言語表現を繰り返し経験させる．子どもの注意の方向に大人が合わせることで，語彙の学習が促進される．子どもが初めて目にする物に興味をもって探索しているときに「これは○○だね」と名称を聞かせるという条件（A）と，大人が物を見せて子どもの注意を引きつけながら「これは○○だね」と聞かせるという条件（B）とを比較すると，ことばを習得しはじめた頃の幼児ではAの方が語彙を学習しやすいことも報告されている[2]．

原則4：子どもの行動に応じて語りかけや行為の形式・内容・タイミング等を調整する

子どもの行為に合わせて表現のモデルをやり取りの中で示す．しかし，要求の場面において，モデル提示だけでは目標とする表現が自発しない場合，手がかりとして**プロンプト**を与える．例えば，子どもの手に大人が軽く手を添えて要求のサインを促したり，期待する発語の語頭音節だけをヒントとして聞かせたりする．言語表現の拡大を目指す子どもに対しては，子どもの発話に新たな語彙を付け加えて繰り返したり（**拡張模倣**），統語面や意味面で誤りを含む子どもの発話を修正して返す**リキャスト**を行ったりする．子どもにとっては自分の発話が相手に受け入れられたという満足感とともに，より高次なモデルが提示されるという利点がある．また，子どもがまだ獲得していない語彙を予め選択しておき，場面に合わせて高頻度で聞かせる．パターン化した発話になりがちな子どもには，「○○についてはどうですか」などと新たな意味内容の発話へと導いたり，発話をモデル提示したりする．

文献

1) Katagiri M, Inada N, Kamio Y：Mirroring effect in 2-and 3-year-olds with autism spectrum disorder. Research in Autism Spectrum Disorders 4：474-478, 2010.
2) Tomasello M, Farrar MJ：Joint attention and early language. Child Development 57：1454-1463, 1986.

（執筆者：大伴　潔）

種々の支援アプローチ(8)
語用論(2)

▶ **具体的な指導：子どもの発達レベルに沿って**

対人的な文脈を活用した指導にはさまざまなものがあるが[1,2]，ここでは前項の原則1～4に沿った具体的な関わり方のポイントを子どもの発達レベルごとに整理する．

▶ **他者への気づきが乏しい子ども**

▸▸ **環境を調整する**

子どもの注意が次々に移動する，注意の転導性の高い子どもの場合，物が少なく，共同注意が起こりやすい静穏な環境を用意しておく．

▸▸ **対人的注意を促す**

人に注意を向けることが難しい子ども（例えば自閉症スペクトラム障害児）には，子どもの行為や発声・発語をそのまま大人が模倣するミラリングを通して人への気づきを育てる．子どもの正面に座って行う手遊び歌やくすぐり遊びも人に意識を向けさせる文脈となる．

▸▸ **大人が介在することを意識化させる**

食べ物，飲み物，遊具などへの欲求の充足に大人が関わることで，大人の存在を意識させる．棒に輪を通す，ふたの穴を通して棒を箱の中に落とすといった単純な遊具は，1人で操作しても達成感を得られるため，1人でやりたがるかもしれない．しかし，そこに人を介在させ，うまくできたときに褒めることで，自分の行為と人との反応の関係に気づかせる．賞賛を得ようと，ときおり大人に視線を向けるかもしれない．大人を見たり，手を差し出したりすることを促してから子どもが望むものを渡すようにする．同様に，大型のセラピーボールを相互に転がしあう遊びにおいて，子どもが大人に注目したことを確認してから子どもに向けてボールを転がす．

▶ **要求の表出手段をもたない子ども**

▸▸ **行為を言語化する**

子どもの行為に意味づけをして言語化して聞かせる．欲しいおもちゃやお菓子を子どもが自分で取ってしまう前に，大人が玩具やお菓子に手を添えて「ちょうだいだね」や「お菓子どうぞ」といったことばかけをしながら，大人が子どもに手渡すようにする．あるいは，大人が子どもの手を取って「ちょうだい」のサインをさせてから渡すようにする．この繰り返しにより，相手に要求を伝えることに意識を向けさせる．

▸▸ **要求場面を設定する**

要求が起こりやすい場面設定を行う．子どもをシーツの上に寝かせ，歌とともに一定時間揺らしてあげるシーツブランコは，繰り返しの要求に導く活動の一例である．パズルや型はめにおいても，一人遊びにならないように，ピースを大人の手元に置いておき，要求表現を促す．積木遊びも，はじめは少数の積み木を出しておき，子どもの要求に応じて積み木を増やすようにする．

▸▸ **選択肢を活用する**

おもちゃを使った遊び場面では，2つの選択肢から選ばせるようにする．同様に，おやつ場面では2種類の菓子の空箱を提示し，食べたい方の箱に子どもが触れたらそのお菓子を少し与えることで，選択による要求という表現を育てる．

▸▸ **プロンプトを用いる**

自分で手に入れることができないよう，遊具を子どもの手の届かないところに置いておいたり，好きなおもちゃが透明な容器に入っているが自分では容器を開けられないという状況を用意したりする．

援助の求め方（手さし，指さし，サイン，発語など）をモデル提示し，モデル提示だけでは目標とする表現が自発しない場合，プロンプトを用いる．両手を合わせる要求のサインを期待する場合，子どもの両手を持って少し近づけてあげるのは**身体的プロンプト**である．サインによる表出を促すために「お手々は？」と尋ねたり，「ちょうだい」の発語を期待する場合に，語頭音節の「ちょ」だけ聞かせたりするのは**言語的プロンプト**である．

▸▸ **自発を促す**

子どもの視線や表情などから意図を読み取って応じてあげるのは重要であるが，意図を先取りし過ぎると子どもは自分から要求行動を起こす必要がなくなってしまう．子どもからの自発的な要求

表出が起こるまで数秒程度，意図的に待つ（**時間遅延法**；time delay）．待っても期待される行動が生起しない場合に，プロンプトを与え，それでも自発しない場合にはモデルを提示し，模倣を促す．最終的に子どもの意図に応じることで，要求行動を強化する．

▶ **語彙が乏しく叙述の表現が育っていない子ども**
　▸ **注意の対象や行為を言語化する**

子どもの注意の方向に沿ってことばかけをしたり，子どもの行為に意味づけをして言語化して聞かせたりする．一定の応答を繰り返すことで，子どもの中で，自分が注意を向けているものや行っている行為と，大人が発する言語表現との関連性への気づきを促す（原則3参照）．

　▸ **目標語を設定する**

子どもがまだ獲得していない語彙を予めいくつか選択しておき，日常場面や遊び，絵本の場面に合わせて高頻度で聞かせる．そのためには，子どもが持っている語彙をチェックリストなどで把握しておくことが必要である．子どもがまだ自発していない語彙の中から，日常生活で有用と考えられる基本語彙を目標語として選択する．

　▸ **語彙を繰り返し経験させる**

注意が共有される場面ややり取り文脈で，特定の語彙や文型を繰り返し聞かせる．例えば，語彙が物の名称に偏っている子どもに対しては，「お店屋さんごっこ」のやり取り文脈において，店員役の大人が机上に並べられた物品を「切るもの」「書くもの」などと動詞を使って客（子ども）に示す．

▶ **言語表現の高次化が期待される子ども**
　▸ **自発話にフィードバックを与える**

子どもの現在の表現よりも一回り高いレベルのモデルを提示する拡張模倣は発話の高次化につながる．

具体的には，1語文段階の子どもには，子どもの1語文発話に2語文で返し（子ども「ジュース」→大人「ジュースちょうだい」「ジュースおいしい」），2語文段階の子どもの2語文発話には3語文で応じる（子ども「トラックあった」→大人「赤いトラックあったね」）．また，自発的表現における誤りに対して正しい表現を例示する（リキャスト）

（子ども「電車がのらせた」→大人「電車にのせたね」）．

　▸ **表現の意味内容を広げる**

表現形式ではなく，表現の意味内容を拡大させることもできる．モデリングにより，子どもが気づかなかった観点を示してあげる．

例えば，物の形に注目している子ども（「これ丸い」「これ四角」）に「これお皿みたいだね」「サイコロに似てるね」などと別の観点を例示する．あるいは，ままごと遊びにおいて，登場する他者の心情等を言語化する（「ワンちゃんもおなかがすいてる」）．

▶ **ことばによるキャッチボールが難しい子ども**
　▸ **発話を受容しモデルを提示する**

発話が文として整っていなかったり，意味内容がずれていたりする発話であっても，推測される発話の意図を尊重し，否定しない．正しい発話のモデルを示すが，復唱は求めない．ただし，比較的知的レベルの高い子どもで，仲間とトラブルを生じるような直截的な表現をしてしまう子どもに対しては，適切な表現を指導することが望ましい場合もある．

　▸ **ストーリー文脈を活用する**

繰り返しのあるストーリーを活用し，登場人物の発言を代弁してもらったり（「今度は山（海・町へ行こう）」），「〇〇してるね．だって…」と，穴埋め形式の発話を提示して，後を続けてもらったりする．

　▸ **アセスメントにより子どもを理解する**

会話の文脈から外れてしまう場合，先行する文脈を正しく理解できていないことが背景にある可能性もある．文や文章の理解力についても評価する．

文献

1) 大伴　潔，大井　学・編著：特別支援教育における言語・コミュニケーション・読み書きに困難がある子どもの理解と支援．学苑社，2011, pp66-96, 135-149.
2) 大伴　潔，林安紀子，他・編著：言語・コミュニケーション発達の理解と支援プログラム―LCスケールによる評価から支援へ―．学苑社，2008, pp165-211.

（執筆者：大伴　潔）

種々の支援アプローチ(9)
AAC(1)

▶ 定義

AAC（Augmentative and Alternative Communication）は，拡大・代替コミュニケーションと訳され，話しことばや文字によるコミュニケーションが効率的になされないときに用いる記号やデバイスとストラテジーのセットを指す．

ASHAの定義（1989）によると，一時的・永続的に重度のコミュニケーション障害を有する人々の障害パターンを代償し，改善を促進することを試みる臨床的，教育的業務の領域であったが，現在はICFの視点が入り，概念が拡大している．

ここでAT（Assistive Technology）と呼ばれる支援技術を用いたコミュニケーション支援は，あくまでAACの一部であることに注意されたい．身ぶり，視線，発声なども含めたコミュニケーション全般と働きかけがAACの包括する領域である．

▶ 言語発達障害におけるAACの特徴（図1）
▶▶ 言語発達促進

話しことばや文字を習得していない子どもが身ぶり，写真，絵記号などの理解や表現を学習し，ステップアップする過程，すなわち，言語発達を促進するアプローチもAACととらえられる．身ぶり，写真，絵記号などをコミュニケーション手段として用いることが，話しことばの理解・表現の習得を妨げないというエビデンスが示されている．

▶▶ 補助

話しことばや文字を習得した後も，意図的に身ぶり，写真，絵記号などの記号を用いて円滑にコミュニケーションをとる．このような話しことばや文字の理解・表現を補助する方略もAACである．

▶▶ 代替

身ぶり，絵記号，写真などの記号の学習を経ても，話しことばや文字が実用化しない場合，習得した記号が話しことばの代替，文字の代替となる．この代替コミュニケーションが狭義のAACとして広く一般に知られている．

▶ 記号とデバイス

言語記号の受信（理解）と発信（表現）の発達を縦軸に取った体系を図2に示す．左側が受信（理解），右側が発信（表現）で，それぞれに音声記号，視覚的記号，身ぶり記号がある．視覚的記号には通常デバイスが必要となる．

▶▶ 音声記号

有意味な成人語・幼児語の下位に，注意喚起や返事などの発声を位置づけている．

▶▶ 視覚的記号

視覚的記号は，狭義にはシンボルなどの絵記号をさすが，上位に文字（1音1文字対応を習得したかな文字，漢字），文字単語（かな文字，漢字）を，さらに下位に絵や写真を位置づけることで，働きかけに連続性を持たせる．絵記号には，Drops，PICOT，日本版PIC，PCS，U-シンボル，日本版マカトン法などがある．さらに実物を提示して伝える予告，要求などもこの視覚的記号の下位に位置づけている．

▶▶ 身ぶり記号

身ぶり記号（初期的身ぶり，事物対応身ぶり，描写的な身ぶり）の上位に手話や指文字を位置づけ，下位には指さし，視線，ハンドリングなどの直接的行動や，泣く，笑うなどの感情を伴った身体表現も含めている．身ぶり記号では，日本版マカトン法やベビーサインが広く使われる．

▶ デバイス

視覚的記号には，デバイスが必要となる．カー

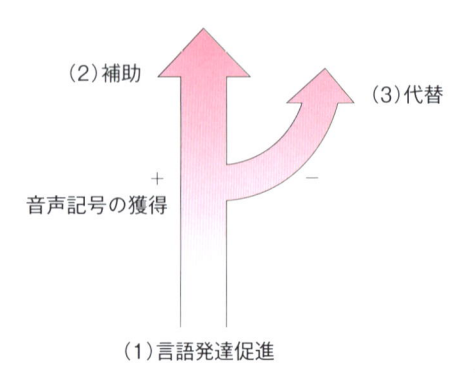

図1● 言語発達障害におけるAACの特徴

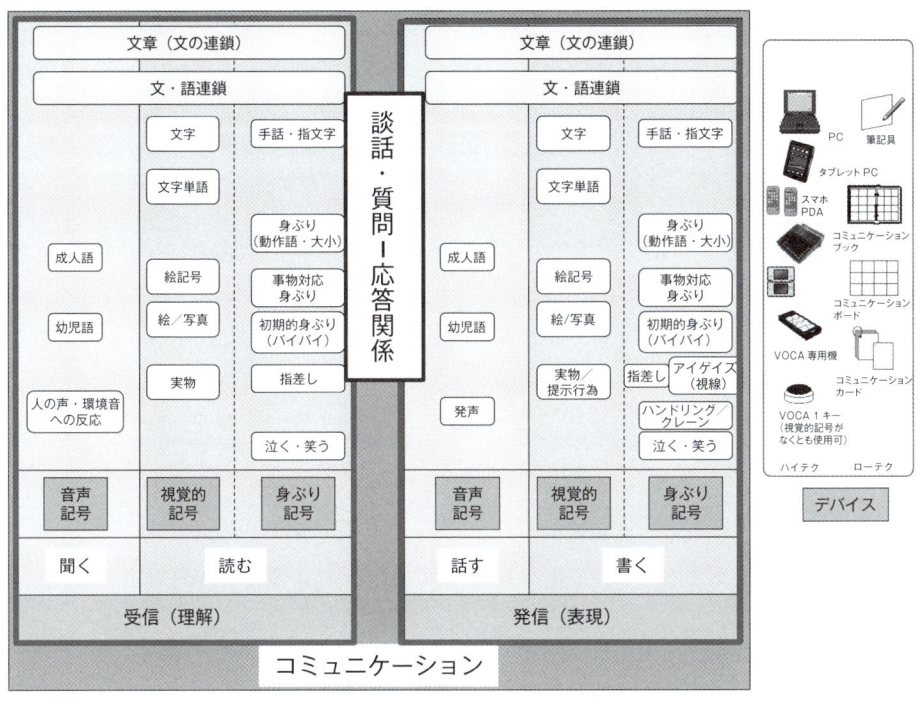

(平成24年度認定言語聴覚士言語発達障害領域資料より)

図2●言語記号の受信（理解）と発信（表現）

ド，ボード，コミュニケーションブック，筆記具などをローテクデバイスと呼ぶ．これに対して，ハイテクデバイスと呼ばれるものには，VOCA（Voice Output Communication Aid；ヴォカ），すなわち携帯できるコミュニケーション専用機や，電子書籍リーダー，およびパソコン，iPadなどのタブレット端末，iPhoneやAndroid携帯などのスマートフォン，iPod touchなどの携帯型情報端末（PDA；Personal Digital Assistant），携帯電話，コミュニケーション用のソフトが使えるニンテンドーDSなどのゲーム機などがある．

文　献

* Committee on Augmentative Communication American Speech-Language-Hearing Association：Augmentative and Alternative Communication. ASHA 33（Suppl.5）：8-12, 1991（竹内洋彦・訳：補助代替コミュニケーション．言語発達遅滞研究3：25-30, 1997）．
* Beukelman DR, Mirenda P：Augmentative & alternative communication：supporting children and adults with complex communication needs. 4th ed. Paul H. Brookes, Baltimore, 2013.
* ドロップレットプロジェクト：視覚シンボルで楽々コミュニケーション．エンパワメント研究所，2010.
* 藤澤和子，他：あそんでつくってコミュニケーション！－PICシンボルとJIS絵記号を活用した特別支援教育のための教材集－．エンパワメント研究所，2007.
* 上野一彦，津田望，他：マカトン法入門．日本マカトン協会，1988.
* リンダ・アクレドロ，スーザン・グッドウィン，他・監修：わかる！話せる！らくらくベビーサイン．実業之日本社，2011.

（執筆者：知念洋美）

種々の支援アプローチ(10)
AAC(2)

▶ 評価

実用的な表現手段を持たない場合は，最初に①意思確認の方法，②検査教具を定位するのに疲れにくい姿勢，③定位の方法について，家族に問診を行う．それらを参考に評価を行う．

▶▶ 言語発達

言語発達の評価については，他項を参照されたい．音声言語の理解・表現，文字を含む視覚的記号の理解・表現を評価する．コミュニケーション機能，基礎的プロセスの評価時に以下の確認を行う．

イエス・ノー反応：問いかけに対するイエス，ノー，どちらでもないときの応答方法と再現性を確認する．単語の理解がまだ習得できていない場合は，快，不快時の反応について確認する．

見本合わせ：単語の理解が可能な場合でも，視覚的な見本合わせについて確認する．見本と同じもの，あるいは関連・代表するものをふるい分け，選択の状況で選ぶ．

▶▶ 視覚・聴覚

視覚障害，視覚認知障害がある場合には，二次元上の視覚的記号（絵・写真，絵記号，文字）および実物の解読が可能かどうか，言語発達の評価時に確認しておく．また，見やすい図と地の配色の組み合わせ，項目の大きさ・数・配置，適切な視環境（部屋の照度，眼鏡のレンズの色など）を眼科医，視能訓練士，作業療法士と相談して確認する．

聴覚障害がある場合，適切な補聴の上，デバイスを使用する際の機器の出力音声やフィードバック音の適切な音量，音質も評価する．

▶▶ 運動能力

身ぶり表現や模倣の評価時に，上肢の運動の巧緻性や運動範囲，易疲労性を確認する．またデバイスの選定のために，上肢による直接定位（ポインティングなど）の可否も見る．

運動発達の障害がある場合には，理学療法士や作業療法士と相談して以下の項目について評価を行う．

姿勢：操作をして疲れにくく，対象物を持続的に注視しやすい作業姿勢を検討する．

定位：定位する部位（通常，優先順位は上肢，下肢，頭部の順となる），運動の正確さ，対象物との距離と角度，定位が可能な範囲，定位可能な項目の大きさ・数・配置を評価する．子どもにとって容易に達成でき，かつ関心のある課題設定（例：よく知っている好きなキャラクターの絵の一覧など）で評価することがポイントとなる．

スイッチの操作能力：直接定位が難しい場合，スイッチによるデバイスの操作能力も評価する．評価項目は，a）操作部位，b）操作方法，c）スイッチの種類，d）操作能力，e）スキャン方法となる（表1）．操作が困難な場合には，学習による習得の可能性についても検討する．

▶▶ コミュニケーション環境

子どもが生活する場面ごとに，コミュニケーションの相手（年齢層，子どもとの親密さ，コミュニケーションに関する知識量，集団の場合は相互の関係性など），子どものコミュニケーションの文脈（活動の目的，想定される話題など），必要とされる語彙・文および表現形式などをリストアップする．家族，連携するスタッフ，友人など複数から情報を得られるとなおよい．

▶ 働きかけの原則

評価に基づき，目標設定をし，働きかけを開始する．以下に働きかけの原則を記す．

▶▶ 中長期目標と短期目標の設定

音声記号の理解や表現の獲得の予後を推定した上で，中長期目標を立てる．それと同時に今すぐ使いはじめるコミュニケーションの手段について

表1● スイッチ操作の評価項目

評価項目	評価のポイント
a. 操作部位	上肢（指，手首，肘，肩関節），下肢（足首，膝，股関節），頭部（頸部，眼球，呼吸器官，発語器官，顔面）など
b. 操作方法	押す，触れる，さえぎる，発声，呼出・吸入，表情変化など
c. スイッチの種類	押しボタン式・棒状などのプッシュスイッチ，呼気などの圧力センサースイッチ，音声スイッチ，タッチスイッチ，光センサースイッチ，筋電・脳波スイッチなど ポインティングデバイス（トラックボール，ジョイスティック，ヘッドマウス，視線マウス，ボタン型マウスなど）
d. 操作能力	オン，オフ，保持の可否，正確さ，易疲労性など
e. スキャン方法	オートスキャン，ダイレクトスキャン，ステップスキャン

短期目標を立てることが重要である．

▶▶ プログラムの立案

働きかけのプログラムは，原則的に，①基礎的な学習，②新しい言語行動の習得，③実際のコミュニケーション場面での実践，というプロセスをとる．計画，学習，再評価のサイクルを繰り返し，子どもの成功体験を積み重ねながら，般化へと導く．

▶ 言語発達障害へのAAC適用例

▶▶ 言語発達促進

■事例1（4歳，知的障害）

評価：＜S-S法＞A-a群，コミュニケーション態度ボーダーライン域，音声言語の理解不可，段階2-3選択，発語なし，ハンドリングで要求．

短期目標：実物や写真での予告，初期的身ぶり・実物やコミュニケーションカードの提示による要求行動の獲得．

長期目標：音声言語理解・表現の獲得．

経過：訓練頻度月2回．事物と事物の選択が成立し，身ぶりの理解を経て，5歳時に音声で単語の理解が可能となった．日常場面で実物や写真を見せながら予告をすると，スムーズに行動できた．身ぶり表現が拡大し，絵記号（PCS）のコミュニケーションボードも使用した．6歳時，ワードパーシャルの発語を獲得したが，実用性が不十分なため，身ぶり表現・コミュニケーションボードを併用している．

▶▶ 補助

■事例2（12歳，自閉症スペクトラム，知的障害）

評価：＜S-S法＞C-b群，コミュニケーション態度非良好，会話理解可能，段階5-1語順の理解，2〜3語発話が可能だが，要求・拒否が適切に表現できず，自傷行為やパニックを起こす．質問－応答関係検査では日常的質問の一部のみ答えられる．

短期目標：コミュニケーションカードで音声による指示を視覚化，コミュニケーションカードの提示による要求・拒否の表現．

長期目標：スマートフォンのVOCAアプリやスケジュールアプリなどの自発的使用．

経過：訓練頻度月1回．スケジュールの予告，手順の説明など，音声にカードや絵のメモを添えて，メッセージを視覚化した．家族，学校の教員と相談して，要求や拒否に必要な語彙を選定し，コミュニケーションカード（iOSアプリのVoice4Uの絵記号）を作成した．課題場面では，要求・拒否をカードで表現し，離席，大声を出す，寝転ぶなどの行動が減少した．設定場面でiPod touchのアプリVoice4Uを使いはじめている．

▶▶ 代替

■事例3（11歳，自閉症スペクトラム，知的障害）

評価：＜S-S法＞B-c群，コミュニケーション態度非良好，3語文の理解が可能，段階4-2 3語連鎖，発語・身ぶり記号なく，自発的なコミュニケーション行動はほとんどない．

短期目標：身ぶりおよびコミュニケーションカードで要求・拒否を表現．

長期目標：上記に加えてVOCAの使用．

経過：訓練頻度月1回．事物対応身ぶり，絵・写真のコミュニケーションカードやボードで要求・拒否の表現が可能となった．家族や学校の教員と相談の上，語彙と使用場面を設定して，日常生活への般化を図った．13歳時，設定場面でiPod touchのVOCAアプリDrop Talkを使用している．

■事例4（4歳，脳性麻痺）

評価：＜S-S法＞B-c群，コミュニケーション態度良好，会話の理解可能，段階5-2助詞の理解，発語・身ぶり表現なし．

短期目標：絵記号のコミュニケーションボード，VOCAの使用．

長期目標：文字のコミュニケーションボード，VOCAの使用．

経過：訓練頻度月1〜2回．家族と通園施設職員と相談して語彙を選定し，絵・写真・絵記号のコミュニケーションボードを作成．5歳時，作業療法士と相談してVOCAと設置条件を選定し，VOCAテック／スピークを使用．並行して文字学習を進め，6歳時，ひらがな・数字のコミュニケーションボード，およびVOCAトーキングエイドに移行．11歳時，パソコン使用のため，作業療法士と相談して，インターフェースとしてインテリキーを選択．18歳時，上肢の不随意運動が高まり，透明文字盤の併用を開始．パソコンの次期インターフェースとして視線入力のマイトビーC15を検討している．

（執筆者：知念洋美）

第4部　脳性麻痺

第4章　脳性麻痺

臨床の流れ
検査, 評価, 訓練, 指導の流れ

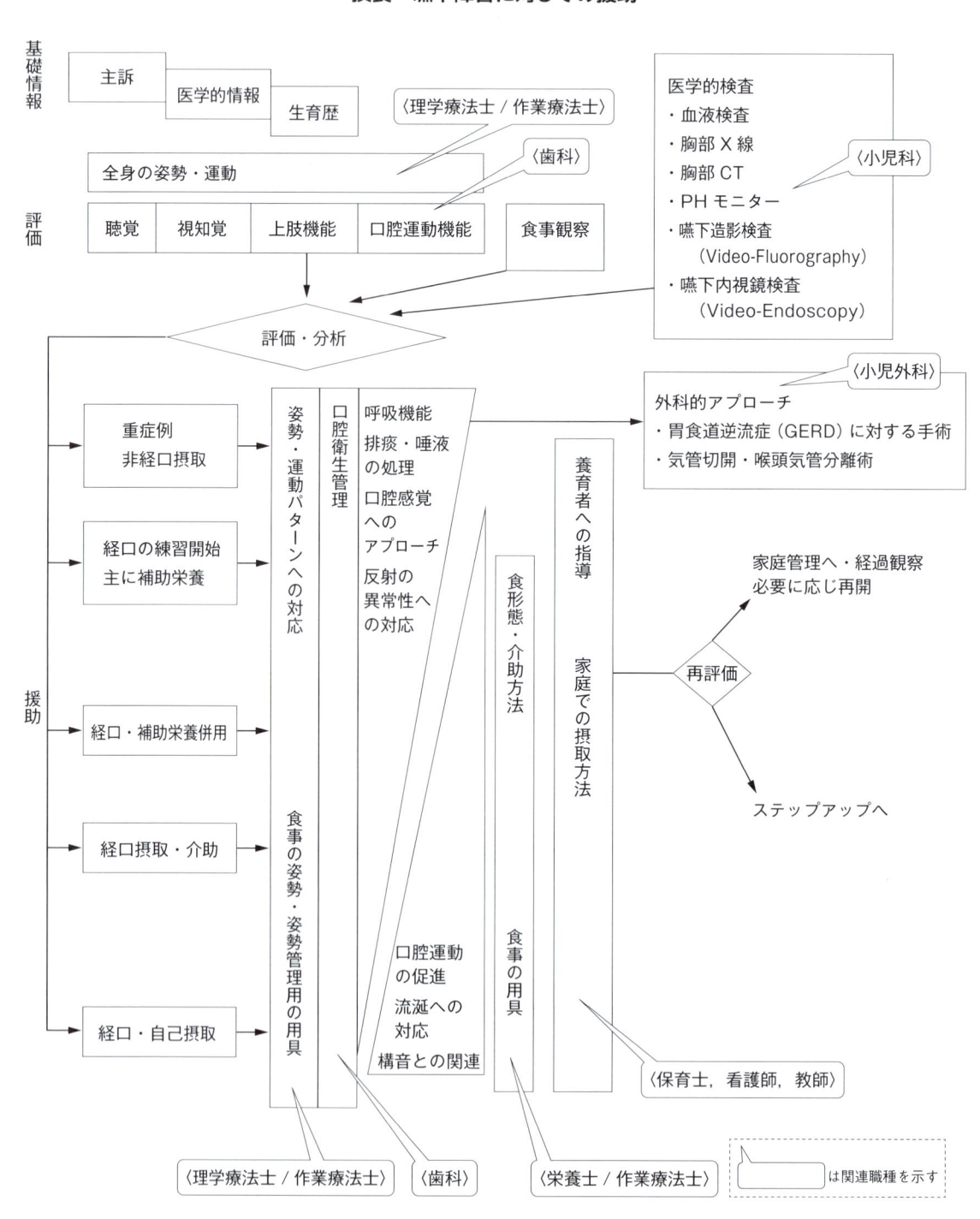

摂食・嚥下障害に対しての援助

基礎情報
- 主訴
- 医学的情報
- 生育歴

〈理学療法士 / 作業療法士〉

全身の姿勢・運動 〈歯科〉

評価
- 聴覚
- 視知覚
- 上肢機能
- 口腔運動機能
- 食事観察

医学的検査
- 血液検査
- 胸部X線
- 胸部CT
- PHモニター
- 嚥下造影検査（Video-Fluorography）
- 嚥下内視鏡検査（Video-Endoscopy）

〈小児科〉

評価・分析

外科的アプローチ
- 胃食道逆流症（GERD）に対する手術
- 気管切開・喉頭気管分離術

〈小児外科〉

援助
- 重症例 非経口摂取
- 経口の練習開始 主に補助栄養
- 経口・補助栄養併用
- 経口摂取・介助
- 経口・自己摂取

姿勢・運動パターンへの対応

口腔衛生管理

呼吸機能
排痰・唾液の処理
口腔感覚へのアプローチ
反射の異常性への対応

食事の姿勢・姿勢管理用の用具

口腔運動の促進
流涎への対応
構音との関連

食形態・介助方法

食事の用具

養育者への指導
家庭での摂取方法

再評価
→ 家庭管理へ・経過観察 必要に応じ再開
→ ステップアップへ

〈保育士, 看護師, 教師〉

〈理学療法士 / 作業療法士〉 〈歯科〉 〈栄養士 / 作業療法士〉

[ ]は関連職種を示す

コミュニケーションに対しての援助

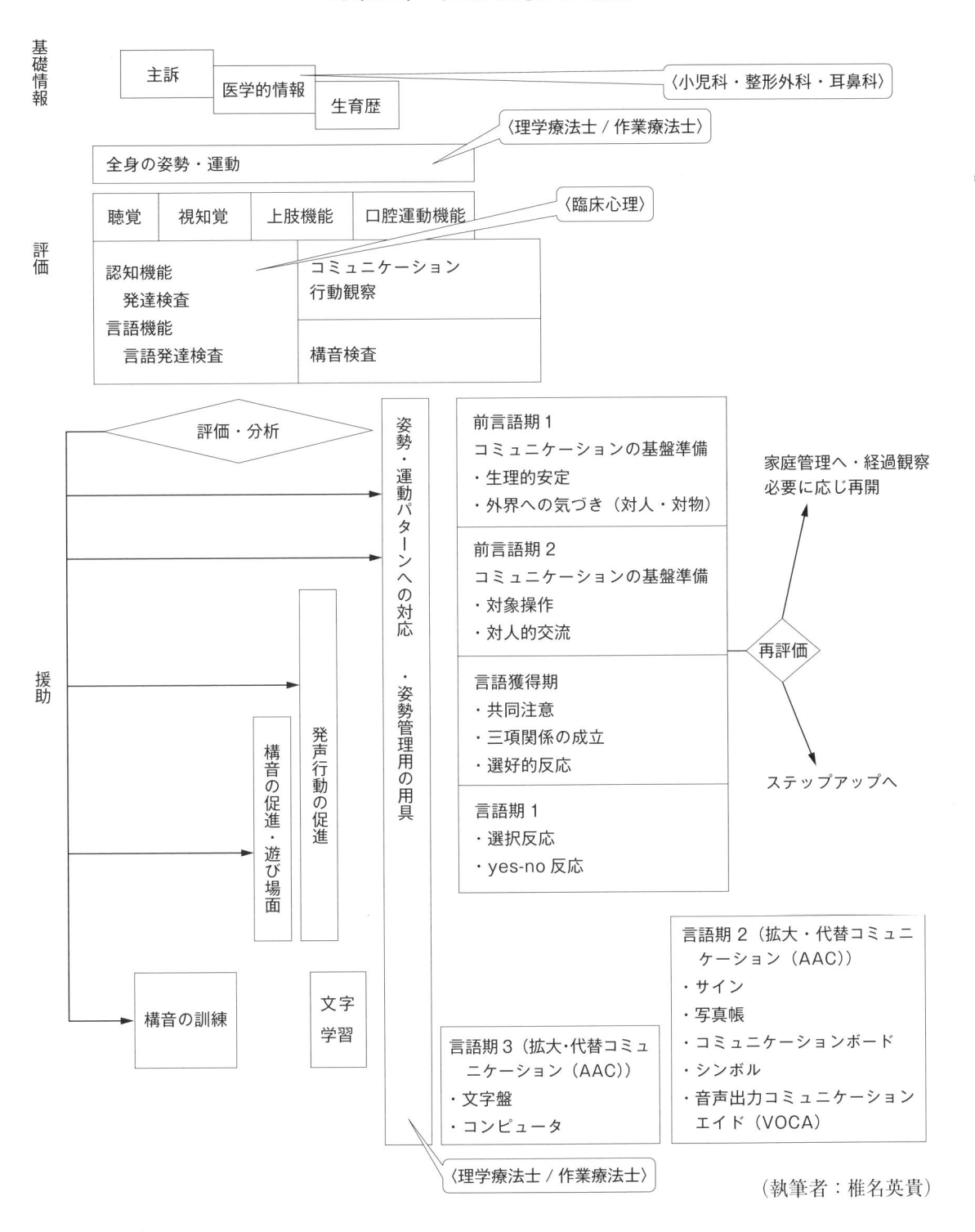

基礎情報
- 主訴
- 医学的情報 〈小児科・整形外科・耳鼻科〉
- 生育歴

評価
- 全身の姿勢・運動 〈理学療法士／作業療法士〉
- 聴覚
- 視知覚
- 上肢機能
- 口腔運動機能
- 認知機能
  - 発達検査
- コミュニケーション 〈臨床心理〉
  - 行動観察
- 言語機能
  - 言語発達検査
- 構音検査

援助

評価・分析

姿勢・運動パターンへの対応／姿勢管理用の用具

- 前言語期1　コミュニケーションの基盤準備
  ・生理的安定
  ・外界への気づき（対人・対物）
- 前言語期2　コミュニケーションの基盤準備
  ・対象操作
  ・対人的交流
- 言語獲得期
  ・共同注意
  ・三項関係の成立
  ・選好的反応
- 言語期1
  ・選択反応
  ・yes-no反応
- 言語期2（拡大・代替コミュニケーション（AAC））
  ・サイン
  ・写真帳
  ・コミュニケーションボード
  ・シンボル
  ・音声出力コミュニケーションエイド（VOCA）
- 言語期3（拡大・代替コミュニケーション（AAC））
  ・文字盤
  ・コンピュータ

- 構音の促進・遊び場面
- 発声行動の促進
- 構音の訓練
- 文字学習

再評価 → 家庭管理へ・経過観察　必要に応じ再開／ステップアップへ

〈理学療法士／作業療法士〉

（執筆者：椎名英貴）

基礎知識

▶定義・障害の特徴

本邦で広く受け入れられている脳性麻痺の定義は，1968年の厚生省脳性麻痺研究班会議によるものである（表1）．

脳性麻痺の障害の中心は，脳の損傷に伴う姿勢，運動の障害である．姿勢とは，重力下で四肢，体幹の位置関係を保ち，随意的な運動のための背景として機能するものである．正常な中枢神経系にあっては，全身の筋の緊張をある一定の幅のなかで調整することで姿勢の維持，運動のコントロールを行う．脳の損傷により筋の緊張状態は一定の幅から逸脱し，過緊張状態もしくは低緊張状態となり姿勢コントロール，随意運動の発現に支障をきたす．また，正常な中枢神経系にあっては目的の運動を行うためにさまざまな運動の組み合わせを自由に行うことができる．このことが姿勢，運動の多様な実現を保障している．しかし脳性麻痺では，ある一定の組み合わせでしか運動が生じず，定型的な姿勢パターン，運動パターンに限局される．

姿勢の維持，随意的な運動の制限は日常生活に大きな影響を与える．重症例では座位を保持することも困難である．歩行などの移動能力を獲得できる児であっても，歩容は脳性麻痺特有のものとなる．上肢機能の障害は遊び，更衣，食事，整容，書字，といった日常生活動作の獲得を困難にする．

定義が示す通り，脳性麻痺の原因となる病変は，胎児期，周生期に生じたもので進行するものではない．しかし，発達の経過のなかで同一の姿勢，運動パターンをとることから拘縮，変形などの問題が生じる．また筋の緊張状態や姿勢パターンは成長に伴い変化し，同じ児であっても乳児期の身体の状態と青年期の状態は大きく異なる．このため，症例によっては同一の疾患とは思えないような変化を示す．

受症時期を，生後4週までで区切ることは，疫学的な意義がある．しかし，それ以降の乳幼児期に生じた外傷，脳炎などによる脳障害も生後4週までに受症した脳障害と似かよった臨床像を示し，言語聴覚療法の臨床からは脳性麻痺およびその類似疾患として一括して捉えるのが適当である．

▶発症原因・発症率

「受胎から新生児期まで」を胎生期，周産期，新生児期に分け，各時期における脳性麻痺の原因を表2に示す．最も多い原因は周産期脳障害で，そのうち低酸素性虚血性脳症（HIE；hypoxic ischemic encephalopasy）が大部分を占める．特に，早産児の脳室周囲白質軟化症（PVL；periventricular leukomalacia）は，早産児の救命率向上に伴って急激に増加し，脳性麻痺の原因として最も多い．高ビリルビン血症による核黄疸は，血清ビリルビン値に応じた光線療法，交換輸血などの治療法の確立に伴って激減した．

表1●脳性麻痺の定義

「脳性麻痺とは受胎から新生児期（生後4週間以内）までのあいだに生じた脳の非進行性病変に基づく，永続的なしかし変化しうる運動および姿勢の異常である．
その症状は満2歳までに発現する．進行性疾患や一過性運動障害または将来正常化するであろうと思われる運動発達遅滞は除外する．」

1968　厚生省脳性麻痺研究班会議

表2●脳性麻痺の発症原因

1 胎生期	A) 遺伝子異常：X連鎖性先天性水頭症，CASK異常症，ARX異常症など*1 B) 母体疾患，外因 　①感染症：サイトメガロウイルス，ヘルペスウイルス，風疹，トキソプラズマ，梅毒など 　②放射線，化学物質：アルコール，タバコ，抗てんかん薬など 　③妊娠中毒症，抗カルジオリピン抗体症候群，前置胎盤，臍帯異常など 　④栄養障害 C) 原因不明：胎内脳出血など
2 周産期	A) 低酸素性虚血性脳症 　脳室周囲白質軟化症（PVL），脳質周囲出血後孔脳症 　両側基底核視床病変，皮質下脳軟化症，中大脳動脈梗塞 　①早産：頸管無力症，子宮内発育遅延，前置胎盤，感染など 　②仮死：臍帯異常，過強陣痛，遷延分娩，墜落産など 　③呼吸器・循環器疾患：先天性心奇形，横隔膜ヘルニア，臍帯ヘルニアなど B) 高ビリルビン血症による核黄疸 　①血液型不適合 　②早産 　③感染，消化管疾患など C) 分娩外傷 D) 中枢神経感染症 E) その他（新生児低血糖症など）
3 出生後	A) 中枢神経感染症 B) 頭部外傷 C) 脳梗塞，ビタミンK欠乏性頭蓋内出血など D) 痙攣重積 E) 窒息

*1：Angelman症候群など，痙性，失調があっても脳奇形がない場合は，脳性麻痺には含めない傾向にあるダウン症，18 trisomy，13 trisomyなどの染色体異常も脳性麻痺とは言わない

脳性麻痺の発症率は，1950〜60年代では千人あたり3名程度であった．この後，周産期医療の進歩に伴い70年代には1名程度に急激に減少する．ところが80年代以降，発症率は増加に転じ2000年以降は2.5名前後とする研究が多い．これは80年代以降，早産低体重児の救命率が劇的に上昇し，救命された児のなかに障害を残す例があるためである．

▶ タイプ分類

脳性麻痺の分類に関しては，「痙直型両麻痺」といったように運動障害の性質と麻痺の分布の組み合わせで表現されることが多い．図1に，本邦で使用されている障害部位の一般的な分類を記載する．

運動障害の性質としては，①筋の緊張状態が過剰である痙直型（spastic type）・強剛型（rigid type），②不随意運動を特徴とするアテトーゼ型（athetose type），③失調型（ataxic type），④低緊張型（fllacid type）に分類される（表3）．運動障害の特徴に応じて，姿勢管理の方法は異なり，姿勢介助の方法，座位保持装置など補助具の設定も運動障害の特徴に合わせて対応する必要がある．

▶ 合併症・随伴症状

①**嚥下障害**：障害部位が四肢，体幹にわたるアテトーゼ型，痙直型四肢麻痺，低緊張型に多くみられる．これらのタイプでは口腔，咽頭，喉頭の感覚運動障害を示すことがあり，嚥下障害が生じる．また脳性麻痺の嚥下障害では，食事のための姿勢コントロールが困難になる場合が多い．

②**認知・コミュニケーション障害**：コミュニケーションの基盤となる認知・言語発達の問題は，脳性麻痺の全てのタイプにわたり観察され，その重症度はさまざまである．初語の遅れは全てのタイプでみられ，重症例では音声言語の獲得が得られない場合もある．音声言語によるコミュニケーションが可能な場合でも，運動障害に起因する発声発語の障害を合併する場合がある．障害が全身性に及ぶアテトーゼ型，失調型，痙直型四肢麻痺にみられる．アテトーゼ型，失調型では特徴的なプロソディーの変異と構音の歪みがみられる．痙直型四肢麻痺では努力的な発声，構音器官の運動範囲の低下による構音の歪みがみられる．

③**内部機能障害**：重症児では気道狭窄，慢性肺疾患などの呼吸器障害，胃食道逆流症（GERD：gastro-esophageal reflux disease），便秘など消化器障害の合併が多い．

④**整形外科的な問題**：異常な姿勢緊張に伴い一定方向性の肢位を取り続けることで，成長に伴い関節拘縮が生じ，体幹のねじれを伴った変形が生じやすい．

⑤**てんかん**：痙攣発作が服薬によりコントロールしにくい場合は，食事行動をはじめ全ての日常動作の阻害因子になる．また抗痙攣剤の副作用による活動性の低下が摂食嚥下機能に影響を与える場合もある．

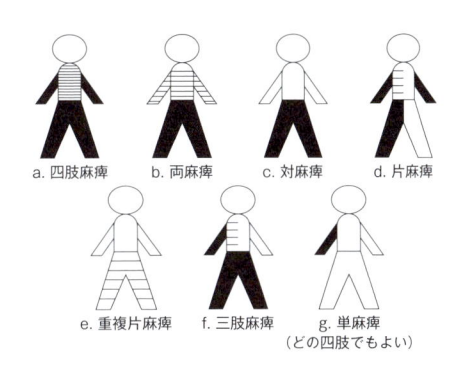

図1 ● 障害部位による分類

a. 四肢麻痺　b. 両麻痺　c. 対麻痺　d. 片麻痺
e. 重複片麻痺　f. 三肢麻痺　g. 単麻痺（どの四肢でもよい）

表3 ● 脳性麻痺のタイプ分類

	筋緊張の特徴	障害部位	運動特徴
痙直型	筋緊張の亢進 主動作筋と拮抗筋の過剰な同時収縮	四肢麻痺 両麻痺 片麻痺	他動的な動きに抵抗 定型的な姿勢に固定されやすい 定型的な運動パターン 運動範囲の狭さ
アテトーゼ型	筋緊張の変動幅が大きい 主動作筋と拮抗筋のアンバランス 不随意運動（アテトーシス） dyskinetic type： 　不随意運動が主体 dystonic taype： 　ねじれを伴った過緊張姿勢に固定される	主に四肢麻痺 まれに片麻痺	姿勢が安定しない 運動範囲が過剰になる 中間位でのコントロールが苦手 多様な不随意運動
失調型	低緊張 運動失調	四肢麻痺	測定障害 振戦
低緊張型	重度の低緊張	四肢麻痺	抗重力活動困難 姿勢保持不可

文献

* 児玉和夫：小児科医の立場から（日本聴能言語士協会講習会実行委員会・編：脳性麻痺）．協同医書出版社，2001，pp9-46.
* Finnie NR・編：脳性まひ児の家庭療育（梶浦一郎，鈴木恒彦・訳）．医歯薬出版，1999.

（執筆者：椎名英貴）

脳性麻痺の嚥下障害

▶ 脳性麻痺の嚥下障害の特徴

脳性麻痺児は，中枢神経障害による感覚・運動の障害をもちながら発達を遂げなくてはならない．嚥下の問題においても，嚥下機能の発達の遅滞，停滞と，神経学的な問題の影響により生じる口腔，咽頭，喉頭の異常性の影響が相互に影響し合いながら複雑な臨床像を示す（図1）．

脳性麻痺の臨床像はタイプ，重症度，年齢により多様であり，嚥下障害も多岐にわたる．

重症例では，嚥下障害があまりに重度で唾液も常時誤嚥してしまうことから，喉頭気管分離術の適応が検討されることもある．一方，軽症例では普通食を食べているものの咀嚼が不十分な場合，あるいは食事には問題がないが流涎が問題となる場合がある．このように重症度の幅はきわめて広い．

また食事の問題は口腔咽頭の感覚運動障害のみならず，呼吸障害や胃食道逆流症といった循環，消化の問題や偏食や拒食のような心理的な側面からの影響もある．

▶ 具体的な困難さ

▶▶ 哺乳の問題

新生児期にあって，哺乳は吸啜嚥下反射により行われる．脳性麻痺の場合，吸啜嚥下反射が弱くしか発現せず，口腔内で乳首を舌により挟み込むことができない，リズミカルに吸啜を継続できない，誤嚥が起きむせ込むなどの問題が生じる．哺乳量の不足，場合によっては経管栄養への移行が検討されることがある．

▶▶ 離乳期の問題

離乳食の開始から完了は，生後約半年くらいから1年くらいの間に行われる．脳性麻痺の場合，姿勢コントロールの障害から反り返りが強く食事のための姿勢が作れない，口腔運動がより難しくなるなどの問題がみられる．口腔運動パターンとしては，舌が前後に動く乳児様のパターンに留ま

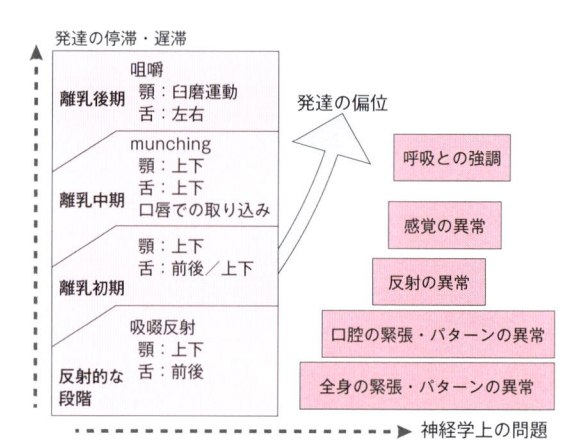

図1 ● 摂食・嚥下における神経発達学的な問題
脳性麻痺児の発達は神経学上の問題と発達の停滞が相互に作用しながら形成される．

り離乳食の段階が進まない場合がある．口腔運動の神経学的な異常性が強く口腔内の処理，送り込み，嚥下の一連の運動が生じにくく，誤嚥しやすいといった問題が生じる．

▶▶ 幼児食以降の問題

固形物の摂取が可能になった後も，誤嚥が生じやすいといった健康，安全上の問題が残る場合がある．咀嚼せずに丸呑みになるといった口腔内処理の問題，さらには運動機能の問題からスプーンなどを自分で使い摂取することが困難といった自立に関する問題，食べこぼしが目立つ，流涎がみられるといった比較的軽度の口腔運動機能障害が問題になることもある．また運動機能としての嚥下障害のみならず，偏食や拒食の問題をもつ場合もある．

▶▶ 年長児の問題

食事介助が必要な重症脳性麻痺児の場合，姿勢保持のため養育者が抱きながら頭部の保持を助け，食事介助を行っている場合も多く，養育者の負担につながる．また，年長になるに従い嚥下機能が低下し，誤嚥の増加，摂取量の低下などがみられる場合も多い．幼児期には経口摂取ができていたケースでも，学童期後半くらいから経口摂取が難しく経管栄養へ移行するケースもみられる．

▶ 介入の流れと言語聴覚士の役割

言語聴覚士が脳性麻痺児の嚥下障害に関わる職場としては，病院，地域の発達支援センターなどの施設，学校，訪問リハビリテーションなどが挙

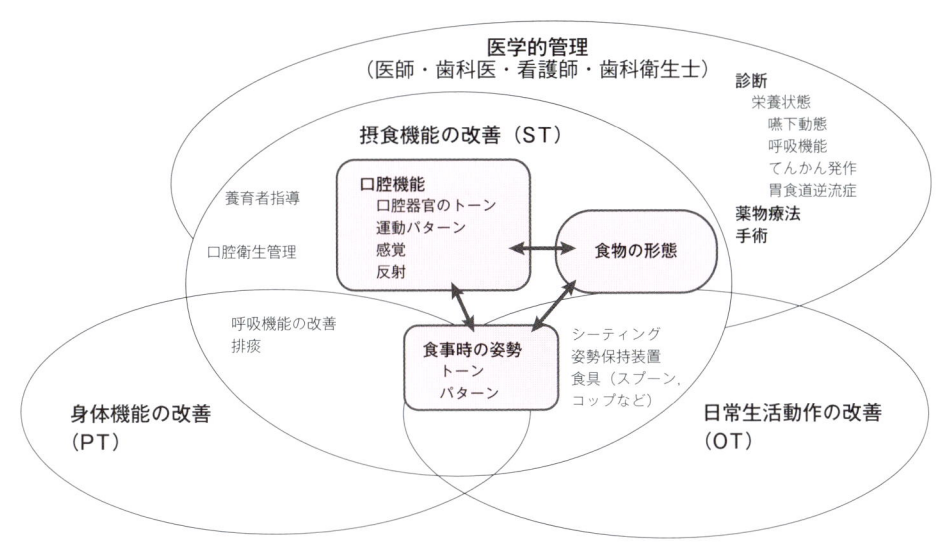

図2● 治療的介入の枠組み
治療的介入の3つの柱（姿勢のコントロール，口腔機能の援助，食物形態の調整）と関係するリハビリテーションスタッフ．

げられる．言語聴覚士がどのような役割を果たすかは，その施設の性格により微妙に異なる．

共通しているのは，嚥下機能の評価，多職種と協働して介入計画を立案すること，養育者への説明，食物を使用しない場面での嚥下機能の練習，食物を使用した場での嚥下機能の練習，養育者への指導，関係機関，多職種への報告，指導，調整などである．

嚥下障害の治療的な介入は，以下のような3つの観点から見ると理解しやすい（図2）．

①食事姿勢のコントロール

脳性麻痺児の嚥下にとって姿勢からの影響は大きく，食事姿勢の練習，食事用の座位保持装置の設定の役割は大きい．

②食形態の設定

食物の形態の適切な設定は，誤嚥を防止して効率的な摂取を実現するために重要である．また，それに加えて口腔運動がより発達するために適切な質の形態を選択する．

③口腔機能の援助

直接，および間接訓練を通して，過敏性，異常反射などの口腔機能の異常な要素を少しでも軽減させ，より巧緻的な口腔運動が実現できるようにする．

多職種との連携

嚥下の問題の解決には言語聴覚士のみならず，多くの職種の協力が必要になる．嚥下障害をもつ脳性麻痺児には重症例も多く，そのため医師との連携は重要である．医師の役割は全身状態の管理，各種検査，栄養ルートの決定，投薬のコントロール，胃食道逆流症などの手術適応の検討など多岐にわたる．口腔の衛生管理，歯牙の問題に関しては歯科衛生士，歯科医の関与が必要である．

理学療法士，作業療法士との連携としては，日常の姿勢管理，食事のための姿勢設定，座位保持装置や各種器具の設定，などが挙げられる．また重症例にあっては呼吸理学療法，変形拘縮の予防も大切である．

日常の生活の観察，練習で行ったことの日常生活への適用，家族のフォローという面では，保育士，看護師との連携が求められる．社会制度や家族の心理的な側面のフォローとしてソーシャルワーカー，臨床心理士の関与も必要となる．

文献

* 日本聴能言語士協会講習会実行委員会・編集：アドバンスシリーズ／コミュニケーション障害の臨床3 脳性麻痺．協同医書出版社，2001．
* 椎名英貴：脳性麻痺児への神経発達学的立場から（北住映二，他・編：子どもの摂食・嚥下障害）．永井書店．2007，pp130-150．

（執筆者：椎名英貴）

脳性麻痺のコミュニケーション障害

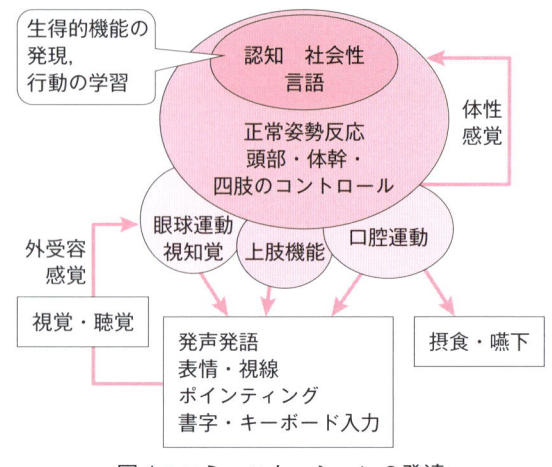

▶ 脳性麻痺のコミュニケーションの発達

我々ヒトという種の音声言語の獲得を考えた場合，ヒトは一定の言語環境下に置かれると，生後数年の間に音声言語を獲得していく生得的な機構を備えている．しかし，このような生得的な機構が働くためには，環境からの情報を効果的に吸収し，言語を使用する大人との間で相互作用が生じ，その結果から認知・言語・社会性に関する学習がなされるという発達的，学習的な作用の関与も重要である．

脳性麻痺児の場合，脳障害があまりに重度であれば生得的な言語獲得の機構の発現そのものが望みがたい．また潜在的な能力がある場合でも，脳性麻痺のもつ感覚運動障害の問題から環境との相互作用が困難となる．

脳性麻痺児は姿勢コントロールの困難さから対象物，対象者に対して注意を持続させにくくなる．また視覚，聴覚の感覚障害の合併や視覚認知の問題を併せもつことから，外受容感覚を通しての外界の認知に支障をきたす．また外界に対しての働きかけを考えた場合，上肢によって対象を操作すること，発声が困難なため外界への積極的な働きかけが生じにくい（図1）．このような周囲の人や対象物との相互作用が不十分になることで，コミュニケーション発達の遅滞や歪みが生じる．

▶ 具体的な困難さ

▶▶ 言語発達の遅れ

脳性麻痺の重症例にあっては，音声言語の理解に至ることができず，前言語期にとどまる場合も多い．また発話可能となっても，言語発達の遅れはさまざまな程度でみられる．

▶▶ 発声発語の運動面の問題

脳性麻痺に特徴的なコミュニケーションの問題として，発声発語の運動面の障害が挙げられる．アテトーゼ型では極端な抑揚や共鳴全体の歪み，構音の歪みから特異的な聴覚印象を与える．痙直型四肢麻痺では声の小ささ，発声持続の短縮，努力性の発声，構音の歪みがみられる．

▶▶ 構音，音韻学習の問題

脳性麻痺児の構音の誤りには，運動障害だけでは説明できない構音運動の誤りもみられる．音韻障害としての構音障害と考えられる．

▶▶ 言語発達上のかたより

脳室周囲白室軟化症（PVL）による痙直型両麻痺を典型として，視覚認知に問題のある脳性麻痺児では認知機能の発達に偏りがあり，聴覚―発話系の発達と視覚―運動系の発達に乖離がみられる場合が多い．このような児では，比較的長文の文章を話し，会話ができるにもかかわらず，検査上では言語理解の障害が重度であるなどの言語発達のアンバランスさを示す．

運動障害が比較的重度な児では，聞かれたことに対しての応答はある程度するが，自発的に他者に話しかけ話題を提供することが少なく，受け身中心のコミュニケーション態度に終始する場合もある．

また脳性麻痺は広汎性発達障害との合併もしばしばみられ，コミュニケーション，対人的な発達に偏りがみられることがある．

▶ 介入の流れと言語聴覚士の役割（図2）

脳性麻痺児のコミュニケーションの介入にあたっては，音声言語も含めコミュニケーションとして使用できる手段の全てに対して評価が必要であり，介入の方法もその全てにわたる．

図1●コミュニケーションの発達

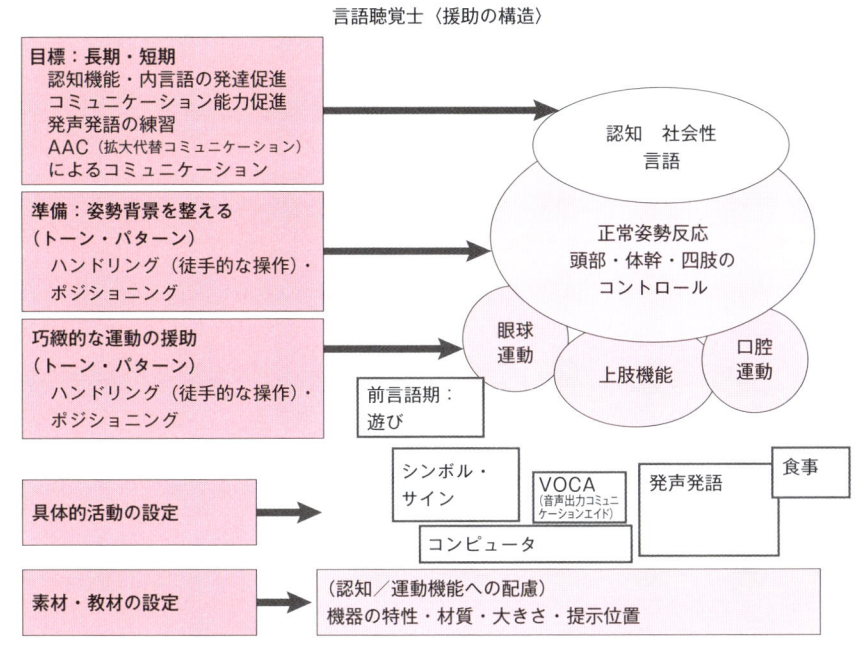

図2● 脳性麻痺のコミュニケーション：治療的介入

言語聴覚士〈援助の構造〉

- 目標：長期・短期
  - 認知機能・内言語の発達促進
  - コミュニケーション能力促進
  - 発声発語の練習
  - AAC（拡大代替コミュニケーション）によるコミュニケーション
- 準備：姿勢背景を整える（トーン・パターン）
  - ハンドリング（徒手的な操作）・ポジショニング
- 巧緻的な運動の援助（トーン・パターン）
  - ハンドリング（徒手的な操作）・ポジショニング
- 具体的活動の設定
- 素材・教材の設定

認知　社会性　言語
正常姿勢反応　頭部・体幹・四肢のコントロール
眼球運動　上肢機能　口腔運動
前言語期：遊び
シンボル・サイン　VOCA（音声出力コミュニケーションエイド）　発声発語　食事
コンピュータ
（認知／運動機能への配慮）機器の特性・材質・大きさ・提示位置

▸▸ 認知・言語発達全般への介入

言語発達およびそれを支える認知機能，対人機能の発達を促進する．運動障害のために外界との相互作用が制限されることを十分に考慮し，介入は前言語期の段階から言語発達を支える諸機能に働きかける．これらの発達を考えた場合，脳性麻痺児では対象に注意を向けるために安定した姿勢を保持し，頭部をコントロールすることが難しい．介入にあたっては，姿勢の安定化をはかり外界からの視覚的，聴覚的な情報を得やすい設定を行う．養育者やおもちゃなどの対象との豊富な交互作用が生じるよう援助する．言語獲得期以降，机上で言語発達を促進するような課題を行う場合も，姿勢をはじめとした環境面での配慮は大切である．

▸▸ 発声発語に関しての介入

発声発語の運動面に関しての介入を行う年少の児にあっては，姿勢のコントロールを行うなかで声を使った遊びを行うことで声量，発声持続の向上，声質の改善，音声・構音を使用したコミュニケーションの強化を行う．構音練習が可能となる前提条件を満たしている児には，構音の練習を行う．

▸▸ AACに対して

脳性麻痺にあっては，発声発語器官の運動障害の影響から音声言語の獲得が遅滞する，もしくは獲得できないこともまれではない．このため各種の拡大代替手段（AAC；augmentative alternative communication）を導入する．導入にあたっては，児の内言語，コミュニケーション態度，文字学習の段階，上肢などの使用できる身体部位の運動能力などを総合的に評価し適切な方法を選択する．AACは写真帳のような具象的，ローテクのものから，パソコンの入力装置のような文字言語，ハイテクを利用したものまで幅が広い．

AACは音声言語の代替というだけでなく，言語発達の途上にあっては児の認知能力にとって理解しやすい絵記号などを使用することで，コミュニケーション全体を強化していく意味もある．

▸ 多職種との連携

コミュニケーションの支援にあたっては，多職種との連携は必須である．姿勢のコントロール，AACの使用にあたっては理学療法士，作業療法士からの情報，援助が必要である．特に入力装置の設定，場合によっては作成にあたっては作業療法士，リハビリテーション工学士，業者との連携が求められる．

日常場面でのコミュニケーションを考えた場合，保育士，看護師，教師，指導員などとの情報交換，依頼などが大切になる．

文献

* 高見葉津：コミュニケーションの発達援助（日本聴能言語士協会講習会実行委員会・編：脳性麻痺）．協同医書出版社，2001，pp109-118．
* 森永京子，他・編：脳性麻痺，シリーズ言語臨床事例集第12巻．学苑社，2005．

（執筆者：椎名英貴）

評価1　嚥下(1)
摂食運動の定型発達と評価の概要

▶ **摂食運動の定型発達**
▶▶ **新生児期（0～3カ月）：乳汁（母乳・ミルク）**

生下時には原始反射（探索反射・吸啜反射・咬反射），および嘔吐反射・嚥下反射・咳嗽反射が存在する．新生児期は，探索反射─吸啜反射─嚥下反射の連鎖によって，効率よく乳汁を摂取することができる．咬反射は哺乳には関与しないが，固形物が口腔内に入ることを防いだり，将来の咀嚼につながったりすると考えられている．

▶▶ **離乳初期（4～6カ月）：水分の多いペースト状の食物**

原始反射が減弱・消失して吸啜─嚥下が分離し，随意運動に移行しはじめる．口腔から咽頭・喉頭を含む骨格の急激な成長により，舌が上下に動く空間が生じる．舌の押し出し反射や咬反射の減弱により，スプーンで離乳食を与えることが可能になる．口唇・舌・下顎の運動は未分離で，下顎の上下運動と舌の前後運動が同時に起きる．

▶▶ **離乳中期（7～8カ月）：指でつぶせる程度のやわらかい固形の食物**

口唇の運動が舌・下顎と分離し，スプーン上の食物を感知すると食物を口腔内に取り込む動きができるようになる．下顎や口唇のしっかりとした閉鎖に伴って，舌と硬口蓋とで食物を押しつぶし，舌で後方に送り込む動きができる（munching）．

▶▶ **離乳後期（9～12カ月）：歯茎でつぶせる程度の固形の食物**

前歯が生え，口腔内の容積が大きくなって舌の動く空間が拡大し，舌の側方への動きが可能になる．舌・下顎の運動が分離し，固形の食物を舌で側方に送り，舌と頬の内側で奥歯の歯茎上に保持したまま下顎の臼磨運動ですりつぶして咀嚼する（chewing）．舌は，咀嚼されてできた食塊を保持し，後方に送り込む．大き目の食物は前歯で咬断する．液体は，下顎を安定させて下唇でコップの

表1●形態的な問題

部位	状　態
下顎	対称　偏位（左・右）　前突　後方にひかれている
口唇	対称　非対称　開放　閉鎖
舌	対称　非対称　舌根部の落ち込み（有・無）　緊張の異常（有・無）　突出（有・無）
歯	萌出（有＿本・無）　磨耗（有・無）　歯茎の衛生状態（良・不良）
硬口蓋	正常　狭い　高い　扁平　対称　非対称
軟口蓋	対称　非対称　短縮
咬合の状態	正常　切端咬合　交差咬合　開放咬合

表2●感覚

部位	刺激の種類	反応の仕方
体幹	接触刺激，椅子，床などへ置かれる	環境変化に対して姿勢の適応が悪い，そりかえる，反応できない
上肢	手掌への触刺激	手を支持に使えない，握ろうとせず手を引き込む
下肢	足底への体重付加，坐骨への体重付加	足を引き上げる
顔面	養育者の手指，タオル，衣類など	いやな顔，泣く，手で振り払う
上唇	養育者の手指，歯ブラシ，食物など	いやな顔，泣く，手で振り払う，刺激に対して運動が生じない
下唇	養育者の手指，歯ブラシ，食物など	いやな顔，泣く，手で振り払う，刺激に対して運動が生じない
舌	養育者の手指，歯ブラシ，食物など	いやな顔，泣く，嘔吐反射，刺激に対して運動が生じない
口蓋	養育者の手指，歯ブラシ，食物など	いやな顔，泣く，嘔吐反射，刺激に対して運動が生じない

表3 ● 神経学的異常性

姿勢緊張	正常　亢進　低下　動揺
原始反射	探索反射（＋±－）　吸啜反射（＋±－）　相動性咬反射（＋±－）
異常反射	緊張性咬反射（＋±－）
口腔器官の筋緊張	正常　亢進　低下　動揺

表4 ● 定型発達との照合

	取り込み時	口腔内処理	送り込み→嚥下
下顎	開口（＋±－） 咬断（＋±－）	運動 （上下　左右　臼磨運動）	閉口（＋±－）
口唇	上唇での取り込み （＋±－） 下唇でのコップの保持 （＋±－）	閉鎖（＋±－）	閉鎖（＋±－）
舌	口腔内で安定 （＋±－）	運動（前後　上下　側方） 液体の保持（＋±－）	前方閉鎖→送り込み （＋±－）

表5 ● 神経学的異常性の観察

過開口（＋　±　－）
開口制限（＋　±　－）
舌突出（＋　±　－）
緊張性咬反射（＋　±　－）
まる飲み（＋　±　－）

縁を支え，上唇で摂取量をコントロールしながら，舌で保持して後方へ送り込む．口唇・舌・下顎の協調した運動が可能になることが，この時期の特徴である．

▶▶ **幼児期以降：食事の自立へ**

3歳頃までに食物の形態に応じた処理を習熟しながら，ほぼ成人と同様の食事内容になる．ストローを使って水分摂取が可能になる．離乳後期から食物の手づかみがはじまり，手と口の協応動作や一口量のコントロールなどを学習し，食器の使用へとつながる．

▶ **評価の概要**

脳性麻痺児の摂食機能の評価は，①非摂食時に評価される項目と，②実際の摂食場面の観察，からなる．実際の摂食場面の観察では，定型発達の段階と照合することと，定型発達では見られない神経学的な異常性を観察することが重要である．これ以外に必要があれば，③VF（ビデオ嚥下造影検査）など機器を使った評価を行う．

▶▶ **非摂食時の評価**

①形態的な問題：口腔器官の安静時の状態を視覚的に観察する．形態的な問題は，首や胸椎などの影響を受けることがある．異常運動が習慣化されていると二次的に形態異常を引き起こすことがある（表1）．

②感覚：触覚感受性について評価する．過敏があると，さまざまな味，温度，形態のものを受容できず，食物や食具が限定される．また，口と手の協調性を獲得できず，姿勢緊張の亢進など全身性の反応が出ることがある．感覚低下があると，唾液や食物の貯留に気づきにくくなり，流涎や食べこぼし，誤嚥の原因になる（表2）．

③神経学的異常性：口腔反射の異常については，原始反射が生活年齢に応じて存在，または消失しているか，緊張性咬反射などの異常な反射があるか，について評価する（表3）．

④誤嚥：嚥下反射，咳嗽反射が不十分または欠如した場合や，呼吸と嚥下の協調が不十分である場合，処理能力を超えた量や形態の食事である場合，痰などの貯留物が多い場合などに誤嚥のリスクが高まる．必要があれば，VFなど機器を使った評価も行う．

⑤家族：食事は家族とのコミュニケーションの場としても重要であるが，姿勢保持や形態の工夫などに対する負担感や，障害を持つ家族との生活に対する考え方について聴取する．

▶▶ **実際の摂食場面の観察**

①定型発達の段階との照合：下顎・口唇・舌の各部位について口腔運動を観察すると同時に，各部位間の協調性についても観察する必要がある．正常発達と照合して未熟性の有無を評価する（表4）．

②神経学的異常性の観察：正常発達には見られない，脳性麻痺に特有の異常パターンについて評価する（表5）．

（執筆者：廣瀬美由己）

評価2　嚥下(2)
神経学的評価，機器を用いた評価

▶神経学的な異常性について

脳性麻痺児では中枢神経系の障害により，神経学的な異常性が出現する．これらは摂食・嚥下の機能獲得を妨げる要因となる．

▶▶姿勢緊張（postural tone）の異常

中枢神経系の障害によって全身の姿勢緊張は過緊張，低緊張と過緊張の間を変動，低緊張などの状態を示す．これらによって粗大運動の発達が遅れ，姿勢の保持や分離した運動が困難となる．頭部の安定性の欠如，全身性の反り返り，食事姿勢がとれないなどがその例である．筋の状態は摂食・嚥下に関する器官にも影響し，形状，運動範囲，運動速度，巧緻的な運動を阻害する．例えば下顎の後退，舌の緊張が高く塊状である，舌の突出や引き込み，舌の捻転，開口範囲が過剰または制限される，緊張が低く運動が起こりにくい，食物をすりつぶせないなどの問題が出現する．

▶▶感覚の異常

顔面や口唇，口腔内に過敏または反応に乏しいなどの感覚の異常が生じる．

①触覚の異常：過敏のため食物やスプーンが口腔内に入ることを嫌がったり，細かい粒を嚥下できないことがみられる．あるいは反応が乏しいため食物が口腔内にあることに気づかず運動が起こらないことや運動が途中で止まってしまうことが観察される．

②温度覚：過敏では熱いまたは冷たい食物を嫌がることがある．

③味覚：過敏では味の濃いものや特定の味以外の食物を受け付けないなどの問題がみられる．

▶▶反射の異常

①嚥下反射，咽頭反射のような生涯消えることのない必要な反射が減弱または消失する場合がみられる．嚥下反射の減弱によって唾液や食物が咽頭に貯留し，常にゴロゴロという音が聞かれることがある．嚥下が明確でなかったり，頻回の嚥下が必要となる．咳嗽反射の減弱では誤嚥してもむせがみられず不顕性誤嚥を生じる場合がある．

②定型発達の中ではみられない異常反射として緊張性咬反射（tonic bite reflex）が挙げられる．スプーンが歯や歯茎に触れると強く咬みこんでしまう現象である．

③探索反射，吸啜反射は乳汁を摂取するために必要であり，生後数カ月で消失する原始反射であるが，これらが残存することがある．また指などで歯茎を刺激すると弱い力でリズミカルに下顎が開閉する咬反射（phasic bite reflex）が残存することがある．これらの反射は固形物を取りこんで咀嚼するなどの口腔機能を学習する妨げとなる．

▶▶運動パターンの異常

姿勢緊張の異常により，全身的な運動は定型的な運動パターンに限定される．摂食・嚥下に関する器官はこの影響を受け，分離した協調的な運動が困難になり異常な運動パターンを示す．例として全身性の伸展パターンを示し，反り返りが強い場合，胸椎の前弯，後頸部の短縮に伴って下顎が下制し，過剰な開口となる．舌は奥へ引き込まれ，口唇は後退し口唇の閉鎖が困難となることがみられる．

発達の遅れ：脳性麻痺児では中枢神経系の損傷によって発達の遅れや未熟な段階での停滞が生じ

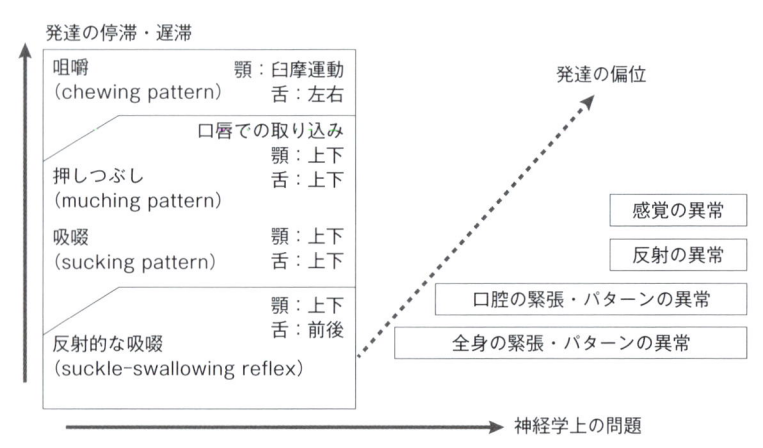

図1●摂食・嚥下における神経発達学的な問題 （文献1, p131）

ることが多い．

脳性麻痺児の摂食・嚥下の問題：単なる発達の遅れだけではなく神経学的な異常性との相互作用によって定型発達からの逸脱がみられる．神経学的な異常性を減少させながら発達を促していくことが求められる（図1）．

▶ **機器を用いた評価**

摂食・嚥下機能の評価には機器を用いて画像で確認することで治療方針を考えるための有用な情報を得ることができる．検査の結果と臨床の状態を総合的に判断して方針を決定することが重要である．

▶▶ **嚥下造影検査**（videofluoroscopic examination of swallowing；VF）

姿勢や食物性状，一口量などの条件を変えることで誤嚥が軽減できるかを確認し，経口摂取開始の決定の補助や治療の手がかりを得ることを目的として実施する．嚥下の一連の状態や誤嚥の有無，程度について確認できる．

VF実施時の注意点

①**姿勢の設定**：日常，経口摂取している姿勢に近い状態をとる．子どもの体格に応じてクッションチェアやベビーラックを使用する．三角マットやタオルで水平からの角度を調節する．ティルトやリクライニングができる車椅子や座位保持椅子を使用する．また頸部の角度は枕やヘッドレスト，タオルなどで調節したり，介助者が保持する．

②**食物や液体の性状**：日常摂取している性状のもので誤嚥の有無を確認する．誤嚥が認められればこれよりも高い粘性のもので実施し，誤嚥が軽減するかを確認する．造影剤を混入すると味が変化するので子どもが好む味の食物や液体を使用する．

③**その他**：日常介助している人が検査場面に立ち会うことが望ましい．スプーンや水分摂取用の食具など日常使用しているものを準備する．

▶▶ **嚥下内視鏡検査**（videoendoscopic examination of swallowing；VE）

場所・時間的制約がなく，子どもの場合は抱っこの姿勢でも評価が可能である．普段の咽頭・喉頭の状態が評価でき，唾液の貯留や誤嚥が確認できる．また通常の食品を摂取した時の咽頭への残留や誤嚥の状態が観察できる．口腔内での処理や送り込みの状態や食道期の評価はできない（表1）．

▶▶ **超音波画像診断検査**（ultrasonography；US）

超音波探触子（プローブ）を顎の下からあてて通常の食物を用いて吸啜時や咀嚼時，食塊形成時，食塊移送時の舌の運動を評価するのに適している．誤嚥の評価はできない．

▶▶ **CT，MRI，X線検査**

肺の状態を観察するとともに誤嚥の既往の有無が確認できる．不顕性の誤嚥がある場合が確認できる．VFの前後に撮影することでVFの結果を総合的に判断する材料となる．

▶▶ **頸部聴診法**

前頸部に聴診器を用いて食物を嚥下する際の音や嚥下前後の呼吸音を聴診して嚥下の状態を評価する．日常の臨床の場で簡便に実施できる．

表1 ● VFとVEの比較（文献2，p2）

	VF	VE
被曝	あり	なし
患者の苦痛	±	+
手軽さ	×	◎
時間的制約	あり	なし
実際の摂食時評価	×	◎
口腔評価	○	×
咽頭・喉頭評価	◎	◎
食道評価	◎	×

文献

1) 北住映二，尾本和彦，他：子どもの摂食・嚥下障害―その理解と援助の実際―．永井書店，2007，pp130-135.
2) 藤島一郎：目で見る嚥下障害―嚥下内視鏡・嚥下造影の所見を中心として―．医歯薬出版，2008，pp2-21.
* 田角 勝，向井美恵：小児の摂食・嚥下リハビリテーション．医歯薬出版，2007，pp94-113.
* 小椋 脩，清水充子，他：嚥下障害の臨床―リハビリテーションの考え方と実際―．医歯薬出版，1998，pp121-142.
* 大宿 茂：頸部聴診法の実際と摂食・嚥下リハビリテーション．日総研，2009，pp15-20.

（執筆者：山本典子）

嚥下訓練・指導(1)
食事援助の基本原則

▶ 評価の整理と指導目標
▶▶ 評価の分析・解釈の留意点

脳性麻痺の子どもたちは，摂食嚥下機能について発達の遅れと神経学的な問題による症状をあわせ持っている．例えば，食べることへの拒否や偏食があるなどの食事の行動に関することや送り込みができない，食物を舌で押し出す，咀嚼ができない，食物や水分を嚥下する時にむせるなど，機能に関する課題がみられるが，評価で得られた子どもの課題をこの2つ視点から整理することが必要であろう．長期にわたって課題となるのは，神経学的問題による摂食嚥下機能の課題であることが多くみられる．脳性麻痺の摂食嚥下機能は身体の感覚運動の発達特徴である体性感覚や姿勢筋緊張，姿勢運動パターンなどと影響しあうので，身体の感覚運動との関連を観察しながら評価の整理をしていく．また，知覚・認知・コミュニケーションの特徴も含めて理解することが必要である．

摂食嚥下機能の評価結果は，養育者の育児困難性を軽減すること，子どもの体重や身長の増加，生理的機能の充足といった発達や成長への影響も含めて解釈する．

▶▶ 目標設定

摂食嚥下機能評価を基盤に養育者の主訴や子どもの状態，生活状況を統合して，取り組む課題の優先順位を考え，子どもの年齢や生活環境を配慮しながら当面達成できるであろう短期的目標と，子どもの発達や症状の変化に伴って生じるであろう機能の変化を予測しながら検討する長期的目標を立てる．特に障害の重い子どもは，成長とともに呼吸機能の低下や身体の二次的障害に伴って，摂食嚥下機能が低下することがあるので留意する．

養育者が生活の中で子どものどのようなことが心配で，育児に感じている不安や困難を受け止めることにより，子どもの状態や子どもと養育者との関係，養育者の希望を理解する．これは，子どもや家族の生活を含めて目標を決めていく手だてとなるであろう．子どもの機能を客観的に評価することにより，その子どもの摂食嚥下機能と生活に基づいた目標を提案し，養育者の理解を得ながら指導を進めていく．

▶ ライフステージについて

脳性麻痺の子どもは，成長とともに姿勢筋緊張や運動パターンが変化するとともに，身体の形態や機能が変化する．また，子どもは成長とともに生活のフィールドも変化し，介助者や介助方法も変わり，子どもの摂食嚥下機能に影響しやすい．対象となる子どもの年齢ではどんな課題が優先するか，そして将来の生活や摂食嚥下機能の見通しを考えながら支援内容を検討する．参考として，障害の重い子の摂食嚥下機能のライフステージを図1に示した[1]．

▶ 援助の原則
▶▶ 課題への取り組み

言語聴覚士が子どもの問題を解決するための仮説を立て，それに基づいて直接アプローチを行い，仮説を検証する．その後修正や再検討を行い，子どもにとって必要なアプローチ方法を組み立てる．言語聴覚士が実現可能なアプローチ方法が得られたら，養育者の条件を配慮し，養育者が実現可能かどうかを考慮しながら方法を伝える．また，子どもが日中に生活する場での条件を配慮しながら，主たる介助者にも助言・指導を行い，

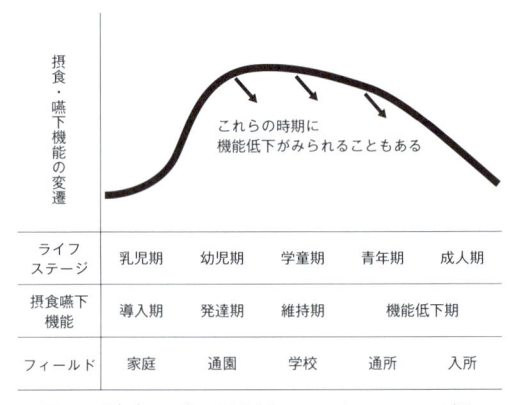

ライフステージ	乳児期	幼児期	学童期	青年期	成人期
摂食嚥下機能	導入期	発達期	維持期	機能低下期	
フィールド	家庭	通園	学校	通所	入所

図1● 障害の重い子どものライフステージと摂食嚥下機能の変遷

ライフステージでみられる摂食嚥下機能の変遷を示した．対象児の個々の状態により摂食嚥下機能低下の時期は異なる場合もある．

毎日の生活の中で養育者等が実践できることを具体的に伝える．

▶▶ 摂食嚥下機能への発達的治療介入について

基本的に，成長過程で摂食嚥下機能の発達的な取り組みや発達の偏りをできるだけ少なくすること，機能低下をより遅くすることといった視点を持ち，治療的介入では，定形発達の道筋を踏襲するだけではなく，神経学的な課題へのアプローチを取り入れていく．また養育者の育児負担を軽減することや，養育者の心理的な支援も考慮する．

▶▶ 介入の方法

食事時の姿勢，食物の種類や形態，介助方法，そして食事環境が挙げられる．食事環境では，脳性麻痺の子どもの中には，気が散りやすかったり，視聴覚に過敏であったり，介助者によって心身ともに緊張が変化したりする．これらの行動は，食べることのつまずきにもなりやすい．食事の時の環境づくりが子どもの機能にも影響を及ぼすことを十分に心得ておく．家庭での食事環境はもちろんのこと，通園，通所や学校，入所施設内などの集団の中での環境調整を提案していく．言語聴覚士として大切なことは，特に子どもと豊かなコミュニケーションをとることである．コミュニケーションをとることで，介助者との信頼関係が深まったり，食べることへの意欲や集中を促進でき，課題への取り組みも促通される．また，食事を通して食物の認知や言語・コミュニケーションの発達を促すことができることにも留意する．

▶▶ 経管栄養と経口摂取の移行

経管栄養から経口摂取に移行したり，経口摂取に経管栄養を併用することが課題となる場合は，嚥下と姿勢との関係，口腔内の感覚の問題，誤嚥のリスクなどを考慮する．医師や他職種とともに養育者の考えかたや，思いを受け止めながら進める．栄養摂取のほとんどを経管栄養に移行しても，少量でも食物を口腔で味わうことや食物を介してコミュニケーションの機会を得ることは生活の質の向上につながる．言語聴覚士は嚥下機能を評価しながら安全に少しでも経口摂取できる方法を検討する．

▶▶ 摂食嚥下機能低下について

低年齢の子どもでも養育者の育児に関する心理状態が落ち着いてきたら，子どものライフステージでの大まかな機能的変化を伝える．この際は，養育者が受け入れやすいよう丁寧にことばを選びながら，機能低下の時期を迎えることがあることに触れておく．

機能的低下の時期には，医師と相談しながら誤嚥の検査など再評価を行うことや姿勢，食物形態，介助方法などを再検討する．経口摂取では必要な栄養が摂れない場合は，経管栄養に移行することを養育者とともに考えていく．本人や養育者にとって機能低下の受容に時間がかかり，そのうえ経管栄養への移行の受け入れにも時間がかかる．医師との連携を取りながら，子どもと養育者の心理的支援を継続し，根気よく働きかける．

▶ 医療的留意点

▶▶ 食物アレルギーについて

医療機関であれば，医師から対象児の食物アレルギーの情報を得る．情報が得られない場合は，言語聴覚士自身が保護者に確認する．不明確な食物は，アレルギーの有無が明確になるまで指導ではその食物を使用しない．言語聴覚士として食物アレルギーの基礎的知識を学んでおく．また，万が一アレルギー食物によるショックを起こした時の対応について，他職種との連携や自分がなすべきことを心得ておく．

▶▶ 誤嚥のリスク

喘鳴や呼吸に問題がみられたり，痰の貯留，唾液の嚥下が困難な子どもたちは，誤嚥に留意する．医療機関であれば，緊急時には医師や看護師に対応してもらう手順を決めておく．医療的な対応ができない場面での指導であれば，緊急時対応策をあらかじめ他の職員とも話し合っておく．

文　献

1) 高見葉津：重症心身障害児（者）の摂食・嚥下指導の実際―STの立場から―．日本重症心身障害学会誌 30：33-39，2005.
2) 高見葉津：言語聴覚士が実践する支援について―食べることが困難な子どもたちへの支援を考える―．コミュニケーション障害学 24：102-109，2007.

（執筆者：高見葉津）

嚥下訓練・指導(2)
姿勢コントロール

▶姿勢コントロール[1]

人間が重力のある地球環境で，様々な身体活動を行うためには，身体性（適切な筋骨格系，関節の可動性・柔軟性），姿勢コントロール，運動の多様性の獲得が条件となる．

姿勢のコントロールは，抗重力姿勢を維持する基盤となり，運動の結果生じた力を安定させる役割をとる．近年の神経生理学では，姿勢と運動はそれぞれ独立した過程でコントロールされ，機能的スキルを行う際に両者が協調するという見解をとる．効率的で確実な運動の背景には，①姿勢準備状態（運動開始前に安定性を増す），②姿勢変化への対応，③姿勢反応（重心の予期せぬ変化に反応）の3つがあり，身体内部および外部要因に応じて最も適切な方法が選択される．姿勢コントロールのための正常な姿勢緊張とは，抗重力姿勢を維持するくらい高く，動きのために必要に応じて低いものである．

▶脳性麻痺児の姿勢の問題

脳性麻痺児は，中枢神経系の損傷の影響を受けながらも，地球環境に適応しようとして，健常児とは違う姿勢や運動学習，感覚処理を経験していく．適応的な代償運動の積み重ねは，成長とともに骨・関節の変形，筋・腱の短縮・拘縮，痛みなどを引き起こし，内臓器官に対しても様々な悪影響を及ぼす．もともと有していた中枢神経系の損傷による影響よりも，筋骨格系の変化が脳性麻痺児の生活機能レベルを低下させると言える．特に第二次成長期において変形が悪化しやすいため注意が必要である．また感覚処理の異常は，認知や言語発達にも影響を及ぼす．

これらの誤学習や二次障害を予防するためには，早期から24時間姿勢ケアの観点を持ち，直接的，間接的に介入し，脳性麻痺児が抱える問題を最小限に抑えることが求められる．

▶摂食・嚥下のための姿勢コントロール[2]

脳性麻痺児の姿勢コントロールの困難さは，食事姿勢はもちろん，口腔機能（巧緻動作）に対しても様々な影響を及ぼす．口腔機能を最大限発揮し，安全に食べられる姿勢を整えるには，①土台となる姿勢緊張の適正化，②下肢〜体幹〜頭頸部の位置関係（アライメント）が重要となる．土台の安定性の上に口腔機能の運動性が発揮され，運動性が発揮されることで土台の安定性も増す（相互作用）．

▷姿勢緊張

正常な姿勢緊張は，相反神経支配による主動作筋と拮抗筋の協調的な相互作用によって発揮される．脳性麻痺児は，筋緊張の収縮や弛緩をうまく調整することが難しいため，セラピストはハンドリングによって筋緊張の調整を行う．体幹筋（特に腹横筋）の働きを引き出すことは，頭部のコントロールの改善につながる．

▷身体の位置関係（アライメント）

摂食・嚥下に関して，頭部の位置は重要である．脳性麻痺児は，頭部を空間に保持することが難しい場合が多く，セラピストはハンドリングによって位置関係を整えていく．その際，微妙なバランスの崩れを，脳性麻痺児が自ら修正し，姿勢コントロール能力を身につけられるように促していくことが重要である．手順としては，①骨盤の位置を整え支持面を作る，②腹部の活動性を引き出す，③体幹の適度な伸展を促す，④頸部と頭部のコントロールの安定性を増すように働きかける（図1）．

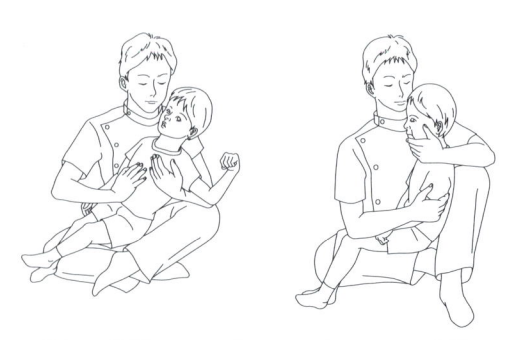

図1●姿勢へのアプローチ（アテトーゼ型）
（文献2, p140）

▶ 特徴に応じた対応[2]

障害のタイプによって，対応方法は変わってくるが，実際の場面では特徴が混在する場合が多い．

▶▶ 痙直型

筋緊張は過緊張を示し，伸筋群と屈筋群の過剰な同時収縮により，過剰な固定と運動性の減少が起こる．屈曲優位となり運動パターンが限定する．対応としては，体幹・四肢の筋緊張をゆるめ，可動範囲を広げる．体幹のアライメントを調整しながら，伸展方向への動きを誘導し，体幹と頭部の分離した動きを引き出す．

▶▶ アテトーゼ型

筋緊張が低緊張から過緊張の間で変動し，非対称性や不随意運動の出現により姿勢も不安定となる．対応としては，安定性を提供することが重要となる．安定した基盤を作り，中間位での運動学習が行えるように誘導する（図1）．

▶▶ 弛緩型

筋緊張が低く，体幹，頭部が崩れ，抗重力姿勢を保持する事が難しい．対応としては，身体の位置関係を整え，持続的な体重負荷，圧迫を行い筋活動の活性化を図る．

▶ 食事姿勢の選定

脳性麻痺児の摂食・嚥下指導は，乳幼児期から成人期まで長期に渡る．食事姿勢は，特徴や年齢，体格，生活環境の変化等を念頭におき，見通しを持って段階的に考える必要がある．年少児や重症児の場合は，最初は抱っこの姿勢の中で調整を行い，年齢や体格の変化に応じて，座位保持装置等の器具へ段階的に移行する．受け入れられる変化の幅が狭い症例や，長年代償パターンの中で食事を摂ってきた年長者の場合は，急な姿勢の変化に対して不適応反応を引き起こす可能性がある．日常や療育場面で色々な姿勢を取り入れることから始め，姿勢に慣れてきたら食事場面へ移行する．

また，介助者の姿勢への配慮も重要である．介助者の体格，身体の使い方，利き手などを考慮し，介助者に無理のない介助姿勢を提案していく．

▶ 器具（座位保持装置など）の導入

座位保持装置（図2）や各種ポジショニング器具は，脳性麻痺児・者の世界を広げる重要なアイ

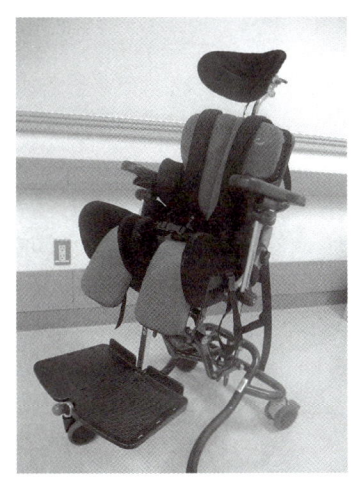

図2●座位保持装置の一例

テムである．脳性麻痺児は，長期間に渡って他者との身体接触が多い傾向にある．器具の導入によって，人の腕から物に置き換わることは，単なる物理的変化だけでなく，精神的自立を促す一つの機会にもなる．

食事場面へ導入する際は，①主に使用する場所，②器具の扱い易さ，③器具への慣れ（快適さ），④食事時間等を考慮する．また，人の腕は脳性麻痺児の状態に合わせて微妙な調整が可能だが，器具にはそれができない．座面や背面の角度調整，材質やシートの張り調整等をする事で，ある程度補うことができる．近年，様々な器具が開発されており，選択の幅が広がっている．ハンドリング等で得た情報をもとに，必要な支えを物に置き換えるという観点で取り組むと良い．

言語聴覚士が脳性麻痺児・者に適した姿勢を考えるには，相応の知識と技術，経験が必要となる．理学療法士や作業療法士と連携を取り，子どもの能力を引き出せる姿勢を一緒に考えていくことが大切である．

文　献

1) Alexander R, Boehme R, 他：運動発達の基礎概念（Alexander R, Boehme R, 他・編著, 髙橋智宏・監訳：機能的姿勢―運動スキルの発達）．協同医書出版社，1997，pp1-13．
2) 椎名英貴：脳性麻痺児への神経発達学的アプローチの立場から（北住映二，尾本和彦，他・編著：子どもの摂食・嚥下障害）．永井書店，2007，pp130-150．

（執筆者：野瀬規代）

嚥下訓練・指導(3)
口腔運動機能の促進

▶ 摂食のプロセスと口腔運動機能

摂食行為は，①先行期，②準備期，③口腔期，④咽頭期・食道期といった段階が重なり合いながら行われており，訓練においては事例ごとの主要な問題点に焦点を当てて機能を促進する．

脳性麻痺の場合，食事姿勢の保持困難はもとより，口腔運動機能においても種々の問題を持っている．そのため，図1に示したように骨盤の安定性から体幹，頭部の安定を確保しつつ，口腔運動機能としては下顎の安定性および運動性，舌と口唇の運動性を促進する．

▶ 口腔運動促進の基盤形成

下顎・舌・口唇の運動性・安定性を向上させるために，おもに座位で骨盤・体幹（肩甲帯含む）の姿勢筋緊張の調整を行う（図1）．また，座位よりも立位で全身的に適正な抗重力伸展が得られる場合は，プローンボードなども利用できる．頭部や顔面などの筋緊張も調整し，口腔が最も働きやすい条件を整えることが重要である．

筋緊張を調整する際に，筋緊張が高すぎる場合は筋の走行に沿ってゆっくりと引き延ばす（elongation），筋の走行に対して垂直方向に振動を与える（vibration）方法がある．逆に，筋緊張が低すぎる場合にはtappingや，やや強いelongationによって筋緊張を高める．また，声かけなどの音声刺激や光・動きなどの視覚刺激も姿勢筋緊張に影響を与えるため，反応を評価しながら筋緊張調整の手がかりにする．このように，筋緊張を調整して口腔運動促進の基盤を形成する．

なお，上のような姿勢緊張の調整および次に述べるオーラルコントロールを用いてアプローチする際には，感覚過敏からくる過剰な反応，拒否，亢進した原始反射が誘発されることもあるため，常に子どもの反応からアプローチの適切性を検証しながらセラピーを進める．

▶ オーラルコントロール

従来からある口腔運動機能促進におけるハンドリング技法の一つとして，オーラルコントロールがある（図2）．

オーラルコントロールは，前方あるいは側方から行う．側方の場合，セラピストの非利き手の上腕・前腕・手根部により頭部の位置や向きを図のようにしてコントロールする．第1指は頬部をつかまないよう沿わせ，顎関節にあてる．第2指はオトガイ上部，第3指はオトガイ後方の顎の下にあてて下顎の運動をコントロールする．利き手はスプーンを持つことや，筋緊張調整，運動促進に使う．

▶ 先行期の口腔運動促進
▶▶ 閉口の維持

頭部位置のコントロールにより，適切な姿勢運動のなかで食物を認知し，運動の予期を促す．一方で，刺激に対する過剰な反応を抑制する手がかりとしてオーラルコントロールを行う．声かけも

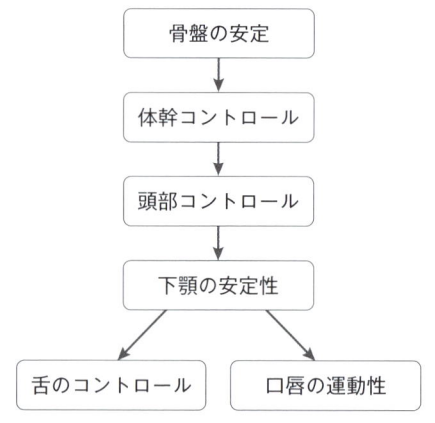

図1● 口腔機能の基盤 （文献1, p97を和訳）

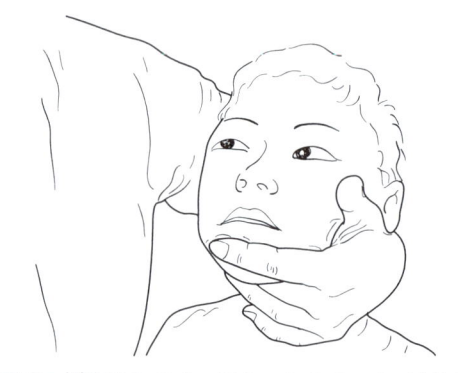

図2● 側方からのオーラルコントロール （文献2）

手がかりになる．

▸▸ 開口の形成
緊張が強く開口しにくい場合には，全身からアプローチし，体幹・頸部の緊張を弱めることで，過剰な咬筋や側頭筋の緊張を弱めて開口を促す．

▶ 準備期の口腔運動促進
▸▸ 口唇による取り込み
口唇による取り込みは，顔面筋の緊張調整をしながら行う．特に上唇の下制に対して拮抗作用のある上唇挙筋，上唇鼻翼挙筋の短縮や口輪筋の収縮不十分があれば調整を行い，頭部のコントロールと合わせて取り込み動作を行う．

▸▸ 口唇閉鎖の維持
口唇の運動促進とともに，オーラルコントロールにより下顎を安定させる．口唇閉鎖の維持に対して下顎の運動性が過剰であれば抑制しながら口唇の運動性を引き出す．口唇を閉鎖する感覚は口唇閉鎖の運動によって引き起こされるものである．できるだけ自発的な運動により閉鎖するほうが望ましいが，口唇の感覚に鈍磨がある，あるいは経験不足により固有覚の感覚フィードバックが未開発と考えられる場合には，筋緊張の調整の他に，鏡などを用いて視覚からのフィードバックを運動促進の手がかりにする場合もある．

▶ 口腔期の口腔運動促進
▸▸ 咀嚼
痙性が強い事例の場合，下顎と舌の運動がよりなめらかに大きな範囲の運動となるように促すため，頸部前面や下顎底の十分な伸長によって筋緊張を適正化し，舌骨の位置を適正化して舌の運動範囲を確保する．その上で，弾力があり反復的な運動を誘発しやすい食品（例：グミ）や，嚙んだときに音がする食品（例：スナック）などを使う．オーラルコントロールによって安定性を与えつつ運動を誘導する．

運動が過剰な事例の場合には，下顎と舌の協調が困難になるため，オーラルコントロールによって下顎の過剰な運動を減弱して安定性を高め，舌運動により食物を中央に集める動きを促進する．舌中央の緊張が高く，くぼみを形成することが困難な場合には，スプーンで圧迫し，舌の筋緊張を下げると同時に舌の形を形成する．また，外的に促進するだけでなく，食物の選択・調整によって食物の形状や硬さに対する自発的な適応を促す．

▸▸ 送り込み
下顎体は舌を囲むようにU字型をしており，U字型の中央部を外側から指で押し込むと，舌背部が挙上する．これにより，オトガイ舌骨筋およびオトガイ舌筋が伸長し，舌骨も引き上げられる．

オーラルコントロールによる下顎の開口・閉口誘導，スプーンによる舌中央部の押し下げによるくぼみ形成の促進，そして外からの舌の挙上促進により，送り込みとそれに続く嚥下反応までを一連の動きとして誘発することが出来る．

▶ 咽頭期・食道期の口腔運動促進
▸▸ 口腔内圧上昇と舌骨・喉頭の挙上
咽頭期以降は，オーラルコントロールで下顎の挙上維持および舌体の挙上を促すことで口腔内圧を高めて安定させ，嚥下の運動性を引き出す．喉頭挙上が起こりにくい場合には必要なだけ徒手的に運動を誘導する．

▶ その他の口腔運動機能に関連するトピック
▸▸ 流涎（drooling）
流涎は日常生活のなかでも目立つため問題にされやすいが，原因としては不安定で乏しい下顎の運動性と，口唇周辺の経験不足や感覚鈍磨が相互に作用して起こっているものと考えられるため，口腔運動機能の促進に伴う変化をみていく．

▸▸ 口腔ケア
口腔ケアは衛生管理面の意義に加え，口腔運動機能に対する発達的介入に位置づけられる．口腔運動機能促進の手技として歯科医師や歯科衛生士との連携のなかで取り組むことが肝要である．

文　献
1) Fran Redstone, et al.：The Importance of Postural Control for Feeding, Pediatric Nursing, Vol.30, No.2, 2004.
2) 濱田浩子：援助各論（アプローチ別(3)）―食事援助の基本原則（言語聴覚療法 臨床マニュアル，改訂第2版）．協同医書出版社，2004, p165.
* 北住映二，他・編著：子どもの摂食・嚥下障害．永井書店，2007
* Morris SE, et al.：Pre-Feeding Skills, 2nd ed. Therapy Skill Builders, 2000（金子芳洋・訳：摂食スキルの発達と障害，原著第2版．医歯薬出版，2009）．

（執筆者：下嶋哲也）

嚥下訓練・指導（4）
食形態の選択，調整

▶ 離乳食，嚥下食の形態について

摂食・嚥下における治療的介入の1つとして，食形態の選択，調整がある．食物の形態や性質（硬さ，大きさ，味，におい，温度など）は摂食・嚥下機能に大きな影響を与える感覚刺激であり，これらをうまく選択，調整することでよりよい摂食・嚥下運動を導き促すことができる．

食形態の選択・調整にあたっては，安全性や効率性，栄養摂取量は優先すべき課題となるが，小児の場合，口腔運動機能の発達の促進といった視点も欠かせない．

また，食形態の選択・調整は，食事姿勢や介助法（一口量，タイミング，ペース，食具など），食事環境など，摂食・嚥下に関連する様々な要素とあわせて取り組むことが重要である．

▶▶ 食形態の選択・調整の3つの視点

①口腔機能の発達段階に見合った食形態：口腔機能の発達段階に見合った食形態を選択する．その基本となるのは，健常児の摂食・嚥下機能の発達および離乳過程における食（調理）形態である．離乳期は，一般的には4期（初期，中期，後期，完了期）に区分され，離乳食は表1に示すように，口腔運動機能の高次化に応じて，形態（大きさ・硬さ）を変えていく．摂食・嚥下機能の問題を有する場合も，基本的には，このような視点で食形態を選択・調整していくが，後述するような障害の特殊性や異常発達によって，より細やかな選択・調整が必要となる．

②障害の特殊性に考慮した食形態：摂食・嚥下障害を有する子どもでは，単に機能の獲得時期の遅れだけではなく，取り込み，口腔内処理，移送，嚥下にわたって特異な口腔運動パターンを使って摂取している場合が少なくない．口腔器官の緊張度，運動パターンの制限など障害の特殊性を考慮し，誤嚥しにくい食形態，水分形態・性状の調整を行う．その際，大きさ・硬さを変化させるだけでなく，表2[1)]に示すような食物の物性を考慮することが重要である．

③口腔機能の発達を促す食物の選択：子どもによっては，咀嚼に必要な口腔運動機能を有していながら，日常の食事場面では安全性や効率性の面から，離乳食中期に準じた形態が選択されることも少なくない．このような場合，口腔機能の発達を促す観点から，日常の食事場面と訓練場面とを分けて考え，下記に例示したような工夫を行う．

日常の食事場面：咀嚼練習ができるような食物（スティック状の固形食等）を1品用意するなどの工夫を行う．

訓練場面：より発達を促す食材で練習を行う．湿ったガーゼにグミなどを包み臼歯の上に置いて噛むなどの運動処理の練習を通して口腔の運動を促す．

▶▶ 食形態・水分調整の一例

①全身的な筋緊張が高く，反り返りが強く，頭部が後屈しやすい，強度の舌突出がみられる場合（重度児：初期～中期レベル）：口腔内保持のしやすさ，食材のばらけにくさを優先する[2)]．

ゼリー食：舌の筋緊張が高く，口腔内保持がしづらい場合には，ゼリー食は咽頭に落下しやすく誤嚥の危険性を伴うため適さないことがある．

粘稠度による調整：食材にやや強めの粘性（とろみ）を付加させることにより，咽頭への移送時間を遅らせることができる．舌突出が

表1 ● 離乳期における特徴的な口腔運動機能と食形態

	離乳初期 （5～6カ月）	離乳中期 （7～8カ月）	離乳後期 （9～11カ月）	離乳完了期 （12～15カ月）
口腔機能の動き	舌は前後運動．顎は上下運動．スプーンからの取り込み時や嚥下時に口唇を閉鎖する．	舌は前後と上下に運動．顎は上下運動．舌と口蓋で食物を押しつぶす（マンチング）．	舌の左右の運動が加わる．顎は臼磨運動．	前歯で咬断する．
適した食形態	初期食　ペースト食．	中期食　マッシュ食．舌で押しつぶせる硬さ．	後期食　軟固形食．歯茎でつぶせる硬さ．	一口大食．歯茎や歯で噛める硬さ．

表2 ● 摂食嚥下障害に適した食物の物性（文献1）

- 変形がしやすく，つぶれやすい（可変性）
- ばらけにくく，まとまりやすい（凝集性）
- べたつき，はりつきが少ない（低付着性）
- 異なる物性の混在がない（均一性）

ある場合，粘性の低いペースト食は口腔外に押し出されてしまう，あるいは口腔内で保持できず咽頭に落下しやすいため，水分が少なめのマッシュ状の食材が適することがある．

刻み食：食塊が形成しづらく口腔内でばらけて，口腔内・咽頭内の残渣による誤嚥を誘発しやすい．ばらけやすい場合は，つなぎとして粘性（とろみ）を付加したり，やわらかいご飯などを少量使用するのもよい．

②**全身の筋緊張が低く，口腔の運動性が乏しい場合（重度児：初期～中期レベル）**：食形態は口どけの良さを優先する[2]．粒などでムセを生じやすい場合は，滑らかさと均一性を増すなどの調整が重要である．酵素入り増粘剤（市販品：スベラカーゼなど）が有用なこともある．

ペースト食：粘性（とろみ）を利用し移送速度を遅くすると口腔内保持は得やすい．逆に粘性（とろみ）が強い場合は食材がもっちりしすぎたり，舌や咽頭に食物が付着しやすくなると，口腔内に残留して誤嚥につながることもあるので注意する．

③**水分形態の調整・工夫**：液体固有の物性，すなわち流動性が高く，凝集性が低いという特性からみて，液体を安全に効率よく摂取することは，食物摂取に比して難しい．液体のみで誤嚥や喘鳴がみられる場合も少なくない．液状のままでは安全に必要量を摂取するのが難しい場合の一般的な対応としては，増粘剤などでとろみを付けたり，ゼラチンなどで固形化する方法が用いられる．ただし，舌の緊張が高く舌央部が膨隆している子どもでは，ゼリー状の形態は，口腔内保持がしにくく誤嚥につながることもあるので注意を要する．このような場合，低強度寒天・介護食用ゼラチンなどの利用も良い．また，汁物は均一性に配慮し，具はあらかじめ濾して別盛にするなどの工夫が必要である．

▶ **食具の選択**[3]

スプーン，コップなどの食具の選択は，摂食動作とともに適切な口腔運動を促す上で重要である．食具を選択する際は以下の点に注意する．

▶▶ **スプーン**

大きさ：歯列弓より一回り小さいものがよい．スプーンが歯列弓より大きいと過開口を誘発することがある．

形：浅めのものを選ぶ．深すぎると縁が歯に当たり食物が取り込みにくく，また口唇で取り込む感覚も得られにくい．

素材：緊張性咬反射（tonic biting reflex）がある児は金属素材は避ける．プラスチック製かシリコン製がよい（図1）．

▶▶ **コップ**

大きさ：子どもの口よりも小さめのものを選ぶ．浅めのコップがよい．

硬さ：やわらかめのものが下唇にフィットしやすい．また，子どもの口の大きさに調整できる．

厚み：薄い方が両唇にフィットしやすく，取り込みやすい．

その他：介助する場合には，透明または半透明のコップの方が，量の調整がしやすい．また，コップの縁を一部カット（図1）すると，頭部の後屈に起因する誤嚥を誘発しにくい．子どもによっては，ストローの方が効率的に摂取できる場合もある．

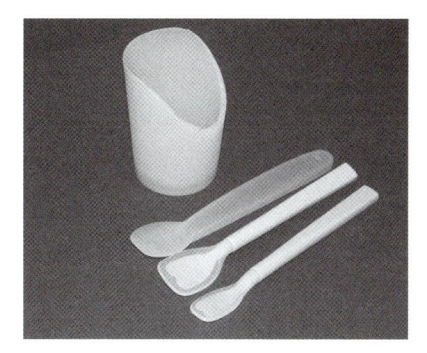

図1●シリコン製スプーンとカットコップ

文　献

1) 大塚純子：嚥下食とレシピ（聖隷嚥下チーム：嚥下障害ポケットマニュアル，第3版）．医歯薬出版，2011，pp 223-232．
2) 椎名英貴：脳性麻痺児への神経学的アプローチの立場から（北住映二，他・編著：子どもの摂食・嚥下障害—その理解と援助の実際）．永井書店，2007，pp 130-150．
3) 尾本和彦：摂食指導・訓練の実際1－心理・行動・食形態・姿勢等の指導（金子芳洋・監修：障害児者の摂食・嚥下・呼吸リハビリテーション）．医歯薬出版，2005，pp 267-270．
* 田角　勝，他・編著：小児の摂食・嚥下リハビリテーション．医歯薬出版，2006．

（執筆者：柴田一浩）

嚥下訓練・指導(5)
特殊な問題とその対応

本項では，定型発達ではみられない特殊な問題とその対応について述べる．

▶ 過敏性とその対応

過敏性とは，感覚情報に対する閾値の低下と過剰反応性であり，いかなる感覚刺激に対しても起こりうるもので，食事場面の諸側面に影響を及ぼす．尾本[1]は，過敏性と心理的拒否を鑑別して対応するよう示唆しているが，両方が相まって出現する場合も少なくない．対応の原則は，子どもが発達過程の中で逸してきた感覚運動経験を推察し，受け入れ可能なレベルや段階付けを丁寧に探っていくことである．いずれは慣れるからと，忌避的反応を引き起こす刺激を機械的に繰り返すことは避けるべきである．表1に，よく見られる症状と対応を示す．

▶ 摂食拒否とその対応

対応の基本原則は，現症評価と生育史の中から要因を検索し，それに基づき，食べる活動が「快」の感覚と結びつくよう環境調整をはかることである．療育者が，機能的には食べられるはずだと経口摂取に執着し，食事場面が子どもとの戦いにならぬよう留意する．表2に，摂食拒否の要因と対応の例を示す．

▶ 緊張性咬反射

定型発達における原始反射としての咬反射と異なり，緊張性咬反射は，神経学的問題に起因する過敏性に，筋緊張の異常が伴って出現する異常パターンである．歯や歯茎に加わる刺激に対し，その強度にかかわらず，下顎を噛み締める反応が生じ，時には強い全身的なそりかえり（緊張性伸展パターン）や咬み込みによる苦痛を伴う．これによって，本来は楽しい活動である口での探索活動や摂食活動が，おびえや苦痛を引き起こす場面になり，食事や口遊びへの意欲を減弱させたり，介助者との相互関係を悪化させたりする．

対応の原則は，噛み締めた状態からの解放を援助することである．表3に，具体的な対応を，椎名[2]のあげた原則に沿って，①姿勢コントロール，②口腔への感覚運動刺激，③機能的活動の3つの側面から示す．

▶ 舌突出

Morrisら[3]は，舌が前突した状態について，過大な舌前突（exaggerated tongue protrusion）と，舌突出（tongue thrust）に分類している．舌突伸は，全身および口腔顔面領域の低緊張に基づく場合が多く，ダウン症などの先天異常症にもしばしばみられる．一方，舌突出は，舌運動の発達的未熟さに，舌の過緊張や段階的運動コントロールの困難などの神経学的な問題が加わって出現し，時には舌央部が膨隆し，口唇より外に強く押し出さ

表1 ● 過敏性の種類と対応

種類	症状	対応
視覚過敏	周囲の動く刺激（人・食器など）に注意が奪われて食事に集中できなかったり，姿勢が崩れる．	・視聴覚的な刺激の少ない食事場面の設定（大食堂は避ける）． ・食具や食べ物の把持と口へ運ぶことの援助—自身の手や食べ物の動きへの注意集中（姿勢に留意）．
聴覚過敏	周囲のざわつきや食器の音に驚愕して，動作が中断したり，姿勢が崩れる．	
触覚過敏	食具や食べ物が口唇に触れると，そりかえり，食いしばり，咬みこみなどが出現する．	・視覚，聴覚，固有感覚を通したとりこみの構えの促し（姿勢や頭部の安定に留意）． ・食事以外の場面での過敏性軽減の工夫—持続的な圧刺激，一定のリズムでのタッピング刺激など，子どもの状態に応じた刺激の選択． ・歌や音楽，手遊びを活用しながらの手—口遊びの援助（バンゲード法や脱感作も有用だが，受け入れ状態に十分留意する）．
味・温度・食感に対する過敏	味（酸味など），温度（冷たさなど），食感（ざらつきなど）などに過剰に反応して，そりかえりや嘔吐反射が出現する．	・過敏を示す食物の段階的増量（一口目は受け入れやすい物に少量混ぜて，段階的に増量するなど）． ・味や食感の頻回な変化は避けた方が良い（ひと匙ごとに味を変えない方がよい）．

表2 ● 摂食拒否の要因と対応

要因	対応
過去の不快な感覚経験（経口チューブの挿入，無理な経口摂取訓練，頻回な嘔吐など）の反復	・家族や集団の食事の場面への自然な参加． ・食具や食べ物での遊びの奨励・援助． ・他者や人形に食べさせる場面の導入． ・受け入れられる味や感覚の重視（摂食機能の発達にとらわれない．ときには固い食材が良いこともある）．
長期にわたる経管栄養による，経管栄養依存状態	
緊張性咬反射や，胃食道逆流などによる苦痛や不快感の反復	要因となる症状の緩和を最優先．
不適切な姿勢や介助法（むせや喘鳴の反復，過度な疲労）	姿勢保持や介助法の修正による，安全かつ効率的な摂食の保障．

表3 ● 緊張性咬反射への対応

	対応
姿勢コントロール	・安定した支持面の確保およびオーラルコントロールによる頭頸部の中間位保持（頭頸部は，徒手的保持が望ましい）． ・全身的なそりかえりの出現に対する屈曲方向への段階的修正（力ずくでの修正は禁忌．一旦，全身を十分伸長してから段階的に屈曲方向に修正していく方が良い場合もある）．
口腔への感覚運動刺激	・オーラルコントロールを行いながら，介助者の指を歯肉のカーブに並行にすべりこませ，受け入れ状態を見ながら，ゆっくりと歯肉に沿って正中から側方へ指腹を動かす． ・頬粘膜や下唇の引き込みを伴う場合は，頬や口唇と歯との間の前庭部を伸長するように広げるのも良い． ・刺激のリズムに合ったことばかけや歌いかけの併用も有効．
機能的活動	・子どもの手―口遊びの援助：子どもが自分の指をかみ込まぬよう注意しながら，シリコン製玩具などを把持して口での探索活動が行えるよう促す．自分の指や把持した玩具に身体全体が向かえるよう姿勢の構えに留意する． ・スプーンの選択：固いスプーンよりシリコン製スプーンが良い． ・食物を用いた活動：ガーゼにくるんだ弾力性のあるグミなど用いて下顎の反復的上下運動（咬む―離す）を促す

表4 ● 舌突出に対する対応

	対応
介助法	・突出した舌の前下方から舌を口腔内に収めるようにしながらスプーンを入れる→下方に圧を加えながら同時に下顎の閉位を助ける→スプーンをゆっくり水平に抜く．食物を入れる位置は前方よりも奥の方がよい． ・食物または唾液の嚥下時には，オーラルコントロールによって舌が口腔内に収まっている状態のときに嚥下するよう援助する． ・介助者がスプーンの挿入のタイミングを逡巡すると，余計に舌突出を強めるので一定のリズムを保つようにする． ・舌への圧迫刺激に抵抗するように舌突出が増悪する場合は，下顎底から舌根部の上方への圧を強調した方が良い．
食物形態の工夫	・発達的にはミキサー食のレベルであっても，嚥下機能に著しい問題が無ければマッシュ食の方が良い場合も多い． ・ミキサー食の場合も，凝集性のある形態が望ましい（まとまりミキサー食．酵素入り増粘剤や低強度ゼラチンなどの利用．低付着性の工夫）．
舌の探索的活動の促し	・舌の前方や側方に置かれた食物や玩具に対しての舌の探索的活動を通して，舌運動のバリエーションを援助する．

れる．ここでは，舌突出への対応について表4に示す．

文 献

1) 尾本和彦，村山恵子：口腔機能の臨床評価（北住映二，他・編著：子どもの摂食・嚥下障害―その理解と援助の実際）．永井書店，2007，p40．
2) 椎名英貴：摂食指導・訓練の基本―脳性麻痺児への神経発達学的アプローチの立場から（北住映二，他・編著：子どもの摂食・嚥下障害―その理解と援助の実際）．永井書店，2007，pp130-150．
3) Morris SE, Klein MD：Pre-Feeding Skills, 2nd ed, Therapy Skill Builders, 2000, pp130-133, 277-292, 363-371.
* 尾本和彦：摂食指導・訓練の実際（金子芳洋・監修：障害児者の摂食・嚥下・呼吸リハビリテーション―その基礎と実践）．医歯薬出版，2005，pp258-261．
* 濱田浩子：脳性麻痺―援助各論：アプローチ別(3) 食事援助の基本原則（小寺富子・監修：言語聴覚療法臨床マニュアル，改訂第2版）．協同医書出版社，2004，pp164-165．
* Arvedson JC, Brodsky L：Pediatric Swallowing and Feeding, 2nd ed. Thomson, 2002, pp412-413.

（執筆者：野沢由紀子）

嚥下訓練・指導(6)
ライフステージに沿った支援

　言語聴覚士による食事摂取の困難さへの指導・支援は，健康的な身体作りによってその人の生活の質（QOL）が少しでも高められることを目指すものである．ライフステージの視点では，しっかり食べられる＝栄養が効率よく摂れるように発達を促進するステージ，発達した機能を維持するステージ，低下の兆しに注意して早い気づきと対応が中心となるステージ，加齢による機能低下を緩和するステージ，に分けて支援の概要を述べる．全てのステージに共通していることは，食事が楽しい場であること，食べ物を味わって楽しめること，栄養摂取における効率性と安全性を適切に評価して指導・支援すること，機能低下の兆しへの早い気づきと対応をすることである（「嚥下訓練・指導(1) 食事援助の基本原則」の項，図1を参照）．

▶ 乳幼児期

　就学前のこのステージは，他の機能と同様に摂食・嚥下機能においても発達促進期である．反射的な運動による栄養摂取から，離乳食を摂取し大人と同じ食物が食べられる機能が獲得されるよう発達を促進するステージである．

　脳性麻痺児では，乳児期には哺乳の難しさや離乳食が思うように進まない，抱っこ以外の食事姿勢が取れない，食事に時間がかかるなどの困難さを持つことが多く養育者（母親）の不安や苦労が大きい．母親を支える育児支援として食事姿勢や食物形態，与え方について具体的な方法を指導し，心身の成長・発達にとって重要な役割である栄養摂取が効率よく行えるよう支援する．また定型発達児では視覚からの情報入力，母子関係を基礎とした人への関心，頸部の安定，口腔周辺の感覚，などさまざまな発達が背景となって離乳食が開始される．口での探索（感覚運動経験）は食物に限らず，おもちゃや周囲にある生活物品など興味を持ち，手にすると口に入れては確かめる行動が活発に行われる．脳性麻痺児ではこのような感覚運動経験が乏しいことを理解し，摂食・嚥下機能の発達促進につながる育児全般での指導・支援を行う．

　幼児期では，効率よい栄養摂取と安定した健康状態を築きながら，摂食・嚥下機能の発達をより促進することに取り組む．摂取量を増やす，食べられる食品の幅を広げることに関しては，栄養士の協力が欠かせない．また療育園や保育所，幼稚園などの集団生活における経験は食事を含めた子どもの外界探索意欲を高め，外界との相互交渉を活発にしていくことを後押しする．言語聴覚士はそのような子どもの生活経験がより豊かになるよう栄養摂取における効率性の向上と安全性の維持のための指導・支援を行う．次のステージである就学に向け，摂食・嚥下機能の発達促進と食物形態のアップへの取り組みや効率よい水分摂取方法の確立などに加え，食事動作の自立の取り組みや介助者に配慮した姿勢設定，などについて他職種と協力して進めていく．

　近年，このステージで経鼻経管栄養など，経口摂取以外の栄養摂取を併用しているケースも多い．経管栄養で成長・発達のための栄養を摂取して体力をつけることと並行して，全身状態の管理を怠らずに安全性に十分な配慮をしながら経口摂取という感覚運動を継続する支援・指導が重要である．

▶ 学童期前半

　前ステージから引き続いて機能の発達促進に取り組むケースもあるが，全般的にはこれまでに獲得した機能を維持することが主となるステージである．

　療育機関から教育機関へと環境が移り，それまでの食事介助の主体であった母親以外の人たちから介助されて食べることや給食という時間に制約がある中で食べるなど，今までとは違う状況に子ども自身が合わせていかなくてはならない．もう少し形態をアップさせたい，咀嚼ができるようにしたい，より効率よく水分を摂取させたい，行事等で学校外で食事を取る際の介助方法などニーズや取り組むべき課題も明らかになる．一方，通学することに大きな意義を感じて医療機関から遠ざかる家族も見られる．このような状況の中で発達

を促進する治療や支援を継続的に行うためには医療—家族—教育の3者間での情報共有や協力体制がより必要とされる．

▶ 学童期後半

身長スパートと呼ばれるこの時期には，身体の成長に伴う姿勢・筋緊張の変化，脊柱変形や関節拘縮・脱臼の発症，呼吸機能や摂食・嚥下機能の低下などの二次障害が生じやすいステージである．それまで行ってきた姿勢環境，食物形態，与え方などをあらためて見直さなければならない状況（経口摂取での安全性と効率性の低下）が生じやすいステージである．

身長が伸びることに伴って咽頭部・喉頭部の長さが増し，食べ物の処理と移送，嚥下運動における協調運動の困難さが増大する．口腔・咽頭部の感覚の低下により嘔吐反射や咳嗽反射の減弱や嚥下反射の惹起遅延なども生じやすい．また頸部の筋緊張と咽頭部の形状の異常，呼吸運動の異常性の増大，胃・食道逆流現象の出現など誤嚥のリスクを高める要因が増大する．毎日の食事状況での小さな変化＝低下の兆しに早く気づいて対処することが必要である（表1）．

安全に経口で栄養を摂取し続けられるための姿勢，食物形態，与え方について子どもの変化に応じて対処する．高カロリーの栄養補助食品や経管栄養との併用なども効果的な場合がある．食事状況だけでなく体重・身長の増減や発熱状況，呼吸器感染の頻度など体調全般を把握することも必要である．また小学校から中学校へ，中学校から高校へという環境の変化に配慮した指導と支援を行い，前期以上に医療—家族—教育の3者間で連携して対処することが重要である．このステージでの二次障害の進行は学齢期後の青年期におけるQOLにも影響を与えるものであり，支援の充実が必要である．

▶ 成人期

機能の維持と加齢によるゆるやかな機能低下が生じるステージである．

特にこの時期の初めでは教育機関を卒業し，就職・通所・入所など社会人生活が始まり，生活環境が変化することによる影響が大きい．それまでに獲得してきた機能，確立してきた食事の状況の維持を目指す支援をする．

摂食・嚥下機能の低下の引き金となる姿勢筋緊張の低下や呼吸機能の低下，感覚の低下は，座位姿勢の保持能力が低下して以前より丸くかがみこむ姿勢で過ごすことが多い，口の中の食物残渣が見られるようになった，口腔運動が途中で止まることが見られる，食事中のむせが多くなった，むせ方が弱くなってきた，呼吸器感染症に罹患する頻度が増えてきた，など日々の様子の変化として現れる．言語聴覚士だけでなく，生活支援に関わる全ての人たちの観察力が早い気づきと対応につながる．

表1 ● 摂食・嚥下機能の低下の兆候

食事に関すること	身体の成長に関すること	全身状態に関すること
・飲み込みが下手になった 　なかなか送り込まれない ・口の中に食べ物が残る 　食べ始めると痰が絡む 　食事にかかる時間が長くなった ・むせが多くなった ・舌の突出が強くなった 　食べ物の押し出しが増えた ・食物の形態を下げた ・嘔気がある 　食べたものを嘔吐することがある 　（胃食道逆流現象）	・身長の伸びが著しい ・体重の増加が小さい 　体重が減少した ・身体を支えにくくなった 　座らせにくくなった ・側弯が目立ってきた 　座位や立位で上半身の一方向への傾きが強くなった ・胸郭の変形が目立ってきた	・呼吸機能の低下 　よく風邪をひく 　気管支炎・肺炎になった 　喘息が出た ・誤嚥が疑われる発熱 　夕方〜夜中に＋，朝になると－ ・緊張が強くなった ・股関節脱臼，四肢の拘縮・変形の増強 ・下唇を噛みこむ ・痰が増えた 　喀痰しにくい ・てんかん症状の変化 　発作の回数が増える 　発作型が変わる

文献

* 高見葉津：重症心身障害児（者）の摂食・嚥下指導の実際―STの立場から―．日本重症心身障害学会誌 30：33-39, 2005.
* 山川眞千子：学齢期における支援．コミュニケーション障害学 24：119-128, 2007.
* 北住映二, 藤島一郎, 他：子どもの摂食・嚥下障害．永井書店, 2009.

（執筆者：山川眞千子）

評価3　コミュニケーション評価（1）
認知言語

▶ 認知言語機能の発達

感覚・知覚・認知の発達は，良好な母子関係とともに言語習得に大きな意味を持つ．言語発達は各人各様の発達過程をとるが，言語発達を促す要因としては，性差や家族的素因，環境的素因などが挙げられ，これらの要因が様々に組み合わされ，統合されて言語の習得過程に影響を及ぼすと推察される．このことは，脳性麻痺児の発達過程でも同様である．乳児期は，両親，とりわけ母との緊密な愛着関係をベースに，泣くことで生理的要求や不快感を母に伝達し，要求を解決する手法を学ぶ．母の抱っこや優しい笑顔，語りかけを通して体の感触や温もりを感じ取り心の安定を得る．また，母との応答からコミュニケーションの原型を学ぶ．児は，母の姿を目で追い，その行動をつぶさに観察し，模倣する．呼びかける発声や模倣，芸がはじまってくる．母からの情報入力と模倣は，やがて父親，きょうだい，祖父母や親族，同年代の子どもたちへと広がっていく．語彙だけでなく，音韻・文法（語用や統語など）を学んでいく．このように，言語は，感覚・知覚・認知の発達と対人関係の広がりの中で発達してくる．

▶ 脳性麻痺児の言語に関わる問題

脳性麻痺は，胎生期及び周産期のトラブルに起因する広範な脳損傷から生じた中枢神経系の運動機能障害が主症状である．また，知能障害や高次脳機能障害などが高頻度で生じる．一般的に，脳性麻痺児は，運動障害に伴った発声と話しことばの障害と受け取られがちであるが，実際の臨床像は多様である．脳損傷部位によってある程度共通した臨床像を示す．病型別の言語発達や言語病理をまとめると，①中等度の知的障害による言語理解と表出の障害，②発声・発語器官の機能障害による表出の障害③重度重複障害による言語全般の障害，④加齢に伴って生じる言語的課題に大別される（表1）．

加齢に伴う言語的課題：脳性麻痺者は，一般的に老化が早い．身体的な変形・拘縮による側弯，股関節や頸椎，肩関節の磨耗や脱臼，痛みがよく知られている．アテトーゼ型では，40歳代前半で，摂食・嚥下機能の低下，発語器官の機能低下による発語明瞭度の低下が顕著になる症例が多

表1 ● 代表的類型

代表的類型	知的能力	発声発語器官の運動能力（代表的症状*）	コミュニケーションの特徴・症状
痙直型両麻痺	正常～中等度	発声：正常もしくは軽度の努力声　口腔器官：軽度の麻痺（痙性）	言語発達：定型発達～軽度遅滞まで多様．構音障害（±）．認知や社会性の発達など言語に関わる基本的な能力の問題．　対人交流場面で意思疎通の難しさ：人の話を聞けない，一方的に喋り続ける，相手の発話意図を汲めずに会話が堂々巡りする等．　就学前後：課題に取り組む意欲，注意力，集中持続が短い．描画や書字学習などの空間認知処理や比較，類推，抽象化，論理的思考などの概念操作の弱さなどの学習障害も多い．　達成困難な課題：回避的な行動が出現．自己中心性や依存性などの未熟な社会性．
痙直型片麻痺	軽度～重度	顔面片側麻痺　口腔器官：軽度の麻痺，流涎（+）	言語発達：定型言語発達～軽度遅滞まで多様．構音障害（±），多弁，多動，社会性の発達未熟，読み書き，計算等の学習障害．
痙直型四肢麻痺	中等度～重度	発声：努力声（±）　口腔器官：軽度～重度の麻痺（痙性）　流涎（+）　表情：乏しい	難治性てんかん，小頭症，水頭症等が合併することが多い．言語の理解・表出全般に重篤な障害．出生直後から，呼吸・哺乳などが困難で様々な感覚知覚・摂食障害が出現．養育が難しく，通常の母子間の心の交流やコミュニケーションは形成しづらい．発達は緩慢で，言語習得は困難なことが多い．丁寧な関わりでことば以外の意思伝達手段習得を含めた発達促進が重要．
アテトーゼ型	正常～重度	発声：ピッチの変動が大きい，爆発的，努力的など多様	言語理解よりも音声表出に障害を示す場合が多い．稀に明瞭に話す人もいるが，大半は，ことばが不明瞭でよく聴者に通じない．コミュニケーションには絶えず強いストレスを感じていて，話しことばに文字などの代替手段を補完することが多い．運動障害に伴う発声と構音，プロソディの障害が顕著．grimacingといわれる特異な表情を伴いながら搾り出すような発声で，起音が難しく，構音も不明瞭で聞き取りづらいことが多い．
失調型	軽度～重度・中等度が多い	発声：声の揺れ　口腔器官：弛緩・緩慢な舌運動，口唇閉鎖，発話速度の遅さ，流涎（±）	言語理解や音声表出の問題で，コミュニケーションに支障をきたす．単調で発声持続するが揺らぎが著明．発声と構音，プロソディの障害
混合型	正常～重度	発声：努力声（±）　口腔器官：麻痺（痙性），運動域が過剰，流涎（±），運動麻痺（±）	アテトーゼと痙直型の混合が多い．発声・発語の両方に障害を示す．

*代表的症状：各類型にとって特徴的な症状を示す．このような症状が多数を占めるとは限らない．

い．彼らは，この老化過程を自覚し，文字盤などの代替手段を獲得している．

▶ 評価

脳性麻痺の臨床像は多種多様である．言語とコミュニケーションの発達についての評価・検査について述べる．

▶▶ 評価の視点

①言語発達は，脳の受傷時期（胎生期・周産期・新生児期）や脳損傷部位および範囲，深度等の影響を受ける．すなわち，様々な感覚運動経験の質や量に影響を与え，定型的感覚運動経験の積み上げが困難となる．②脳損傷によるてんかん，大脳皮質盲，皮質聾，高次脳機能障害，言語障害，知的障害などの合併が多い．③終生，原始反射の影響を受け，脱却が困難である．④運動課題，作業学習課題では，不器用，不首尾，不成功に終わることが多く，達成感が欠如しがちである．⑤定型的な感覚入力の体験が乏しく，外界からの感覚刺激に，過敏または鈍磨の反応が出現しやすい．

▶▶ 情報収集

多面的な情報収集が必要である．

コミュニケーション機能の評価では，行動観察が重要となる．周産期等の既往歴，視知覚，聴知覚などの感覚障害の程度，家族・友人関係，福祉的支援・リハビリテーションの活用状況などの情報収集も必須である．

▶▶ 検査

検査は，コミュニケーションの総合評価のために，①認知・言語発達，②コミュニケーションの機能，③感覚運動（発声・発語，視知覚，上肢操作，聴覚）の点から行う（表2）．

▶▶ 評価手順

事前情報をもとに，実年齢からみた身体機能（顔面の表情，流涎，定頸，座位，移動運動，手の操作など）の状態，母子間の緊密さ（愛着，共同注意，ネグレクト等），周囲や母に向けた表出（発声，発話，手指し，指差し，笑顔・不安そうな表情など）・感情や要求表現，コミュニケーションが成立するかなどを行動観察する．次に，母から情報を聴取して日常生活の状態や主訴を確認する．

検査は，児の実年齢，社会性，身体状況などを考慮して，発達検査，特に，言語理解・言語表出・社会性の発達はしっかり評価する．運動障害があるので，その点を考慮して評価をする．知能検査では，制限時間枠を若干配慮する必要がある．視知覚・聴知覚・発声や構音に障害があることが多いので，その点も配慮を要する．

▶▶ 総合評価

行動観察・発達検査（言語発達を含む），身体機能・視知覚・聴知覚の課題を評価する．

表2 ● 発達検査

発達検査	新版K式発達検査	乳児から実施
	津守・稲毛式乳幼児発達検査	問診式発達検査，乳児から実施可能
	KIDS乳幼児発達スケール	
知能検査	WPPSI	3歳から
	WISC-Ⅳ	就学時から
	コロンビア知的能力検査	発語不可でも検査可能
心理教育アセスメント	KABC-Ⅱ	学習に関する潜在能力と現在の習得度を検査
言語発達・言語能力検査	お茶大式言語能力発達質問紙検査（田口式）	問診式の言語発達検査で乳児から検査が可能
	ことばのテストえほん	言語発達・構音スクリーニング検査
	絵画語い発達検査（PVT-R）	2語文が出現しはじめると検査可能
	国リハ式＜S-S法＞言語発達遅滞検査	語連鎖が出現しはじめると検査可能
	改訂ITPA言語学習能力診断検査	4歳前後の言語能力が必要．文字盤使用して実施も可能．
社会成熟度検査	新版S-M社会生活能力検査	乳幼児から中学生を対象
	田研式社会成熟度検査	3歳から実施可能
	CAUDAL検査	コミュニケーション態度，コミュニケーションチェックリストを活用
発語器官検査	次項を参照すること	
聴力検査	行動観察（BOA）精密検査（COR, AG, ABR）	種々の原因による難聴が出現．就学以後も，難聴が判ることがあり要注意．定期的な実施が必要
視知覚検査	感覚に関する観察や検査は，他専門職種（眼科医や視能訓練士，作業療法士）との情報の交換や連携が必須	視覚障害を有する児が多い．近視・乱視・遠視等視力の問題，斜視，視野，眼球運動の問題などに留意．感覚面での障害が理解されないと児に対しての誤解から信頼関係を築けないことが多々ある
感覚過敏	視覚・聴覚・嗅覚・味覚等の過敏．行動観察中心	太陽光線がまぶしい．ピストルの音などで耳ふさぎやパニック．不用意に触ったり，近づいたりするとパニックを起こす．偏食や拒食に関連

文献

* 鈴木真知子，室橋春光：脳性麻痺の言語障害の様相，北海道大学大学院教育学研究院紀要 111：65-80，2010．
* 鈴木真知子，広川律子：言語障害を伴う脳性麻痺者の長期予後に関する研究（2）．藤女子大学QOL研究所紀要 8：67-76，2013．

（執筆者：鈴木真知子）

評価4　コミュニケーション評価(2)
発声・発語

発声は，発達の初期には生理的，偶発的なものであるが，次第に対人的な関係の中で使用されるようになり，人を意識した意図的なものになっていく．意図的なコミュニケーション手段としての音声言語は，初語の出現以降次第にコミュニケーション手段の主体となる．3歳以降，言語はコミュニケーション手段としてだけではなく，思考の道具として機能するようになり，言語を使って考え，言語により行動の制御ができるようになる．4～5歳以降になると，小児にとって自己の発話は観察の対象となり，音韻意識が醸成され，ことばを対象とした遊び（しりとり，なぞなぞなど）に興味を示すようになる．一般的に小児の構音練習が可能になるのは，音韻意識がある程度確立される4, 5歳以降の言語発達レベルをもってすることが多い．

脳性麻痺児の発声発語面の評価を行うにあたって，発声発語の運動面を評価する以前に音声の使用が対人的，認知的にどのような段階にあるかを評価する必要がある．発達の段階によって発声発語の練習の適応となる場合もあれば，その前提条件を満たしていない場合もあるからである．

発声発語の運動面への介入を考えた場合に重要なことは，定型発達のある段階を目標とするのではなく，どのような要素が欠落しているかを評価し，目標とリハビリテーションプログラムを立てることである．表1に，発声発語の発達とそれに関係する呼吸・運動の発達との関連を示す．定型発達を理解したうえで，脳性麻痺児の問題を考える必要がある．

▶脳性麻痺児の問題点を考える

▶▶①呼気のコントロールの難しさ

低緊張や過緊張，動揺など筋緊張の問題に起因することが多い．そのために姿勢コントロールが阻害され，脊柱や胸郭の運動性が少なくなり，発声に必要な十分な呼吸量が確保されにくくなる．少しずつ呼気を出すような発声時の細かい呼吸の調整がしにくくなる．

▶▶②声の質

声の質を調整するためには，声帯や周辺組織の柔軟性が重要である．脳性麻痺児は，喉頭が引き上げられ，前頸部の筋肉の柔軟性が欠如していることが多い．そのため，抑揚のない声，力んだ声，かすれた声，異常に高い声などの特徴がみられる．全身の筋緊張が高い痙直型の子どもでは，努力性の短い発声になりやすく，下部体幹の緊張が低い子どもでは弱々しい声，筋緊張の動揺が激しい子どもでは爆発的な発声，失調型の子どもでは抑揚のない発声になりやすい．いずれも喉頭や声帯の問題に，姿勢コントロールの難しさが影響していることが多い．

▶▶③構音の問題

脳性麻痺児は，頭頸部と体幹のコントロール，および協調性が不十分であることと，舌・口唇・下顎といった口腔器官そのものの運動が障害されていることからしばしば構音が不明瞭である．1音ずつは明瞭に発声できても，連続音になると，素早い口腔運動の切り替えができずに不明瞭になるケースもある．難聴や言語発達の遅れを合併す

表1●発声発語の発達と呼吸の発達との関係

月齢	呼吸・運動の発達と特徴	発声・発語の発達
0～2カ月	・呼吸パターンは腹式呼吸がほとんどである． ・肋骨は脊柱に対しほぼ90°でついており，自発的な可動性は限られている． ・呼吸数は1分間に20～70回である．	・声のコントロールは難しく，体の動きに伴って偶然声が出る． ・声質は開鼻声である． ・この時期に出る音声の種類は，泣き声，咳，げっぷ，むずがり声である． ・母音（アー，ウー）の産生がみられる．
3～5カ月	・定頸し，抗重力姿勢をとるようになることで，肋骨・横隔膜が下がってくる． ・胸郭の運動性が増し，徐々に胸式呼吸に移行する．	・意図的な発声が増える． ・開鼻声でなくなってくる． ・声のバリエーションが増える（クーイングと呼気による発声）． ・声を出して笑う． ・甘えるような声を出す．
6～8カ月	・座位バランスの向上とともに，腹筋群の活動性が高まる． ・重心の側方移動や体軸内回旋により，胸郭の運動性が増す．	・頭と体幹のコントロールが向上することで，下顎，舌，口唇の選択的で巧緻的な運動ができるようになる． ・長い発声が増える． ・喃語が出現する． ・子音の産出（口唇音/m/，/b/，/p/，舌尖音/d/，/t/）がみられ，繰り返しの発声が増える．表2に音の産生の発達を示す． ・音の模倣がさかんになる．
12カ月前後	・胸腹式呼吸パターンとなる． ・胸郭の動きが増加する．	・選択的な口腔運動のコントロールが向上する． ・さまざまな子音を含んだ音の連鎖の基礎が作られる． ・始語（または初語）が出る．

る場合も多く，音の認知，ことばの認知に問題が生じるため構音の発達が遅れることがある．

以上のような問題点を頭においたうえで，評価の原則にしたがって子どもの発声発語の評価を行う．単に定型発達を追うのではなく，定型発達の中のどのような要素が欠けているためにその子どもの発語が難しいのか，どのような要素を練習すればよいのかを見出すための評価であることを再度確認しておきたい．

▶ 評価の原則

▶▶ ①認知・言語発達・聴覚的問題についての情報を得る

養育者からの聞き取りおよび，客観的指標としての心理発達検査・言語発達検査・聴力検査などの結果をもとに，子どもの全体的発達像をつかんでおく．

▶▶ ②全体的な発話の印象，明瞭度，定型発達からの逸脱について評価する

まずは細かい構音ではなく，子どもの話し方についての聴覚的な印象，全体的な明瞭度，会話の成立度，定型発達と大きく違っている点をさぐる．

▶▶ ③姿勢運動機能を評価する

基本的な姿勢筋緊張（高い，低い，動揺するなど）や座位・立位・歩行などの粗大運動能力に加え，姿勢運動パターンの特徴を安静時と発声発話時で評価する．安静時と発声発話時では筋緊張が大きく変わる子どもや，発話時に，特有の体の動きを示す子どももいるので，特徴を記録しておく．

表2●音韻と声の発達

月(年)齢	産生できる音	声の質	その他
0～2カ月	母音（アー，ウー），ただし曖昧	開鼻声	
3～5カ月	呼気による音，クーイング	開鼻声↓，笑い声，甘えた声	声の高さ，抑揚に変化
6～10カ月	口唇音 /m/, /b/, /p/ 歯茎音 /t/, /d/, /tʃ/, /dʒ/	声のバリエーションが増加	・発声持続が長くなる ・喃語がさかんになる
10カ月以降～3, 4歳頃	口蓋音 /k/, /g/ 声門摩擦音 /h/ 歯・歯茎摩擦音 /s/ 破擦音 /ts/, /dz/ 弾音 /r/		・音の模倣がさかんになる ・子音を含んだ音の連鎖が増える ・初語 ・1語文→2語文→3語文へ
3歳頃	5つの母音の区別がはっきりつく→より明確な発語へ		

※月(年)齢は，あくまでも目安である．音韻，ことばの発達ともに個人差が非常に大きい．

▶▶ ④呼吸パターン，呼吸数，深さ，速さを評価する

1分間の呼吸数や，胸郭の動き，呼気の長さ，呼吸のリズムなどを記録しておく．

▶▶ ⑤口腔運動機能の評価

舌，口唇，下顎，頬の緊張状態・動きを視診，触診で評価する．これらの動きは，摂食活動の中で確かめることもできる．緊張状態については，可能な限り触診を行う．全身の姿勢運動パターンと，食べる時の口腔運動の関連をあわせて見ておく．

▶▶ ⑥口腔の形態の視診

食べる時や歯磨きの機会をとらえて，口の中の形態を確認する（口蓋の形，下顎の後退などかみ合わせのずれ，歯の状態を含む）．

▶▶ ⑦口腔領域での感覚運動面の評価

触覚過敏性，嘔吐反射・咳反射の存在，温度に対する反応などを観察・評価する．

▶▶ ⑧構音検査（単音・単語・文章）

しゃべることができる子どもに対しては，細かい構音の検査をしておく．

▶ 観察

入室時から，観察を行う．初回は特に言語聴覚士が手を触れない場面で，フリートークの状態や，対人関係の様子を観察する．姿勢運動パターンや筋緊張と発語との関係はよく観察しておく必要がある．信頼関係ができたら，さまざまな刺激下での評価観察を行う．2回目以降では，治療時間の最初と最後での変化を観察し，記録しておくことは重要である．

▶ 標準化された検査など

脳性麻痺児の場合は，運動障害により実際の能力よりも検査結果が低く出てしまうことも多い．そのため，客観的な検査を行う場合でも，運動障害に十分配慮したうえで，その結果と日常的な観察をあわせて総合的に評価することが必要である．

文　献

* 長谷川和子：運動性構音障害の治療（日本聴能言語士協会講習会実行委員会・編：アドバンスシリーズ／コミュニケーション障害の臨床4　運動性構音障害）．協同医書出版社，2002, pp85-113.
* 椎名英貴：運動性構音障害の評価（日本聴能言語士協会講習会実行委員会・編：アドバンスシリーズ／コミュニケーション障害の臨床4　運動性構音障害）協同医書出版社，2002, pp29-84.

（執筆者：濱田浩子）

コミュニケーション訓練・指導（1）
前言語期

▶ **前言語期の意味**

本項では，小児の言語発達を前言語期，言語獲得期，言語期に分類する．定型発達に対応させて考えた場合，前言語期を生後から共同注意の発生，三項関係が成立する10カ月くらいまでの状態とし，言語獲得期を意図的なコミュニケーションの発生がみられる10カ月くらいから初語，一語発話が発達する1歳6カ月くらいまで，言語期をコミュニケーションにおける発話の比重が増加する1歳6カ月以降の特徴をもつものとする．

前言語期は，対人的には養育者を中心とした周囲の人々との愛着関係が育ち，発声行動や身体運動を通して大人とのやりとりが活発になる時期である．一方，外界の対象物に対しては，ものの存在に気づき，対象物に手を伸ばし，操作を行えるようになることで，対象物への認識が深まってくる時期である．これらの対人的活動，対象物に対しての活動は，この後の言語獲得期の意図的なコミュニケーションを準備するものとして重要である．

▶ **脳性麻痺児にとっての前言語期**

脳性麻痺児の前言語期を考えた場合，対人的な関わりにおいても，対象物の認識においても，ともに困難さが生じる．

乳児は生理的，心理的な安定を基盤に人や物に対しての気づき，働きかけが生じていく．これに対して幼少の脳性麻痺の場合は生理的なリズムが不安定な上に，外界からの情報に過敏に反応し不快な状態に陥りやすい．常時抱かれていないと機嫌が悪い児も多い．逆に低緊張をベースに不活発な状態が持続する児もいる．

対人的には，人を意識して笑いかける，声を出すといった活動が少ない．対物的には対象物を注視，追視することが困難である．対象物にリーチをして把握すること，ものを容器から出し入れする，ものを積むといった操作を行うことが困難なため，対象物間の関係を認識する経験も少ない．

▶ **介入のポイント**

▶▶ **活動の基盤としての生理的，情動的な安定**

幼少で重度の脳性麻痺児の場合，呼吸，循環，哺乳，排便，睡眠といった生理的な条件が改善し生活リズムが整うこと，情動的な安定が得られることが第一段階の目標となる．このためには，服薬をはじめとした医学的な対応ならび全身の姿勢緊張を改善し生活環境を調整するリハビリテーションの視点からの対応が求められる．

理学療法，作業療法と同様に言語聴覚士は哺乳，摂食場面，遊びの活動を援助するにあたって全身の姿勢，運動に配慮する必要がある．全身の緊張（姿勢緊張）が低緊張で活動性の低い児の場合は，身体の中心に向けて圧を加え中枢部が安定するようにする．頭部も中間位で安定するように支持する必要がある．アテトーゼ児のように緊張が変動しやすい場合は，体幹の安定性を高め，頭部，四肢の対称性を保つようにする．このなかで少しでも重力に抗して体幹，頭部の伸展活動を高め，頭部を空間でコントロールできることをめざす．このような姿勢は以下の対人，対物的な活動の基盤となる．

▶▶ **対人的な活動**

情動の活性化：声をかけられる，揺らされる，くすぐられるといった感覚を快刺激として受け止め，情動的にも活性化するよう働きかける．

交互性の活動：他者への意識と能動的な働きかけを促す．例えば交互に声を出し合うようなこと，対象者の髪や顔を上肢で触りにくるといった活動である．このような活動が生じやすいように姿勢の調整，環境の調整を行う．

身体的な応答：意図的なコミュニケーションの前段階としての活動，例えば大人が差し出した手を握りにくる，抱っこしようと手を差し出すと協力的に反応する，これらの身体的な応答につなげていく．

これらの対人的な活動が実現できるように，セラピストは姿勢を整えることで情動的な安定をはかる．また児の自発的な運動が生じやすいように環境を整え，運動を援助する．

図1 ● 前言語期

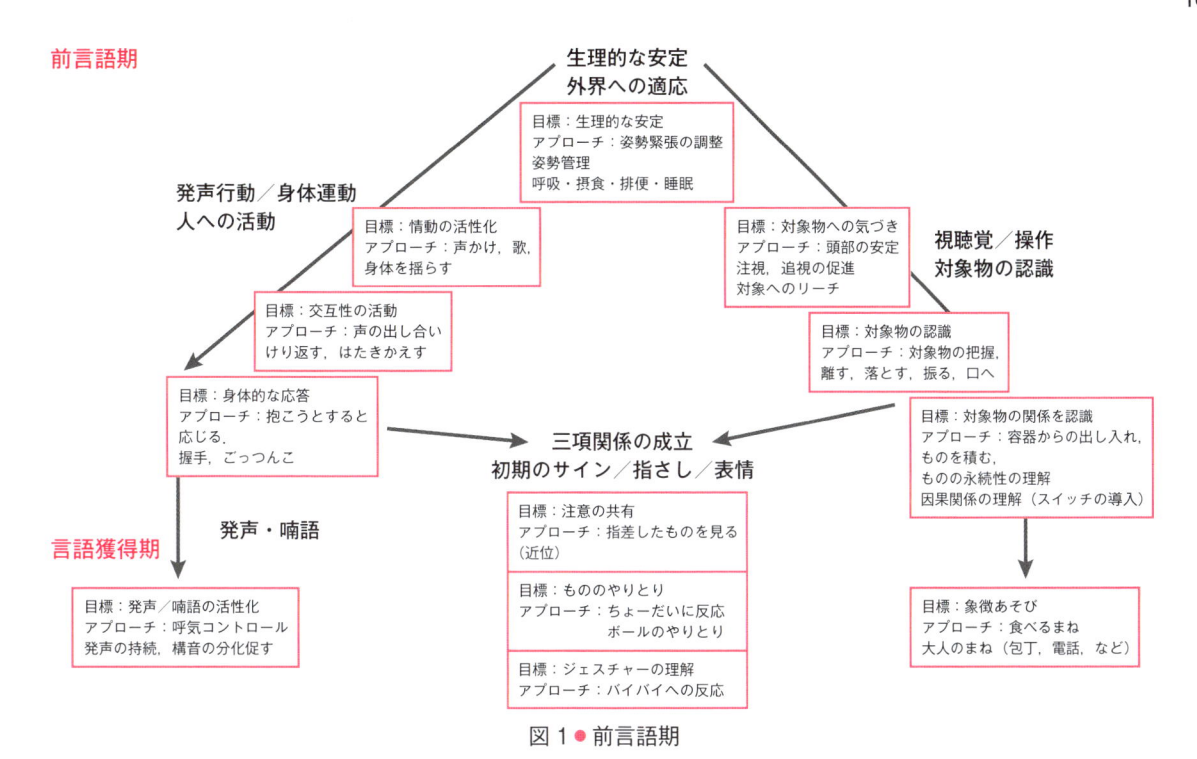

前言語期

- 生理的な安定／外界への適応
  - 目標：生理的な安定
  - アプローチ：姿勢緊張の調整，姿勢管理，呼吸・摂食・排便・睡眠

- 発声行動／身体運動／人への活動
  - 目標：情動の活性化
  - アプローチ：声かけ，歌，身体を揺らす

  - 目標：交互性の活動
  - アプローチ：声の出し合い，けり返す，はたきかえす

  - 目標：身体的な応答
  - アプローチ：抱こうとすると応じる．握手，ごっつんこ

- 視聴覚／操作／対象物の認識
  - 目標：対象物への気づき
  - アプローチ：頭部の安定，注視，追視の促進，対象へのリーチ

  - 目標：対象物の認識
  - アプローチ：対象物の把握，離す，落とす，振る，口へ

  - 目標：対象物の関係を認識
  - アプローチ：容器からの出し入れ，ものを積む，ものの永続性の理解，因果関係の理解（スイッチの導入）

- 三項関係の成立／初期のサイン／指さし／表情
  - 目標：注意の共有
  - アプローチ：指差したものを見る（近位）

  - 目標：もののやりとり
  - アプローチ：ちょーだいに反応，ボールのやりとり

  - 目標：ジェスチャーの理解
  - アプローチ：バイバイへの反応

言語獲得期

- 発声・喃語
  - 目標：発声／喃語の活性化
  - アプローチ：呼気コントロール，発声の持続，構音の分化促す

  - 目標：象徴あそび
  - アプローチ：食べるまね，大人のまね（包丁，電話，など）

対象物に対しての活動

対象物への気づき：対象となるものの存在に気づき自分はそれを触ることができるという認識をもつことが対象物の理解の第一歩である．姿勢，頭部，視覚の安定をはかり，その上で対象物＝おもちゃへのリーチといった目と手の協応をめざす．

対象物の操作：対象物＝おもちゃを把握した後，口へ持っていく，放して落とす，振って音を出す，といった活動を促す．おもちゃを操作していくなかで触感，重さ，用途といったおもちゃの性状の感覚運動的な理解を深める．

対象物の認識：対象物の操作のバリエーションが広がると，入れ物から対象物を出す，入れる，上に載せるといった活動から対象物と対象物の関係を理解するよう促す．視野から消えても対象物の存在を意識できること（ものの永続性の理解），自分の行った操作とそれによる外界の反応の理解（因果関係の理解）などをはかっていく．

運動障害のある児では，対象物＝おもちゃの遊びにあたって，ハンドリングにより姿勢，運動のコントロールを行うことはもちろん，対象物＝おもちゃの大きさ，素材，提示する位置など条件にも配慮する．これらの働きかけにより，児が対象を認識し，自発的な運動に結びつける．また行動の結果を意図的にフィードバックすることで児の学習が最適に行えるように心がける．

養育者への指導

以上のような活動の援助は，最初にセラピストが実現し，操作のポイントが実現できるように養育者に技術転移をはかっていくことが大切である．幼少の児の場合，なによりも快であること，姿勢が安定できることが活動のベースになる．養育者とともにいかにしたら気持ちよく，楽しく遊べるようになるかがこの時期の目標である．

また，重症の年長児では，言語獲得期以降の発達が困難な場合も多い．上述の活動は言語獲得期の基盤という意味合いがあるのは確かだが，前言語期にとどまる脳性麻痺児・者にとって高いステップへの縦への発達をめざすだけではなく，その水準の活動をいかに豊かに広げていくかという横への広がりもまた重要である．

文　献

＊岩根章夫，椎名英貴：II 初期コミュニケーションを育てる（森永京子，他・編：脳性麻痺，シリーズ言語臨床事例集第12巻）．学苑社，2005，pp5-35.

（執筆者：椎名英貴）

コミュニケーション訓練・指導(2)
言語獲得期

▶ 言語獲得期における発達

定型発達においては，9カ月頃には共同注意（joint attention）が形成されつつあり，大人との間に三項関係が成立していく時期である．物を見せる，渡す，指差す，欲しいものを発声で要求するなど，子どもからの伝達意図が大人にわかりやすくなる時期でもある．バイバイや拍手など，社会的な意味を持つ動作の理解がみられるようになるのもこの頃である．

▶ 脳性麻痺児の言語獲得期の特徴と関わり
▶▶ 共同注意の形成と三項関係の成立

共同注意とは，子どもが他者と同じ事物や現象に対して注意を向けることである．しかし，脳性麻痺児においては，姿勢・運動機能や外界認知の障害により，注意喚起に気づかない，あるいは気づいても注意を向けることが困難な場合も多い．提示するものは，安定した姿勢の中で見やすい位置に呈示し，また動かせない環境物であれば見やすい場所まで移動して見せる，対象に注意を向けやすいよう指差しやタッピング，声掛けなどの刺激を入れる，何らかの反応があるのをじっくり待つ，などが必要である．

子どもが注意の対象のみでなく，関わる大人の存在にも気づくようになると，それまでに形成された対人関係をもとに，大人が何をしているかに関心を持ち，大人が示す事物や現象に同時に気づき，意味を発見するようになる．それが三項関係の成立，特定の音声と結びつくことで言語獲得へとつながる．

▶▶ 特定のことばへの予期反応と理解

この時期には，日々の中で繰り返されることばや事象への理解が，反応として見られるようになる．例えば，絵本で特定の場面を予期して笑う／身体を動かす，手遊び歌の出だしを聞くと笑顔になる，くすぐり遊びでクライマックスを予期して身構える，などがある．大人の会話に興味関心の高いことがあると気づいて喜ぶこともあるだろう．はじめは，場面や人など条件が限定されることがあるが，次第に場面が異なっていても同様の反応を見せるようになる．

▶▶ 応答から意図的発信へ

上肢が意図的に動かせるケースでは，理解が伴ってくると，「バイバイ」や「いただきます」，挙手をする，抱っこされる場面で腕を上げて構えるなど，社会的な意味を持つ動作が見られる．

しかし脳性麻痺児においては，大人の関わりに対して発声や直接行動などでの反応が困難で，タイミングがずれることも多い．すると大人側の読み取りも困難となりやすい．開口する，視線を合わせるなど子どもの意図表出につながる行動には，姿勢の配慮は行いつつ意図を読み取りフィードバックしていく．それにより，子どもの気づきや意図性を高めることが必要である．

▶▶ 選択反応

発声発語機能を問わずに取り組める手段として，選択反応を利用する方法もある．

選択反応の段階としては，まず子どもにものを見せると1つずつ注目するだけで，選ぶには順に提示し，大人が表情や反応から読み取ることとなる．次に2つ以上のもので好きな方に注目あるいは志向する選好的な反応が現れ，その後複数のものから大人が指示した方へ注目する行動が可能となる．言語理解の獲得とともに複数の中から大人の音声に合わせたものを選ぶ，というような活動も可能となる．

選好的な反応は選択反応の初期段階で，子どもの意図を大人が読み取ることで成立する．選択肢となるものを実際に操作する・感じる等の活動によりそれらに対する理解を深め，子どもの好みや興味をよく把握した上で反応を引き出していくことが重要である．

▶ ハイテク機器を用いたAAC（Augmentative and Alternative Communication）の導入
▶▶ スイッチ遊びの導入

スイッチ遊びは，身体の動かせる部位を利用して，スイッチにつないだ玩具や機器を動かすことで，スイッチと玩具等の因果関係を学習し，物への関わりを促す活動である．電池で動かせる玩具

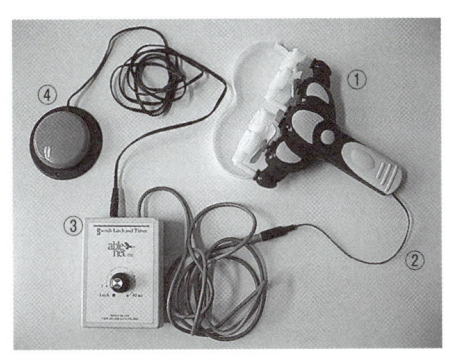

図1● スイッチとおもちゃの接続例
① シャボン玉の電動おもちゃ
② BDアダプター（AbleNet社）：電動おもちゃの電池ボックスに差し込み，電流を遮断する．
③ スイッチラッチ＆タイマー（AbleNet社）：スイッチを押し続けることが困難な場合に，スイッチ操作の持続を助けたり，on-offのフィードバックを得るために用いる．
④ ジェリービーンスイッチ（AbleNet社）：丸い部分を押すと入力される．上肢のみでなく，頬や頭，下肢など各自に合った使用箇所にフィッティング可能．

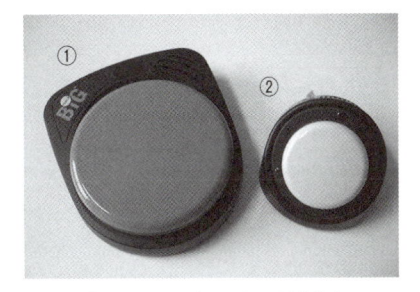

図2● 1スイッチのVOCA
① ビッグマック（AbleNet社）：1つのメッセージを録音・再生するシンプルなVOCA．
② ステップバイステップ（AbleNet社）：メッセージを録音した順番に再生するVOCA．

（一部の操作ボタンをスイッチで操作できるよう改良）や，扇風機・マッサージャーなどの電化製品を用いて，スイッチを押すことで音や風，振動などの感覚的な変化を楽しむ．はじめは理解していなくても，積み重ねの中でスイッチを押すことと結果の因果関係に気づかせていく．

脳性麻痺においては，感覚機能障害の合併がみられることがあり，受け取りやすい感覚のフィードバックが得られる玩具の選定が大切である．視覚や聴覚など遠感覚のみでは因果関係の理解が難しく，マッサージャーの直接振動など近感覚を利用した方がわかりやすい場合もある．スイッチを押して周囲の環境にアクセスできた達成感は，コミュニケーション意欲の増大にもつながる．

▶▶ VOCA（Voice Output Communication Aids）の導入と活用

1スイッチのVOCAに音声を録音し，押すとメッセージが流れ大人が応答する，呼名に応答する，身体遊びの要求を繰り返す等の活動を行う．複数のメッセージを録音できるVOCA（例：AbleNet社，ステップバイステップ）では，押すたびに録音した順でメッセージが再生されるため，押すたびに手遊び歌が進行し，クライマックスへの期待を形成することもできる．この場合，メッセージ内容の理解は必須ではなく，押すことで人と楽しいやりとりができ，自分自身が認められる経験を得られればよい．遊びを繰り返す中で，メッセージ内容への理解が進むこともある．これらはVOCAという物の操作を通して，人とのやりとりを広げることが目的である．

VOCAを用いて楽しい経験が得られることが理解されると，さらに色々な場面での活用が可能となる．例えば集団の場では，名前呼びへの応答，遊びの中で友だちへの呼びかけ，集まりの司会や「いただきます」の合図など，子どもが参加できる場面は随所に設定できる．また，子どもが体験したことを保育者が代わりに録音し家庭で保護者に伝えるなど，連絡帳のような使用もできる．この頃になると子どもは，メッセージが相手に伝わることの楽しさを理解し，VOCAを押しながら大人の反応を期待して見つめるなど，人―もの―自分の三項関係が安定してくる．自分の音声ではなくても，VOCAを使うことで自信がうまれ，コミュニケーション意欲を高めることが可能である．

文 献

* 岩根章夫：コミュニケーションの理屈を考える．こころリソースブック出版会，2005．
* 高橋ヒロ子：脳性麻痺における拡大・代替コミュニケーション（日本聴能言語士協会講習会実行委員会・編：アドバンスシリーズ／コミュニケーション障害の臨床3 脳性麻痺）．協同医書出版社，2002，pp151-177．
* 中邑賢龍：AAC入門．こころリソースブック出版会，2002．

（執筆者：佐脇小由里）

コミュニケーション訓練・指導(3)
言語期　発声・発語へのアプローチ

▶ 言語期にある子どもたち

　発達的に1歳6カ月くらいからの子どもたちを想定する．この時期の発達の子どもたちは，簡単な人とのやり取りはできるが，まだ，発声や発語といった表出手段がうまく使えないことが多い．特に年少児では，発声や構音の練習には乗りにくい子どもたちが多いと思われる．そのため，この時期には，まずコミュニケーション全体の発達を促進することを考える．幼児は，遊びの中で豊かな発声を経験し，人とのかかわりの中で言語理解を深め，表情や身振りといった非言語的な表出手段を獲得する．その力が発語に結びついていく．したがって，対象者が低年齢で，発声や構音の練習に入ることが難しい場合，自由な遊びの中でのアプローチは，発声や発語を促していくために有効である．遊びの中では，できるだけ座る・立つなど呼気が出しやすく，周りが見えやすいような重力に抗した姿勢をとることが重要である．周りが見えやすいということは，人が何をしているかを見やすいということであり，そのことが，人とコミュニケーションをとるという基本的な関係を築きやすくする．また，発声・発語は摂食活動と同じ器官を使うため，口唇・下顎・舌・頬などの器官の摂食活動における運動発達が密接に関係してくる．摂食時の運動を構音に結びつけていくようなアプローチも有効である．

▶ 準備と発声・発語を促すための姿勢へのアプローチ

　安定的で持続的な発声を促すためには，呼吸機能の発達が不可欠である．体幹部と頸部の安定性を得ることで，胸郭・横隔膜・腹部が協調して働くことと，喉頭機能の支持性，安定性を得ることができる．そこでより安定した呼気のコントロールができるようになる．また，体幹部と頸部の安定性は，舌骨，下顎，顔面筋群の働きにも影響するので，構音の改善にもつながる．

　言語理解が進んでいるが，呼吸のコントロールが難しく，発声がしにくい場合は，より滑らかな呼気の排出ができるような援助を行う．つまり十分な吸気量を確保したうえで呼気を保持し，持続して出すことを練習する．準備として臥位での呼吸練習を行う．ここではできるだけ，筋緊張の影響を受けない姿勢で規則的で深い呼吸を経験する．そこから次第に体を抗重力位に起こしてくることで，体幹部がより働きやすい状態を作る．

　脳性麻痺児の場合，筋緊張のアンバランスで呼吸がうまくコントロールできず，結果，発声や発語などの表出がうまくいかないことが多い．以下に筋緊張のパターンによる違いを述べる．

　筋緊張の過剰な高まりは，定型的な姿勢パターンをとることにつながり，胸郭の運動性や呼吸筋群の運動性を阻害し，さらに声帯の柔軟性も妨げるため，持続的な発声・発語を難しくする．このような場合，体全体の緊張を緩め，胸郭や喉頭が動きやすい状態を作ったうえで発声や構音の練習をすることが望ましい．また，筋緊張の動揺が強い場合は，意図的に声を出したりしゃべろうとすると，余計に緊張を高めたり，体が大きく揺れて姿勢が傾いてしまったりすることになり，安定的に発声・発語を行うことが難しくなる．安定した姿勢を保つことができるように支える部分を多くしたり，傾きにくい姿勢を作っていくことが重要である．また，意欲が高くなりすぎないように，言語聴覚士側の声かけの仕方にも配慮する．筋緊張が低い場合は，発声・発語という運動そのものを起こすことが難しい．このような子どもたちに対しては，情動を揺さぶり，自然に発声したくなるような状況を作っていく．いずれも，自力での座位や立位が難しい場合は，体の準備がある程度整った時点で，前もたれ椅子や，プロンボード（立位台）などの器具を使

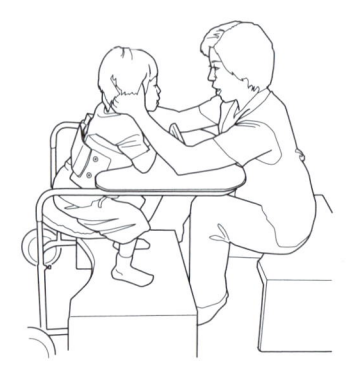

図1 ● 前もたれ座位

うことがある．そのような器具を使うと，言語聴覚士は対象者の前に位置することができ，表情の変化や全体的な様子をとらえやすくなる利点がある（図1）．また，日常生活の中にできるだけ抗重力の姿勢を取り入れることで，普段から発声しやすい状況を作っておく．そのために前述のような器具を利用することができる．姿勢を適切にコントロールすることは，より滑らかな発声・発語の準備となるのである．

▶ 構音へのアプローチ

構音が滑らかになるためには，姿勢全体や喉頭部分が安定して働いていることに加えて，舌・下顎・口唇等，音を産出するための器官がより細かく柔軟に素早く働かなければならない．言語聴覚士の治療の中では，硬くなっている顔面の筋肉の運動性を出していく．特に口腔周辺，舌などは直接筋肉を引きのばしたり動かすことを行う．始めは他動的に動かし，運動の方向性や強さを伝えていくが，言語聴覚士は次第に随意的な運動に置き換えることを意識する．温度感覚も利用し，暖かいタオルで顔を拭く，冷やした綿棒で口腔内を刺激するなど，感覚面からも運動を引き出していくことができる．また，この時に，摂食運動を活用することができる．たとえば口唇音であれば，スプーンの上の食物を取り込む動きを練習し，その動きの延長上で /m/ という音の産生を促す．舌音であれば，上前歯の裏側にジャムやふわふわせんべいをつけて舌尖で取る練習をする．取りながら /ta/, /da/ の構音を促す．また，口に水を含んでしっかり口唇を閉じたところから，/pa/ という音とともに水を出したり，少量の水を口に含んだままごろごろうがいをすることで奥舌の挙上を学習し，/k/ や /g/ 音の産出につなげる．大きめの固形物を持続的に噛むことで，顔面の筋肉全体を活性化させることも有効である．この時には頸部の筋肉も動いていることを確認する．

これらの練習は，繰り返しが必要であるため，できるだけ日常生活の中に取り入れることが重要である．しかし，単調な練習でもあるので，あまり年齢が低い子どもでは実施できないことがある．低年齢の子どもでは，構音そのものにこだわるよりも，声を出すこと，人とやり取りすることの楽しさを味わうことなどの経験が重要である．上記のような練習は，遊びとして楽しめる範囲で行うようにする．対象者本人が，自分の音に気づき修正したいと思う時は，成果が出やすい．

▶ 話しことば全体へのアプローチ

他者とコミュニケーションをとっていくうえで，より明瞭な発話は必要であるが，音にばかりこだわり，肝心の伝える機能が落ちてしまっては何にもならない．話の流れの中で理解できることもあるし，長くつき合っている人の間では，全部を言わなくてもわかりあえることもある．子どもたちに過剰な努力を押しつけるのではなくて，話しことば全体としての伝わりやすさを目指す．

したがって，単に「音」ではなく，イントネーションやアクセントなどプロソディの適切さを目標とする．同時に，発話明瞭度というのは，表情やジェスチャーのような非言語的側面も大きく影響することを理解しておく．保護者に対しても，ジェスチャーや指さし，表情といった非言語的手段を使うことが発語の発達にとってマイナスにはならないということを理解してもらうようにする．

家庭生活においては，子どもと家族双方が見えやすい位置や姿勢の配慮，子どもが好きな遊びを提供し発声しやすい環境を作ること，絵本を読むなど音やことばを意識するような活動をすることなどを保護者に提案しつつ，子どものやり取りをしようとする意欲を損なわないように，ことば以外の面からも理解しようとする態度を持つことが，保護者・言語聴覚士ともに必要であることを認識しておく．発声・発語はコミュニケーションの一手段であり，重要ではあるがすべてではないことを常に頭に置いて，子どもたちのコミュニケーション環境全体をマネジメントしていくことが重要である．

文　献

1) 長谷川和子：運動性構音障害の治療（日本聴能言語士協会講習会実行委員会・編：アドバンスシリーズ／コミュニケーション障害の臨床4　運動性構音障害）．協同医書出版社，2002，pp85-113．
2) 山川眞千子：援助各論（アプローチ別（2））発声・発語へのアプローチ（言語聴覚療法 臨床マニュアル，改訂第2版）．協同医書出版社，2004，pp162-163．

（執筆者：濱田浩子）

コミュニケーション訓練・指導(4)
言語期　拡大・代替コミュニケーション手段

▶ コミュニケーションの拡大の観点

　言語理解が進み，児本人にも伝達意図があるものの発話のみでは十分なコミュニケーションが成立しない場合，音声言語以外のコミュニケーション手段を検討していく．この場合，発話か代替手段かの二者選択ではなく，さまざまなコミュニケーション手段を組み合わせながら，コミュニケーションを最大に拡大する視点が大切である．コミュニケーション手段の検討にあたっては児の障害特性，コミュニケーションの発達段階を考慮し，介入目標，拡大・代替コミュニケーション手段（Augmentative Alternative Communication；AAC）の種類，介入方法の設定を行う．

▶ 音声言語以外のコミュニケーション手段

　音声言語以外のコミュニケーション手段の代表的なものを表1に示す．AACの適応を考えるにあたって，各方法の特性を理解することは重要である．各方法の特徴を以下の観点から論じる

▶▶ 伝達意図

　コミュニケーションのパートナーに対して「〜を伝えたい」という伝達意図がどの程度あるのかによって，使用できる技法は異なる．選好反応，VOCA（Voice Output Communication Aids）などは，まだ伝達意図があいまいな言語獲得期から遊びの中で導入していくことができる．

▶▶ コミュニケーションの媒体

　コミュニケーションに使用する媒体は，絵，シンボル，写真のような視覚的な媒体が多い．それ以外にも自身の身体，VOCAの音声などがある．眼球運動や視覚認知に問題のある児も多く，視覚的媒体の大きさ，明瞭さには配慮が必要である．

▶▶ 使用する身体部位

　運動障害が前景にある脳性麻痺児の場合，上肢がどの程度使用可能か，もし上肢の使用が難しい場合，他の身体部位により選択もしくはスイッチ入力が可能か検討する．上肢以外では，下肢，手，肘，顎，頬，額などが選択部位として選ばれる．近年は視線の場所を光学的に検出し選択部位を同定する入力装置の開発もなされている．

▶▶ 伝達内容の複雑さ

　どの程度複雑な内容が表現できるかは，AACの技法，種類により異なる．実物，写真の選択を用いた方法は，コミュニケーションを誘導する主体はパートナーが担い，児から伝達される内容は単語レベルにとどまることが多い．Yes-No反応では，コミュニケーションの展開はパートナーが主導するが，児の理解，伝達意図の程度によっては複雑な内容を聞き出していくことも可能である．マカトン法，シンボルなどの構造化されたコミュニケーション方法はある程度の統語的要素も加えることができ，文章レベルでの伝達が可能である．

▶ コミュニケーションの発達とコミュニケーション手段の選択

　定型発達の中では，コミュニケーションの媒体が身体的なものから音声言語に置き換わることに応じて伝達される内容も複雑，高度なものに変化していく．脳性麻痺児の場合，たとえ言語理解が良好であっても表出手段が制限されることから，聞かれたことに応答することはあっても自身から積極的に要求する，説明することに消極的になる傾向にある．

　コミュニケーションはある手段を使うことによって機能の広がり，複雑さの発達が促されていく．このため脳性麻痺児のコミュニケーションの介入にあたっては，現時点で実現可能なコミュニケーション手段を見つけ，現時点でのコミュニケーションがより豊かになる方法を考える．

　例えば発話によるコミュニケーションが困難であり，文字理解が多少ある児の場合，将来的には文字言語によるコミュニケーション（VOCA，コンピュータ）が可能であっても，現時点ですぐに使用できる方法，例えばシンボルなどの導入をまず行い，現時点でのコミュニケーションを広げる．

　コミュニケーションに関する評価や現実的に可能なコミュニケーション方法は，児に関わる他の大人―他の医療スタッフや保育士・保護者・教師など―の間で共有し，同じ視点で関わることが必

表1 ● AACの種類と特徴

AACの種類	概要	伝達意図	媒体	使用する身体部位	コミュニケーションの主導者	伝達内容の複雑さ
選好反応	いくつかの対象物に対して，注目する方を好んでいると対話者が判断して選択する方法．児は伝達に対して非意図的である場合も	(−)〜(±)	実物・写真・カード	視線，上肢	パートナー主体	単語レベル
1/2選択	提示された2つのものに対して，対話者の意図を汲んでどちらかを選択する．「〜どっち」「どっちがよい？」	(+)	実物・写真・カード	視線，上肢	パートナー主体	単語レベル 誘導によって複雑な内容も表現可能
Yes-No反応	対話者の意図を理解し，受諾／拒否（いい／いや），もしくは真／偽（そう／ちがう）を表現する	(+)	実物・写真・カード 音声	表情，上肢，頭部：うなずき／首振り	パートナー主体	単語レベル 誘導によって複雑な内容も表現可能
ジェスチャー	"ちょうだい" "おいしい" などの慣用的な動作	(±)〜(+)	身体	上肢および他の身体部位	児ーパートナー：双方向的	未分化 単語レベル
マカトン法	英国で開発された，手話をもとにした言語指導法．音声・動作サインを同時提示する．	(+)	身体	上肢および他の身体部位	児ーパートナー：双方向的	構造化されている 単語〜文レベル
写真帳	児になじみのある写真をカテゴリーごとに貼る．写真を使いながら次に起きることの説明をする．したいことの選択，話題の提示などを行う	(±)〜(+)	写真	視線，上肢	児ーパートナー：双方向的	未分化 単語〜文レベル
コミュニケーションノート	写真，絵，シンボルなどをノートやボードに配置し，上記写真帳のように使用．	(+)	写真・絵・記号・文字	視線，上肢	児ーパートナー：双方向的	未分化〜構造化 単語〜文レベル
シンボル	絵記号を用いた視覚的なコミュニケーション．さまざまな種類があり，絵記号も具象的なものから抽象的なものまで幅が広い．文法的に構成可能なものもある．	(+)	シンボル・文字	視線，上肢	児ーパートナー：双方向的	構造化 単語〜文レベル
VOCA	音声出力装置．音声を録音もしくは合成音声を再生．さまざまな種類がある	(+)〜(+)	音声+文字，シンボル，絵	上肢および他の身体部位	児ーパートナー：双方向的	未分化〜構造化 単語〜文レベル
コンピュータ	コンピュータの入力を補助する装置．ワンボタンスイッチなどでマウス，キーボード入力をエミュレートする．入力装置と専用ソフトからなる．	(+)	文字・音声	上肢および他の身体部位	児主体	構造化 文レベル

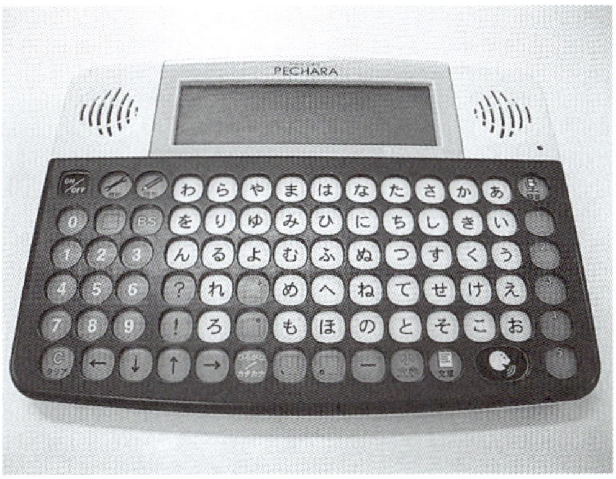

第4部 脳性麻痺

図1 ● ボイスキャリーペチャラ（パシフィックサプライ）
五十音キーボードタイプのVOCA．入力した文字を発声キーで読み上げることができる．録音した順番に再生するVOCA．

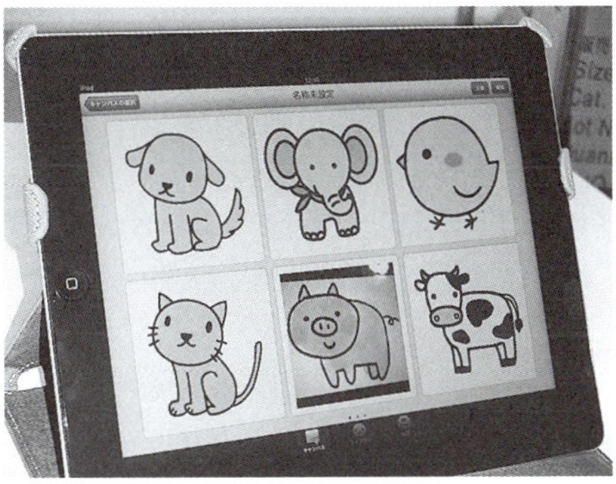

図2 ● iPad（Apple社）
直感で操作でき，幅広い適応がある．

要である．

▶ **機器の導入に関して**

ハイテク機器の導入，スイッチの設定に関しては，作業療法士，リハビリテーション工学士，福祉用具業者との連携が必要になる．導入にあたっては，言語発達，文字の理解，全体的なコミュニケーション能力，身体機能などの評価と総合的な判断が必要となる．また，導入にあたっては公的な補助が得られる場合がある[1,2]．ケースワーカー，自治体の福祉担当者との連携が必要となる．

文 献
1) 厚生労働省．日常生活用具給付等事業の概要（〈http://www.mhlw.go.jp/bunya/shougaihoken/yogu/seikatsu.html〉, accessed 2013-12-20）．
2) こころWEB．日常生活用具給付制度とは（〈http://www.kokoroweb.org/a-center/kyufu.html〉, accessed 2013-12-20）．

（執筆者：椎名英貴，佐脇小由里）

指導・助言
年長脳性麻痺者の問題

▶ 成人期の現状

1979年（昭和54年）以降，養護学校義務化により，それまで就学猶予や免除の対象とされてきた重度・重複の障害児に対しても教育の機会が保障されることとなった．また2003年（平成15年）3月にまとめられた「今後の特別支援教育のあり方について（最終報告）」では，「特殊教育」から，障害のある児童生徒に対して一人ひとりの教育的ニーズを把握し，教育的支援を行う「特別支援教育」へ転換された．それらにより，脳性麻痺児は通常学級，特別支援学級，特別支援学校のいずれかを選択し，医療的ケアの必要な児童・生徒も通学することや，訪問授業を受けることが可能となった．最近の動向としては，障害の重度・重複化や多様化，卒業後の進路の多様化，障害者の自立と社会参加など，その置かれている環境や状況に応じて支援の内容も変化を求められている．

成人期においては，一般就労，作業所，通所・入所と卒後の進路も多岐にわたっているため，一律に論じられない．言語聴覚士は多様な障害像を呈する脳性麻痺者に対し，いろいろな場面で，専門的な見地から自立・社会的参加を可能にするため助言を求められつつある．しかし1日数時間毎日あるいは週に2, 3回以上関わる教職員や施設職員と異なり，多くても週に1回1時間程度のかかわりである．職員らからの情報はもちろん，自分の限られた時間に生じた様々なことを常に職員らと共有し，結果を積み上げていくことが生活の質を高めることになる．

▶ 成人期に生じる問題

脳性麻痺児は成長するにつれて，緊張や不随意運動が強まり，変形拘縮や脱臼が生じ，二次障害が起きやすいことはよく知られている．具体的には，関節障害，頸椎症，脊柱の側弯，腰痛，関節痛，肩こり，しびれを引き起こす．その原因の一つには，周囲の環境に適応しようとするために過剰な努力を強いられることや，身長や体重の増加もその一因となっている．それらは非常に早い年齢から生じる．

これまで出来ていたことが出来なくなった，前よりスピードが落ちるなどの機能低下が生じた場合は，医療機関への通院が必要である．しかし，現在の生活をできるだけ維持しようとして無理をし，症状が進行してしまうこともある．また実際に介護する家族の高齢化もあり，定期的なリハビリテーションや治療が進まない，受け入れてくれる医療機関が少ないこともある．機会をとらえて，生活全体がうまく回っているか，回っていなければどのような対処をどのような部門に紹介していけばよいか，などの人生に寄り添ったかかわりが大事である．

知的な障害は軽度で，重度の肢体不自由を伴う脳性麻痺者においては，自分の思いを十分に他者に伝えられず，意思に反した制限ある生活，欲求が満たされない毎日が続き，精神的にも追い込まれてしまうことも少なくない．自立した生活を営み社会参加することは人間として本来の欲求であるし，保障されなければならない．これらを実現するために，グループホーム（共同生活援助事業），ケアホーム（共同生活介護事業），ヘルパー利用による独居，などのいくつかの選択があるが，運動やコミュニケーション能力，支えてくれる家族の考え，本人がそこで何をしたいか，によってその選択の幅や方向性が決定される．

昨今はインターネットの普及により，情報が得られやすい状況にある．実際の生活において，コミュニケーションの道具使用が保障され，好きな時に好きな内容を発信・受信できる環境で暮らしているのか，本人の潜在的な能力がそこで十分に発揮されているか，気持ちに沿った支援がそこで展開されているか，必要な支援が見逃されていないか，など一人ひとりの心の声を聞きとるような，いわばコミュニケーションパートナーとしての地道な支援も必要である．

▶ 言語聴覚士としての支援のあり方

コミュニケーションのレベルや，本人の希望，身体的状況，医療的ケアの有無などにより，本人の過ごせる環境も異なり，また支援の内容も大き

く異なる．

　具体的な援助内容については，障害の程度や生活している環境，それまで主に用いていたコミュニケーション方法（手段）によってさまざまである．また，運動機能，知的機能がたとえ重度であっても，年齢，生活経験の積み重ねにより，内的にはさまざまな関心や興味が育まれており，年齢に見合った話題の提供や援助内容の工夫が望まれる．重度の知的，運動障害を呈する脳性麻痺者には，そこで生きていると実感できるような活動の提供を念頭において，コミュニケーションの充実，各種手段の獲得に向けての学習，その実用化などが求められている．

　たとえば，「りんご」ということばの意味を理解できるように援助することを想定しよう．異常な筋緊張や反射のある脳性麻痺者は，正常な感覚運動経験に乏しく，認知面での発達も阻害されている．手触り，重さ，匂い，五感を通じて，改めて「りんご」ということばを再構成する．「りんご」を目の前で見せながら，皮をむいたり，切ったり，あるいは口に入れて味わうことで，はっきりと「りんご」のイメージが湧いてくる．「りんご」ジャムやアップルパイの調理をしてみる．このような体験を通しての学習は興味を惹きつけやすく，動機づけもしやすい．「りんご」を中心として，その周辺にある関連したことばや，事象について，関心も深められる．文字や写真，シンボルなど使える場合には，それらを活用しながらやりとりし，コミュニケーションをはかることが重要である．活動の経過や結果を写真，絵，文字として記録し，次回の援助に繋げる．同様のテーマの繰りかえしや積み重ねが求められる．

　また知的な障害は軽度で，文字などを駆使して，簡単な日常的な会話を可能な方もいる．あるいは文字と音韻との対応も完全ではなく，シンボルについても，自発的にはまだ使えない実用の段階に至っていない方もいる．前者については日常的に使用できる環境を整えること，使用できる機会を設定できるように仕向けていくことが言語聴覚士の役割となる．ときには機器，図版などの準備，作成，メンテナンスに追われることあるが，それらも支援の重要な部分である．後者の場合は，文字の区別や音韻との対応に終始せず，実際にテレビ番組表を見せて番組を探す，インターネットで関心のある事柄について調べるといった実践的な作業を通して，理解ができていく場合があるので心に留めておきたい．身近に感じる文字の使用を体験することで，文字を使えば役に立つ，という動機づけをしっかりしてすすめる．文字言語の完全な習得に至らない状況もあるかもしれないが，そこでのやりとりをまず楽しむこと，楽しい経験を通して，表出意欲や，外界への関心などが引き出される可能性がある．援助する側にゆとりと柔軟な対応が求められる．

▶ 摂食機能の低下について

　医療の発達により多くの脳性麻痺者は長期にわたって生存することが可能になった．しかし，加齢とともに筋緊張亢進，頸部にねじれや後屈，後頸部短縮変形と前頸部の過伸展が起こる場合がある．摂食機能に重大な影響を及ぼし，その結果，嚥下と呼吸の協調運動がより困難となり，誤嚥や誤嚥性肺炎などのリスクが高まる．

　老化現象も早めに現れやすく，う歯，義歯などの歯の問題，唾液の性状や量的変化，嚥下に関与する筋群の筋力低下，喉頭下垂，全身の体力，免疫力の低下など摂食機能に悪影響を及ぼす状況に陥りやすいので，早めに状況を評価し，できるだけ長く経口摂取できるように支援することも言語聴覚士の役割と言える．食事に対する意欲は本人も家族も旺盛である．楽しい食事が苦しみの食事とならないように，経管栄養の使用や，食形態の変更，栄養量や水分量などについて，長いスパンで見通しながら助言・指導していくことがとても大切である．

文　献

* 寺田美智子：重度重複障害児（者）に対する言語聴覚士の役割とは．発達障害医学の進歩 21：37-49, 2009.
* 寺田美智子：重症心身障害児者施設における超重症児者の事例報告―食事を媒介とした援助の経験から―．発達障害研究 28：279-286, 2006.
* 松田　直：超重症児者におけるコミュニケーションの能動性．発達障害研究 28：287-289, 2006.
* 金子芳洋・監修，尾本和彦・編：障害児者の摂食・嚥下・呼吸リハビリテーション．医歯薬出版, 2005, pp100-103.

（執筆者：寺田美智子）

第5部　高次脳機能障害

第5章　失語症

臨床の流れ
訓練導入までの流れ

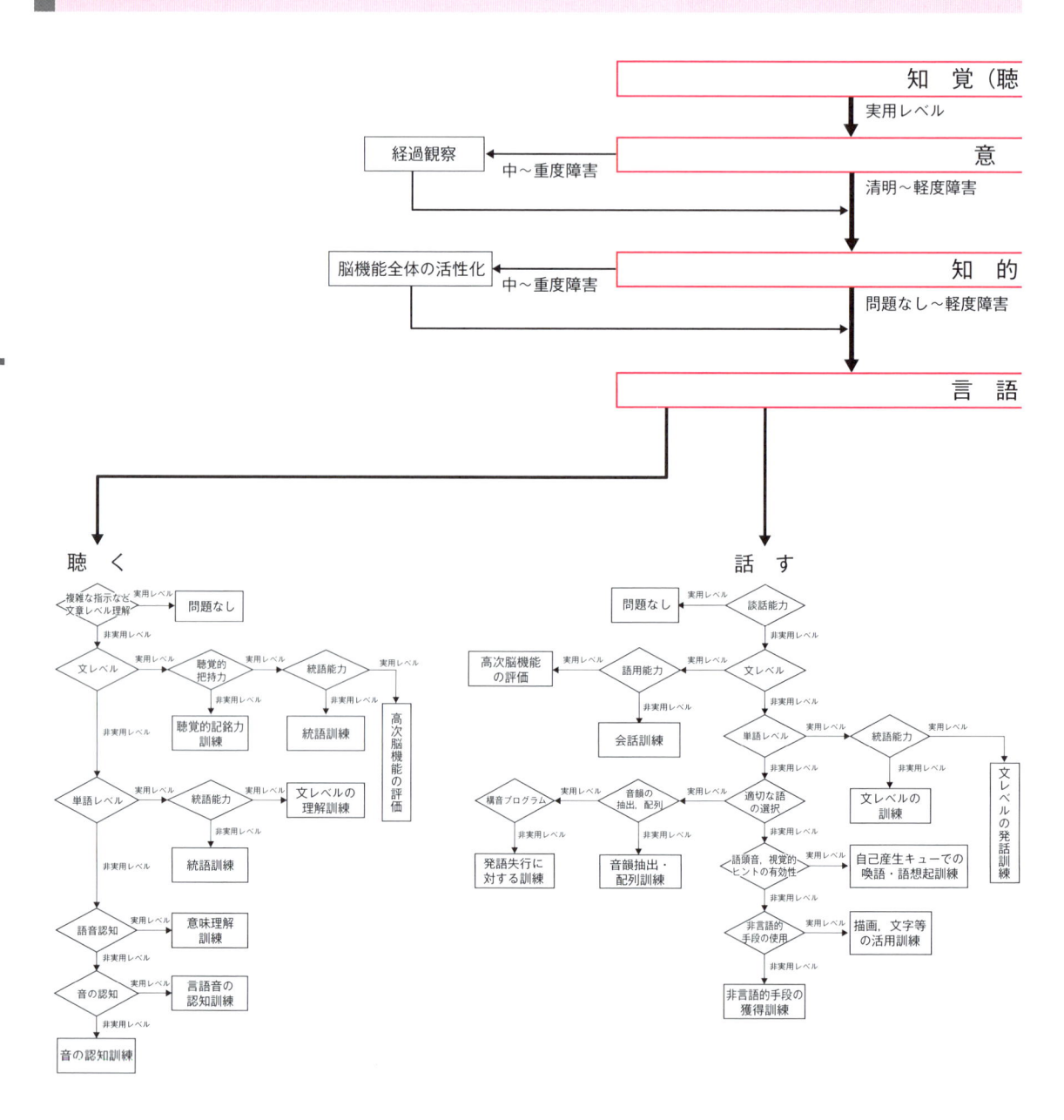

```
                                              知覚（聴
                                                │ 実用レベル
                                                ▼
          経過観察 ◄── 中～重度障害 ── 意
                                                │ 清明～軽度障害
                                                ▼
       脳機能全体の活性化 ◄── 中～重度障害 ── 知的
                                                │ 問題なし～軽度障害
                                                ▼
                                              言語
```

聴く

```
複雑な指示など，  実用レベル
文章レベル理解 ──────► 問題なし
        │ 非実用レベル
        ▼
    文レベル ── 実用レベル ──► 聴覚的   ── 実用レベル ──► 統語能力 ── 実用レベル ──► 高次脳機能の評価
        │                    把持力                       │
        │                    │ 非実用レベル              │ 非実用レベル
        │                    ▼                            ▼
        │                聴覚的記銘力                   統語訓練
        │                   訓練
        │ 非実用レベル
        ▼
    単語レベル ── 実用レベル ──► 統語能力 ── 実用レベル ──► 文レベルの
        │                                                   理解訓練
        │                    │ 非実用レベル
        │                    ▼
        │                 統語訓練
        │ 非実用レベル
        ▼
    語音認知 ── 実用レベル ──► 意味理解訓練
        │ 非実用レベル
        ▼
    音の認知 ── 実用レベル ──► 言語音の認知訓練
        │ 非実用レベル
        ▼
    音の認知訓練
```

話す

```
                     実用レベル
                  ──────► 問題なし
    談話能力
        │ 非実用レベル
        ▼
    高次脳機能 ◄── 実用レベル ── 語用能力 ── 実用レベル ──► 文レベル
     の評価                        │                          │
                                   │ 非実用レベル           │ 非実用レベル
                                   ▼                         ▼
                               会話訓練                   単語レベル ── 実用レベル ──► 統語能力 ── 実用レベル ──► 文レベルの訓練
                                                             │                         │
                                                             ▼                         │ 非実用レベル
              構音プログラム ◄─実用─ 音韻の ◄─実用─ 適切な語 ──► 語頭音，視覚的  ──► 自己産生キューでの
                  │              抽出，配列    の選択        ヒントの有効性        喚語・語想起訓練     文レベルの発話訓練
                  │ 非実用        │ 非実用                    │ 非実用
                  ▼               ▼                           ▼
              発語失行に       音韻抽出・                 非言語的 ── 実用レベル ──► 描画，文字等
              対する訓練        配列訓練                 手段の使用                    の活用訓練
                                                             │ 非実用レベル
                                                             ▼
                                                        非言語的手段の
                                                          獲得訓練
```

力・視力）

識

機　能

機　能

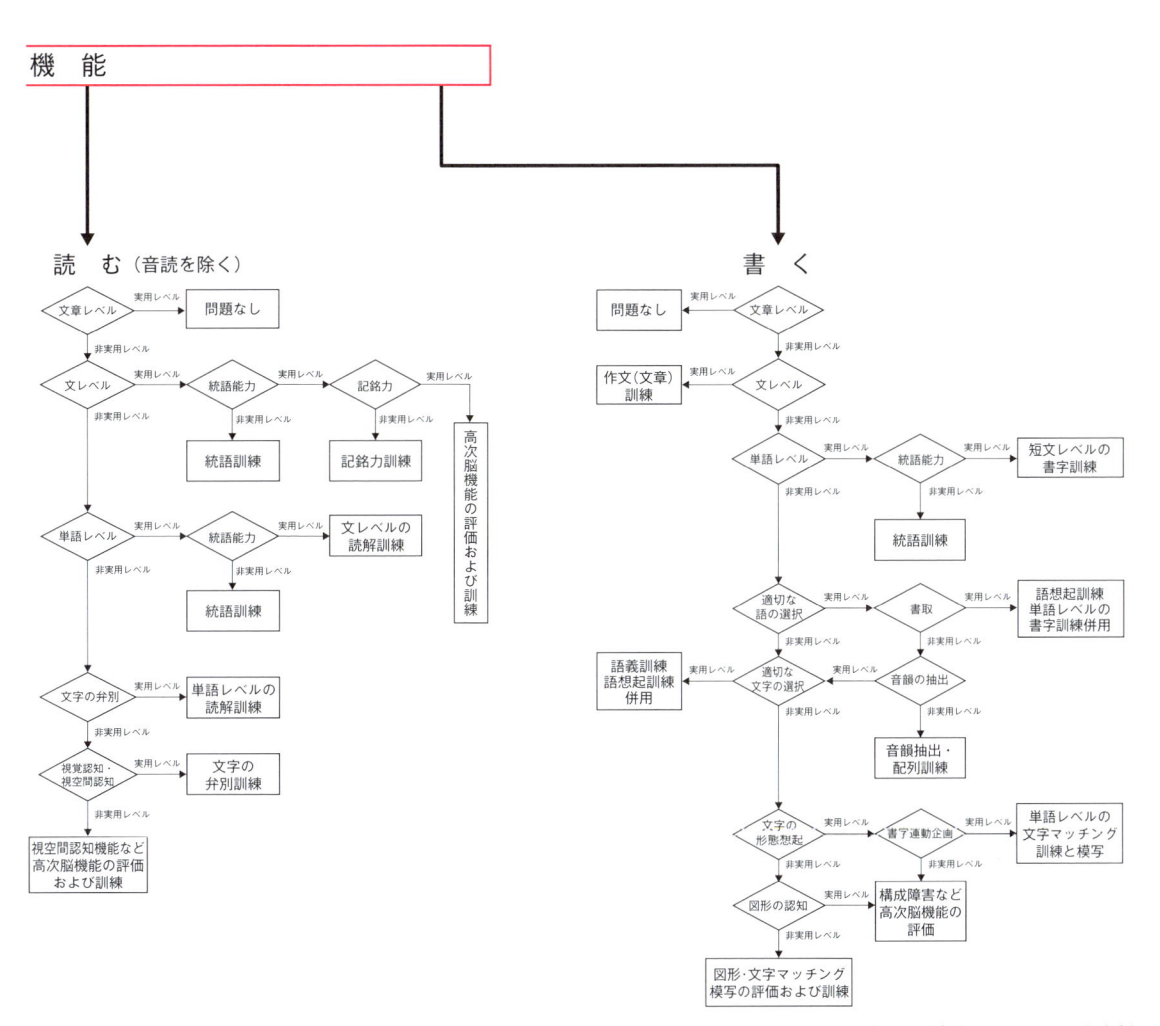

読　む（音読を除く）

```
文章レベル ─実用レベル→ 問題なし
   │非実用レベル
文レベル ─実用レベル→ 統語能力 ─実用レベル→ 記銘力 ─実用レベル→ 高次脳機能の評価および訓練
   │非実用レベル      │非実用レベル      │非実用レベル
   │                統語訓練          記銘力訓練
単語レベル ─実用レベル→ 統語能力 ─実用レベル→ 文レベルの読解訓練
   │非実用レベル      │非実用レベル
   │                統語訓練
文字の弁別 ─実用レベル→ 単語レベルの読解訓練
   │非実用レベル
視覚認知・視空間認知 ─実用レベル→ 文字の弁別訓練
   │非実用レベル
視空間認知機能など高次脳機能の評価および訓練
```

書　く

```
文章レベル ─実用レベル→ 問題なし
   │非実用レベル
文レベル ─実用レベル→ 作文（文章）訓練
   │非実用レベル
単語レベル ─実用レベル→ 統語能力 ─実用レベル→ 短文レベルの書字訓練
   │非実用レベル      │非実用レベル
   │                統語訓練
適切な語の選択 ─実用レベル→ 書取 ─実用レベル→ 語想起訓練 単語レベルの書字訓練併用
   │非実用レベル      │非実用レベル
適切な文字の選択 ─実用レベル→ 音韻の抽出 ─実用レベル→ 
   │非実用レベル      │非実用レベル
語義訓練 語想起訓練併用      音韻抽出・配列訓練
文字の形態想起 ─実用レベル→ 書字運動企画 ─実用レベル→ 単語レベルの文字マッチング訓練と模写
   │非実用レベル      │非実用レベル
図形の認知 ─実用レベル→ 構成障害など高次脳機能の評価
   │非実用レベル
図形・文字マッチング模写の評価および訓練
```

（立石雅子・編：言語聴覚士のための失語症訓練教材集. 医学書院, 2001, pp4-5 を改変）

第5部　高次脳機能障害

（執筆者：立石雅子）

基礎知識（1）
解剖／生理

　人間は，音声言語や文字言語を駆使して日常生活を営んでいる．それを可能とするために脳の神経学的基盤がある．神経心理学の領域では大脳半球のどの部分が特定のどのような働きを担っているか，ということについて研究が行われてきた．失語症について考える際に押さえるべき点がある．

▶ **二重乖離**

　大脳病変によってある症状が出現した時，その症状が特定の部位の機能損失によって生じているかどうか判定することが重要となる．脳損傷の部位と特定の高次能機能を関連づける場合にTeuberが提唱した二重乖離の原理がある．例えば言語症状として左前頭葉損傷では言語表出面の障害が目立ち，言語理解は保たれる．一方，左側頭葉病変では言語理解の障害が著明で，言語表出は保たれるという逆の症状が認められる．言語の表出と前頭葉，また言語理解と側頭葉という関係を推測することができる．病巣aでは症状Aが出て症状Bは出ない，病巣bでは症状Bは出るが症状Aは出ない，というように2つの病巣とそれぞれの病巣によって生じる症状が乖離した時，二重乖離が成立したとし，病巣aと症状A，また病巣bと症状Bとの対応を考えることができる．

▶ **言語機能に関連する領域**（図1）

　大脳皮質には，言語機能に大きく関与する2つの領域がある．ブローカ領野と呼ばれる運動性の言語野（Brodmann 44, 45野）がその1つである．下前頭回の弁蓋部と三角部にあたる．この領域は中心前回の顔面や喉頭を支配する一次運動野に近接している部位であり，発語や発音を調節する働きを担っている．2つ目はウェルニッケ領野と呼ばれる感覚性の言語野（Brodmann 22野）で上側頭回の後部にあり，ことばの理解を司っている．また角回（39野）は下頭頂小葉後部で上側頭溝を取り囲み，縁上回（40野）は下頭頂小葉前部でシルビウス溝を取り囲んでいる．ブローカ領野もウェルニッケ領野もその部分に限局した損傷で典型的なブローカ失語やウェルニッケ失語を呈することは極めて稀である．

　Bensonは，言語野を3つの機能系に分類している．1番目は音韻の処理に関係したシステムでウェルニッケ領野，縁上回，左中心前回，左中心後回，ブローカ領野などシルビウス溝をめぐる環シルビウス言語野である．この機能系ではウェルニッケ領野は音韻を識別し意味にアクセスする機能をもち，縁上回は表出する際の音韻選択の機能を担い，ブローカ領野は音韻操作の機能を担う．その領域が保たれていると復唱は保たれることになる．2番目は，意味処理に関わると考えられる環々シルビウス言語野で，上述の環シルビウス言語野を取り巻く領域全体を指している．これは意味処理に関係していると考えられている．語彙へのアクセスに重要な関連を持つのは，左側頭葉などの後方領域が主であり，環シルビウス言語野ほど相互の結びつきは強力ではないとされる．Bensonの挙げる3番目の言語野は角回である．角回は意味処理に関連し，話しことばと文字両方の理解が障害され，またイメージを話しことば，文字の言語記号への変換が障害されるので発話と書字に障害が出現する．

　このほか，言語は脳の側性化が明確な機能であり，左半球が優位である人がほとんどである．そのため右利きの95％以上，左利きのおよそ70％では左半球が損傷によって失語症が生じることになる．しかし，プロソディの表出や理解，文脈に

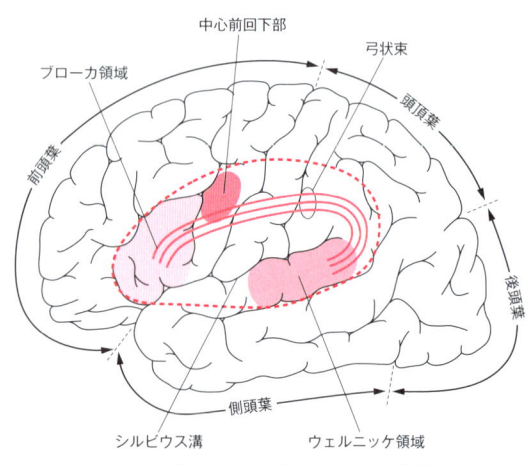

図1 ● 話しことばに関与する領域

あった適切な言語を使用することなどには右半球が大きく関与している．

言語機能をはじめとする多くの高次脳機能は，脳内に分散して存在する機能が関与する神経ネットワークを基盤として働いていると考えられている．上述のように，左の大脳半球内での言語野のネットワークに加え，左右大脳半球間のネットワークなど，言語機能については主要言語野の範囲を超えたネットワークが機能していることが明らかとなってきている．

▶ **失語症の責任病巣**

代表的な失語症の病巣についてまとめると，以下のようになる（図2）．

▶▶ **ブローカ失語**

ブローカ領野に，左中心前回の中部から下部の病巣など後方への進展，前頭葉から島とその皮質下を含む病巣など上方への進展や深部白質への進展などが加わって生じる．

▶▶ **ウェルニッケ失語**

典型的なウェルニッケ失語は，ウェルニッケ領野の損傷だけではなく，角回など後方への進展，縁上回など上方への進展，あるいは中側頭回など下方や，深部白質への進展などで認められることがほとんどである．

▶▶ **失名詞失語（健忘失語）**

Bensonのいわゆる環シルビウス言語野は保たれており，かつ，補足運動野からの発話の運動へのネットワークも保たれている必要がある．したがって比較的限局した病巣によって起こり，前頭葉に病巣を持つ例と側頭・頭頂領域に病巣のある例に分けられる．

▶▶ **伝導失語**

シルビウス溝後端周辺の上側頭回から縁上回の皮質・皮質下の病巣によって生じる．復唱障害が起こる際に弓状束の損傷が必ずあるわけではなく，また弓状束の損傷により必ず伝導失語が起こるとは限らないと報告されている．

▶▶ **全失語**

従来，中大脳動脈領域の広範な脳梗塞のような広範な病巣によって生じ，ブローカ失語の病巣にウェルニッケ野など広い病巣が加わって生じるとされていた．しかしブローカ野とウェルニッケ野の両方を必ずしも含む必要はないようである．特に発症からの経過が短い時期においてはシルビウス溝をめぐる言語野のネットワークが部分的に損傷されると言語に関する全般的な機能が低下することがあるとされる．

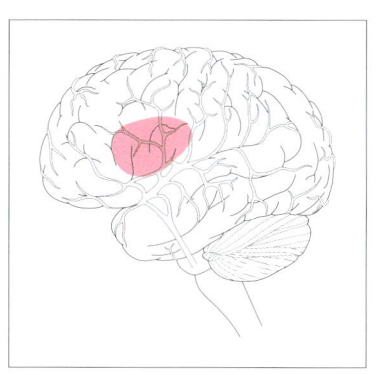

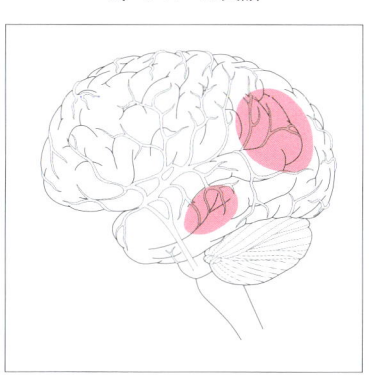

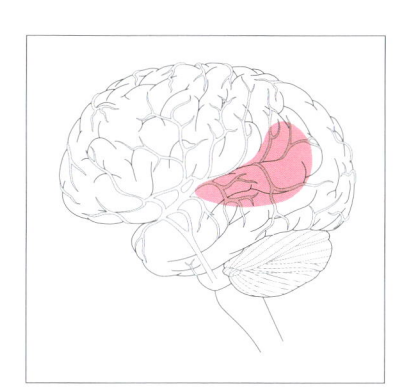

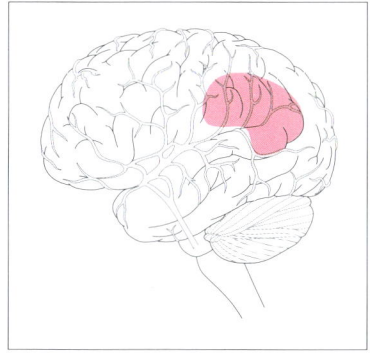

文　献

* Benson DF, Ardila A：Aphasia：a Clinical Perspective. Oxford University Press, Oxford, 1996.
* Basso A：Aphasia and its therapy. Oxford University Press, Oxford, 2003（武田克彦，他・訳：失語症−治療へのアプローチ．中外医学社, 2006）.

（執筆者：立石雅子）

| a. ブローカ失語 | b. ウェルニッケ失語 |
| c. 失名詞失語 | d. 伝導失語 |

図2●失語症の責任病巣

基礎知識(2)
定義，言語症状

▶ 失語症の定義

失語症は，脳損傷によって生じる後天的な言語機能の障害である．程度の差はあるが，原則として，聴く・話す・読む・書くという言語の4側面すべてが障害される．言語と意味の間における記号化・解読の障害と捉えることもできる．

臨床においては，視覚障害や聴覚障害，意識障害，記憶障害などの高次脳機能障害，運動障害性構音障害といった言語機能に起因しないコミュニケーション障害との鑑別が必要となる．

▶ 失語症の言語症状

▶▶ 発話の障害

流暢性の障害：流暢な発話とは，自然で滑らかな発話をいい，発症前と変わらない発話の長さ・量を保つ．これが障害された場合を非流暢な発話という．流暢か否かは，呼称課題や音読課題ではなく，自発話によって判断される．流暢性は失語症タイプ分類の基本となるものだが，実際の臨床場面では明確な線引きが難しく，判断に迷うことも多い．判断の基準として，Bensonの分類，WAB失語症検査の自発話の流暢性尺度，発語失行の有無による区別などがある．

【発語失行】構音プログラムの段階の障害で，一貫性のない音の誤りやプロソディ（発話のリズムやイントネーション）の単調化が出現する．失構音，アナルトリーとほぼ同義に使われる．

喚語障害：喚語障害とは，意図したことばを必要に応じて喚起できないことをいう．失語症のすべてのタイプに共通する症状だが，失語症以外の障害でも出現することに注意が必要である．以下のような様々な現れ方をする．

【迂回表現（迂言）】意図した語が表出されず，形態や用途など迂回した表現で伝達される．

【語性錯語】意図した語が別の語に置き換わる．意図していた語と意味的に関連する語への置換は意味性錯語といわれる．認知神経心理学的には出力語彙辞書のレベルの障害である．

【音韻性錯語（音素性錯語・字性錯語）】意図した語の音の一部が他の音に置換したり，省略，付加されたりする．音韻出力辞書，音韻配列のいずれのレベルの障害でも出現する．

【新造語】意図していた語と音韻的にも意味的にも関連のない非語への置換をいう．音の誤りが多すぎて意図していた語を推測できない発話をする時は，目標語との共有音素数が50％以下である場合を新造語とするのが一般的である[1]．

【ジャーゴン（ジャルゴン）】意図した内容が推測できない一連の発話をいう．新造語が連続する新造語ジャーゴン，語性錯語が連続する意味性ジャーゴン等に分類される．

【再帰性発話】発語をするたびに同じ音や語が表出される．研究者により定義は異なる．

【保続】以前に出た反応が繰り返し出現する．

復唱の障害：復唱は，聴覚的理解と発話のいずれの処理も必要とされる課題であり，流暢性や聴覚的理解とともに，失語症のタイプ分類において重要な判断基準である．意味理解を伴う場合とそうでない場合があり，認知神経心理学的モデルでは複数の処理ルートが想定されている．

【反響言語】相手の発話をそのまま復唱するような発話．理解を伴って人称やイントネーションを変化させて返す減弱性反響言語と，理解を伴わずにオウム返しする自動的反響言語がある．

▶▶ 聴覚的理解の障害

語音認知の障害：言語音の認知が困難な状態で，語音聾と呼ばれる．

意味理解の障害：音韻が語彙として認識できていない状態は語形聾といい，認知神経心理学的には入力語彙辞書のレベルの障害である．語彙として認知しても意味に結びつかない状態は意味記憶の活性化における障害であり，語義聾といわれる．語音認知と意味理解が乖離すると，正しく復唱できるにもかかわらず意味理解は伴わないという超皮質性感覚失語でよくみられる症状が出現する．

▶▶ 読みの障害

読みの側面には，発話を必ずしも要しない読解と発話を要する音読があり，乖離に注意する．

SLTAでは，音読は発話の課題に含まれる．漢字と仮名で差が生じることもある．

【形態性（視覚性）錯読】類似した形態の文字に読み誤る．

【音韻性錯読】別の音に読み誤る．

【類音性錯読】意味を無視して漢字の音を読む．語義失語にみられる．

【語性（意味性）錯読】意味の近い語に誤る．

二重回路仮説においては，文字の処理過程を音韻ルートと語彙ルートに分けて考え，以下のような分類をする．

表層性失読：語彙ルートの障害により，音韻ルートに依存して音読する．仮名は，1文字，単語，非語とも音読できるが，「弥生」など非典型的な漢字単語の音読は障害される．

【音韻性失読】音韻ルートが障害され，語彙ルートに依存して音読する．単語は語彙ルートを使って音読できるが，非語の音読は困難となる語彙性効果がみられる．非語の音読では「ひまなつり」を「ひなまつり」と読むなど，似ている文字列の単語に誤りやすい．

【深層性失読】音韻性失読と同様，音韻ルートが障害された失読だが，語彙や意味照合の障害もあるため，「乳児」を「赤ちゃん」と読むような意味性の錯読が生じる．高心象語の名詞が比較的保たれる，品詞効果がみられる．

▶▶ 書字の障害

絵を見てその名前を書く書称と，聞いたことばを文字に書く書取がある．書取は復唱に似た処理が必要となる．読みと同様，漢字と仮名で差が生じうる．

【形態性錯書】形が類似した文字に誤る．

【意味性錯書】意味が類似した文字に誤る．

【音韻性錯書】文字を置換したり配列を誤る．

【類音性錯書】意味を無視して同じ読みの音に誤る．

▶▶ 文レベル・談話レベルの障害

以上，主に単語レベルの症状について記述したが，失語症では文レベルや談話レベルでも障害がみられる．

文の理解・産生には，語の意味・語順・助詞ストラテジーという階層性があり，上位のレベルほど障害されやすい[2]．文レベルにおける表出の障害としては，短く単純な文となり助詞が省略される失文法や，文の形式は保たれるが助詞が誤って使用される錯文法といった症状がある．理解においては，統語理解や聴覚的把持力が影響を及ぼす．

談話は複数の文からなるまとまりであり，単一の文レベルの理解に加え，指示代名詞や文脈の理解が必要となる．

文 献

1) 吉野眞理子：失語：口頭表出面―モダリティを超えて―．高次脳機能研究 31：176-180，2011．
2) 藤田郁代：失語症の構文処理障害に対する治療計画．失語症研究 16：214-220，1996．
* 紺野加奈江：失語症の症状（藤田郁代，立石雅子・編：標準言語障害学 失語症学）．医学書院，2009，pp54-65
* 小嶋知幸：なるほど！失語症の評価と治療．金原出版，2010．

（執筆者：齋藤玲子）

表1● 症状の具体例

目標語：「桜」（ジャーゴンについては「桜を見る」）

	症状	具体例
発話の障害	迂回表現	「春に咲く…お花見で…」
	語性錯語	「きりん」 「梅」＝意味性錯語
	音韻性錯語	「さくな」「さくらう」
	新造語ジャーゴン	「カヨク　デ　シウカ」
	意味性ジャーゴン	「ソラマメ　ヲ　オトス」
書字の障害	形態性錯書	「松」
	意味性錯書	「花」
	音韻性錯書	「さらく」
	類音性錯書	「佐蔵」

基礎知識(3)
予後を含めた言語症状の経過

▶言語機能の改善

言語機能の改善の機序について，早期に改善する機能は到達レベルも最終的に高く，難易度の高い機能は到達レベルも低くなる，という傾向が認められる．Porchは，聴覚的指示の正答率が最も高く，次いで復唱が続き，文字単語理解，呼称，文字文理解，口頭での説明，書取，書称の順に正答率が低下したと報告した[1]．種村は，入退院時のSLTA得点を比較した回復過程の研究において，理解が最初に改善し，次いで発話，書字が改善することを示した[2]．これらの結果からは，言語機能の回復機序としてまず理解が改善し，次いで発話，最後に書字という大まかな順序性があること，また重度の例では言語理解で得点が改善し，中等度以上では既に理解は一定程度，改善しているために発話と書字が改善することも示している[1,2]．言語理解は発話・書字の改善の基盤となると考えることができる．

発症からの経過が短い時期には急激に改善し，その後，経過とともに改善は緩やかとなり，やがて機能の改善はプラトーに達する．改善パターンは身体機能と同様であるが，言語機能の改善は身体機能に比べ長期にわたる．

失語症の言語聴覚療法を実施する際には，対象者について将来の生活をイメージした上で，到達目標を設定し必要とされる訓練を実施することが望ましい．一方，どのような生活を送るかということは，本来は対象者本人あるいは家族が主体的に決める事柄であり，言語聴覚士など対象者を取り巻く専門職は十分な情報提供をし，当事者が適切な決定を行うことを援助する役割である．例えば訓練をどこで継続するのか，転院先を決定する際に重視する点，退院の時期，地域サービスの利用など，様々な局面で言語聴覚士の立てた予後予測が判断材料として不可欠である．本人や家族の精神状態や理解の具合を考慮しながら現実的な到達目標を設定し，適切な介入を行うための根拠として，予後を予測することが求められる．

▶予後に関連する要因

言語機能の改善に関連する要因としては以下のようなものが考えられる（表1）．

▶▶①本人要因

発症時の年齢については，高齢の患者では到達レベルが低くなるという傾向が指摘されている[3]．性別による明らかな差異はないが若年者では女性の改善がよいという結果もある[4]．非右利き，知能・教育レベルの高さ，前向き・社交的な性格などは言語機能の改善に有利であることが多いが，個人差も大きい．自己の障害への洞察が不十分，抑うつや意欲低下は言語機能の改善にマイナスの影響を及ぼす．強い焦燥感や情動の問題，訓練に対する拒否などでも予後が不良となる．遷延する意識障害や記憶障害，注意障害，失行など高次脳機能障害の合併が言語訓練の円滑な実施や機能改善にも影響を及ぼす．

▶▶②疾病要因

原因疾患やその治療法は最も重要な予後関連因子と考えられる．脳血管障害による失語症より頭部外傷によるものの方が改善は良好とされる．くも膜下出血も予後は良好である．病巣の広がりが大きい方が予後は不良である．しかし側頭葉病変による感覚性失語は病変が小さくても予後は悪いという報告がある[3]．既往歴がある場合よりない場合の方が一般に改善はよい．また初期の言語機能の障害の程度が軽度の場合には改善は早く，また到達レベルも高い．失語型では健忘失語が最も予後が良好で，次いで運動性失語が続き，全失語の予後は最も悪いとされる．全般的認知・知的レベルの低下が著しいと機能的改善は得にくくなることが多い．

言語聴覚療法の開始は，早い方が予後は良好とされる．訓練期間については若年の失語症では長期の訓練によって回復したとする報告[3]がある一方で，長期の訓練期間と回復との間に有意な相関を認めなかったとする報告もある[5]．

▶▶③社会的要因

家族が障害を客観的に理解し，意欲的に支援できるかどうかは言語機能の改善に影響する要因で

ある．経済的にも物理的にも介護力が高い方がプラスの影響を及ぼすことが多い．

▶▶ ④その他

発症からの経過期間が短い場合には自然治癒という要素は言語機能の改善に大きな影響を及ぼす．

予後予測は，現実的な到達目標を設定し，適切な介入を行い，家族やスタッフへ情報提供をするために必要不可欠であるが，適切に行うことは難しい．臨床経験を積み重ね，自身の行った予後予測の適切さについて可能な限り経過の情報収集を行い，精度を上げる努力が求められる．

▶ コミュニケーションの改善

失語症者の大多数では発症時より明らかに改善していても何らかの障害が残存する．下肢の麻痺による歩行の障害，あるいは上肢の巧緻性の障害などと同様，失語症による意思伝達の障害は，道具の障害と考えられる．言語機能レベルがある段階に達し，障害が残存すれば，それを代償する方法を確認し，そのような手段を日常生活において使用して意思伝達を行う目処を立てることが必要となる．

日常生活におけるコミュニケーションを円滑に成立させるには言語機能に加え，言語を場面に応じて使い分ける，積極的に人と関わる，情報を収集する際に不可欠な認知能力や記憶能力，能動的な精神活動などの機能，およびそれらを総合的に機能させて言語を運用する能力など様々な機能，能力が必要とされる．通常は意識されず，ほぼ自動的に行われるが，種々の機能や能力の組み合わせを必要とするかなり複雑な活動である．言語機能の障害は道具の障害にとどまらない．

失語症者の状況を考えると，それまで無意識に行っていた他者とのコミュニケーションが困難となり，他者との関わり方や家族関係にも影響が生じ，ひいては社会的，心理的な問題や，個人の存在全体に影響する問題へと波及する場合もある．

言語機能の改善は発症からの時間経過に伴い減少する．職業復帰が可能な症例は限られ，本人の身体的状況，家族環境などによっては家庭生活への復帰も難しく，施設入所となる症例もある．発症後3年以上経過した慢性期の失語症者についての調査では，言語機能の障害の程度が重いと有意に適応良好な例が減少した．一方，言語機能の障害の程度が重度であっても日常生活に良好に適応している例や，言語機能の障害の程度が軽度であっても行動半径を拡大できないなど適応が良好でない例が多数存在することが示された[6]．日常生活における失語症者のQOLを高めるためには，障害があっても社会に適応していくという観点でコミュニケーション能力の改善を捉え直す必要がある．言語聴覚士は，失語症者が言語機能の障害とつきあいながら，よりよい生活を送れるよう，補助手段，代償手段の活用を促し，行動半径を拡大する援助を行う．急速な高齢化社会の最中にあるわが国では，このような社会適応の重要性に関する認識が広まり，失語症者の訓練の幅も以前に比べ広がってきている．

表1● 予後に影響を及ぼす因子

①本人要因：年齢，性別，利き手，教育歴，性格，意欲，障害に対する洞察，全身状態（精神・心理状態，栄養状態）
②疾病要因：既往歴，原因疾患，合併症の有無と種類，脳損傷部位の広がり，発症からの経過期間，治療法，失語症のタイプと重症度，言語聴覚士介入の頻度と期間，言語聴覚士の技量
③社会的要因：経済状態，家族の理解，家族の介護力
④その他：自然治癒

文 献

1) Porch BE：Porch Index of Communicative Ability, Volume 1, Therapy and development. The Riverside Publishing Company, 1967.
2) 種村　純，長谷川恒雄：失語症言語治療例の改善パターン．失語症研究 5：11-18, 1985.
3) 佐野洋子，加藤正弘，他：失語症の長期経過．失語症研究 16：123-133, 1996.
4) 日本高次脳機能障害学会失語症アウトカム検討小委員会：失語症言語治療に関する後方視的研究―標準失語症検査得点の改善とその要因―．高次能機能研究 32：497-513, 2012.
5) 東川麻里，波多野和夫：失語症の言語治療効果についての因子分析研究―中核的改善因子の抽出について．失語症研究 22：143-152, 2002.
6) 立石雅子，鹿島晴雄，他：良好な社会適応を示した失語症者について．失語症研究 10：13-20, 1990.

（執筆者：立石雅子）

基礎知識(4)
言語処理仮説とタイプ分類

▶ 言語処理仮説

言語処理については様々な仮説が提唱されており，仮説によって提示されるモデルも異なる．言語処理モデルは，失語症における言語症状の理解，治療プログラムの立案に大きく寄与する．一方，詳細な症状分析や実施された治療プログラムの評価は言語処理モデルの検証ともなり得る．

ここでは，現在本邦で広く用いられている語の処理モデル（図1）に沿って音声言語の処理について記述する．ただし，ここに記載する処理過程に対しては異論もあり[2]，ぜひ，掘り下げて学んでいただきたい．このようなモデルでは，システムが箱で，情報のやり取りが矢印で表される[3]．音声提示刺激に含まれる語音，言語音列は，聴覚分析システムで音響特徴，音韻としての特徴が分析される．この過程に損傷があると語音認知障害（語聾）をきたす．分析された結果は音韻入力辞書に伝達されるが，ここには語の音韻的特徴が貯蔵されており，損傷によって音韻表象が活性化されにくくなり，実在語かどうかの判断（語彙判断）が困難になる．聴覚入力辞書で処理された刺激は，単語の意味情報（語義）や事物の概念が蓄えられている意味システムに伝達される．意味システムに至る経路あるいは意味システムそのものが損傷されると意味表象が活性化されにくくなり，語義（意味）理解の障害をきたす．経路に損傷がある場合は，文字入力からの語義理解は保たれる可能性も考えられるが，意味システムそのものが損傷された場合は，入力様式にかかわらず語義理解，さらには対象の意味概念の理解もできなくなる．一方，呼称や自発話といった音声表出の過程は意味システムから始まり，音韻出力辞書を経て音素レベルへと伝えられる．意味システムが十分に活性化しないと喚語に影響が出る．音韻出力辞書では単語の音韻表象が活性化され，それが音素レベルに伝わって整えられる．音韻表象の活性化が減弱すると，断片的な音や音韻性錯語が出現する可能性がある．この活性化の前段階として，音韻情報をもたない語の原型ともいうべきものが選択想起されるとする考え方もある．この段階の損傷では，喚語困難あるいは語性錯語が現れると考えられる．復唱については聴覚分析を経て，音声言語入力辞書，認知システムという理解と同じ経路から意味システム，音韻出力辞書，音素レベルという呼称と同じ経路をたどる意味的語彙経路と音声言語入力辞書から直接音韻出力辞書に至る非意味的語彙経路，前述の聴覚分析から直接音素レベルに至る非語彙経路の3つが想定されている．

これと異なるモデルの1つに，並列分散処理モデル（複数の情報が同時に活性化すると想定するモデル）であるトライアングルモデルがあるが，このモデルに従えば語義理解は音韻層から意味層への変換，呼称は意味層から音韻層への変換，復唱は音韻層から音韻層への変換過程とされる[3]．また，このモデルでは単語と非語の処理過程を区別しない．

▶ 失語症のタイプ分類

本邦で一般的なタイプ分類は，ボストン学派の古典分類，新古典分類（古典的タイプ）に，それぞれの様式のみの障害を示す純粋型や皮質下損傷による失語型などが区別されたものである（表1）．ただし，皮質下性損傷でみられる失語症状は皮質機能の低下によるとする説もあり，皮質下損傷で失語が生じるかどうかについては未だ議論されて

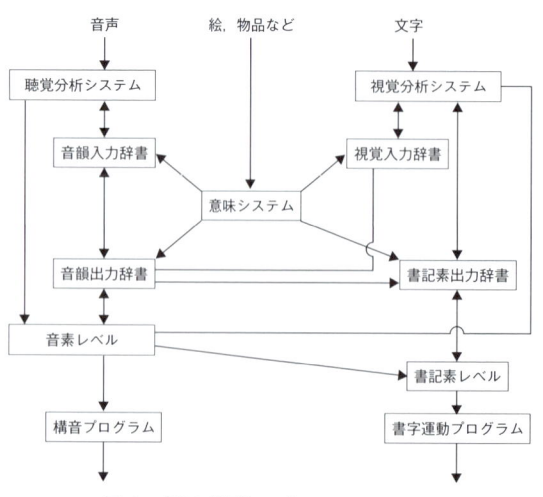

図1 ● 語の処理モデル（文献1, 2を改変）

表1 ● 各失語タイプの特徴

タイプ	音声言語（理解と発話）の主な特徴		想定されている主な損傷部位	随伴しやすい症状
	聴覚的理解の重症度あるいは特徴	発話の特徴		
ブローカ失語	単語レベルは比較的保たれる 統語理解障害	アナルトリーの合併 音韻性錯語 語性錯語 失文法	左中心前回 中下前頭回 島	右片麻痺 口部顔面失行 観念運動失行
ウェルニッケ失語	語聾 語義理解障害	音韻性錯語 語性錯語 新造語 ジャルゴン	左側頭葉～頭頂葉	視野障害 急性期には病識低下
超皮質性運動失語	基本的には保たれる	初期には無言もあり 発話量低下 発話開始困難 保続 復唱良好	左中前頭回 左補足運動野 前部帯状回	発動性低下
超皮質性感覚失語	語義理解障害	語性錯語 復唱良好 エコラリア	左側頭葉下部 左中下前頭回	
超皮質性混合失語	単語レベルから低下	エコラリア 補完現象	広範病巣	
伝導失語	聴覚性言語性短期記憶障害が想定されている	音韻性錯語 接近行為 復唱障害	左縁上回 弓状束	感覚障害 視野障害 口部顔面失行 観念運動失行
失名詞失語 （健忘失語）	基本的に良好だが，語義理解不良な2方向性の障害を呈する例もある	喚語困難 迂言 指示代名詞の多用 カテゴリー特異性 復唱良好	左側頭葉後下部など	
全失語	単語レベルから低下	残語 常同言語	ブローカ野とウェルニッケ野を含む広範病巣	右片麻痺と感覚障害 片麻痺を伴わない例の報告もある
皮質下性失語	病巣が限局していれば，概して良好	構音の障害 声量低下 喚語困難 音韻性錯語 復唱良好	左基底核 左視床	

いる．

古典的タイプは流暢性，復唱，聴覚的理解という音声言語の症状によって分類される．流暢性は，発話量と句の長さ，発話間の休止時間の長さという発話の量的な側面と，構音，プロソディ，発話時の努力といういわゆるアナルトリー（発語失行，失構音）と考えられる症状の有無によって評価される．しかし，アナルトリーはあるが発話量は少なくないという症例の流暢性をどう判断するのか明確でないなど，流暢・非流暢という分類には問題もある．また，この分類は脳血管障害による失語症の分類であり，進行性失語や皮質下性失語には必ずしもあてはまらない．皮質下損傷で生じた失語に対しては視床失語，被殻・内包失語というように損傷部位による分類がなされている．

失語症のタイプ分類は，多様な言語症状をある程度のまとまりをもったものとして捉えられるという点で有用である．タイプ名は共通言語ともなり得る．しかし，それぞれの分類基準は必ずしも厳密ではなく，いずれのタイプにも分類できない症例も多い．また，現在の分類名は症状群あるいは損傷部位による特徴として表されており，背景となる言語処理過程における機能障害が反映されたものではない．したがって，タイプ名から訓練法を導き出すことはできない．タイプ分類はこのような限界を知って行う必要がある．一方，それぞれのタイプにみられる言語症状を，認知神経心理学的観点から分析するという方向の研究も盛んである．今後，言語訓練という観点からは，異なる分類法が主流になる可能性もあるのではないかと思われる．

文 献

1) Ellis AW, Young AW：Human cognitive neuropsychology. Lawrence Erbaum Associates, London, 1988.
2) Kay J, Lesser R, et al.：Psycholinguistic assessments of language processing in aphasia（PALPA）：an introduction. Aphasiology 10：159-215, 1996.
3) Matti Laine, Nadine Martin：Anomia Theoretical and Clinical Aspects（佐藤ひとみ・訳：失名辞―失語モデルの現在と治療の新地平．医学書院，2010）．
* 伏見貴夫，辰巳 格：音韻機能の障害（笹沼澄子・編：言語コミュニケーション障害の新しい視点と介入理論）．医学書院，2005, pp96-130.

（執筆者：春原則子）

基礎知識(5)
失語症をめぐる様々な立場・解釈

▶ 用語をめぐる様々な立場・解釈とその対応

言語聴覚士が臨床場面においてまず注目すべきは，その臨床症状である．そして，その症状がどのようなメカニズムによって起こっているのかを考察することが治療アプローチ展開の上では最も重要となる．その症状の記述に使われる用語に関して各々の臨床家によって解釈に違いが生じていた場合，同じ施設内であっても正確な情報が共有できず，結果的に失語症の治療に影響をきたす事態となる．他施設と報告書で連携する際や学術研究発表の場においても混乱が生じていることが現状である．

失語症に関する用語について，歴史的に様々な立場や解釈があるため，これまで統一された見解が示されてきたとは言い難い状況である．特に日本において，欧米から伝えられた用語をそのまま日本語に訳したものについては，日本語の言語体系の特徴が加味されていないことも問題である．さらに日々失語症に関する研究が進むなかで，新しい症状や症候に対する用語も次々と誕生している．一方で，この新規用語に関しても各々の臨床家が異なる臨床場面で同じ症状と同定できるかどうかは疑問が残るところである．同じ用語を使用しても，違う症状として捉えて考えてしまうことは少なくない．また逆に，同様と考えられる症状に対して，複数の異なった用語が使用されていることも現実である．症状記述の際には，「誰の定義による」ということを記載して用語を用い，論じる上での立場を明らかにすることが重要である．例えば，失語症の流暢・非流暢の定義については今でも議論の決着が得られていない．

▶ 流暢・非流暢をめぐる立場・解釈とその対応

言語聴覚士の間であっても，失語症の流暢・非流暢の解釈は大いに異なるところである．判断基準も諸説あり，言語症状からみた流暢性の判断もあれば，症状の背景にある障害メカニズムの観点から見た流暢性の判断もあり，著作物や症例報告での混乱は顕著である．

失語症状が見かけの上で非流暢と考えられた場合，その症状が内言語障害による音韻想起障害によるものなのか，構音運動プログラムの障害であるアナルトリーの影響によるものなのか，麻痺によって発話運動自体に制限があるためなのか，あるいはこれらの症状が混在しているのか，という判断をまず行うことが必要である．治療を展開する上で大切なことは，流暢・非流暢となっている要因が何かを明確にすることである．

筆者らは，発話の流暢・非流暢については，「アナルトリーの有無」で判断する立場を推奨したい．その理由は，アナルトリーを伴うかどうかで治療プランが大きく異なるためである．ここで問題となるのは「アナルトリー」という用語の解釈である．ほぼ同義の用語として，発語失行(apraxia of speech)，失構音などがある．筆者らは，いずれの用語も言語情報処理モデルにおける構音運動プログラムの障害に起因するものであると考えている．したがって流暢・非流暢については，構音運動プログラムの障害によって生じる音韻の表出困難や音韻の歪み，すなわちアナルトリーが存在するか否かで判断する，という立場がリハビリテーション遂行上有用であると確信している．

▶ 認知症との鑑別における立場・解釈

失語症と認知症は，基本的には障害のメカニズムが全く異なるものである．しかし近年は，失語症における意味理解障害と，主として認知症にみられる意味記憶障害が，明確に区別されないまま論じられていることがある．この結果，現在においてもしばしば両者が混同されて扱われてしまうことは少なくない．とりわけ発症初期に「認知症」と診断されたことで，患者とその家族のその後の生活が一変するという事態は避けなければならない．

純粋な失語症における意味理解障害は，言語情報処理モデルで考えれば，「意味システム」そのものの障害ではなく，「意味システム」へのアクセスの問題と考えられる．したがって，知識の量が少ないことや，知識そのものの忘却が失語症における意味理解障害というわけではない．

一方で，記憶障害や問題行動ではなく，失語症で始まる認知症（原発性進行性失語(primary

progressive aphasia：PPA))の存在も明らかとなっている．脳萎縮の部位やその伸展方向あるいは機能画像上の血流低下部位に伴いいくつかのタイプに分かれる．現れた症状が，失語症状なのか認知機能低下によるものか，この差異の明確な判断は難しい．しかし失語症の存在そのものに注目できるか否かが，ケアを行う上で非常に重要なポイントであるので，留意する必要がある．

▶ 失語症状の捉え方をめぐる立場・解釈

失語症状の捉え方についても，リハビリテーションに携わるスタッフにより様々な立場・解釈がある．

まず医師の立場で考えると，失語症状に対してのリハビリテーションのみならず，その原因となった脳血管障害に対する治療や再発予防，てんかんなどの管理も含めて広く全身的医学管理が求められる立場である．その意味では，失語症状の細部にまで踏み込んで把握することは現実的には難しいため，言語聴覚士から詳細な報告を受けることで，チーム医療として効率的な運用が可能となろう．

次に，失語症患者と家族の立場から，失語症状に対しての捉え方を考える．失語症に対する障害受容や心理的側面については他項を参照されたい．失語症患者本人・家族ともに，発症初期には，失語症の回復について知識がないのは当然なことである．この段階では，失語症が「完全に治る」障害であると考えていることが少なくない．完治しないまでも，かなりの能力が「再生」すると考えがちである．例えば，「風邪を引いたので薬を飲んだら3日で治った」と同じような感覚である．逆に，「ことばを失う」という現象に絶望し，強度の不安や混乱を示す場合もある．長い年月をかけて治療を行い，それでも失語症が残存し，一見すると障害受容ができたように見えても，失語症患者は「治したい」という気持ちが先行して，言語治療への過度な固執や，家族が失語症患者に過度な要求をすることも少なくない．

さらに，失語症患者の発話障害への病識という点でみてみる．失語症のタイプによっても異なるが，大きくは自身の発話症状を理解できるタイプと，理解できないタイプに分けることができる．例えば，いわゆるアナルトリーを伴うような非流暢性失語で，1つひとつの音の産生に苦労を伴うタイプであれば，発話しにくいという現実に直面するため，「しゃべれない」という自身の状況について理解を得ることは比較的容易に可能である．この場合，発話によって「伝えた」という満足感を得るためには，聞き手側の「待つ」という協力が不可欠になるのだが，スムーズなコミュニケーションという観点でみれば，聞き手が推測して先回りした方が労力は少ない．しかし患者の「伝えたい」という気持ちは，周囲が思っている以上に強いことが多い．このため発話行動を途中で阻止されることに抵抗感を持つ患者も少なくない．

一方で，ウェルニッケ失語で流暢に発話可能な患者の場合，失語症患者自身は「上手にしゃべることができている」と思っていることがほとんどである．たとえ語性錯語が頻発していたとしても，新造語ジャルゴンであっても，失語症患者自身は「しゃべることができている」のである．そのために，発話の誤りを訂正されると違和感を覚えたり，相手に疑念を抱いたりすることが少なくない．このタイプの失語症患者が自身の発話症状を冷静に分析できるようになるまでには，かなりの年月を要する．

言語聴覚士の評価上の障害の重症度が，失語症患者にとっての「重症度」と一致するものではない．失語症患者にとっての「障害に対する思い」について，言語聴覚士は適切に理解し必要な支援をするべきであろう．

▶ 言語聴覚士の立場・解釈

言語聴覚士は，上述のようなすべての立場における失語症状を多面的にかつ的確に解釈して，包括的に患者を診なければならない立場である．したがって，失語症に関する医学的な面のみならず，鑑別すべき他の高次脳機能障害の詳細な分析，各ステージに応じた心理面の支援，家族を含めた環境の調整，福祉行政・労働行政も含めた支援などを過不足なく提供することが必要となる．そして，失語症患者とその家族が真の障害受容に至る長いプロセスに寄り添うことこそ，言語聴覚士の重要な役割である．言語聴覚士は高い専門的技術と広い見識をもって，失語症患者支援の中心的役割を果たせる存在でなければならない．

（執筆者：中川良尚）

基礎知識(6)
失語症患者と家族の心理的側面

いかなる障害であれ障害をもつことは，患者本人はもとより家族にも何らかの心理的問題を引き起こす可能性がある．障害が失語症によるコミュニケーション障害であれば意思の疎通が制限されるため様々なコミュニケーション場面において支障が生じ失語症患者，家族の心理的な問題はより深刻となる．

▶ **失語症患者の心理的側面**

失語症により他者とのコミュニケーションが制限されるだけでなく，人は言語を使って物事を考えるため思考も影響を受ける．さらにテレビや新聞から情報を得ることや銀行などで書類を書くなどが困難となり社会的な生活能力の低下を招く場合もある．そして，これらの問題が失語症患者の心理的側面に大きな影響を及ぼす．

失語症患者の心理的な問題には，抑うつ状態をはじめ不安，焦り，いらだち，孤立感，悲嘆，易怒性，感情の不安定さなど，様々な状態がある．なかでも抑うつは多くの失語症患者が経験するため，特に注意が必要である．抑うつは，気分が落ち込む，意欲低下，眠れない，疲れやすい，食欲不振などの症状が一定期間続く状態である．抑うつは原因別に①内因性，②反応性，③身体因性，④神経症性があり（表1），失語症患者の場合，他の障害患者と同様すべての可能性がある．抑うつの中には抗うつ剤が効くものがある（内因性うつ），一方抗うつ剤はあまり効果なく，障害受容に向けた心理的サポートが有効なものがあるが（神経症性うつ），失語症患者の抑うつが①〜④のどれなのかの判別は難しく，専門家との連携が重要となる．

さらに失語症患者は，これまで当たり前のように機能していた言語に障害が出ることにより，自信を喪失するとともに自己に対する評価や価値が低下するなど，自分自身に対して否定的な感情を抱くことが多い．

表1●うつの病因別の分類（文献1）

①内因性うつ：はっきりした原因が見つからない．典型的なうつ病．脳内のセロトニンの低下がみられる．
②反応性うつ：ストレスとなる出来事が原因としてある．事故や発症，機能の喪失，能力低下，社会的立場の喪失のどれもが大きなストレスである．
③身体因性うつ：悪性腫瘍や内分泌代謝異常，脳機能・器質障害などを原因とする．
④神経症性うつ：病前性格や心理的な素因が原因となっている．

このような失語症患者の心理的問題は，時間の経過，患者を取り巻く医療者をはじめとする周囲の支援などを通じて，障害を受容して行くことで軽減される場合が多い．障害の受容は，次の5つの過程からなる．

ショック期：発症直後で自分に何が起きたか分からず，身体的には苦痛があっても心理的には平穏で，むしろ感情が鈍麻し，いろいろな面に無関心となる時期．

否認期：身体的状態が安定するとともに自分に起こった事態が分かってくると，心理的な防衛反応として障害の否認が生じ，訓練に対しても拒否的となる時期．

混乱期：障害が否認できない現実であることを理解しはじめると，他者に対して攻撃的になり，自分が障害を負ったのは治療が失敗したからだと他者に怒りの感情をぶつけたりする．それとは逆に，こうなったのはすべて自分が悪いのだと自らを責め，時には自殺企図に至る場合もある時期．

努力期：他者や自分を責めても何も解決しないことを悟るとともに，機能の改善傾向など希望の光が見えはじめると，障害に対して前向きに対応して行こうと努力する時期．

受容期：障害に対する価値観の転換が起こり，障害を個性の一部と考え，それにこだわることなく，障害をもつことで見えてくる世界があるのではないか，また障害をもちながらも家庭や社会の中で新しい役割を見出せるのではないか，さらに障害があっても自己の人間的価値を低下させるものではない，などの認識を通じて前向きに障害を受け止めて生きて行こうする時期．

この障害受容の考え方については，すべての障

害者がこのような過程をたどるとは限らない，身体障害を基本としており，失語や記憶障害，注意障害といった高次脳機能障害など障害による違いが考慮されていない，障害者に対する社会の偏見や差別をなくすなど社会の側が障害を受け入れる「社会受容」の考え方が欠落している等の批判的な意見も多い．確かに，障害受容の過程には多くの患者が経験するものと，そうでないものがあるので，画一的に考えるべきではない．しかし，この障害受容の過程は，患者の心理的側面を知る上で十分に留意すべきであり，この点は失語症の患者の場合であっても同様である．ただ，失語症は言語機能の問題であるため患者の心理状態について発話のみから的確に情報を集め理解することが難しい場合があるので，行動面の評価を中心に，個別に検討するなどの配慮が必要であろう．

▶ 家族の心理的側面

ある日突然，脳の損傷により，人が言語機能に重い障害を負った時，失語症患者だけでなく，その家族の生活も一変することは想像にかたくない．失語症により，家族の中で果たしてきた役割や言語を介したコミュニケーションを基盤とした家族との絆が揺るぎかねないからである．このため失語症患者の家族も，患者と同様失語症に起因する様々な心理的問題を抱えることになる．

発症直後は何が起こったのか理解できず，動揺や混乱が生じる．その後，医師から失語症であると言われても，それがどのような障害であるのか理解できず途方に暮れる．そして失語症患者と接しコミュニケーションがうまく取れない事態に直面して，失語症がどういう障害であるかを実感するとともに，どのようにコミュニケーションを取ったらいいのか分からず苦悩する．さらに退院後は家事，仕事，育児，介護など様々な問題が家族に重くのしかかり，さらに心理的に孤立し追い詰められて行く．このため家族も，抑うつ状態に陥る危険性がある．

▶ 失語症患者・家族の心理的側面への対応

これまで述べてきたように，失語症の発症を契機に患者だけでなく家族にも，様々心理的問題が発生する可能性があるので，言語聴覚士は失語症患者・家族の心理的側面を十分理解し，サポートして行くことが求められている．このことは，言語訓練を効果的に進めて行く上でも重要である．特に発症直後の急性期の段階では，患者と家族の不安を少しでも軽くするために，失語症について分かりやすいことばで丁寧に説明するとともに，失語症状の特徴（例えば，漢字単語の理解や音読は保たれているなど）や，コミュニケーションの取り方など実演をまじえて説明する．

▶▶ 失語症患者の心理的側面への対応

患者の心理的側面を理解する上で障害受容の過程が参考になる場合には，現在，患者がどの段階にあるかを見定める．例えば，現実の障害を受け入れられず葛藤に苦しんでいる場合は，この心の葛藤を十分に言語化できない患者に代わって，患者の表情，行動などから汲み取るだけでなく，残された言語機能を駆使して言語化できるようサポートする．

自分自身への否定的感情から障害と向き合えない場合には，言語機能に制限があっても可能で，かつ自己表現や達成感が得られる絵画や書道などの芸術的な活動を通じて肯定的感情をもつよう働きかける．さらに会話を中心としたグループ訓練で他の失語症患者，なかでも障害を受容し前向きに生きている患者との接触の場を設定することもよい．

▶▶ 失語症患者の家族の心理的問題への対応

失語症がどのような障害であるかについての説明とコミュニケーション方法の指導を行いつつ，常に共感的な傾聴態度で心理的なサポートを行う．

退院後の生活不安の軽減に対しては，社会福祉制度などの社会資源や患者会に関する情報提供も重要である．

文　献

1) 先崎　章：抑うつ状態．総合リハ 35：357-364, 2007.
* 宇野　彰：失語症者の心理的問題．耳鼻咽喉科・頭頸部外科 MOOK No.19, 1991, pp133-144.
* 南雲直二：障害受容と社会受容．総合リハ 37：903-907, 2009.
* 佐藤ひとみ：臨床失語症学．医学書院，2001.
* 竹内愛子・編：失語症臨床ガイド．協同医書出版社，2003.

（執筆者：羽飼富士男）

基礎知識（7）
失語症患者と家族のニーズ

失語症者は，日本全国に推定20万人いるとも50万人いるともいわれるが，わが国では，失語症者の総数を把握するための調査は行われていない[1]．失語症という障害は外見では分かりにくく，周囲の人々に理解されることは難しいが，人との意思疎通が困難になることから，それまでの家族生活や社会生活に支障をきたす場合が多い．また，家族も日常生活が変化し，支える立場で同様に苦しんでおり，当事者とコミュニケーションが図れないことは心理面の負担が大きく，家族には生活・介護・育児が重くのしかかり，サポートが必要である[2]．

失語症者の職業復帰は難しく，受傷前と同じレベルの職業を維持することが困難な状況である．特に若い既婚の失語症者の家族の問題は深刻で，佐野は「40歳未満発症の失語症者は，職業をこれまでのように続けられないために起こる経済的破綻問題，子供の養育にあたり失語症者が親の役割を十分に果たせないための問題，介護に関わる家族の疲労，失語症者が心理的に不安定であるために起こるトラブルの連続，家庭内役割の変化で家族は疲弊し，失語症者の配偶者が強い抑うつ状態に陥ることも少なくない」と述べている[3]．

▶失語症者の就労状況

失語症者の就労について，2000～2010年度の過去10年半で失語症者の利用実績のあった地域障害者職業センターは，全体の9割以上を占め，利用者は年々増加傾向にあると報告されている[4]．報告の中には，2005～2010年度に地域センターを利用した失語症者の平均年齢は40～50歳代が65.5%と中高年齢者が多く，高次脳機能障害や身体機能障害を有する者がほとんどであり，純粋に失語症のみを有する者は約2%と少ない．地域障害者職業センターを利用後の就労状況は，新規就職または復職可能35.0%，休職中9.0%，福祉的就労5.6%，転帰不明者13.4%，就労困難36.9%であったと報告されている．

また，高次脳機能障害全国実態調査委員会が実施している「失語症全国実態調査」によると，医療機関利用後の社会復帰状況は過去10回（1978～2010年）の調査結果より，失語症者全体の1割前後（5.5～16.2%）となっており，失語症者の就労困難が伺われる[4]．

失語症は身体障害者手帳の対象ではあるが，等級が3級あるいは4級に限られており，この等級は障害者年金の額に反映されるため，就労年代の失語症者は収入面で困難をきたすことが多く，生活が困難となる場合が多い．

▶日常生活での困難さ

全国失語症友の会連合会による「失語症の人の生活のしづらさに関する調査」の報告では，発症後「生活がしづらい」と感じている失語症の人は約9割にのぼり，そのうち発症から7年以上経過した人が半数以上であった．このことから，「失語症」が一過性の障害ではなく，コミュニケーションの困難さや日常生活の自立の困難さなどに対する有効な対策がない現状では永続的に生活のしづらさをもたらし続けるものであることを示している．家族や他人とのコミュニケーションの困難さだけでなく，公共交通機関や銀行・市役所などの公的機関の利用，電話やパソコンの使用，通院など，自立した日常生活を送ることも困難となり，二次的な問題も生じる．

外出時にガイドヘルパー等の支援を受けていると答えた者はわずか8%であり，支援を受けていない理由として，ガイドヘルパーが失語症者とのコミュニケーションに有効な方法を習得しておらず，失語症者の気持ちを察することが難しいため，本人の気持ちを察することができる家族が同行して介助することが不可欠という意見もあった．失語症者へのガイドヘルパーは失語症者とのコミュニケーション技術を習得する必要があるが，失語症者のコミュニケーション困難に対する公的な支援はないというのが現状である．

▶ピア・カウンセリングおよび社会啓発活動による支援体制

現在，日本にはガイドヘルパーなど公的に失語症者のコミュニケーションを支援する体制はない

が，ピア・カウンセリングおよび社会啓発活動による支援体制として，失語症友の会や失語症会話パートナーなどがある．

▶▶ 失語症友の会

「失語症友の会」は，地域ごとに患者家族が中心となって運営しており，ボランティア（失語症パートナーを含む）や言語聴覚士らが援助している．「全国失語症友の会連合会」は，失語症者などの障害者団体相互の親睦ならびに理解を深めると共に，必要な事業を行い，あわせて失語症に対する啓発をはかり，その生活と福祉の充実・増進に寄与することを目的する特定非営利活動法人（NPO法人）である．言語訓練教室や失語症の理解とケアの実践講座，機関誌の発行などを行い，また年に1度，失語症友の会連合会全国大会を開催している．

失語症友の会は，多くの失語症患者にとって，障害を理解しあい，安心して多くの人との交流が果たせる場でもあり，社会参加の第一歩を担っており，失語症者の社会参加を促すうえで非常に有効と考えられている[1]．また，家族にとっても，他の家族から経験や対応法などの，情報交換や話し合いができる場となる．何より，「自分だけではない」という同じ思いの共有が，心理的な支援として大きな意義を持っている[3]．

▶▶ 失語症会話パートナー

「失語症会話パートナー」とは，失語症を理解し，会話の技術を身につけて，失語症の人と周囲の人や地域社会との仲立ちをして会話の手助けをする人のことである．本邦では2000年に，現NPO法人和音が東京で失語症会話パートナーの養成を開始し，現在20あまりの地域でその養成，および活動が行われている．NPO法人和音では，教育研修事業として失語症会話パートナー養成講座や失語症"家族"サポートセミナーなどがあり，社会参加支援事業として失語症会話サロン，会話パートナー訪問事業などがある．また相談事業や普及啓発事業（失語症家族支援ガイド，会話支援のためのリソース手帳など）も行っている．鈴木[5]によると，失語症患者は会話パートナーの支援を失語症友の会で経験することによって，有用性が分かり，個人的活動の支援（手紙の代筆，通院・外出援助，役所手続きなど）も希望することになると報告されている．

▶ 国外の支援体制

日本には，失語症に関する相談機関はない．アメリカ合衆国では，American Speech-Language-Hearing Association（ASHA）やAphasia Hope Foundationなど失語症者に対する組織支援だけではなく，National Family Caregivers Association（NFCA）など家族や介護者への情報サイトがある[6]．また，現在，連邦政府より慈善組織として認可を受けた独立の失語症センターが8カ所ある．これら独立の失語症センターに加えて，National Aphasia Association（NAA）には，現在全米とカナダで定期的に集まっている300カ所以上の失語症グループとプログラムが一覧できるようになっている．英国には2000年にConnectという慈善団体が設立され，失語症の人が人生における様々な機会と自己実現を「失語症ゆえに阻まれない社会」の実現を目的に活動している．

文献

1) 全国失語症友の会連合会：失語症者のリハビリテーションと社会参加に関する調査研究事業 第一次調査報告書. 独立行政法人福祉医療機構「長寿・子育て・障害者基金」助成事業, 2008.
2) 田中加代子：失語症者家族の立場から：人との出会いを通じて. コミュニケーション障害学 21：139-142, 2004.
3) 佐野洋子：失語症のリハビリテーション：各ステージに応じた対応（鹿島晴雄，大東祥孝，他・編：よく分かる失語症セラピーと認知リハビリテーション）．永井書店, 2008, pp175-184.
4) 田谷勝夫, 青林 唯：失語症のある高次脳機能障害者に対する就労支援のあり方に関する基礎的研究. 日本障害者雇用促進協会障害者職業総合センター調査研究報告書 No.104, 2011.
5) 鈴木朋子：会話パートナーによる失語症者支援の現状と今後の展望―愛知県における7年間の取り組み. 健康医療科学研究 2：27-38, 2012.
6) Leonard L. LaPointe：Aphasia and Related Neurogenic Language Disorders, Third Edition. Thieme, pp249-251.
* 小林久子：失語症における参加制約. 言語聴覚研究 7：73-80, 2010.

（執筆者：羽飼富士男）

基礎知識(8)
ニーズに応える医療・福祉の社会制度

　失語症は，脳血管障害や脳腫瘍，さらには外傷性脳損傷などにより言語機能を司る脳の部位が損傷されると起こり，話す，聴く，書く，読むの言語のすべてのモダリティが障害され，コミュニケーションに重大な支障をきたす．このようなコミュニケーションの障害は，家庭生活のみならず，就学・就労など社会生活にも大きな影響を及ぼす．また，近年リハビリテーションを受けられる期間の短縮や，それを提供できる施設の減少，訓練頻度および内容の制約によって，失語症者は十分なリハビリテーションを受けることができず，このため言語機能の改善が進まずに社会的生活はもとより，厳しい日常を送っていると推察される[1]．

　失語症者に利用可能な医療・福祉の社会資源は，現行の社会福祉制度下において，医療保険による外来通院での言語聴覚療法，身体障害者福祉法における身体障害者手帳の取得，障害者福祉事業におけるデイケア，あるいは介護保険における要介護認定後の介護老人保健施設における通所リハビリテーションなどが挙げられる[2]．また，各地域で失語症友の会が運営されている．全国失語症連合会では2000年から失語症会話パートナーの養成講座を開始し，行政に対して聴覚障害者に対する手話通訳者や要約筆記奉仕員と同様に，失語症会話パートナーの配置を事業として行うように求めている[3]．

▶ 失語症者が利用可能な社会資源
▶▶ 身体障害者手帳[4]

　身体障害者手帳は，身体障害者福祉法に基づき，「身体障害者福祉法 別表」に掲げる障害程度に該当すると認定された方に対して交付され，各種の福祉サービスを受けるために必要となるものである．失語症の場合の等級は，身体障害者手帳3級（音声機能，言語機能，又はそしゃく機能の喪失）または身体障害者手帳4級（音声機能，言語機能，又はそしゃく機能の著しい障害）に限られる（18歳以上の者）．なお，脳血管障害による場合，従来は発症後6カ月以降に申請されることが一般的であったが，現状では発症後3カ月以降の認定が一般的とされている[5]．

▶▶ 就労支援機関

　これには，公共職業安定所（ハローワーク），地域障害者職業センター，障害者就業・生活支援センター，障害者職業能力開発校，高齢・障害者雇用支援センターなどがある．例えば地域障害者職業センターは，全国47都道府県に設置されており，障害者1人ひとりのニーズに応じて，職業評価，職業指導，職業準備訓練，職場適応援助者（ジョブコーチ）支援事業等の専門的な職業リハビリテーションを実施している．また，事業主に対して雇用管理に関する助言等を実施する．職場適応援助者による支援では，障害者に対する業務遂行力やコミュニケーション能力の向上支援や，事業主や同僚などに対する職務や職場環境の改善を助言している．

▶▶ 障害者の日常生活及び社会生活を総合的に支援するための法律（旧障害者自立支援法）

　障害者自立支援法は，2006年に障害者が障害の種類に関係なく，自分の持っている能力などに応じて自立的に社会生活を営むことを目的として制定されたが，2013年4月に改正され，「障害者の日常生活及び社会生活を総合的に支援するための法律（障害者総合支援法）」となった．本法では，障害者（児）の定義に難病等を追加し，2014年4月1日から，重度訪問介護の対象者の拡大，ケアホームのグループホームへの一元化などが実施される予定である[6]．

市町村：

【自立支援給付】

　介護給付：居宅介護（ホームヘルプ），重度訪問介護，同行援護，行動援護，重度障害者等包括支援，短期入所（ショートステイ），療養介護，施設入所支援，共同生活介護（ケアホーム），生活介護．

　訓練等給付：自立訓練（生活訓練，機能訓練の2種類），就労移行支援，就労継続支援，共同生活援助（グループホーム）．

　自立訓練（生活訓練）は，一定の基準に基づき，都道府県知事に届け出た指定自立訓練（機能訓練）事業所について，リハビリテーション実施計画書を作成されている利用者に対して，1日につき所

定単位数を加算される[7]．生活機能訓練では，自立した日常生活や社会生活を送れるよう，移動・家事・コミュニケーション等の指導を行う[8]．言語聴覚士は，特にコミュニケーションの指導において，その専門性の発揮が期待される．

自立支援医療：更生医療，育成医療，精神通院医療

補装具

【地域生活支援事業】

相談支援，成年後見制度利用支援，コミュニケーション支援，日常生活用具の給付または貸与，移動支援，地域活動支援センター，福祉ホーム，その他の日常生活または社会生活支援など

都道府県：専門性の高い相談支援，広域支援，その他事業（例：社会参加促進事業，福祉ホーム事業など）また，市町村の地域生活支援事業を支援する．サービスの利用には，市町村の窓口に申請し障害者程度区分について認定を受ける．ただし，「訓練等給付」のみを希望する場合は，障害程度区分の認定を受ける必要はない．

▶▶介護保険制度

加齢に伴う病気などにより介護を必要とする状態になっても，尊厳を保ち，できる限り自立した日常生活を送ることができるよう，利用者の選択に基づいて，必要なサービスを総合的かつ一体的に提供する仕組みである．65歳以上で介護が必要になった原因を問わず，給付の対象となる．40～64歳で脳血管疾患（失語症を含む），がん（末期），筋萎縮性側索硬化症などの16の特定疾患を原因として，介護が必要になった場合に給付の対象となる．介護保険は，要介護1～5では介護給付サービス，要支援1，2では予防給付サービス，非該当（将来的に要支援または要介護になる恐れのある方やその他の高齢者）は地域支援事業の介護予防事業のサービスを受けることができる．

介護給付は，同居サービス（訪問介護，訪問リハビリテーションなど13種類），地域密着型サービス（夜間対応型訪問介護，小規模多機能型居住介護など8種類），施設サービス（介護老人保健施設，介護老人福祉施設，介護療養型医療施設）がある．

予防給付は，同居サービス（介護予防訪問介護，介護予防訪問リハビリテーションなど13種類），地域密着型サービス（介護予防小規模多機能型居宅介護など3種類）がある．

地域支援事業の介護予防事業には，一次予防事業と二次予防事業があり，前者は高齢者全体を対象にした講演会や介護予防教室の開催，介護予防に関するボランティアの育成などを行い，後者は口腔機能の向上や栄養改善など要介護状態等となる恐れのある高齢者を対象に心身・生活機能の低下または悪化防止のために必要な事業を実施している．

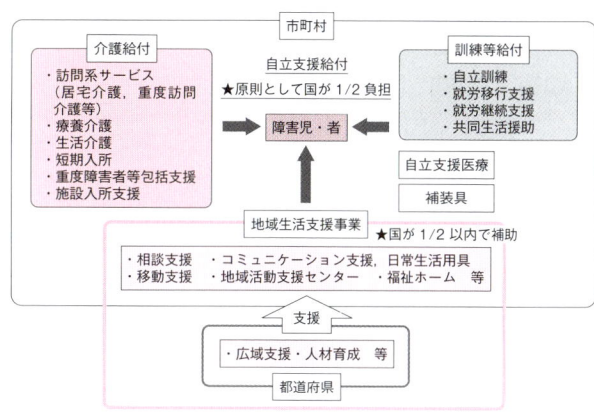

図1 ● 障害者総合支援法による給付・事業（文献7）

文献

1) NPO法人全国失語症友の会連合会：失語症の人の生活のしづらさに関する調査．「失語症の人の生活のしづらさに関する調査」結果報告書作成ワーキンググループ，2013．
2) 渡邊知子：在宅失語症者の利用している社会制度と障害特性の関係．宮城大学看護学部紀要 9：34-50, 2006．
3) 種村 純：言語コミュニケーション障害者への医療福祉．川崎医療福祉学会誌 増刊号：409-417, 2012．
4) 東京都福祉保健局，東京都心身障害者福祉センター，身体障害者手帳，〈http://www.fukushihoken.metro.tokyo.jp/shinsho/shinshou_techou/〉, accessed 2013-11-15）．
5) 樫本 修：リハビリテーション科医が知って役立つ身休障害者手帳の診断書・意見書の書き方．リハビリテーション医学 50：130-135, 2013．
6) 厚生労働省，法律事項別概要〈http://www.mhlw.go.jp/seisakunitsuite/bunya/hukushi_kaigo/shougaishahukushi/sougoushien/dl/sougoushien-06.pdf〉, accessed 2013-11-15）．
7) 障害者の日常生活及び社会生活を総合的に支援するための法律に基づく指定障害福祉サービス等及び基準該当障害福祉サービスに要する費用の額の算定に関する基準
8) 深津玲子：高次脳機能障害者に対する生活訓練，就労移行支援．高次脳機能研究 32：355-359, 2012．

（執筆者：羽飼富士男）

検査・評価（1）
言語機能に関するもの

失語症の評価とは，言語障害の有無の判断から開始し，どのような言語障害であるかを鑑別する一連の流れにおいて，失語症状があると判断した場合に，①言語症状を把握し，②言語機能をモダリティごとに検査した上で失語症のタイプ分類および重症度の判定を行い，③実用コミュニケーション能力を評価し，④運動障害性構音障害，高次脳機能障害等関連障害の合併の有無が言語能力・コミュニケーション能力にどう影響しているかを把握し，⑤それらの情報を統合し，患者の障害像を明らかにすることである．その評価に基づいて予後を予測し，訓練目標（短期・長期）を定め，治療計画を立案する．

▶ 初回面接（インテーク検査）

初回面接の目的は言語障害の有無，失語症の有無を判断することである．聴理解，呼称，音読，書字，発声発語器官の運動，構音機能の項目について20分程度で検査を行う．わが国ではインテーク面接用の標準的な評価バッテリーがなく，各施設で独自に用意したものを用いることが多い．

検査で聴理解の誤り・喚語困難・錯語・迂言・復唱困難・錯読・書字の誤り等失語症状を1つでも認めた場合は，失語症を疑う．構音障害，発語失行および高次脳機能障害の有無を確認することも忘れてはならない．高次脳機能障害の有無の判断には課題遂行の様子や検査態度なども観察することが大切である．

しかし，発症間もない急性期の場合は，意識障害も合併し全身状態も不安定であるため安静度を確認した上でベッドサイドでの評価となる．まとまった検査はまず困難と考えた方がよい．また意識障害による言語機能の低下を失語症と誤って判断しないために，一回の検査で結論を出さないことが肝要である．

▶ 情報収集

言語面の評価を行うと同時に，医学的情報（診断名・発症部位・画像所見・神経学的所見・既往歴・合併症の有無・リスク等）や関連職種（看護師・理学療法士・作業療法士等）からの情報，家族からの情報（家族構成・教育歴・職業・趣味・言語習慣等）の収集も行う．

▶ 失語症検査

初回面接において失語症が疑われた場合，総合的な失語症検査を実施する．わが国で標準化されている失語症検査は「標準失語症検査（SLTA）」「WAB失語症検査日本語版」「失語症鑑別診断検査（老研版）D.D.2000」である．

検査遂行の前提条件は意識障害がなく，検査に耐えうるだけの身体的および心理的耐久性があることである．また聴力障害の有無や視力障害，視野障害の有無を確認し，場合によっては補聴器の使用，適切な声量での指示，眼鏡の使用，図版提示位置の工夫等を行う．

▶ 評価および評価の観点

総合的な失語症検査を実施した後，検査結果から症状を分析し失語症のタイプや重症度を判定し，言語所見をまとめる．

タイプ分類および重症度，失語症状をまとめる時は言語モダリティごとに分析し，さらにモダリティ間での比較検討を行い，それらを総合して記述する．また言語機能のレベルと日常生活（病棟生活）でのコミュニケーション能力を照合することも必要である．

総合的な失語症検査の後，さらに言語処理過程のどこに障害があるのかを分析するため，掘り下げ検査（deep test）を行う．掘り下げ検査を行うことによって効果的な治療プログラムの立案が可能となる．

表1のモダリティごとの重症度は，標準失語症検査をもとにした概ねの目安である．

▶ 聴理解

聴理解の重症度は，確実に理解できる言語単位によって判断する．理解可能な言語単位が単語であれば語の親密度，意味カテゴリー，心象性，品詞等について，文レベルであれば文節数，文構造，統語についても分析が必要である．また誤り方についても分析を行う．語音認知が不良なのか，聴覚的把持力低下があるのか，意味理解に問題がある

表1 ● 標準失語症検査における重症度の目安（SLTAプロフィールBを改変）

	重度	中等度	軽度
聴理解	単語100%以下 単語50%以下は最重度	短文80%以上 口頭命令40%程度	口頭命令70%以上
発話	呼称・動作説明・語想起20%以下	呼称・動作説明50%程度，かつ語想起30%程度	呼称・動作説明80%以上，かつ語想起60%以上
復唱	単語50%以下	文40%程度	文60%以上
音読	単語20%以下	単語80%程度，かつ短文60%程度	単語80%以上，かつ短文80%以上
読解	単語80%以下，かつ短文0%	短文80%以上，かつ書字命令30%程度	書字命令70%以上
書字	単語20%以下	単語40%程度，かつ漫画の説明・短文の書取20%程度	単語80%程度，かつ漫画の説明・短文の書取60%以上

のかを各検査課題の誤反応を分析して判断する．

　障害が重度の場合，日常会話の理解は困難であり状況判断が主体となっていることが多い．中等度では日常会話でも誤って理解することが多く，コミュニケーション範囲にも制限がある．中～軽度の場合，日常会話の理解はほぼ可能であるが，複雑な事柄やニュースの理解は部分的であり，誤って理解していることも多い．軽度では日常会話において聴理解で困ることはほとんど認めないが，早口の語りや込み入った内容のニュースでは細部を誤って理解していることもある．

▶ 発話

　発話の評価では，発話の流暢性・構音の歪みの有無・プロソディの異常の有無・発語失行の有無・喚語困難の有無・語想起障害の有無・錯語の有無とその種類・発話の冗長性・文法障害の有無とその種類など，発話で認められた症状すべてを評価の対象とする．そのため発話は録音し，後から聞き返しできるようにするのが望ましい．また発話の評価では呼称・動作説明・まんがの説明・語想起の自発話と復唱や音読は分けて評価する．

　発話の重症度は，呼称力，語想起力，発話可能な言語単位で判断する．障害が重度の場合，発話可能な単語は限局され，発話での意思伝達はかなり困難である．中等度ではごく簡単な日常会話はどうにか可能であるが，喚語困難のため伝達が成功しないことも多い．呼称・動作説明が良好であっても語想起が不良の場合は，日常会話において喚語困難が強く認められる．呼称・動作説明・語想起いずれも良好の場合，障害は軽度であり日常会話は可能である．しかし説明など文章レベルの発話では障害を認めることもある．

　復唱障害の有無は失語症タイプ分類の指標である．復唱障害の重・中・軽度は，自発話の重・中・軽度および他のモダリティの重・中・軽度との比較検討が必要である．復唱が軽度の場合は自発話が重・中度かどうか，復唱が重・中度の場合は自発話のみならず音読，聴理解が軽度であるか比較検討する．聴理解障害が重度であり復唱が顕著に良好な場合は超皮質性感覚失語，聴理解障害が軽度であり復唱障害が重度の場合は伝導失語と判断できる．また，他の全モダリティが重度に障害されているにもかかわらず復唱のみ良好であれば超皮質性混合失語と判断できる．

　音読の評価では，錯読症状の有無とその種類，重症度，漢字と仮名の成績差，他のモダリティ（聴理解，自発話，読解，書字）との成績差も分析する．

▶ 読解

　読解の重症度は，確実に理解可能な言語単位で判断する．分析の仕方やまとめ方は，聴理解のまとめ方と同様である．重症度のみならず，聴理解の成績との比較や音読との成績差の有無，読解における漢字と仮名での成績差も比較分析する．

　障害が中等度レベルの場合，新聞・雑誌などの内容理解は極めて困難である．軽度では新聞において短い記事であれば理解もほぼ可能であるが，長めの文章では誤って理解することもある．

▶ 書字

　書字では，まず使用手の確認と構成障害の有無の確認を行う．評価においては重症度だけでなく自発話や音読との成績差，書称などの自発書字と書取の成績差，漢字と仮名での成績差，錯書の有無とその種類，文字形態の異常の有無，文レベルの書字においては文法障害の有無について分析を行う．

▶ 計算

　計算においては数の概念が保たれているか，四則演算による繰り上がり，繰り下がりが可能か，九九の想起は可能であるか分析する．

文　献

＊ 日本高次脳機能障害学会 Brain Function Test 委員会：標準失語症検査記録用紙．

（執筆者：布施幸子）

検査・評価（2）
コミュニケーション等に関するもの

▶ ICFとリハビリテーション

2001年にWHO総会で採択された国際生活機能分類（ICF：International Classification of Functioning, Disability and Health）では，生活機能を「心身機能・身体構造」「活動」「参加」の3つの次元で捉え，それぞれに問題を抱えた状態を障害であるとし，障害の背景因子として「環境因子」や「個人因子」を設定している．環境因子には物的環境，人的環境，社会的環境などが含まれる．それらは相互作用あるいは複合的な関係にあると考えられている．「心身機能・身体構造」「活動」「参加」それぞれの障害は，機能障害（impairment），活動制限（activity limitation），参加制約（participation restriction）である．

これらを失語症に置き換えれば，①機能障害—言語機能の障害，②活動制限—コミュニケーション障害，③参加制約—家庭および職場への復帰や地域コミュニティへの参加等の制約，となる．

コミュニケーション障害を評価するためには，以下の評価法が用いられる．

▶ 日常生活評価と実用コミュニケーション能力検査（CADL）

日常生活活動を評価する代表的なADL評価法には，Barthel index（BI）[1]や機能的自立度評価表（FIM）[2]があるが，これらにはコミュニケーション能力が関与する評価項目は少ない．手段的日常生活能力を評価するIADL尺度には「電話の使用」，「買い物」といった具体的な項目もあるが，判定基準が可否の2段階評定であるため，失語症患者のコミュニケーション能力の判定には適さない．

言語的手段のみならず文脈情報，その場の状況判断，非言語的手段（表情，身振り等）も利用されるのがコミュニケーションであるが，わが国では「実用コミュニケーション能力検査（CADL）」[3]が唯一，標準化されている検査である．

この検査は，1980年にHollandによって開発されたCADL検査（Communicative Abilities in Daily Living）を踏まえて，綿森らが日本人の日常生活行動に合わせて独自に作成したものである．検査は日本人が日常生活を営むうえで最低限必要な

表1●実用コミュニケーション能力検査項目（文献3より検査項目を抜粋）

項目No.	項目内容
1	適切な挨拶をする
2-①	自分についての情報を伝える（氏名）
2-②	自分についての情報を伝える（はい-いいえ）
2-③	自分についての情報を伝える（住所）
2-④	自分についての情報を伝える（年齢）
3	早口の質問に対して聞き返しをする
4	症状を言う
5-①	受診申し込み用紙記入（氏名・住所・年齢）
5-②	受診申し込み用紙記入（症状）
5-③	受診申し込み用紙記入（受付番号の模写）
6-①	病院内のサインを読む（新患-再来）
6-②	病院内のサインを読む（薬局）
7	薬を指定量だけ飲む
8	自動販売機で切符を買う
9	エレベーターの階を言う
10-①	買い物をする（品物の選択）
10-②	買い物をする（値段の判断）
10-③	買い物をする（おつりの計算）
11	メニューを見て注文する
12-①	人に道を尋ねる（交番で道を尋ねる）
12-②	人に道を尋ねる（道順の理解）
13	指示を理解する
14-①	出前の注文をする（ダイヤルを回す）
14-②	出前の注文をする（注文をする）
15	電話番号を調べる
16-①	電話を受けメモをとる（電話を受ける）
16-②	電話を受けメモをとる（メモをとる）
17	聞いた時刻に時計を合わせる
18	時刻を告げる
19-①	テレビの番組欄を読む（番組の選択）
19-②	テレビの番組欄を読む（チャンネルの同定）
20	新聞を読む
21	ラジオの天気予報を聞く
22	量の概念がわかる

表2 ● ICF 詳細分類〈コミュニケーション〉(文献4より一部抜粋, 改変)

分類項目		
コミュニケーションの理解	話し言葉の理解	
	非言語的メッセージの理解	ジェスチャーの理解
		一般的な記号とシンボルの理解
		絵と写真の理解
	書き言葉によるメッセージの理解	
コミュニケーションの表出	話すこと	
	非言語的メッセージの表出	ジェスチャーによる表出
		記号とシンボルによる表出
		絵と写真による表出
	書き言葉によるメッセージの表出	
会話並びにコミュニケーション用具および技法の利用	会話	会話の開始
		会話の持続
		会話の終結
		一対一での会話
		多人数での会話
	ディスカッション	一対一でのディスカッション
		多人数でのディスカッション
	コミュニケーション用具および技法の利用	遠隔通信用具の利用
		書字用具の利用
		コミュニケーション技法の利用

34のコミュニケーション行動から構成されており, 患者がコミュニケーションの場面, 状況, 文脈を利用しやすいように1日の生活の流れを模したシナリオに沿って配列されている (表1).

評価は下位項目ごとに反応によって得点が与えられ, 総合点によって5段階にコミュニケーションレベルが判定される.「1：全面援助」, これは日常生活において他者とのコミュニケーションは極めて困難なレベルである.「2：大半援助」, これはごく簡単な情報の理解や伝達は可能であるが家庭外では家族等の支援を要するレベルである.「3：一部援助」, これは家庭外でのコミュニケーションが可能ではあるが, 複雑な事柄の理解・伝達は困難であり援助が必要なレベルである.「4：実用的」, これは家庭外でのコミュニケーションも1人でほぼ支障なく可能なレベルである.「5：自立」, これは日常生活においてコミュニケーションに支障を認めないレベルである.

従来の言語機能検査と異なるところは, 正答のみでなく遅延・歪み・自己修正・不完全・非口頭での反応にも一定の得点が与えられ, 再刺激による反応も認められ, また被検者が検査の際に用いた「聞き返し・代償反応・自己修正・回避」の行動も記録されてコミュニケーション・ストラテジーとして評価される点である. コミュニケーション・ストラテジーとは, コミュニケーション上の困難さに対処するため被検者が行う工夫である.

検査の結果解釈は, まず総得点からコミュニケーションレベルを判定し, 次にプロフィール図のパターンから容易もしくは困難なコミュニケーション行動は何であるかを捉え, 検査場面のコミュニケーション・ストラテジーの使用状況を把握し, これらを総合して実用コミュニケーション能力を評価する. さらには言語機能の間に乖離の有無を判断し, その原因は何かを考察したうえで治療プログラムを立案する.

▶ **ICF (国際生活機能分類) を活用した評価**

ICFの詳細分類のコミュニケーションに関する項目 (表2)[4]を用いて, 患者の実生活を評価することも可能である. 活動 (コミュニケーション能力) の実行状況, 参加 (コミュニケーションの範囲や社会活動) の実行状況について,「自立」・「部分的自立」・「部分的制限」・「全面的制限」・「行わず」の5段階で評価する.

文献

1) Mahoney FL, Barthel DW：Functional evaluation; the Barthel Index. Maryland State Med. J. 14：61-65, 1965.
2) 千野直一・監訳：FIM：医学的リハビリテーションのための統一データセット利用の手引き, 原書第3版. 慶應義塾大学医学部リハビリテーション科, 1991.
3) 綿森淑子, 竹内愛子, 他：実用コミュニケーション能力検査-CADL-. 医歯薬出版, 1990.
4) 厚生労働省大臣官房統計情報部・編：生活機能分類の活用に向けて. 財団法人厚生統計協会, 2007, pp2-9, pp33-37.

(執筆者：布施幸子)

検査・評価(3)
掘り下げ検査＝deep testに関するもの

▶目的

　掘り下げ検査は，標準化された失語症検査では捉えきれない言語障害像を明らかにするために実施する検査である．その結果をもとに訓練プログラムを立案し，訓練課題や教材を設定する．掘り下げ検査を実施するにあたっては，対象者が課題を理解し応答できることが必須条件となる．そのため高頻度単語の理解が困難な最重度の失語症や，言語障害以外に失認や失行・難聴・認知症を伴う場合には，施行の際に配慮が必要となる．

　表1は代表的な掘り下げ検査の一覧である．使用する検査により検査項目や提示方法・応答方法が異なるため，障害像を明らかにするためには，対象者の言語症状に合わせた検査を選択することが大切である．以下に表1で取り上げた検査について述べる．

▶市販されている検査

　SALA失語症検査：認知神経心理学的な考え方に基づいた包括的な検査で40の下位項目から構成される．検査材料は親密度や心像性・頻度，語の長さ等などを統制した語のほか，助数詞や短期記憶・位置関係の理解などについての項目もある．特に音読や復唱の項目では心像性や頻度の他に無意味語の検査項目も含まれており，より詳細な検討が可能である．

　失語症語彙検査（TLPA）：単語の表出・理解能力を多面的に評価する検査で，11の下位項目から構成される．4種類の語彙判断検査や類義語判断検査・意味カテゴリー別名詞理解・表出検査などが含まれている．

　標準失語症検査補助テスト（SLTA-ST）：標準失語症検査（SLTA）では捉えきれない言語症状を評価する検査で，6つの下位項目から構成される．発声発語器官や構音の検査，金額や時間の計算，まんがの説明，長文の理解などが含まれる．呼称検査は高頻度語55語・低頻度語25語からなり，SLTA検査語20語と合計して100語になるように構成されている．

　失語症構文検査（STA試案ⅡA）：構文の理解・産生能力を評価する検査で小児〜成人を対象としている．理解課題（聴理解・読解）では4段階，産生課題では5段階のレベルを設定しており，その検査結果に基づき構文訓練を立案するように構成されている．産生課題では発話で正答できなかった場合は，文字カードを並べて文を構成する．

　標準抽象語理解力検査（SCTAW）：抽象語の理解を評価し，軽度の言語理解障害を検出する検査．小学2年生〜70歳代までと幅広い年齢層を対象としている．

　新日本版トークンテスト：聴覚的理解の能力を評価する検査．パートA〜Eでは，20個のトークン（大きさ（大小）×形（□○）×色（赤青黒白黄））のうち，課題の対象となるものを机上に提示し選択する．パートFは10個のトークンを配置し，指示に従ってそれらを動かす課題となっている．この検査の遂行には言語学的要因と非言語学的要因（短期記憶や視覚情報処理の能力など）が複雑に関連しているため，それらの要因を含んだ聴覚的理解過程の障害を評価する検査として位置づけられている．

　The Pyramids and Palm Trees Test：意味記憶を評価する検査で，提示された絵（もしくは文字）と意味的に関連のある絵（文字）を選択する．文字を用いないため重度の失語症患者にも施行できる．英語圏で作成された検査のため，検査語や絵が日本文化とはなじみのないものが多く，日本語話者に対してそのまま使用することはできない．そのため日本語話者に配慮した内容に修正して使用する必要がある．日本語版はまだ出版されていない．

▶市販されていない検査

　仮名単音節検査（表1中の＊1）：仮名単音節の音読や書き取り・復唱を評価する．清音・濁音・半濁音・拗音の正答数を集計すると成績の傾向を把握しやすい．

　仮名単語検査（表1中の＊2）：清音以外の音（拗音・濁音・半濁音・撥音・促音・長音・拗長音）

表1 ● 代表的な掘り下げ検査

	検査項目	代表的な検査名	検査内容 検査項目	検査内容 提示方法	検査内容 応答方法
名詞	聴覚的理解・読解	SALA	親密度	音声・文字	絵との異同弁別
		TLPA	頻度×心像性	音声・文字	絵をポインティング
			意味カテゴリー	音声	絵をポインティング
		SCTAW	抽象語	音声・文字	絵をポインティング
	呼称	SALA	親密度	絵	音声
			モーラ数	絵	音声
		TLPA	頻度	絵	音声
			頻度×意味カテゴリー	絵	音声
		SLTA-ST	頻度	絵	音声
	復唱	SALA	心像性×頻度	音声	音声
			モーラ数	音声	音声
			無意味語	音声	音声
	語彙性判断	SALA	心像性×頻度	音声・文字	単語か非単語か応答
		TLPA	頻度×心像性	音声・文字	単語か非単語か応答
	意味記憶	The pyramids and palm trees test	具象語	絵	関連する絵をポインティング
	類似性判断	SALA	心像性	音声・文字	2つの語が同じ意味か応答
	類義語判断検査	TLPA	心像性	音声・文字	2つの語が同じ意味か応答
	書称	SALA	モーラ数・親密度	絵	書字
		TLPA	頻度	絵	書字
動詞	聴覚的理解・読解	SALA		音声・文字	提示された線画との異同弁別
		TLPA	頻度	音声・文字	絵をポインティング
	産生	SALA		絵	音声
		TLPA	頻度	絵	音声
文法	聴覚的理解・読解	STA		音声・文字	絵をポインティング
	産生	STA		絵	音声・文字チップを並べる
文	聴覚的理解	新日本版トークンテスト		音声	トークンを選択、動かす
記憶 短期		SALA	数詞（1～10）	音声	復唱・数字を提示順にポインティング
		DD	単語	音声	絵を提示順にポインティング
仮名	音読	*1	単音節	文字	音声
		SALA	モーラ数	文字	音声
		SALA	無意味語	文字	音声
	書き取り	*1	単音節	音声	書字
		SALA	モーラ数	音声	書字
		SALA	無意味語	音声	書字
		*2	単語	音声	書字
漢字	音読	SALA	心像性×頻度	文字	音声
		SALA	一貫性	文字	音声
	書き取り	SALA	心像性×頻度	文字	書字
		*3	教育漢字	文字	書字

SALA：SALA失語症検査．TLPA：失語症語彙検査．SLTA-ST：標準失語症検査補助テスト．STA：失語症構文検査．SCTAW：標準抽象語理解力検査．DD：老研版失語症鑑別診断検査．＊1～3については，市販の検査はない．

を含む様々な長さの単語の書き取り検査．モーラごとに単語を作成すると，成績を把握しやすくなる．

教育漢字検査（表1中の＊3）：小学校の修学年別に作成した漢字検査．失語症の場合，書き取りでは学年毎に成績の差がみられることが多いため，教材作成の目安になる．

（執筆者：原田明子）

検査・評価(4)
医療・福祉の社会制度の利用に関するもの

社会復帰に向けての援助を行うにあたって，患者および患者家族と主治医，ソーシャルワーカー，介護支援専門職員，ケアマネジャー等との間に立って，患者に不利益とならない情報提供を行うのは言語聴覚士の役目である．そのためには社会保障制度の種類，制度利用のための認定方法，認定評価の項目等について知ることが不可欠である．

▶ 失語症と身体障害者手帳

失語症は，身体障害者福祉法において「音声・言語・そしゃく機能の障害」に該当するが，障害認定を受けるためには，まず身体障害者手帳の交付を受けなくてはならない．手帳交付までの手続きは図1[1]の通りである．

交付には医師による身体障害者診断書・意見書が必要となる．しかし，日常的に患者と関わる機会の少ない医師がその場で判断して診断書を書くことには無理がある．そのため，失語症者と訓練等を通して密接に関わる言語聴覚士が，言語機能およびコミュニケーション機能について報告書を作成し，診断書および意見書に反映させることになる．診断書・意見書の記載項目および身体障害者手帳の認定基準を知った上で報告書を作成することにより，医師も患者の実情に合致する等級の判断がしやすくなる．

診断書・意見書の「参考となる経過・現症」には，客観的な所見・検査所見を記載することになっている．言語機能障害については①構音の状態，②構音器官の所見，③言語理解力，④言語表出力，⑤検査法についての所見が求められている．「総合所見」「音声・言語機能障害」の状態および所見を記載する欄には，生活上のコミュニケーション活動がどのように制限されているか，すなわちコミュニケーション活動の実態を記載することになる．家庭内であるか家族周辺（家族以外）であるか，どの程度コミュニケーションができるかといった日常的コミュニケーション能力の程度が判定の核心となる．認定基準は表1の通りであり，これを踏まえてコミュニケーション能力を評価し記述するとよい．

▶ 障害者総合支援法と介護保険法

失語症者は，身体障害者手帳の交付を受けていれば障害者総合支援法の対象となる．訓練等給付，補装具などの自立支援給付および地域生活支援事業のサービスを利用するためには受給者証の交付を受ける必要がある．また介護給付を受けるには障害程度（支援）区分の判定を受けなければならない．これらのサービス利用までの流れは図2の通りである．

障害程度（支援）区分の判定は，障害者の心身の状況とともに移動・動作・身辺・行動・コミュニケーション・生活状況を把握する一次判定，医師の意見書，認定調査表の特記事項等を踏まえた市町村審査会による二次判定がある[2]．一次判定

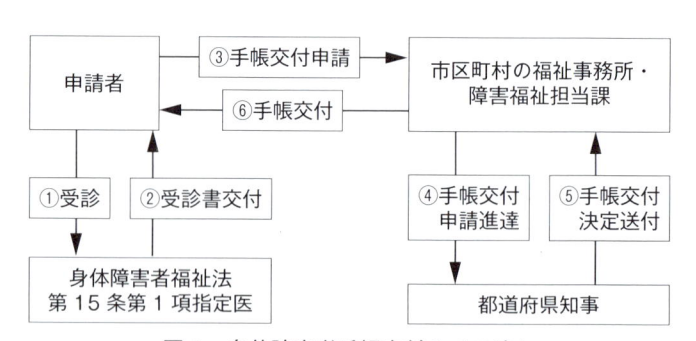

図1● 身体障害者手帳交付までの流れ

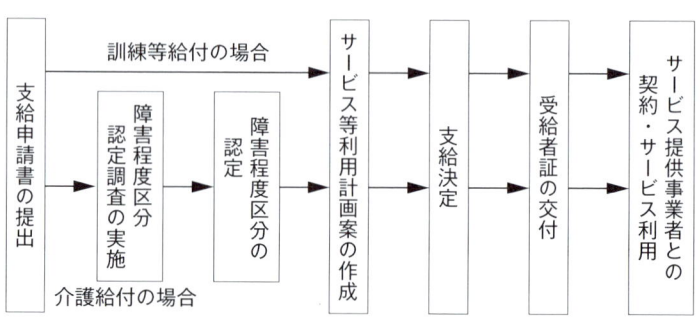

図2● 障害者総合支援法　サービス利用申請・支給決定の流れ

表1 ● 障害等級と日常生活におけるコミュニケーション活動（場とレベル）の具体的状況例 （文献1）

3級の欄の音声言語機能のレベルに該当すれば3級と判定する．3級の欄の項目が可能でも，4級の欄のレベルであれば4級と判定する．

障害等級	コミュニケーションの場／コミュニケーションのレベル	理解面	表出面
3級	本人 ↔ 家族 状況依存度が高い	・本人や家族の名前がわからない． ・住所がわからない． ・日付，時間がわからない． ・部屋の中の物品を言われてもわからない． ・日常生活動作に関する指示がわからない（風呂に入って，STに行って，薬を2錠飲んで…）． 本人の所属，時間 日常生活動作，物品に関する指示	・本人，家族の名前が言えないか通じない． ・住所が言えない（通じない）． ・日付，時間，年齢が言えない（通じない）． ・欲しい物品を要求できない（通じない）． ・日常生活動作に関する訴えが出来ないか通じない（窓を開けて…）． ・身体的訴えが出来ない（通じない）． 本人の所属，時間 日常生活動作，物品に関する要求
4級	本人 ↔ 家族周辺 状況依存度が低い	・問診の質問が理解できない． ・治療上の指示が理解できない（PT，薬の飲み方…）． ・訪問者の用件がわからない． ・電話での話がわからない． ・尋ねた道順がわからない． ・おつかいができない（どこで，何を，いくつ，いくら，誰に，いつ）． 家族以外のものから，日常生活動作について質問されたり，指示されたりしたときに，理解できない．	・病歴，病状が説明できない（通じない）． ・治療上のことについて，質問ができない（通じない）．家族に内容を伝えられない． ・訪問者に用件を質問できないか通じない．用件を家族に伝えられない． ・電話で応答できない．家族に内容を伝えられない（いつ，誰，何，どこ）． ・知り合いに電話をかけて用件が伝えられない（通じない）． ・行き先が言えない（通じない）．道順を尋ねられない（通じない）． ・買い物をことばでできないか通じない（何をいくつ，いくら）． 家族以外のものから，日常生活動作に関することを説明できない．

第5部　高次脳機能障害

の調査項目は介護保険における要介護認定基準が使用されているが，残念ながら失語症を念頭に置いた評価はなされていない．そのため医師の意見書にコミュニケーション障害が日常生活にどの程度支障をきたしているのかを記載してもらわなくてはいけないため，まずは言語聴覚士がコミュニケーション能力を評価し報告することが必要である．

介護認定の審査・判定は訪問調査および主治医意見書に基づき行われるが，訪問調査では認定調査員が認定調査票を用いて本人の能力の確認および生活状況の聞き取り調査を実施する．コミュニケーション障害に関する調査項目は「意志の伝達」「介護者の指示への反応」「記憶・理解」「金銭管理」「電話の利用」「買い物」等項目があり，評価は「自立・一部介助・全介助」の3段階評価もしくは「できる・ときどきできる・ほとんどできる・できない」の4段階評価である．特記事項欄に失語症であること，代替手段の有無を記入する形となる[3]．調査員により正確に実情を理解してもらうためには，言語聴覚士が事前に家族に調査内容を伝え応答方法を示唆すべきである．主治医意見書には，障害程度区分の認定と同様にコミュニケーション障害が日常生活にどの程度支障をきたしているのかを記載してもらう必要がある．

文　献

1) 障害者福祉研究会：新訂第二版　身体障害認定基準及び認定要領．中央法規出版，2010．
2) 山内一永：図解障害者総合支援法早わかりガイド．日本実業出版社，2012，pp40-57，pp78-81．
3) 厚生労働省社会・援護局障害保健福祉部，認定調査員マニュアル（〈http://www.mhlw.go.jp/bunya/shougaihoken/jiritsushienhou08/pdf/4.pdf〉，accessed 2013-6-2）．

（執筆者：布施幸子）

訓練（1）
臨床の流れ

評価結果に基づき言語聴覚療法の計画を立て，訓練・指導・援助が開始される．評価も言語聴覚療法に含まれるが，訓練・指導・援助は直接的な働きかけで主要な部分を占める．訓練の内容は言語機能そのものへのアプローチの他，日常場面でのコミュニケーションに対する働きかけ，家族やスタッフへの接し方の指導など環境への働きかけ，対象者や家族の心理面への援助などを含む．

▶ 目標設定

対象者の条件を総合的に評価した上での長期目標設定では，障害の種類，重症度，年齢，発症からの経過期間などの条件について，医師をはじめとする多職種との情報共有が前提となる．短期目標設定では，症状の背景構造を推定し，訓練での目標についての仮説の立案が必要である．訓練課題の実施は仮説の検証という側面を持つため目的の達成について評価をすることが必須である．

▶ 訓練・指導・援助の目標
▸▸ 機能レベルの障害の改善

まず機能障害への働きかけが発症後の早期から実施される．ICF（International Classification of Functioning, Disability and Health；国際生活機能分類）で，心身機能・構造と分類される部分への働きかけとなる．

▸▸ コミュニケーションレベルの改善

日常生活への適応も目的の1つである．失語症では機能障害は何らかの程度で残存することが多い．時間経過に伴い機能障害の改善の伸びは小さくなる．改善した機能の維持と活用，損傷を免れた機能の代償手段としての活用により，日常生活でのコミュニケーション障害の軽減をはかる．

▸▸ 心理的支援

それまで自由に使用できた機能が突然障害されることで，対象者も家族も喪失感，挫折感や憤り，疎外感や孤立感などを経験する．障害の受容が重要だと言われるが，実際には非常に難しい．障害は失語症者や家族に様々な影響を及ぼす．言語聴覚士は失語症者の状態を最もよく理解している人の1人である．何ができ，何が難しいのかという現状，必要なこと，今後の訓練方針など，具体的に常に示すことも心理的支援につながる．

▸▸ 環境調整

障害が残存する場合，環境調整は訓練の目的の1つである．家族をはじめ周囲の人々に失語症について客観的な理解を促す．対象者にとっては訓練ともなる具体的で適切な援助法を指導する．障害が重度の場合ほど，周囲の人々の理解が重要な意味を持ってくる．

▶ 発症後の経過による働きかけの違い

発症後の時期は，発症直後の急性期ないしは亜急性期，全身状態が落ち着き，本格的なリハビリテーションを集中的に行う集中的訓練期，生活場面における行動半径の拡大や言語機能の維持を中心とする慢性期あるいは維持期（生活期）がそれにあたる．訓練・指導・援助はそれぞれの時期によって異なる．

▸▸ 急性期・亜急性期

発症直後には，身体状態の不安定さ，意識障害，知的精神活動の低下など様々な問題が現れる．全身状態が安定に向かっても，状態の変動や易疲労性が見られる．一時的なものであった症状は時間経過に伴って消失する．一方，言語障害，認知の障害，行為の障害など残存する問題は明確になる．経過観察が重要である．

この時期の目標は，以下の3点である．
① 障害の性質や程度を把握し，確実なコミュニケーション手段を確保する．
② 本人，家族ならびにスタッフの，障害に対する理解を深める．
③ 不安に対する心理的支援を行う．

この時期はベッドサイドで訓練が開始され，全身状態も不安定である．長時間の評価や訓練は余分な負荷をかけるだけである．働きかけは短時間にとどめ，理解と表出の状況を大まかに確認する．

言語機能の状態，より確実なコミュニケーション手段について，本人，家族，ならびスタッフに伝え，情報を共有する．周囲の家族やスタッフの本人への対応が同様となることが重要である．

表1 ● 臨床の流れ

急性期・亜急性期	集中的訓練期	慢性期・維持期（生活期）
・障害の評価・把握 ・コミュニケーション回路の確保 ・心理的支援 ・環境調整	・言語機能の改善 ・コミュニケーション能力の改善 ・心理的支援	・コミュニケーション能力の改善 ・ADL ・心理的支援 ・環境調整

挫折感や喪失感，自信喪失，あるいは予後に対する不安などがよく見られる．実際の状況や，コミュニケーションを可能とする方法を知り実践することは本人，家族の不安を解消する一助となる．一方，状態の変動に備えたリスクファクターやバイタルサインのチェックへの配慮，医師や看護師など関連スタッフとの連絡，スタッフや家族への十分な説明，転院先の病院への情報提供，転院先決定のための予後予測，等が急性期対応の場合の留意点として挙げられている[1]．状態の急変への対応や，転院先の決定への言語聴覚士の関与など関連職種との緊密な連携が重要である．

▶▶ 集中的訓練期

医療保険の枠組みでは，回復期にあたる時期である．全身状態が安定し，自己の状態が自覚できるようになり，言語機能の改善を目的とした機能回復訓練に最も重点が置かれる時期である．

言語機能の総合的な評価が行われ，訓練目標をたて，症状の背景にある障害構造を推論しつつ訓練が行われる．一定期間訓練を行った後，言語機能の評価を再び行って訓練効果の判定と訓練目標の修正を行う．このサイクルが繰り返されるが，医療保険における入院期間が短縮され，十分な時間的余裕がとれない場合もある．

全身状態の安定化に伴い，むしろ挫折感や喪失感が強くなる場合や，病棟での生活状況や他の訓練場面と言語聴覚療法場面とで反応が異なる場合もある．他の医療スタッフとの情報交換は必須である．リハビリテーションへの意欲を高め，自己の障害を客観的に捉えられるよう促すなど心理的支援も継続して必要である．また職業復帰が可能な場合には，職場の人々にも言語機能の障害に対する正しい理解を促し，客観的な評価を可能とするよう環境調整も必要である．

▶▶ 慢性期・維持期（生活期）

多くは入院から在宅へと生活環境が変化している．言語聴覚療法の最終目的は失語症者が質の高い社会生活を送ることである．そのための働きかけが継続される．コミュニケーション能力に対する訓練，活動半径を広げる働きかけは，障害が残存する場合に生活場面で持てる言語機能を最大限に活かす，機能レベルを維持することを目的とする．代償方法の獲得訓練は既に開始されていることが多いが，有効に活用する使用訓練に重点が置かれるのはこの時期である．趣味や地域活動など，継続できることを見つけ，対象者のQOLを高める．地域の支援センターや福祉センターなどの企画，あるいは失語症友の会などへの参加など社会資源の活用を促すことが重要である．

復職した場合は十分な経過観察が重要である．職業場面で問題がないことを職場側からも対象者側からも確認するまで経過観察は継続する．

文 献

1) 学術研究部急性期リハビリテーション小委員会：急性期における言語聴覚リハビリテーションに関する調査研究．言語聴覚研究 1：46-53, 2004.

（執筆者：立石雅子）

訓練(2)
失語症言語訓練の諸理論(1) 言語症状に対して

　失語症が原因で言語機能が障害されることによって，ことばによるコミュニケーションに支障をきたし，さらには人間関係にまで変化をもたらすこともある．その結果，復職等の社会復帰を断念せざるを得ない場合も少なくない．そのため，失語症の言語訓練では，言語機能の回復を促すとともに，生活場面でのコミュニケーションや社会参加の問題にも積極的に働きかけ，生活面全体に支援しなければならない．

　以下，言語機能訓練についての概説を行う．

▶ 言語機能訓練

▶▶ 刺激法

　刺激法は，Wepman（1951）によって提唱され，Schuellら（1964）によって完成された方法である．Schuellらは，失語症とはすべての言語様式にまたがる全般的な言語機能の低下であり，脳損傷の結果現れる他の随伴症状を伴う場合と伴わない場合があると定義し，言語機能の低下を，①回収しうる語彙の減少，②言語把握の障害，③2つの二次的症状として現れるメッセージの受容と表出の障害などと捉えた．その治療原理は，脳におけるパターンの構成，貯蔵と回収とにとって反復感覚刺激が不可欠であるという多くの研究結果を鑑み，言語パターンについても同様であるとした考えによる．

▶▶ 遮断除去法（デブロッキングメソッド）

　遮断除去法は，Weigl（1961）によって提唱された，保たれた言語モダリティで正答したあと一定時間内は，障害された言語モダリティでも正答できるようになる現象（遮断除去現象）を利用した訓練法であり，失語症は言語能力の基本構造は障害されておらず，各言語モダリティに表現される言語運用のレベルでの障害であるという考えに基づくものである．

　良好な言語モダリティと障害された言語モダリティの両者を組み合わせるものを単一遮断除去と言い，良好な言語モダリティから1つの障害された言語モダリティをデブロックした後，また別の言語モダリティを順次デブロックする方法を連鎖遮断除去という．適切な刺激によって，遮断されていた言語を促通させることから，刺激促通法の1つと考えられている．

▶▶ 機能再編成法

　Anokhinは，機能を要素的な機能と高次で複雑な機能に分け，高次で複雑な機能を「機能系」と表した．Luriaは，「機能系」に含まれる構成要素はかなりの可動性があり，機能系を実現する方法は変化しうるとし，機能系の再編成という概念を示した．

　Luria（1970）は，失語症を継次的抑制障害もしくは同時的抑制障害と捉えた．また言語治療原理として，ある神経経路が選択されて言語に用いられている時には，同じ機能（機能系）を持つ他の経路は抑制を受けていると考え，ある神経経路が損傷された時には，それまで抑制を受けていた機能系が代償することを「機能再編成」とした．再編成には，システム間の再編成とシステム内の再編成という捉え方がある．システム間再編成では障害された処理過程をより低次の自動的水準に下げるか，より高次の随意的水準に上げ，新たな機能体系を再構築するという考えであり，システム内再編成では難度を下げることによる再編成という考えである．

▶▶ メロディック・イントネーションセラピー（melodic intonation therapy）

　メロディック・イントネーションセラピーは，音楽とプロソディのいくつかの特徴の処理に右半球が特別に関与しているという知見に基づき，Sparksら（1974）によって提唱された．左半球の機能が発話面において，回復に十分に関与できなかった時に，メロディーを用いた半球間の再編成により，発話を促そうするものであり，いくつかのレベルとそのレベル内の段階を含む厳密な行動訓練プログラムから成り立っている．

▶▶ 行動変容法（プログラム学習法）

　Skinnerによるオペラント条件づけの原理が失語症訓練に適用されている．シェイピング，フェイディングの考えを用いて刺激，反応，強化，達

表1 ● 失語症言語訓練に対する失語症の捉え方とそのアプローチ

訓練方法	提唱者	失語症の捉え方		アプローチ	
				標的・狙い	治療原則・治療指針
刺激法	Wepman (1951) Schuell (1964)	言語の喪失ではなく，回収の障害	単一の障害	障害された機能脳全体	コントロールされた強力な聴覚刺激（聴覚刺激のみである必要はない）／適切な刺激／反復した聴覚刺激／刺激に対する反応の引き出し／反応を強制せず引き出し／矯正よりも刺激
遮断除去法（デブロッキングメソッド）	Weigl (1961)	言語の喪失ではなく，回収の障害	モダリティ特異的障害	保たれている機能	障害の軽い言語モダリティ刺激／デブロックされるべき反応の前に刺激／目標語に気づかせない
機能再編成法	Luria (1970)	言語の喪失ではなく，抑制過程の障害	モダリティ特異的障害	保たれている機能	基本的障害の同定する／障害された機能の再編に保持されているどのリンクを活用するかを同定する／プログラムを段階を追って完全な形で発展させる／常にフィードバックを行う
メロディック・イントネーションセラピー	Sparks ら (1974)	【限定】発話面の障害が強い失語	優位半球の言語の障害劣位半球の言語の保存	保たれている機能（音楽能力）	課題の長さと難易度を次第に上げていく／誤りを矯正しない／復唱は有効／反応までに時間をおく／同じ教材や決まり文句を繰り返し用いない／臨床家は自らの発話の目的と意味的価値に細心の注意を払う／文字や絵を教材に用いない／1日2回の訓練セッションが不可欠
行動変容法（プログラム学習法）	Holland & Harris (1968)	学習理論に基づく不適応な伝達行動	言語行動の障害	言語行動の修正	目標行動を設定する／段階的に訓練し目標行動へと徐々に近づける／目に見える反応をさせる／正反応に対する選択的強化
認知神経心理学的アプローチ	Marshall & Newcombe (1966, 1973)	正常な言語機能処理モデルに基づく理論上の障害	言語処理過程の障害モジュールの障害関連する過程の障害	根底にある障害プロセス	モデル上の障害箇所の分析／回復メカニズムについての仮説／仮説に基づいた治療／治療効果を基にした仮説の検証

成基準を設定したプログラムに従い，言語行動を変容させるものである．行動目標を設定し行動を段階に分け，各段階で刺激に対する正反応を選択的に強化する（シェイピング）．誤反応の場合には，再刺激などで再度反応を引き出すこととなる．また，刺激に用いるヒントは段階的に減らしていく（フェイディング）．ある段階で基準を達成できない場合には，1段階戻り刺激のヒントを増やし再試行する．

▶▶ 認知神経心理学的アプローチ

MarshallとNewcombe（1966，1973）は，失読症の症状分類により2種類の症候群を示し，深層失読症（deep dyslexia）と表層失読症（surface dyslexia）と呼んだ．その後，ロゴジェンモデルを用いた症状解釈がなされるようになり，認知神経心理学的アプローチ発展へのきっかけを作ったといわれている．健常の言語情報処理モデルに基づき，失語症の症状はモデル上の一部が障害された（もしくは機能低下）ことによって出現すると仮定している．モデル上の部位（処理過程）が特定できたら，回復メカニズムの仮説に従った訓練およびその効果測定により仮説の検証を行う．失語症状を論理的に分析してもモデル上の特定部位の障害と考えることが困難な場合には情報処理モデルをより適切な形へと改訂することになる．

文献

* Schuell H, Jenkins JJ, et al.：Aphasia in Adults-Diagnosis, Prognosis and Treatment. Hoeber Medical Division; Harper & Row, 1964（笹沼澄子，永江和久・訳：成人の失語症－診断・予後・治療．医学書院，1971）．
* Basso A：Aphasia and its therapy. Oxford University Press. 2003（武田克彦，他・訳：失語症－治療へのアプローチ．中外医学社，2006）．
* 種村 純：遮断除去法．失語症研究8：112-120, 1988.
* Sparks RW：Melodic Intonation Therapy. Chapey R ed.：Language intervention strategies in adult aphasia, Third Edition. Williams & Wilkins. 1994（河内十郎，河村 満・監訳：失語症言語治療の理論と実際，第3版．創造出版，2003）．
* 種村 純：失語症治療における認知神経心理学的方法．高次脳機能研究26：1-7, 2006.

（執筆者：原田浩美）

訓練(3)
失語症言語訓練の諸理論(2) 家庭・社会生活に対して

本項では、失語症者の発症後の生活、人生を考えた援助を行うためのアプローチについて述べる。家庭・社会生活に対しての訓練は、前項で述べた言語機能訓練に加え、コミュニケーション能力や社会参加への援助、環境因子、個人因子を考慮に入れた働きかけ、心理的援助も必要となる。それぞれのアプローチは、失語症者本人にだけではなく家族や周囲に対しても行う。また、社会への働きかけも言語聴覚士の負うべき責務の1つである(表1).

▶ **コミュニケーション能力へのアプローチ**

失語症者本人に対してはコミュニケーションすることを目標に、言語機能にこだわらず、描画、ジェスチャー、コミュニケーションノートの使用などの代償手段を用いたやり取りの訓練を行う。その方法の1つにPACE (Promoting Aphasics' Communicative Effectiveness) があり、①対等な立場での情報伝達、②新しい情報の交換、③伝達手段の自由な選択、④伝達できたメッセージのフィードバックの4原則に基づいて行われる。次に、想定した生活場面、もしくは実際の生活で代償手段を用いたコミュニケーション訓練を実施する。身の回りの新聞やカレンダー、地図、各種パンフレットなどもコミュニケーションの道具として重宝する。

家族に対しては、本人とのコミュニケーション時に気をつけるべき話しかけのスピード、話しかけ方、Yes-No質問や選言質問などでの聞き方や、ことばの待ち方などについて説明を行い、実際に言語聴覚療法場面でも一緒に行う。

▶ **社会参加へのアプローチ**

失語症者にとって復職、復学、家庭復帰、地域参加等の社会参加は容易なことではない。失語症者の復職率は5～7%程度との報告があり、発症時に仕事に従事していた対象に限った調査でも28～34%と、他の障害と比較してかなり厳しいものとなっている。また、復職を果たした後で仕事に困難さを感じている例や退職に至る例もあり、

復職に際しては本人に現症の理解、仕事への影響、効果的な配慮、現段階での限界等について理解を促し、発症前の労働イメージとのギャップが認識できるようにすることが重要である。失語症者によって、本人の職場での役割(役割をなくすことを含む)、社会的な役割、家庭での役割が変化することも稀ではなく、収入が減少し人生(夢)が変わるという現実に直面することになる。失語症者本人が、一家の大黒柱であったり家庭を支える主婦である場合には、家族の役割にも変化がもたらされることにもなる。家族にも本人と同様に、失語症の理解や現段階で可能なこと、本人の役割変化に伴う家族構成員の役割変化も分かりやすく説明しなければならない。これに並行して、ライフスタイルの変更、新しい価値観の獲得、新しい人間関係の構築などの援助を行うこととなる。

▶ **環境因子を考慮したアプローチ**

ICF(国際生活機能分類)では、「物的」環境に加えて、「人的」、「制度的」なものも含めて広く環境を捉えている。人的環境因子には社会的意識(社会が障害のある人をどうみるか、どう扱うか等)も含まれ、例えば車いすの人が段差の乗り越えに困っていれば、すぐに手伝おうとする人が集まってくることは、その広まりといえる。しかし、目に見えにくい障害の失語症者がコミュニケーションに困難を感じ困っていても、気づく人は少なく、正しい援助の方法を知らないことも多い。そのため、失語症者のコミュニケーション能力を引き出すための「失語症会話パートナー」の養成が地域ボランティアに対して行われている。多くの失語症会話パートナーが地域で活動することで、失語症者に対する社会的意識は高まることになる。

また、制度的環境因子には政策、サービス、社会制度も含まれ、社会資源を有効に活用できるように、言語聴覚士は必要な時期に適切な資源の紹介をすべきである。

▶ **個人因子を考慮したアプローチ**

個人の人生や特別な背景であるその人固有の特徴に対するアプローチであるため、個性を尊重した指導がなされなければならない。生活歴や年齢、価値観が異なる失語症者に画一的なアプローチや助言を行うことは意味がない。個人のこれま

表1 ● 失語症者の社会生活のためのアプローチ例

		本人	家族	周囲（学校・職場）	一般社会
コミュニケーション能力		コミュニケーション手段の確保，日常生活場面でのコミュニケーションの実際	話しかけ方・言葉の待ち方・確認方法 等の説明と実践指導	現在の能力，及びそれを最大限に発揮させるための配慮要請とその限界の説明	①広く社会的に認知を促す 失語症とは何か 失語症者の状況 必要な援助 （援助があればできること） してはいけないこと 失語症で保たれる能力 失語症に伴う社会的問題 失語症会話パートナーの養成 など ②国や地方公共団体に働きかける 保険制度，障害者福祉サービス，身体障害者手帳等級制度等
		PACE／道具を利用したコミュニケーション（新聞，地図，パンフレット等）	ゆっくり・はっきり・短い文や語で／Yes-No質問，選言質問	静かな環境・一度に多数で話さない・書面での提示	
社会参加	役割変化	仕事（収入）の変化 人生（夢）の変化	役割変化	本人変化に伴う家庭内役割の変化	可能な学修，可能な仕事の変化（退学・退職・配置転換等）
		失語症の理解，現状で可能な事柄，必要な配慮，家族の対応 等の説明		障害・現症の説明／学修内容・仕事内容の確認と調整 等	
		新しい価値観，新しい人間関係構築の援助	失語症，本人，役割が変わった家族（自分）の受け止めに対する援助		
環境因子		障害に気づかれないため孤立／誤解されるため外出や交流機会を回避	障害理解不十分／近所を含む社会の目に対する困惑，拒絶 等	可能なことと不可能なことの区別困難／消極的な支援体制	
		社会資源紹介	失語症会話パートナー 障害者手帳取得 就労支援	環境調整依頼	「物的」「人的」「制度的」環境について説明	機器や援助者を伴うことにより高まる可能性の説明／機器・援助者の導入依頼
個人因子		人生，価値観，生活が変化することへの不安，現状の積極的受け入れ困難（個人差大）	家族（失語症者）の変化，受け止め，共に歩むことへの不安	個別配慮なし／個々に合わせた詳細説明なし	
		失語症，援助で可能なこと，予後の見通しの説明を繰り返し，理解を深める		本人の意思を尊重できる可能性確認／内容・時間等の調整の可能性確認	
		性格に合わせた対応／自己に対する要求水準のコントロール	障害理解の更なる促進		
心理的援助		障害の理解，障害受容が困難	障害の理解，現状受入れが困難	理解不足による過大評価や・過小評価	
		思いの受け止め，失語症の理解，現状で可能なこと，援助で可能なとの説明			
		グループ訓練，失語症友の会，趣味の会 等への参加の促し	家族の会（友の会での集まりなど）参加の促し，自由時間の確保		

※コミュニケーション能力　上段：言語聴覚士が行うこと，下段：具体例
※社会参加・環境因子・個人因子・心理的援助　上段：発症によって起こりうること，中下段：言語聴覚士が行うこと

での生活，これから目指す人生は，同じものはなくその人固有のものであるため，本人や家族からこれまでの生活，ニーズ，これからの目標等を聞き，可能な限りその思いを尊重できるような言語・コミュニケーション指導，社会参加への助言を行っていかなければならない．ただし並行して，新たな視点の生きがい獲得についても先輩たちの実例を示して紹介することも少なくない．

　失語症者の社会適応へ及ぼす要因として，本人の障害理解や家族の障害理解，本人の病前性格等が指摘されている．そのため，言語聴覚士は上記の指導において「失語症とは何か」，「失語症の方はどのようなことに困るか」，「どのような助けがあればコミュニケーションが取りやすくなるか」など，具体的な対応策を含めた説明を本人，家族へ繰り返し行うことがよいと考えられる．

▶ **心理的援助**

　ことばを失い，生活や人生の変更を余儀なくされた失語症者は，長期間にわたり悲しみや絶望を繰り返し感じることも多い．同様に家族も現状が受け入れられず本人の前では泣くこともできず，心から信頼して相談できる相手がいない状況で人に会うことを避けるようにもなる．そして，家庭内でのコミュニケーションが希薄になり，家庭崩壊へと行き着く場合もある．それに対して言語聴覚士は，ゆっくり時間をかけてそれぞれの思いや不安を受け止め，その時々に適した専門職としての助言を行っていく必要がある．また，同じ障害を持つ失語症者のグループ訓練や失語症友の会への参加を促し，仲間のコミュニケーションを見て自らの可能性に気づく機会を作りたい．家族に対しても，友の会への参加で同じ悩みをもつ家族同士の交流の場を確保できるようにしたい．

文　献

* 上田　敏：ICFの理解と活用　人が「生きること」「生きることの困難（障害）」をどうとらえるか．きょうされん．2005.
* 高次脳機能障害全国実態調査委員会：高次脳機能障害全国実態調査報告．高次脳機能研究 26：86-98, 2006.
* 高次脳機能障害全国実態調査委員会：高次脳機能障害全国実態調査報告．高次脳機能研究 31：19-33, 2011.
* 立石雅子：失語症者の社会適応，目白大学健康科学研究 1：1-11, 2008.

（執筆者：原田浩美）

訓練(4)
音韻の訓練

音韻処理の過程は，研究者によって想定する段階の数や用語が異なるが，本稿では主に，音韻出力辞書，音韻配列，モーラ分解・抽出と呼ばれるレベルの障害に対する訓練について述べる．したがって，発話面全般，仮名書字における誤りに対する訓練を扱う．

▶音韻の訓練の対象者

音韻訓練の対象者は上記のレベルに障害がある症例となるが，実際の臨床では，それらの患者すべてが即，音韻訓練の対象となるわけではない．例えば，音韻の障害に加えて意味記憶のレベルに重度の障害がある場合には，まず意味記憶レベルに働きかける方が有効で，患者に過度な負担をかけずにすむこともある．

▶音韻の訓練のための評価

音韻訓練の対象とすべきか，課題の難易度はどう設定すべきかの判断材料として，症例がどの過程にどの程度の障害を持っているかということについて評価を行う．そのためには，下記のような音韻処理の評価に加え，発話面についてであれば意味記憶，出力語彙辞書，構音プログラムのレベルについても評価を行うことが必要である．

▶▶①音韻出力辞書の評価

呼称などで音韻性錯語が頻出する症例は，音韻出力辞書，もしくは音韻配列に障害があると考えられる．さらに，誤りが一貫性に乏しい場合は辞書へのアクセス障害，発話に目標語が部分的に含まれている場合は辞書自体の障害があるといったような推測ができる．また，音韻出力辞書には単語の使用頻度が影響するといわれており，その確認も必要である．

▶▶②音韻配列の評価

呼称・音読・復唱すべての発話モダリティにおいて音韻性の誤りが出現し，語長効果がみられる場合は，音韻配列の障害が推測される．また，このレベルの障害では，非語の復唱が困難となる．伝導失語では，音韻配列が障害される一方，保たれている音韻辞書にフィードバックを繰り返すため，接近行動が目立つことになる．

無反応や迂言が多く，障害されたレベルが判断しがたい場合は，呼称や復唱，音読，書称など複数のモダリティを比較して障害レベルを推測する．例えば，漢字での書称は可能だが呼称では迂言となる場合，出力語彙辞書から出力文字辞書に至る処理は機能していると考え，音韻出力辞書以降の障害を疑う．

もちろん，臨床上では，障害がいくつかのレベルにわたっていることも多く，その場合は複合的な訓練が必要である．

▶▶③モーラ分解・モーラ抽出の評価

仮名書字に必要なモーラ分解やモーラ抽出の評価には，物井[1]による評価方法がある．モーラ分解能力検査では，呈示された単語に対しモーラ数分の碁石を置けるかを問う．モーラ抽出については，「/か/ がありますか検査」で単語に「か」が入っていたかを，「/か/ がどこにありますか検査」で「か」がどの位置にあったかを問う．

▶音韻の訓練方法

▶▶①仮名文字の選択・配列

絵を提示し，その単語を構成する仮名文字チップを妨害刺激を含むいくつかのチップの中から選択・配列してもらう．チップの選択は音韻出力辞書に，チップの配列は音韻配列に対する訓練となる．絵カードの代わりに漢字単語を用い，振り仮名に対応する仮名文字チップを選択・配列する方法もある．

▶▶②仮名書称・漢字の仮名振り

①のような仮名文字チップを用いず，絵に対する仮名書称や漢字に対する仮名振りの課題にすると，難易度がより高くなる．

▶▶③仮名単語，漢字単語の音読

仮名単語の音読では，非語を使用すると，音韻出力辞書を経由せず，音韻配列に負荷をかけた課題となる．一方，漢字単語の音読は原則として音韻出力辞書を経由した課題となる．臨床的には，ローマ字の呈示が音韻想起に結びつくことがある．

▶▶④復唱

絵や文字に対して自分で音韻を想起することが

難しい症例には，復唱課題を用いるとよい．ただし，語音認知のレベルに障害がある時は，その障害のために難易度が高くなることに注意すべきである．また，①②のような文字による反応の課題に比べると，③④のような発話による反応の課題では，反応の正誤や誤りの箇所についてフィードバックしづらい側面がある．自主訓練時には文字による反応の課題にするなど，場面による使い分けを工夫するとよい．

▶▶⑤仮名の書取

復唱と共通した処理過程をもつ仮名の書取は，音韻の訓練としてやはり有用である．

▶▶⑥モーラ分解課題・抽出課題

モーラ分解課題では，単語を提示し，ピースを置く，指を折るなどの反応で，対応するモーラの数を数えてもらう．モーラ抽出課題では，ターゲットの音が単語に含まれているか，どこに位置していたかを問う．

▶▶⑦押韻判定

2つの単語を提示し，語尾の音が同一か否かを問う．

▶▶⑧音節の分節化

単語を提示して語頭や語尾の音を問うなど，特定の位置にある音節が何かを答えてもらう．

▶▶⑨音の合成・削除・逆転

提示されたいくつかの音や文字を単語に構成する「合成」，単語からある音を消去する「削除」，単語中のある音を別の音に変える「置換」，音の並びを逆にする「逆転」などが，音韻操作の課題となる．

⑥〜⑨の課題では，刺激とする単語を聴覚的に提示するだけでなく，漢字や絵で視覚的に提示する方法がある．他にも，臨床でよく使われる課題としてしりとり等があるが，通常のしりとり，つまり語頭とすべき1字による語想起だけでなく，2音による語想起（例：とけい→けいさん→さんすう…），語尾によるしりとり（とけい→てんと→ぐんて）など，症例のレベルに合わせて工夫するとよい．

各課題とも，刺激となる語の使用頻度やモーラ数，表記妥当性，読み方の一貫性，実在語か非語か，さらには選択肢の類似性などに配慮すると難易度を調整することができる．また，音読が難しい場合は，文字刺激だけでなく音声刺激も呈示して復唱または斉唱のようにして発話を促す．復唱が困難な場合には，音声による刺激だけでなく仮名や口型を対呈示するなど，正反応を引き出すために複数のモダリティを使用するとよい．

最後に，実際の臨床にあたっては，田中[2]や小嶋[3]が指摘するように，音韻訓練の対象となる症例は誤りを自覚して自己修正の努力を繰り返しながら発話しているため，障害は軽度であっても強いストレスを抱えている場合が多いことに十分配慮したい．

文　献

1) 物井寿子：失語症の読み書き障害の訓練―仮名書字訓練を中心に―．神経心理学 6：33-40，1990．
2) 田中須美子：伝導失語の言語治療―音韻操作障害の立場から（日本高次脳機能障害学会教育・研修委員会・編：伝導失語―復唱障害，STM障害，音韻性錯語―）．新興医学出版社，2012，pp247-272．
3) 小嶋知幸・編著：なるほど！失語症の評価と治療．金原出版，2010．
＊ 水田秀子：障害内容別の失語症訓練方針 音韻（鹿島晴雄，大東祥孝，他：よくわかる失語症セラピーと認知リハビリテーション）．永井書店，2008，pp216-224．

（執筆者：齋藤玲子）

訓練(5)
語彙・意味の訓練(1)

　単語の聴覚的理解と読解の障害，発話と書字における意味性あるいは語性の錯語，錯読，錯書や喚語困難は，大半の失語症例にみられる症状である．これらの症状は語彙および意味の障害に起因するものであり，語彙と意味の訓練は失語症の言語治療において中心的な役割を担っている．

　この項では，単語の聴覚的理解と読解の障害に対する訓練を，次項の語彙・意味の訓練(2)では，発話と書字における語彙と意味の障害に対する訓練を記載する．

　ただし，発話などの言語表出の障害に対する訓練は言語表出課題のみを行うわけではない．呼称などを適切に促進するための手続きとして，聴覚的理解や読解などの課題を用いる．また言語理解訓練においても同様に復唱や書字などの表出課題が用いられる．

▶ 単語理解の障害

　単語を理解する際の言語処理モデルを図1に示した．聴覚的音韻分析の機能は語音弁別課題，音韻入力辞書の機能は語彙判断課題，音韻入力辞書から意味システムへのアクセスの過程もしくは意味システムの機能は，類義語判断課題を用いて評価する．この際，音声入力からの処理段階がより早い段階で障害が生じれば，その後の機能は低成績となる．すなわち聴覚的音韻分析に障害があれば，その後の語彙の認知，意味理解は不可能になる．したがって，これらの検査課題は単独で行っても障害レベルの評価はできない．聴覚的音韻分析の障害は語音聾，音韻入力辞書の障害は語形聾，音韻入力辞書から意味システムの障害は語義聾に分類される[2]．語義聾か，意味システム自体の障害であるかは読解課題や呼称課題の成績と対比することによって評価される．すなわち聴覚以外のモダリティを通じて意味理解ができるのであれば，聴覚的理解過程における意味システムへのアクセス障害と評価される．

　本稿では，意味システム自体の意味処理障害に加え，語形聾と語義聾ついて述べる．一般的な失語症例でみられる単語の聴覚的な理解障害は，こうした純粋例が示す障害の複合した状態である．読解についても図1に示した通り，文字による語彙判断，類義語判断課題により文字入力辞書以降の処理過程の障害を検査する．ただし，通常漢字で表記される仮名単語では仮名文字を1文字ずつ音韻に直し，その後に理解される可能性を考慮しなければいけない．聴覚的理解と読解の両課題とも成績低下を示し，絵カードのカテゴリー分類課題が困難で，呼称などの発話表出において意味性錯語が出現する場合，意味システム自体の意味処理障害と評価される．例えば意味性認知症や超皮質性感覚失語では意味システムの機能低下を示す．

▶ 語彙・意味の理解過程の障害に対する訓練
▶▶ 特定の言語処理過程に限局した障害の場合

　意味処理障害：復唱や仮名の音読，漢字の規則語の読みは可能で，聴覚および文字の理解障害に加え，意味性の錯語，錯読，錯書を呈する．単語の聴覚および文字の理解課題（聴覚・絵マッチング，文字・絵マッチング）を始め，意味特徴を確認する課題を行う．具体的な課題は，絵や単語のカテゴリー分類，単語の説明や意味特徴の列挙，単語の類似性判断などである．目標語の心像性や親密性，さらに意味特徴の近さにより課題の難易度が統制できる．また意味システムを賦活し呼称や音読課題を用いて適切な表出を促進する．

　語形聾・語義聾：語形聾，語義聾のどちらであっても，保持されている読解過程を活用する．文字刺激を併用しながら同時に聴覚も刺激する直接的アプローチと文字を用いる間接的アプローチがある．後者は漢字単語を用いて意味システムを賦活し，その波及効果として聴覚的理解を促す．また通常漢字で表記される単語に仮名をふって音韻表象を賦活する．語形聾では語彙を確認するジェスチャーや漢字の書字を行って意味システムを賦活し，聴覚的理解がなされる[3]．語義聾では音韻と文字を対応づける方法で代償され，文字刺激は単語だけでなく，意味特徴や語彙の定義を文章で与える[4]．

```
    音声              文字
     ↓                ↓
 ┌─────────┐      ┌─────────┐
 │聴覚的音韻分析│    │ 文字認知 │
 └─────────┘      └─────────┘
     ↕                ↕
 ┌─────────┐      ┌─────────┐
 │音韻入力辞書│      │文字入力辞書│
 └─────────┘      └─────────┘
       ↘          ↙
       ┌─────────┐
       │意味システム│
       └─────────┘
```

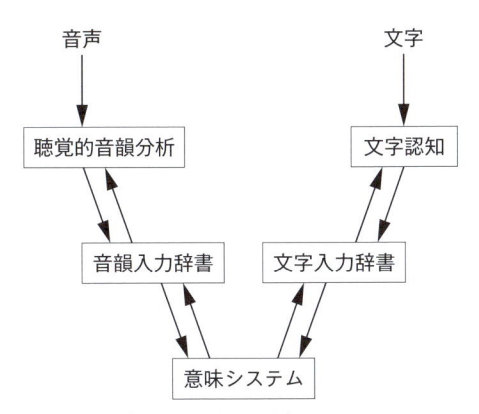

図1●理解の言語処理過程（文献1を改変）

▶▶ 複合的な言語処理過程の障害の場合

聴覚および文字のどちらの理解障害においても多くのモダリティを用いることが重要である．また聴覚と文字の理解障害が合併している場合も聴覚的な理解障害には音声に加え，漢字や仮名文字を同時に刺激し理解を促進する．文字刺激は漢字か仮名が選択され，場合により漢字・仮名の両者を呈示する．その後，刺激を漢字と仮名の一方の刺激へと減らしていく．最も保たれた言語処理過程を経る刺激を併用した課題から，困難な課題へと移行していく．

原則として漢字の読解が良好な例では，聴覚的理解障害の前課題として漢字の読解課題が効果的とされる[5]．例えば，ある症例では単語の復唱は容易であるが，聴覚的な理解障害が重篤で，仮名単語の理解，漢字単語の理解の順に理解障害は軽減した．一方で漢字単語に比べ仮名単語の音読および書取は保たれており，漢字単語の音読は語性錯読で，仮名単語の音読は音韻性錯読など誤り方に質的な違いがあった．この場合，保持されている単語の復唱や漢字読解および仮名単語の音読が，聴覚的理解課題の前課題として利用される．

ただし，復唱や通常漢字で表記される単語の仮名文字の音読と書取は，聴覚的理解過程とは共通性が低く促進効果は小さい．この場合は，呼称的復唱，漢字の音読的復唱，漢字の仮名振りと書取，書称と仮名単語の書取・写字などの語彙処理を経由するような課題と行う．つまり，この場合では，漢字の音読的復唱，仮名および漢字の音読，漢字の読解，すなわち漢字単語と絵のマッチング課題の後に聴覚的理解課題を行う．

文　献

1) Ellis AW, Young AW：Human Cognitive Neuropsychology. Lawrence Erlbaum Associates, London, 1988.
2) Franklin S：Dissociations in auditory word comprehension：evidence from nine fluent aphasics. Aphasiology 3：189-207, 1989.
3) 三浦千明, 宮崎泰広, 他：左前頭葉梗塞によりWord-form deafnessを呈した一例. 高次脳機能研究31：46, 2011.
4) Francis DR, Riddoch MJ, et al.：Cognitive rehabilitation of word meaning deafness. Aphasiology 15：749-766, 2001.
5) 種村　純：言語理解過程におけるモダリティ間の関連性 Deblocking法による失語症患者の検討から. 神経心理学7：234-241, 1991.

（執筆者：宮崎泰広，種村　純）

訓練（6）
語彙・意味の訓練（2）

本項では，表出過程における語彙と意味の訓練法を解説する．理解過程に比べ，発話と書字は複数の処理過程を経て表出された結果で，明確な障害過程を検出する課題も乏しいため，その障害過程の評価は難しい．言語症状や課題間の成績差などで，障害された言語処理過程を検討する．

▶ **語彙・意味の出力過程の障害**

呼称の言語処理過程を図1に示した．絵の視覚的な認識がなされ，その物体の意味特徴が賦活される．意味特徴から該当する語彙が選択され，音韻レベルでその単語を構成する音韻が賦活される．意味レベル，意味から辞書での語彙選択の障害により意味性錯語が生じる．また，喚語困難は辞書レベルでの語彙回収が困難な場合と語彙回収後の音韻レベルの障害に分けられる．前者の場合は，頻度や親密性効果，後者の音韻レベルの障害であれば語長効果がみられる．本稿では意味レベルから辞書レベルまでの障害に対する訓練について述べる．

書字過程では，意味システムから文字出力辞書，文字素バッファ，書字運動プログラムを経て書字動作へ至る．意味システムから文字出力辞書までの障害では，文字想起の困難や語性錯書が出現する．文字出力辞書の限局的な障害では，さらに音韻と文字とを対応づける代償的な処理過程により仮名文字は可能となり，漢字書字では同音異義語の誤りが特徴となる．一方，音韻と文字との対応過程の障害の場合は通常漢字で表記される単語の仮名書字や非語の書字が困難となる．

---

* odd one out 課題
　3つ以上の単語か絵を呈示し，同じ意味カテゴリーに含まれない1つの単語か絵を選ぶ．含まれる単語の関連性が高ければ難しく，関連性が低ければ容易となる．呈示が絵であれば odd picture out，文字であれば odd word out 課題となる．

▶ **語彙・意味の表出過程の障害に対する訓練**

表出過程の障害においても理解障害の原則と同様で，複数のモダリティを併用し，誤反応を出現させないような適切な賦活を促す．語彙，意味の障害を呈している症例で呼称を促進するためには，意味レベルにおける意味特徴や辞書レベルの語彙検索の適切な賦活を促す必要がある．そのためには聴覚的理解や文字と絵のマッチング，odd one out 課題*などの意味的な課題や漢字の音読課題が効果的である．辞書レベルの語彙検索には語頭音の手がかりが効果的であるが，失語症例自身が語頭音を産生できないため，自発的な手がかりとはならない．ただし，呼称訓練において，誤りを生じさせない課題遂行を進めるためには重要な方法である[2]．

呼称の促進には漢字単語の音読の前刺激が効果的であるが，漢字の音読が困難な症例が多い．一方で，復唱や仮名単語の音読は保たれているウェルニッケ失語の場合，復唱や仮名の音読は音韻レベルの前刺激になるが，呼称や漢字の音読への促進効果は乏しい．そこで，連鎖的な遮断除去法が用いられる．その一例は，呼称的仮名音読，仮名と絵と漢字のマッチング課題，仮名と漢字の音読，漢字の音読的復唱，漢字の音読，呼称の順に施行する．

単語の表出のためには，単語課題に限定する必要はない．文脈による手がかりを積極的に用い，名詞や動詞の単語の表出を促進できる．動作絵を用いて対応する文章を音読した後に，その文に含まれる名詞と動詞の喚語を確認する．非流暢性失語ではこの訓練により文や動詞産生よりもむしろ名詞の改善を示している[3]．

また意味処理を行うことで，呼称や音読課題での適切な表出を促進する．odd word out あるいは odd picture out 課題を施行することで呼称能力が改善する[4]．他に，図1に示すような意味特徴を用いる意味特徴分析治療（semantic feature analysis treatment）がある[5]．これは意味特徴をチャートに沿って失語症例が列挙するか（semantic feature generation treatment），セラピストが手がかりとして与えること（semantic feature review treatment）で呼称を促進する．その意味特徴は，

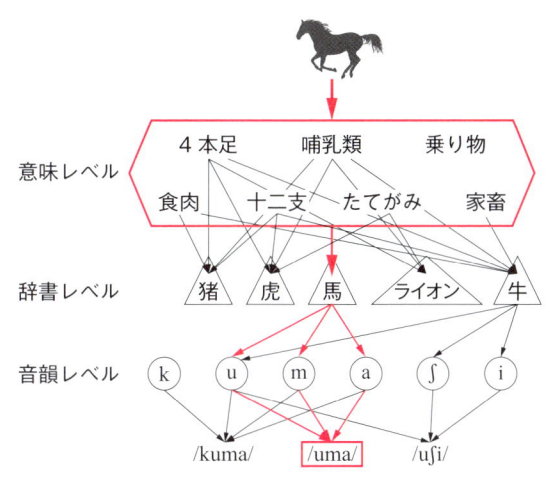

図1●呼称の言語処理過程（文献1を改変）

分類（group），用途（use），行為（action），性質（properties），場所（location），関連性（association）の6種類で構成される．例えば，目標語がリンゴの場合，フルーツ，デザート・離乳食，食べる・皮をむく，芯がある，青森，白雪姫となる．

さらに，復唱などで誤りなしに呼称させ，その目標語のジェスチャーを同時に繰り返すことで喚語能力が促進される[6]．このジェスチャーによる呼称促進では会話時のジェスチャー使用の増加がみられ，潜在的な代償手段の獲得にもつながる．

書字過程において，仮名書字では音韻から文字に変換する方法を用いることができ，通常仮名で表記される単語であってもこの方法により仮名書字が可能となる．一方，漢字書字の障害では，漢字の書称の前刺激として漢字の音読が効果的である．この際書取ができれば書称の前刺激として有効であり，まずは書取が目標でもよい．また発話表出と同様に意味システムの賦活が効果的であり，上記の呼称時に示した課題も適用できる．

書字表出過程に限局した障害で音韻が想起できる場合は，ワープロや電子辞書などにより，ローマ字入力から漢字に変換する代償方法が利用できる．

文献

1) Maher LM, Raymer AM：Management of Anomia. Top Stroke Rehabil 11：10-21, 2004.
2) Fillingham JK, Sage K, et al.：The treatment of anomia using errorless learning. Neuropsychological Rehabilitation 16：129-154, 2006.
3) Raymer A, Kohen F：Word-retrieval treatment in aphasia：Effect of sentence context. JRRD 43：367-378, 2006.
4) 中村　光，波多野和夫：呼称障害と意味セラピー―1失語例における訓練効果研究．総合リハ33：1149-1154, 2005.
5) Boyle M：Semantic feature analysis treatment for aphasic word retrieval impairments：What's in a name? Top Stroke Rehabil 17：411-422, 2010.
6) Raymer AM, McHose B, et al.：Contrasting effects of errorless naming treatment and gestural facilitation for word retrieval in aphasia. Neuropsychol Rehabil 22：235-266, 2012.

（執筆者：宮崎泰広，種村　純）

訓練（7）
統語機能に関する認知神経心理学からの知見

失語症においては，文の統語的な理解・産生障害を生じることが多いが，その要因と障害パターンは症例によって異なる．そのため，言語学や認知神経心理学から得られた統語機能に関するこれまでの知見を踏まえ，適切に症状を評価した上で訓練プログラムを立案していく必要がある．

▶ **文の統語理解障害の考え方**

構文の理解障害はシルヴィウス裂周辺病変のウェルニッケ失語，伝導失語，失名詞失語などほとんどの失語型に生じる．Caramazzaら[1]は，失文法を呈するブローカ失語症例が統語理解障害を呈することを示した．日本語においては，藤田ら[2]が統語構造は同じであるが文中の名詞の可逆性が異なる文の理解を調べ，ブローカ失語患者は非可逆文の理解は良好であったが，可逆文の理解は困難であることを示した．

非可逆文の例：男の子がボールを追いかける．
可逆文の例：男の子が女の子を追いかける．

伝導失語やウェルニッケ失語についても，構文理解に困難をきたす例の報告がある．しかし，構文理解には統語的要因のほか，語彙的要因・認知的要因が関係しており，障害されている要因を詳細に検討する必要がある．

文の理解には語順や統語構造の複雑さも影響を及ぼす．日本語には述語以外の句を自由に移動できる特徴があり，これは「かきまぜ」という統語規則による．藤田ら[2]は，ブローカ失語やウェルニッケ失語においてかきまぜ規則を適用した転換語順文と適用しない基本語順文の理解を検討し，可逆文の転換語順文は，基本語順文よりも理解が困難であることを示した．かきまぜ規則は文中の要素の移動規則であり，移動規則が適用された文の統語構造はより複雑になると解釈することもできる．

基本語順文の例：男の子が女の子を追いかける．
転換語順文の例：女の子を男の子が追いかける．

日本語の文を理解する場合，通常は格助詞を解読し，文中の名詞句が担う意味役割を把握する必要がある．構文理解においては，少なくとも統語構造の解析（parsing）と名詞句に意味役割を付与する操作（thematic processing）が必要である．失語症例では，統語構造の解析機能を検索する文法性判断検査の成績は良好であり，統語構造の解析よりも意味役割の付与（マッピング，mapping）に障害を呈する場合が多い．しかし統語解析に困難を呈する症例も存在し，構文理解障害は文処理過程のどのレベルにおいても生じる可能性がある．

統語理解障害を呈する失語症例は，認知方略を用いて文を理解している．格助詞の解読から意味役割を把握できない場合，非可逆文であれば名詞の意味的選択制限から意味役割を把握することができる．例えば「男の子がボールを追いかける」であれば，無生物の「ボール」に［動作主］は付与できないという選択制限が働き，一義的に動作主は「男の子」と解読できる．これを「語の意味方略」と呼ぶ．次に，可逆文において格助詞が解読できない場合に，文頭の名詞句に［動作主］の意味役割を付与する「語順方略」を用いる．さらに格助詞を解読して意味役割を把握することを「助詞方略」と呼ぶ．以上のストラテジーの回復は階層関係にあり，崩壊は逆順序で生じる．

文理解における認知方略として発見的（heuristic）方略も知られている．例えば統語構造の解釈に曖昧性を持つガーデンパス文（例「太郎が女の子を叩いた次郎を呼び出した」）を理解する場合，聞き手は「太郎が女の子を叩いた」までを聞くとそれを１つの文と解釈するが，引き続き「次郎を呼び出した」が入力されると構造の再解釈がなされる．この操作のためにガーデンパス文の理解には時間を要する．文の解釈は文を聞き終わってからではなく，入力と同時に開始されるといえる．

構文理解の過程は速やかに進む複雑な過程であり，この処理をワーキングメモリが支えている．ワーキングメモリと文理解，および聴覚言語性短期記憶と文理解の関係については方法上の制約もあり，必ずしも明らかではないが，ワーキングメモリの低下が構文理解に影響を及ぼす可能性がある．

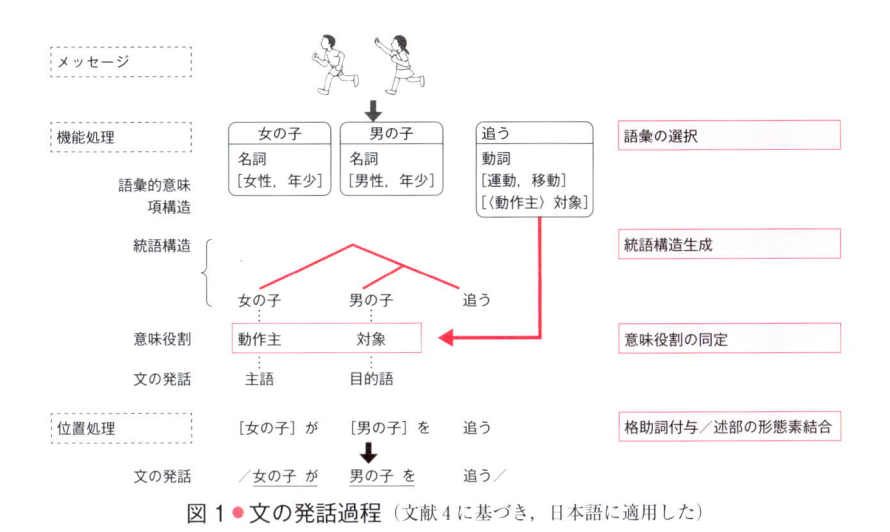

図1●文の発話過程（文献4に基づき，日本語に適用した）

▶構文産生障害の考え方

失文法は，ブローカ失語患者および全失語からの回復期の患者に認められる．流暢性失語症の中にも構文産生障害を呈するものがいる．日本語の失文法には，「断片的で語または句の羅列となる発話」，「単純化した統語構造と文の長さが短いこと」，「格助詞の脱落，誤用」，「動詞の脱落，置換，名詞化」，「助動詞の使用制限」といった特徴がある[3]．

失文法のサブタイプとして，文の構造化が困難であるが文法形態素の処理は比較的保たれている「構造的失文法」，文の構造化は保たれるが文法形態素の誤りが目立つ「形態論的失文法」が存在する．

文の産生過程にはメッセージレベル，文法符号化レベル，音韻符号化レベルがあると考えられている[4]．伝達する命題はメッセージレベルで処理されて文法符号化レベルに入力されて文が生成され，音韻符号化レベルで音声化される．このようなモデルに基づき，絵を見て文を発話する過程は図1のように想定される[5]．まず動詞「追う」を選択する．「追う」は2つの項を取り，各項が意味役割を担う．意味役割情報から統語構造が生成され，「女の子」が追う［動作主］，「男の子」が追われる［対象］という文中の意味役割を同定する．そして各意味役割に合う格助詞が付与されて実際の文が発話される．以上の文産生過程は文理解と同様にワーキングメモリによって支えられている．

このような文産生過程の障害によって構文産生障害は生じる．特に重要な点は，格助詞の誤りは文産生過程のどのレベルの障害によっても生じうるということである．文法形態素の付与が困難な場合のみならず，意味役割情報の喚起や意味役割のマッピングが困難である場合にも正しい意味役割が付与されないために格助詞を誤ると考えられる．また，失文法例の多くは動詞の喚語困難を持つが，動詞の喚語が可能となっても文の産生が回復しない場合がある．文の産生における動詞の処理は，名詞句などの項と項が担う意味役割に関する情報の喚起であり，この機能の障害により文産生は困難となる．

統語の神経機構に関する画像診断からの知見については，病変部位検索と脳機能画像検討から研究が進められている．MRI等による病変部位の検索より，統語処理はシルヴィウス裂周辺の言語領域（ブローカ野，ウェルニッケ野，角回，縁上回）が関係すると考えられる．fMRI等の機能画像研究からは複雑な統語構造の処理にブローカ野が関わることが示唆されてきたが，近年では複数の脳領域とその線維連絡による脳内ネットワークという観点から統語処理を説明しようとする試みがなされている．

文献

1) Caramazza A, Zurif EB：Dissociation of algorithmic and heuristic processes in language comprehension. Brain and Language 3：572-582，1976．
2) 藤田郁代，高橋泰子，他：失語症者における構文の理解の構造．聴覚言語障害 6：151-161，1977．
3) 藤田郁代：統語障害—日本語の失文法—．高次脳機能研究 33：1-11，2013．
4) Garrett MF：Levels of processing in sentence production．In Language production：Speech and talk（Butterworth B, ed.）．Academic Press, San Diego, 1980, pp190-199．
5) 菅野倫子，藤田郁代：失語症の文発話における動詞提示の効果—非流暢性失語症例と流暢性失語症例の比較．言語聴覚研究 4：141-149，2007．

（執筆者：菅野倫子）

訓練(8)
認知神経心理学的アプローチに基づいた統語の訓練

▶ 統語機能の評価

前項で述べた知見を踏まえて下記の点を評価，分析のうえ，訓練方針を決定する[1]．

▶▶ ①言語モダリティの差

文の理解と産生の差，聴覚理解と読解の差，発話と書字の差を調べる．

▶▶ ②理解・産生できる文の種類と処理方略

産生においては，名詞の可逆性，文頭名詞の意味役割，語順，意味役割数，文構造の複雑さ，格助詞の種類について，また理解では文理解に用いる方略（語の意味，語順，助詞）を調べる．

▶▶ ③誤りの特徴

産生では文の構造化，格助詞の誤り，動詞・助動詞の誤りを調べる．理解では語彙的誤りと統語的誤りを区別して評価する．

上記①〜③について評価するために，構文理解・産生検査，文法性判断検査，会話や情景画の発話検査を行う．標準化された構文理解・産生検査として失語症構文検査（試案IIA, STA）[3]がある．文法性判断検査については，わが国には標準化された検査は存在しない．会話等の発話検査により課題場面における文理解・発話能力との差を調べる．

▶▶ ④動詞の理解・産生機能

動詞・名詞の理解・産生機能の差を調べる．動詞が要求する意味役割を担う項（名詞句）が選択できるかどうかを調べる．失語症語彙検査中の名詞・動詞理解・産生検査などを実施する．

▶▶ ⑤聴覚的記憶範囲

リスニングスパンテストのようなワーキングメモリ測定課題は言語性課題のため，失語症例への適用が困難である．近縁の数字系列や単語系列を用いた聴覚的記憶範囲を測定することが多い．

失文法例（70歳，右利き男性，脳梗塞，発症7カ月後）への評価例を紹介する（表1）．聴覚的理解と読解に差はなく，可逆文の理解は基本語順にお

表1 ● 失文法例の評価例

■失語症構文検査（STA）

	聴覚的理解	読解		産生
語の意味方略	8/8	8/8	I	1/3
語順方略	5/8	6/8	II	1/3
助詞（補無）方略	5/8	2/8	III	0/3
助詞（補有）方略	3/8	2/8	IV	0/3
関係節文	2/8	2/8	V	2/3
			正答文数（I-V）	1/3

■動詞・名詞検査（失語症語彙検査TLPAより）

	聴覚的理解	読解	発話	書字
動詞	33/40	33/40	13/40	5/40
名詞	37/40	37/40	33/40	21/40

■聴覚性記憶範囲

数唱	順唱3ケタ	逆唱3ケタ

■状況画説明検査

発話例	「帽子を・・・・これは警備員・・．」
平均発話文節長	1.6文節／文
統語的誤り文の出現頻度	46%
動詞の脱落率	57%

いても困難であり，語の意味方略を用いて文を理解している．聴覚的記憶範囲は保たれている．産生は文の構造化が困難であり名詞，名詞句の断片発話となる．名詞に比して動詞の喚語困難が顕著である．本例は少なくとも動詞の喚語困難，意味役割構造の喚起困難，意味役割のマッピング障害を呈していると考えられる．

▶ 統語訓練の目標と適応，および課題文の導入

統語の訓練目標は，文の理解・産生機能を改善してメッセージを伝達できるようになることである．適応があるのは文の理解・産生障害を呈し，名詞の理解と表出がある程度可能な者である．理解訓練の開始は鑑別診断検査において，物品名の理解が90％以上可能であること，産生訓練は高親密度語の呼称が30％以上可能であることが一応の目安となる．

課題文の導入について，理解は非可逆文から可逆文の基本語順，可逆文の転換語順へ進む．産生は非可逆文から可逆文の基本語順へ進む．文型は単文，意味役割数の少ない文，および「が・を」の格助詞から導入する．文型を決めたら各文型の課題文を作成する．この際，「統語」処理が行われるように各意味役割を1個の変数として取り扱う．転換語順文の訓練では基本語順文とセットにして導入し，助詞解読が行われるようにする．

【非可逆文の課題文例】

動作主【お母さん／子ども】が × 対象【顔／足】を × 洗う

▶ 統語訓練の方略

構文の理解および産生障害は，命題の処理，動詞の処理，意味役割のマッピング，構成素の配列，文法形態素の処理の各レベルで生じうる．統語機能の評価に基づく障害像にしたがって訓練方略を決定する．障害構造の分析に基づく訓練法の中でよく用いられている方法を紹介する．

▶▶ マッピング訓練

主語や目的語を担う名詞句と意味役割のマッピングを促す訓練である．文と絵のマッチング法やWh質問を利用する方法があるが，実際にはこれらの手続きを組み合わせて実施することが多い．

文と絵のマッチング法：理解訓練では文を聴覚提示あるいは文字提示と併用し，対応する絵を同定してもらう．産生訓練では理解訓練の後に復唱，音読，または形態素を文字カードにして文構成をしてもらう．復唱・音読など可能なモダリティを用いて表出させ，これを繰り返し刺激する．

意味役割同定法：文と絵のマッチングだけでは回復しない場合に実施する．①絵と文の聴覚提示：例「これは"お母さんが子供を呼んでいる"絵ですね」．②動詞の同定：「何をしている？」→ジェスチャーなどで表出させる．③動作主の同定：「誰が呼んでいる？」→画中の人物を指さきせ，「お母さんが呼んでいる」の表出を促す．④その他の意味役割の同定：「誰を呼んでいる？」→人物を指さきせ，「子供を呼んでいる」の表出を促す．

▶▶ 動詞訓練

動詞の理解や発話が困難な場合には動詞の理解・喚語訓練を行う．語としての動詞訓練は，理解では音韻形式から意味へのアクセスを促し，喚語では音韻的手がかりや意味的手がかりを用いて意味から音韻形式へのアクセスを促す．

マッピング障害を呈する場合には意味役割情報の喚起を促す訓練を行う．例えば，動詞「洗う」と結合しうる名詞として複数の選択肢から「茶碗（対象）」，「スポンジ（道具）」を選択する．

動詞の理解・喚語訓練と意味役割情報の喚起訓練の有用性は，患者の障害特徴によって異なる．

▶▶ 文法形態素の訓練

構文産生において，動詞と，動詞が結びつく名詞が適切な語順で産生されており，文の構造化は可能であると考えられるにもかかわらず，助詞や助動詞のような文法形態素の付与にのみ障害を呈している場合には文法形態素を文中に挿入する訓練を適用できる．しかし，日本語の格助詞は文の構造化と密接に関わるため，マッピング訓練の中で格助詞の理解・産生を促す方が効率的な場合が多い．動詞の時制変化が困難な場合も，文の発話練習の中で適切な述語を選択させたり，「昨日」等の副詞を加えて動詞を活用させて述語の表出を促す．

▶▶ 実用的コミュニケーション訓練と般化

文の実用訓練は，会話等での拡大発話訓練（例："クラブに・・"→患者「クラブに行ってる」），文を用いた選言質問－応答訓練（例："苗を植える？それとも種をまく？"→患者「種をまく」）などが考えられる．機能訓練で取り上げた文型が出現するように，例えば「男の子が女の子を追いかける」の可逆文型であれば「警官が泥棒を追いかける」場面を含む状況画などを用いて発話を促す．

訓練文から非訓練文への般化に関しても活発な検討がなされている．英語話者を対象として，複雑な統語構造の文から単純な統語構造への般化を促すTUF (Treatment of Underlying Forms[2]) という方法が試みられているが，適用に際して日本語と英語の特性による統語構造の違いを考慮する必要がある．

文の理解および産生機能の回復は，失語症例のコミュニケーション能力の回復に大きな影響を及ぼしうる．機能訓練と実用コミュニケーション訓練を組み合わせることにより，メッセージの伝達が可能となるような訓練を実施していくことが重要である．

文 献

1) 藤田郁代：構文訓練（藤田郁代，立石雅子・編：標準言語聴覚障害学 失語症学）．医学書院，2009，pp 253-256.
2) Thompson CK, Shapiro LP：Treating agrammatic aphasia within a linguistic framework：Treatment of Underlying Forms. Aphasiology 19：1021-1036, 2007.
3) 藤田郁代，三宅孝子，他：失語症構文検査（試案ⅡA）．日本聴能言語士協会失語症検査法委員会，1984.

（執筆者：菅野倫子）

訓練(9)
実用的コミュニケーションの訓練

▶ 拡大・代替手段の獲得

　失語症のリハビリテーションにおいては言語機能の改善を目的とした訓練・指導がまず最初に行われる．言語機能の改善には限界があることが多い．したがって，失語症者が自宅などの生活場面に移行するに先立ちコミュニケーション能力に対する訓練が開始されることになる．実際のコミュニケーションにおいて相手にどの程度，伝達したい意図が伝えられるかということは日常生活においては極めて重要な意味を持つ．それぞれの失語症者がもつ言語的・非言語的な力を最大限，活用することが必要になる．コミュニケーション能力障害に対する働きかけには，非言語的情報や文脈的手がかりを積極的に取り込んだ，コミュニケーション能力に対する広い働きかけを含む．

　コミュニケーション能力の訓練で目的とされる1つは，言語機能の改善が限界となった失語症者に対する代償手段の獲得である．言語機能の障害が重度で，しかもその改善には限界がある失語症者に対し，ジェスチャーやサイン，描画などの代償手段の獲得を促進することなどがこの例である．一方，訓練室では言語機能の改善が見られても，実際の生活場面でのコミュニケーションにそれをうまく活かすことができないなど，言語機能と実用コミュニケーションとの間に乖離が見られる失語症者に対してコミュニケーション能力に対する働きかけを行うことも行われるようになり，より広がりのある内容となっている．

　言語機能の代償手段としてVATは最もよく使用されているものの1つである．

▶▶ VAT（visual action therapy）

　Helm-Estabrooksら[1]は，代償手段としてのジェスチャーの獲得訓練としてVAT（Visual Action Therapy）を開発した（表1）．音声言語，文字言語とも重度に障害されている失語症者を対象とすることが多く，本邦でも報告例がある．田中[2]は，全失語例に対するVATの訓練前後で，訓練語，非訓練語ともに著明に改善を示し，またSLTA上，聴覚的理解，読解，単語の復唱において改善が認められたと報告している．中条ら[3]は，慢性期重度ウェルニッケ失語症に対し，VATに準拠したジェスチャー訓練を実施し，第三者にジェスチャーの内容がどの程度伝わるか，「伝達性」の評価を行った．その結果，訓練項目では「伝達性」が有意に改善し，またSLTAによる言語機能には変化は認められなかったが，CADLの総得点は上昇し，コミュニケーションストラテジーとしてのジェスチャーの使用が増加していた．VATによる非言語的伝達手段の強化が伝達手段の改善や言語機能の改善にもつながるとその有効性について報告されている．

　言語機能の障害が重度な失語症患者に対して，VATの他にコンピューターを用いたアイコンやサイン，描画，また絵や文字をノートに書き込んでおき，コミュニケーション場面でそのノートを用いながらやり取りをするコミュニケーションノートと呼ばれるものの使用などが代償手段として使用されている．描画とジェスチャーを慢性期重度失語症患者に同時期に並行して訓練したところ，いずれの非言語的伝達手段を獲得できるという結果を小田柿ら[4]は得ている．一方で，実際の使用という点では訓練からの般化が難しい症例が存在することや，情報伝達性の高いグループではジェスチャー，描画の双方を獲得しても，道具を必要としない非言語的伝達手段であるジェスチャーの方をより多く用い，伝達性の低いグループでは，描画において正答率の伸びが大きいなど，情報伝達性によっても差異が認められることなどについて指摘している．

表1 ● VAT の実施手順（文献1より一部改変）

レベルⅠ（ステップ1～9）	7個の物品，線画，使用法を示す動作絵
ステップ1	線画と実物の照合をさせる
ステップ2	実物を使用させる
ステップ3	動作絵を見せながらSTが実物を使用してみせる
ステップ4	動作絵を見せながら実物を使用させる
ステップ5	実物を示すジェスチャーをSTがしてみせる
ステップ6	STのジェスチャーを見て実物を選択させる
ステップ7	実物を示すジェスチャーをさせる
ステップ8	実物を隠し，STがそのジェスチャーをしてみせる
ステップ9	STに隠されている実物のジェスチャーを行わせる
レベルⅡ（ステップ5～9）	動作絵（実物を動作絵に換えて行う）
レベルⅢ（ステップ5～9）	線画（実物を線画に換えて行う）

▶ **コミュニケーション場面における使用訓練**

獲得された代償手段が実際のコミュニケーション場面で有効に使用されるためには使用訓練が必要となる．また言語機能とコミュニケーション能力との間に乖離が見られる失語症者についてもコミュニケーション能力への働きかけが行われる．

慢性期失語症者の活動性についての研究で，立石ら[5]は，活動性と性格傾向との関係について活動性が高い群では，外向的で細かいことにはこだわらない循環気質の症例が多く，活動性の低い群では，几帳面で完全主義的な執着気質の症例が多いと報告し，言語機能脳障害の程度とは別に，性格傾向は様々な変化とどのように折り合いをつけていくか，ということに緊密に関連すると指摘している．これらの結果は，言語機能が改善してもコミュニケーション場面では十分にそれを生かすことができない症例，あるいはその逆に，言語機能には重篤な障害を残しながら，日常では必要なコミュニケーションを取ることができる症例もそれぞれ存在することを示唆するものである．前者のような失語症者については実際のコミュニケーション場面での使用訓練が必須となる．

この目的で用いられるものとしてPACE (Promoting Aphasics' Communicative Effectiveness) がある．Davisら[6]により開発され，PACEは実際のコミュニケーション場面に近い対話方式を重視する．すなわち，メッセージの送り手と受け手として臨床家と患者は対等な立場で情報伝達に参加し，コミュニケーションの過程においては途中で役割を交代することもある．メッセージの送り手は既に共有化された情報ではなく，受け手にとって新しい情報を伝達する．このためにカードは臨床家もしくは患者の片方にしか見えないようになっており，「新しい情報」を作り出す工夫をする．伝達方法は発話に限らず伝達手段を自由に選択でき，発話を必要とするとは限らないコミュニケーションの効果的な方略を練習する機会を供給する．言語聴覚士のフィードバックは患者が実際に伝達できたことに基づくものであり，同時に実際にメッセージの受け手が行いうるフィードバックとなる．また患者が用いた伝達手段でまず応答し，その後でより効果的な受信フィードバックを行うことも重要とされる．

以下は，PACEの具体例である．A氏は中等度のブローカ失語患者で，机の上には何枚かのカード（写真あるいは絵カード）が裏返しに積まれている．カードの内容は事物，動作絵など患者の状態に会わせて設定される．A氏はまず「鉛筆」のカードを取る．A氏はメッセージの送り手として，この写真の内容を言語聴覚士に伝えることを求められている．言語聴覚士にはカードが見えないようにする．A氏は「えーっと」と発話しようとするが，発話にならず，考えた末，机の上でものを書く動作をする．言語聴覚士は同じジェスチャーをして見せながら，「それは書くものですか．」と問う．A氏は「そうそう」と頷き，再び書く動作をする．言語聴覚士は「書く，分かりません．何か書くものですか．」と問う．A氏は「そう」と答える．言語聴覚士は「ボールペンですか．」と問う．A氏は首を振る．言語聴覚士は「鉛筆ですか．」と尋ねる．A氏は「はい，鉛筆」と答え，カードを言語聴覚士に見せる．次に言語聴覚士が1枚のカードを取り，今度はメッセージの送り手へと役割を交代する．

このようにPACEでは実際に言語聴覚士が使用してみせることで，なかなか用いられない手段の使用を促すことができる．また家族と患者の間でのより効果的なコミュニケーションをはかることにも効果がある．

文　献

1) Helm-Estabrooks N, et al.：Visual action therapy for global aphasia. J Speech Hear Dis 47：385-389, 1982.
2) 田中純平：1全失語症患者に対するジェスチャー訓練の試み．神経心理学 8：100-109, 1992.
3) 中条朋子，吉畑博代，他：慢性期重度失語症患者に対するジェスチャー訓練の検討．第2回言語障害臨床学術研究会論文集：59-73, 1993.
4) 小田柿誠二，立石雅子，他：慢性期失語症患者における代償手段獲得について—描画とジェスチャーの伝達性の検討．第20回失語症学会総会予稿集：135, 1996.
5) 立石雅子，大貫典子，他：慢性期失語症者の活動性について．失語症研究 20：287-294, 2000.
6) Davis GA, Wilcox MJ：Adult Aphasia Rehabilitation：Applied Pragmatics. College-Hill Press, San Diego, 1985.

（執筆者：立石雅子）

非流暢性失語の症例（1）
全失語の訓練

▶ 患者紹介および主観的所見
症例：45歳，男性，学歴不明，工場契約社員，右利き，1人暮らし（身寄りなし）．
原因疾患：脳出血．
現病歴：X年3月，舌のしびれ，頭痛，呂律不良が出現し，その後意識消失し近医搬送．左被殻出血を認め，定位血腫吸引術施行．発症49日目にリハビリテーション継続のため当院転院．
合併症・既往歴：高血圧．

▶ 客観的所見（発症後約2カ月）
神経学的所見：右片麻痺，右感覚障害．
神経心理学的所見：

①**全般的精神機能**：意識清明．知的機能はレーヴン色彩マトリックス検査16/36点，コース立方体組み合わせテスト8/131点と低下を認めた．

②**認知・行為**：軽度の右半側空間無視あり．口部顔面失行あり．

③**注意・記憶**：課題遂行や病棟の行動観察上問題認めず．担当スタッフの顔の記憶可能．

④**言語機能**：**聴く**…単語レベルより困難．簡単な日常会話の理解も曖昧さあり．**話す**…自発語は「はい」「あれ？」の残語か「あー」発声で有意味語は全くなし．呼称・音読・復唱不可．歌唱困難．重度発語失行あり．系列語の斉唱がごく一部可能．**読む**…単語レベルから困難であるが，聴くよりも良い．**書く**…自発書字は漢字氏名のみ可能．保続あり．単語の写字可能．**計算**…不可．5までの数概念は正確．

⑤**失語症のタイプ**：全失語（非流暢，聴理解障害，呼称・復唱障害，文字理解障害，書字障害）．

⑥**コミュニケーション能力**：礼節は保たれ，コミュニケーション態度良好．状況判断良好．言語による意思の伝達は困難だが，表情や声の抑揚，視線，指さし等により，感情や意志を汲みとることが可能．

⑦**心理面**：情緒的に安定しており，抑うつ等精神症状なし．訓練意欲良好．

▶ 評価
評価および予後予測：重度失語症検査実施．マッチング，物品の使用，記号の理解，ジェスチャーの表出，描画等非言語記号課題から低下が見られた．言語課題は全てのモダリティに重篤な障害を認めた．全般的精神機能にも低下を認めるものの，コミュニケーション意欲は高く，課題遂行に協力的であった．年齢も若く，非言語的記号能力や言語理解力に改善が期待された．

▶ 訓練計画
訓練目標：日常のコミュニケーション手段の獲得．
訓練内容および経過：

　第1期（訓練開始～3カ月）：実物と実物のマッチングから開始した．最初は全く同じ物品同士であれば可能なものの，形状や色，大きさが異なると同一概念を持つ物品と認識されなかったが，物品の機能的操作を示すことで徐々に可能となった．その後は物品と同一物品写真とのマッチングへ，さらに物品と線画のマッチングへと進んだ．またマッチング課題にジェスチャーの理解・表出訓練や，音声・文字など多感覚刺激を併用した言語理解訓練を組み合わせて導入した．物品の1/2選択の聴覚的理解・読解から開始し，誤反応の際は物品を呈示し，物品同士のマッチングを利用し

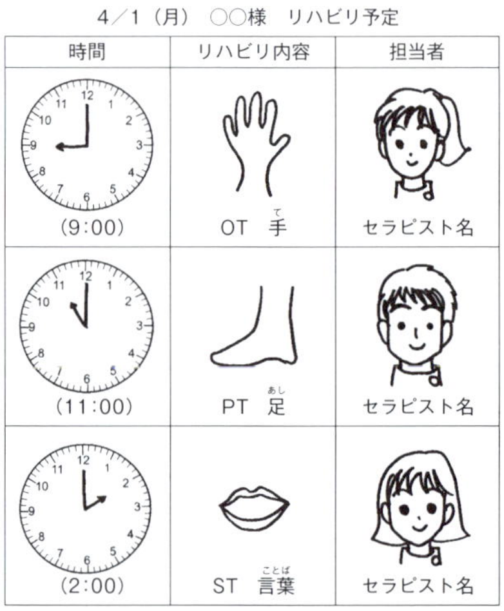

時間	リハビリ内容	担当者
(9:00)	OT 手	セラピスト名
(11:00)	PT 足	セラピスト名
(2:00)	ST 言葉	セラピスト名

4/1（月）　○○様　リハビリ予定

図1●リハビリテーション予定表

ラミネート加工し，病室ベッドサイドに掲示．夕刻に翌日予定へ更新．
時系列に配列するため，訓練内容を示す絵と顔写真はマジックテープ式で貼替可能とした．

て正答が得られるようにし，混乱が生じないよう配慮した．写真と物品のマッチング課題に慣れた段階で，病棟での排泄の訴えを確立するため，トイレの写真と病棟トイレのマッチング練習を行った後に，写真を車いすに取り付けた．病棟看護師にはトイレのたびに写真を見せるよう依頼し，トイレの際には看護師に自発的に写真を見せて訴えられるよう促していった．表出面は母音や氏名，系列語の斉唱や復唱訓練を行った．また1から10までの数概念や時計の理解訓練を実施した．訓練開始2ヵ月で絵カードによる訓練が可能となり，コミュニケーションノートを利用して，体調確認や趣味活動等の情報のやり取りを行うことが出来た．日常場面でもトイレの写真の活用が少しずつ出来るようになった．訓練室場面では訓練開始3ヵ月の時点でも単語理解が1/2選択で聴く・読むともに不確実であった．しかし日常会話に対するYes/No反応の正確さは増し，やりとりが成立しやすくなった．表出面は産生出来る音韻のバリエーションが増え，氏名や系列語，単語の斉唱能力が向上したが，自発語での有意味語は認められなかった．

　第2期（訓練開始3〜6ヵ月）：これまでの言語理解・表出訓練を継続するとともに，転帰先として1人暮らしの可能性も考えられたため，スケジュールやお金の理解訓練を開始した．訓練にて時計合わせの練習を行い，病室には図1に示すリハビリテーション予定表を掲示し，1日のスケジュールの理解を促した．お金の理解は数字で示す金額を揃える訓練を行い，作業療法にて買い物訓練を行った．また内服の管理や排泄チェックが自力でできるよう看護師と協力し，絵や数字などを利用した方法を工夫した．

　以上の結果，日常会話の理解，単語レベルの聴覚的理解・読解能力が改善し，Yes/No反応により本人の意思を確認できるようになった．発語失行は依然重度であり，音の歪みや置換が著明であるが，斉唱や口型ヒント，発話の開始部分の音声呈示により挨拶語や名前，系列語の表出が可能となった．自発語は「はい」「えっと」等で有意味語の産生は困難だった．表情，声の抑揚，ジェスチャー表出など非言語的コミュニケーション手段の活用は良好で，聞き手が推測できる内容も増加した．時計の理解は良好で，訓練スケジュールに沿った行動がとれるようになり，内服自己管理も可能となった．

転帰：病棟内ADLは自立したが，生活保護かつ身寄りがないといった社会的背景や緊急時の対応の困難さ等の理由により，訓練開始約6ヵ月後に施設入所となった．

▶**考察**

　重度の失語症に対してはコミュニケーションノート等の代償手段の活用を検討することが多いが，そのためには絵や写真が指し示すものを正確に認識する能力が前提となる．本症例は，実物と実物のマッチングから低下を認めていたが，段階的な訓練により絵や写真など非言語的記号が示す意味が理解できるようになり，さらに言語記号の理解に改善が得られた．このように，全失語例では非言語機能についても十分に把握し訓練を組み立てることが大切である．また訓練場面での働きかけに留まらず，残存機能を活用し，日常生活の自立に向けた工夫を他職種と連携して行うことが重要である．

（執筆者：山本映子，石井ひろみ）

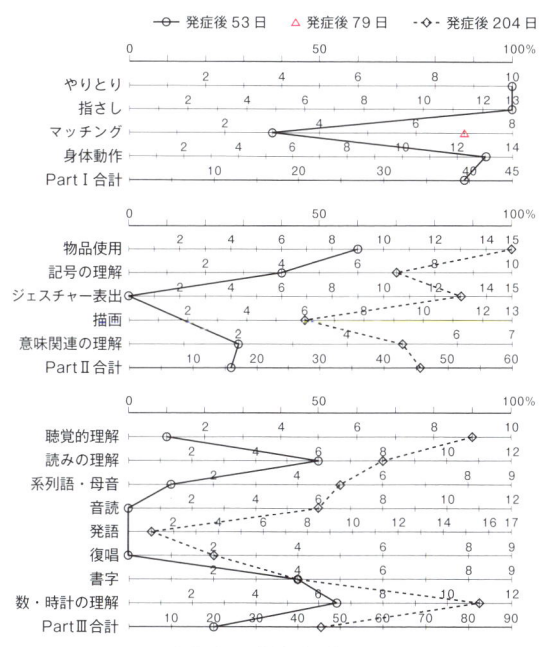

図2● 重度失語症検査プロフィール

非流暢性失語の症例（2）
ブローカ失語―重度患者の訓練―

▶ 患者紹介および主観的所見
症例：76歳，女性，短期大学卒，主婦，右利き，独り暮らし．
主訴：話せるようになりたい．何でも自分でできるようになりたい．
原因疾患：脳梗塞（左中大脳動脈の広範領域，前大脳動脈の一部領域）．
現病歴：X年1月自宅で意識消失し倒れているところを近所の人に発見され，救急搬送．発症後数日経過と推測．保存的治療が行われた．発症後約2カ月で，リハビリテーション継続のため当院転入院．
合併症・既往歴：発作性心房細動．

▶ 客観的所見 （発症後約2カ月）
神経学的所見：右片麻痺，右感覚障害．
神経心理学的所見：
①全般的精神機能：意識清明．知的機能はRaven色彩マトリックス検査15/36点と低下を認めたが，日常生活での状況判断等において大きな問題は見られなかった．
②認知・行為：口部顔面失行あり，開閉口にも難渋した．観念運動失行，構成障害を認めた．
③注意・記憶：全般的な注意機能低下を認め，特に切替が困難であった．言語・動作ともに強い保続を認めた．軽度の右方向性注意機能低下を認めた．記憶面は概ね保たれており，周囲の人の顔や一日の出来事の把握などは良好だった．
④言語機能：聴く…高頻度単語の理解は概ね良好だが，情報量の多い文や複雑な文の理解は困難だった．話す…ごく稀に「そう」「あぁ」などの発語がみられたが，意図的な発声は母音レベルも困難．歌唱や系列語も困難だった．読む…聴くと同程度であったが，漢字に比し仮名単語では反応に時間を要した．書く…自発書字は自署のみ可能．写字は可能だが字形は著しく拙劣だった．計算…ごく簡単な加算のみ可能だった．

⑤失語症のタイプ：ブローカ失語（非流暢，呼称・復唱障害，聴理解・文字理解良好），発語失行．
⑥コミュニケーション能力：理解面は比較的良好だが，日常会話では繰り返し話したり，一部漢字単語を呈示したりする配慮が必要であった．表出面は発話および書字による意思表出は困難．表情や指さし行為から聞き手が推測し尋ねた事がらに対して，「はい－いいえ」で答えるが，「いいえ」は曖昧で確認を要した．
⑦心理面：やや表情暗く抑うつ的で不安が強かったが，訓練には協力的だった．

▶ 評価
評価および予後予測：理解面に比し，表出面が重度に障害されていた．重篤な発語失行，口部顔面失行が表出を阻害している大きな要因ではあるが，書字成績から，喚語，音韻想起・操作の段階から障害されていると考えられた．さまざまな高次脳機能障害を合併しているものの，知的面には大きな問題を認めず，訓練意欲も高いため，言語およびコミュニケーション能力の向上は図れると考えた．

▶ 訓練計画
訓練目標：日常生活におけるコミュニケーション能力の向上（①意思伝達手段の確保，②理解面の底上げ，③音声表出能力の向上）．
訓練内容および経過：
　第1期（訓練開始～2週間）：病棟生活場面での基本的欲求の伝達方法の確立，および生活上の不安解消を目的として，コミュニケーションボードの作製と使用訓練を行った．生活上で訴えたいことを言語聴覚士が訓練室や病棟で本人から聴取し，排泄や飲水，臥床・離床の希望，疲労や寒さの訴え，および体調等をボード化した．場所を問わず使用できるようベッド柵と車椅子の左脇に装着した．絵や文字の大きさや配置，項目数によっては，本人が訴えたい事がらを探せないことがあり，表示形式を検討したり，言語聴覚士の聴覚的指示により選択する訓練を行ったりして，本人がボードに記載されている事がらを熟知するよう努めた．また，ST訓練前後には病棟でボードを使用して本人の意思を確認する機会を設けた．病棟生活では，医療者側が声をかけることも多いため，患者自らがボードを指し示す必要は多くはなかった

が，ボードを携帯することで周囲の人が患者の訴えを察しやすくなり，本人の不安は軽減した．

第2期（訓練開始2週間〜2カ月）：理解面のさらなる向上，および表出面につながる語彙の活性化を目的として，聴覚的理解訓練，読解訓練，漢字単語写字を行った．聴覚的指示による絵カード選択課題では，①枚数の増減，②語の属性の変化（頻度・具象性，同カテゴリー内での選択），③反応速度や複数枚の連続的な聴取などにより，難易度を変化させた．読解課題では，絵−漢字単語照合，および仮名単語照合課題，文章完成課題などを行った．写字については，構成障害への働きかけも点つなぎ図形などで行いつつ，親密度が高く平易な文字から導入した．聴覚的理解課題での反応が素早く安定してきた頃より，日常生活での質問に対する「はい−いいえ」反応が明確になってきた．指さしやジェスチャーなどにより本人が意思を示し，聞き手が質問し内容を絞り込むことが可能となり，本人の意思伝達内容に拡がりが出てきた．看護師や担当療法士に身の回り品の不足を伝え，売店で一緒に買い物をすることもできるようになった．

第3期（訓練開始2カ月〜6カ月）：音声表出の増加を目指し発声訓練を開始．音韻面の改善を目的に，第2期の訓練に加え仮名単語を用いた訓練を行った．言語聴覚士が自らの咽喉に患者の手を当てさせ，声のon-offを手で感じながら意図的発声を誘導した．重篤な口部顔面失行により，口形模倣，鏡や図などの視覚的情報はかえって口腔器官の緊張を高め，ぎこちなさが増すため用いなかった．段階的に，母音/a/，その他の母音の出し分けや，音の長短の出し分けなどを行った．子音の構音動作の習得は極めて困難が予想されたため，表出はプロソディを重視し，挨拶語や親密度の高い語の復唱・音読へとつなげた．音韻面への働きかけは，絵−単語照合課題実施後，①仮名単語写字，②漢字単語仮名振り，③仮名文字並べ替え，④仮名1文字挿入などを時機に応じて行った．意図的な発声が楽に行えるようになるにつれ，日常生活場面での偶発的な表出が増加し，会話中の相槌や挨拶などの返答も多くなっていった．依然として本人の意図する事がらは断片が単語や句の一部で音声表出される程度であり，書字でも漢字や仮名で単語のごく一部が表出できるにとどまったが，それらから聞き手が推測し，明確な「はい−いいえ」で絞り込むことで，日々の思いや今後の生活についての本人の考えなど，眼前の事がらでない複雑な内容についても一部伝達可能となった．

転帰：訓練開始後6カ月時点で日常生活動作に見守りが必要であり，言語表出面の困難さも残存していたため，家族相談の上，本人自身がもとの独り暮らしは困難と判断し，施設入所となった．

▶ **考察**

このような重度の表出障害を持つ症例の訓練では，①当面の意思伝達手段を確保し周囲との関わりを成立させ，コミュニケーションの困難さから生じる不安や孤独感を取り除くこと，②表出面だけにとらわれず，理解面も含めた言語機能全般の改善を図り，コミュニケーションの伝達性を高めることが大切であると考えた．

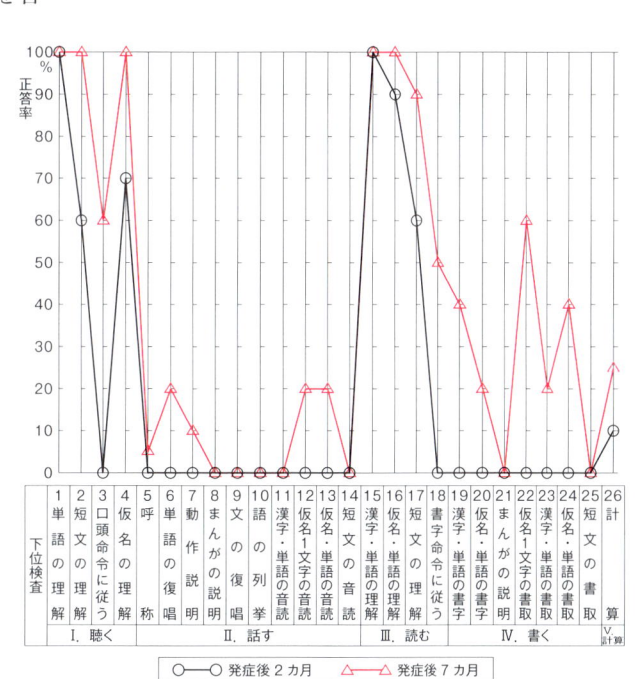

（執筆者：宇野木昌子）

図1 ● 標準失語症検査（SLTA）プロフィール

非流暢性失語の症例（3）
ブローカ失語―中等度患者の訓練―

▶ **患者紹介および主観的所見**

症例：50歳代，男性，高校卒，無職，右利き，両親と3人暮らし．

主訴：ことばが出ない．

原因疾患：脳腫瘍再発後（左前頭葉グリオーマ），開頭腫瘍摘出術後．

原病歴：X－4年，左前頭葉グリオーマに対し開頭腫瘍摘出術施行．術後軽度ブローカ失語出現．X年9月18日，言語聴覚療法にて術前機能評価．中軽度のブローカ失語を認めた．9月21日，左前頭葉グリオーマ再発に対し，開頭腫瘍摘出術施行．術中覚醒下にて言語タスク施行．9月25日，言語評価・訓練開始．

合併症：高血圧症，Ⅱ型糖尿病．

既往歴：軽度ブローカ失語（4年前）．

▶ **客観的所見**（術後4日～10日）

神経学的所見：明らかな四肢麻痺を認めない．

神経心理学的所見：

①全般的精神機能：意識清明．礼節は保たれていた．知的機能はレーヴン色彩マトリックス検査30/36点（50歳代平均34.2±2.127）と軽度低下を認めた．

②認知・行為：失認・失行は認められなかった．

③注意・記憶：Visual Cancellation Taskにて処理速度の重度の遷延を認めた．ターゲットの見落としはほとんど見られなかった．臨床場面の観察からは，明らかな記憶障害は認めなかった．

④言語機能（術後10日のSLTAの結果より）：聴く…単語および短文レベルの理解はおおむね保たれていたが，口頭命令などの複雑な文の理解は極めて不良であった．単音節の理解は，時折誤ることがあった．話す…発話は非流暢で，プロソディの障害が著明であった．呼称では重度の喚語困難を認めた他，「鹿」→「しかん」などの余分な音の付加や，「新聞紙」→「しぶんし」などの音の省略，さらに言語性の保続を認めた．また，一貫性のない音の歪みを認め，発語失行が疑われた．復唱は，単語レベルから困難であった．音読は，自発話に比し良好であったが，音韻性錯語，発語失行による誤りを認めた．漢字単語に比し仮名単語の音読が良好であった．仮名一文字の音読は保たれていたが，短文の音読は極めて不良であった．読む…単語レベルでは，漢字・仮名ともに良好であった．短文レベルでは，聴理解に比し正答率の低下が認められた．書字命令のような複雑な内容の読解は極めて困難であり，単語レベルの読解が良好であったにもかかわらず，物品の取り誤りが多く見られた．書く…漢字書字・書取は5割前後正答可能であったが，仮名書字は全く正答できなかった．計算…1桁同士の加減除算のみ可能であった．

⑤失語症のタイプ：ブローカ失語（非流暢，復唱不良，比較的良好な聴理解）．

⑥コミュニケーション能力：日常会話の理解はおおむね可能であった．意思表出は，喚語困難と発語失行のため，挨拶などの常套表現も困難で，発話を諦める様子が見られた．選言質問による意思確認が主体であった．

⑦心理面：抑うつ傾向は見られなかった．訓練や，原病の治療には協力的に取り組んでいた．

▶ **評価**

評価および予後予測：

評価：中等度ブローカ失語を認める．その他の高次脳機能検査では，知的機能の軽度低下，処理速度の遷延を認めるが，言語訓練の支障とはなりえない程度である．評価，訓練には協力的で，集中的な言語訓練が可能である．

予後予測：元々軽度失語を認める脳腫瘍再発例であったが，年齢も比較的若く，急性期であることから，ある程度の機能回復が期待できると考えられた．

▶ **訓練計画**

訓練目標：①日常会話の成立，②家庭生活への復帰．

訓練内容および経過：

第1期（X年9月25日～11月2日：5回／週，1回40分，個別訓練）：理解面に対しては，短文レベルの聴理解，読解訓練を行った．短文の完成問

題（1/5c）では，意味理解のヒントとなる挿絵の有無で正答率が変動し，文字言語のみでの内容理解が困難であった．また，読解課題では，音読を併用することで正答が得られやすかった．読解問題は，自室での宿題としても行った．表出面は，発語失行と喚語困難のため単語レベルの表出も不確実であったが，挨拶などの常套表現は比較的音形の歪みが少なかったため，発話訓練に導入した．導入当初は，「お，おは，おはぎょーごずぁ，ござり，ままず，す」と音の歪みや発話の停滞が目立ったが，抑揚を意識することで正反応が増加した．呼称訓練では，発語失行や音韻の誤りに比べ早期に喚語困難が軽快した．一方で，課題場面から離れた自由会話場面では喚語困難は持続した．音読は単語レベルから開始し，徐々に短文レベルへ移行した．発語失行による読み誤りが多く自力で音読を終えられないことが多かった．自発より復唱，復唱よりも斉唱で正答しやすく被刺激性の高さが伺えた．音読時に，長音・撥音・促音のリズムが一定でないことから，モーラ分解・抽出訓練を導入した．3モーラ語から開始したが，長音と撥音は比較的習得が速く，刺激長を6モーラまで延ばすことができた．一方，促音は4モーラで誤りが続いた．書字では，単語レベルの書称から開始した．当初は文字想起障害が著明であったが，徐々に改善し，単語レベルの自発書字は漢字・仮名ともにほぼ確実となった．

第2期（X年11月5日～X年11月28日：5回／週，1回40分，個別訓練）：読解は，挿絵などの意味ヒントがなくても短文レベルでほぼ確実となり，50文字程度の文章読解へ訓練レベルを拡大した．文章の内容に関して設問に答える課題では，設問の疑問詞の理解に難渋した．表出面は，依然発語失行と音韻レベルの障害は持続していたが，短文の音読，復唱課題で，刺激文の途中で停止する様子はなくなり，よどみながらも全て自力で音読，復唱可能となった．自由会話場面では，「（訓練室まで）1人で来ました」「（体調は）50％です．（抗がん剤のせいで）免疫が下がってます」などの短文レベルの表出が増えた．SLTA再評価（発症後2カ月）では，口頭命令，呼称，単語の復唱・音読，仮名の書字・書取に改善が見られた．

放射線・化学療法の終了を期に，自宅退院となり，言語訓練終了となった．

▶ **考察**

本症例は，脳腫瘍再発に対する再手術後に，中等度ブローカ失語を呈した．聴覚的理解は，短文レベルが概ね可能であり，日常会話ではYes/No応答によるコミュニケーションが成立した．しかし，喚語困難，音韻想起の障害，発語失行のために，積極的な言語表出が困難であった．訓練では，理解面は，より複雑な内容の理解の改善を目的に，統語や文章の聴覚的理解，読解訓練を行った．発話面は，音韻想起障害と発語失行に対し，復唱，音読などの音声・文字刺激を併用した課題とともに，モーラ分解・抽出訓練で音韻操作の面のアプローチを行った．依然として，音韻の障害と発語失行の症状は残存したが，自己修正を繰り返しながら目標文の自力正答が可能となった．このことが，日常会話場面での，挨拶などの常套表現の実用性改善や，短文レベルの表出増加に影響を与えたと思われる．

（執筆者：坪井郁枝，安藤牧子）

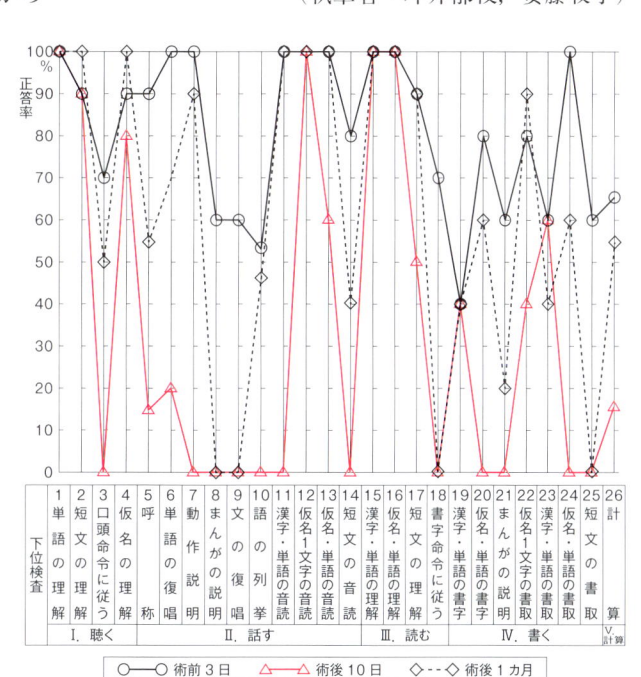

図1● 標準失語症検査（SLTA）プロフィール

非流暢性失語の症例(4)
超皮質性運動失語の訓練

▶ **患者紹介および主観的所見**

症例：62歳，男性，中学卒，飲食店員（ラーメン店），右利き，単身者（3人兄弟の二男）．
原因疾患：アテローム性脳梗塞（左下前頭回を中心とした梗塞巣）．
現病歴：X年3月16日，出勤してこないことを心配した同僚が自宅を訪ねたところ，倒れているのを発見し緊急搬送された．X年4月22日より集中的なリハビリテーションを目的にリハビリテーション病院の回復期リハビリテーション病棟へ転院となる．
合併症：高血圧，糖尿病，脂質異常症．
既往歴：特になし．

▶ **客観的所見**（初診時：発症後1カ月）

神経学的所見：右片麻痺．
神経心理学的所見：
　①全般的精神機能：意識晴明．レーヴン色彩マトリックス検査31/36点．知的機能に問題は観察されなかった．
　②認知・行為：口部顔面失行を認めた．
　③注意・記憶：軽度の注意障害を認めた．
　④言語機能：聴く…単語100％，短文80％の正答であり短文レベルより低下を認めた．口頭命令に従う課題は物品の選択より困難を認めた．話す…発話は速度の低下や音の歪み認め非流暢であったが，探索行動などの発語失行的要素は観察されなかった．呼称は30％（中止A）で，語頭音ヒントの有効性も観察された．動作説明は50％の正答であり，ヒント効果がみられた．復唱は単語100％，短文80％と良好であった．音読に関しては，漢字・仮名単語で字性錯読を認めた．まんがの説明は，基本語3語，関連語0語で2～3文節文の表出が観察されたが保続も頻回に出現した．読む…単語レベルでは漢字・仮名ともに良好であった．短文レベルより低下を認め，書字命令に従う課題は無反応や動作の保続が見られ困難であった．書く…漢字，仮名ともに困難．書字課題では音韻性錯書が見られ，書き取り課題では新造文字が観察された．模写は可能であった．計算…加減算は1桁，乗除算は九九のみ可能．
　⑤失語症のタイプ：超皮質性運動失語（非流暢，復唱良好，聴理解比較的良好）．
　⑥コミュニケーション能力：簡単な日常会話の理解は可能であった．自らコミュニケーションを図ろうとする行動は観察されず，他者との関わりは全くなく，日中は病室から出ることもなく1人でテレビ鑑賞をする場面が多く観察された．コミュニケーションはこちらからの問いかけに対するYes/No応答や簡単な慣用表現が主体であった．
　⑦心理面：病棟生活の全般にわたり発動性の低下が目立ったが，訓練への参加は意欲的であった．

▶ **評価**

評価および予後予測：親族（兄弟）からの協力は得られず，発症により生活保護の受給が決定した．単身者であり，在宅復帰か施設入所かの転帰先の決定に関しては，今後のコミュニケーション能力や身体機能（移動能力）の向上，さらにセルフケアの自立などが重要であった．発症後約1カ月で集中的な訓練が施行でき，知的機能が保たれていることから言語機能の改善が期待できた．

▶ **訓練計画**

訓練目標：①日常会話レベルにおけるコミュニケーション能力の獲得，②ADLの自立．
訓練内容および経過：
　第1期（発症後1カ月～発症後4カ月：6回／週，1回40分，個人訓練）：短文レベルの聴覚的理解力の改善を目的に，動作絵カードの指さしを用いた聴覚的理解訓練を行い，成績に応じてカードの提示枚数や文の長さ（刺激），文法の複雑さで難易度を調整した．口頭表出への訓練としては，高頻度語の呼称訓練，単語レベルの音読訓練（漢字・仮名）を行った．正答反応が得られない場合には，「話す」モダリティ内で良好な成績であった復唱を用いて訓練を進めた．また，呼称訓練と並行して補完現象を活用しての動作絵における動詞の想起訓練を行った．書字は病棟での宿題形式として漢字の模写を行った．
　第2期（発症後4カ月～発症後5カ月：入院にて

訓練継続中：6回／週，1回40分，個人訓練）：第1期の訓練終了後，再評価にて「聴く」「話す」「読む」のモダリティに改善が認められた．呼称課題には低頻度語を追加した．また短文レベルの口頭表出が可能になったため，説明力の向上を目的に情景画を用いた喚語訓練，会話場面でのコミュニケーション能力の向上を目的にPACEを導入した．PACEでは最近のニュース（例：「世界文化遺産」など）や関心の高い単語を文字にて提示し，言語聴覚士と交代で発話やジェスチャーにてその内容を伝達しあった．聴覚的理解力訓練は録画したテレビニュースおよび録音したラジオニュースを聞きニュース内容を問う課題を行い，反応様式をYes/No応答から口頭にて内容を返答する課題へと変化させ難易度の調整を行った．書字は十分な改善が観察されなかったものの，呼称課題で使用した単語の模写や新聞記事の見出しの模写を病棟での宿題形式で継続して実施した．5カ月後より書称や書き取りに改善が認められた．

転帰：病棟生活場面では簡単な会話が可能となり，職員や他患者と冗談を言って笑顔を見せるなどの会話を楽しむ場面が多く観察されるようになった．発話自体は全体的にたどたどしいスローな印象を与えたものの，病院という限られた環境であれば十分にコミュニケーションは図れるまでに至った．しかし，独居生活への復帰に関しては現時点での身体機能面の状態（車椅子にて移動は自立，理学療法にて杖歩行の訓練施行中）を考慮して，サービス付き高齢者向け住宅への入居が決定した．

▶ **考察**

発症から約1カ月にて回復期リハビリテーション病棟に入棟する本症例のようなケースは，入院経過に伴い大幅な改善が期待できる場合が多く，入院当初からの言語機能，コミュニケーション能力，認知機能，病棟での生活様式を把握し，日ごとに変化する状態への対応が求められる．これらの変化は標準化された検査だけでは十分に評価できないものであり，日々の観察が重要である．本症例においては，入院時に観察された発動性の低下は軽減し，言語機能の改善とともにコミュニケーションを楽しむまでに至った．現在はサービス付き高齢者向け住宅への入居に向けて，本症例所有のスマートフォンを活用してのスケジュール管理，メモ機能，ボイスメモを使用したコミュニケーション代替手段の活用訓練を導入した．失語症の訓練に当たっては，その改善度，予後，転帰先などを考慮した上で，機能訓練からコミュニケーション訓練，今後の生活を見据えた訓練へと視点の変化が求められる．それらの変化に対応する臨機応変な考え方やプログラムの立案が重要である．

（執筆者：内山量史）

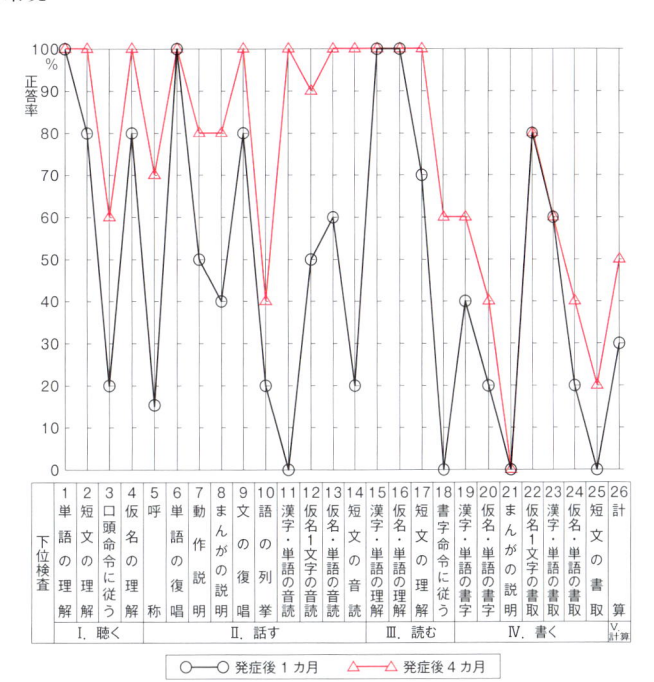

図1● 標準失語症検査（SLTA）プロフィール

流暢性失語の症例（1）
ウェルニッケ失語―重度患者の訓練―

▶ **患者紹介および主観的所見**

症例：70歳，男性，大学卒，無職（定年退職後），右利き，妻と2人暮らし（自立した一男二女あり）．

主訴：自力では表出困難．

原因疾患：脳梗塞（上側頭回・縁上回・角回を含む左中大脳動脈領域の梗塞）．

現病歴：X年8月，自宅で発話困難となっていることに妻が気付き，A大学病院医療センターを受診，上記診断にて入院となり浅側頭動脈―中大脳動脈吻合術を施行された．その後Bリハビリテーション病院に転院，約2カ月の回復期リハビリテーションを実施し自宅退院となるも，固執・抑うつが強く，Aセンター精神科で投薬を受けていた．X+1年7月，外来での言語聴覚療法の継続を希望し，当院リハビリテーション科を受診，言語聴覚療法開始となった．

合併症・既往歴：高血圧症．

▶ **客観的所見**

神経学的所見：特記事項なし（麻痺なし，ADL自立）．

神経心理学的所見：

①全般的精神機能：意識清明．著明な知能低下なし（レーヴン色彩マトリックス検査は27/36点で，同年代平均と同等）．

②認知・行為：失行・失認を疑う所見なし．

③注意・記憶：日常生活上，明らかな問題なし．

④言語機能：聴く…検査上，単語の聴理解障害は軽度であったが，文レベルでは明らかな困難を示した．また，語音認知の障害も顕著であった．

話す…自発話は流暢で多弁であったが，有意味な表出はほとんどなく，「そうね」「わからん」「（妻に対して）お前！うるさい！」等の一部の定型的・感情的表現を除くと，発話の大部分はジャルゴン様であった．SLTAにおいては，呼称・動作説明・まんがの説明で特に低下を示しており，語性・音韻性錯語，新造語が頻発，文レベルではジャルゴン化した．単語の復唱は6割で可能であったが，「みず」→「みずりえ」，「じどうしゃ」→「じーら」といった具合にモーラ数の合わない誤りもあり，修正行為は見られなかった．音読は仮名1文字で半数が可能であったが，単語や文では呼称・復唱と同様に錯読〜ジャルゴン化した．読む…単語レベルの読解は漢字・仮名ともに良好であったが，文になると明らかな困難を示した．書く…自発書字は氏名，住所の一部を除いて不可能であった．書き取りは，仮名1文字で半数が可能，また2文字の仮名単語および平易な漢字単語の中にも書けるものがあった．

⑤失語症のタイプ：ウェルニッケ失語（重度）．中等度以上の聴理解不良，流暢だが情報量の少ない自発話，復唱不良．

⑥コミュニケーション能力：礼節は保たれていた．理解面は単語レベルで何とか成立し，文字をあわせて提示することで顕著に促進された．表出は多くの場合ジャルゴン様で，聴き手の補足・推測を必要とした．

⑦心理面：「だめだ」「もういかんな」といった自己否定的表出が多く聴かれ，「失語のある自分」という存在を受容できていない様子であった．妻によれば，家に閉じこもりがちで通院時以外はほとんど外出しない生活となっていた．また，妻に対しては声を荒げて怒りを露わにすることがあった．

▶ **評価**

予後予測：初診時に発症後9カ月が経過していたこと，表出面の障害が重度であったことから，大きな機能的改善は望めないと考えられた．しかし，家庭内での妻とのコミュニケーションギャップの解消など一定のニーズがあり，家族指導なども含めた訓練適応はあると判断した．

▶ **訓練計画**

訓練目標：

心身機能・構造レベル：単語〜短文レベルでの聴理解の改善，単語レベルでの聴覚的フィードバックの形成による錯語・新造語の軽減．

活動レベル：ジェスチャー，書字なども含めた総合的な情報伝達力の向上．

参加レベル：閉じこもり状態の解消．

家族因子：妻の失語症状理解と家庭内での円滑なコミュニケーションの促進．

訓練内容および経過：

第1期（発症後11カ月～発症後2年1カ月）：本人は言語聴覚療法の実施について意欲的であったため，概ね週1回・60分の予定で外来訓練を実施した．当初は自由会話場面を中心に可能な範囲で妻に同席してもらうことを計画したが，本人が興奮し妻を激しく叱責する場面が頻繁に見られたため，妻の同席は断念せざるを得なかった．

訓練としては，①リズムをつけた3～5発の手拍子の模倣，②特殊音節を含まない単語を聴いてモーラ数を指折りカウントしながら復唱，③母音から始まる間投詞的表現の復唱，④自由会話を実施し，宿題として⑤絵と仮名単語のマッチング課題を実施した．訓練開始時は困難だった手拍子の模倣は3～4発で徐々に可能となった．単語の復唱はモーラ数カウントを併用することで顕著に促進され，3～4モーラで概ねスムーズに可能となった．また自由会話時にも「僕はそう思ってます」「どこにも行かなかった」など，状況に合った発話が聴かれることが増えた．SLTA上は，単語の理解において誤りが消失するとともに，単語の復唱や仮名単語の音読において表出される音韻が安定し，それぞれ改善が得られた．

また，精神科での投薬が奏功したためか，心理的に安定し，妻に対する暴言は減少した．近所に1人で買い物に行ったり，最寄りのデパートで妻に菓子を買ってきたりするなどの行動が出現したが，元職場の同期会や友人の子息の結婚式には出席しなかった．

第2期（発症後2年2カ月～発症後3年5カ月）：第1期の内容に加えて，⑥PACE訓練（情報発信側のみ），⑦仮名の単語から始め，短文までの音読を導入した．PACEではジェスチャーや描画を効果的に併用し，身の回りの物品については情報伝達可能となった．仮名の音読は，4文字程度を境に語長効果が見られたが，「むし・めがね」のように自発的に形態素に区切ることで誤りなく読めることもあった．

検査上は，単語の復唱および仮名の音読の改善が続いていたが，一方で自ら語想起・音韻操作することが必要な呼称や動作説明での困難さは顕著に残存した．妻が時おり同席しても和やかに訓練を進められるようになり，自由会話時には以前滞在した外国の写真を持参し自発的に情報発信をする場面も見られた．また，家族と京都へ旅行に行ったり，元職場の麻雀仲間に会ったりするなど，社会参加にも目が向くようになっていた．

転帰：妻が脳梗塞を発症．家庭内役割の変化から来院不能となり，訓練終了．

▶ **考察**

本症例においては，語音認知障害を背景とした聴理解の低下，さらに発話の誤りに対するフィードバックの低下が根本的問題であった．それに対して，音の数に着目した復唱，文字数を手がかりとして利用できる仮名音読訓練を漸進的に行ったことで発話の改善に一定の効果があったと考えられた．

また本症例のような重度例の場合，改善が限定的と思われる言語機能面だけでなく，情報伝達に主眼を置いたアプローチをあわせて採ることにより，コミュニケーションに関する自己効力感を再獲得してもらうことが，活動・参加レベルの問題の軽減につながり得ると考えられた．「失語と共に，より良く生きる」ことを促すのも言語聴覚士の重要な役割の1つである．

（執筆者：渡辺　基）

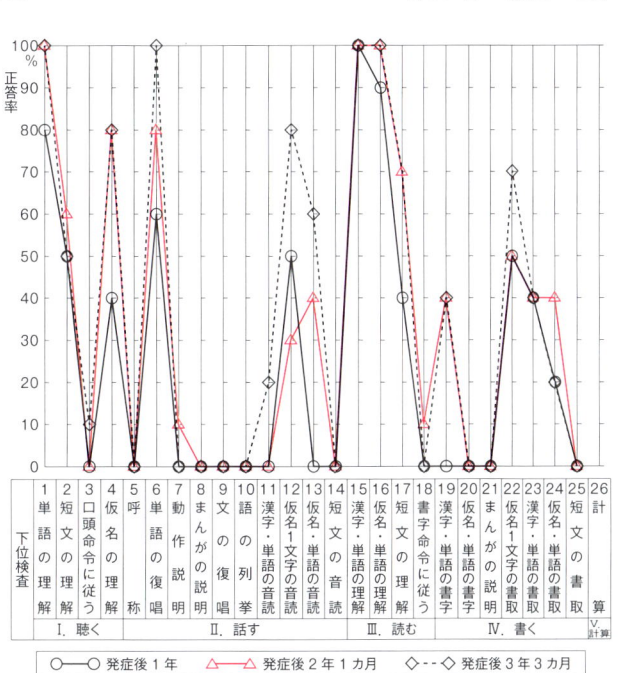

図1● 標準失語症検査（SLTA）プロフィール

流暢性失語の症例（2）
ウェルニッケ失語—中等度患者の訓練—

▶ 患者紹介および主観的所見

症例：63歳，男性，大学卒，会社員（営業），右利き，独居．

原因疾患：クモ膜下出血手術後に脳梗塞を発症（後方領域広範損傷：左側頭葉〜頭頂葉）．

現病歴：X年Y月Z日より嘔気・食欲低下があり，発症後3日に頭痛出現，A病院を受診したところ，左中大脳動脈瘤破裂によるクモ膜下出血を認め入院加療となる．クリッピング術後に脳梗塞を発症．発症後1.5カ月時にリハビリテーション目的で当院転院となった．

合併症・既往歴：高血圧．

▶ 客観的所見

神経学的所見：麻痺なし．

神経心理学的所見：

①全般的精神機能：知的機能はレーヴン色彩マトリックス検査33/36であったが，WAIS-R PIQ88と軽度の低下が認められた．病棟生活自体には問題なし．

②認知・行為：口部顔面失行，右半側空間無視が認められ，観念運動失行が疑われた．

③注意・記憶：課題遂行場面においてやや不注意傾向が認められた．記憶面は精査困難であったが，日常生活上では問題は認められなかった．

④言語機能：聴く…日常会話場面での理解は比較的良好に見えたが，SLTAでは単語の理解から不確実で，重度の障害を認めた．聴覚刺激に対し聞き返すことがしばしば認められたが嫌がる様子はなく，当院転院の時点でいわゆる語聾症状は比較的落ち着いていたものと考えられた．話す…発話はアナルトリーを伴わず流暢で，文レベルの表出が可能で多弁．「あれ」，「これ」といった指示代名詞や，新造語，語性錯語，音韻性錯語が頻出したため，発話量に対しての情報量は少なかった．SLTAの呼称では喚語困難が顕著で，語頭音ヒントもほとんど有効ではなかった．音読は比較的良好で，自己修正を伴うものの，短文レベルまで可能であった．読む…SLTAの漢字・仮名単語の理解，短文の理解は良好．「書字命令に従う」では，主に位置や動作の誤りが認められた．書く…SLTAの漢字・仮名単語の書字は良好．文レベルの書字になると新造語，音韻性錯語が認められた．一方書取では，聴覚的な音韻情報の把持困難と漢字想起困難の影響により単語レベルでもやや低下を示し，短文の書取は困難であった．計算…加減算そのものは可能であったが，不注意によると思われる失点が認められた．九九の想起は比較的良好であった．

⑤失語症のタイプ：中等度ウェルニッケ失語．認知神経心理学的には，入力面では語彙から意味へのアクセス障害，出力面では意味から語彙へのアクセス障害および音韻想起障害が主症状と考えられた．SLTA総合評価法得点は10点満点中7点であった．

⑥コミュニケーション能力：コミュニケーション意欲はあり，状況判断も良好であったため，病棟生活レベルの会話は概ね成立したが，意味理解障害により誤った解釈をしていることも多く，確実性は低い状態であった．

⑦心理面：自身の言語症状に対して違和感はもっている様子だったが，これによって心理面に影響が出るほどではなかった．一方，退院後はすぐに仕事復帰できると思うなど，病識に欠ける面が目立った．

▶ 評価

評価および予後予測：病巣が後方領域広範損傷であったため，意味理解障害の残存は懸念されたが，転院時には単語レベルの復唱や短文レベルの音読など音韻情報の与えられた状況下での成績が良好で，発話訓練の中核となる音韻想起能力が比較的保たれていたことから，複数年単位での改善が期待できると考えた．

▶ 訓練計画

訓練目標：

長期目標：部分的職場復帰．

短期目標：失語症状全般の改善をめざし，①喚語能力の改善，②音韻想起能力の改善，③聴覚・視覚的意味理解障害の改善，④全般的認知機能の

活性化，その他に⑤家族指導，⑥職場環境調整とした（各目標の番号は課題の番号に対応）．

訓練内容および経過：

第1期：入院中（発症後1.5カ月〜発症後6カ月），10回／週（1日で2回実施することもあり），1回40分の個別訓練．①②高頻度語の呼称／書称，短文レベル情景画の再生，短文の音読，会話訓練．③聴覚的意味理解面：Auditory Pointing, 1/12選択（同カテゴリー），視覚的意味理解面：5〜7択の文章完成課題．④やや複雑な迷路などの認知課題，四則演算の計算問題などから開始し，状況に応じて難易度を適宜上方修正した．特に聴覚的な意味理解障害に対しての強化を図り，Auditory Pointingは2/12選択，2文節文の書取を順次追加．正答率は80〜90％程度で推移した．退院時は，発話面では喚語困難が残存．新造語は減少したが，結果的に語性錯語と音韻性錯語が目立つようになった．書字では，文字想起困難および意味性・音韻性の錯書が散見された．書取は短文レベルで不確実であった．理解面は，聴覚面は簡単な短文レベルは改善したが会話上での意味理解障害は残存した．一方視覚面はSLTAの書字命令が7/10まで改善した．SLTAでは下位項目全体に改善を認めるものの，総合評価法得点は7点と変化がなかった．⑤入院中に家族に言語訓練場面を随時見学してもらい，症状理解の促進を図った．退院にあたり本人は独居希望であったが，ひとまず兄の家に同居することになった．

第2期：外来（発症後6カ月〜），2回／週，1回40分の個別訓練．通院は，最初の数回のみ家族の見守りがあったが，すぐに単独通院が可能になった．①情景画〜まんがの説明レベルの作文，②短文〜まんがの説明レベルの音読，③短文（3〜4文節文）の書取，7〜10択の仮名文章完成課題および漢字変換，④数独などの認知課題，⑤⑥復職にあたっての具体的な対策を会社関係者と数回話し合った．並行して独居生活を開始し，問題なく経過した．発症後1年11カ月時点で，SLTA総合評価法得点は9点となった．

転帰：必ずアシスタントがつくという条件の基で，発症後1年5カ月から部分的な職場復帰を果たした．しかし語性錯語頻出や意味理解障害が強く営業活動が可能な状態ではなかったため，最前線に出ることは控えてもらい，アドバイザー的な役割を行った．引き続き言語機能は改善傾向にあったため，言語訓練は継続．適宜，家族および会社への情報提供を行った．

▶**考察**

中等度のウェルニッケ失語症例は，流暢に発話ができる上に，一見すると意味理解が良好に見えてしまうので注意が必要である．本症例は，認知神経心理学的評価に基づいた言語訓練により，言語機能そのものは大きな回復を示したが，中核症状であった意味と語彙との双方向のアクセス障害は最後まで残存し，語性錯語と意味理解障害が頻出した．そしてこれら失語症状を本人が完全に自覚することも最後まで困難であった．それでも部分的職場復帰が可能であったのは，言語訓練と並行して，入院中から家族指導および職場環境の調整を頻回に行い，関係者に失語症状理解の促進を図ることができたことが大きく影響していたものと考えた．

（執筆者：中川良尚）

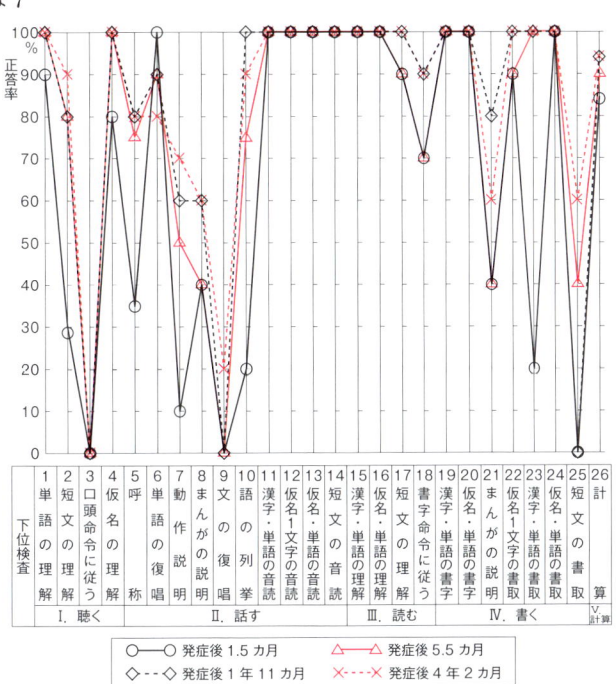

図1●標準失語症検査（SLTA）プロフィール

流暢性失語の症例（3）
伝導失語の訓練

▶ 患者紹介および主観的所見

症例：62歳，男性，高校卒，自営業（薬局），右利き，妻と子3人と同居．

原因疾患：心原性脳塞栓症（左中心後回・縁上回・角回）．

現病歴：X年5月19日，朝から体調不良を訴えていた．夜になり意味不明のことばを発するようになったため，救急搬送され入院．急性期にはウェルニッケ失語を呈していたが，理解障害は急速に改善し約2週間で伝導失語に移行した．6月5日自宅退院．

既往歴：高血圧，不整脈，心肥大．

▶ 客観的所見 （発症後1カ月）

神経学的所見：右半身感覚障害．

神経心理学的所見：

①全般的精神機能：意識清明．
②認知・行為：失行・失認なし．
③注意・記憶：日常生活上問題なし．
④言語機能：聴く…SLTAの単語の理解は10/10，短文の理解は9/10，口頭命令は8/10で，聞き返しや物品操作の誤りがみられた．話す…自発話は流暢だが喚語困難があり，音韻性錯語と接近行為が認められた（例：巨人→「きゃ，きゅ，きょ，ぎょ，ぎょず，きょじく，きょじく，きょじゅく，きょじん」）．音韻の自己修正を繰り返しても正答に至らないことも多かった．音韻性の誤りは自発話・呼称・音読・復唱のいずれにおいても認められた．SLTAでは，呼称10/20，単語の復唱7/10で，単語の復唱は「太陽」が「て…？ていゆお…？」となり，ヒント後も「たいゆお，てい，ていゆ，ていゆう，ていのう」と修正困難であった．音読は，音韻性錯読が頻発し漢字，仮名単語ともに3/5であったが，仮名1文字の音読は7/10可能であった．読む…SLTAの単語・短文の読解は良好．書字命令は物品の誤りや操作の誤りがあり8/10であった．書く…氏名等の自己情報は何とか書けたが，SLTAでは単語の書字・書取りともに困難であった．漢字は文字想起が困難で，仮名単語では音韻性錯書が認められた．仮名1文字の書取りは7/10であった．計算…1桁の加算から困難であった．数の錯語・錯読・錯書が頻発し，会話でも数の言い誤りが多くみられた．

⑤失語症のタイプ：伝導失語（流暢，復唱不良，理解良好）．
⑥コミュニケーション能力：日常会話の了解に問題なし．発話は流暢で発話意欲旺盛だが，音韻の誤りが頻発するため「言えない」と諦める場面も多く，聞き手の推測や確認を要した．
⑦心理面：うまく話せないことに対する落ち込みや，仕事復帰への焦りがみられた．

予後予測：失語症のタイプと年齢が比較的若く訓練意欲が高いことから，予後は良好と考えた．復職は仕事の内容次第と思われた．

▶ 訓練計画

訓練目標：①発話能力の改善，②数の発話能力と計算能力の改善，③職場への部分復帰．

第1期（入院中：発症翌日〜発症後2週：週5回，1回40分，個別訓練）：この時期は，「相手の言うことはわかるのにうまくしゃべれない」と落ち込みが強かった．自発話では比較的流暢に話せたが，絵や文字を提示し音声での表出を求めたり復唱させたりすると音韻性の誤りが頻発し，発話の停滞が顕著となった．仮名で読みを提示しても音韻性錯読となり正答に到達できなかった．本人の発話に対する苦手意識が強かったため，この時期は無理に呼称や復唱は行わず，会話の時間を多く取り心理的安定を図りつつ，音韻選択・配列能力と書字能力の改善を目標に訓練を行った．会話では，家族や趣味のことなど身近な話題を取り入れ，伝達できた内容を言語聴覚士が振り仮名付きの漢字単語で書いて本人に写字をしてもらい，よく使う語の想起や音韻の安定を図った．言語課題は，絵と漢字単語・仮名単語のマッチング，単語の写字，五十音の写字や書取り，仮名チップの配列による単語の合成（例：「す」「り」「く」→「くすり」）などを行った．

第2期（退院後：発症後3週〜発症後5カ月：週

1回，1回40分，個別訓練）：この時期は，喚語困難が減少し，仮名1文字の書字・音読能力が改善してきた．そこで，音韻選択・配列のさらなる改善と発話能力の改善を目標に，仮名1文字の穴埋め（例：血圧→「○つあつ」），漢字単語の仮名振り，仮名書称などを段階的に行い，仮名の音読を介して発話訓練を行った．言語訓練と並行して，数の錯語の減少と計算能力の向上を目標に，数字の音読や加算を行った．数の錯語に対する自覚が乏しかったため，錯語が出現した際は指摘を行い，正しい読み方を仮名で呈示し音読してもらった．

第3期（発症後5カ月～発症後9カ月：月2～3回，1回40分，個別訓練）：単語・短文レベルの発話は改善していたが，長文レベルの発話や特殊音節の音韻操作にはまだ困難さが残っていたため，長文やニュース記事の仮名振り後の音読や特殊音節を含む長い単語（例：「現金出納帳」）の仮名振り後の音読などを行った．仮名を介した音読がスムーズになった後，通常の呼称や文章音読を実施した．発話における音韻性の誤りは減少し，音韻性錯語が生じた場合も1回の言い直しで修正が可能となり，会話でも大分滑らかに話せるようになった．数の訓練では，3桁の加減算や九九などの計算課題と，金額を言う課題などを実施した．訓練後（発症後約5カ月）のSLTAでは，呼称20/20，単語の復唱10/10，文の復唱3/5，語列挙12語，短文の音読5/5，計算13/20と改善がみられた．

復職に関しては，発症後6カ月頃より少しずつ自営の薬局の掃除や品出しを始めた．訓練時には，仕事上の失敗や不安などを確認した．挨拶や接客は概ね出来たが，金銭に関する業務は不確実であったため，見守りで行うことを推奨した．職場でのキーパーソンである息子には，理解は良いがことばや数字の表出で誤りが生じうることを伝え，本人が1人で出来る業務と見守りが必要な業務を説明した．

転帰：本人は言語聴覚療法の継続を希望しており，機能回復途上であることと心理的支持の観点からも継続が望ましかった．しかし，会話や店番がある程度できるようになっていたこと，遠方からの通院で自営業の家族には送迎が負担だったことから訓練は終了となった．自主訓練方法を指導し，相談があれば連絡するよう伝えた．

▶ **考察**

伝導失語は比較的予後が良好といわれているが，聴覚理解が良好であるため，自己の発話障害に気づきやすく，たとえ症状が軽度であっても本人の苦痛が大きいということに注意が必要である．訓練では，音韻の選択・配列障害に対するアプローチが中心となるが，その際，視覚刺激，特に仮名文字の利用が有効である．復唱が極めて困難であるため，聴覚刺激のみを繰り返し与えて発話を促すような方法は，本人の苦痛を増強させるだけである．本症例においても，仮名書字や仮名配列を初期より導入し，視覚的手がかりによって音韻系列を補助強化したことが，発話の改善に繋がったと考える．

（執筆者：河原　史，大庭優香）

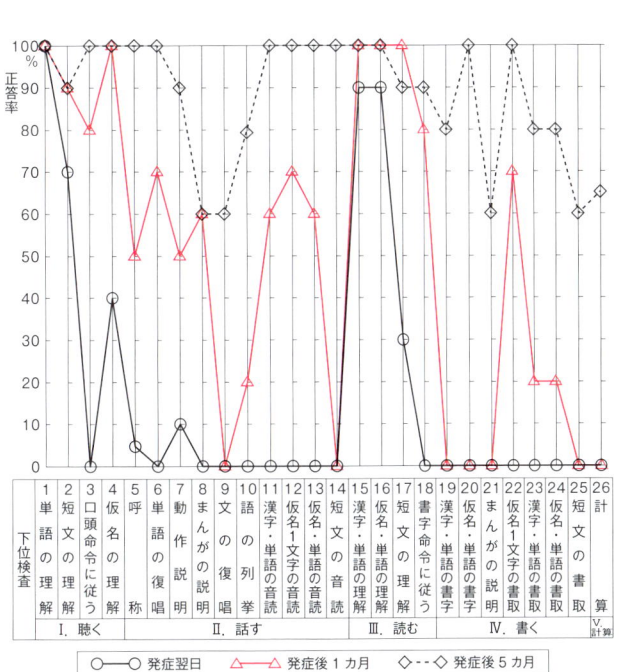

図1 ● 標準失語症検査（SLTA）プロフィール

流暢性失語の症例（4）
超皮質性感覚失語の訓練

▶ 患者紹介および主観的所見

症例：70歳，男性，中学卒，農業，右利き．妻と2人暮らし．

主訴：会話が理解できない．

原因疾患：脳梗塞（左前頭葉皮質下，側脳室前角周囲白質および視床）．

現病歴：X年10月15日，朝食後，急に家族の話がわからなくなり，右手足の動きが悪くなったため，救急車にて脳神経外科病院入院となった．

既往歴：心房細動．

▶ 客観的所見（発症後15日）

神経学的所見：右不全麻痺・感覚障害（軽度）．

神経心理学的所見：

①全般的精神機能：意識清明．ラポートは比較的容易であった．情動面はやや表情変化に乏しく，周囲への無関心や自発性の低下を認めた．レーヴン色彩マトリックス検査（RCPM）は，14/36と低下していた．

②認知・行為：失認・失行は認められなかった．

③注意・記憶：対座での空間内における物品の選択性は比較的保たれていたが，注意の持続性の低下と転導のしにくさを認めた．なお，記銘力障害が疑われたが未精査であった．

④言語機能：聴く…聴理解は単語レベルで重度低下，日常会話の了解も困難であった．話す…発動性の低下および発話量の減少を認めたが，明らかな構音・プロソディの障害は認められなかった．自発話は少なく，相手の話の一部を繰り返す反響言語を特徴とし，呼称は重度に障害され，語性錯語や保続，一部ジャルゴン様の不明瞭な発話が認められた．復唱は良好で，文レベルで12音節は可能であった．音読は重度に障害され，一部正答した漢字・仮名単語でも意味理解は困難であった．読む…単語レベルの読解は，漢字・仮名とも重度の障害を認めた．書く…自発書字・書き取りとも困難で，字形態の崩れやclosing-in現象を認めた．

⑤失語症のタイプ：超皮質性感覚失語（重度），自発性の低下はあるが，流暢な発話，聴覚的・視覚的理解障害に比べ良好な復唱．

⑥コミュニケーション能力：コミュニケーション意欲は全般的に低下し，理解面は状況判断に依存する状態であった．また，表出面も反響言語と保続のため，Yes/Noでの受け答えも困難で，表情変化や動作から推測しなければならなかった．

⑦心理面：病識が欠如し，自己の置かれている状況がわからないため，当惑した表情が見られたが，訓練には比較的協力的であった．

▶ 評価

評価および予後予測：失語症（重度，超皮質性感覚失語タイプ），注意障害，自発性および自己意識の低下を認めた．言語機能の改善の可能性については，制限はあるものの，発症早期からの集中的な言語訓練により，注意障害や自発性の低下といった背景症状が改善し，知的機能が保たれていれば，家庭生活での条件付き自立も可能であると思われた．

▶ 訓練計画

訓練目標：①注意機能や前頭葉機能（自発性の低下）の改善，②日常生活コミュニケーション能力の獲得，③QOLの向上を目標に，40分の個別訓練を週5回実施した．

訓練内容および経過：

第1期（発症後15日～発症後2カ月）：①絵カードによるカテゴリー分類（動物と乗り物など），②絵カード（高頻度語）－文字単語照合，③絵カード・日常物品の聴理解，④理解可能な絵カードに対応する漢字・仮名単語の指先による文字トレースと写字，さらに，⑤写字した文字の音読から呼称を行った（困難な場合は，意味的な手掛かりを提示）．なお，これらの訓練と平行して，⑥視覚的注意訓練（ペンライトの注視や追視など），⑦訓練内容を録画し，即時にvisual feedback（視覚フィードバック）を行った．その結果，発症後1.5カ月には，注意機能（持続性・転導性）が改善され，徐々に自発的発話や自己意識の改善も見られるようになった．発症後2カ月になると，SLTAでは，単語の聴理解で一部意味的関連語への誤りは見られるが，9割まで改善した．なお，失語症語彙検査では，低心像語で低下し，心像性効果を認めた．

呼称は，語性錯語は見られるが，保続の減少に伴い高頻度語で正答するようになった．音読は，漢字・仮名単語で改善傾向を示したが浮動的であった．書字は，漢字の書き取りで一部改善したが，重度の障害が残存した．なお，発症後2.5カ月に実施したRCPMは，20/36と改善を認めた．

　第2期（発症後3カ月～発症後4カ月）：単語レベルの理解の安定と文レベルの理解の促進，発話能力の改善を目的に，⑥同一カテゴリー内の単語および短文レベルの絵カードの聴理解・読解訓練を行い，理解した単語および短文レベルの絵カードについては，⑦復唱的音読から写字・書称を行った．また，⑧発話能力の促進のため，週1回，妻や娘と一緒に，病前に撮影した「お茶の栽培から収穫までのビデオ」を活用した談話訓練を行った．その結果，自発性の向上と発話量の増加にともない，自分から他の患者様に挨拶を行うなど積極的な発話が認められるようになった．なお，発症後4カ月のSLTAでは，単語の意味理解が安定し，短文，口頭命令，呼称，漢字・仮名音読，読解，書字（漢字書称・書き取り）で改善を認めた．発症後4.5カ月に実施したRCPMは23/30，WAIS-ⅢはPIQ 81, PO（知覚統合）82, PS（処理速度）78，ベントン視覚記銘検査は，施行D（10秒呈示15秒後再生）課題で5/10であった．

　第3期（発症後5カ月）：発症後5カ月より，⑨文レベルの理解と説明・書称課題の個人訓練に加え，⑩小グループ（同レベルの失語症者4名）での集団訓練（回想法を用いて，個々の患者様による個人史を題材に，写真や物品やジェスチャーを交えた質疑応答）を週1回行った．その結果，制限はあるものの日常生活の理解・意思伝達が可能となり，発症後5.5カ月で自宅退院となった．

転帰：理解面は，複雑な内容について制限はあるが，日常生活の簡単な会話内容は，ほぼ理解可能となった．表出面は，時々喚語困難がみられ，会話が中断するが，迂回表現・ジェスチャー・描画も交え，最低限の意思伝達は可能となった．なお，農家のお茶仲間の集まりには積極的に参加し，社会行動面での拡大も見られ，さらなる積極的な地域への社会参加が期待される．

▶ **考察**

　超皮質性感覚失語は，聴覚的理解障害，復唱の保存，流暢性の発話を特徴とし，病巣は，側頭葉，側頭後頭葉移行部，紡錘状回，視床，前頭葉などが含まれる．本症例は，多発性脳梗塞（前頭葉および視床）で発症し，急性期より，注意障害，自発性の低下，流暢で無関連な発話，重度の聴覚的理解障害と良好な復唱を特徴とする超皮質性感覚失語を呈していた．このような症例では，意識障害の改善に伴い，背景症状としての注意障害，自発性の低下，自己意識に対するフィードバック訓練を行いながら，失語症状を顕在化させると同時に，意味表象を活性化させる意味理解訓練を行うことが重要である．また，本症例では，動作性知能の一定レベルの改善を示したが，高齢者における左視床領域の梗塞は，strategic single infarction（戦略的単一病変による脳梗塞）と言われ，脳血管性認知症の発症に関与する可能性もある．動作性知能（PIQ）のモニタリングは，失語症訓練を行うにあたり，十分注意する必要があると思われた．

（執筆者：小宮桂治）

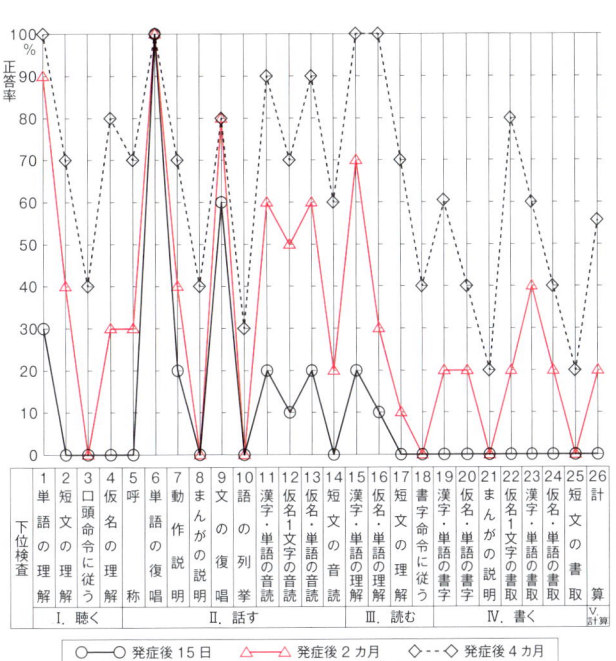

図1● 標準失語症検査（SLTA）プロフィール

流暢性失語の症例（5）
失名詞失語の訓練

▶ **患者紹介および主観的所見**

症例：40歳代，男性，高校卒，会社員（事務職），右利き，両親との3人家族.

原因疾患：脳出血（左被殻）.

現病歴：X年，路上で倒れているところを発見され，救急病院に搬送された．7日後，治療継続およびリハビリテーション目的で自宅近くの総合病院に転院．発症4カ月後に体力向上，失語症と高次脳機能障害の改善，復職に向けた支援を目的に当センター外来リハビリテーション開始となった．

既往歴・合併症：高血圧症，肥満，脳卒中後脳波異常．

▶ **客観的所見**

神経学的所見：（当センター初診時）右片麻痺は消失，右顔面神経麻痺あり．

神経心理学的所見：

①全般的精神機能：意識清明だが，軽度の感情失禁，感情鈍麻がみられ，遂行機能障害，情報処理速度の低下もあり．WAIS-Ⅲ動作性IQ 98.

②認知・行為：問題なし．

③注意・記憶：注意障害，短期記憶およびエピソード記憶の低下あり．

④言語機能：聴く…SLTA口頭命令は90％正答で，日常会話でも特に問題はみられなかった．話す…流暢だが，しばしば喚語困難による休止，迂言，語性錯語がみられた．低頻度語の呼称障害，語列挙の低下を認めた．SALA失語症検査（SALA）呼称Ⅰでは73/96正答であった．まんが説明では表出語彙が少なく，話の組立てに困難がみられた．復唱は6文節文程度まで可能であり，音読は文章レベルだが，数字の錯読がみられた．読む…SLTA書字命令は90％正答し，新聞や雑誌も読んでいたが，言語聴覚療法場面では短期記憶障害や注意容量の低下により，時に長い文章の正確な理解が困難であった．書く…文章レベルの書字が可能で，SALA単語の書取Ⅰも42/48正答だが，日常生活でのメモや言語課題プリントでは漢字を想起できず仮名を多用した．しかし仮名も，長音や促音は脱落しやすく，拗音は時間がかかるなど，特殊音節の表記に低下が認められた．

⑤失語症のタイプ：失名詞失語．

⑥コミュニケーション能力：日常会話は可能だが，ときどき語性錯語が出現し，またそれに気付かず話し続ける傾向があり，聞き手による内容確認を要した．

⑦心理面：抑うつ傾向がみられ，心理や言語聴覚療法場面で泣くことが多かった．不眠に対し睡眠剤が処方されていた．しかし一方で，早期の復職を強く希望していた．

⑧予後予測：発症からの経過が短く，当センター利用開始から週単位で変化が認められたことから，言語機能は実用レベルに達すると思われた．

▶ **訓練計画**

訓練目標：①喚語困難と語性錯語の軽減，②メモが取れる．

訓練内容および経過：

第1期（発症後4カ月～8カ月）：個別訓練週2回（1回45分），集団訓練週1回（60分）．訓練室では会話，一般常識に関するQ&A，状況図やまんがの説明，短文（30字程度）の聴き取りから内容再生，特殊音節を含む語の仮名書取りを行い，自宅学習プリントとして状況図やまんがの書字説明，Q&A課題，低頻度語の書称および関連語の書字，漢字ドリルを実施した．対面でのQ&Aでは，"動物園で「この動物に餌をやらないで下さい」という張り紙があるのはなぜか？"という問いに「餌をもらうと癖になっちゃうから，幼稚園であげる以外あげちゃいけない」と，"動物園"を「幼稚園」という語性錯語が出現した．短文の聴き取りと内容再生では，"バケツリレーの消火練習"を「防火用の練習」や「貯水槽の練習」と表現し，正答までに3～4回の提示を要した．「意味はわかるが，聞いてもすぐ忘れてしまう」と訴えた．2コマまんがの説明では，何から順に話せばよいかわからない様子であったため，最初は場所（状況）や人物の様子を質問で誘導し，その後再度順序立てて説明するように段階を踏んだ．宿題の低頻度語は，書称は可能だが，関連語はほとんど

想起できなかった．そこで，訓練時に刺激に対する上位概念，等位概念，用途，形態的特徴等を問い，口頭表出を促し，宿題ではそれを書いてもらった．訓練後のSLTAでは語の列挙を除き全般的に改善した．SLTA補助テストにおいてもニュース文の理解を除き，低下していたすべての項目で改善が認められた．訓練場面でも，短文の内容再生で誤った表現が減り，1〜2回の聴覚提示で正答できるようになった．関連語の表出語彙も増加した．集団訓練では自発的な発言は少なかったが，徐々に他の患者と談笑することが増えた．

第2期（発症後9カ月〜1年2カ月）：個別訓練，集団訓練ともに週1回．宿題のプリント課題は継続したが，訓練室では機能訓練を減らし，復職の準備として他部署との連携を図りながら，より業務につながりやすい内容へ移行した．短文の内容再生が改善したことから，次段階としてメモを取る練習および記憶障害へのアプローチを兼ねて，言語聴覚療法の前に行われる心理療法と連携した伝言練習を加えた．臨床心理士が120字程度の文章を聴覚提示し，患者は要点をメモして言語聴覚士に伝えるというものである．言語聴覚療法では，最初はメモを見ずに再生してもらい，困難な場合メモを見ながら言うという手順で実施した．メモを見ないと数字や人名の誤り，可逆文での動作主と目的語の逆転などが生じた．外来リハビリテーション開始後約5カ月から，復職のために利用を始めた就労支援課と連携して，それまでの伝言練習を電話応対へと発展させた．訓練室と別室の内線を使い，会社でよくある電話内容を想定し，メモを取って同僚や上司へ伝言するという設定で行った．開始時は文字想起に時間がかかり，実用的なメモが取れなかったため，就労支援課で日時，電話の相手，用件，折り返しの必要性等を選択肢として書き込み，☑や○を記入するだけの書式を作成し，言語聴覚療法ではそれを用いて練習した．電話応対の常套句や敬語がスムーズに言えるようになり，伝達の誤りも減少した．

転帰：発症から1年3カ月後，事務補助として職場に復帰し，言語聴覚療法は終了となった．

▶ **考察**

言語聴覚療法開始時は，全般的精神機能の低下が残存しており，実際の言語機能が発揮できないと考えられたため，質問に答える形式や，状況図，2〜4コマまんが等の視覚刺激を利用して喚語を促した．呼称や音読のように眼前に対象があれば喚語できたが，語列挙や関連語想起のようなより自由度が高い条件での語想起困難は残存した．これには，失語症以外に注意障害や発想の転換が困難であったことも影響したと思われた．まんがの説明においても，絵の各部は喚語できるようになったが，語をどう組み合わせ，どの順序で話せば叙述できるかがわからない様子であった．これに対し"どこでの出来事？／誰が何をしている？／なぜ？"等の質問をすることで，言及すべきポイントと順序が徐々にわかるようになった．本例のように，失語症が軽度まで改善し，友人や同僚との雑談には問題ないレベルであっても，仕事上は語性錯語がたとえ少なくても存在すると業務に影響すると思われる場合は，電話伝言シート等補助的ツールの活用が必要であると思われた．

（執筆者：今井眞紀，春原則子）

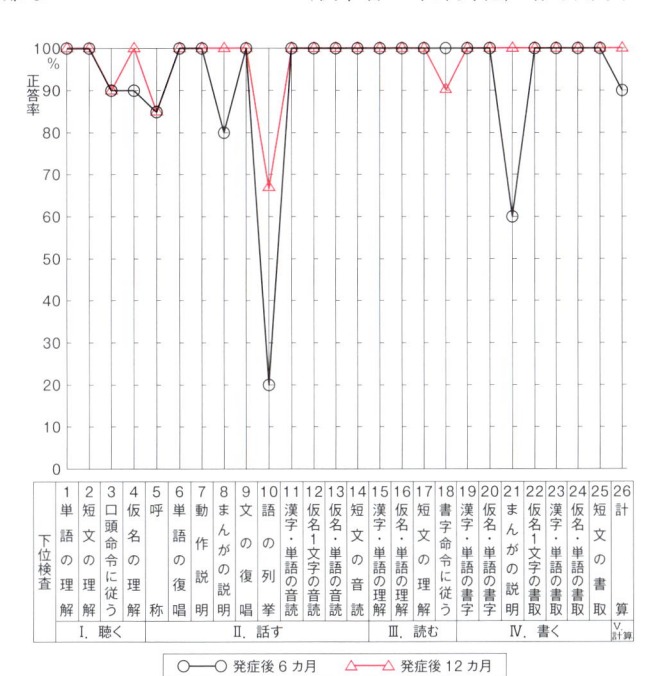

図1 ● 標準失語症検査（SLTA）プロフィール

第5部 高次脳機能障害

皮質下性失語の症例（1）
視床失語の訓練（1）

▶ **患者紹介および主観的所見**

症例：35歳，男性，大学卒，公務員，右利き，妻子と実母の7人暮らし．

主訴：言葉が出にくい．

原因疾患：くも膜下出血後の左視床梗塞．

現病歴：X年Y月Z日，くも膜下出血にて発症，発症後2日にクリッピング術施行．頭部MRIで小梗塞を認めた．発症後3日に右片麻痺と失語症が出現したが，その後失語症のみ残存した．発症後20日に言語聴覚療法を開始した．

合併症：特になし．

既往歴：若年性高血圧症．

▶ **客観的所見**

神経学的所見：右片麻痺（初期）．

画像所見（図1）：頭部MRIでは，視床前方から中央にかけて小梗塞を認めた．

神経心理学的所見（発症後20日時点）

①全般的精神機能：コース立方体組み合せ検査を実施し，IQ78と低下を認めた．

②認知・行為：特になし．

③注意・記憶：注意機能低下はなし．初診時には即時記憶は可能であったが遅延再生は困難で，近時記憶の低下が疑われた．

④言語機能：日常会話場面での発話は少ないが，流暢で構音障害などはなかった．聴力は問題なく，会話場面で「○○って何？○○？」と，頻繁に聞き返した．SLTAの結果（図2）は以下の通りである．聴く…単語では8割正答し，誤りは太陽→時計・家→灰皿であった．短文の理解は6割正答し，名詞・動詞の誤りあり，「口頭命令に従う」では5割正答し，物品の誤りや保続・○○って何？などの反応がみられた．話す…呼称では語性錯語や保続が出現（金魚→えーと，ありゃ，名前忘れた//き？き？き？，机→椅子//つ？）し，語頭音のヒント効果はなかった．復唱や音読は単語レベルでは良好で，短文の復唱は4文節まで，音読は2文節まで可能であった．読む…漢字単語に比し仮名単語の成績が低下していた．また，読む項目で，刺激文字単語の音読を正しくしていても異なる絵を指さすことがあった．短文の理解や「書字命令に従う」では，名詞や物品の誤りがみられた．書く…書字では漢字の想起が不良で，カタカナで短文を書き取る傾向を示した．

⑤失語症のタイプ：発話は流暢であるが，自発話の減少がみられ，語性錯語も認めた．言語理解は不良で単語レベルから障害を認め，一方，復唱は4文節文まで可能で復唱と理解の乖離があった．以上より超皮質性感覚失語様とも考えたが，自発話の少なさから非典型失語を示すことが多い皮質下性失語とした．発症から2カ月時点で失語症状はほとんど改善した．

⑥コミュニケーション能力：日常会話のコミュニケーションでは，言語理解の低下がみられ，音声言語表出では語性錯語や語想起低下のため，コミュニケーションは不十分であった．

⑦心理面：悲観的な発言は認められず，若干病識に欠ける印象を持った．一家の大黒柱ということや，職場復帰などについては，楽観的に考えているようで，患者本人は精神的に安定していた．

▶ **評価と予後予測**

評価：発症から2カ月時の評価を述べる．

失語：単語レベルでの聴覚的理解では，上位語が異なるカテゴリー外の名詞単語でも12/20正答と混乱を認めた．Token TestではPass-Fall Scoring 39/62正答．100語呼称では84/100正答，誤りの特徴は語性錯語・保続・喚語困難・無反応であった．上位概念からの語の流暢性課題では，1分間に2〜7語，「か」などの音想起では0〜2語で不良であった．

知能検査：コース立方体組み合せ検査はIQ101であった．

記憶：WAIS-Rの数唱問題で順唱が7桁まで可能であった．遠隔記憶は，小学校から大学卒業までの記憶，仕事上の転勤場所や部署名や社会的

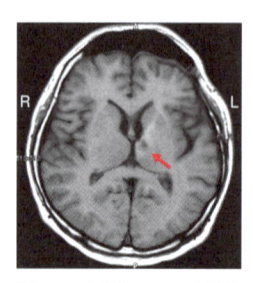

図1 ● 本例のMRI画像

出来事などは正答した．3単語記銘検査では，即時再生は3/3正答，会話をはさんで3分後の遅延再生では0/3となった．三宅式記銘力検査では有関係4-4-6，無関係課題は困難であった．ベントン視覚記銘検査では，施行法A，Dともに良好な成績でIQ104であった．

その他の高次機能：失行，視覚認知，聴覚認知は問題なかった．

予後予測：病巣が小さく限局しており，年齢が若いことから失語症の予後は比較的良いと考えたが，言語性の記憶低下や近時記憶の改善度によっては職場復帰に問題を生じるので，職場復帰後の配置転換やメモなどの利用が必要と考えた．

▶ 訓練計画

訓練目標：

短期目標：理解力の改善，語想起の改善，近時記憶の改善．

長期目標：職場復帰（配置転換）．

訓練内容および経過：

第1期（入院中：言語訓練開始後約2カ月間：5回/週，1回40分，個別訓練）：理解力の改善を目標に，絵カードの聴覚的指示（単語・短文）や用途から目的の絵カードを選択する訓練，質問を聴きYes-Noで答える訓練，単語の読解訓練などを実施した．さらに，表出面ではプリントを使用し，3ヒントから名詞や動詞を想起する課題や，書字を利用した語列挙課題を実施した．

第2期（言語外来通院：約2年間，1～2回/月，1回40分，個別訓練）：入院中の訓練プログラムを継続し，特に言語性の記憶訓練課題を行った．発症5カ月時には100語呼称成績が98/100正答となり，SLTAでも改善を認めた（図2）．発症8カ月時点でのWAIS-RはVIQ 85, PIQ 88, FIQ 85であった．

転帰：発症後約2.5カ月で退院し，外来で言語訓練を継続．その後通院は月に1～2回となった．退院後約1カ月で職場復帰（配置転換）したが，メモを利用しても会議の内容が理解困難とのことで，その後も言語外来へ通院した．発症から22カ月時点でも，記憶の問題は残存していた．仕事上では，電子辞書や電子手帳などの外的補助具を利用（仮名から漢字変換，聴覚，読字理解で意味がわからなかった時に使用）しており，業務に概ね問題なく勤務可能という情報を家族からも確認できたため，言語訓練は終了となった．

▶ 考察

皮質下性失語は，自発話の減少，声量の低下，錯語，呼称障害，保続，理解障害などを示し，復唱，音読は保存されることが多い．症状は皮質などへの進展度合いによって異なるといわれている．本例の失語は急速に消失し，その後言語性記憶障害が主症状となった．職場復帰しながら発症後，約2年間，言語外来にて訓練を継続したが，言語性の記憶障害と，語の列挙の障害が残存した．本例の病巣は視床の前方部位に位置し，そのために言語性記憶障害が残存したと考えた．

文献

1) 三村　将：記憶障害（江藤文夫，他・編：高次脳機能障害のリハビリテーション Ver.2）．医歯薬出版，2004, pp38-44.
2) 森　悦朗，橋本　衛：間脳病変と記憶障害．神経進歩 45：198-208, 2001.

（執筆者：諏訪美幸）

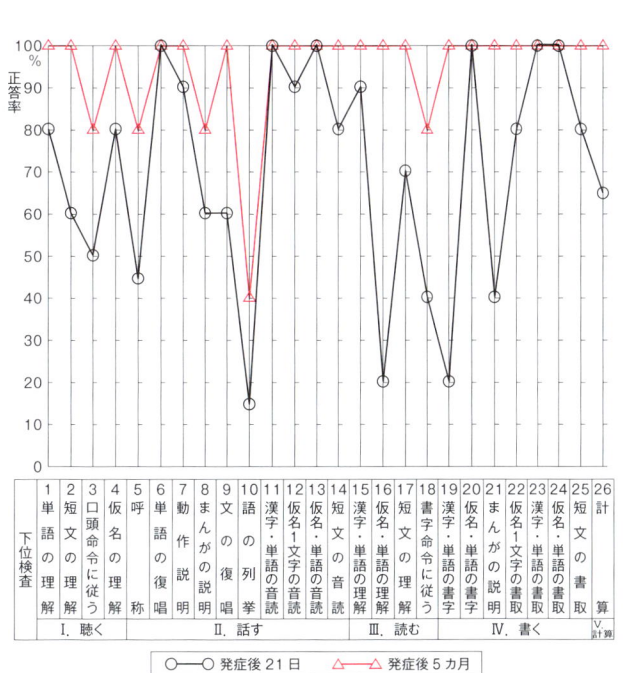

図1 ● 標準失語症検査（SLTA）プロフィール

皮質下性失語の症例（2）
視床失語の訓練（2）

▶ 患者紹介および主観的所見

症例：66歳，男性，中学卒，無職，右利き，兄宅の納屋に居候．

主訴：意識障害あり，本人からの主訴なし．

原因疾患：症候性てんかん（入院時），視床出血性梗塞．

現病歴：X年Y月Z日，正午頃，倒れていたところを発見され当院搬送．両上肢を屈曲状態のまま痙攣しており，痙攣重責発作にて同日入院となった．発症時の頭部CTでは左側頭葉皮質に陳旧性脳塞栓が認められたが，明らかな出血性病変は認めなかった．左への共同偏視がみられたが，右片麻痺は目立たず発話は少なかった．発症後5日に言語聴覚療法を開始した．発症後16日のCTで，左視床の出血性脳梗塞が確認された．

合併症：特になし

既往歴：弁置換術（63歳），右肩関節開放性脱臼術（61歳），引きこもり傾向，難聴，耳なり

社会的背景：昔は車中泊の生活で，発症時は親戚庇護のもとに生活をしていた．食事は弟が運んでくれていた．生活保護は動けるという理由で停止となっていた．

▶ 客観的所見

神経学的所見：右不全麻痺

画像所見（図1）：発症後15日のフォローアップMRで左視床に出血性変化を認め，発症後16日のCTで確認したところ，視床の出血性脳梗塞が認められた．

神経心理学的所見（発症後5日時点）：

　①全般的精神機能：意識障害や不隠行動があり，内服で抑制されていた．

　②認知：意識障害があり，認知機能は確認できないが，入院中危険な行動を認め，認知面の低下が疑われた．

　行為：意識障害があるためか，食事場面でスプーンを持たせても動きが停止したり，不自然な行為などがみられ摂食動作は困難であった．

　③注意・記憶：失語症や意識障害があり，詳細は不明だが，会話場面から記憶障害を疑った．

　④言語機能：日常会話場面での発話は少なく，尋ねた質問の返答も曖昧であった．名前を尋ねると「名前は名前は〇〇」と苗字を何度も繰り返す反応がみられ，住所を尋ねると「〇〇」と名前の保続がみられた．その他は，何を尋ねてもぼーっとしており，ベッドサイドにある物品を用いて呼称を試みたが，発語はなかった．自発話や呼称での発話量は乏しいが，質問の一部を復唱するような反応はみられていた．書字では鉛筆を持つように指示しても持とうとせず，自分の名前の書字も困難であった．

　⑤失語症のタイプ：意識障害があり，諸検査も実施できていないため詳細は不明だが，言語理解は難聴などもあり不十分で，発話は少なく，喚語困難や語想起低下，保続も認めた．よって，自発話の少なさから非典型失語を示すことが多い皮質下性失語とした．その後，発症から2カ月時点で失語症状は軽快した．

　⑥コミュニケーション能力：初期時は意識障害があり，音声言語理解の低下がみられること，音声言語表出では喚語困難や語想起低下，保続などがみられた．コミュニケーションは不十分であった．

　⑦心理面：発症前より引きこもり傾向で，会話場面より喚語困難や語想起低下，保続などの症状がみられていたことより，精神的な落ち込みがあるのではないかと思われたが，意識障害があり，ぼーとしていたことから，現時点では心理的な落ち込みは確認できなかった．

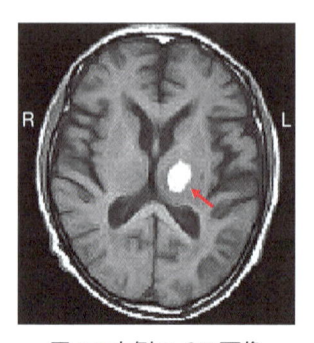

図1 ● 本例のCT画像

▶評価と予後予測

評価：発症から1カ月時の評価について述べる．

　本例は，意識障害などの要因より標準化された評価は拒否され実施できなかった．病棟での行動観察と会話場面・CT所見と経過から予想される高次脳機能障害や，コミュニケーション障害の有無を推測した．また，失語症，Vigilanceの低下，精神機能の低下を疑い，会話の内容から記憶障害も疑われた．視床損傷でよく出現するVigilanceの低下に関する評価では，会話の難易度を変化させ，障害の程度を確認していく必要があり，精神機能の低下や記憶障害については，系統だった検査が拒否されており，病棟での生活情報から障害の残存や程度を判断していくために，看護師や他のリハビリテーションスタッフから情報を集める必要があると考えた．

予後予測：標準化された客観的データがほとんどなかったが，CT所見や日々のベッドサイドでの会話の状態から，失語症による喚語困難が軽快すると考えた．

▶訓練計画

訓練目標：

　短期目標：全般的精神機能の改善，音声言語理解力の改善，語想起の改善．

　長期目標：自宅退院（親戚宅）

訓練内容および経過：

　第1期（入院中：言語訓練開始後約2カ月間：2～3回／週，1回20分，個別訓練）：音声言語理解力の改善を目標に，会話を中心に行い経過を追った．絵カードなどの課題は拒否されるため，身近な話題で簡単な質問応答課題や，口頭でYes-Noで答える課題などを行った．表出面での課題も拒否傾向は同様であったので，カードを用いず地域の名前を想起する課題や前職で使用していたと思われる大工道具名の想起課題などを行った．書字は，自分の名前も拒否され経過を追えなかった．

　第2期（退院時）：初期に見られた意識障害は改善を認めたが，言語機能面では，依然として標準化された検査は困難であった．発症後5日時点と比較すると日常会話での理解では，時に混乱を認め話がかみ合わないことがあった．発話量は，増加傾向にあるものの語想起困難，語性錯語などが残存した．初期時には困難だった名前や住所，生年月日などは正しく返答可能であったが，失語症によるコミュニケーション障害は残存濃厚と考えられたが，同居予定の親戚となら不十分ながらも意思疎通は可能になった．

転帰：約2カ月の入院期間で退院となった症例だったが，経済的な理由などで外来通院困難とのことであった．今後については地域包括支援センターで支援を受けるための情報提供や連携を行うこととし，退院と同時に言語訓練は終了となった．

▶考察

　急性期リハビリテーションにおいて失語症を含む高次脳機能障害を示す患者に対する評価や対応も早期から求められるようになってきているが，その介入の方法，内容，その効果について論じた報告は鶴田[1]の報告が見られる程度でまだ少ない．鶴田[1]は，急性期には患者の耐久性が低いことがほとんどであり，的確に評価し，訓練内容を取捨選択することが求められると述べている．また，症例を積み重ねていくことで急性期言語聴覚療法の効果を示していく必要性も指摘している．客観的な評価が不十分な症例でも，現病歴やCT，MRI，家族などの情報から生じている高次脳機能障害をある程度推定でき，推定した高次脳機能障害を中心に評価を行い，症状出現の程度やコミュニケーション上に与えている影響を見定めることができると考えられた．さらに，軽快すると予想される症状と，残存すると考える症状に対して，関わる関連スタッフと情報を共有し，家族にも的確な指導を行うことによって質の高い医療を提供することができると考えた．

文　献

1) 鶴田　薫：Stroke unitでの急性期リハビリテーション—言語聴覚療法の実際—．Med Reha 66：69-76，2006．

（執筆者：諏訪美幸）

皮質下失語の症例（3）
被殻失語の訓練（1）

▶ **患者紹介および主観的所見**

症例：50歳，男性，高校卒，会社員（営業），右利き，妻・息子（大学生）と3人暮らし．

原因疾患：左被殻出血（高血圧）．

現病歴：X年Y月Z日朝，職場で呂律不良，右半身の脱力にて発症し当院に救急搬送．CTスキャンで左被殻出血を認め，神経内科に入院し保存的加療となった．発症後12日目からベッドサイドで言語聴覚療法を開始した．

既往歴：IgA腎症，慢性腎不全（35歳時より人工透析），高血圧．

▶ **客観的所見**

神経学的所見：右片麻痺，右感覚障害．

神経心理学的所見：

①全般的精神機能：意識レベルはJCS 1桁台で礼節は保たれ，状況理解は良好であった．評価には協力的であったが，病識の低下を認めた．

②認知・行為：見当識は保たれていた．コース立方体組み合わせテストを実施し，積み木の数が増えると模様の向きの誤りや全体の模様作りが拙劣で時間がかかるなど，軽度の構成障害を認めた．レーヴン色彩マトリックス検査は33/36と年齢相応で，知的機能の低下は認めなかった．

③注意・記憶：簡易注意検査として図形の間違い探し課題を実施した．課題は3つの図を提示し，異なる図を1つ見つけ，ポインティングするもので，10回施行した．成績は10/10正答であったが，遅延反応のため得点は60/100点となった．これは50歳代平均得点の75.1点よりも低く，軽度の注意障害を認めた．記憶では逆向性・前向性健忘は認めなかった．

④言語機能：聴く…SLTAの短文の理解では9割，「口頭命令に従う」では8割の正答であり，4～5文節文で動作の脱落や位置関係の誤りを認めた．聴覚的把持力は3単位まで保たれていた．話す…自発話は文レベルの表出が可能であったが喚語困難が頻発した．また発声発語器官で軽度の右顔面・舌下神経麻痺を認め，一貫して /r/ の歪みが出現し，軽度の運動障害性構音障害を認めた．運動障害性構音障害以外にも一貫性のない音の引きのばしやアクセントの異常が認められ，発話は非流暢であった．SLTAの「呼称」では，喚語困難や遅延反応や長音化（鹿→ /shi:ka:/）がみられ，「まんがの説明」では英単語への置換（帽子→「ストローハット」）や未分化ジャーゴン様の発話が出現した．また復唱や音読でも一貫性のない音の歪みが頻発した．読む…「書字命令に従う」では語の脱落や助詞の誤りを認めた．書く…自発書字は，家族名や電話番号など身近な文字の想起が困難で，錯書や鏡映文字がみられ，書字では漢字で意味性錯書（時計→時間），形態性錯書（新聞→新間）となった．書取では，仮名一文字は良好であった．また全体に字形の崩れが目立った．「まんがの説明」では文字の乱れの他，文字の省略や字性錯書，文法の誤りなどが認められた．計算…加減乗算は可能で，除算は2桁より困難であった．

⑤失語症のタイプ：病巣が被殻に限局し，発話は非流暢であったが努力性や失文法を認めないこと，運動障害性構音障害を認めたこと，復唱が比較的保たれていたことから，被殻失語（非流暢タイプ，中等度）と判断した．

⑥コミュニケーション能力：聞き手の質問（文レベル）に明確な頷きや首振りで意思表示が可能であった．また，伝達意欲は高く，時間をかけて身振りで伝達することが可能であった．

⑦心理面：経過とともに病識が深まり，落ち込む様子がみられた．

⑧その他：週3回人工透析を実施しており，易疲労性が著明であった．

予後予測：本例は，病巣が左被殻に限局しており，年齢が若く，知的機能が保たれていたことから言語機能の改善が期待された．しかし易疲労性が著明で，加えて注意障害を合併していたことから機能改善には時間を要すること，重度の右片麻痺を認め，業務で車の運転が必要であることから現職復帰は難しいと予想された．

▶ 訓練計画

訓練目標：

　長期目標：①日常的なコミュニケーション能力の獲得，②家族の理解と協力を求めつつ復職をめざす．

　短期目標：①複雑な文レベルの聴覚的理解の改善，②喚語能力（呼称・動作説明・語想起）の改善．

訓練内容および経過：

　第1期（発症後1カ月〜2カ月：5回（40分）／週）：聴覚的理解訓練では，聴覚的把持（3〜4単位）や動詞・助詞の統語理解課題を実施した．喚語訓練として低頻度語を用いた呼称訓練と動作説明を行った．また自主練習には漢字・仮名つき絵カードを使用し，音読・呼称を実施した．喚語が難しい際には，言語聴覚士はヒントとして関連語の提示や身振りによる表出を促した．発症後1カ月が経過した時点で転院となった．

　第2期（発症後5カ月〜11カ月）：発症後5カ月で，再び言語聴覚療法と作業療法を1回／週の外来通院で開始した．前医終了時にSLTAを実施していたため，当院では表出面のDeep Testとして失語症語彙検査を実施した．「名詞表出検査」の成績は高頻度語20/20，低頻度語17/20であったが，「動詞表出検査」の成績は高頻度語16/20，低頻度語は12/20正答で遅延反応や意味性錯語が目立った．当院退院時（発症後2カ月時）に比べ，自発話の喚語困難や錯語が減少し，音の歪みもほぼ消失していた．しかし，動詞の想起がやや重く残存している一方で，復職を強く望むため発話訓練を中心に進めつつ，文章レベルの読解と書字の改善を目標とした．発話訓練では文の音読や動作絵を用いた短文レベルの発話訓練を実施し，さらに自由会話訓練を行った．読解と書字は宿題形式で100字程度の文章を用いたQ&Aや絵と漢字の線結び・写字・自発書字課題を提供した．失語症状は徐々に改善傾向を示したが，易疲労性のため全体的に反応までに時間がかかり，高次脳機能と身体機能の問題で職場復帰の困難さは残存していた．

　第3期（発症後1年〜1年4カ月）：職場復帰に向けた本人・家族と職場との調整は，会社側の寛大な配慮で進められた．車の運転が難しいことから営業職ではなく事務職への配置転換による復職が決まり，さらなる言語機能の改善と事務能力のスキルアップが必要となった．このため語連想課題や文章レベルの読解課題（400〜500文字程度）の他，パソコンによる文書作成訓練（「Word」の起動→見本の単語〜短文を入力→文書保存）を実施した．

転帰：職場復帰（左手でのパソコン利用中心の事務作業，電話の取り次ぎ業務）．

▶ 考察

　被殻出血の場合，血腫の大きさや伸展方向などにより出現する失語症状や重症度は様々であるが，失語症状の回復は急速であることが多い．本例では変化する症状を見極めつつ，訓練の優先順位や課題の難易度の調整で訓練を継続した．この結果，言語機能は全般的に改善を認め，発症約1年半後には職場復帰を実現した．この要因には，職場が配置転換・業務内容の変更を前向きに検討したこと，妻の協力のもと通勤練習を繰り返したこと，復職への希望を持ち続けたことが職場復帰につながったと考えられた．

（執筆者：築舘陽子，小田柿誠二）

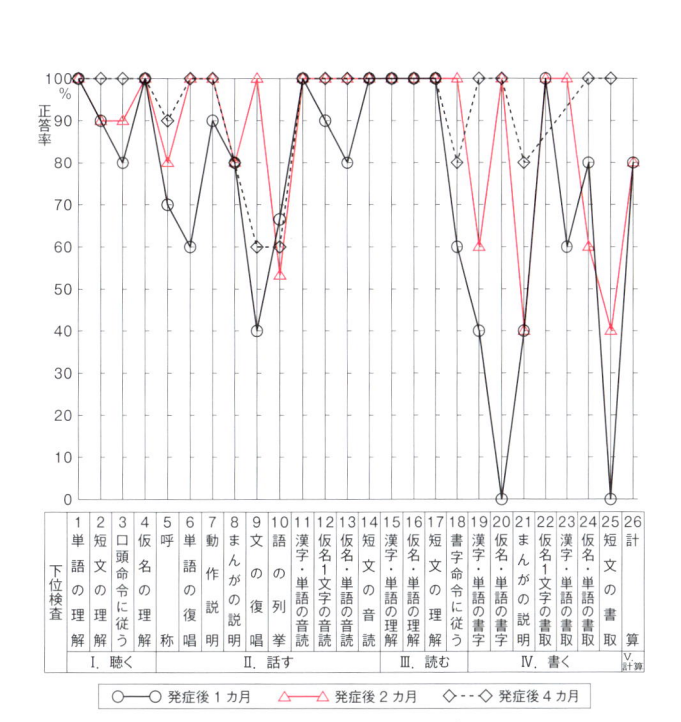

図1●標準失語症検査（SLTA）プロフィール

皮質下失語の症例（4）
被殻失語の訓練（2）

▶ **患者紹介および主観的所見**

症例：66歳，女性，右利き，惣菜工場勤務，夫と長男と同居．
原因疾患：左被殻出血．
現病歴：X年Y月Z日，右片麻痺で発症．S病院に救急搬送され，頭部CTにて左被殻出血を認め，保存的加療施行．発症後32日目，当院にリハビリテーション目的で転院となった．
合併症・既往歴：特記事項なし．

▶ **客観的所見**

神経学的所見：右片麻痺，右半身感覚障害．
神経心理学的所見（入院時）：

①全般的精神機能：意識清明で易疲労性を認める．レーヴン色彩マトリックス検査では20/36点で知的機能の低下を認めたが，ナースコールで排泄の要求をするなど病棟での生活に支障はなかった．

②認知・行為：特になし．

③注意・記憶：注意は，標準注意検査法（CAT）visual cancellation task「△」で正答率100％・的中率97％・所要時間218秒であり，動作は性急かつ粗雑で注意の転導が著明であった．記憶はベントン視覚記銘検査（施行法A）で正答数4，誤謬数9であったが，担当スタッフの顔や当日の出来事は覚えていた．

④言語機能：聴く…SLTAの単語の理解は1/10正答に対し，短文の理解は4/10正答で課題の難易度と直接の関連を認めなかった．話す…自発話は多弁で流暢だが，音韻性錯語や新造語，無関連錯語が頻発し，発話量に比して内容が乏しかった．また，発語器官に軽度の麻痺と口部顔面失行による動きの拙劣さを認め，一貫性のない構音の歪みや音の引きのばしが出現した．文レベルの発話では徐々に声量が低下し，口を小さく動かし，つぶやくようなジャルゴン様の発話となった．呼称では新造語や保続，著明な音の付加（鉛筆→「えんぴつおにきのって」，山→「やまーきちゅーの」）を認めた．復唱は，単語レベルで9/10正答とほぼ良好であったが，短文では音の付加や新造語を認め，一部ジャルゴン様の発話となり1/5正答であった．復唱時には，自発話に比べて声量が大きく明瞭となった．音読では，漢字単語は音の付加や音韻性錯語により2/5正答で，仮名単語は良好であった．短文レベルは，音韻性錯語や新造語，音の付加を認めた．読む…単語レベルから困難であった．書く…自発書字は単語レベルから漢字・仮名ともに困難で，ヒント提示後も文字の想起は困難であった．写字は保続が著明であった．

⑤失語症タイプ：著明な理解障害と多弁で流暢な発話のほかに，音韻性錯語や新造語が頻発し，言語症状はウェルニッケ失語に類似すると考えられた．しかし，損傷部位が被殻であること，運動障害性構音障害や口部顔面失行による声量の低下と構音の異常を認めること，復唱時に発話が比較的明瞭になることから本症例は，皮質下失語（中等度〜重度の被殻失語）であると判断した．

⑥コミュニケーション能力：言語理解に比べ状況判断は良好で，簡単な日常会話はYes-Noの質問や文字を併用することで理解は可能となった．意思伝達手段は口頭表出の他にYes-No反応や実物のポインティング，描画など非言語的手段を促すと使用可能であった．

⑦心理面：発話の困難さを訴え落ち込むことがあり，訓練意欲は日により変動が大きかった．

▶ **評価**

予後予測：発症後経過日数が短く，病識があることから機能的な改善が期待されたが，損傷部位が中・下前頭回皮質下に広範囲な進展を認め，機能改善には時間がかかると予測された．

▶ **訓練計画**

訓練目標：
　長期目標：家族と円滑なコミュニケーションをとり家庭復帰する．
　短期目標：①単語〜文レベルの聴覚的理解および読解の改善，②喚語能力の改善（目標語に近い語の表出），③氏名や住所の自発書字．

訓練内容および経過：
　第1期（発症後1カ月〜2.5カ月：5〜6回／週，1回20〜40分）：訓練開始当初，言語聴覚士の働

きかけに注意が向きにくく，傾聴を指導しながら訓練を開始した．聴覚的理解では，高頻度語の絵カードを用いて1/4選択課題，読解では漢字・仮名文字の1/6選択課題を行った．喚語訓練は音読と復唱を利用して呼称に繋げた．また，語頭が同音でない課題語を使用し，保続にも配慮した．音の付加などの誤りには，仮名文字を提示して音節数を確認した．また宿題として氏名や住所のなぞり書きを実施した．発症後70日頃には聴覚的理解と読解ともに改善が見られ，単語レベルの音読や復唱が確実なった．しかし呼称では，「風呂：たまごおふろば」，「ウサギ：とびとびウサギ」など意味性錯語や語の付加が出現した．

第2期（発症後2.5カ月～4カ月：5～6回／週，1回40分）：聴覚的理解および読解では，低頻度語を含めた単語の理解課題と，動作絵を用いた説明文の理解課題を実施した．文の理解では，一部を聞いただけで性急に反応する傾向があり，集中して全文を聴くよう指導した．喚語訓練では，復唱と音読を介した呼称を継続し，補完ヒント「ウサギと」（→亀）などで正答を誘導した．徐々に正答が増えたが，音韻の誤りは依然として顕著なため，仮名文字の提示に加え，文字を指ししながら繰り返し音読を行った．

第3期（入院3カ月後～5カ月後：5～6回／週，1回40～60分）：聴覚的理解の訓練では，短文を聞いて情景画の正誤判定や，辞書逆引き課題を実施した．課題成績は改善傾向となったが，細部まで正確に理解していないこともあった．喚語訓練では，低頻度語の呼称のほか，動作絵カードを用いて名詞と動詞の組み合わせ「ご飯を」（→食べる）や，名詞と形容詞「ポストは」（→赤い）のように，名詞との関係を示し，喚語を促した．徐々に意味的に近い語や迂言が表出されるようになった．また，仮名文字提示と正答の繰り返しを継続して行ったところ，音韻性錯語が自覚されるようになり，自己修正が増加した．

転帰：自宅復帰を目標としていたが，環境調整に時間が必要となり，介護老人保健施設を経由して在宅復帰を目指すこととなった．

▶考察

被殻損傷による言語症状はアナルトリーや音韻性錯語，単語レベルの理解障害，喚語困難など多彩で，特定の失語症のタイプで説明できる症状に限定されるわけではない．現在，被殻や視床損傷で起こる失語は特異的な皮質下性失語として報告されているが，被殻損傷で起こる皮質下性失語の特徴には，①アナルトリーや構音障害の必発，②自発話や呼称よりも復唱時の良好な構音が挙げられている[1]．本症例は単語レベルの理解障害や，多弁で流暢な発話，音韻性錯語が出現し，さらに声量の低下や音の崩れや付加，音の引きのばしなどの構音の異常を認める一方で，復唱時には発話が明瞭となった．このように場面によって症状が変動するのも皮質下性失語の特徴で皮質下性失語の予後は，良好とされている．訓練ではまずは複雑な障害の本質を捉えることが重要であり，次に訓練目標に優先順位をつけ難易度を調整することにより言語機能の改善につながったと考えられた．

文　献

1) 大槻美佳，相馬芳明：失語症のタイプ（鹿島晴雄，種村　純・編：よくわかる失語症と高次脳機能障害）．永井書店，2003, pp47-56.

（執筆者：大石斐子，小田柿誠二）

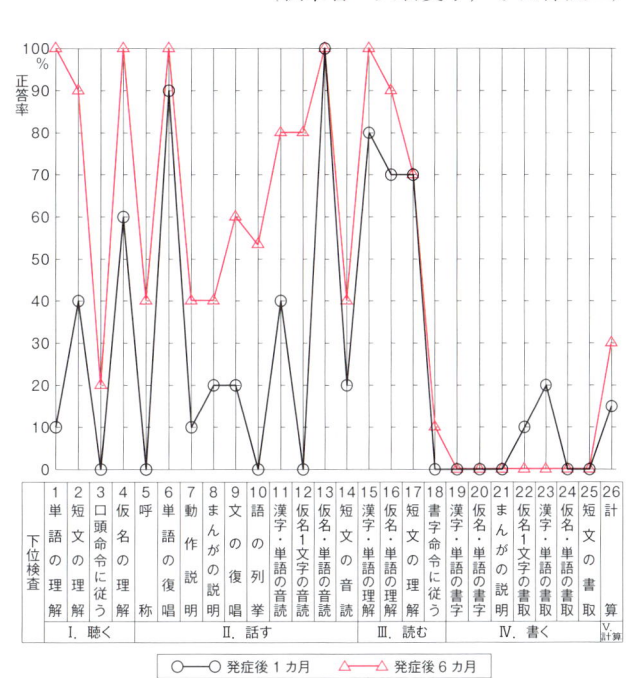

図1●標準失語症検査（SLTA）プロフィール

経過・訓練効果

▶ Evidence-Based Medicine あるいは Evidence-Based Practices の考え方

ICF 国際生活機能分類（WHO，2001 年）が広まり，障害についてより中立的に考える流れが定着してきた．その中で失語症のリハビリテーションでも言語機能の障害そのものへのアプローチや日常的なコミュニケーションへのアプローチから，対象者の社会参加を促すという観点を含めたアプローチまで行われるようになった．ICF ではまた対象者の個別性が重視される．失語症の領域では，機能障害の程度やタイプが類似していても合併する障害や背景にある状況は個別で異なるため，対応の個別性は尊重されてきた領域である．一方で，それは定量的なデータの提供を難しくし，これまで evidence level が低い，科学的根拠が十分でないといわれてきた経緯がある．

「信頼できる最新のデータに基づいた，理にかなった医療」を行うという EBM（Evidence-Based Medicine）という観点が重視されて久しい．その背景には無作為化比較試験（randomised controlled trial）が多数実施され，科学的な観点で信頼できるデータが得やすくなったこと，コンピューターの普及で医療者がそのようなデータに触れることが容易となったこと，また経済性に基づく効果的な医療が重要視される社会状況になったこと等の要因があるといわれている．当初，医学に EBM として導入された考え方は，心理学や教育の領域にも Evidence-Based Practices として広まっている．

上述した通り，言語聴覚療法の科学的根拠は十分でないとされ，リハビリテーション領域全般でも evidence level が高くないといわれてきた．

▶ 脳卒中ガイドラインにおける推奨グレード

脳卒中治療ガイドラインは，5学会と厚生労働省の研究班が合同で委員会を組織して 2004 年に作成された．日本では心疾患より脳卒中の死亡率が高い，海外とは認可されている薬が異なるなど，諸外国の状況とは異なるにもかかわらず，日本独自のガイドラインはそれまでなかった．2004 年のガイドラインが作成されてすぐに改訂が始められ，脳卒中治療ガイドライン 2009 が作成された．次は 2015 年に向けて既に改訂作業中という．

脳卒中治療ガイドラインではエビデンスレベル（Ⅰa：無作為化比較試験のメタアナリシス，Ⅰb：無作為化比較試験，Ⅱa：よくデザインされた比較研究（非ランダム化），Ⅱb：よくデザインされた準実験的研究，Ⅲ：よくデザインされた非実験的記述研究（比較・相関・症例研究），Ⅳ：専門家の報告・意見・経験）に基づき約一万件の文献を評価し，その結果を十分に加味してリコメンデーション（推奨）の評価を行っている．脳卒中の推奨グレードの分類である（表1）．

脳卒中治療ガイドライン 2009 のリハビリテーションに関する 21 項目の中で言語聴覚療法，特に失語症に関係している部分は以下の通りである．「行うよう勧められる」グレードBに該当するものが「失語症に対し，系統的な評価を行うことが勧められる．評価法として標準失語症検査（SLTA）や WAB 失語症検査が勧められる．」「言語聴覚療法は，発症早期から集中的に，専門的に行うことが勧められる．」「言語聴覚療法として，グループ治療やコンピューター機器を用いた治療も勧められる．」「失語症に対する薬物療法として，ピタセラムは有効性が確認されているが，副作用に十分配慮すべきである．」となっており，脳卒中治療ガイドライン 2009 では 2004 より，失語症に対する専門的リハビリテーションの推奨レベルがやや上昇している．

▶ 訓練効果の判定

科学的根拠の目的は，効率のよいサービスを多くの対象者が受けられることにある．失語症への言語聴覚療法についても，この視点は重要である．しかし，訓練効果の判定については明快な答えが出されないままである．言語症状の改善が訓練の効果か，自然回復か，明確な区分は難しい．また言語症状，大脳の損傷部位，失語型，重症度，年齢，性別，発症からの経過月数，言語訓練の内容など，統制すべき条件が多い．そのため全

表1 ● 脳卒中の recommendation grade の分類（文献1）

推奨のグレード	内容
A	行うよう強く勧められる（Ⅰaまたは少なくとも1つ以上のレベルⅠbの結果）
B	行うよう勧められる（少なくとも1つのレベルⅡ以上の結果）
C1	行うことを考慮しても良いが，十分な科学的根拠がない
C2	科学的根拠がないので，勧められない
D	行わないよう勧められる

く均質と考えられる2群をそろえることが困難である．このように言語訓練に関する研究は定量的な手法になじみにくい要素が多い．

個々の対象者にとって最適な訓練法を組み合わせて，適切な時期に行うことは言語聴覚士にとって重要な命題である．神経心理学的アプローチで単一症例実験計画法が用いられている．この方法では自然回復の影響を避けるために，症状の安定する慢性期の症例を対象とすることが多く，特定の訓練法の効果，効果の持続性や般化の問題など個々の症例の持つ障害の背景を詳細に分析し，厳密な訓練効果の判定に適している．

▶ **失語症アウトカムに関する調査**

日本高次脳機能障害学会失語症アウトカム検討小委員会では，Ciceroneら[2]の評価基準に基づき，医学中央雑誌で検索した本邦の治療効果研究について評価を行った．クラスⅠはよく計画された前向きの無作為条件配置研究，クラスⅡは前向きの無作為配置がなされていないコホート研究，クラスⅢは一貫した統制はなされていないが臨床連続例の検討，あるいは適切な単一被験者実験法を用いた単一症例，あるいは複数症例を対象とした研究が分類基準であった．その結果，クラスⅠは該当なし，クラスⅡは1であったが，クラスⅢの該当は35研究であった．クラスⅢレベルの研究のうち，平均効果サイズを算出できる20研究について，治療前後の平均得点の差を治療前成績の標準偏差で除して標準化して平均効果サイズdを求めた．dは0.2以上で小，0.5以上で中，0.8以上で大の効果があると解釈されるが，非治療例と治療例，自主訓練例と刺激法による治療例，との比較においてそれぞれ後者のdが大きく，言語聴覚療法の効果はあると判断された[3]．

同小委員会では，次にSLTAの成績について後方視的検討を行った．少なくとも2時点で言語機能の評価が可能であった597例の失語症例を抽出した．発症からの時期は0～2カ月，3～5カ月，6～11カ月，12～23カ月，24カ月以上とした．評価時期により15のグループに分け，長期的な言語治療効果と言語治療成績に関連する要因の検討を行った．発症後半年以内では治療効果は中程度，1年経過後2年以上までは小程度の改善を認めた．失語症が長期間にわたり改善を示すこと，失語症の治療効果があることが示された．一方，要因については，性別，発症1年以内での年齢，原因疾患，による成績改善の差は見られなかった．病巣範囲にも大きな差は認めなかった．発症後1年以上経過した症例では女性，若年で改善が大きい傾向を示した[4]．失語症の言語治療の効果を示すエビデンスレベルの高い論文が徐々に増えている．

目前にいる対象者にとって最適な訓練を模索する言語聴覚士のためにも，良質なデータの地道な蓄積が求められている．ASHA（American Speech-Language Hearing Association）の the National Outcomes Measurement System（NOMS）のように，言語聴覚リハビリテーションの効果を示す道具を組織的に使用する試みが望まれる．

文　献

1) 篠原幸人，他・編：脳卒中治療ガイドライン2009．協和企画，2010．
2) Cicerone K, Dahlerg C, et al.：Evidence-based cognitive rehabilitation, recommendations for clinical practice. Archives of Physical Medicine and Rehabilitation 81：1596-1615, 2000.
3) 日本高次能機能障害学会失語症アウトカム検討小委員会：我が国における失語症言語治療の効果，メタアナリシス．高次脳機能研究 30：42-52, 2010．
4) 日本高次能機能障害学会失語症アウトカム検討小委員会：失語症言語治療に関する後方視的研究－標準失語症検査得点の改善とその要因－．高次能機能研究 32：497-513, 2012．

（執筆者：立石雅子）

訓練の終了と家庭・社会生活への提案

▶ 訓練の終了時期

　失語症患者の訓練の終了時期を決めるのは，大変難しい問題である．言語機能およびコミュニケーション能力が改善し，社会生活に何ら支障なく復帰したということであれば，訓練の目標も達成したことになり，患者も言語聴覚士も納得しての訓練終了となるが，そのようなケースは極めて稀である．

　一般的に，言語聴覚士側が訓練の終了を考える場合，言語機能やコミュニケーション能力の改善の度合いや，家庭復帰なのか職業復帰なのかといった転帰先で要求される言語能力に達しているかどうかが判断の材料となる．

　言語機能は急性期の初期回復を経て年単位の長期回復の後，プラトーに達すると言われている．その時点で残っている障害は後遺症としてほとんど残るといわれているが，患者の希望とは別に往々にしてその時点で訓練の終了が考慮されることが多い．しかも近年は年単位にわたる長期間の訓練そのものの継続が難しくなっている．

　医療保険制度上では，2014年度（平成26年度）現在，失語症のリハビリテーションは，脳血管疾患等リハビリテーション料の標準的算定日数の除外対象障害となっており，発症日より180日を越えても一月13単位以上の訓練は可能であり，失語症者は長期間のフォローが保障されている．しかし実際は急性期病院もしくは回復期リハビリテーション病院を退院すると同時に訓練終了となる患者が多く，外来訓練でフォローされる患者は一部であり，180日を越えて年単位で外来訓練を受けられる患者はさらに減少する．病院でのリハビリテーション終了後は，介護保険制度の下で介護保険施設や訪問でのリハビリテーションに移行となるが，まだ質・量とも十分とは言えず，希望者全員が受けられるものとはなっていない．病院，介護保険施設いずれも，そこにはマンパワーの不足等の施設ごとの事情や制約があり，言語聴覚士がすべての責を負うものではないが，経過日数や退院といった転帰のみでの安易な訓練終了には警鐘を鳴らしたい．

　そのためにも障害が残存した状態での訓練の終了が患者および患者家族にどういった影響をもたらすのか改めて考える必要はあるかと思われる．

▶ 生活のしづらさへの共感

　失語症による言語機能の低下はコミュニケーション能力の低下を引き起こし，社会生活全般の行動に制約をもたらす．それは患者本人のみならず家族にも影響をもたらす．

　全国失語症友の会連合会の調査報告[1]では，調査に回答した失語症者の約9割が発症後に生活がしづらいと感じており，約半数は病前に行っていた場所でも1人での外出は困難，病院の受診，公的機関の手続きが1人では困難としていると報告している．また約4割が「会話が難しいことを相手に伝えることが難しく」，「相手が手伝ってくれれば言いたいことが伝えられる」と回答しており，コミュニケーションは部分的に制限があることが分かる．一方，家族の約半数は「本人の思いを推測しなければならないこと」にストレスを感じていると報告している．

　また，小林らによる患者家族の介護負担感評価[2]でも，失語症状に関する負担感と家族運営に関する負担感が特徴的なものとして挙げられている（図1）．

　失語症は本人だけでなく家族にも心理的ストレスを与える障害であることを再確認したうえで，訓練の終了を決める前に，言語聴覚士が患者および患者家族にできる支援を考えたい．

▶ 訓練の再考

　訓練において言語機能の改善を図るのは当然であるが，社会生活において重要なことは他者とのコミュニケーションをいかに円滑に行えるかであり，もっとコミュニケーション能力の改善に焦点を当てた訓練を積極的に行ってよい．この場合，家族も訓練に参加してもらい患者と共にコミュニケーション・ストラテジーの習熟を図ることも取り入れたい．

　そのためにグループ訓練を活用するのも1つの

図1 ● 失語症者の家族の介護負担感（文献2, p110）

失語症者の症状に関連する負担感
- 言語症状にかかわるストレス
  - 本人の心の葛藤を思うとつらい
  - 他の介護者に思いを伝えられない
  - 言葉や思いを推測するのが大変
  - 本人の体調が推測しないとわからない　など
- 感情や認知の症状にかかわるストレス
  - 頑固に言うことを聞かない
  - 意思の疎通がうまくいかずいらいらする　など

家族の生活に関連する負担感
- 生活にかかわるストレス
  - 自分の自由時間が減った
  - 介護を他人に任せられない
  - 人とのつきあいが減った
  - 自分の体調や健康が心配　など
- 家庭の運営にかかわるストレス
  - 財産管理や家庭の運営の責任が重荷
  - 家庭のことを相談できない　など

は，失語症者の家族に特徴的な負担感

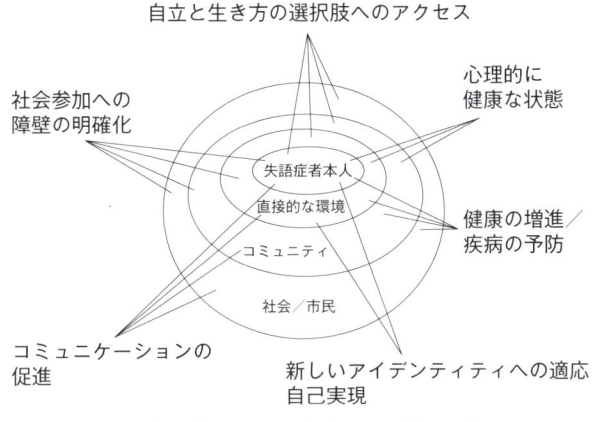

図2 ● 失語症とともに生きる：援助のゴール
（文献3, p229（文献4による））

（中心から）失語症者本人／直接的な環境／コミュニティ／社会／市民
- 自立と生き方の選択肢へのアクセス
- 心理的に健康な状態
- 健康の増進／疾病の予防
- 新しいアイデンティティへの適応／自己実現
- コミュニケーションの促進
- 社会参加への障壁の明確化

方法である．グループ訓練は個別訓練の場よりもより自然なコミュニケーションの場を作り出しやすく，患者同士が多様なコミュニケーション・ストラテジーを学ぶ場となる．グループ訓練に患者家族も同席すれば，他の家族のやり取りを見て学ぶことができる．家族同士が顔見知りになれば，家族の悩みを交換する場を生み出し，ピアカウンセリングの場に発展することも期待できる．

個別訓練の経験しかない場合，グループ訓練は大がかりな仕掛けが必要のように感じるかもしれない．しかしはじめから大きなグループ作り上げる必要はない．週1,2回1時間程度，3,4人程度のグループ訓練から開始すればよい．それも難しければ2人程度でも構わない．同じ障害，同じ悩みを持つ者がコミュニケーションする場を言語聴覚士が提供することが大切である．

訓練を継続している間に患者や患者家族同士の交流が可能となれば，自主グループへの移行や近隣の失語症友の会への参加も勧めていける．訓練終了後も患者および患者家族が社会参加可能となる道筋をつけるのも言語聴覚士の職務といえよう．

▶援助のゴール

リハビリテーションの最終目的は，ICF（国際生活機能分類）での「参加（participation）」の制約をできる限り少なくすることである．「参加」とは社会的観点から捉えた生活機能，つまり社会生活であり人生である．失語症が残存していても，社会の一員として地域で生活していけるという自信をつけ参加できるようになることが，援助のゴールである．

そのためにはParrが示した言語治療の枠組み（図2）[3]のように，患者本人だけでなく，家族，地域，社会全体を視野に入れた援助が理想的である．

患者および患者家族にとって訓練終了はゴールではない．訓練終了後も患者のリハビリテーションは続いていることを私たちは肝に銘じておくべきである．患者および患者家族も納得したうえで地域との橋渡し役を果たして訓練終了としたい．

文　献

1) NPO法人全国失語症友の会連合会「失語症の人の生活のしづらさに関する調査」結果報告書作成ワーキンググループ：「失語症の人の生活のしづらさに関する調査」結果報告書．NPO法人全国失語症友の会連合会，2013, pp79-82.
2) 小林久子，綿森淑子，他：在宅失語症者の家族の介護負担感評価．言語聴覚研究 8：104-112, 2011.
3) 竹内愛子・編集：失語症者の実用コミュニケーション臨床ガイド．協同医書出版社，2005, pp228-231.
4) Parr S：Long-term Care Activities for People with Aphasia in the United Kingdom：History and Recent Developments. 聴能言語学研究 18：24-30, 2001.

（執筆者：布施幸子）

AAC

▶ 失語症におけるAAC
▶▶ 失語症領域では

残された能力と，様々な工夫，テクノロジーを活用してコミュニケーションを図ること，そしてそれによって，コミュニケーション力の拡大を行っていくAAC（Augmentative & Alternative Communication：拡大・代替コミュニケーション）は，失語症領域においては「実用的コミュニケーション」の支援や能力改善方法の1つとして紹介されることが多い．ここでも失語症者支援に絞って記すため，AACの全体像については，運動障害性構音障害の項を参照されたい．

▶▶ 単純な「代替」は困難

Speech領域では失った声や話しことばの代替が多いが，Language領域の障害である失語症では，発信（表出）面はもちろん受信（理解）面も支援が必要であり，障害の性質上，単純な「代替」は不可能である．また，象徴機能などコミュニケーションを支える機能や他の高次脳機能にも影響が及んでいることも多く，自己決定の補助や，コミュニケーション能力の拡充の側面が強い．

なお，不自然にならない程度にゆっくり話し，句と句の間に十分な間をとる，といった一般的注意事項については成書を参照されたい．

▶ 具体的な技法
▶▶ 理解も表出も重度に障害されている場合

ちょっとした表情の変化や，視線，首振り・頷きなどを活かして発信行動を引き出し，定着・拡充させていくことが基本となる．その際，次のような段階が考えられる（文献1「Table4.1 選択のレベル」を一部改変）．

①2つのものを選択する：まず，Aが与えられる．その反応を観察する．次にBを与えてみる．その反応からどちらが好みか判断する．

②2つの実物やシンボルを選択する（Yes/Noサインやものの名前の理解は必要としない）：2つのものを提示して，「どちらが欲しい？」と尋ね，視線や手を伸ばす方向からどちらが欲しいか判断する．

③2つの実物やシンボルを選択する（Yes/Noサインを必要とするが，ものの名前の理解は必要としない）：2つのものを提示して，「Aが欲しい？」と尋ね，反応を待つ．受容のサインの発信があればそれを与える．拒否，あるいは無反応ならば，「Bが欲しい」と尋ね，反応を待つ．

④2つの実物やシンボルを選択する（Yes/Noのサイン，ものの名前の理解を必要とする）：「Aが欲しい？それともBが欲しい？」と尋ねる．

このほか，VOCA（Voice Output Communication Aids：音声出力会話補助装置）が利用できる．VOCAはスイッチの数や選択肢の数など様々なものがあるが，ここでは大型のプッシュスイッチが1つで，これを押すとあらかじめ登録した音を再生するタイプのビッグマックの例を紹介する（図1）．例えば「水が飲みたい」という音声を録音するとともに，コップに水が入った写真をビッグマックに付けておく．誘導して対象者にこれを押してもらい「水が飲みたい」という音声が表出されるたびに，少量の水を渡す訓練を行う．これが確実になったらビッグマックをなくし，写真カードだけにする（訓練者は「水が飲みたいんですね」とことばを返すこと）といった方法で理解・表出を促進する．使用する語としては「トイレに行きたい（トイレの写真）」「お腹がすいた（ご飯など食べ物の写真）」「もう1つ，もう1回（人差し指を立てた写真，数字の1）」など，使用頻度が高い要求語が考えられる．

▶▶ 理解面を補いたい場合

比較的軽度の場合：
・ジェスチャー，文字などを併用する．
・質問の仕方を工夫する：Yes/No質問，選言質問（AorBと選択肢を与える），WH質問（何？どこ？誰？など）の順に，理解するにも答えるにも難易度が上がる．

重度の場合： 話しことばだけでは理解が困難な場合，絵カードなどを併用するが，その際，
・提示するものの抽象度を考え，確実に分かるレベルを確認する：実物→模型→写真→絵→

図形シンボル→文字，と抽象度が上がる．ジェスチャー理解の確認も必要である．

・理解しやすい選択肢の数を確認する：当然，選択肢が増えるほど困難度は増す．

といったことを検討して，コミュニケーションノート（カード，ボード，ブック，ファイル）などを活用していく．

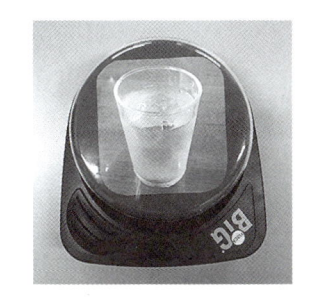

図1●ビッグマック

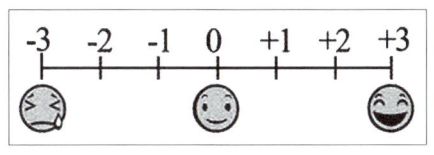

図2●今の気持ちは

表出面を補いたい場合

比較的軽度の場合：

・ジェスチャー，文字など話しことば以外の手段も併用する．

・上述の Yes/No 質問・選言質問・WH 質問の適切な使い分けで表出を促す．

重度の場合：視線や指さし，Yes/No の合図，ジェスチャー，描画，コミュニケーションノート（ボード，カード，ブック，ファイル），カレンダーや系列語の活用などが挙げられる．「理解」と併せて考える必要がある．例えば，コミュニケーションノートを作るにしても，写真で構成するのか，絵や図形シンボルを用いるのか，文字でも大丈夫かなど．なお，Yes/No 反応が不確実な場合は，理解そのものの問題なのか，保続などによりYes/No の表出が不確実なのかの見極めが必要である．

また，体調や気持ちなどは良いか悪いかの二者択一とは限らない．3〜10段階の図（図2）で答えてもらうことも有効である．

コミュニケーションノートが実用になる場合は，複数のスイッチと，その各々に音声を登録できるタイプのVOCAも活用できる．伝える対象や状況によってコミュニケーションノートと使い分ける．

その他，電話への対応としてファックスや電子メール，留守番電話，VOCAの活用がある．

▶症例

60歳代，女性，右利き．

入院時（発症5週目）：脳梗塞により，右片麻痺，全失語．発語は「ハイ」「アイタ」の残語のみで，意思疎通は困難．ADLは全介助で，排泄はオムツ．

経過：発症2カ月目，SLTAの正答率は全項目で0％であった．発症3カ月目で言語理解の改善を認め，4カ月目になるとSLTA「単語の理解」正答率70％，「漢字・単語の理解」60％等の向上が認められた．しかし発語は残語のみでジェスチャーも拙劣であった．排泄の訴えができず，病棟での失禁が頻発していた．排泄以外の訴えもできず感情失禁（泣く）が多かった．

アプローチ：

①病室にてナースコールの「ボタンを押す」という操作練習と，ボタンを押すと「人が来る」という学習を繰り返し行った．

②実際に使用する病棟トイレの写真を提示する（絵カードでは反応が乏しかった）とともに「トイレですか？」と聞き，「ハイ」の表出があれば実際にトイレへの誘導を行った．

③ナースコールを押す→「②」，の一連の流れを繰り返し練習し，「ナースコールを押すと人が来てトイレに行ける」ということを学んでもらった．

結果：失禁の消失．感情失禁の減少．手招き動作の出現．「ハイ」の返答や首振り動作の信憑性が向上し，返答にてやり取りが可能なレベルとなった．自宅退院後は，ナースコールの代わりに鈴を用い，失禁なし．

（症例は，八女リハビリ病院 田中梨絵氏（言語聴覚士）より提供）

文 献

1) 中邑賢龍：AAC入門 拡大・代替コミュニケーションとは（改訂版）．こころリソースブック出版会，2002, p41.

（執筆者：久保健彦）

生活訓練と家庭・社会生活への移行
失語症者と障害者総合支援法

▶ **障害者総合支援法**

障害者総合支援法は，自立支援給付と地域生活支援事業で構成され，市町村が行うサービスには，介護給付・訓練等給付・自立支援医療・補装具・地域生活支援事業があり，都道府県が行うサービスには，地域生活支援事業の専門性の高い相談支援・広域的な対応が必要な事業・人材育成がある．

▶ **障害者総合支援法による訓練等給付**

障害者総合支援法の訓練給付には，自立訓練・就労移行支援・就労継続支援・共同生活援助（グループホーム）の4つのサービスがある．自立訓練は，機能訓練と生活訓練の2種があり，対象は入所施設や病院を退所・退院し，地域生活への移行を図る上で支援が必要な者である．失語症者など高次脳機能障害に対する自立訓練は，原則，機能訓練と生活訓練のいずれにも該当する．主な目的は，障害者が日常生活または社会生活ができるよう，一定期間，身体機能または生活能力の向上のために必要な機能訓練や生活訓練を行うことである．また就労移行支援は，一般企業への就労を希望する者に一定期間就労に必要とされる知識および能力の向上のために訓練を行う．就労継続支援は，一般企業等での就労が困難な者に働く場の提供とともに，知識および能力の向上のために必要な訓練を行う雇用型のA型と非雇用型のB型がある．

▶ **地域生活支援事業**

障害者が能力や適性に応じて，自立した日常生活または社会生活を営むことができるように市町村や都道府県が取り組む事業である．市町村の事業では，①相談支援事業，②成年後見制度利用支援事業，③コミュニケーション支援事業，④日常生活用具給付等事業，⑤移動支援事業，⑥地域活動支援事業がある．一方，都道府県では，発達障害・高次脳機能障害などの障害について，相談に応じ必要な情報提供等を行う専門性の高い相談支援事業や広域的な支援事業がある．その他にも市町村では，福祉ホーム事業・訪問入浴サービス事業・日中一時支援事業・社会参加促進事業，都道府県では，福祉ホーム事業，情報支援等事業・障害者IT総合推進事業・社会参加促進事業・サービス・相談支援者指導者などへの研修事業等がある．

▶ **失語症者と生活訓練**

▶▶ **失語症者の在宅生活への移行**

在宅復帰に向けた言語聴覚士の取り組み：言語聴覚士は，入院から退院までの間に失語症者の言語機能や言語以外の高次脳機能について把握し，機能改善や能力の向上，代償手段の活用などを考えて訓練を実施すると同時に，患者・家族はもちろん，医師・看護師・理学療法士・作業療法士・医療相談員などの関係職種と情報交換し，連携を取りながら失語症者の退院後の生活を想定した訓練を進めなければならない．失語症者の家庭での生活を想定するためには，様々な具体的な情報を収集し，これらを総合的に判断して，現実的な観点で調整することが必要である．在宅生活への移行には，①キーパーソン，②家族の協力体制，③経済状況といった患者を受け入れるための人的・環境的側面の把握や，④コミュニケーション補助機器の申請・購入の有無，⑤介護申請の有無，⑥介護サービスの利用内容，⑦身体障害者手帳の申請など福祉サービスを利用した制度の活用について進捗状況や整備の確認が必要である．これらの手続きは，医療相談員が中心となって進められるが，言語聴覚士は，失語症者が家庭で生活していく上で必要不可欠な環境整備が行われているのか確認が重要である．

▶▶ **失語症者の社会生活への移行**

社会参加に向けた言語聴覚士の取り組み：失語症者の社会参加は家庭生活だけでなく，社会と交流を持ちながら自立した生活を目指すものである．具体的には，趣味を活かしたサークル活動や，友の会への参加，職業訓練の利用の他，職場復帰などがある．しかし，失語症者の中には，他者との交流を躊躇する，行動範囲を狭めて閉じこもるなどの例も少なくない．一方，働き盛りの若年から中年層の失語症者の場合には，経済的な問

題は切実で，職場復帰を希望する失語症者や家族は多い．言語聴覚士は，失語症者のコミュニケーション能力（言語機能）の問題や心理的な問題，家庭状況を考慮しながら，社会参加の道筋を模索するとともに，障害者福祉サービスや介護保険制度について十分に理解し活用しながら，本人・家族をはじめ，医療相談員や医師などと連携し，社会参加に向けて取り組む．

職場復帰の現状：失語症者の職場復帰は，日本高次脳機能障害学会の失語症全国実態調査委員会による「失語症全国実態調査」(2006) の調査では，失語症者 2570 名に対し，現職復帰 82 名 (3.19%)，配置転換 36 名 (1.4%)，現場転換 23 名 (0.89%) で失語症者の 20 人に 1 人がようやく復職できるという状況である．失語症者の職場復帰が難しく，受傷前の職業を同じ水準で維持することが非常に困難である現状を示している．

▶▶ 失語症者と障害者総合支援法

自立（生活）訓練：

【自立訓練（生活訓練）事業の目的】

自立訓練（生活訓練）事業には，通所による事業（通所型）と宿泊による事業（宿泊型）がある．「通所型」は日中活動を通じて，生活能力の維持・向上を目的とし，「宿泊型」は対象者に一定期間，夜間の居住の場を提供し，帰宅後にも生活能力の維持・向上のための訓練を実施し，積極的な地域移行の推進を図ることを目的としている．

【自立訓練（生活訓練）事業の対象】

自立訓練（生活訓練）事業の対象は，地域生活を営む上で生活能力の維持・向上等のため，一定の訓練が必要な知的・精神障害者である．具体的には，①入所施設や病院を退所・退院した者で，地域生活への移行を図る上で生活能力の維持・向上などの支援が必要な者．②特別支援学級を卒業した者，継続した通院により症状が安定している

※ 障害程度区分とは，障害福祉サービスの必要性を明らかにするため障害者の心身の状態を総合的に示したものである．調査は，介護保険の要介護認定の調査で用いられる 79 項目と自閉症や精神障害の行動特徴等を把握する 27 項目を加えた 106 項目の調査により行われる．介護の必要度に応じ，区分 1〜6 までの 6 段階で認定される．

表1● 市町村が行う障害福祉サービス事業

構成	内容
介護給付	居宅介護（ホームヘルプ）・重度訪問介護・同行援護・行動援護・重度障害者等包括支援・短期入所（ショートステイ）・療養介護・生活介護・施設入所支援・共同生活介護（ケアホーム）
訓練等給付	自立訓練・就労移行支援・就労継続支援・共同生活援助（グループホーム）
自立支援医療	更生医療・育成医療・精神通院医療
補装具	補装具の作製・修理
地域生活支援事業	相談支援・地域活動支援センター・福祉ホーム・その他，日常生活または社会生活支援

者等で生活能力の維持・向上などの支援が必要な者である．

就労移行支援・就労継続支援：就労移行支援事業は，一般就労を希望し知識・能力の向上，実習・職場探しを通じ，適性に合った職場への就労等が見込まれる 65 歳未満の者が対象である．内容は，①一般就労に向けて事業所内や企業における作業・実習，適性に合った職場探し，就労後の職場定着のための支援，②通所サービスを原則としつつ，個別支援計画の進捗状況に応じ，職場訪問等によるサービスを組み合わせた支援，③利用者ごとに標準期間（24 ヵ月内）の利用となっている．

就労継続支援事業には「雇用型（A 型）」と「非雇用型（B 型）」があり，「雇用型（A 型）」は，就労機会の提供を通じ，生産活動にかかる知識および能力の向上を図ることにより，雇用契約に基づく就労が可能な 65 歳未満の者．「非雇用型（B 型）」は，就労移行支援事業等を利用したが，一般企業等での雇用に結びつかない者や，一定年齢（50 歳）に達しているものなどであって，就労機会を通じ，生産活動にかかる知識および能力の向上や維持が期待される者が対象である．

共同生活援助（グループホーム）：地域で共同生活を営むのに支障のない障害者に，共同生活をする住居において相談や日常生活の援助を行う．対象は，障害程度区分※が区分 1 以下に該当する 65 歳未満の知的障害者および精神障害者（高次脳機能障害者）．ただし，障害程度区分 2 以上でも共同生活援助を希望する場合は，利用が可能である．

文　献
* 種村　純, 伊藤元信, 他：高次脳機能障害全国実態調査報告．高次脳機能研究 26：209-218, 2006.

（執筆者：小田柿誠二）

家庭生活支援
失語症者と障害者総合支援法

失語症者の多くは，言語障害の程度が軽度であっても自分のコミュニケーション能力に自信が持てず，在宅復帰後も身近な人以外との接触を避ける傾向がみられる．周囲の人も，目に見えない障害である失語症についての理解は難しく，どのように接したらよいのか分からず疎遠になり，結果として，失語症者と家族は社会の中で孤立しやすい立場にある．

失語症者の家庭生活支援の1つとして，介護保険の通所サービスや，障害者総合支援法による障害福祉サービスや地域生活支援事業などを利用して，言語訓練が必要な場合には継続したり，生活の場を拡大しコミュニケーションの機会を確保できるように環境を整備することも，言語聴覚士の重要な業務である．

▶ **身体障害者福祉法，介護保険法と障害者総合支援法の関係**

▶▶ **身体障害者福祉法─身体障害者手帳**

失語症は，身体障害者福祉法において「音声機能，言語機能，又はそしゃく機能」の障害の1つとして明記されており，言語の「喪失」は3級，「著しい障害」では4級の身体障害者手帳取得が可能である．身体の麻痺があれば等級が上がり，失語症以外の高次脳機能障害も認定されれば精神障害者保健福祉手帳も併せて申請することができる．

手帳を取得することで，各種税金や公共料金の控除や減免，公営住宅入居の優遇，障害者法定雇用率適用等のサービスを受けられ，障害者総合支援法による障害福祉サービスを利用することも可能となる．

しかし実際には，例えば障害福祉サービスの中には身体障害者手帳を持たなくても利用できるものもあり，手帳を取得していない失語症者も存在する．地域障害者職業センター利用実態調査[1]では，2005年～2010年（平成17年～22年）の間の失語症利用者357人のうち手帳所持率は77.9%で，内訳は，身体障害者手帳62.2%，精神障害者手帳18.2%（重複あり）で，手帳なし・不明は18.5%であった．また，全国失語症友の会の調査[2]によると，身体障害を伴う場合には，言語以外の障害等級の高い障害で手帳を取得していることが多く，「会話が全くできない」と回答した120人のうち，失語症で身体障害者手帳を取得しているという回答は47名39%（3級27%，4級13%）と非常に少なく，「失語症で身体障害者手帳が取れるとは知らなかった」という意見もあった．

根本的な問題として，身体障害者手帳や障害年金の等級における失語症に対する障害認定が極めて低く，結果的に1，2級に認定される他の障害者のように様々な福祉制度の恩恵を受けることができない，失語症者の生活実態に即したサービスを受けられないことから，障害者手帳の申請を行わないケースも多い．現代の情報化社会では言語やコミュニケーション能力の果たす役割の重要性は飛躍的に高くなり，社会生活・家庭生活の基盤としてなくてはならないものとなった．言語聴覚士の立場としては，失語症に対して適切に障害の認定がなされ，必要なサービスが提供されるように制度の見直しを訴えるとともに，身体障害者手帳についての情報提供を行い，失語症者の自立した生活を支えるために活用できる公的制度につなげるよう努力したい．

▶ **介護保険法によるサービス**

介護保険制度による介護サービスは，65歳以上で支援や介護を必要とすると認められた人，あるいは40～64歳で脳血管疾患等の特定疾病により要支援・要介護状態になった人が対象であり，ホームヘルプや住宅改修，デイサービスや入所施設などを利用することができる．通達により，「介護保険法に基づく介護サービスが，障害者総合支援法に基づく障害者福祉サービスに優先される」こととなっており，多くの失語症者が介護保険によるサービスを利用している．しかし，自立訓練や就労移行支援など介護保険にないサービスについては，障害福祉サービスを利用（併用）することができ，また身近に利用可能な介護サービスがない，あっても利用定員に空きがないなどの

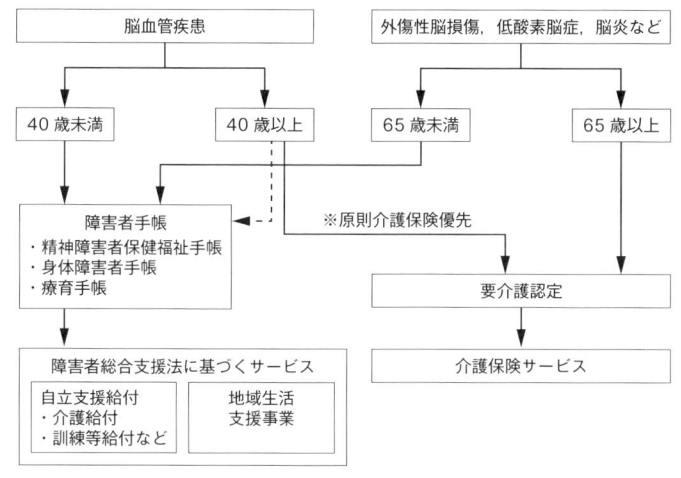

図1●失語症を含む高次脳機能障害の原因疾患・年齢と福祉サービス（文献4）

場合には市町村が認めれば障害福祉サービスを利用することができる．年齢等の事由で障害福祉サービスは利用できないと即断せず，各市町村に確認することが勧められる．

▶ 障害者総合支援法による障害福祉サービス

障害保健福祉施策は，2003年度（平成15年度）からノーマライゼーションの理念に基づいて導入された支援費制度により飛躍的に充実した．そして，2006年（平成18年）に施行された「障害者自立支援法」により，身体障害・知的障害・精神障害といった障害種別にかかわらずサービスが利用できるように仕組みが一元化され，さらに2013年（平成25年）4月より，地域社会における共生の実現に向けて，障害福祉サービスの充実など障害を持つ方の日常生活や社会生活を総合的に支援するため，対象者に難病者も含め「障害者総合支援法」となった．

障害者の福祉サービスの内容は，自立支援給付と地域生活支援事業に二分され，自立支援給付のうち，「介護給付」と「訓練等給付」を合わせて「障害福祉サービス」と呼ぶ．種村らによると[3]，失語症者が利用している障害福祉サービスは，「訓練等給付」が多く，①就労継続支援B型（一般企業等での就労が困難な人に，働く場を提供するとともに，知識および能力の向上のために必要な訓練を行う．A型は雇用型，B型は非雇用型）がもっとも多く，②自立訓練（自立した日常生活又は社会生活ができるよう，一定期間，身体機能又は生活能力の向上のために必要な訓練を行う）の機能訓練，③自立訓練の生活訓練の順であり，失語症者はより積極的な社会参加を促すサービスを利用していた．

「地域生活支援事業」は都道府県が実施する専門性の高いものと，市区町村が地域特性や利用者の状況を踏まえて行う，相談支援や地域活動支援などがある．失語症に関連する事業としては，都道府県が実施する相談支援事業「高次脳機能障害およびその関連障害に対する支援普及事業」がある．

また，都道府県・市町村が実施する「意思疎通支援事業」において，一般的な手話通訳事業に加えて，失語症会話パートナー派遣事業を実施する市町村もある．

そのほか，創作的活動または生産活動の提供，社会との交流の促進等を行う「地域活動支援センター」を活用したり，屋外での移動が困難な場合の支援である「移動支援事業」を，失語症を含めた高次脳機能障害者の外出にも適用できないか，というように運用面での工夫をする自治体もある．

障害者総合支援法の施行後3年を目途に「手話通訳等を行う者の派遣その他の聴覚，言語機能，音声機能その他の障害のため意思疎通を図ることに支障がある障害者等に対する支援の在り方」を見直すことが検討規定として挙げられており，この中で，今後より失語症者に対する適切なサービスが検討されることが期待される．

文　献

1) 障害者職業総合センター：失語症のある高次脳機能障害者に対する就労支援の在り方に対する基礎的研究，2011.
2) NPO法人全国失語症友の会連合会「失語症の人の生活のしづらさに関する調査」結果報告書作成ワーキンググループ：「失語症の人の生活のしづらさに関する調査」結果報告書．NPO法人全国失語症友の会連合会，2013.
3) 種村純ほか：障害者福祉分野における失語症の社会的支援に関する実態調査，高次脳機能研究33巻1号，2013
4) 高次脳機能障害情報・支援センター（〈http://www.rehab.go.jp/brain_fukyu/how05/〉, accessed 2013-12-13).

（執筆者：高橋宗子）

就労支援・就労継続支援

▶ 失語症者の復職と就労支援について

失語症者の復職は一般に困難を伴うことが多い．働き盛りで失語症を呈し，復職の希望や必要性は高いものの，思うようにならず，復職を諦めざるを得ない場合もある．一方，経過の中で患者・家族・医療スタッフ・就労支援関係機関（表1）の職員などが適切に情報交換や話し合いを進めていくことにより復職を果たすケースもある．

ここでは，就労支援が必要な失語症患者に対する言語聴覚士の関わりについて述べる．

▶ 就労支援の進め方

就業していた人が脳損傷により失語症を呈する．急性期病院では救命を優先した治療が行われ，必要であれば回復期病院で継続してリハビリテーションが行われる．運動障害の有無や重症度などにより状況は異なるが，日常生活が1人で行えるようになる時期を目安に自宅退院となる．障害が比較的軽度で明らかな後遺症がない場合などは，急性期・回復期病院在院のうちから復職が検討される．一方，明らかな障害を残す場合には，自宅へ退院し，外来でのリハビリテーションを継続する時期に，本格的に復職に向けた取り組みが開始される場合が多い．

復職調整期間に必要となる職場との交渉は，就労支援関係機関を利用して専門担当員が進める場合と，医師・言語聴覚士（リハビリテーションスタッフ）・ソーシャルワーカー等医療現場のスタッフを中心に進められる場合がある．専門機関が関与する場合であっても，本人の失語症に対するリハビリテーションは継続される．また，職場に復帰した時点で外来訓練が終了となる場合もあるが，むしろ，業務内容や心理面も含めて復帰した後のフォローアップが重要となる場合も多い．患者の状況に応じた外来訓練の期間について検討する．

▶ 就労の種類

一般就労：通常の就労で，障害に対して特別な条件を設定せず，一般職員と同様の形態での復職となる．発症前と同様の職務内容に戻ることが難しく，配置転換や職務内容の見直しが必要となる場合もある．

障害者雇用：障害者雇用促進法において，事業主に対し障害者の雇用が義務づけられている（2013年4月から民間企業において障害者雇用率2.0％）．

福祉的就労：授産施設，福祉作業所など，障害のある人々の状態に配慮し，何らかの経済活動に携わることを目的に設置された施設において，福祉的目的をもって就労を進める．

▶ 制度と就労支援

障害者の自立した生活を支援するための法制度である，障害者総合支援法（旧称：障害者自立支援法，2013年度改正）の中に，障害者の就労支援のための仕組みが盛り込まれている．その中で，各地域に地域障害者職業センターが設立され，徐々に失語症者への就労支援が進み始めている．

地域障害者職業センターには，職場適応援助者（ジョブコーチ）の配置が進んでいる．ジョブコーチとは，障害者の就労を支援するため，障害者と企業の双方を支援する就労支援の専門職であり，失語症を理解し失語症者の就労に対する援助ができるジョブコーチの増加が期待される．

また，障害者雇用促進法により一定規模以上の企業に障害者の雇用が義務づけられたことは，失語症者の就労機会の増加に結びつく可能性がある．失語症者は，身体障害者手帳3級，4級取得の対象となり，手帳を取得することが復職のカギとなり得る．言語聴覚士はこうしたことに関しても必要な知識を持ち，必要な機関との連携を行い，個々の失語症者に対して，適切な援助ができなければならない．

▶ 就労支援を進めるために

▶▶ 失語症者側

復職が可能かどうかには，失語症のタイプや重

表1 ● 障害者が利用可能な就労支援関係機関

公共職業安定所（ハローワーク）	障害者の態様に応じた職業紹介，職業指導，求人開拓等
地域障害者職業センター	専門的な職業リハビリテーションサービスの実施（職業評価，準備訓練，ジョブコーチ等）
障害者就業・生活支援センター	就業・生活両面にわたる相談・支援

症度などだけでなく，他の高次脳機能障害の影響も含むコミュニケーション能力，麻痺などによる運動機能，本人の性格などが影響する．また職業の特色や職場の状況によっても異なる．通勤が可能な体力，移動能力が回復していることが前提となる場合が多い．

一般就労を果たすためには，失語症が業務に支障を与えない程度に改善しているか，失語症が明らかに残存したとしても，職業に必要な他の能力が良好に保たれている必要がある．失語症があっても他の高次脳機能障害や運動障害がなく，作業能力が高く，調理師や工員として発症前と同等の職務内容で職場復帰が可能であった例がある．

軽度でも失語症が残存した場合は，職業復帰の妨げとなりやすい．接客業，営業担当，教員など主に言語によるコミュニケーション能力が必要とされる職業の場合には，配置転換などが必要となることがある．

障害者雇用枠での就職は，前述の法的なサポートにより以前に比し増加している．失語症や右片麻痺があっても，パソコンを用いての簡単な書類作成，軽作業などが可能になることで復職できるケースがある．

失語症者が復職する場合，作業能力もさることながら，挨拶，お礼，お詫びなどができ，良好な人間関係を築けることが復職を成功させる鍵となることが多い．発症以前に本人が会社で築いていた実績や人間関係が，復職の可否に影響を与えることもある．失語症を含む障害を残したまま復職して勤務することはストレスが大きく，継続した勤務が可能となるためには，職場側の理解，本人の性格，家族の支援なども影響する．

▶▶ **職場側**

職場が障害を持った本人の復職に熱心かどうかということが，復職の可否に大きく影響する．経営者の考え方，会社の規模や種類にもよる．中小企業の場合，復職させたくても障害をもった本人にふさわしい仕事を用意できない場合もある．

復職の可能性がある場合，会社によっては人事担当者や上司が病院を訪れ，復職の見通しについて話し合いを求めるなど，積極的な姿勢が見られることがある．このような場合は，復職の支援を言語聴覚士ができる可能性があり，主治医と連携を取りながら，積極的に復職に働きかけていくべきである．

一方，復職の可能性があるにもかかわらず，会社側からの働きかけが何もない場合もある．本人や家族の求めに応じて，主治医，言語聴覚士，ソーシャルワーカーが会社と交渉をするということも考えられるが，時間的な制約もあり，うまく進まないことも多い．このような場合は，就労支援関係機関を利用して会社との交渉を担当してもらうことも検討する．

▶ **言語聴覚士の役割**

失語症者の復職にあたって，言語聴覚士の果たすべき役割は大きい．復職に対する本人・家族の希望を確認するとともに，発症前の職場での状況を把握する必要がある．さらには，本人の失語症の状態やコミュニケーション能力を関係者に理解してもらうことが重要である．失語症は外から見ただけでは理解しにくく，何ができて何ができないのかを理解することはなかなか難しい．職場の状況に応じ具体的にできることを明確に示さなければならない．

業務を遂行しやすくなる方法を具体的に提案することもある．失語症は種々の作業に影響を与えるが，手順を写真で示す，番号を振る，色をつける，仮名をふるなど，ちょっとした工夫で作業がスムーズになることがある．特に他の高次脳機能障害がある場合は，本人の力を少しでも多く引き出す方法を提案する．

就労支援関係機関が主に関わる場合であっても，言語聴覚士は担当者と連絡を取り合い，協力して復職を支援していくべきである．担当者も，失語症に対する理解が十分ではない場合があり，正確な知識を提供していくことに努める．

配置転換や職務内容の変更など環境変化があった失語症者は，心理的負担を抱えている場合が多い．その時々の患者の心理状況や，抑うつ的な反応がないか確認していくことも重要である．

（執筆者：森田秋子，井上典子）

失語症友の会活動（地域活動）

▶地域リハビリテーション活動

　言語聴覚士の業務の中で，慢性期・生活期の患者・対象者へのサービスとして，地域リハビリテーション，特に患者の会への誘導を行う必要があると思われる．もちろん，慢性期・生活期のみではなく，急性期・回復期からの誘導も必要なこととなる．

　ここで，地域リハビリテーションという用語の確認が必要になる．伊藤[1]によれば，狭義には，「『地域在宅リハビリテーション』を指し，障害児者の居住地域（特に，居宅）に出向いて行うリハビリテーション活動のことを表す．」となっている．加えて，定義として「地域を基盤とした，障害者・患者に対する包括的な医療・福祉サービス体系の中で組織化され，継続性を持つリハビリテーション活動」となっている．近年，この定義の中での在宅リハビリテーションは，いわゆる訪問リハビリテーションでその役割を果たしており，さらに，介護保険下において，法的にも充実してきている．

　本項においては，地域在宅リハビリテーションの中で，失語症者自身は在宅におり，その言語症状の改善や同じ障害を持つ者同士で励ましあい，刺激し合って症状改善にも寄与することのできる障害者自身の集まりすなわち患者会，「失語症友の会」の活動について論じる．

　言語聴覚士は，失語症者の隣または近くにいて寄り添うことが多く，その方の失語症状の改善に寄与することはもちろん，障害の受容への関与も必要となる．また，精神的にダメージをこうむった患者・対象者またはその家族に対し，その心理的なフォローを行うことも必要となる．そこで同じ障害を持ちながらも，症状が回復し，社会復帰に関心を持ち，自ら社会活動や，仲間作りをしている方が行っている友の会活動をしている方たちへの橋渡しをしていく必要があると考える．

　現在，全国に失語症友の会は100を超える団体が活動しており，それを統合する形で，NPO法人全国失語症友の会連合会が，活動を行っている．連合会の現状としては，加盟団体が，創立当初の1982年（昭和57年）には12団体だったものが，1985年（昭和60年）には34団体，1991年（平成3年）には86団体になっている．さらに，1992年（平成4年）に100団体となり，1997年（平成9年）には127団体，2011年（平成23年）には112団体となっており，会員数は，全体で1,905人，男性1,404人（73.7％），女性501人（26.3%）となっている（2013年数値）．主な活動としては，1983年（昭和58年）から2009年（平成21年）まで毎年全国失語症者の集いを全国各地で27回行い，4年ぶりに行われた2013年（平成25年）6月には，長野市で第28回，30周年の全国大会を行った．600人を超える関係者が集い，長野県の失語症友の会が行っている「ぐるっと一座」演劇活動を撮影した「言葉のきずな」上映会を含む2日間の大会を行った．そのほか，連合会では失語症の啓発活動「言葉の海」などの出版や，失語症会話パートナー育成事業，失語症関係の社会保障制度の充実に向けた国・自治体等の関係機関への働きかけなどの活動も行われている．全国失語症友の会連合会の活動は，失語症者同士の交流は言うに及ばず，身体障害者手帳関係を含めた失語症関連の法規・法律への提言，他団体との交渉，最近になって，失語症の家族会もでき，活発な活動を行っている．

▶具体的活動

　それでは，著者がかかわっている失語症友の会「いわき失語症友の会『コスモス』」の活動を見ていく．2001年（平成13年）に新潟で行われた全国失語症者のつどいに一家族と言語聴覚士が参加し，失語症者の会話機会の増大と，失語症者の親睦を主な目的として，その年の秋に茶話会を開催，冬に設立総会を行い，月1回の「しゃべろう会」，役員会，年に4回の交流会（3月総会＋交流会，6月交流会，9月交流会，12月忘年会＋交流会），を計画して活動を始めた．順調に活動をする中，会員も失語症会員と家族会員が集まり，現在では約30名の会員数となっている．

これから失語症友の会の設立・運営を考える言語聴覚士が気をつけておくべきことは，最初は，数人で集まってお話し会（茶話会）などを開催し，親睦をはかり，何回かの会話グループ活動を行うことで，1人ひとりの失語症者が病前のように会話を楽しむことを思い出し，仲間作りができてくるということである．そのうち少人数でも参加者が集まり，近くの他の団体の行事に参加してみる，全国失語症友の会の行事に参加してみるなど段階的に進める．

　何人かの対象者の中から，友の会作りに関する提案が出てくれば，友の会の準備に取り掛かる時期になったということができる．具体的な話ではあるが，会則（会の名称・会の目的・活動等）・会費・役員（会長・副会長・会計・事務局・監査等）等を決め，活動を開始し，近隣の失語症関係者へも知らせることが必要となる．また，近隣の他職種（医師，看護師，理学療法士，作業療法士，音楽療法士，ケースワーカー，ケアマネジャー等）や場合によっては地域住民（自治会や老人会，青年会等）への連絡も重要となることがある．

　会場の選定，設営，交流会の内容等も，重要な検討事項である．会場の選定については，都市部では各駅付近にだいたい公民館が設置されておりその利用も便利であろう．地方都市での開催には，公民館への交通手段，移動手段等の検討も必要となる．場合によっては家族の協力や，言語聴覚士による送迎が必要になることがある．都市部の失語症友の会では，概ね公民館での開催が主になっているようであるが，地方では，言語聴覚士が勤務している病院・施設での開催が多い．そのほうが，移動手段や開催場所の選定などで利便性が高くなる．会場は，どのような設営が必要だろうか．もちろん参加者全員がゆったり座れる座席等がきちんと決まっていることが必要である．また，内容も重要な検討事項となる．近況報告会や参加者全員で行うゲーム・歌などが多い．当会では，必ず近況報告を一人ひとり行う．コーナーの名前も「一人一言コーナー」とし，重度の表出障害を持つ運動性失語症者でも口頭での氏名表出を行うこととしている．また，重度の感覚性失語症者には，自由な発話の時間とする．また，病前の生活を語ってもらうことも多い．仕事・家族・趣味についてや，病気でなかったらどこに旅行に行きたいか，今一番食べたいもの，今一番興味のあることなどを表現しようとしている失語症者は，本当に生き生きとしている．

▶ **これからの課題**

　そんな友の会活動でも，問題がないわけではない．言語聴覚士がどれだけ自分の時間を使うことができるかということがまずは大きな問題だと思われる．

　言語聴覚士と友の会活動は，最初はグライダーと牽引機の関係だと思われる．すなわち，飛び立つ時には引っ張っていき，自分たちの力で十分飛べるようになったのなら自力で飛ばしてもらうことが必要である．言語聴覚士は，その知識と情熱で友の会の活動継続を支援し続けなければならない専門職である．その活動が失語症者やその家族の灯火となり灯台の灯りとなることが目標である．友の会活動のこれからの課題としては，介護保険の制定により，全国の失語症友の会の団体数の減少や，既存の友の会の活動自体が難しくなっていることが挙げられる．活動の中心となる会員の高齢化，連合会への加盟団体自体の減少と会員数の減少という形で現れている．一方では，介護保険による，慢性期・生活期の地域リハビリテーション通所系リハビリテーション，デイケア・デイサービス系リハビリテーション，また，訪問リハビリテーションの充実などがある．しかし，コミュニケーション障害を持つ失語症者は，その障害を持たない人たちとの時間の共有が非常に難しい．自宅での訪問リハビリテーションは一見便利であるが，そこでは失語症者特有の閉じこもりが起こりやすくなっている．そのような失語症者でも，友の会活動には積極的にかかわってくることが多い．「失語症の先生は言語聴覚士ではなく，失語症だ」ということばを肝に銘じて，言語聴覚士は，友の会活動を行うべきである．

文　献

1）伊藤元信：失語症者の地域リハビリテーション．音声言語医学 29：368-373，1988.

（執筆者：相澤　悟）

第6章　言語障害と関わりの深い高次神経機能障害

基礎知識（1）
高次神経機能障害総論

　高次神経機能障害についての明確な定義はない．一般に視覚・聴覚などの感覚器官の異常や運動器官の麻痺，感覚・知覚障害といった要素的な身体症状によらず，言語や認知，行為，記憶，その他の高度な機能に障害をきたした状態をいう．またこれらを支える意識障害，注意障害，情動障害といった基盤的機能も直接的，間接的に影響を及ぼす．

▶ **高次神経機能障害をきたす主な疾患**

　高次神経機能障害をきたす代表的な疾患を表1に示す[1]．代表的な原因疾患は脳血管障害，ついで頭部外傷とされる．東京都の実態調査[2]によると，外傷では記憶，注意，遂行機能，行動と感情の障害の出現が多くなる傾向がある（表1，図1）．

▶ **障害部位と高次神経機能障害**

　高次神経機能障害は脳の損傷部位が担う機能に対応した多彩な障害，症状を呈するが，病巣が明確になっていない障害も多い（表2）[3]．右半球損傷では空間的な障害やイメージに関わる障害など右半球特有の障害があらわれ，左半球では論理的思考などのほか，聴覚・言語機能，行為に関わる障害が多い．

▶ **リハビリテーション**

　▶▶ **評価**

　CT，MRI，PETといった画像による病巣・脳機能の評価のほか，神経学的評価，神経心理学的評価がある（表3）．

　神経心理学評価では多彩な障害に対応した各種の検査法がある．内容や手続きから言語，行為，認知，記憶，その他に関する検査に分けられ，標準化が進んでいる．ある障害に対する検査法が関連する他の障害に用いられることもある．

　▶▶ **訓練**

　治療訓練の枠組みとして薬物治療，机上で行う機能回復訓練，行動療法，適応訓練，環境調整を含めた代償手段の活用が挙げられる．多くの場合，障害像に合わせて治療訓練法を組み合わせたものが用いられる．従来の対処法とは新たに認知科学に基づく方法論によって高次神経機能障害者のリハビリテーションを促進する認知リハビリテーションがある．治療訓練といった種々の対応は，それぞれに一定の効果をあげているものと考えられるが，方法論とその効果について高いレベルで検証されたものはない．

▶ **回復過程**

　発症初期の急性期には意識障害をはじめとし，多彩な症状が認められる．これらは全身状態の低下や意識レベルの低下による影響を受けている場合が多く，包含する障害の鑑別は困難であることが多い．少なくとも意識レベルが回復するまで待つ必要がある．

　回復過程を失語症の例において示すと，発症から3カ月間は急速な回復が認められ，その後の3カ月間は回復速度が緩やかになるものの回復は継続する．発症より6カ月以降の回復はより緩やかとなり，発症から10カ月ではほぼプラトーに達する．障害の種類や病巣によっても異なるが，臨床

表1● 高次脳機能障害をきたす主な疾患（文献1を一部改変）

脳血管障害	脳出血，脳梗塞，くも膜下出血
頭部外傷	脳挫傷，瀰漫性軸索損傷，硬膜下血腫，硬膜外血腫
変性疾患	アルツハイマー病，ピック病，パーキンソン病など
感染症	ヘルペス脳炎，クロイツフェルト・ヤコブ病など
脳腫瘍	原発性脳腫瘍，転移性腫瘍
その他	Wernicke-Korsakoff症候群，正常圧水頭症など

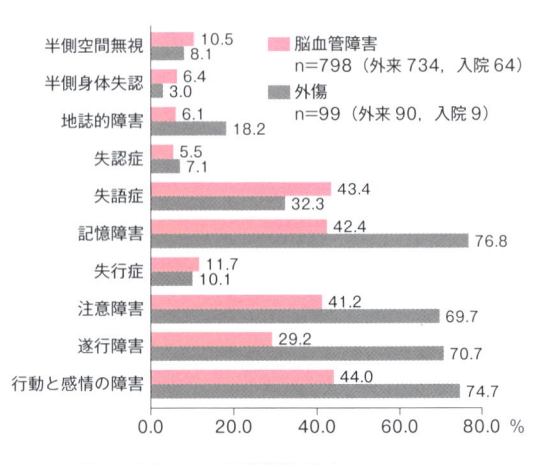

障害	脳血管障害	外傷
半側空間無視	10.5	8.1
半側身体失認	6.4	3.0
地誌的障害	6.1	18.2
失認症	5.5	7.1
失語症	43.4	32.3
記憶障害	42.4	76.8
失行症	11.7	10.1
注意障害	41.2	69.7
遂行障害	29.2	70.7
行動と感情の障害	44.0	74.7

脳血管障害 n=798（外来734，入院64）
外傷 n=99（外来90，入院9）

図1● 原因疾患と高次脳機能障害（文献2を一部改変）

表2 ● 主な障害部位（文献3を一部改変）

		脳損傷部位
失行症	肢節運動失行	左または右側大脳半球中心溝周辺領域（中心前回・後回）の損傷
	観念運動失行	左側大脳半球　頭頂葉の損傷
	観念失行	左側大脳半球　頭頂・後頭葉の損傷
	構成障害	左または右側大脳半球　頭頂葉の損傷
	着衣失行	右側大脳半球後方領域（頭頂葉）の損傷 または両側半球後方領域の損傷
	発語失行	左側大脳半球中心前回下部の皮質・皮質下病変など
失認症	視覚失認	統覚型視覚失認：両側大脳半球　後頭葉の損傷 連合型視覚失認：左側大脳半球　後頭葉損傷と脳梁膨大部の損傷
	相貌失認	右側大脳半球　後頭葉内側面（紡錘状回・舌状回）の損傷 または両側大脳半球　後頭葉内側面（紡錘状回・舌状回）の損傷
	半側空間無視	左半側空間無視：右側大脳半球の頭頂葉（下頭頂小葉）の損傷 右半側空間無視：左側大脳半球の頭頂葉（下頭頂小葉）の損傷
	地誌的障害	右側大脳半球後方領域（側頭・頭頂・後頭葉）の損傷 または両側大脳半球後方領域の損傷
	身体失認	左半側失認：右側大脳半球頭頂葉の損傷 身体部位失認・手指失認：左側大脳半球頭頂葉の損傷
	病態失認	右側または両側大脳半球の比較的広範な損傷
	聴覚失認	純粋語聾：両側（特に左側）大脳半球皮質下の損傷 環境音失認：右または両側大脳半球側頭葉（聴覚皮質含む）の損傷
注意障害	選択性注意障害	大脳半球頭頂葉（下頭頂小葉）の損傷 特に右側大脳半球頭頂葉の損傷が重要
	転換性注意障害	前頭葉の損傷で生じる時もある
	持続性注意障害	大脳中心部（網様体辺縁系）の損傷 右側大脳半球前頭葉・皮質下の損傷
	配分性注意障害	大脳半球前頭葉（前頭前野）の損傷
記憶障害	側頭葉性健忘	大脳半球側頭葉内側面（両側海馬）の損傷
	前頭葉性健忘	大脳半球前頭葉底側（前脳基底部）の損傷
	間脳性健忘	大脳半球間脳部（視床，乳頭体，扁桃体など）の損傷
前頭葉機能障害	遂行機能障害	大脳半球前頭葉背外側部の損傷
失読		左側大脳半球後頭葉内側～脳梁膨大部の損傷 左側大脳半球角回皮質下や側脳室後角周囲の損傷
失書		左側大脳半球頭頂葉，左側大脳半球前頭葉，左側大脳半球側頭葉，左側大脳半球視床などの損傷 漢字の純粋失書：左側大脳半球側頭葉後方下部の損傷
認知症		大脳半球の比較的広範な損傷，大脳半球の全般的な萎縮（アルツハイマー病），前頭葉や側頭葉の局所的な萎縮（ピック病）など

表3 ● 主な神経心理学的検査

	検査名
注意機能	標準注意検査法（CAT），TMT（Trail Making Test），PASAT（Paced auditory serial addition task），stroop課題，仮名ひろい検査
記憶機能	三宅式記銘力検査，リバーミード行動記憶検査（RBMT），ベントン視覚記銘検査，日本版ウェクスラー記憶検査（WMS-R），Reyの複雑図形テスト
言語機能	標準失語症検査，WAB失語症検査
行為・構成機能	標準高次動作性検査（SPTA），描画検査
視覚認知機能空間認知	標準高次視知覚検査（VPTA），BIT行動性無視検査
知的機能	WAIS-Ⅲ成人知能検査，コース立方体組み合せテスト
遂行機能	ウィスコンシンカード分類検査（WCST），遂行機能障害症候群の行動評価（BADS日本版）

的には概ね発症から半年間が良好な回復を示す期間で，その後は緩やかな回復過程をたどると考えられる（図1）．

高次神経機能障害の回復には損傷領域そのものの機能回復，残存領域すなわち非損傷領域における機能の再編と代償が考えられる．治療訓練によって神経回路が再構築されることは周知の通りであり，リハビリテーション医療において訓練の意義を説明する論拠となっている．

回復に関係する要因としては年齢，治療開始までの期間，病巣の範囲のほかにも多くの要因が挙げられているが，諸要因との関わりは明らかではない．一般的には年齢，病巣の部位と広がりがより重要と思われる．

脳損傷による機能障害は，一定の回復がなされた後でも障害が残存する場合が多い．維持期（生活期）では中核的な障害のほかに，病態無関心，うつなどが続くことがあり，継続的な対応が求められる．

文　献

1) 大槻美佳：高次脳機能障害の原因となる神経疾患（長谷川賢一・編著：改訂高次脳機能障害）．建帛社，2011，pp23-26.
2) 東京都高次脳機能障害者実態調査検討委員会：高次脳機能障害者実態調査報告概要版．2008，pp4-12.
3) 坂爪一幸：高次脳機能障害について―若年から成人まで（本田哲三・他編：高次脳機能障害のリハビリテーション）．真興交易医書出版部，2006，pp18-29.

（執筆者：長谷川賢一）

基礎知識(2)
急性期・回復期の高次神経機能障害

リハビリテーション医療は発症から急性期，回復期（亜急性期），維持期（生活期）に分けて述べられることが多い．高次神経機能障害においても急性期から回復期にかけては身体・精神面のほか，多彩な症状が出現し，刻々と病態が変化・変動するため，患者の状態に合わせた対応が求められる．リハビリテーションの各期における中心的役割を図1に示す[1]．急性期では疾患に対する診断・治療が，回復期では本格的な機能の回復訓練，維持期（生活期）においては改善した機能の維持を図りつつ，生活機能に焦点を合わせた対応が中心的役割である．なお，近年は発症初期から対象者の生活機能を意識した関わりが行われるようになっている．

▶ 対応における基本的留意点

発症初期には原因疾患，脳損傷の部位と大きさなどにもよるが，手足の麻痺などの身体症状のほか，損傷領域に応じて多彩な高次神経機能障害を呈する．中でも意識，注意，感情・意欲の障害は精神活動を支える基盤的機能として高次神経機能に影響を及ぼす．そのため高次神経機能障害のリハビリテーションにおいては，まずこれらの有無と程度について把握しておく必要がある．特に意識は高次神経機能の基盤であり，覚醒状態の把握は必須である．急性期において意識状態は不安定であり，覚醒レベルによっては高次神経機能障害の存在は明らかにできないことも多い．臨床においては混乱した症状のなかに高次神経機能障害の存在を意識して対応する．早期からの適切な病態把握とともに廃用予防的アプローチ，様々な感覚刺激の入力などの対応が，その後のリハビリテーション成否の鍵を握る．

▶ 意識障害

意識障害をきたす疾患は非常に多く，急性期の医療において高頻度に認められる．意識は精神活動の基本的な条件であるため，その障害は高次神経機能障害の検出や鑑別を妨げる要因となる．

▶▶ 意識の中枢

脳幹網様体調節系と視床下部調節系の2つの系が知られている．そのほかに大脳皮質や大脳辺縁系も関与しているとされる．

▶▶ 意識障害の分類

意識は一般に意識の清明度が評価され，その障害は意識混濁と意識変容に大別される．意識混濁は意識の清明度の低下をさし，意識変容は意識内容の変化をいう．両者は互いに関係し，影響を受ける．日本神経学会では意識混濁の程度を意識不鮮明から深昏睡の7段階に，意識変容をせん妄から夢幻状態の4つに分けている．しかし，障害程度の判定にはJCS（Japan Coma Scale）やGCS（Glasgow Coma Scale）が広く用いられている．

▶▶ 意識障害の評価

JCS（表1）は3-3-9度方式ともいわれ，覚醒状態を3段階（1桁〜3桁）に，さらにそれぞれを3段階に分け，9段階で意識の状態を表す．数値が大きいほど障害が重度である．JCSは覚醒という曖昧な基準を用い，かつ評価内容に言語理解や身体動作を含むため簡便だが失語症や運動障害例などには適さないとの見解もある．軽傷な意識障害では失語症，痴呆などとの鑑別も必要である．

▶▶ 意識障害への関わり

医学的治療による根本原因の除去，軽減が原則である．その上で，全身状態をみながら声かけ，手足などへの身体接触・冷感刺激といった外部からの多様な刺激を試みて意識の覚醒を促す．

▶ 注意障害

注意が単独の機能として存在するかどうかについては諸説あるが，その障害は記憶や行為といっ

図1 ● 原因疾患と高次脳機能障害 （文献1）

		急性期	回復期	維持期（生活期）
疾患	慢性疾患		制御	
	合併疾患		予防	
	急性疾患	診断・治療	安定化	
障害	機能障害	改善	改善	維持・改善
	ADL障害	向上	向上	維持・向上
生活機能			再建	再建・向上

表1 ● JCS（Japan Coma Scale）

Ⅰ	刺激しないで覚醒している状態 　1. 大体意識清明だが，今ひとつはっきりしない 　2. 見当識障害がある 　3. 自分の名前，生年月日が言えない
Ⅱ	刺激すると覚醒する状態－刺激をやめると眠り込む－（2桁で表現） 　10. 普通の呼びかけで容易に開眼する 　　　（合目的な運動や言葉も出るが間違いが多い） 　20. 大きな声または体を揺さぶることにより開眼する 　　　（簡単な命令に応ずる） 　30. 痛み刺激を加えつつ呼びかけを繰り返すと辛うじて開眼する
Ⅲ	刺激をしても開眼しない状態（3桁で表現） 　100. 痛みに対し，払いのけるような動作をする 　200. 痛み刺激で少し手を動かしたり，顔をしかめる 　300. 痛み刺激に反応しない

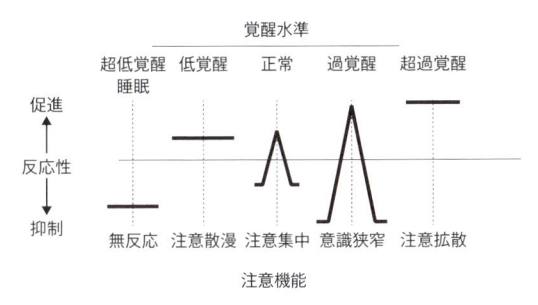

図2 ● 覚醒水準と注意機能の変化（文献2）

た他の機能に直接的，間接的に影響を及ぼす．注意障害は意識障害に伴うが，意識障害がない場合でも注意障害をきたすことがある（図2）[2]．

　注意障害は脳血管障害や外傷など種々の疾患によっておこる．左右いずれの半球でも，またどの領域の損傷においても認められるが，広範囲な損傷や発症初期に認められることが多い．注意障害の詳細については注意障害の項を参照されたい．

▶ 感情・意欲の障害

　感情や意欲の障害も高次脳機能に少なからず影響を及ぼす．よく認められるものに抑うつ，感情失禁，多幸症，無関心などがある．抑うつでは気分の落ち込みによって自発性が低下したり，また多幸症のように感情反応の亢進によって異常な行動反応を引き起こす場合もある．抑うつによる自発性の低下ひとつとっても認知から行為までの広範な機能に関ってくるため，高次能機能障害の対応においては，これら異常な感情反応や行動についてはあらかじめ把握しておく必要がある．

　対処法としては薬物療法，行動療法といった各種治療法とともに心理的なケアを行い，精神的安定を図ることも重要である．

文　献

1) 石川　誠：リハビリテーション医療について（日本リハビリテーション病院・施設協会・編：高齢者リハビリテーション医療のグランドデザイン）．青海社，2008, p11.
2) 山本健一：意識と脳―心の電源としての意識―．サイエンス社，2002, p97.

（執筆者：長谷川賢一）

基礎知識(3)
慢性期(維持期)の高次神経機能障害

　慢性期は，発症後90日～180日以降を指すのが一般的である．慢性期では，病状は比較的安定しているが完治していない状態にあり，再発予防や心身機能の維持・改善を目的としながら長期的に治療を行っていく必要がある．徐々に医療管理の割合が少なくなり，介護の割合が増えていく時期である．

　高次神経機能障害者には障害の認識を高めさせ，障害の特性を踏まえた適切な医学的リハビリテーション(機能回復訓練)や生活訓練，就労・就学支援などが必要とされる．慢性期(維持期)のリハビリテーションは，回復期のリハビリテーションが終了した後に在宅復帰あるいは施設入所となった高次神経機能障害者に対し，日常生活における諸活動を実生活の中(自宅・施設)で実用的に行うことを目指す．その内容は，頻度は徐々に少なくなるが引き続き機能回復訓練を継続しつつ，健常な機能(残存機能)と訓練により改善した機能を利用した日常生活場面を想定した模擬訓練や代償的手段・補助具を利用した新しい生活活動方法の開発とその使用練習などを行う．その他環境改善アプローチや社会資源の活用などが行われる．心理的アプローチとして障害の受容と日常生活や社会参加に際して再適応を図れるよう援助し，障害を持っても自分らしく生きていけるよう支援する．

▶ 病態失認

　病態失認は，広義には「自分の病態に気づかない」という事態であり，一定の高次神経機能障害が存在しているにもかかわらず，それに対する自覚的意識が存在しないという側面を有する．病態失認の存在中は訓練へのモチベーションが得られず，本格的なリハビリテーションの開始を遅らせ，障害受容やリハビリテーションが不良に終わることが多い．病態失認には，以下のようなものがある．病態失認の発生機序は，均質ではなく多様である[1]．

▶▶ Anton型の病態失認

　皮質盲や皮質聾を否認する．盲の状態にあるのに盲を訴えず，まるで見えているかのように振る舞い一定の視覚体験を話すが，聞かれると盲であることを否認する．質問に対しては推量で作話をし，誤りを指摘すると「部屋が暗すぎる」「メガネがないから」などと答える．盲状態を「意識化しうるだけの認知水準」に達していないために否認が生じると考えられる．

▶▶ ウェルニッケ失語における病態失認

　自己の失語症に気づかない，また，それを認めない状態である．ウェルニッケ失語の典型例では，ジャルゴンや錯語を発しながら平然と話し続け，多幸的で自身の発話の誤りを訂正しようとしないことが多い．言語活動に対するフィードバック機能の障害により，発話障害を自己認知できないため意識化されず，病態失認を呈する可能性がある．

▶▶ 健忘症状における病態失認

　コルサコフ症候群(記憶障害，失見当識，作話)の主要徴候の1つに自己の病態に対する洞察力の欠如がある．この場合，困惑状態にあるが，自己の欠陥が何であるかについては認知されず，呆然としていることが多い．健忘症状群の作話反応は，自己の記憶欠損を埋めるための自動的な行動と考えられている．強い健忘症の症例では，エピソード記憶の障害を意識化することが困難で，気づき(意識表現)それ自体において一定の障害が生じていると考えられる．

▶▶ Babinski型病態失認

　片麻痺の無関心(気づいても深刻味に乏しい)，無認知(片麻痺に気づかず，麻痺肢を不自然な体位において平然としている)，否認(麻痺の存在を証明してみせても認めない)などの病態をいう．このほか，自身の麻痺を嫌悪したり，作話的に話すこともある．自他意識の混乱が生じて自己の一部が他者性を帯びることによって病態失認が生じると考えられる．

　そのほか，半盲無認知(半盲であるにもかかわらず自覚されない)の報告もある．

▶ 心理的側面

　高次神経機能障害者の心理は，日々の生活活動がうまくいかないことによる苛立ちや自信喪失，失望感や不安感，また回復への期待と挫折など情

緒不安定となり日々相当のストレスを感じていると想像できる．その結果，人との関わりからの引きこもりや逃避，内閉性，うつ状態などを生じさせることが多い．障害者にとって，障害の受容とは障害を持ってしまった不運を嘆き諦めるのではなく，価値構造を変えること（健常時と比べて劣っているという相対的価値から自分が持っている能力を最大限に活かそうという資産的価値への移行）でその感情に打ち克つことである．つまり，自己の身体機能や高次神経機能の障害を日常生活の関係で客観的かつ現実的に認め，心の中にわだかまりがなくなることである．身体的な受け入れ（自己の身体や高次神経機能障害の症状や原因や予後について冷静かつ客観的に認めること），心理的受け入れ（自分の障害に関してひどく悩んだり，恥ずかしがるようなひどい情緒的混乱を起こさないこと），社会的な受け入れ（自分の職業や家族や住居などの関係で現実に即応すること）などが含まれる[2]．患者が自らの障害を受け入れていくプロセスを障害受容の過程という．障害受容のもとに絶えず変化する環境との間に好ましい関係を維持しつつ個人の欲求を満たし再適応していく過程である．

患者が障害を受容するまでに，ほぼ共通して以下のような段階を経る[3]と考えられている．

▶▶第1段階（ショック期）
障害発生の直後で集中的な医療とケアを受けているときの心理状態で，予想外のことに出会ったときの心の動揺である．肉体的にはともかく，心理的には感情が鈍麻した無関心な状態で苦痛はない．不安もそれほど強くなく，主観的には健常時と同じ生活目標や欲求を持ち，対人関係も発症前と変わらず違和感もなく交流できる．

▶▶第2段階（否認期）
機能回復訓練が始まると回復への期待が強まる．一方，身体的状態の安定とともに心理的防衛として障害を否認するようになる．この段階ではリハビリテーションを拒否する場合もあるが，無理に現実を直視させることは禁物で，支持的・保護的に患者の持つ依存ニーズもある程度満たしてやり，必要な訓練を少しずつ導入するとよいとされる．

▶▶第3段階（混乱期）
訓練を受けてもはかばかしい改善がみられないことから障害を否定できなくなり心理的には最も混乱する段階である．その混乱は家族や治療者に対する怒り・うらみなど攻撃の形で現れたり，悲嘆・抑うつなど内向的な形で現れ，時には自殺企図を抱く．この時期の患者はリハビリテーションに対して拒否的になったり，逆に過度の期待を抱き過剰に熱心になったりすることがある．破局反応に注意する．対応としては，「あなたの言うことの当否は私にはよくわからないが，気持ちはよく分かります．私は常にあなたのことを思って行動します」という基本態度で訓練を続ける．

▶▶第4段階（解決への努力期）
外向的な攻撃では問題は解決しないこと，他を頼らず自己で努力しなければならないことを悟り（依存からの脱却），問題解決への意欲が芽生え，再適応（障害受容）への努力が始まる時期である．本人の残されている価値を発見・確認させ，周囲による十分な支持が必要な時期である．

▶▶第5段階（受容期）
日々の生活において具体的な問題を1つひとつ解決し，「障害があってもいろいろなことができる」「障害があるから別の生き方を味わえる」といったように，障害を自らの個性の1つとして受容するようになる．今までの価値観とは違う価値観を再構築し，障害をもった自分に対する価値を見出し，社会（家庭）の中で何らかの新しい役割や仕事を得て，活動を始め，その生活に生きがいを感じるようになる．この時期は障害者自身が内外の圧力を克服し，現実の自己を自然に受け入れることができるように支援し，見守ることが必要である．障害受容（再適応）の段階に到達しても安定的，固定的なものではなく，何らかの挫折感を味わう場面に遭遇すれば，また，混乱と苦悩の段階に戻ることがある．

文献
1) 大東祥孝：病態失認の捉え方．高次脳機能研究29：295-303，2009．
2) 岩坪奇子：障害の受容（福祉士養成講座編集委員会・編：新版介護福祉士養成講座 ⑦老人・障害者の心理）．中央法規出版，2003，pp168-174．
3) 上田 敏：障害の受容―その本質と諸段階について．総合リハビリテーション8：515-521，1980．

（執筆者：草野嘉直）

認知症(1)
基礎知識

▶ 定義

認知症とは、「脳の器質的な障害によって、記憶力や判断力、実行能力や会話能力など、いったん発達した知的機能が持続的に障害されて、社会生活に支障をきたすような状態」と定義されている[1]。

▶ 診断基準

2004年に「痴呆症」から「認知症」に変更されたように、診断基準や用語は時代に応じて改定される。精神障害の診断と統計の手引き（Diagnostic and Statistical Manual of Mental Disorders）は、2013年にDSM-5となった。国際疾病分類ICD-10（International Classification of Disease 10th revision）も、今後の情報更新に留意したい。

▶ 認知症の原因疾患

認知症の原因には、変性疾患、脳血管障害、外傷、その他様々な疾患がある。

変性性認知症は、アルツハイマー病、レビー小体型認知症、前頭側頭葉型認知症に分類され、それぞれ変性の主体となる脳の領域により特徴的な症状が出現する。

血管性認知症は、脳梗塞、脳出血などによって起きる。

本来、認知症は後天的、かつ非可逆的な知的機能低下状態をさすが、正常圧水頭症など治療により改善する疾患もある。

外傷性脳損傷（Traumatic brain injury；TBI）による認知機能の低下は、一般的には高次脳機能障害と呼ばれるが、その程度が認知症状態すなわち、「脳の器質的病変によって、自己の精神の状態を把握できず、そのため統制のとれた合目的な行動がとれない状態」にまで至った場合を外傷性認知症と呼ぶ[2]。

▶ 代表的認知症の特徴

認知症は、その原因疾患によって症状が異なるので各疾患の特徴を理解しておく必要がある。アルツハイマー病では、海馬の萎縮による記憶障害が初発症状である。レビー小体型認知症の特徴としては、後頭葉の症状として幻視が挙げられる。前頭側頭葉型認知症では、早期からの人格変化、情動行動などが特徴的である。

血管性認知症は、健常な脳機能と認知機能低下の症状が混在しているために、「まだら認知症」といわれることもある。

代表的な認知症の類型は表2の通りである[3]。

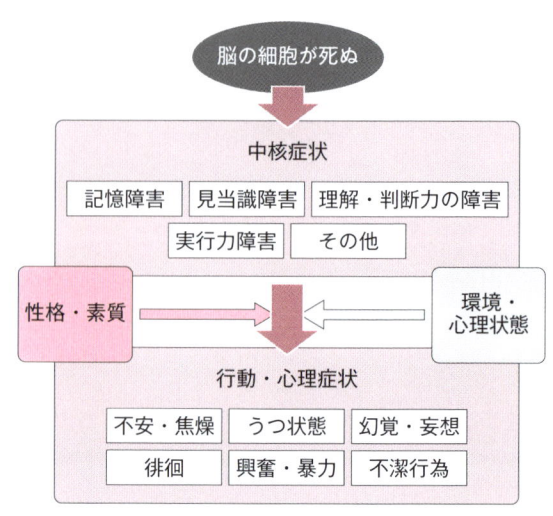

図1 ● 認知症症状（認知症サポーター養成講座標準教材）
（特定非営利活動法人地域ケア政策ネットワーク 全国キャラバン・メイト連絡協議会作成）

表1 ● 認知症の診断基準（ICD-10）

A）次の2項目が存在 　①日常的に支障をきたす記憶障害 　②認知機能障害（判断力・思考力・一般情報処理能力） B）意識障害はない C）次の1項目以上を認める 　①情緒的不安定　②易刺激性　③積極性低下　④無関心　⑤社会行動における粗雑さ D）A項の症状から明らかに6カ月以上存在して確定診断される

表2● 認知症の類型（文献3より一部改変）

認知症	変形性認知症			血管性認知症
	アルツハイマー病	レビー小体型認知症	前頭側頭葉型認知症〔Pick病を含む〕	
主な障害部位	頭頂葉／側頭葉	後頭葉	前頭葉／側頭葉	様々な部位に起こるが、前頭葉の障害が多い
特徴的な症状	・記憶障害 ・見当識障害 ・物盗られ妄想	・幻視，妄想 ・パーキンソニズム ・抗精神病薬に過敏性あり	・人格変化（脱抑制，感情鈍麻，自発性の低下など） ・自発語の減少 ・行動異常（常同行動） ・滞続言語	・感覚障害，運動障害 ・情動失禁 ・まだら認知症　など
人格変化	晩期に崩壊	晩期に崩壊	早期に崩壊	保たれる
病識	なし（初期にはあり）	なし（初期にはあり）	なし	あり
経過	緩徐，常に進行する			段階的に進行する
基礎疾患	特になし			高血圧，糖尿病，心疾患
男女比	女性に多い（男女比1：2）	男性に多い	特になし	男性に多い
CT/MRI所見	・海馬の萎縮 →大脳の全般的萎縮	・海馬の萎縮は比較的軽度	・前頭葉と側頭葉の萎縮	・脳実質内に脳梗塞巣
PET/SPECT所見	・側頭葉，頭頂葉の血流・代謝低下	・後頭葉の血流・代謝低下	・前頭葉，側頭葉の血流・代謝低下	・梗塞部位に応じた血流・代謝低下
病理所見	・神経原線維変化 ・老人斑	・Lewy小体	・Pick球（Pick病）	・梗塞巣など
蓄積蛋白	・Aβ（アミロイドβ） ・タウ蛋白	・α-シヌクレイン	・タウ蛋白 ・TDP-43	—

▶ 認知症の症状

▶▶ 中核症状

中核症状は脳細胞の損傷により直接起こる症状であり，記憶障害，見当識障害，失語，失行，失認，遂行機能障害などがある[3]．

▶▶ 周辺症状

行動・心理の障害（behavioral and psychological symptoms of dementia；BPSD）は，中核症状に付随して引き起こされる二次的な症状で，中核症状に比べ個人差が大きく，環境にも影響される．

中核症状よりも患者や家族の悩み・負担の原因となる場合が多いが，適切な治療や対応で症状の改善が期待できる[3]（図1）．

文　献

1) 稗田宗太郎：認知症（河村　満・編著：メディカルスタッフのための神経内科学）．医歯薬出版，2012．p143．
2) 中川賀嗣：外傷性認知症（池田　学・編：認知症 臨床の最前線）．医歯薬出版，2012．p87
3) 医療情報科学研究所・編：病気が見えるVol.7 脳・神経．メディックメディア，p337．

（執筆者：小薗真知子）

認知症（2）
評価と一般的対応

▶ 認知症の評価

スクリーニング検査として，改訂長谷川式認知症スケール（HDS-R），Mini-Mental State Examination（MMSE）の2つが代表的である．どちらも言語性検査なので，被験者に失語症や重度の聴覚障害がないこと，また，得点はあくまでも目安であることに留意すべきである．

観察式の評価法では，Clinical Dementia Test（CDR）など，患者の行動観察，あるいは患者の日常を十分に把握している家族やスタッフの情報をもとに評価する．施行者によるばらつきがあることを考慮し，複数で評価するなどの配慮が必要である（表1）．

表1 ● 代表的な認知症の評価法

質問式認知機能検査
長谷川式認知症スケール（HDS-R） 見当識，記憶，計算，言語能力を評価 ・20点以下／30点　認知症の疑い
Mini-Mental State Examination（MMSE） 見当識，記憶，計算，言語能力，図形能力を評価 ・23点以下／30点　認知症の疑い
時計描画検査（Clock Drawing Test；CDT） ・視空間認知，構成能力，数概念などを評価 ・評価基準がない

観察式認知機能評価尺度
Clinical Dementia Rating（CDR） 健常 0，認知症疑い 0.5，軽度認知症 1，中等度認知症 2，重度認知症 3

▶ 認知症と類似の鑑別

うつ病，せん妄，軽度あるいは中等度の精神遅滞などは認知症と混同されやすいため，各症状の特徴を十分に理解しておき，患者情報と照らし合わせる必要がある（表2）．

▶ 認知症者の理解と対応

▶▶ 見当識障害に対して

見当識に関しては，時間，空間，人物の順に低下していくことが多い．訓練のつもりで「今日は何月何日？」「私の名前は？」などと本人が不快感を持つほど質問攻めにするよりは，日時を誤ったり，場所が分からなくなる症状が出ることを予測した対応が必要である．

▶▶ 理解・判断力の低下に対して

思考のスピードが遅くなり，一度に複数の情報を処理することが困難になる．行動を急がせないこと，また，本人が困った時にシンプルな助言を与えることで，次の行動へ移ることができるよう援助する．

▶▶ 病識・感情面の障害に対して

認知症の初期にはある程度の病識はあり，不安と混乱の中にいる場合が少なくない．症状を理解したうえで，当人の心情に共感的な対応が大切である．

▶ 認知症のリハビリテーション

認知症のリハビリテーションは，機能回復訓練という従来の概念にとらわれることなく，「当事者が人間らしく生きていく」という目的のために寄与するものすべてを含む．認知症患者は，障害された認知機能と保たれた認知機能の両方を有しているので，この保たれた認知機能の廃用性の二次的な低下を予防するための働きかけが重要であると認識されてきている[1]．

表2 ● 鑑別診断（認知症，うつ病，せん妄の対比）

	認知症	うつ病	せん妄
基本症状	記憶・認知機能障害	抑うつ症状	注意・意識障害，幻視等
言語理解	困難である	困難でない	変動あり
発語状況	表面的，作話など	わからないなど	不定
日内変動	なし	あり（朝方に低下）	あり（夕〜夜間に増悪）
睡眠障害	まれ	あり	あり

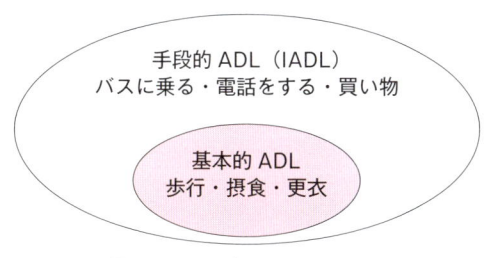

手段的 ADL（IADL）
バスに乗る・電話をする・買い物

基本的 ADL
歩行・摂食・更衣

図1 ● ADL と IADL（文献2）

　ADL（activity of daily living）の維持，その中でも IADL（instrumental activity of daily living：手段的日常生活動作）として，買い物をする，電話をする，日記を書くなど，言語機能面からの指導プログラムも必要である[2]（図1）．

　生活リズムの確立，言語刺激や趣味などで活動性を向上させる働きかけなど，残存機能が廃用性に低下することを防止し，生活上の問題を代償するための介入が求められる．

▶ 認知症の介護者の支援

　認知症の周辺症状である BPSD（行動・心理症状：Behavioral and Psychological Symptoms of Dementia）は，対人的，環境的な要因によって左右される部分が大きいため，認知症患者の介護にあたる人が，認知症を正しく理解しているかどうかが患者に影響する．また，介護にあたる人の精神的な支援も同様に重要である．

▶ 認知症予防知識の啓発

　高齢社会が進むなか，認知症に対する社会的な関心が高まるとともに，正しい知識がないために漠然とした不安を抱いている人も少なくない．認知症の原因・症状・対処法の基本を正しく理解することは，予防意識を向上させ，また，患者への適切な対応を助けることに寄与する．コミュニケーションに関わる認知機能の知識を社会に伝えていくことも言語聴覚士の大切な役割である．

▶ 認知症の地域支援体制

　認知症高齢者の地域における支援体制については，介護保険制度の2010年改定で「医療，介護，予防，住まい，生活支援サービスを有機的かつ一体的に提供する"地域包括ケアシステム"の実現」がうたわれている．専門医療機関としての基幹病院と地域の医療機関との連携強化，また，医療と介護分野の連携が言われるなか，言語聴覚領域の専門職として認知症の予防，リハビリテーションに関わっていくことが求められている．

▶ 認知症ケア専門士

　日本認知症ケア学会は，認知症ケアに対する優れた学識と高度の技能，および倫理観を備えた専門技術士を養成し，わが国における認知症ケア技術の向上を目的として，2005年より認知症ケア専門士の資格認定を行っている．

　受験資格は，3年以上の認知症ケアの実務経験（教育・研究・診療を含む）を有する者とされ，資格取得後さらに実務経験を積んで認知症ケア上級専門士の資格認定の制度も設けられている．認知症ケア専門士の資格保有者は，医師をはじめ医療・介護・福祉の領域の多職種にわたり，言語聴覚士も取得している．今後ますます職種を問わず認知症の高度な知識が求められると予測される．

文　献

1) 今村　徹，北村葉子：認知症のリハビリテーションとエンパワメント（池田　学・編：認知症　臨床の最前線）．医歯薬出版，2012. pp188-193.
2) 望月寛子：認知症の介護をするために（河村　満・編著：メディカルスタッフのための神経内科学）．医歯薬出版，2012. pp276-278.

（執筆者：小薗真知子）

聴覚失認(1)
基礎知識

聴覚失認 (auditory agnosia)[1]は，大脳の片側あるいは両側の聴覚皮質損傷によって生じ，聴力は残存（健常〜軽・中等度難聴レベル）しているが，言語音，非言語音（環境音，音楽）などの音を認知できなくなる障害である．その分類としては，言語音および非言語音の認知障害を広義の聴覚失認，環境音のみの選択的認知障害を狭義の聴覚失認，言語音の選択的認知障害を語聾あるいは純粋語聾[2]と呼んでいる（図1）．

▶ 狭義の聴覚失認（環境音失認）

狭義の聴覚失認では，非言語音である環境音（日常の生活音，乗物の音，動物の鳴き声，自然界の音など）にのみ選択的な認知障害が生じる．純粋例は文献上も極めて少なく，杉下[3]によれば数例の報告があるのみで，その中で Albert ら[4]の例は両側大脳半球の損傷であるが，他の4例は右半球損傷によるものである．

したがって，稀にではあるが，右側聴皮質損傷で環境音認知障害が生じる可能性がある．環境音の認知は日常生活に際して，状況・場面の理解に重要なものであるが，研究報告が少なく，不明な点が多い．環境音認知検査（後述）については，標準化されたものはなく，各施設で工夫して用いている．

▶ 広義の聴覚失認

言語音および非言語音すべての認知障害が生じる広義の聴覚失認[5]では，大部分が両側の聴皮質損傷に起因している．既に聴皮質に片側性損傷を有する例が，他側にも損傷をきたしてはじめて顕著な臨床症状が出現する．したがって，広義の聴覚失認では脳血管障害が繰り返し生じた例での報告が多い．

▶▶ 両側聴皮質損傷と言語音の認知

広義の聴覚失認例[5]では，語音は音としては聴こえているが，音韻として認識されず，重度の語音認知障害を呈する．聴覚刺激の中では，言語音，特に単音節（子音）が最も鋭敏な刺激である．

両側聴皮質損傷による重度の語音認知障害例においても，読話が加われば，聴覚的認知・理解がある程度可能になることが示されている[6]．両側聴皮質損傷による聴覚失認患者のように，不明瞭なわずかな聴覚情報しか受容できない例でも，残存する聴覚に読話を併用すれば，語音の了解が向上される可能性が考えられる．特に，有意味単語の認知では，top down 処理が働き，脳に記憶されていた語彙の中から，聴覚と視覚の統合によって認知がなされるものと考えられる．

▶▶ 両側聴皮質損傷と環境音の認知

両側聴皮質損傷による聴覚失認では，環境音認知検査[7]によると，呼称法では全例とも重度の認知障害がみられたが，マッチング法では選択肢による絵の手掛かりがあるため，正答率が上昇し，症例により差がみられた．

認知が容易な音は，太鼓の音，赤ちゃんの泣き声，猫の鳴き声，電話のベルの音など，周波数やリズムの特徴が明確で，捉えやすい音であった．一方，認知し難い音は，馬のいななき，小川のせせらぎ，自動車のエンジンの音など，特有な音声波形が描けない音であった．このような環境音の認知障害の背景にある神経機構については，次のような説が考えられる．

Albert ら[4]は，聴覚性の非言語性刺激は，まず両側の側頭葉に達し，それが左半球内で合流した後，意味の認知が成立すると述べている．右聴皮質損傷例による聴覚失認の報告が少数ながらある一方，同じく右聴皮質損傷例であっても，聴覚失認が生じないケースもあり，その責任病巣は明らかではない．両側聴皮質損傷例でも，各々の半球の損傷程度によって，個々の音刺激に対する認知障害が異なり，音の周波数やパタンが明確であれば，top down 処理により，ある程度認知可能と思われる．

▶▶ 両側聴皮質損傷と音楽の認知

両側聴皮質損傷例に認められた音楽認知の障害[8]については，次のような特徴がみられた．

いずれの例も発症後，音楽を楽しめなくなったと訴え，歌うことも，ピアノやギターの楽器演奏も関心ならびに自信がなくなり，試みようとしな

リハビリテーションの多彩な展開と可能性を探る
言語聴覚士・学生のためのテキストのご案内

協同医書出版社

言語聴覚療法臨床マニュアル
改訂第3版

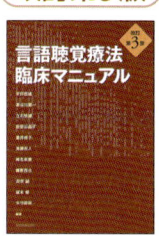

平野哲雄・長谷川賢一・立石恒雄・能登谷晶子・倉井成子・斉藤吉人・椎名英貴・藤原百合・苅安 誠・城本 修・矢守麻奈●編集

言語聴覚士が臨床において必要な知識と技術を網羅した「茶本」を全面的に刷新した改訂第3版。言語聴覚士を目指す学生にとって、資格取得のための重要な一冊であるとともに、臨床現場でも活用できることを考慮しています。各章では、臨床の流れを図で示し、臨床の進め方が手に取るように分かるようになっています。

B5判・568頁・2色刷
定価7,480円（本体6,800円＋税10%）　ISBN978-4-7639-3049-1

脳卒中後のコミュニケーション障害
改訂第2版
成人コミュニケーション障害者のリハビリテーション：失語症を中心に

竹内愛子・河内十郎●編集

脳卒中後の患者のコミュニケーション障害を正しく理解し、適切な援助を行うための参考書としてわかりやすく解説しています。

B5判・378頁・2色刷
定価6,160円（本体5,600円＋税10%）
ISBN978-4-7639-3047-7

「日常言語」のリハビリテーションのために
失語症と人間の言語をめぐる基礎知識

佐藤公治●著

主として脳・神経科学的あるいは神経心理学的な機能研究によって理解が深められてきた失語症を、「日常言語」、すなわち人間のコミュニケーション行動を言語がどのような形で成立させているのかという観点から考察。臨床の実践に近接した知識を提供しています。

A5判・220頁
定価3,300円（本体3,000円＋税10%）　ISBN978-4-7639-3060-6

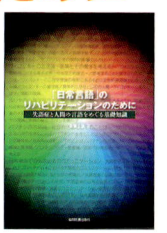

子どものことばを育てる
聞こえの問題に役立つ知識と訓練・指導

能登谷晶子・原田浩美●編集

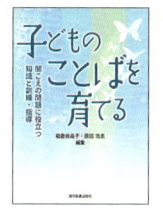

聞こえの仕組みの基礎から補聴器や人工内耳の最新情報、そして乳幼児期から就学期までの子どもの言語発達と実際に行う言語指導について詳述。言語聴覚士やきこえとことばの教室の教員に必要とされる知識と訓練・指導内容を知ることができる。

B5判・200頁・2色刷
定価3,960円（本体3,600円＋税10%）
ISBN978-4-7639-3058-3

言語聴覚士のための摂食嚥下リハビリテーションQ&A
臨床がわかる50のヒント

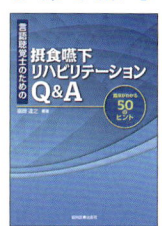

福岡達之●編著
今井教仁・大黒大輔・齋藤翔太・杉下周平・南都智紀・萩野未沙・宮田恵里・渡邉光子●著

摂食嚥下リハビリテーションにおいて、言語聴覚士が問診、検査、評価、訓練を行うために必要なポイントを50のQ&Aにまとめました（意識レベルと呼吸状態はどのようにみる？　見逃してはいけない嚥下障害の症状は？　嚥下造影検査の目的と評価のポイントは？　ほか）。

B5判・180頁・2色刷
定価3,520円（本体3,200円＋税10%）　ISBN978-4-7639-3052-1

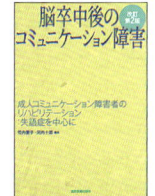

言語聴覚士のためのパーキンソン病のリハビリテーションガイド
摂食嚥下障害と発話障害の理解と治療

杉下周平・福永真哉・田中康博・今井教仁●編集

パーキンソン病患者の摂食嚥下障害と発話障害に対して、言語聴覚士がリハビリテーションを行うために必要とされる基本的な知識と臨床で活用できる情報を数多く紹介。

B5判・160頁・2色刷
定価3,740円（本体3,400円＋税10%）
ISBN978-4-7639-3056-9

構音訓練のためのドリルブック
改訂第2版

岡崎恵子・船山美奈子●編著
今井智子・大平章子・加藤正子・川田順子・竹下圭子・三浦真弓・山下夕香里●著

構音訓練に欠かせない単語と文を多数収録（単語：約8500、文：約2300）。単語は、名詞に限らず動詞・形容詞等も精選し、訓練にひろがりを持たせることが可能。文は対象者を考慮し、親しみやすく、かつ訓練に有用な文を掲載。また、訓練に活用できるイラストを140点収録。

B5判・226頁・2色刷
定価3,300円（本体3,000円＋税10%）　ISBN978-4-7639-3042-2

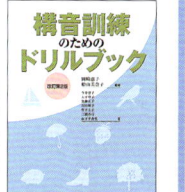

構音訓練のためのドリルブック［プリント作成ソフト］
改訂第2版準拠

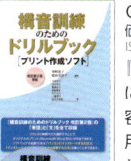

CD-ROM・ケース入り、使用マニュアル付属
価格4,950円（本体4,500円＋税10%）
ISBN978-4-7639-3053-8

『構音訓練のためのドリルブック 改訂第2版』に収録されている「単語」と「文」のすべての内容をCD-ROMに収め、オリジナルのプリント用データ（Microsoft Word形式）を作成することができるパソコン用ソフトウェア。

● 対応OS：Windows 11／Windows 10
● 動作に必要なシステム（CPU・メモリ）：上記のOSが動作する環境
● プリントの表示に対応するMicrosoft Wordのバージョン：2007以降
● ご利用いただく際には、CD-ROMドライブまたはDVD-ROMドライブが接続されたパソコンが必要です。

失語症臨床ガイド
竹内愛子●編集

症状別―理論と42症例による訓練・治療の実際

失語症臨床において、患者の訓練・治療に必要な知識と方法を提供するガイドブックです。最新の文献に基づいた「概説」と、実際の症例に対しての「症例紹介」が、経験豊富な臨床家によって執筆されています。実習に臨む学生や、臨床経験の浅い言語聴覚士にとって、失語症臨床を考えるための具体的な材料を提供しています。

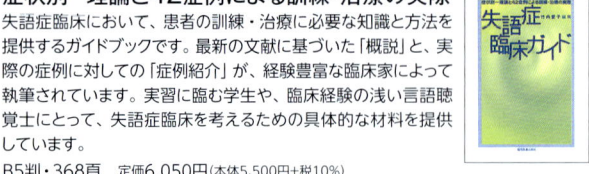

B5判・368頁　定価6,050円（本体5,500円+税10%）
ISBN978-4-7639-3037-8

言語機能系の再学習プロセスに向かって
稲川 良・安田真章●編著

失語症のリハビリテーションのために

失語症に対するリハビリテーション治療において、その障害を神経機構と心理・文化・社会的な文脈とを橋渡しする言語機能系の障害として捉え、リハビリテーションの評価方法と具体的な訓練方法の流れを紹介します。

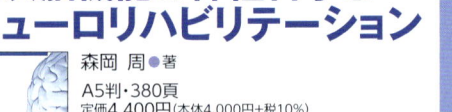

B5変判・216頁　定価4,400円（本体4,000円+税10%）
ISBN978-4-7639-3059-0

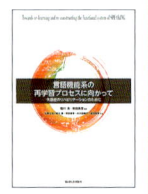

構音訓練に役立つ 音声表記・音素表記 記号の使い方ハンドブック
今村亜子●著

音を記録する際に混乱しがちな「音声表記」と「音素表記」の違いを理解し、[ ]と/ /を正しく使い分けて構音訓練の記録をつけることができるようになるための必読書。日々の訓練・指導に役立つ理論と方法を、Q&Aや具体例を交えて解説。

A5判・148頁　定価2,420円（本体2,200円+税10%）
ISBN978-4-7639-3051-4

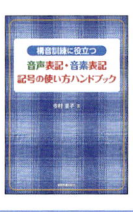

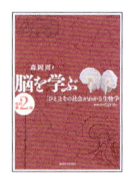

▶森岡 周のレクチャー・シリーズ

脳を学ぶ 改訂第2版
森岡 周●著

「ひと」とその社会がわかる生物学

神経科学の基礎から社会脳まで、初版のボリュームを倍増させて脳科学学習の全領域をカバーした充実の内容です。好評の「脳の紙工作モデル」も巻末に付けました。

A4判・142頁・2色刷（付録紙工作4色刷）
定価3,740円（本体3,400円+税10%）　ISBN978-4-7639-1073-8

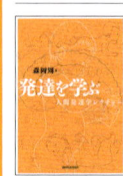

発達を学ぶ
森岡 周●著

人間発達学レクチャー

発達を複数の視点から理解する方法を、わかりやすく解説しています。これまで発達学の教科書では手薄だったブレインサイエンスの理論的根拠も漏れなく解説しています。

A4判・164頁・2色刷　定価3,740円（本体3,400円+税10%）
ISBN978-4-7639-1077-6

コミュニケーションを学ぶ
森岡 周●著

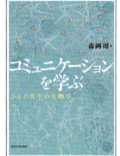

ひとの共生の生物学

人間とその社会との成り立ちをコミュニケーションという観点から解説した、これまでのコミュニケーション理解をさらに一歩進めた新しいコミュニケーション学習書。

A4判・140頁・2色刷　定価3,740円（本体3,400円+税10%）
ISBN978-4-7639-1083-7

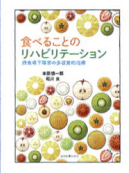

食べることのリハビリテーション
摂食嚥下障害の多感覚的治療

本田慎一郎・稲川 良●著

A5判・286頁・2色刷
定価4,400円（本体4,000円+税10%）
ISBN978-4-7639-3057-6

食べることの多感覚性に目を向けて脳―身体（口腔器官）―道具の相互作用を患者の言葉とも結びつけて病態を評価・解釈し、治療に用いていく考え方と実践を具体的に紹介しています。

失語症の認知神経リハビリテーション

カルロ・ペルフェッティ●編著
小池美納●訳　宮本省三●解説

B5変判・216頁
定価4,400円（本体4,000円+税10%）
ISBN978-4-7639-3055-2

失語症を失行症と同様に「高次脳機能障害」の別の病態として捉え直し、その分析と具体的な治療方法を解説しています。

言語聴覚士のための AAC入門

知念洋美●編著

B5判・256頁・2色刷
定価4,400円（本体4,000円+税10%）
ISBN978-4-7639-3054-5

言語聴覚士に必要なAAC（拡大・代替コミュニケーション）の知識、技術、最新情報を網羅した一冊。AACの定義、構成要素や導入の流れを概観したうえで、臨床でAACを活かすためのヒントを数多く示しています。

リハビリテーションのための 脳・神経科学入門 改訂第2版

森岡 周●著

A5判・244頁
定価3,080円（本体2,800円+税10%）
ISBN978-4-7639-1079-0

リハビリテーション専門家にとって必須の脳・神経科学の知見を紹介した初版を内容を一新して大改訂! 脳・神経科学を基に治療を行っていく時代を目指すテキストです。

高次脳機能の神経科学とニューロリハビリテーション

森岡 周●著

A5判・380頁
定価4,400円（本体4,000円+税10%）
ISBN978-4-7639-1089-7

複雑な高次脳機能障害に対するリハビリテーション治療の実践をめざして、複眼的な視点から人間の本質を探求する諸科学の知識を活用していくための指針を提供しています。

■お問い合わせはこちらまで

株式会社 協同医書出版社

〒113-0033 東京都文京区本郷 3-21-10
電話　03-3818-2361（代表）
FAX　03-3818-2847
E-mail　eigyo@kyodo-isho.co.jp
HP　https://www.kyodo-isho.co.jp/

最新情報はこちらから

X twitter　facebook　Instagram　ホームページ

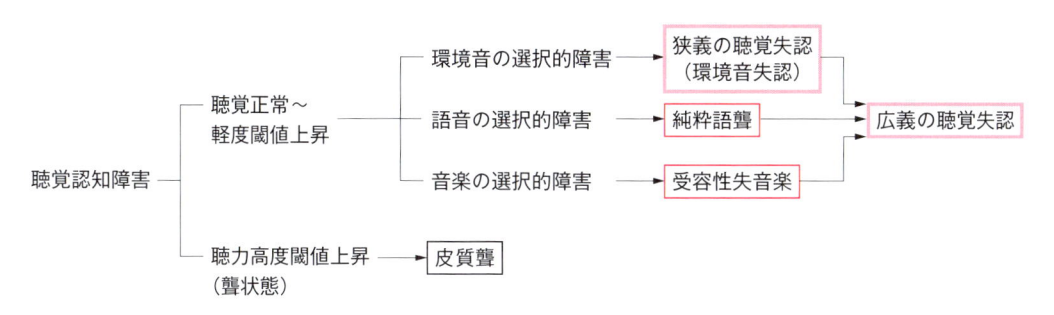

図1●聴覚認知障害の分類

くなった．その中の1例に既知の唱歌を歌ってもらったが，一本調子でメロディックに歌えなかった．日本人にとって馴染み深い歌のメロディを録音して聴かせて，歌に関係した絵を選択してもらったところ，いずれの例も chance level 以下の成績であり，メロディ認知は全く困難であった．

▶ **純粋語聾**（pure word deafness）

左聴皮質あるいは皮質下聴放線損傷により，時間的解像力や周波数識別力の著しい低下が生じ，聴覚分析機能に障害が生じたときにあらわれる言語音に特異的な認知障害を言う．一方，言語音以外の環境音や音楽の認知は保たれている．聴覚面では純音聴力検査はほぼ正常閾値か軽度閾値上昇を示すが，語音弁別検査では重度の語音弁別障害が認められる．言語検査では，口頭言語の聴覚的理解，復唱，書き取りが障害されるが，これら以外の言語面の障害はほとんどみられない．

聴覚的理解障害は，語音の把握が悪く了解が成立しないために生じるが，ひとたび語音が把握されると意味はただちに理解される．また，ゆっくりと文節ごとに区切って話しかけたり，読話と聴覚を併用して話しかけると理解は向上する[9]．自発語は病前よりも大声になることが多い．

聴皮質損傷における言語音認知障害の発生機序に関しては，左側聴皮質の損傷により，聴覚連合野への投射線維が障害を受けると，言語情報の入力が断たれ，聴覚連合野が孤立状態に陥ったためと考えられている．

文　献

1) 狩野章太郎, 北原伸郎, 他：両側被殻出血による中枢性聴覚障害の一例. Audiology JAPAN 41：160-167, 1998.
2) 平野正治：純粋語聾について（秋元波留夫, 大橋博司, 他・編：神経心理学の源流　失語編―上）. 創造出版, 1982, pp308-329.
3) 杉下守弘：環境音テスト. JOHNS15：117-119, 1999.
4) Albert ML, Sparks R, et al：A case study of auditory agnosia；linguistic and non-linguistic study. Cortex 8：427-443, 1972.
5) 進藤美津子：語聾・聴覚失認のリハビリテーション（加我君孝・編：中枢性聴覚障害の基礎と臨床）. 金原出版, 2000, pp119-122.
6) 平野正治：「所謂」皮質聾について. 精神神経誌 75：94-138, 1973.
7) 加我君孝, 黄　麗輝：環境音の認知（加我君孝・編, 中枢性聴覚障害の基礎と臨床）. 金原出版, 2000, pp174-175.
8) 進藤美津子：脳と音楽認知の障害. 音声言語医学 37：462-467, 1996.
9) Takahashi N, Kawamura M, et al：Pure word deafness due to left hemisphere. Cortex28：295-303, 1992.

（執筆者：進藤美津子）

聴覚失認(2)
検査・評価

聴覚失認の検査と評価について，聴覚検査，言語音・環境音・音楽の認知検査を中心に述べる．

▶聴覚検査

1883年にはじめて"両側側頭葉損傷の結果生じた難聴の1例"を報告したWernickeが，このような症例では末梢性難聴を否定することが重要であると指摘している．Wernickeの指摘のように，聴覚性失認の評価に際して末梢性の聴覚障害を否定するためには，聴覚検査が必要不可欠である．

純音聴力検査：オージオメータにより発振された，純音の各周波数における最小可聴閾値を測定する．代表的所見として，片側聴皮質損傷では聴力閾値の上昇は認められない．しかし，両側聴皮質損傷では初期には正常範囲か軽度の閾値上昇を示すが，長期的には閾値が中等度に上昇する[1]．

聴性脳幹反応（auditory brainstem evoked response；ABR）検査：ABRにより，他覚的に末梢性難聴や脳幹聴覚伝導路の損傷の有無を診断することが可能である．代表的所見としては，聴皮質損傷例では脳幹聴覚伝導路の損傷や末梢性難聴の合併がなければ，ABRの波形および閾値は正常レベルである．

▶語音の認知検査

聴覚失認の語音認知障害では，語音は音としては聴こえているが，音韻として認識されていない病態である．聴覚刺激の中で，言語音，特に単音節（子音）が最も鋭敏な刺激である．語音認知の検査は，日本では聴覚医学会で作成された語音弁別検査[2]や，その他研究的に用いられている日本語100音節検査，語音の弁別素性の対立を生かした語表を用いた検査，ひずみ語音からなる検査など単音節レベル（母音〈V〉，子音+母音〈CV〉）の検査が主体である．欧米語では，日本語のVやCVのように音韻と文字とが1：1対応している単音節語はほとんどないため，CVC，CCVなどいろいろなCVの組み合わせからなる検査語表が作成されている．ここでは語音認知検査として用いられている諸検査について取り上げる．

▶▶単耳聴による検査

語音聴力検査に用いられる57語表，67語表による語音弁別検査，日本語100音節による語音弁別検査（特に市販テープは作製されておらず，各施設，各研究者が独自に100音節をランダムに配列し作製したテープを用いている）：代表的所見として，左右いずれかの大脳半球損傷による片側性の聴皮質障害では，損傷と反対側耳の言語音の認知が低下することが知られている．

▶▶両耳聴による検査

両耳聴検査は両側の聴覚路が互いに交叉していること，また反対側耳からの線維が優位であることなどを利用している検査である．Bocca[3]は，情報の一部ずつを左右耳に分けて与えても，両耳聴でそれを融合してもとの情報として認知することができることを臨床検査に応用した．

両耳融合能検査：語音情報の一部を一耳に聴かせ，同時に他耳に同じ情報の他の一部を聴かせると，両耳聴ではそれぞれの耳から入った情報が中枢で統合され，もとの情報として認知される．代表的所見として，あるレベルで一側の聴覚系に障害が起こると，この対称性がくずれ正常と異なるパタンとなる．

両耳分離能検査：両耳に異なった情報を左右同時に聴かせて大脳半球優位性を調べるテストである．本検査はBroadbendが基礎的な研究を行いKimura[4]により臨床例にも応用されるようになり，dichotic listening test（DLT）と名付けられた．代表的所見として，DLTを健常例に用いた場合は，左半球優位（右耳優位）が示されるが，聴皮質損傷例では，lesion effectが働き，大脳半球の優位性の影響を受けることが少なくなり，損傷と反対側耳のスコアが低下すると解釈されている[5,6]．

▶環境音認知検査

環境音とは，非言語音の中で音楽を除く私たちの身のまわりの音いわゆる社会音をいう．環境音は単なる雑音ではなく，個々に音響物理学的特性とイメージあるいは意味を伴う音響現象である．

表1 ● Seashore音楽才能尺度の下位テスト

下位テスト	検査音の種類		検査方法
高音弁別	50対の音	周波数の差：17〜2Hz	後の音が前の音より高いか低いか判断する
強度弁別	50対の音	強度の差：4〜0.5dB	後の音が前の音より強いか弱いか判断する
リズム記憶	30対のリズム・パターン		1対の2つのリズムが同じか違うか判断する
時間弁別	50対の音	持続時間の差：0.3〜0.05秒	後の音が前の音より長いか短いか判断する
音色弁別	50対の音	基音〜第5倍音から構成され第3・4倍音が変えられる	1対の2つの音色が同じか違うか判断する
音記憶	30対の音系列	音系列：3, 4, 5音の各々10項目	1対の2つの音系列中のどの音が違うか判断する

聴覚や言語の受容に異常がないが，環境音認知に選択的な異常があるものは環境音失認と呼ばれている．

環境音認知検査は，電話の音，自動車の発進音，犬の鳴き声などを聞かせてそれが何であるかを答えてもらうテストである．語音弁別検査のように標準化されたものはなく，それぞれの研究者が独自に作製したものを用いている．

杉下・加我による環境音認知テスト[7]では，発声音（人間の声；6つと動物の鳴き声；6つ）と非発声音（楽器音；4つ，自然の音；3つ，電車の音などの雑音；5つ）からなる24の検査音が用いられている．

▶ **音楽認知検査**

Seashore音楽才能尺度：最もよく実施されている音楽適性テストで，テスト刺激は音叉や周波数発振器などを用いている．Seashoreテスト（表1）[8]は，1919年に開発され，現在市販されているものは1960年の改訂版（LPレコード）である．本テストは音楽的才能をピッチ，強弱，音の長さ，音色，リズム，音記憶に分けて，それぞれの聴覚的鋭敏さを客観的に測定しようとしている[9]．

聴覚失認は，modality specificには，言語音の認知障害（純粋語聾），環境音失認，失音楽があり，損傷側や損傷部位により，それぞれが単独で現れたり，複数合併して現れたりする．聴覚失認の評価には，複数の適切な検査を組み合わせて行ったり，より感度の高い検査が開発されることが必要である．適切な評価がなされることにより，障害の本質が解明されていくものと思われる．

文献

1) 進藤美津子，加我君孝：両側側頭葉聴覚皮質／聴放線損傷例における純音聴力閾値の経時的変化について．Audiology JAPAN 40：279-280, 1997.
2) 日本聴覚医学会編：聴覚検査の実際．南山堂, 1999.
3) Bocca E：Binaural hearing；another approach. Laryngoscope 65：1164-1171, 1955.
4) Kimura D：Some effects of temporal-lobe damage on auditory perception. Canad. J. Psychol. 15：156-165, 1961.
5) Niccum N, et al：Effect of stimulus material on the Dichotic listening performance of aphasia patients. JSHR 24：526-534, 1981.
6) 進藤美津子，他：左右上側頭葉損傷患者における語音認知とDichotic Listeningの比較．神経心理学1：138-144, 1985.
7) 加我君孝，他：Vocalization vs. non Vocalization. 電子通信学会資料集SP86-99：9-16, 1987.
8) Seashore CE, et al：the Manual of instructions and interpretations for the Seashore Measures of Musical Talents. The Psychological Corporation, N.Y., 1960.
9) Shuter R：The Psychology of Musical Ability. Methuen, London, 1968.

（執筆者：進藤美津子）

聴覚失認（3）
検査・評価と訓練・指導

　聴覚失認および純粋語聾の自験例で，聴覚認知障害が継続し，失語症の合併がなく，発話・読字・書字能力が保存されていた代表的な例の検査・評価と訓練・指導について述べる．

▶ **聴覚失認例**

　37歳．女性，右利き（自験例）．

　12歳時に，モヤモヤ病により右側頭葉の出血があり，一時左側の軽い片麻痺が生じたが，1週間で軽快した．この時は聴覚に何も問題は生じなかった．19歳時，左半球レンズ核の出血により，朝，学校に出かける前に，テレビを見ていて急に聞こえなくなった．その後約20分間意識が消失した．意識回復後，何の音か，音の意味が分からなくなり，人の話すことばも全く聴き取れなくなった[1]．

▶▶ **検査所見**

　本例はMRIにより，右聴放線，左聴皮質に損傷が認められた（図1）．聴力は発症初期には正常レベルの閾値が得られていたが，11年経過以降には中等度レベルとなり閾値の上昇が認められた（図1）．一方，聴性誘発反応検査では，経過を追ってもABR，SVRは正常レベルであった．聴覚認知面では，①語音認知検査：語音弁別検査では，左右耳とも0〜2％（時々母音 /a/, /o/ が分かる程度），有意味2〜3音節単語では0％，文章レベルでは10％程度であるが，読話（視覚情報）に音声（聴覚情報）が加わると，単語レベルでは約50％，文レベルでも20％程度了解可能[2]となった．②環境音認知検査[3]結果では，絵の手掛かりがない状態で口頭で答える場合には，全く認知できなかったが，絵とのマッチングによって答える場合は46％応答できていた．③音楽認知・表現については，リズム，メロディ，ハーモニーの異同弁別は困難であり，既知のメロディの認知も困難であった．楽器音の認知（楽器音と楽器の絵とのマッチング）は，太鼓やカスタネットなどの馴染みのある打楽器のみマッチング可能であった．ピアノは楽譜を見て音符と鍵盤の対応は可能であったが，自分の弾いた音を認識できなかった．歌は自分の歌声を自分の耳でフィードバックできないため，メロディックに歌うことができなかった．

▶▶ **音声・言語所見**

　①スピーチ面については特に目立った構音障害，喚語障害はみられないが，長期経過とともに，発声がnasal（鼻声）になる傾向がみられ，全体的にやや発語不明瞭な印象であった．②読解・書字面には発症前と比べて特に問題はみられず，読書を好み，手紙の文章表現には問題はみられなかった．本例の日常会話では，表出は音声言語が用いられているが，理解面は聴覚的言語理解を補うため，読話と筆談が用いられている．

▶ **純粋語聾例**

　50歳．男性，右利き．

　左側被殻出血により左の聴皮質からウェルニッケ中枢への線維が切断され，重度の言語音の認知

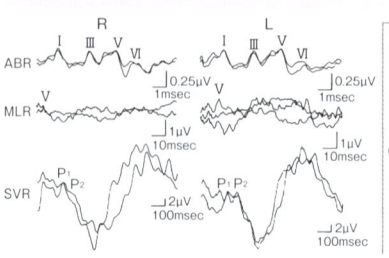

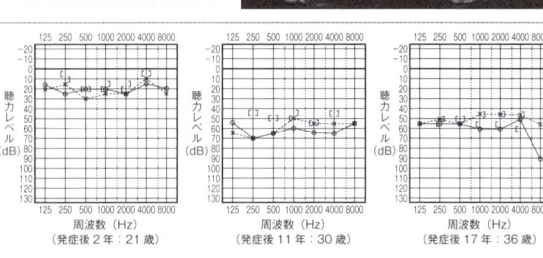

図1 ● 聴覚失認例所見

症例：37歳，女性，右利き．
12歳時に，モヤモヤ病により右側頭葉に出血し，一時軽い左片麻痺が生じたが回復．
聴覚に何ら問題がなかった．
19歳時に左レンズ核に出血が生じ，意識障害となる．
右片麻痺が生じ，意識回復後，聴覚障害があり，聴覚的言語理解が困難となり，音楽や環境音も分からなくなった．

障害が生じ，ことばの聴取が困難になった．環境音・音楽についての認知障害や，言語障害は認められず，純粋語聾と診断された．本例は，日常の簡単な会話の理解は読話により可能であったが，複雑な内容の会話は筆談を用いていた．言語表出は病前同様に発話が可能であった[4]．

次に本例の検査所見を示す．

▶▶ 画像所見

病巣は左側頭葉皮質下聴放線を含むレベル（図2）．

▶▶ 聴覚検査所見

純音聴力検査：左右耳ともに低周波数は正常閾値を示し，高音漸傾型の軽～中度の閾値上昇が認められた（図2）．

語音弁別検査（日本語CV音節の53語音）の正答率：左耳2％，右耳2％であり，聴力検査所見と合わせて考えても重度な語音認知障害が認められた．

▶▶ 読話検査結果

3～4音節単語，および文を刺激課題に用い，①口形を呈示して読話情報のみ，②口形を隠して聴覚情報のみ，③口形と聴覚情報を同時に呈示という3条件で行ったところ，単語，文ともに条件③の口形と聴覚情報を同時に呈示すると，①と②を合わせた結果よりもさらに高い正答率が示された（図2）．したがって，語聾であっても語音認知に際して，視覚・聴覚の併用効果があることが認められた．

▶ 聴覚失認ケースのリハビリテーションアプローチ[5]

個々のケースに残存する言語能力や聴覚認知障害の程度に応じて，聴覚的言語理解障害をどのような手段で補うことができるかを見極め，代償手段を構築していく必要がある．

聴覚認知障害例で障害が限局されている例では，日常会話の聴覚的言語理解を補うため口形情報（視覚）と聴覚情報の併用での読話訓練を行っている．読話訓練には，有意味2音節～3音節単語を用い，口形の手掛かりの多い，両唇音や同じ口形が連続して続かない語を選び，課題とする単語が理解できるように練習し，徐々に日常頻出する表現へと進めていく．単語レベルでは日常の簡単なことばであれば，2～3回繰り返せば理解可能となっていく．

しかし，読話が苦手なケースでは筆談が必要であり，失語症を伴う例には筆談に加えて身振りや手話を併用する必要がある．言語表出手段においては，失語がないか軽度であれば発話可能であり，発話が困難な例では書字表現で，発話・書字ともに困難な例は，文字盤指し，身振り，手話，発声などでの表現で，個々のケースに応じたコミュニケーション手段を用いることができるような支援が必要である．

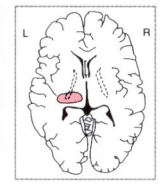

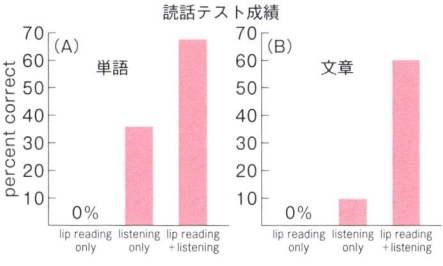

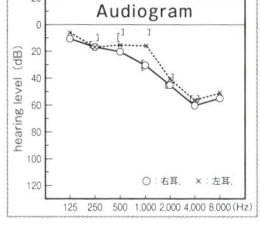

図2● 純粋語聾例所見（文献4）

症例：50歳，男性，右利き
左側被殻出血により左の聴皮質からウェルニッケ中枢への線維が切断され，重度の言語音の認知障害が生じ，ことばの聴取が困難になった．環境音・音楽についての認知障害や，言語障害は認められず，日常の簡単な会話の理解は読話により可能であったが，複雑な内容の会話は筆談を用いていた．言語表出は病前同様に発話が可能．

文　献

1) 進藤美津子：聴覚失認のリハビリテーション（Clinical Rehabilitation 別冊，江藤文夫，他・編：高次脳機能障害のリハビリテーション Ver.2）：295-298，2004．
2) Shindo M, Kaga K, et al.：Speech discrimination and lip reading in patients with word deafness or auditory agnosia. Brain and Language 40：153-161, 1991.
3) 加我君孝，進藤美津子，他：聴覚伝導路の損傷と語音および環境音の認知．電子通信学会資料集．1987, pp86-99．
4) Takahashi N, Kawamura M, et al.：Pure word deafness due to left hemisphere. Cortex 28：295-303, 1992.
5) 進藤美津子：語聾・聴覚失認のリハビリテーション（加我君孝・編：中枢性聴覚障害の基礎と臨床）．金原出版，2000, pp119-122．

（執筆者：進藤美津子）

発語失行（1）
基礎知識

　発語失行は，「流暢性」に大きく関わり，失語症のタイプ分類には欠かせない重要な概念である．その歴史は古く，失語症の父と呼ばれるBrocaまで遡る．フランスの医師Brocaは，症例タンとロンから「話すことの中枢が左第三前頭回下部にある」と推定し，この部位の損傷で生じる「話すことの障害」を「aphemie（構音不能：アフェミー，アフェミア）」と呼んだ．この症状は「構音言語や書かれた言語を完全に了解し」また，「学識があり手を自由に使える人々では彼らの考えをはっきりと書くことができる」のにもかかわらず，「求める音節に相当する系統だった整然たる一連の（構音）運動を行うこと」だけが障害されるもので，まさに私たちが呼ぶ純粋型発語失行と一致している．その後，この症状が「言語障害」なのか「構音障害」なのか，あるいは「失行」なのかをめぐって長い間論じられ，そのため純粋運動失語，anarthrie（失構音：アナルトリー，アナースリー），皮質性構音障害，apraxic dysarthria（失行性構音障害），articulatory dyspraxia（構音失行）など様々な名前で呼ばれることになった．

　現在，最も使われているapraxia of speech（発語失行）は，その症状を「失行」と捉える立場にたつ．失行とは，Liepmannによれば日常生活ではできているのに，すなわち実行する運動機能は保たれているのに，かつ，命令されたことを理解しているのに，言語命令に正しく従えないという自動性と随意性の乖離を示す障害である．Darley[1]はブローカ失語の患者が，意図して言おうとすると目標音と別の音になってしまうのに，無意識に言っているときには正しく発音する様子から，ブローカ失語に見られる発話の障害を「発語失行」と呼んだ．正しく言うことがあるのでそのための運動機能は保たれている，また，間違って発音すると直そうとすることから，目標音は想起されていると考え，その随意性と自動性の乖離を最大の特徴と考えたのである．

　しかし，この症状を「失行」の一種とする考えは先に述べたように既にあった．Darleyの発語失行が広く受け入れられるようになったのは，彼が発語失行のメカニズムを明確に示したためである．Darleyによれば，発語失行とは「大脳の損傷の結果，音韻の意図的実現における発声発語器官の位置や筋運動の順序のプログラム障害の結果生じる構音の障害」で，「これを補おうとするため二次的にプロソディ障害が伴う」が，これらの症状は「自動的発話では見られない」．つまり「構音のプログラミングの障害」であり，したがってその部分への治療が重要であるという，治療への具体的な道が示されており，これを担う言語聴覚士にとっては大変魅力的なものである．

▶ 発語失行の責任病巣

　歴史的にはMarieの方形と言われる「レンズ核領域」が，発語失行の責任病巣として最も早く提唱された部位となる．「レンズ核領域」にはレンズ核，島皮質とその間の白質を中心とした領域で，尾状核，内包，外包，前障などが含まれる．Dejerineは，発症当初から発語失行のみを生じる場合とブローカ失語から移行して発語失行に至る場合では病巣が少し異なるとしている．最初から発語失行のみである症例ではブローカ領野から中心前回弁蓋部に至る皮質，皮質下領域であるのに対し，ブローカ失語からの移行例ではこれに加えて中心後回弁蓋部から島に至る皮質，皮質下を責任病巣としている．LecoursとLhermitte[2]は，最初から発語失行のみである症例の剖検結果から，その責任病巣を左中心前回下部の皮質，皮質下に限局した．現在でも，この左中心前回下部の皮質，皮質下病変が最も有力視されている．しかし，レンズ核や内側梁下束と側脳室体部周辺の白質，島が重要であるとする説もある．

▶ 発語失行の特徴

　Darleyが挙げている発語失行の特徴の中で重要なのは「一貫性のない構音の誤り」である．この「一貫性のなさ」とは，正しく発音することもあるのに誤ることもあるという一貫性のなさと，ある時は「まめ」を［nane］と誤り，ある時は［tame］と間違うという一貫性のなさを意味して

いる．実は，これは同じ大脳病変でおこる構音障害，仮性球麻痺による構音障害と鑑別するためのポイントとしてDarleyは強調しているのである[1]．例えば，運動障害性構音障害では麻痺により軟口蓋の挙上が困難となれば，非鼻音に鼻音化がおこるが，それは一貫している．そして，それは「ほっぺたを膨らませる」など構音運動以外の運動でも困難になるなどの一貫性も示す．音の誤り方についても，運動障害性構音障害では典型的に一貫性のある音の歪が特徴であるのに対比して，Darleyは発語失行では一貫性のない音の置換が特徴的であることを強調している．しかし，実際には発語失行でも音の歪はないわけではない．紺野[3]の純粋型発語失行の観察では，重度である時は置換，付加，省略が多く，回復するにつれ歪が中心となり，経過により変化することが分かっている．

また，発語失行の音の誤り方には一貫性はないが，誤り方の傾向はある．母音に比べ複数の構音器官の協調運動が必要になる子音は難しく，また，子音でも破裂音に比べて，より精緻な構音運動が必要になる摩擦音や弾音が難しい傾向にある．さらに，音節の長さも影響し，長くなればなるほど難しい傾向がある．

次に重要なのは，プロソディの障害である．Darleyは「自分の構音を意識的にモニターする結果，発話速度の低下，ピッチの平板化などのプロソディの障害がおこる」と述べている．獲得した自動的な構音プログラミングの使用が制限されるため，改めて１つひとつプログラミングしなければならないので，「た　ま　ご」のように音節（モーラ）ごとにぽつぽつ切れたり，「たーまーご」のように音節を引きのばしたりする音節化構音となる．その結果，発話速度は低下し，また，ピッチが平板化する．回復するにつれ，１回にプログラミングできる長さが増していき，なめらかな部分が増えていく．このプロソディの障害は１つひとつの音が正確になっていっても，最後まで残る．そして，この日本語としての自然ななめらかさが失われている状態が非流暢と判断される要因の１つとなる．

最後に探索行動や自己修正がみられることも重要である．口腔内で最初の音の構音運動を探索するために，発話開始が遅れることが多い．聴覚理解が良いことが多いので，自分の構音を１つひとつモニターし，誤りに気づき修正しようとするが，成功しないことも多い．これらの行動は「努力性の発話」と捉えられることになる．

▶ 発語失行と口部顔面失行

「ほっぺたを膨らます」や「吹く」など，構音以外の構音器官の運動の障害に口部顔面失行がある．発語失行の定義同様，するべきことを理解していることと麻痺や失調などの運動障害や感覚障害によるものでないことが前提となっている．発語失行と口部顔面失行は合併することが多いので，口部顔面失行が発語失行の原因になっているとする説[4]もあるが，それぞれ独立して生じることもあり，結論は出ていない．発語失行との因果関係はともかくとして，訓練にあたり「唇を閉じて」など構音運動の指示を口頭で行うことも多いので，口部顔面失行の有無と症状の程度を調べておく必要がある．JohnsとLaPointe[5]は，非言語性構音運動の中で最も難しいのは「咳をする」「吹く」「口笛を吹く」など呼気，喉頭，口腔の運動が同時に関わる運動であるとしている．なお，口部顔面失行の責任病巣は，TognolaとVignolo[6]によれば前頭弁蓋，頭頂弁蓋，島前部などが挙げられている．

文　献

1) Darley F, et al.：Motor Speech Disorders. Saunders, Philadelphia, 1975.
2) Lecours AR, Lhermitte F：The "Pure Form" of Phonetic Disintegration Syndrome (Pure Anarthria). Anatomo-clinical Report of a Historical Case. Brain and Language 3：88-113, 1976.
3) 紺野加奈江：発語失行（竹内愛子・編：失語症周辺領域のコミュニケーション障害）．学苑社，2002，pp5-42.
4) Wertz, et al.：Apraxia of Speech in Adults：The Disorder and Its Management. Grune & Stratton, Orlando, 1984.
5) Johns DF, LaPointe LL：Neurogenic Disorders of Output Processing-Apraxia or Speech. In Whitaker H, et al. (eds), Studies in Neuro linguistics I. New York, Grune and Stratton, 1982.
6) Tognola G, Vignolo LA：Brain Lesions Associated with Oral Apraxia in Stroke Patient-A Clinical-neuroradiological Investigation with CT scan. Neuropsychologia 18：257-272, 1980.

（執筆者：藤原加奈江）

発語失行(2)
検査・評価

▶ 鑑別診断

発語失行は，そのほとんどが失語症との合併として出現する．したがって，鑑別診断が必要となるのは純粋型発語失行である．純粋型発語失行症と診断するには，同じ大脳病変で生じる失語症や仮性球麻痺による構音障害でないことを示す必要がある．

失語症との鑑別には標準化された失語症検査であるWAB失語症検査や標準失語症検査（SLTA）などが用いられる．純粋型発語失行では，自発話，復唱，音読など話す側面の障害が一様に障害される一方，聴理解，読解，書字が良好で，明らかな乖離を示す．失語症では一般に書字が最も障害される傾向があるので，書けるのに話せない場合などは純粋型発語失行の可能性が極めて高い．書字は検査する時期により，全く障害を認めない場合もあるが，初期は多くの場合，軽度の障害が見られる．始めから文レベルの書字が可能であり，時に濁音や促音の誤り，「は」「を」「へ」など助詞の表記の誤りなどが見られることもあるが，概ね軽微な誤りであることが多い．発話は初期から単語でなく助詞を含んだ文レベルで話そうとする点が特徴的である．

他方，仮性球麻痺などの運動障害による構音障害との鑑別には，構音器官検査が用いられる．発語失行は軽度の右口部顔面麻痺を伴う場合がほとんどであるが，構音器官検査を通し，この麻痺が構音障害の原因となるほどのものではないことを明らかにする必要がある．

/papapa.../, /tatata.../, /kakaka.../など単音節の繰り返しや，/patakapataka.../などその組み合わせの繰り返しをできるだけ速く言うディアドコキネシスも，発語失行と運動障害性構音障害の違いを際立たせてくれる手軽な検査の1つである．発語失行では単音節の繰り返しは比較的速くスムーズに行えるのに，多音節になると急に発話速度が低下したり，音の誤りが頻発したりするが，仮性球麻痺による構音障害では一般にこのような単音節と多音節の差は見られない．また，構音障害では［b］が鼻音化して［m］となることはあっても，［b］を［d］と間違える，つまり両唇音を舌音に間違えるといった構音器官間の置換はまず見られない．表1に失語症，仮性球による運動障害性構音障害との鑑別点を示す．

▶ 症状分析
▶▶ 全体評価

これは主にインタビュー，会話等の自発話で評価することが多いが，失語を合併して喚語困難が著しく自発話が得難いなど，場合によっては復唱で行うこともある．評価は発話明瞭度と異常度の2つの側面について行う．発話明瞭度は，内容伝達度の評価で内容がすべて理解可能な「1」から，全く理解不可能の「5」までの5段階評価となっている．異常度は発話の自然性を評価するもので，正常の「0」から最重度の異常を示す「4」の5段階評価する．これらの尺度は，運動性構音障害の評価と同じものである．なお，この全体評価は訓練前後の総合評価として用いる．

▶▶ 構音検査

目標音の長さに基づく「単音節検査」，「単語検

表1 ● 鑑別診断（文献1，p171）

	失語症	発語失行（純粋）	仮性球麻痺
病巣	左一側病変が主	左一側病変が主	両側病変が主
発声発語器官検査	構音に影響する麻痺無し	構音に影響する麻痺無し	構音に影響する麻痺有
失語症検査	話す，聞く，読む，書くに障害	発話のみでの障害	発話のみでの障害
発話の特徴	喚語困難，語性錯語，音韻性錯語	一貫性のない音の誤り，プロソディ障害	一貫性のある音の歪み

表 2 ● 検査法と分析法（文献 1, p182）

a) 全体評価（インタビュー，会話等での自発語，復唱，音読）
　発話明瞭度（内容伝達度）1〜5
　異常度（自然度）0〜4

b) 構音検査
　単音節検査，単語検査，音環境検査，文検査，文章検査
　データ分析のポイント
　1. 構音能力のレベル（音節，単語，文などの正答率）
　2. 音の種類による難易（母音，両唇音，前舌音などの正答率）
　3. 音の誤りの一貫性（3回以上繰り返した場合の）
　4. 音の誤りの方向性
　5. 長さの影響
　6. 音の発話内における位置の影響
　7. 調音結合による影響
　8. 保続の有無
　9. 探索行動の有無
　10. 発話開始までの時間
　11. 自己修正の有無とその結果
　12. 自動性発話と意図性発話の相違

c) プロソディ検査
　アクセント検査とイントネーション検査，自発語
　データ分析のポイント
　1. ピッチアクセント障害の有無
　2. 意味的イントネーション（疑問文と平叙文の対比）障害の有無
　3. その他のピッチの障害（平板化など）の有無と程度
　4. 音節化構音の有無と程度
　5. ポーズの位置と頻度
　6. 大きさの異常の有無と程度

d) 被刺激性の検査
　被刺激性の有無とその条件（再刺激や文字提示，口形提示，運動指示，視覚性フィードバック，斉唱等）

査」，「文検査」，「文章検査」と，主に単語レベルで音環境の変化により構音がどのように影響されるかをみる「音環境検査」がある．患者のレベルに合わせて課題を選択するのは言うまでもないが，発語失行では「構音の誤りに一貫性がない」という特徴があるので，目標語を3回程繰り返して発音してもらうと，この「一貫性」の側面を捉えることができる．

▶▶ **分析のポイント**

分析は音節，単語，文などの正答率でみる「構音能力のレベル」，母音，両唇音，前舌音など音の種類別の正答率でみる「音の種類による難易」，3回以上繰り返した場合などの「音の誤りの一貫性」，破裂音化や鼻音化などの「音の誤りの方向性」に加え，「長さの影響」，「音の発話内における位置の影響」，「音環境による影響」，「保続の有無」，「探索行動の有無」，「発話開始までの時間」「自己修正の有無とその結果」，「自動性発話（例：10まで数える，月〜日曜日まで言う）と意図性発話の相違」などを中心として行う．

▶▶ **被刺激性の評価**

構音がどのような条件で改善しそうであるかを調べる検査で，再刺激（刺激を繰り返すと構音が改善するか），文字提示（文字を提示すると構音が改善するか），口形提示（口形を見せたり，図示したりすると構音が改善するか），運動指示（構音の仕方を指示すると構音が改善するか），視覚性フィードバック（鏡などで自分の構音を見ると改善するか），斉唱（一緒に言うと構音が改善するか）などを試す．

▶▶ **プロソディ検査**

プロソディの評価には，「雨」と「飴」などを正しく発音するアクセント検査と「疑問文」と「平叙文」の違いを正しく表現するイントネーション検査，そして自発話でのプロソディ評価が含まれる．データの分析は「ピッチアクセント障害の有無」，「意味的イントネーション（疑問文と平叙文の対比）障害の有無」，「その他のピッチの障害（平板化など）の有無と程度」，「音節化構音の有無と程度」，「ポーズの位置と頻度」，「声の大きさの異常の有無と程度」などについて行う．

▶▶ **口部顔面失行検査**

基礎知識の項で述べたように，口部顔面失行は発語失行に合併することが多く，これが重いと訓練で構音運動を指示することが困難になるなど，直接訓練に影響するので，その有無と重症度は調べておく必要がある．

文　献

1) 紺野加奈江：失語症言語治療の基礎．診断と治療社，2001．

（執筆者：藤原加奈江）

発語失行（3）
失語症と発語失行が合併した場合の訓練・指導

　発語失行は，失語症と合併している場合がほとんどである．発語失行は非流暢性の要因となり，かつ，自発話も復唱も同時に障害するので，失語タイプは全失語かブローカ失語となる．失語症と合併している場合，発話しようとする目標語の想起が障害されるので，訓練はまず，この喚語訓練を優先するのが基本である．しかし，同時並行的に発語失行の訓練を行うことで，喚語を促進させる効果も期待できるので，うまく組み合わせることが大切である．失語症と合併している場合，発語失行の訓練はまず明瞭度を改善し，コミュニケーション能力を高めることが目標となる．

▶ 全失語

　全失語は，多くの場合損傷部位も広く，失語症以外の高次脳機能障害の合併が見込まれる．訓練に必要な注意集中力やモニター力も低下していることが多い．聴覚理解も重度に障害されているので指示や説明も制限される．重度の口部顔面失行が合併することも珍しくはない．そして，喚語は著しく障害されている．このような状況の中で，行える訓練は限られる．

▷ 重度・中等度の訓練

　意図的発声：発語失行が重度で，時に意図的に発声することすら困難な場合がある．このような場合は，患者にとって馴染みのある歌を音楽に合わせて一緒に歌うことから始める．続いて構音動作の負荷が低い「んー」のような発声を試みる．

　随意的な非構音運動：口部顔面失行が重い場合は，ハミング，頬を膨らませて解放する，舌の出し入れや挙上など，非構音運動も同時並行的に行い，構音器官の随意性を高める．

　母音，子音＋母音：意図的発声が可能であれば構音動作の負荷が少ない母音から始める．最初は斉唱で行い，次に模倣へ移行する．子音も両唇破裂音や鼻音など構音動作が簡単なものから始める．難しい場合はハミングからゆっくり口を開けて「まー」と言うなど，非構音動作から構音に結びつける．

　メロディック・イントネーション・セラピー（MIT）：強調したイントネーションやリズムを使って発話を促す．リズムを手でタッピングするなどは全失語では返って混乱を招く恐れがあるので，強要せずにセラピストが目標語を提示する時に行うに留める．

　この段階では，発話によるコミュニケーションは難しいので，コミュニケーション・ボードやコミュニケーション・ノートの使い方を指導することも忘れてはならない．

　このレベルの発語失行の訓練で大事なのは，普段よく使う有意味語を目標語に選ぶことである．「あ（は）い」や「いーえ」や「おーい」などは構音運動の負荷も少なく，すぐに会話でも使えて（例：名前を呼んで返事してもらう等）話している実感が感じられ，訓練意欲につながることが期待される．強調したイントネーションで弾みをつけることで想起，発話しやすくする場合でも「おあおー（おはよー）」など毎日使える語を目標語にすることが大切である．また，発語失行が重度であると，何かを発音しようとすると，ほとんどの音が [t] [d] になる場合，あるいは [k] [g]，[p] [b] になる場合と個人差がある．もし，[p] [b] になるようであれば，「ぱん」を目標語するなど個人の構音特徴も考慮に入れて目標語を決める．

▶ ブローカ失語

　ブローカ失語は，全失語に近いものから健忘失語に近いものまで重症度が様々あり，それが必ずしも発語失行の重症度と一致しない．発語失行が重度であれば，全失語の対応に準ずる．これ以外の場合はその重症度に応じて次節の純粋型発語失行の対応を行う．ここでは，失語症と合併した場合の留意点を具体的に見ていく．

　先に述べたように発話するためにはまず，喚語されなければならない．具体的には「パイプ」と言いたい時，意味システムから /paipu/ という音韻系列を引き出さなくてはならないということである．失語症が合併している場合，このプロセス（図1の赤い矢印部分）が障害を受ける．その結果，全く喚語できなかったり，/tabako/ と別の語

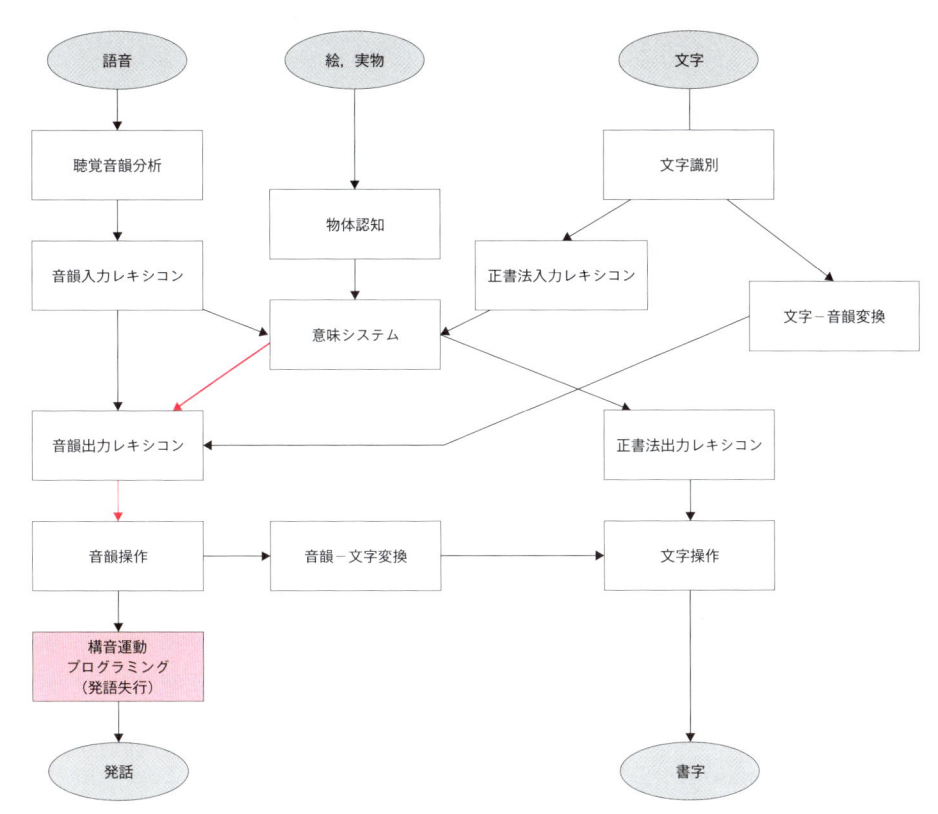

図1● 認知神経心理学的モデル（文献1, p19）

意味システムから音韻出力レキシコン，音韻操作までが失語症による音の誤り，構音運動プログラミングの障害は発語失行による音の誤り．ブローカ失語では両方の影響を受ける

を喚語したり，また，/taipu/ と誤った音韻系列を引き出してしまう．発語失行は想起された音韻系列を実現するための構音運動プログラミングの障害（図1の赤色の箱）である．例えば，正しく /paipu/ と想起されても語頭音を「口唇を挙上し閉鎖」でなく誤って「前舌を挙上し閉鎖」とプログラミングすれば［taipu］となる．そのため，発話された音を聞くだけでは喚語レベルでの誤りなのか，発語失行による誤りなのかは判断できない．しかし，「パイプ」に対して［aiu］などモーラ数や母音が一致していれば喚語はおおよそできている可能性が高い．このような場合は発語失行の訓練に力を入れる．

全く喚語できない場合やモーラ数・母音が明らかに違う場合は喚語訓練を優先する．基本は刺激促通法を用いる．ブローカ失語は聴覚理解が良好なので，聴覚刺激を聞かせ，復唱，遅延模倣，喚語へと導く．復唱時に同時並行的に「パイプ」であれば「唇を閉じる動作」を強調して例示するなどの発語失行への指導も行うと，それが喚語の際の手掛かりになる可能性もある．

発語失行が重く失語症が軽い場合，本来話しことばよりも重篤に障害される文字言語が発話よりも良好となる場合がある．このような場合，発語失行の訓練に音読を使うこともできる．例えば「ぱ」と「た」という仮名文字の視覚的違いを用いて，曖昧になりがちな音韻の違いを強調し，より正確な構音運動プログラミングにつなげることも可能となる．また，書字が発話よりも正確であれば，日常コミュニケーション能力を高めるために，書字訓練を同時に行う選択肢も出てくる．

文献

1) 紺野加奈江：失語症言語治療の基礎．診断と治療社，2001．

（執筆者：藤原加奈江）

発語失行(4)
純粋型発語失行の訓練・指導

　失語症を伴わない発語失行があり，純粋型発語失行と呼ばれる．その発症率はAlajouannine[1]によれば約2％，Bassoら[2]によれば0.6％と低い．他方，臨床で発語失行が主症状である患者の割合はRosenbekら[3]によれば12％，Duffy[4]によれば9％と比較的多くなっているが，これは当初，失語症を合併したがその後，発語失行のみが残ったものを加えた数値と考えられる．

　同じ大脳半球損傷によりおこる失語症や，仮性球麻痺による構音障害との詳しい鑑別については，既に評価の項で述べたが，構音障害が生じるほどの運動障害がないのに一貫性のない音の誤りがあり，言えないことばを文レベルで書けるようであれば純粋型発語失行の可能性が高い．

　純粋型発語失行と失語症を伴う発語失行では，若干の違いがみられる．実は，Darleyはブローカ失語に伴う発語失行から発話特徴を分析している．しかし，失語症と合併している場合，音の誤りが失語症によるものなのか発語失行によるものなのかは区別がつかないので，発語失行の特徴を分析するにはやはり純粋型発語失行を対象にするのが望ましい．紺野[5]が純粋型発語失行の複数症例を対象に詳細な分析を行ったところ，表1のような結果を得た．DarleyやRosenbekら[3]との違いは，①語頭音がより困難，②自動性と随意性の差が少ない，③自発話と復唱との差が少ない点であった．また，DarleyやRosenbekは「置換が最も顕著な誤りタイプ」としているが，確かに発症当時は誤りタイプとしては置換が多いが，快復と共に歪みが多くなり経過と共に変化することが分かった．さらに，呼気の遅れが目立つ症例では初期には置換と共に省略が多く，その後置換優位，続いて歪み優位と変化するなど，個人差も見られた．

　さらに，純粋型発語失行の特徴として挙げられるのが回復の早さである．純粋型発語失行を呈する病巣は基本的に限局病変であり，小さいためであろう．発症当初は発声するのがやっとであっても，半年後には文レベルで話す程度に回復することも稀ではない．だが，もし純粋型発語失行で症状が重度に留まるようであれば，前項で挙げた訓練法から開始する．しかし，喚語に問題がなく文字も使えるので，指示の仕方や目標語の選択法はおのずと変わってくる．

▶ 中等度の訓練
▶▶ 系統的構音訓練

　母音，鼻音，破裂音など簡単な音から，摩擦音，弾音などより複雑な音へ，短い音節から長い単語や文へ，簡単な調音結合からより言い難い調音結合へ，システマティックに進む．

▶▶ 構音運動の説明

　目標音が「ま」であれば「唇を閉じて」など具体的な構音運動を説明したり，見せたりして構音運動のイメージを作る．また，これを思い出すヒントとして口形図を作って提示してもよい．「唇が閉じているのを確かめて」など教示により触覚―運動感覚情報を強調して意識し，構音の定着を促してもよいであろう．

▶▶ 視覚的フィードバック

　鏡，エレクトロパラトグラフィー，ビジピッチ，発声発語訓練装置などを用いて視覚的にフィードバックができるようにして，構音動作の精度を上げていくのも効果的である．しかし，患者によっては鏡を見ながら構音するという今までに学習してきていない行動に逆に戸惑い，効果が望めない場合もあるので注意を要する．聴理解が良好であれば，教示により聴覚フィードバックを

表1●発語失行の特徴（純粋）（文献5, p175）

1. 構音器官の選択，構音位置，構音様式の誤り，声帯調節の誤り，構音器官の不必要な動きなど構音運動の異常が主で，音韻性の誤りが主ではない．
2. 誤り方が一貫性が乏しい．
3. 構音の複雑さに影響を受けるため日本語では構音の比較的簡単な母音よりも子音に誤りが多く，子音でも両唇音や/t//d//n/などの歯茎音が簡単な傾向がある．
4. 構音の長さに影響を受け，長いものほど誤りが多い．
5. 随意的発話と自動的発話に差がない．
6. 自発話，復唱，音読間で構音に差がない．
7. 音節化構音のため発話速度の低下，ピッチの平板化，非流暢な印象を生ずる．
8. 探索行動，発話開始の遅れ，音や音節の繰返しが見られる．
9. 口腔顔面失行は初期には合併することが多い．
10. 音の省略，置換，歪み，付加など誤りタイプや構音様式，位置，有声無声，鼻音性の誤り分類は個人差と回復過程により異なる傾向がある．

表2●訓練の流れ（文献5, p184）

a）訓練レベルの選択
発声────母音────より簡単な子音＋母音────単語────文────文章
　　　　　　　　　　　　　　　　　　　　　　　　　　　　　　（含プロソディ）
　　　　　　系列語，挨拶など慣用語，歌の併用
　　　　　　（自動性と随意性の乖離がある場合）

b）訓練方法
重　度：メロディック・イントネーション・セラピー（MIT）
　　　　斉唱
　　　　歌（発声）等
重中度：口部顔面失行が強い場合は随意的な非構音運動の併用も考える
　　　　発声持続（意図的構音）
　　　　口形強調提示による母音
　　　　ハミングから /ma/ など非構音運動の利用での音節，単語（短い）
　　　　MIT 等
中等度：系統的構音訓練（簡単な音から，短い音節から，簡単な調音結合から等）
　　　　構音運動の説明や提示による理解，口形や口形図によるヒント提示
　　　　触覚─運動感覚情報の強調
　　　　視覚フィードバックの強調
　　　　（鏡，エレクトロパラトグラフィー，ビジピッチ，発声発語訓練装置など）
　　　　聴覚フィードバックの強調
軽　度：言い難い調音結合の単語での訓練，文，文章での訓練
　　　　プロソディの訓練（より自然に：より速く，より長く，豊かなイントネーションで）
　　　　テープレコーダーによる自己評価，自主学習
　　　　復唱，音読から漫画説明や会話場面へ

強調するだけで効果がある場合もある．

▶ 軽度の訓練

症状が軽度の場合は，文，文章での訓練が中心となる．この時点では明瞭度は良好で，問題は寧ろ異常度の改善に絞られてくる．それにはより速く，より長く，豊かなイントネーションでの発話への訓練が必要となる．

▶▶ 文節ごとの滑らかな構音

非流暢の印象の主な原因は，分節中の音の引き延ばしやポーズなので，モーラごとの構音プログラミングでなく，文節ごとのプログラミングをするように訓練する．

▶▶ 困難な調音結合の訓練

単音では正確に構音できているのに，前後の音の影響でうまく構音できずに発話のリズムが乱れることがある．どんな調音結合が難しいのかを調べるには，文章の音読をしてもらい，音の引き延ばしによるリズムの乱れが生じる部分を取り出して行く．「［t］［d］などの前舌音から［k］［g］など後舌音に移る動きが重なる時に乱れやすい」など困難な調音結合が特定できれば，それを2つの音節の結合で滑らかに言えるようにし，徐々に音節数を増やしていく．

▶▶ 文ごとのイントネーション強調

文節ごとのプログラミングが可能となったら，構音よりも文単位でイントネーションに注意を向け，発話する訓練を行う．ここでは多少の音の誤りは気にしない．しかし，同じ調音結合で躓くようであれば調音結合訓練を行う．

軽度の場合は，訓練も患者が家で行うことを中心にし，テープレコーダーによる自己評価ができるよう指導し，これを月に数度，言語聴覚士がチェックし次の課題の選択を行うのが現実的である．課題は復唱，音読中心からより総合的，実際的な漫画説明や会話場面での訓練に焦点が移る．

文献

1) Alajouannine T：Verbal Realization in Aphasia. Brain 79：1-28, 1956.
2) Basso A, Taborelli A, et al.：Dissociated Disorders of Speaking and Writing in Aphasia. J Neural Neurosurg Psychiatry 41：556-563, 1978.
3) Rosenbek JC：Treating Apraxia of Speech. In Johns DF（ed），Clinical Management of Neurogenetic Communicative Disorders. Boston, Little Broun, 1978, pp191-241.
4) Duffy JR：Motor Speech Disorders-Substrate Differential Diagnosis and Management. Mosby, St. Louis, 1995.
5) 紺野加奈江：発語失行（紺野加奈江：失語症言語治療の基礎），診断と治療社，2001，pp167-187.

（執筆者：藤原加奈江）

失読・失書(1)
基礎知識

　文字の読み書きは，話しことばが獲得されてから成り立つ機能である．読み書きをするにあたっては，読み書きの意欲・意思があることを前提として，文字を識別できる視覚機能や筆記具を使える運動機能が保たれている必要があり，かつ，言語を駆使できる能力を備えていなければならない．このような読み書き機能は，脳の一定領域の損傷によって障害され得る（図1[1]）．これらの症状は，失読，失書あるいは失読失書と称され，左前頭葉，頭頂葉，側頭葉などの損傷例が報告されている．特に左頭頂葉は文字機能に大きな役割を担い，また，本邦では左側頭葉後方下部が漢字の処理に関わっているとされる．

　失読，失書，失読失書は様々に分類される[2]が，損傷部位の微妙な違いによって症状も違ってくるので，日常臨床では報告例の症状と一致しないこともあるということを常に念頭において症状分析や対応にあたりたい．

▶ 失読と失書の臨床像
▶▶ 失読

　脳損傷後，読字以外の言語様式は保たれていながら，とりわけ読字が障害された状態を失読という．最も顕著な読字障害は純粋失読で，文字を書けるにもかかわらず自分で書いた文字も読めなくなる．左後頭葉内側−脳梁膨大部損傷によって出現する．これは，19世紀末に報告されたもので，古典型純粋失読と呼ばれる．図2a[3]に示したように，右後頭葉に入力された文字情報が脳梁損傷により左角回の文字中枢に到達できないために文字として読めないというのが機序である．文字中枢自体は保たれているので，書くことはできる．目で見て読めない文字でも指でなぞると読める"運動覚性促通現象"がみられることが多い．このような促通現象は，右手の運動覚中枢と文字中枢とが脳梁の関与なしに左半球内で連絡しているために生じると考えられる．

　基本的には，これらの経路のどこが障害されても純粋失読は生じ得る．実際，図2b[4]のように，左角回皮質下や側頭葉後部の損傷例でも同様の現象が生じるとされる．上記の古典型に対してこちらは非古典型純粋失読と言われている．

▶▶ 失書

　言語様式の中で書字が選択的に障害された状態が失書で，代表的な書字障害は純粋失書である．

　純粋失書は，書字以外の言語様式が保たれ，文字を書ける程度の思考能力や構成能力，運動能力があるにもかかわらず，書字が障害された状態である．左頭頂葉，前頭葉，側頭葉，視床などの損傷で生じ，覚醒度が低下した場合にも生じる[5]．

　左頭頂葉損傷による純粋失書の場合は，自発書字や書き取りで文字想起困難が生じ，その結果，錯書や新作文字が出現したりあるいは無反応となったりする．原則として写字は保たれる．左前頭葉損傷では，より運動的側面の症状で保続様になる一方，左視床損傷では，臨床像としては頭頂葉損傷例と大きな違いはないようである．左半球機能が鏡像的に右半球へ側性化された右利き右半球損傷による交叉性純粋失書の報告もある．

　写字が障害される場合は，構成失書や空間性失書など他の要素による失書と判断される[6]．構成失書[3]では字体の構成が拙劣になる一方，空間性失書では文字の空間配置が乱れた書字障害となる．これらは，純粋失書にみられるような文字想起困難ではなく高次運動障害あるいは空間処理障害が主な要因と推定される．また，書字運動パターンが障害され字画を付け加えたり分解したりしながら書く場合は失行性失書と呼ばれる[7]．

　左側頭葉後方下部損傷では漢字の純粋失書が生

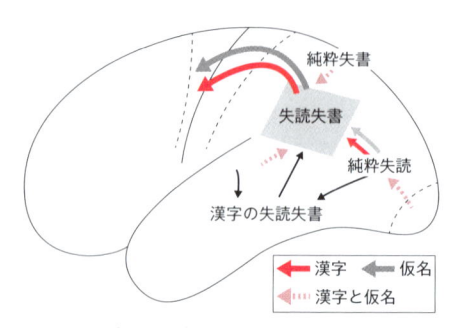

図1 ● 日本語の読み書きの脳内機構（文献1）

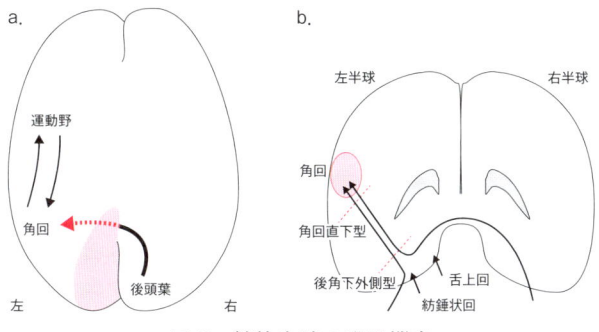

図2● 純粋失読の発現機序

a. 水平断[3]：右後頭葉に入力された文字情報は，脳梁損傷によって情報伝達が途絶するので左半球文字中枢に到達できない．したがって，目で見て読むことができない．一方，左運動野と文字中枢は遮られることなく左半球内で連絡しているので，右手の運動覚性促通現象が生じ，指でなぞると読める．

b. 冠状断[4]：左角回皮質下や側脳室後角周囲の損傷でも，右後頭葉から左角回へ至る経路が損傷されて純粋失読を生じ得る．

じ漢字形態の想起困難が主症状となる一方，左頭頂葉損傷では仮名書字障害がより重篤になるとの報告が多い．

▶▶失読失書

口頭言語は保たれていながら読み書きがとりわけ障害された患者がいる．すなわち失読失書である．上述のように，一般に左頭頂葉は文字中枢とされてはいるが，角回のみの損傷で失読失書が生じるかどうかに関しては議論のあるところである[2]．日本語では，漢字と仮名で症状の重症度に差が現れ，左頭頂葉損傷例では仮名の音韻性錯読・錯書が生じることが多いとされる．写字は保たれる．

▶▶認知心理学的分析について

上記の失読ならびに失書では読み書き以外の言語様式は概ね保たれているが，欧米では，失語症患者に生じる特異な読み書き障害が報告され，深層性失読・失書，音韻性失読・失書，表層性（語彙性）失読・失書などと分類されている．

深層性失読・失書，音韻性失読・失書，表層性（語彙性）失読・失書は認知心理学的処理モデル（「失読・失書（3）訓練・指導」の図1参照）を用いて分析される．このモデルでは，単語処理の際に音韻処理経路と語彙経路が想定され，それらが別々に障害され得ると考えている[8]．深層性失読・失書では非単語の読み書きができなかったり意味性錯読・錯書が生じたりするなど多彩な症状を呈するが，これは語彙経路も音韻処理経路も障害されたためと考えられる．また，文字－音韻処理経路が障害されると非単語の読み書きが困難になる音韻性失読・失書となる一方，語彙経路が障害されると規則語は処理できても不規則語は処理できない表層性失読・失書となる．これらの読み書き障害は，一般に口頭言語障害を伴うため，上で述べた失読や失書のように文字言語に限定した症状ではないが，文字処理の機序を考える上で興味深い症状である．

文献

1) 河村　満：日本語の読み書きと漢字仮名問題（岩田　誠，河村　満・編：神経文字学；読み書きの神経科学）．医学書院，2007，pp 37-45.
2) 櫻井靖久：非失語性失読および失書の局在診断．臨床神経 51：567-575，2011.
3) 佐藤睦子：失読と失書（宇野　彰・編著：高次神経機能障害の臨床；実践入門）．新興医学出版社，2002，pp 16-19.
4) 吉澤浩志，永井知代子：純粋失読．神経内科 68 (Suppl.5)：256-265，2008.
5) 佐藤睦子：書字の障害；失書症（鹿島晴雄，種村　純・編：よくわかる失語症と高次脳機能障害）．永井書店，2003，pp 132-141.
6) 佐藤睦子：純粋失書（平山惠造，田川皓一・編：脳血管障害と神経心理学，第2版）．医学書院，2013，pp 194-201.
7) Otsuki M, Soma Y, et al.: Pure apraxic agraphia with abnormal writing stroke sequences ; report of a Japanese patient with a left superior parietal haemorrhage. J Neurol Neurosurg Psychiatry 66：233-237, 1999.
8) 辰巳　格：言語の情報処理過程（藤田郁代，立石雅子・編：標準言語聴覚障害学 失語症学）．医学書院，2009，pp 6-18.

（執筆者：佐藤睦子）

失読・失書(2)
検査・評価

　失読や失書を論じるには，まず，読み書き以外の言語様式に問題がないことや，読み書き行為に影響を及ぼす意識障害や視覚認知機能障害，運動機能障害がないことを確認しておきたい．発症前の読み書き能力や読み書き習慣についても情報収集する．病前に十分な読み書き能力を持っていたと推定される人が，発症後読み書きに何らかの支障をきたした場合は，軽度であっても失読ないし失書があると推察される．一方，病前読み書きが苦手だった人の場合は，発症後に失読様あるいは失書様の現象が認められたとしても症状ありと判断するには慎重になるべきである．

　検査題材としては，漢字・仮名という日本語の特性，実在語・非実在語などの認知心理学的特性，文字・数字・アルファベットなどの文字種の違い，字数の多寡などの量的な違いなどを考慮する．

　症状に対する自覚の有無については，当初から読み書き障害を主訴とする患者もいるが，神経心理学的検査によって初めて症状に気づかれる場合もある．そういう点でも検査をする意義がある．検査としては，初めに，標準失語症検査(Standard Language Test of Aphasia；SLTA)やWAB失語症検査(Western Aphasia Battery；WAB)などの包括的検査で，言語機能の概略を把握しつつ失読や失書の有無を確認する．また，WAIS-Ⅲ成人知能検査(Wechsler Adult Intelligence Scale-Ⅲ；WAIS-Ⅲ)やレーヴン色彩マトリックス検査(Raven Coloured Progressive Matrices；RCPM)などで，知的機能が大きく低下していないことも確認する．失読・失書に特化した標準検査は未だ開発されていないので，読み書き障害が疑われる場合は，SALA失語症検査(Sophia Analysis of Language in Aphasia；SALA)の下位項目を適宜選択して用いるなど，検査内容を考慮されたい．

▶ 失読の評価について

　失読の場合，音読も意味理解もともに障害された重篤例もあるが，音読できなくてもある程度の意味理解は保たれている例もある．したがって，読字能力の検索の際には，音読能力だけではなくその文字や語の意味が理解されているかどうかも検査する必要がある．その上で，以下のような点に留意する．

　漢字，仮名について：脳損傷部位の違いによって，漢字と仮名の処理能力に差が生じることがある．したがって，漢字能力を検査するとともに同じ語で仮名能力も検査する．一般に，左側頭葉後方下部損傷では漢字，左頭頂葉損傷では仮名が，それぞれ障害されやすいとされる．

　文字，数字，アルファベットなどについて：文字種によって読みの能力が異なることがある．文字の読みは障害されてもアラビア数字の処理は保たれている患者がいる．

　文字数について：単文字，単語，文など，文字刺激の量を調整しながら検査する．単一文字や単語のレベルであれば迅速に読めるために無症状に見えるが，長文にして音読所要時間を測定すると健常者よりも明らかに長い時間を要する患者がいる．このような場合は，潜在的に失読が残存していると考えられる．

　単語，非単語について：深層性失読，音韻性失読，表層性(語彙性)失読などでは，単語と非単語で文字処理に違いが生じる．音韻性失読では，文字－音韻経路が障害されて音韻に基づいた文字処理ができなくなるために非単語が読めなくなる一方，表層性失読では，意味経路の障害によって音韻経路に基づいた読字処理をするために不規則語の読みが障害されるが非単語であっても規則語であれば読むことができる．

　文字，非文字について：文字自体が脳内に保たれているかどうかを検索するために，文字であるか非文字であるかの弁別能力を調べることがある．これらの弁別が困難な場合は，失読と言うよりもまずは視覚弁別機能の問題を考えた方がよい．

　読み誤りの分類について：読字の誤りには，音韻性錯読(例：ペンチ→「パンチ」など)，形態性錯読(例：本→「木」，ね→「わ」など)，意味性錯読

（例：昨日→「明日」など）などがある．誤り方の違いによって想定される障害の水準が異なるので，その後の訓練に利用できる．

読字障害が生じる視野について：脳梁損傷の場合，どちらの視野に文字を提示されたかによって読字能力に差を認めることがある．すなわち，後頭葉に入力された文字情報が対側の言語野に到達できない場合，一側性失読を呈する．これは半球間離断症候群の一症状であり，通常，左視野に提示された文字が読みにくくなる．

▶ 失書の評価について

書字は，口頭言語が形成されてから獲得される機能であり，かつ，個人差の大きい能力であることを念頭に置いて対応する．

漢字と仮名について：上記失読の評価内容と同様である．読めるが書けないという現象は健常者にもあり得る．字画数の多い漢字（「薔薇」など）や親密性の低い文字（「菩薩」など），非定型的な読みをする漢字単語（「太刀」など）は健常者にとっても書きにくい文字なので，漢字書字結果については特に留意して解釈するべきである．一方，仮名に関しては，日本人の識字率は高いので，書き誤りがあった場合は失書と判断していいと思われる．ただし，方言表記は許容されることに留意されたい．

文字，数字，アルファベットなどについて：基本的には上記失読と同様であるが，欧米言語圏では，アルファベットの大文字と小文字で障害程度が異なった患者や，筆記体と活字体で症状に違いがある患者が報告されている．病前に音楽機能が優れていた例では，音楽符号の書き取りや楽譜の作成なども検査することがある．

書字形式（自発書字，書き取り，写字，タイピングなど）について：考えたことを自発的に書く自発書字，聴覚的に提示された語などを聴き取って書く書き取り，視覚的に提示された文字を書き写す写字を，それぞれ検索する．原則として，純粋失書では自発書字と書き取りは障害されるが写字は保たれる一方，構成失書では自発書字も書き取りも写字も障害される．発症前にキーボード操作ができていた患者の場合は，手書きだけではなくタイピング能力も検索した方がよい．タイピングについては，キーボードへの両手入力はもちろんのこと，携帯電話やスマートフォンの文字入力についても検討する必要があろう．

書き誤りの分類について：失書の代表的な症状は，文字を書く際にその文字を思い出せない文字想起困難である．文字想起困難の場合，全く書けずに無反応となったり，試行錯誤ながら部分的には書けたり，殴り書きのような曲線のみで終わってしまったりするなど，様々な現象が現れる．本来の書くべき文字を選択できず他の文字へ置き換わったり文字配列の順序を誤ったりして，錯書になることもある．錯書は，音韻性錯書（例：えんぴつ→「えんぴる」），形態性錯書（例：倉庫→「創車」），意味性錯書（例：歩く→「走く」），語性錯書（単語全体を他の語に書き誤る），字性錯書（単語内の一部の文字を書き誤る）などに分類される．もちろん分類不能の錯書もある．最終的には書けるにしても書字運動中の運筆が異常な例もあるので，書字速度や運筆のなめらかさなども観察する．

失書が出現する肢側：失書がある場合，通常，左右いずれの肢にも生じるが，左半球が言語性優位で脳梁前部損傷の場合，左手一側に失書が生じる．これは，脳梁が損傷されると，優位半球の文字情報が劣位半球の右運動野へ到達できないためである．

以上のように，読み書き能力を質的量的に分析・評価することは，失読ならびに失書の発現機序を考える一助になるとともに，リハビリテーションへとつながる作業である[1-5]．

文　献

1) 佐藤睦子：失読と失書（宇野　彰・編著：高次神経機能障害の臨床：実践入門）．新興医学出版社，2002，pp 16-19．
2) 佐藤睦子：書字の障害：失書症（鹿島晴雄，種村純・編：よくわかる失語症と高次脳機能障害）．永井書店，2003，pp 132-141．
3) 佐藤睦子：リハビリテーションと予後（田川皓一，佐藤睦子：神経心理学を理解するための10章）．新興医学出版社，2004，pp 201-210．
4) 佐藤睦子：失語症のリハビリテーション．神経内科 68（suppl.5）：233-241，2008．
5) 佐藤睦子：純粋失書（平山惠造，田川皓一・編：脳血管障害と神経心理学，第2版）．医学書院，2013，pp 194-201．

（執筆者：佐藤睦子）

失読・失書(3)
訓練・指導

　前節まで述べてきたように，失読ならびに失書は，発症機序の違いによって様々な症状となって現れる．種々の検査あるいは観察によって症状を分析・評価した上で訓練・指導にあたるという原則は他の言語症状と同様である[1]．また，訓練で用いる刺激内容や入力の感覚様式，刺激を与えるタイミングなどを，それぞれの患者の症状や特性に合わせて工夫するという原則も他の言語症状と同様である[2]．とりわけ，失読・失書の訓練・指導では，文字処理過程のどこに障害があるのかを考えながら対応するべきで，近年では，例えば図1のような認知神経心理学的モデルを用いて検討されることが多い[3,4]．

　訓練法のいくつかを表1に示した．

▶ **失読の訓練・指導**

　純粋失読において，読字能力を促進するための最も有効な方法は，文字をなぞることである．この運動覚による促通は，文字中枢自体が原則として保たれている純粋失読だからこそ成り立つ現象で，視覚のかわりに運動覚が文字中枢へ到達することによって読みが達成されることを示すものである（「失読・失書(1) 基礎知識」図2a, b参照）．

　欧米では，アルファベット1文字ずつを逐字読みすることで語の読みの能力を向上させようという試みがある．ゆっくりではあるが読めるようになると報告されているが，かなりの努力を要するので患者の精神的負担は大きいようである[5]．

　簡単な文章を何度も反復して音読させることによって失読患者の読字能力を向上させる方法（MOR：Multiple Oral Re-reading）もある．平易な物語文を用い，できるだけ速く正確に音読するよう指示し，誤りが生じた際はセラピストが即座に訂正していき，音読速度を記録する．この方法によると音韻活性が強化されることによって語が音韻経路（図1bの右側の経路）につながり音読能力が向上すると考えられている[6]．

　失語症患者に認められる深層性失読・音韻性失読・表層性（語彙性）失読については，最初に語彙の獲得を目指すことが必要で，まずは語想起や語の意味理解を促す必要がある．その上で，認知神経心理学的機序を考えて対応する．音韻処理が障害されている音韻性失読では，語彙—意味経路（図1bの左側の経路）を用いながら音韻系を強化する必要がある．高心像語を訓練材料として，文字を見せながら読み聞かせ文字と音を関連づける作業を進める．語彙—意味経路の障害によると考えられる表層失読については，文字単語を提示し，その後，意味を想起させるために絵を提示するなど，その語の意味を活性化させるような手順を繰り返す．

▶ **失書の訓練・指導**

　純粋失書では，原則として写字が保たれているので，書き取りや自発書字能力の向上のために写字課題を用いることが多い．ただし，単に書き写すのではなく，文字の意味や形態を考えながら書き写すような工夫が必要である．

　失書では，書字の際に文字想起を促したり書き誤りに気づかせ訂正したりすることが主たる作業となる．仮名の失書に対しては，漢字をキーワードに用いる方法がある．目標の仮名に対して漢字でキーワード（表2）を設定した後に，目標の仮名とキーワードの漢字を並べて書き写し，直後にそれらを音読させる（例えば，"い"の場合は「いしのい」）という方法である[7]．キーワードを介在させることによって意味処理過程を経由することになるため，単なる写字・音読訓練に比べ仮名を想起させる効果が高くかつ定着しやすいとされる．

　深層性失書・音韻性失書・表層性失書（語彙性失書）などと分類される書字障害は，前述の失読の場合と同様に基本的には失語に認められる症状なので，まずは語彙の獲得を目指す必要がある．その上で，やはり当初は写字作業から始める．患

表1● 失読・失書の訓練法

失読	なぞり読み 逐字読み 反復音読法（MOR） など
失書	キーワード法 文字要素組合せ・綴り替え 遅延模写 など

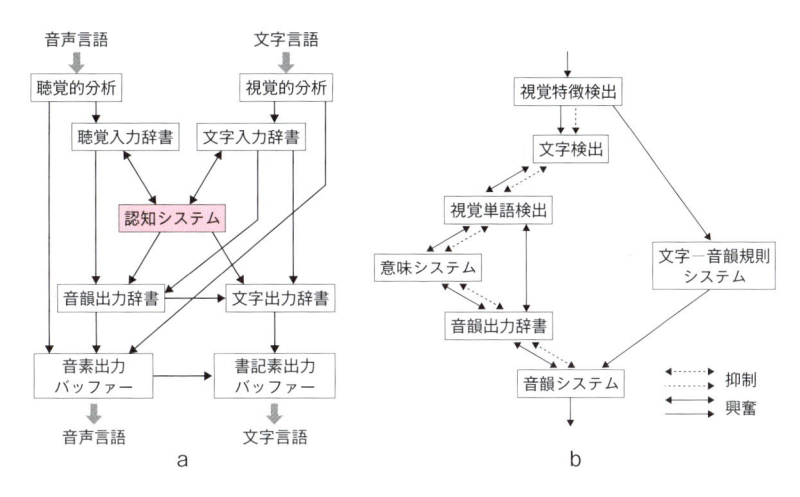

図1● 単語処理過程を図式化した認知神経心理学的モデルの例(文献3, 4)

a. ロゴジェンモデルの例：読字過程は，右上の「文字言語」から始まり「視覚的分析」や「認知システム」を経て左下の「音声言語」に至る．「認知システム」を経由せず意味理解を伴わずに音読できる場合もある．書き取り過程は，左上の「音声言語」から始まり「意味システム」を経由して右下の「文字言語」に至る．書き取りの場合も，「意味システム」を経ずに音韻処理が達成されることがある．

b. 二重経路モデルの例：左側の流れが語彙経路（語彙－意味経路），右側の流れは非語彙経路（音韻経路）と呼ばれる．

失読・失書の指導・訓練にあたっては，このような処理系のどこに障害があるのかを探りつつ対応されたい．

表2● 仮名書字訓練のためのキーワード例
(文献7を改変)

目標となる仮名のそれぞれに，キーワードの漢字を設定する．キーワードとなる漢字は，語頭が目標の仮名になる文字である．

目標の仮名	キーワードの漢字
い	石（いし）
う	牛（うし）
か	川（かわ）
そ	空（そら）
つ	月（つき）

者が文字や語を書き写す際にセラピストが音読して音韻刺激を与え文字と音を結びつけたり，また，10秒から15秒後の遅延模写をさせつつ訓練語に相当する絵を提示し語の意味機能を活性化させたりする[8]．

以上のように，失読・失書患者に文字想起を促したり文字の意味を喚起したりするためには，視覚，聴覚，運動覚など複数の機能を多角的に組み合わせて訓練・指導を行う必要がある．訓練場面では患者自身の住所や氏名など身近な文字題材を用いると導入しやすい．しかし，基本的には患者の生活の質（Quality of life；QOL）を向上させるための訓練・指導であり，訓練題材の選定や訓練方法の設定にあたっては，読み書きに関する生活上の必要度を勘案するべきである．

文献

1) 佐藤睦子：失語症のリハビリテーション．神経内科 68（suppl.5）：233-241, 2008.
2) 佐藤睦子：失語の評価と治療．Clinical Neuroscience 31：799-802, 2013.
3) 伏見貴夫：認知神経心理学（鹿島晴雄，大東祥孝，他・編：よくわかる失語症セラピーと認知リハビリテーション）．永井書店, 2008. pp60-83.
4) 辰巳 格：言語の情報処理過程（藤田郁代，立石雅子・編：標準言語聴覚障害学 失語症学）．医学書院, 2009, pp6-18.
5) Hanley JR, Kay J（大槻美佳・訳）：読み障害の神経心理学的評価と治療（Halligan PW, Kischka U, 他・編，田川皓一・監訳：臨床神経心理学ハンドブック）．西村書店, 2011, pp156-168.
6) Lacey EH, Lott SN, et al.：Multiple oral re-reading treatment for alexia；it works, but why？ Brain Lang 103：115-116, 2007.
7) 小嶋知幸，宇野 彰，他：純粋失書例における仮名書字訓練：シングルケーススタディによる訓練法の比較．失語症研究 11：172-179, 1991.
8) Beeson PM, Rapcsak SZ（佐藤睦子・訳）：書字障害の神経心理学的評価とリハビリテーション（Halligan PW, Kischka U, 他・編，田川皓一・監訳：臨床神経心理学ハンドブック）．西村書店, 2011, pp169-179.

（執筆者：佐藤睦子）

失行(1)
基礎知識

失行の基本的な理念を打ち立てた Liepmann の功績は，1世紀を経た今日においても重要である．現代は新しい失行概念誕生の過渡期にあるともいえる．ここでは古典的失行の定義を踏まえ，新しい失行分類論と発症メカニズム仮説を概観する．

▶ 古典的失行分類

Liepmann は，失行を，運動器官に明らかな障害がなく「運動可能であるにもかかわらず，合目的的な運動が不可能な状態」(1905)と定義した．彼は脳内に「運動企図イメージ」(運動の計画)，「運動エングラム」(運動パターンの記憶)の座があると想定し，失行を障害構造から3つに分類した．

▶▶ 観念失行（Ideal apraxia；IA）

運動企図イメージの障害．角回を中心とした左頭頂後頭葉領域を責任病巣とし，両手に症状が出現．数個の対象物を用いる系列行為で最も障害が目立つ．

▶▶ 観念運動失行（Ideomotor praxia；IMA）

運動企図イメージ，運動エングラム，運動執行器官との連絡離断により生じる．責任病巣は縁上回，上頭頂小葉の皮質，皮質下白質．症状は両手に出現，口頭命令や模倣などパントマイムの動作障害をきたす．

失語症に合併することの多い口部顔面失行（buccal-lingual-facial apraxia）は，顔面，口唇，舌にみられる観念運動失行の一種と考えられている．

▶▶ 肢節運動失行（Limb-kinetic apraxia；LKA）

運動エングラムの障害．責任病巣は左右の中心溝前後領域．病巣と反対側の上肢に症状が出現．右手または左手がうまく使えず雑でぎこちない動きとなる．最近では，大脳皮質基底核変性症（corticobasal degeneration；CBD）にあらわれる症状の1つとして，LKA の症候概念が見直されている．

▶ 現代の失行分類論

▶▶ Rothi-Ochipa-Heilman モデル[2]

Rothi らは，Liepmann の「運動企図イメージ」から，「意味記憶」と「行為レキシコン」とを分離．「行為レキシコン」は，行為の時空間的フォームに関わるとし，「意味記憶」は言語・物品・行為ごとにある程度独立していると捉える．さらに「行為レキシコン」を入力と出力に分解．行為概念系と行為産出系とを分けることで，入力から行為出力に至るまでの複雑なプロセスを説明，どの場所の障害でどのような症状が出現するか予測可能としている（図1）．

▶▶ 概念失行（conceptual apraxia）[2]

Heilman らは「観念失行」を発症メカニズムから2つに分けた．動作順序の障害を「観念失行」とし，行為に関する意味記憶喪失による障害を「概念失行」と呼んだ．アルツハイマー病など変性疾患でみられるとしている．

▶▶ 伝導性失行（conduction apraxia）[4]

模倣によるパントマイムの障害．通常，失行患者は口頭指示より模倣の方が成績が良いが，伝導失行の患者では模倣の方が成績不良となる．発症メカニズムとして，「行為入力レキシコン」と「行為出力レキシコン」との離断が想定されている．

▶ 原発性進行性失行（Primary Progressive Apraxia）

失行など単一の高次脳機能障害から発症して徐々に進行，認知症に至る病態をさす．多くは大脳皮質基底核変性症（CBD）の発症初期症状として肢節運動失行が報告されている．アルツハイマー病や前頭側頭型認知症での報告もある．CBD でみられる失行症状は，最初コインをつまめないなど不器用な症状から始まり，次第に受話器を置けない，椅子に座れないなど，自己身体と対象の定位障害の影響を強く受けるようになる．

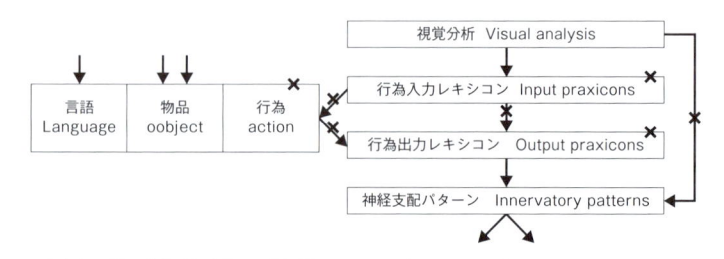

図1 ● Rothi-Ochipa-Heilman モデル（文献2）（文献3より一部改変）

▶ 失行以外の高次運動障害と脳梁性失行

Goldenberg[5]は，高次運動障害を3群に分類した．失行・失行以外の高次運動障害・脳梁性失行である．

▶▶ 失行以外の高次運動障害

動作の解放現象と抑制現象とに大別される．動作の解放現象には前頭葉損傷との関連が，動作の抑制現象には右半球損傷が重要視されている．

把握反射（true grasp reflex）：手掌上，末梢方向に向かう刺激を与えられるとそれを掴んでしまう手指の屈曲・内転運動．責任病巣は前頭葉内側面，病変部位と対側の手にみられる．

本能性把握反応（instinctive grasp reaction）：手への触覚刺激や視覚刺激により，その刺激を把握しようとする運動が生じる．把握反射に比べ能動的行為に映るが，本人の意思とは無関係におこる．前頭葉内側面の損傷で通常は対側の手に生じるが，右半球損傷の急性期に同側の手にみられることがある．

道具の強迫的使用（compulsive manipulation of tool）：見る，触れる，音を聞くなど種々の知覚を契機に，本人の意思に反してその道具を使用する動作がおこる．右手（利き手）に生じ，左手は意思にしたがって右手を抑制する．通常右手には把握反射か本能性把握反応を合併している．責任病巣は左前頭葉内側面と脳梁膝部．

使用行動（utilization behavior），**模倣行動**（imitation behavior）：前者は目の前にある物品を指示がないのに使用する現象．後者は指示がないのに相手の動作やジェスチャーを模倣する現象．強迫的使用と異なるのは，両手で協調的に動作を行う点と，患者自身に「使ってみたくなる」「模倣したくなる」という意図が生じている可能性のある点である．使用行動は模倣行動を合併することが多い．一側あるいは両側前頭葉内側面，前頭葉下部が責任病巣として指摘されている．

他人の手徴候（alien hand sign）：左手が本人の意思とは無関係に，まさぐる，つかむなどの単純な行為を行う現象．道具使用ほど高次の行為ではない．通常右手は意思に従い左手を抑制する．責任病巣は右前頭葉内側面と脳梁前部とされる．

運動維持困難（motor impersistence）：個々の動作を維持できない現象と，複数の動作を同時に持続できない現象とがある．前者では閉眼，注視，挺舌など個別の運動を持続できず，後者では閉眼と挺舌を同時に行わせるとどちらか一方が中断する．責任病巣は前頭葉外側面の皮質，皮質下．右半球病変例に多い．

運動保続（motor perseveration）：意図性保続と間代性保続とがある．前者は動作・行為開始を意図した時にその前に行った動作・行為を繰り返してしまう現象．後者はある動作・行為を始めるとそれを停止できない現象で，同語反復や語間代が含まれる．前頭葉損傷で出現しやすい．

運動開始困難（motor initiation difficulty）：運動を意図的に開始できない現象．従来，「開眼・閉眼失行」，「歩行失行」と呼ばれてきたが，運動開始機構の障害として捉えられるようになっている．責任病巣は補足運動野を含む前頭葉内側面が重視されている．

▶▶ 脳梁性失行（左側の失行（left-sided apraxia），拮抗性失行（diagonistic apraxia））

左側の失行は，脳梁病変による左右半球間連絡離断を原因として生じる，左上下肢の観念運動失行である．拮抗性失行は，右手の随意運動により誘発される左手の異常運動を指す．明らかに正反対の運動がみられることもあるが，右手でつかもうとしたものを左手が先に取る，右手の行為に協力せず無関係な運動をするといった非協調的運動も含まれる．いずれも脳梁離断症候群に含まれる．

文献

1) Liepmann H：Apraxia. Ergebn.Ges.Med. 1：516-523, 1920.
2) Heilman KM & Rothi LJG：Apraxia. In：Clinical Neuropsychology, 4th Ed. Oxford University Press, New York, 2003, pp215-235.
3) 望月 聡：「観念性失行」／「観念運動性失行」の解体に向けて―症状を適切に把握するために―. 高次脳機能研究 30：263-270, 2010.
4) Ochipa C, Rothi LJG, et al：Conduction apraxia. J.Neurol.Neurosurg.Psychiatry 57：1241-1244, 1994.
5) Goldenberg G：Neuropsychological assessment and treatment of disorders of voluntary movement. In：Halligan PW, et al（Eds.）. Handbook of Clinical Neuropsychology. Oxford University Press, pp340-352, 2003.
* 河村 満，高橋伸佳：高次脳機能障害の症候辞典．医歯薬出版，2009.

（執筆者：森田秋子，金井 香）

失行(2)
検査・評価

まず運動障害との鑑別を行う．次に，以下に示す4つの方法を組み合わせた評価を実施する．

▶ 鑑別すべき症状

麻痺，運動失調，不随意運動等，運動障害の有無と程度を確認し，失行との鑑別を行う．その際，麻痺があるから失行ではないと安易に判断してはならない．その運動障害により，問題となる行為障害を説明しうるのかどうかが問われる．

▶ 失行の評価法

▶▶ 改訂版標準高次動作性検査（SPTA）

本邦では，失行症の評価バッテリーとしてSPTAが用いられている．上肢，下肢，顔面の動作を評価できる．評価成績は課題の可否と過程の誤りによって採点される．どのような誤りがみられたか反応分類を行う（表1）[1]．

▶▶ WAB失語症検査（日本語版）行為の検査

項目数はSPTAより少ないが，スクリーニング検査として有用である．上肢，顔面の動作・道具使用，「戸をたたいて開ける真似」など複雑な動作を，口頭指示，視覚模倣，あるいは道具の実物使用から評価する．

▶▶ エラータイプに着目した評価

Heilmanら[2]は，独自の行為処理モデルから失行症検査を考案した．動作エラーは，「内容的エラー」「時間的エラー」「空間的エラー」「その他」に大別される[3]（表2）．

また，原ら[4]のエラータイプ分類は道具の使用障害に限定されているが，障害構造を分析する上で参考になる（表3）．

▶▶ 行動評価

種村[5]による指摘のように，失行症はADLに影響を与えうる．そのため，日常生活場面から評価することは重要な意義を持つ．

以下に注意点を挙げる．

生活の中でのADLを観察する：評価者の誘導により行われた動作は，日常生活から切り離された状況下でのものである．例えば，歯磨き動作は食事の前，あるいは後での，生活の流れに沿って自然に行われる動作を観察する必要がある．

ADL以外の目的的動作も観察する：例えば編み物が趣味であったり，ホウレンソウを束ねて袋に入れる作業に熟練していたり，技術として身についていた動作が病前のように行えなくなること

表1 ● 改訂版標準高次動作性検査（SPTA）反応分類
（文献1を表に改変）

1	正反応（N）	正常な反応
2	錯行為（PP）	狭義の錯行為や明らかに他の行為と理解される行為への置き換え
3	無定形反応（AM）	何をしているかわからない反応，部分的行為も含む
4	保続（PS）	前の課題の動作が次の課題を行うとき課題内容と関係なくくり返される
5	無反応（NR）	何も反応しない
6	拙劣（CL）	拙劣ではあるが課題の行為ができる
7	修正行為（CA）	目的の行為に対し試行錯誤が認められる
8	開始の遅延（ID）	動作を始めるまでにためらいが見られ，遅れる
9	その他（O）	上記に含まれない誤反応

表2 ● 動作エラーのタイプ（文献3）
（鎌倉矩子，本多留美：高次脳機能障害の作業療法．三輪書店，p339, 2010. より一部改変）

Ⅰ．内容的エラー		
P = perseverative	保続	それ以前に行った身振りの全部または一部を再生
R = related	有関連	内容的に関連がある別の身振りを正しく行う
N = non-related	無関連	内容的に関連がない別の身振りを正しく行う
Ⅱ．時間的エラー		
S = sequencing	順序性	順序性の崩れのすべて，付加・脱落・運動要素の置換
T = timing	タイミング	タイミングまたは速度の乱れ，動作の速すぎ，遅すぎ，不規則を含む
O = occurrence	産出回数	1回で済むところを複数回行うことや，複数回必要なところを1回で済ませる
D = delay	遅延	運動開始の遅れ
Ⅲ．空間的エラー		
A = amplitude	振幅	振幅の増大，減少，または不規則
IC = internal configuration	内的位置関係	指と手の肢位と，標的道具との関連の異常
BPO = body-part-as-object	身体部分の客体化	指，手，腕を想定している道具として用いる
ECO = external configuration orientation	外的位置関係	対象物への方向の誤りと，対象物の空間定位の誤り
M = movement	動き	その動作に固有の運動が発現しない
Ⅳ．その他		
NR = no response	無反応	
UR = unrecognizable response	識別不能の反応	時間的エラー，空間的エラーに識別できない反応

は大きな痛手となり，自信喪失をもたらす．

家族から情報を得る：見守る者により動作に変化がみられることは少なくない．家族に質問する際は，箸の使い方が以前より大変そうにみえることはないか，ボタンのかけはずしに手間取ることはないかなど，具体的に尋ねる．

多職種から情報を得る：入院生活では，いつも決まった条件で動作を行うことで反復学習が促進され，失行の残存が気づかれにくいという問題がある．1職種のみが観察できる場面は限られているため，少なくとも病棟看護師，介護スタッフ，理学療法士，作業療法士から情報を得ておく必要がある．

どの程度意識して行っているかもみる：失敗しないように注意して行えばできる場合と，ある程度自動的に行為を遂行できる場合とでは，同じ成功と言っても水準が大きく異なる．動作を正確に行える場合も，本人がどの程度意識してその動作を行っているのかを判定する必要がある．

▶ 失行症患者のアウェアネス（気づき）

失行症患者自身から道具が使いづらい等の訴えがあることは少ない．片麻痺を合併している場合，非利き手で動作を行うためにうまくできないのだと患者自身が思いこみ，周囲の者もそう受け止めていることがある．また，注意障害などほかの高次脳機能障害を合併していることがしばしばあり，失行症状が目立たない場合も多い．

そうした状況を考慮しても，失行症患者は自己の行為のエラーを過小評価する傾向にあるという指摘がある[6]．本人の症状に対するアウェアネスの乏しさは，リハビリテーションを阻害する要因になりうる．

以上のような複数の評価を行い，情報を統合して分析する．その際最も多いエラーのタイプ，エラーが起こりやすい条件など，共通する障害構造を推定する．また，有効な手がかりや，課題の難易度による変化を評価の中で探っていくことも忘れてはならない．例を挙げる．

・手順を口頭で指示すればできるのか．
・「使用命令」（使ってください）ではできなくても「動作命令」（〇〇してください）ではできるのか．
・本人に手順を言語化させればできるのか．
・動作を模倣させればできるのか．
・スタッフが手を添えて途中まで動作を誘導すればできるのか．
・何回か繰り返すことで上達するのか．
・道具の選択肢を減らせばできるのか．
・同じ道具でも本人が以前から使っていたものであればできるのか．

有効な手がかりを知ることで，リハビリテーションにつなげることができる．

表3 ● エラータイプ （文献4）

エラータイプ	エラー内容
Ⅰ．行為の意味エラー	異なった道具とみなす．あるいは使い方がわからず困惑する（物品そのものの意味記憶の障害）．
Ⅱ．動作準備エラー	道具をつかむ前のリーチや手の構えが不適切（道具の把持部分の形状に合わせた適切な運動企画の障害）．
Ⅲ．道具把持エラー	道具のつかみ方に誤りがみられる（使用法の体性感覚情報による喚起障害）． a 道具の握り方そのものが不適切． b 道具をつかむ位置が不適切． c 道具の方向性が不適切．
Ⅳ．対象選択エラー	道具が働きかける対象に誤りがみられる（道具と道具の相互関係に関する理解の障害）． a 働きかける対象が不適切． b 対象そのものは合っているが，その対象の中の場所の選択が不適切．
Ⅴ．使用手順エラー	道具を使用する手順に誤りがみられる（時間的系列に関する理解の障害）． a 手順の省略がみられる． b 手順の逆転がみられる．
Ⅵ．道具操作エラー	道具の操作に誤りがみられる（使用している道具の操作状況と記憶している道具の使用法照合の障害）． a 操作の方法が不適切． b 操作の方法は合っているが，操作の方向性が不適切．
Ⅶ．効果検証エラー	効果検証ができない．
Ⅷ．終了判断エラー	道具を使い続ける．

文献

1) 日本高次脳機能障害学会：改訂版標準高次動作性検査．新興医学出版社，2003，pp37-38．
2) Heilman KM & Rothi LJG：Apraxia. In：Clinical Neuropsychology. 4th Ed. Oxford University Press, New York, 2003, pp215-235.
3) Rothi LJG, Mack L, et al.：Ideomotor apraxia：error pattern analysis. Aphasiology 2(314)：381-388, 1988.
4) 原麻理子，前田眞治：道具の使用障害におけるエラータイプ分類と関連病巣．高次脳機能研究 30：336-348，2010．
5) 種村留美：失行・失認のリハビリテーションの流れ．高次脳機能研究 23：200-205，2003．
6) Rothi LJG, Mack L, et al：Unawareness of apraxic errors. Neurology 40(suppl.1)：202, 1990.
* 鎌倉矩子，本多留美：高次脳機能障害の作業療法．三輪書店，2010．

（執筆者：森田秋子，金井　香）

失行(3)
訓練・指導・事例

最近，多くの研究者から提案されるようになった独自のエラータイプ分類は，動作や道具使用過程のどこに問題があるかを分析し，効果的な治療につなげることを目的としている．まさに「行為」は，多くの要因から成り立っていると言えよう．

有効性が示された訓練法は複数存在するが(Smania[1]など)，いずれも効果の持続性やほかの動作への般化については立証されていない段階にとどまる．

Goldenbergら[2]は，「失行症患者に対する複合的ADLの直接訓練は有効である．しかしその効果はその活動，その道具にとどまる可能性がある．したがってリハビリテーションのためには，その患者が真に必要としている活動に絞って指導を行うことが必要である」と述べている．

▶ 介入の基本的方法

種村[3]は，以下の条件で訓練を開始することを推奨している．
- 単純な動作から
- 慣れた道具，慣れた環境で
- できる系列から
- 手を添えて動作を誘導する

また，指示様式や入力刺激を考慮する必要がある．「使用命令」「動作命令」「口頭命令」「書字命令」，「動作絵提示」「動作模倣指示」，視覚刺激，触覚刺激，言語刺激，動作の言語化，またはそれらの組み合わせなど，患者によって有効な手がかりは異なる．評価の段階で検討しておくとよい．

基本的には課題という形式でなく，生活の流れに沿った文脈のある場面で行うことがよいとされる．リハビリテーション課題として行う行為は，生活から切り離されている．実際には，患者は朝まだぼんやりしている時に洗顔，整容を行い，慣れない左手で食事動作を30分かけて行ったあと歯磨きをし，なるべく病棟スタッフの手を煩わすことのないよう，車いすに乗っているうちにトイレに行っておこうとするかもしれない．生活上の行為は流れをもっており，1つの行為はいくつかの行為とつながっている．「歯磨き」だけ，「髭剃り」だけと単発的に訓練し上達しても，病棟生活では能力がなかなか発揮されないことは誰しも経験があろう．

▶ 段階的アプローチ

エラーレス学習を基本とする．おおまかなプロトコルを図1に示す．

手がかりは最初のうち豊富に提示するが，多すぎて患者を混乱させてはならない．反復練習により円滑にできるようになったら徐々に手がかりを減らしていき，手がかりがなくても行えるようになることを目指す．その段階に至ると，ある程度自動的に行えるようになっている．自動化がみられたら少しずつ干渉刺激を挿入する．慣れていない環境下で行ったり，関係ない道具を選択肢にまぜるなどして，最終的には環境変化に対応できる状態になることを目標とすべきである．

▶ 事例
▶▶ 観念失行事例

70歳，男性，右利き，脳梗塞．左上側頭回から下頭頂小葉にかかる損傷(図2)．運動麻痺なし，中等度ウェルニッケ失語，観念運動失行，観念失行，軽度注意機能低下を認めた．生来農業を営み，現役でトラクターの運転などを行っていた．

発症20日後に回復期リハビリテーション病院へ転院．入院直後，右手にてスプーン，箸がうまく使えず食べこぼした．歯ブラシをうまく持ち変

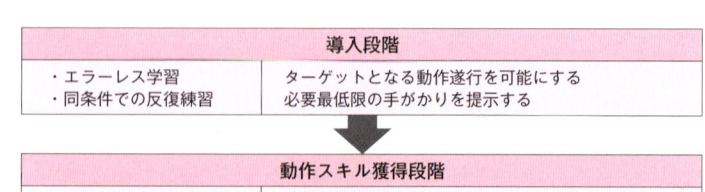

導入段階	
・エラーレス学習 ・同条件での反復練習	ターゲットとなる動作遂行を可能にする 必要最低限の手がかりを提示する

動作スキル獲得段階	
・動作の自動化促進 ・手がかりの段階的削減	円滑に動作遂行できるようになった段階で 徐々に手がかりを少なくしていくことを繰り返す

環境適応性の拡大段階	
・環境変化への対応強化 ・様々な干渉刺激の挿入	動作の自動化が図れた段階で 徐々に場所，道具の形，数など，変化への対応を促す

図1 ● 失行に対する段階的アプローチのプロトコル

えることができず，ブラシでない部分で歯をこすった．失行症状に対し，作業療法ではADL練習，上肢の巧緻動作練習，言語聴覚療法では右手での構成課題，注意課題などを行った．3カ月後，症状軽減，自宅退院となり，外来にて言語聴覚療法を実施した．日常生活面には問題は認められなかったが，農作業では，熟練していた農具をうまく使えず家族に止められてしまった．

本事例は，発症直後に顕著な道具使用障害を認めたが，退院時点ではADLや単純な活動には問題がなくなった．しかし技術を必要とする道具使用には障害を残したと考えられる．

▶ 本能性把握反応事例

68歳，男性，右利き．元電気会社経営．左前大脳動脈領域（前部帯状回）の脳梗塞（図3）．軽度超皮質性運動失語，右上肢に本能性把握反応を認めた．発症22日後回復期リハビリテーション病院に転院，入院当初，次の症状が観察された．①冷蔵庫の取っ手や廊下の手すり等を見ると無目的に握ってしまう，②目的をもって握った箸や靴下を放すことができない，③握ってしまった場合左手で右手を剥がす．

別の動作指示，深呼吸の促し，「リセット」との声かけなど，気持ちの切り替えを促すことで手を放すことができた．その後症状は軽減し，日常生活にほぼ問題のない状態で自宅退院した．しかし外来リハビリテーションでは，低いソファから立ち上がる場面など，本人に負荷がかかる場面では目の前にあったテレビのリモコンや孫の手などを無意識に握ってしまうことがある，との話があった．

本事例は左前頭葉内側面の損傷により，右手に本能性把握反応が生じた．日常生活上明らかな問題は消失したように思われたが，ごく軽度に残存していたことが示唆された．

▶ おわりに

失行症患者は，急性期，回復期に複数の高次脳機能障害を合併していることが多く，言語聴覚士が失行症状を主なターゲットとして訓練する機会はそう多くはない．

しかし筆者は，どの職種が，いま，どの行動に対し介入することが最も有効と考えられるかを理学療法士・作業療法士などのチーム間で検討したうえでなら，言語聴覚士によるADL・APDLへの介入が有効な場合があると考える．例えば摂食・嚥下障害へのアプローチの中で食事動作への介入を自然に行える立場にあるのは言語聴覚士であろう．食事からの流れで，歯磨き動作への介入につなげることもできる．あるいは，機器を用いるコミュニケーション訓練として，携帯電話やパソコンの操作に介入することもできる．自販機での飲み物の買い方，ポットからのお茶の入れ方についてなど，コミュニケーション訓練の中で自然に介入できる日常的行為は多い．もちろんそれには，ほかのリハビリテーションスタッフとの連携が必須であるし，言語聴覚士であっても身体機能やADLについての知識が必要にもなる．言語聴覚士は積極的に理学療法士・作業療法士の協力を求め，行動面へ介入していくべきである．コミュニケーションも「行動」の1型であることを忘れてはならない．

これまで述べてきたように，行為実現には複数の認知過程が関与しており，失行症の発症メカニズムは一様ではない．失行のリハビリテーションには，関係するスタッフ各々の創意工夫が求められる．

文 献

1) Smania N, et al：The rehabilitation of limb apraxia：a study in left-brain-damaged patients. Arch Phys Med Rehabil 81：379-388, 2000.
2) Goldenberg G, et al：Assessment and therapy of complex activities of daily living in apraxia. Neuropsychol Rehabil 11：147-169, 2001.
3) 種村留美：失行症のリハビリテーション—エラー特性に応じた介入—．神経心理学 28：182-188，2012．

（執筆者：森田秋子，金井 香）

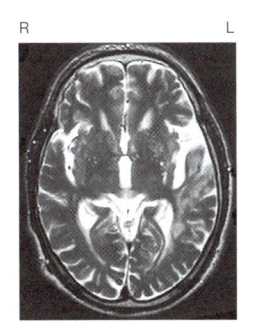

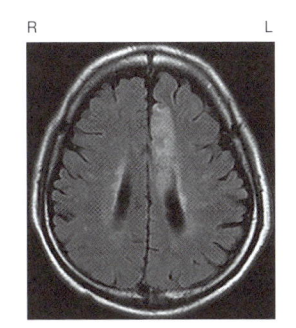

図2●観念失行事例　　図3●本能性把握反応事例

視覚失認（1）
基礎知識

　視覚失認とは，視力などの要素的な視覚機能自体は保たれているのに，視覚提示された対象を同定・認識できない状態をいう．しかし，視覚以外の感覚様式（触覚や聴覚など）を介すれば，その対象の認識は可能となる．

　視覚失認は認識できない視覚対象によって，統覚型視覚失認，連合型視覚失認，同時失認，画像失認，相貌失認，色彩認知の障害，地誌的見当識障害などに分類される．

▶ 統覚型視覚失認

　要素的な視覚機能（光の強弱，対象の大小，色彩弁別，運動の方向性など）は保たれているのに，形態知覚が成立しないため視覚的に提示された物品の認知が困難になる．しかし，物品を触ったり音を聞いたりすれば認知が可能となる．統覚型視覚失認では，形態のマッチング，模写，異同弁別，呼称，口頭命令による物品の選択といった課題ができなくなる．また，カテゴリー分類や用途を動作で示すことも困難となる．一酸化炭素中毒などによる両側後頭葉のびまん性損傷によって生じる．

▶ 連合型視覚失認

　統覚型視覚失認とは異なり，形態知覚は正常に保たれているのに，知覚された物品が何であるのかがわからなくなるのが連合型視覚失認である．形態知覚が保たれているので，形態のマッチング，異同弁別，模写は可能であるが，呼称や物品選択，カテゴリー分類，用途を動作で示すことが困難となる．両側側頭・後頭葉（内側下面）の損傷により生じるが，左一側の損傷でも生じることがある．

　連合型視覚失認に類似する症状として，視覚性失語がある．視覚性失語は，連合型視覚失認同様，提示された物品の呼称はできない．しかし，カテゴリーや使用目的による分類や照合，提示された物品の使用法を身振りにより示すこと，検者が身振りで提示した物品の指示，および口頭や文字カードで名称を提示した物品の指示は可能である．

▶ 同時失認

　個々の部分的な視覚対象は認知できるが，その部分と部分の関係性を把握することが困難となるため，視覚対象の全体的な認知ができなくなる．複雑な絵を見せると，部分の認知は可能であるのに絵全体の把握ができなくなる．左後頭葉前方部から側頭葉にかけての損傷により生じる．

　複数の対象物を提示すると，一度には1つの対象しか認知できなくなる状態も同時失認（背側型）という．このような同時失認では，1つの対象から他の対象へ注意を向けることが困難になるため，複数の対象を同時に認知することができなくなる．両側頭頂・後頭葉上部の損傷で生じる．

　複数の対象を知覚することはできるが，認知が断片的なため，同時には1つの対象しか認知できなくなる同時失認（腹側型）もある．複雑な絵を提示されるとすぐには全体を見ることができず，部分の認知を進め，ようやく全体が見えてくるようになる．左側頭・後頭葉下部の損傷で生じる．

▶ 画像失認

　写真，状況画，線画など，様々な画像に対する認知障害である．画像失認は，症候的にも病巣的にも視覚性物体失認の軽症例とみなされることが多いが，純粋例の報告もある．

▶ 相貌失認

　家族・親類・知人など以前から熟知している人物（熟知相貌）の顔を視覚的に識別できなくなる状態である．ただし，その人物の声を聞くと，ただちに人物の同定が可能となる．また，顔以外の特徴的な視覚情報（髪型，髭，眼鏡，服装など）でも人物同定が容易となる．

　相貌失認は，表1に示すように臨床症状の様々な特徴や経過，病巣部位などによって，「統覚型」と「連合型」に分類されることがある[1]．

　相貌失認の患者の中には，熟知している人物の顔をovertly（顕在的）には認知できないが，本人の意識に上らないレベルで熟知感を感じていたり，顔に関する何らかの情報をつかんでいると思われるコバート認知を示すことがある．

表1 ● 相貌失認の非均質性 (文献1)

	統覚型	連合型
未知相貌の弁別・学習障害	高度障害	正常～軽度
視知覚機能障害	高度～中等度障害	正常～軽度
熟知相貌の経過	一過性，時に持続性	持続性
顔特異性（face-specificity）	同一クラス内の種類の区別や同一種類内の個体の弁別も困難	顔に特異的
コバート認知	可能性なし	可能性あり
主要合併症状	場所の失認	色覚喪失 物体失認，純粋失読など
病巣部位	右後頭葉損傷でも生じる	両側性損傷

▶ 色彩認知の障害

中枢性色覚障害，色名呼称障害（色彩失名辞），特殊性色彩失語，色彩失認がある．

中枢性色覚障害は，色覚の喪失である．全視野または半視野，時には1/4視野に色覚の喪失を訴える．色覚は失われているが，その物の形や奥行きの知覚は保持されている．また，言語的情報も保たれているので，対象の色名を言語的に答える課題には正答できる．紡錘状回や舌状回を含む両側後頭葉内下面の損傷で生じる．

色名呼称障害（色彩失名辞）は，色覚障害や失語が認められないのに，提示された色名の呼称や指示された色名の選択指示ができなくなる．色の分類や弁別，対象の色名を言語的に答える課題は保たれる．左後頭葉内側面および脳梁膨大部の損傷によって生じる．

特殊性色彩失語は，色と色の照合や分類などの課題では異常を認めないが，形態と色の組み合わせに障害がみられる．また，塗り絵課題，対象の色名を言語的に答える課題でも障害がみられる．

色彩失認は，色覚の障害はないが色名の呼称や色名の選択指示ができず，さらに塗り絵のような提示された対象に適切な色を対応させる課題が困難となる．前述した色名呼称障害と同様の意味で用いられている場合もあり，注意が必要である．

▶ 地誌的見当識障害

熟知した場所で道に迷う状態のことをいう．熟知した場所とは，自宅内部や自宅周辺，生まれ育った町など発症以前からよく知っている場所だけでなく，発症後頻繁に訪れるようになった新しい場所も含まれる．地誌的見当識障害は，街並失認と道順障害に分類される[2]．

街並失認は，熟知している家屋や街並が初めて見るもののように感じて道に迷う．自宅内部の見取図の描画や熟知した地域の地図の描画，道順を口述することは可能であるが，熟知した家屋や街並の同定が困難となる．右側頭・後頭葉内下面で生じる．

道順障害は，目の前の建物が何の建物であるかはわかるが，複数の建物の位置関係や方角がわからなくなるため道に迷う．街並失認とは対照的に，熟知した家屋や街並の同定は可能だが，自宅内の見取図の描画や熟知した地域の地図の描画，道順の口述が困難となる．右半球後部帯状回（脳梁膨大後域）の損傷により生じる．

文 献

1) 小山善子：色彩認知と相貌失認（鹿島晴雄，種村純・編：よくわかる失語症と高次脳機能障害）．永井書店，1995，pp254-260.
2) 高橋伸佳：地誌的失見当．CLINICAL NEUROSCIENCE 19：456-458，2001.
* 山鳥 重：神経心理学入門．医学書院，1985，pp66-90.
* 小山善子：視覚認知の障害（藤田郁代，関 啓子・編：高次脳機能障害学）．医学書院，2009，pp37-51.

（執筆者：藤本寛巳）

視覚失認（2）
検査・評価

　視覚認知や視空間認知能力の異常を検出する際，臨床場面で最も一般的に用いられているのが，日本失語症学会（現，日本高次脳機能障害学会）が作成した標準高次視知覚検査（VPTA）である[1]．VPTA は，視覚失認や視空間失認を中心として，広義の高次視知覚機能を包括的に把握できるよう項目が選択されているので，視覚認知障害の評価として必ず実施するとよい．

　VPTA を実施する前には，要素的な視力や視野，色覚に異常がないかを確認するために，前提検査として次の検査を行うことが望ましい．

　①視力検査：分離して知覚される2点間の最小間隔にて視覚解像力をみる．また，単眼中心視において，文字・数字・環などの指標を読ませる視力検査法を用いて検査を行う．

　②視野検査：視野対面法や周辺視野計（perimetry）を用いて視野欠損の有無と範囲を測定する．同名半盲などがよく検出される．

　③色覚検査：石原式色覚検査を用いて色盲のスクリーニングを行う．また，色相配列検査として Farnsworth Munsell 100 Hue Test などがある．Hue Test では，描かれた線の形により第1色覚異常，第2色覚異常または第3色覚異常のいずれかに判定できる．この検査法は，Farnsworth dichotomous D-15 test（パネル D-15）などと併用して行うとより効果的である．

　これらの前提検査は，高次視知覚障害が存在する場合，実施しにくい可能性もあるが，種々の視覚認知の検査と上記の検査を比較し，総合的に障害構造を分析・判断する必要がある．

▶ 標準高次視知覚検査（VPTA）

　VPTA は，①視知覚の基本機能，②物体・画像認知，③相貌認知，④色彩認知，⑤シンボル認知，⑥視空間の認知と操作，⑦地誌的見当識の7つの大項目により構成されている．採点は原則として以下のような3段階評価であり，誤りが得点化されるため，得点が高いほど重度となる．

　0点：即反応（即反応を指定した反応時間以内で正答）．
　1点：遅延反応（遅延反応と指定した時間以内で正答か，不完全反応）．
　2点：無反応，全くの誤り反応，遅延反応に指定された時間を越える遅い反応など．

▶▶ 視知覚の基本機能

　視覚体験の変化（形，明るさ，遠近感，大きさ，歪みなど），線分の長さの弁別，数の目測，形の弁別，線分の傾き，錯綜図，図形の模写がある．

　この項目は，知覚統合の過程をみる検査であるため，統覚型視覚失認では，当然のようにどの課題でも成績は不良となる．連合型視覚失認においても，ある程度の障害が認められる[2]．

▶▶ 物体・画像認知

　絵の呼称，絵の分類，物品の呼称，使用法の説明，物品の写生，使用法による物品の提示，触覚による呼称，聴覚呼称，状況図がある．

　絵の呼称は，画像失認を検出する基本的課題である．また，物品の呼称は，視覚性物体失認を検出する基本項目となっている．物品の呼称が障害されていて，使用法の説明が可能であれば，視覚性失語の可能性がある．物品の写生は形態認知をみる項目であり，連合型視覚失認では可能となる．視覚失認は，視覚以外の感覚様式を介せば認知が可能となる特徴がある．よって，視覚失認の場合には触覚による呼称，聴覚呼称の項目は可能となる．同時失認では状況図が困難となる[3]．

▶▶ 相貌認知

　相貌失認に関する分析を行う．

　熟知相貌に関する課題として，有名人顔写真の命名・指示，家族の顔の認知がある．未知相貌に関する課題としては，未知相貌の異同弁別・同時照合，表情の叙述，性別・老若の判断がある．

　熟知相貌課題と未知相貌課題の成績には解離がみられることが多く，本来の相貌失認では，特に熟知相貌の課題で障害が顕著にみられる．

▶▶ 色彩認知

　色彩認知の基本的機能の評価や，それぞれの色彩認知障害に関する分析を行う．

　色名呼称，色相の照合，色相の分類，色名によ

る指示，言語－視覚課題，言語－言語課題，塗り絵がある．

　色名呼称や色名による指示課題は，色彩認知の基本的な課題であり，色彩認知に障害がある場合には成績の低下が顕著に認められる．中枢性色覚障害では，色相の照合や色相の分類で障害がみられる．言語－視覚課題とは，対象物と色彩との連合について，対象物名の言語的刺激からその色彩をポインティングする課題であり，色名による指示よりも複雑な意味処理上の手続きが要求される．言語－言語課題とは，言語的に物品と色彩との対応関係を問う課題であり，特殊性色彩失語ではこの項目で障害がみられる．

▶▶シンボル認知

　失読症の基本課題や文字認知障害の性質などの分析を行う．

　記号の認知，文字の認知，模写，なぞり読み，文字の照合がある．

　失読症状は，文字の種類や1文字か単語かによって反応が大きく異なるので，言語素材別に音読能力を詳細にみていく必要がある．また，失語症検査により発話表出過程の障害を確認することも必要である．純粋失読例では，運動覚イメージにより読字成績が改善することがある．なぞり読みはこれを確認するための項目であり，他の感覚モダリティによる認知の程度を確認することは重要である．

▶▶視空間の認知と操作

　半側空間無視に関する分析を行う．

　線分の二等分，線分の抹消，模写，数字の音読，自発画がある．

　線分の二等分は半側空間無視の基本的検査項目であり，障害の検出において鋭敏な課題である．線分の抹消は，視覚的探索行動をみるための課題であり，軽度無視例でも左下に見落としが生じやすい．数字の音読も探索方向による無視症状出現の比較を行うことができる課題なので，リハビリテーションを行う上でも重要な所見となる．

▶▶地誌的見当識

　地誌的見当識障害に関する分析を行う．

　地誌的見当識に関する項目は，回答の正否について妥当性のある得点化が行えていないため，いずれも参考項目となっているが，地誌的見当識障害の程度を検討する上では非常に重要な課題である．

▶ 生活障害の評価

　視覚失認では，多くの視覚情報を分析・統合することを要する文書データの分析，自動車の運転などが特に困難になり，作業能力に対する重大な影響が認められる．重度失認例では，テレビをみる，道具の使用，交通信号を認識するなど，日常生活に欠かせない活動が困難となる．軽度の症例であっても「データの分析」「作業時間の予測」「自動車の運転」「機械のメーター」「速い作業」など，大量の視覚情報を用いて作業することに大きな困難を示す[4]．

文　献

1) 日本失語症学会・編：標準高次視知覚検査．新興医学出版社，pp63-119, 1997.
2) 小山善子：視覚認知の障害（藤田郁代，関　啓子・編：高次脳機能障害学）．医学書院，2009, pp37-51.
3) 小山善子：色彩認知と相貌失認（鹿島晴雄，種村純・編：よくわかる失語症と高次脳機能障害）．永井書店，1995, pp249-251.
4) 種村　純：視覚失認．総合リハ 38：1085-1087, 2010.

　　　　　　　　　　　　　（執筆者：藤本寛巳）

視覚失認（3）
訓練・指導

▶ 発症初期の訓練

脳損傷などの発症初期は，視覚失認だけでなく様々な高次脳機能障害に加え，意識障害や注意障害などを合併することも少なくない．特定の失認症状が認められた場合でも，それぞれの症状に対する認知訓練によって全般的な刺激を通して覚醒レベルを高め，周囲の環境への注意と適応を促すことが重要となる．

▶ 認知訓練

視覚認知が成立するには，脳内で形の表象が成立し，次いで意味，最終的にはその対象を表す単語の順に表象が明確化される．それぞれの視覚対象における障害水準を明らかにし，より容易なレベルから段階的に訓練を進めていく．

視覚失認では，対象の視覚的な形からの認識は障害されるが，触覚や聴覚からの認識が保たれるだけでなく，対象の動きや位置，大きさ，傾きなどの認知も多くの場合，保たれることが多い．これらの情報は，すべて生活動作の助けになる[1]．障害されていない他の感覚様式を適宜組み合わせて訓練を進めていく．

▶▶ 物体失認・画像失認

物体失認・画像失認の訓練としては，単純な図形の弁別やマッチング，絵と物品のマッチング，絵と絵のマッチング，絵のカテゴリー分類，絵と単語のマッチングなどを行う．事前に提示された，特に認知しやすい刺激は，その後の認知や呼称に対して良い影響を与える[2]．

▶▶ 相貌失認

相貌失認は，視覚的な相貌に限局した認知障害であるため，声や髪型，服装，しぐさなどの手がかりを用いて代償することが可能である．

生活上必要な家族や友人，医療関係者などの顔写真を見せ，顔のマッチング，顔と名前のマッチングを行う．

顔の視覚性記憶に影響する要因として，

- 形態的に特徴のある顔は，平均的で特徴のない顔より再認されやすい．
- 形態的特徴だけでなく，性格特性など顔の視覚像と関連した意味情報が豊富であるほど再認されやすい．
- 頻繁に接する自分と同じ人種の顔の方が他の人種の顔よりも再認されやすい．
- 表情に関しても，真顔よりも笑顔の方がより再認がされやすい．
- 特に既知の顔は，表情の変化や顔の向きなど視覚的変化の影響を受けにくく，未知の顔よりも再認されやすい．

などが挙げられる．このような特性を考慮しながら，相貌以外の手がかりを有効に活用する[3]．

▶▶ 色彩認知の障害

色彩カードを用いて色相の弁別およびマッチングを行う．最初は認識が容易な色相から始めていき，少しずつ認識困難な色相へと進めていく．平行して，色と物品のマッチングや色名の呼称訓練を行っていく．

▶▶ 地誌的見当識障害

街並失認では，「○○という看板を過ぎたら右折する」「つきあたりの交差点を左折する」といったように，目的地までの道順を言語化する代償法が有効である．個々の建物などを地図上に定位することや，複数の位置関係（特に方角）を捉えることが可能なので，実際の地図に看板や標識，曲がるべき交差点などを言語的に表現して記入したり，目的地や目印となる建物などの写真を添付するといった補助手段を用いることも効果が期待できる．

道順障害では，保たれている風景認知を利用し，道順をたどる上での指標にすることが有効である．目につきやすい特徴的な建物を明確にした上で，これを指標に道順記憶の訓練を行う．道順障害でも，地図などの視覚的代償や言語的代償が有効に働く．

地誌的見当識障害では，しばしばその他の高次脳機能障害，特に半側空間無視が合併することが多い．半側空間無視が合併している場合には，上記のリハビリテーションと並行して，半側空間無視に対するアプローチも必要である．

▶生活上の障害への対応

重度失認例では，テレビをみる，道具の使用，交通信号を認識するなど，日常生活に欠かせない活動が困難となる．軽度の症例であっても，大量の視覚情報を用いて作業することに大きな困難を示すなど，日常生活上様々な場面で問題が生じやすい．

生活上の対応としては，個々人の能力および必要性に応じて代償手段（補助的手段）の活用と環境の調整を行う必要がある．また，視覚失認患者の「見えているけどわからない」という訴えは，一般には理解されにくいので，家族をはじめ周囲の人々に障害像をよく説明し協力を得ることも重要である．具体的な対応策を以下に挙げる[2]．

▶▶代償手段の活用

- 物を見てもわからない場合は触ってみる．
- 画数が多い漢字や見えにくい文字の場合は，拡大コピーする．
- 文字を指でなぞってみる．
- 信号に関しては右から赤・黄・青，上からの場合は赤・黄・青と覚える．
- 顔が認識できないとき，髪形や服装，体型などに注目する．
- 声を聞いたり，ネームプレートを見て判断する．
- 本や新聞，テレビの代わりにラジオから情報を得る．
- 買い物では触って鮮度を確認する．
- 商品の陳列位置を覚える．
- 足元が見えにくいとき，悪天候の日や夜は，外出を控える．
- お金を間違えないよう，硬貨は大きさを覚える．
- お札の場合は折り方を変える．

▶▶環境の調整

- 物品の整理など家事や職業生活上の環境を整える．
- 物品を置く場所を一定にする．
- ベッド周辺にはあまり物を置かない．
- 物品や着衣の左右に目印を付ける．
- 生活上交流のある人に関しては，相手から声をかけてもらうようにする．

文　献

1) 平山和美：視覚性失認．神経内科 68：358-367, 2008.
2) 種村　純, 種村留美：視覚失認, 相貌失認, 街並・道順障害．モダンフィジシャン 21：266-268, 2001.
3) 横山絵里子, 千田富義：顔と名前の記憶術．臨床リハ 9：1158-1164, 2000.

（執筆者：藤本寛巳）

半側空間無視（1）
基礎知識

半側空間無視は，高次脳機能障害の代表的な障害の1つである．半側空間無視の発生頻度は高く，言語聴覚士の臨床では構音障害や高次脳機能障害の患者に多くみられる．

▶ 半側空間無視の定義

半側空間無視（USN；Unilateral Spatial Neglect）とは，大脳半球病巣と反対側の刺激に対して，発見したり報告したり，反応したり，その方向を向いたりすることが障害される病態である[1]という定義が用いられることが多い．

▶ 半側空間無視の原因と発生頻度

半側空間無視の原因は脳血管障害が最も多く，頭部外傷，脳腫瘍，脳炎などでも生じる．半側空間無視の発生頻度は，原因疾患や評価時期，評価方法によって異なるが，右半球損傷の，急性期の70％以上にみられ，回復期では40％前後にみられる，とする報告が多い．右半球損傷のリハビリテーションにおいては半側空間無視の存在を常に考慮しておく必要がる．

左半球損傷の半側空間無視については，急性期には失語や失行に合併していることがあるが，右半球損傷より発生頻度は低く，短期間で改善することが多いとされている．左半球損傷のリハビリテーションにおいても半側空間無視は考慮すべき障害であるが，発生頻度や重症度などから，本稿では右半球損傷で生じる左半側空間無視について扱うことにする．

▶ 半側空間無視の責任病巣

半側空間無視の責任病巣として，一般的には側頭－頭頂－後頭葉接合部付近の病巣が重要視されているが，前頭葉，後頭－側頭葉内側部，視床，内包後脚，基底核など様々な部位の損傷でも半側空間無視が生じることが報告されている．

▶ 半側空間無視の症状

急性期の重度の半側空間無視患者は頭部，眼球を右に向けていることがある．正面を向いても左側の人に気がつかず，左側から声をかけられても右側を探すことがある．左側から話しかけても会話が成立しにくいことがある．

半側空間無視があると，左片麻痺がなくても，あるいは軽度でも日常生活動作の自立は困難で，声かけや介助が必要になる．食事場面では右側の器しか食べない，それぞれの器の左側に食べ残しがある．移動の際には歩行または車いす駆動が可能であっても，左側に寄っていく，左側の人や物にぶつかる，左側にある曲がり角や目的地を通り過ぎる．移乗では，車いすの左側のブレーキやフットレストの操作を行わない，左上下肢の位置を確認しない．整容では左側の顔を洗わない，左側を拭かない，左側の髭のそり残しがある，左側の髪をとかさない．更衣動作では右上下肢のみを衣服に通すが左上下肢は衣服に通さない，上下肢を衣服に通しても不完全，ズボンやパンツの左側が上がり切らない，左の靴をはかない，眼鏡のつるを左耳にかけない．排泄では左側にあるトイレットペーパーのホルダーや水を流すレバーなどをみつけられない，ズボンやパンツの上げ下げが不十分でシャツなどが出ている．

これらの障害によって，日常生活では患者自身の身体が危険にさらされることがある．最も多いのが患者自身の転倒や転落で，場面ごとにみられる危険な行為は以下の通りである．ベッド上で端座位になったとき，下肢の位置が不適切で倒れる，車いすから立ち上がるときに左側のブレーキをかけ忘れる，左足をフットレストからおろさないで立ち上がる，フットレストをあげない，左足が内反したまま足底が床についていない状態で立ち上がる．杖や独歩の場合は歩行時に人や物にぶつかり，衝撃で転倒する（車いすを駆動しているときや歩行しているときに人に衝突してけがを負わせる危険もある）．

▶ 半側空間無視の機序

半側空間無視の機序については多様な説があり，どれか1つですべての半側空間無視を説明できるのもではないといわれていたが，半側空間無視発現の根底にあるのは，空間性注意の右方向への病的な偏りであると考えるのが現在の主流である．

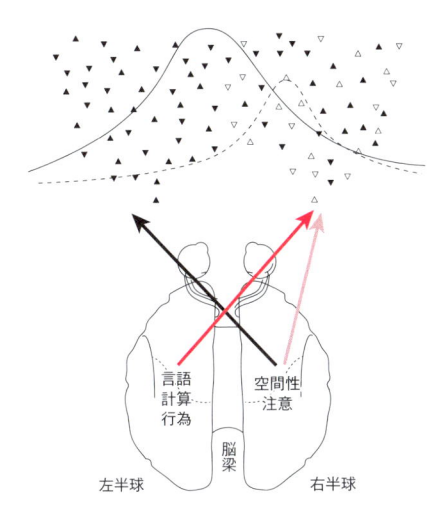

図1● 大脳半球の側性化と空間性注意機能（文献2）
右半球は，身体から見て左右両側の空間に注意を向けられるが，左半球は，主に対側の右空間にしか注意を向けられないと考えられる．白い三角と点線が左半球の空間性注意の分布，黒い三角と実線が右半球の空間性注意の分布を示す．

空間性注意とは，外界と個体との関係の中で意識を適切な対象に集中し，また移動していく機能といえる．ヒトでは右利きの大半において，空間性注意の機能は右半球優位に側性化している．図1のように右半球は身体からみて左右両側の空間に注意を向けることができるが，左半球は対側の右空間にしか注意を向けられないと考えられる．そのために，右半球損傷では左の空間とうまくつき合えない半側空間無視が起こりやすい[2]．

▶ 半側空間無視に合併する症状

▶▶ 半側空間無視と関連する症状

①**病態否認**：片麻痺患者が麻痺の存在を否認する症状．急性期にみられるが，改善し消失することも多い．片麻痺がありながら，「手は動きますか」「歩けますかと」と聞かれると，事実に反して「はい動きます」「歩けます」と返答する．

②**半側身体失認**：自己の身体にたいする認知障害．自己の半側身体に関心を示さず，あたかもそれが存在しないかのように振る舞う．麻痺側上肢の挙上を促しても非麻痺側上肢を挙上して平然としていることが多い．

③**運動無視**：筋力，反射，知覚等の障害がないにもかかわらず，一側の上下肢を使用しなかったり，使用が低下する状態．麻痺とは，患肢を動かすよう繰り返し促すと改善する点が異なる．

▶▶ その他の症状

①**全般性注意障害**：半側への方向性注意の障害だけなく，全般的な注意障害を合併することがある．注意を向けるべき対象を選択し注意を持続することができず，わずかな刺激で注意が転動する．

②**感情障害**：感情表現が乏しく，平板化する．自己の状況について客観的に評価ができず，深刻みにかける発言が聞かれる．周囲の出来事や人々に対して無関心で，周りの人々への配慮，気配りができない．

③**言語運用能力の障害**：言語そのものの理解には異常がないのに，文脈の理解に障害があり，ことわざや慣用句などの理解障害を示す．また，多弁で話にまとまりがなく，内容が飛躍しやすいことがある．

④**その他の障害**：しばしば病識が不十分である．半側空間無視に関する病識が欠如し，それが訓練の支障となることがある．また現在の自分の状況に対する客観的な判断力が低下し，今後の生活設計等を自分で行うことができないことがある．

▶ 半盲と半側空間無視

半側空間無視に左同名半盲や四分盲を合併していることがあり，半盲を伴いわない半側空間無視に比べ無視症状が重度になることがある．しかし，半盲は視空間の感覚障害であり，半側空間無視は認知障害であることから症候学的には異なるものである．半盲は視点を固定した条件で一側視野に呈示された刺激が知覚されない，視索から外側膝上体，視放線，後頭葉視覚野の病変で生じる視覚の一次性感覚障害である．半側空間無視は自由に眼を動かせる条件で認められる症状である．半盲だけの場合，患者は視野の見えにくさを自覚し，半盲空間に視線を向けたり，より長く見ることで代償することができる．

文　献

1) Heilman KM, Watson RT, el al.: Neglect and related disorders. In Heilman KM, Valenstein E (eds.): Clinical Neuropsychology, 3rd ed. Oxford University Press, New York, 1993, pp279-336.
2) 石合純夫：半側空間無視・無視症候群（鹿島晴雄，大東祥孝，他・編：よくわかる失語症セラピーと認知リハビリテーション）．永井書店，2008，387-399．
＊ 石合純夫：失われた空間．医学書院，2009．

（執筆者：中澤久夫）

半側空間無視（2）
検査・評価

▶ 半側空間無視の評価

半側空間無視の評価は，机上検査と日常場面での観察による所見を通じて，半側空間無視の症状がどのような場面でどのようにあらわれるのか総合的に評価することが重要である．

半側空間無視の検査は，線分二等分検査，線分抹消検査，記号や文字の抹消検査，図形や文字の模写検査，文章読み検査，筆算による検査，塗り絵検査など多種類がある．他の機能障害の影響が少なく，定量的に判定ができるなどの理由から，スクリーニング的に，線分二等分検査，線分抹消検査，図形模写検査が用いられることが多い．

▶ 標準化された半側空間無視の検査

Behavioural Inattention Test（BIT）は，イギリスのリバーミード・リハビリテーションセンターを中心として開発された半側空間無視の国際的検査法である．日本人向けに最小限の修正を加え標準化のうえ，1999年にBIT行動性無視検査日本版[1]が出版された．BITは，通常検査と行動検査からなる．通常検査者は，これまで伝統的行われてきた机上検査を集約したものであり，行動検査は日常生活場面を模した課題からなり半側空間無視に伴って生じやすい日常的な問題を予測したり，訓練の課題を選択する手がかりとして用いられる．

BITは，指示を理解できること，視野障害の有無は問わず十分な矯正視力があること，せん妄のような明らかな全般的な注意障害がないことが実施のための必要条件である．健忘があっても実施可能な検査である．認知症がある場合，目安として長谷川式認知症スケール（HDS-R）またはMini-Mental State Examination（MMSE）が15点以上あれば実施可能である．検査の所要時間はBIT全体で45分程度である．

▶▶ 通常検査

半側空間無視のスクリーニングとして使用される．6つの下位検査（図1[2]）からなり，最高得点とカットオフ点は表1の通りである．①線分抹消試験：長さ2.5cmの様々な方向を向いた線分36本が印刷された用紙が提示され，すべての線分に印をつける．②文字抹消試験：横書きの5行の無意味な平仮名文字列から，「え」と「つ」のみに印をつける．③星印抹消試験：大きい星，小さい星，仮名文字と単語が不作為に配置された中から，小さい星のみに印をつける．④模写試験：星，立方体，花，3つの幾何学図形を書き写す．⑤線分二等分試験：約20cm（8インチ）の水平な線分3本が階段状に呈示され，真ん中に印をつける．⑥描画試験：アナログの時計，立っている人，蝶の絵を手本なしに描く．

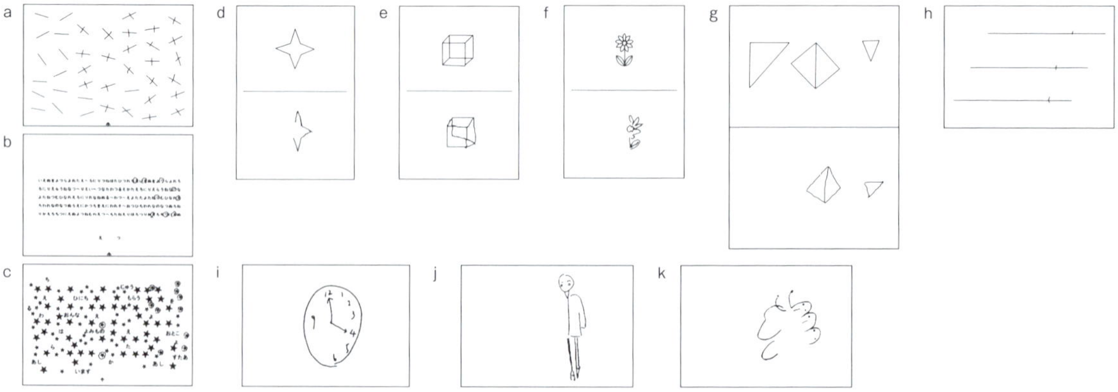

図1● BIT 行動性無視検査日本版の通常検査（文献2）

a：線分抹消試験，b：文字抹消試験，c：星印抹消試験，d：模写試験・星，e：模写試験・立方体，f：模写試験・花，g：模写試験・図形，h：線分二等分試験，i：描画試験・時計，j：描画試験・人，k：描画試験・蝶．紙のサイズ（四角い枠）はいずれもA4判．

表1 ● BIT通常検査：最高点とカットオフ点
（文献2）

通常検査	最高点	カットオフ
線分抹消試験	36	34
文字抹消試験	40	34
星印抹消試験	54	51
模写試験	4	3
線分二等分試験	9	7
描画試験	3	2
合計	146	131

＊カットオフ点以下を異常とする

▶▶行動検査

9つの課題で構成されている．行動検査では見落とし・誤反応数から評価点を求める．行動検査は意味的要素を含む課題が多いので，再検査時に練習効果が現れにくいようVersion AとBが用意されている．①写真課題：写真の中の物品を指さして呼称する．②電話課題：電話機を用意し，電話番号の書かれた紙をみてダイヤルを押す．③メニュー課題：メニューを開き，品物を漏らさず読み上げる．④音読課題：短い記事を声に出して読む．⑤時計課題：デジタル時計に示された時刻を読む，アナログ時計に示された時刻を読む．⑥硬貨課題：6種類の硬貨が3枚ずつ呈示され，指定された硬貨をすべて指さす．⑦書写課題：住所と文章を書き写す．⑧地図課題：与えられた平仮名の順番にしたがって道をたどる．⑨トランプ課題：提示されたトランプの中から指定されたカードを指さす．

▶▶結果の解釈

通常検査と行動検査の各合計得点とそれぞれの下位検査得点ごとにカットオフ点が設けられており，カットオフ点を含むそれ以下を異常と判断する．①BIT通常検査合計点が131点以下の場合には，半側空間無視があり，ADL，訓練場面においても無視による障害が現れる．②下位検査の1つ以上でカットオフ点以下があるが，通常検査合計点が132点以上のときには，半側区間無視の可能性を考え，検査結果やADL，訓練場面を注意深く観察する必要がある．③BIT通常・行動両検査の全下位検査が正常範囲のときには，ADL，訓練場面で半側空間無視を示すことは稀である．

BITでは重症度をカットオフ点以下の検査数で表現する．カットオフ点以下の検査数が1～2を軽度，3～4を中等度，5～6を重度とする．

▶ 行動所見・日常場面での観察

半側空間無視の最大の問題は実際の生活への影響であり，日常生活場面での問題点を把握しておくことが重要である．前項「半側空間無視の症状」に記した症状が日常生活場面でみられるか注意深く観察する．

急性期のベッド上では，左側からの声かけに反応が鈍い，右側ばかり向いているなどの症状がないか観察する．30cmくらいの紐を水平にして示して中央をつかんでもらう，ベッドアップが可能なら検査用紙をボードに固定して呈示し，線分抹消検査，図形模写検査を実施する．

車いす座位がとれるようになったら，机上での検査（BITなど）を実施する．代償的な方略を使用することで机上検査の成績はよいが日常場面では半側空間無視の症状がはっきりとでている場合や，机上検査では半側空間無視の症状がはっきりとでているが，慣れた生活範囲では適応が可能で症状が現れない場合がある．机上検査の結果にこだわらずに日常場面での観察を行うことが大切で，病棟での様子や訓練場面での様子を看護師，理学療法士，作業療法士などから聞くことも重要である．

▶ 並行して行っておくとよい評価

HDS-RまたはMMSEを行い，記憶，見当識，言語性機能を含む全般的な知的機能を評価しておく．視覚的認知を必要としないDigit Span（順唱，逆唱），7シリーズを実施して全般的な注意機能を検査する．WAIS-Ⅲの言語性検査は，代償的方略の獲得など訓練を進めるうえでの参考になる．視覚的認知を必要とする検査（視覚性の注意課題やWAIS-Ⅲの動作性検査など）は，半側空間無視の影響を強く受けるのであまり参考にならない．

文献
1) 石合純夫（BIT日本語版作成委員会代表）：BIT行動性無視検査日本語版．新興医学出版社，1999.
2) 石合純夫：行動性無視検査．臨床リハ 18：628-632, 2009.

（執筆者：中澤久夫）

半側空間無視（3）
訓練・指導

▶ 半側空間無視に対するリハビリテーション

半側空間無視に対するリハビリテーションとしては，様々な報告がされているが，それらは主にトップダウンアプローチとボトムアップアプローチに大別される．それらとは別に，半側空間無視に起因する日常生活での機能障害に対して行う機能的アプローチがある[1]．

▶▶ トップダウンアプローチ

言語性の手がかりを与えたり，視覚性に目印をつけたり，様々な方略を与えたりして，結果のフィードバックを行いつつ，徐々に自発的に左方空間に反応できるようにする意識的な訓練アプローチである．無視症状に気づき能動的に無視側に注意を向ける必要があるため，病態否認や知的機能の低下などを合併していると訓練が困難になることがある．

視覚走査訓練，聴覚的フィードバックを用いた訓練，体幹を左に向けるアプローチなどがある．また，類似した訓練として左をみるようにその都度 cue を出す，探索すべき空間的フレームの左側に目印をつける，右側の標的に反応したら視界から取り去るといった方法もある．

視覚走査訓練では，訓練課題に近い評価課題では改善がみられたが，課題内容との違いが大きくなると効果が一定しないという．

▶▶ ボトムアップアプローチ

空間性注意の基盤となっているのが感覚入力と運動出力であるという立場から考えられたアプローチで，保存された感覚ルートまたは感覚─運動協調を通して空間性注意に働きかけようとする無意識的なアプローチである．

一側感覚刺激が行われており，カロリックテスト（外耳道への温度刺激）を応用し左向きの眼振を誘発する方法，ランダムドットが左側に動く背景を用いて視運動眼振を引き起こす方法，左後頭部への電気刺激や振動刺激を利用する方法，反復頭蓋磁気刺激などがあるが，無視を改善するといったエビデンスには至っていないのが現状である．

感覚と運動の協調に介入する目的で半側空間無視に対するプリズム適応（プリズム順応）療法が行われている．視野を右にずらすプリズム眼鏡をかけてリーチ動作を行うことで，視覚的には右側にずれてみえる状態に到達運動を順応させるというものである．数週間効果が持続するという報告がある一方，有用性は確認できないという報告もあり，今後の研究が期待される．

▶▶ 機能的アプローチ

日常生活のなかで重要度の高いものを繰り返し練習して，自立度を向上させようとするものである．半側空間無視そのものの改善を促すアプローチではないので，他への汎化は困難と考えられるが，日常生活に結びつきやすく具体的な成果が分かりやすいアプローチで，リハビリテーションにおいて有効な手法である．

▶ 急性期の対応

急性期においては，半側空間無視に直接的にアプローチするよりもコミュニケーションをとりやすくしたり，意識，注意，記憶，感情など基盤的認知能力を高めるためのアプローチを行う．左側を向けないときには，医療スタッフや家族は左側に立ち視線を合わせるようにして会話をする，臥床時間をなるべく少なくして，できる課題（集中して取り組める課題）を多く行う．

また，患者が安全にできる動作を増やすために，患者を取り巻く環境側を生活しやすく調整することもリハビリテーションの重要課題である．患者の病室に目印をつける，持ち物に印をつける，車いすの左側のブレーキを長くしたり目立つ目印をつけたりするなど，環境整備が作業療法士を中心に行われる．

▶ 家族・介護者への指導

半側空間無視患者の家族は，患者の症状に対して戸惑い，不安を感じていることが多い．特に病識が欠如し，感情障害を合併した左片麻痺患者の家族の介護における精神的な負担は大きく，失語症のある右片麻痺患者以上であるといわれている．

半側空間無視患者に対して，「左，左」と左に注意を向けるように直接的な指示を行うことや，そ

の都度見落としや失敗を指摘することは有効ではなく，患者にとって苦痛であることが多い．また，感情障害を生じた患者は，場の雰囲気や相手の気持ちへの配慮ができずに自己中心的な発言が多くなるが，きちんとことばで説明すれば不適切さが理解できることもあるので，患者の発現を余裕を持って聞き，対応することが必要であることが多い．家族には以上のようなことなど，症状をわかりやすく説明し，病気に起因している症状であることを理解してもらうことが重要である．

▶ 言語聴覚士の役割

半側空間無視患者は，認知，行動，言語の側面に症状を認めることがほとんどである．症状が浮動的で場面により症状が異なること，机上検査と日常場面の観察の両面から評価する必要があるなどの理由から，複数の職種が関与することが望ましく，言語聴覚士が半側空間無視に関わることには意義がある．

言語聴覚士の半側空間無視に対するアプローチには，以下のことが考えられる．①トップダウンアプローチ：図や文字の抹消課題などを通して，無視症状に気づくように促すとともに，能動的に左方向に注意を向けるように促す．②半側空間無視以外の高次脳機能障害へのアプローチ：記憶・注意障害に対しアプローチする．特に急性期や回復期初期では，意識障害の改善のため，できる課題（集中して取り組める課題）を探して，容易にできる課題を多く行ってもらい，意識の改善をはかる．③言語運用へのアプローチ：文脈の理解や筋道を立てて話すことの練習，場の雰囲気や聞き手の気持ちの推測など，コミュニケーションの改善をはかる．④コミュニケーション環境の整備：電話，パソコン，テレビのリモコン，メモ帳，スケジュール帳の管理など，患者が生活の中で利用できるように工夫し，生活場面で活用できるよう促す．

▶ 半側空間無視の回復

半側空間無視は，リハビリテーションを通じて重症度に改善がみられる．発症直後に認められた半側空間無視の症状が，消失する例もある．一方，発症1カ月を経過しても症状が認められる場合，半側空間無視の症状が完全に消失することは極めて少ないといわれている．

半側空間無視が改善する過程で，机上検査の結果と日常場面での観察とが一致しない場合がある．机上課題あるいは日常場面のいずれかで半側空間無視の症状が認められれば，半側空間無視が残存していると判断する．

机上課題で半側空間無視の症状が残存し，日常場面で無視症状が認められない場合は，観察している行動範囲に問題がある．半側空間無視患者は慣れた環境ではうまく適応して無視症状が認められないときがあり，初めての場面では無視症状が出現しやすい．また，病棟など限られた環境では無視症状が出現しなくても，屋外や人や物が多い店舗などでは無視症状が顕著になる場合が多い．

机上課題では半側空間無視の症状がみられないが，日常場面では無視の症状が認められるとき，検査結果の質的な見直しが必要である．自身に半側空間無視の症状があり，能動的に注意深く左側を探索する方略を使える患者は，時間をかけ左側を探索し見落としや誤反応はなくなる．このため検査の得点はカットオフポイントを上回り異常なしと判定される．この場合，所要時間を計測しておけば判断の参考になる．また，課題そのもの難易度を上げるなどして，軽度の半側空間無視を検出するための検査バッテリーの開発も重要である．

文 献

1) 大沢愛子，宮島泰広，他：半側空間無視のリハビリテーション．臨床リハ 11：1025-1030，2010.
＊ 石合純夫：半側空間無視・無視症候群（鹿島晴雄，大東祥孝，他・編：よくわかる失語症セラピーと認知リハビリテーション）．永井書店，2008，387-399.
＊ 石合純夫：失われた空間．医学書院，2009．

（執筆者：中澤久夫）

構成障害（1）
基礎知識

▶ 定義
▶▶ 失行

失行は，Liepmann（1900）によって最初に記載された概念である．Liepmannは，失行を他の運動から独立させ「運動執行器官に異常がないのに，目的に沿って行為を遂行できない状態である」と定義した．また，のちに「失行は学習された運動行為の障害である」（1920）としている．すなわち，①臨床で判断しうる限り，麻痺，不随意運動，失調，筋緊張異常などの目的行為の遂行を妨害する症状を認めない，②（定義には直接含まれないが）半側空間無視を含む視覚認知障害や全般的知的低下等がなく認知レベルに明らかな異常がない．つまり，行為命令の了解ができ，対象の理解ができ，目的行為についての了解ができる，にもかかわらず，③行為に失敗する．これが失行である．また，④対象とする行為は学習された行為である，が加わる場合もある．

▶▶ 構成失行

以上のような失行研究を背景に，構成行為の障害は，Popplreuter（1917）の視覚失行（構成障害だけでなく，歩行時のバランス維持の障害など多岐にわたる運動や行為の障害を指し示す概念であった）にはじまり，Kleist（1934）の一連の研究によって，構成失行と呼ばれるようになった．

Kleistによれば，「構成失行とは，構成行為（組み立て，組み合わせ，描画）において現れ，その際，構成対象の空間的形態実現に失敗する障害である．しかし，個々の運動の失行は存在しない．（筆者注：観念失行や観念運動失行は存在しない）誤りは空間的なものである．表現されるべき形は全体的に空間に誤って形成され，個々の部分は位置が違ったり，誤った大きさで形成されたり，あるいは全体として完成しない」．なお，Kleistは構成失行の責任病巣を左半球としている．

▶▶ 構成失行と構成障害

現在，構成行為の障害に対しては，「構成失行」ないし「構成障害」という2つの用語が使用されている．しかし，各々の用語は明確な定義づけがないまま使用されている．

諸家の意見をまとめると，「構成行為では，対象を正確に理解把握するという認知的要素と対象の構成と言う行為的要素の両者が密接に関連している．臨床的には，これらを分離することは困難」という主張が多い．そのため，この構成行為障害に対して特に認知面の障害の否定が難しいため，失行の概念になじまないのではということは，比較的早い時期から指摘されていた．また，これまでの報告では構成失行と判断された症例のほとんどが何らかの視覚認知障害を指摘されていることも事実である．そこで，両者を以下のように整理した．

構成失行：①構成行為の障害を認める．②視力障害や麻痺等の運動障害はない．③視覚認知障害，全般的知能低下がない．

構成障害：①構成行為の障害を認める．②視力障害や運動障害がない．③半側空間無視，その他の視覚認知障害，全般的知能低下を伴っても構わない．

▶ 構成能力を支える基盤

構成行為実現のためには，次の3つの側面が必要である．

▶▶ 認知

視覚認知と視空間能力が想定される．視覚認知は，対象を大まかに捉える，細部を捉える，比較照合するなど，形態知覚，形態弁別，の各能力が含まれる．視空間能力には，対象の方向判断，空間関係の把握能力等が関係する．

▶▶ 行為

いわゆる運動能力と行為実現能力が推定される．運動能力には，麻痺・失調の有無，視覚と運動の協調性，手指の巧緻性などが関係し，行為実現能力としては，動作手順の計画やプログラム能力が含まれる．

▶▶ 全般的知能

対象の空間的特徴を抽出する能力やモニタリング能力，修正能力および全体的注意力等が含ま

れる．

▶ 発現頻度と重症度

Kleistは構成障害の病巣として左半球を重視したが，1960年代まで，右半球障害で頻度が高く，かつ，重症度も右半球障害例が重度であるという報告が相次いだ．1970年代になると，いずれの半球においても30〜40％程度の発現率という報告が多く，また，重症度の左右差は判然としない．しかし，最近の病巣部位を統制した報告では，再び右半球優位の報告が多くなっている．

▶ 構成能力の半球優位性

右半球が担う能力の1つとして構成能力を指摘する報告は少なくない．例えば，Kertesz[1]は「右半球は空間的関連，パターン認識，顔貌認識，空間構成，描画能力，着衣行為，感情表現，感情認知，ユーモア，色の識別，話の巧妙さ，注意喚起といったことに関して優位性がある」と述べている．

また，脳梁離断例に，左手（右半球支配）では構成行為に全く破綻をきたさないのに，右手（左半球支配）の構成障害を認める（急性期を中心に）．

さらに，臨床的にも右半球障害の構成障害の方が左半球のそれより目立つ印象である．

▶▶ 病巣

Kleist（1934）は，左半球頭頂葉を責任病巣とみなしていた．その後，Paterson（1944）が，右半球頭頂葉病巣でも構成障害が生じることを報告して以来，左右いずれの半球でも生じ，病巣として頭頂葉が重要視されている．最近では，この頭頂葉の病巣に加え，前頭葉の病巣も指摘されている．この前頭葉障害による構成障害は遂行機能の問題との関連が示唆されている

▶ 症状

▶▶ 左半球障害による構成障害

①描画では，「全体として形態の方向性は保たれるが，形態の描き方が大まかである」「closing-in現象（密着現象，Mayer-Gross, 1935）がみられる」「描画が困難な時，あらかじめ点や線を描きこんでおくと描画が改善する」，②積み木構成では「外側の輪郭はうまく構成されるが，内側の細部に困難を示す」，③誤りへの洞察は保存される．

最近の報告では，closing-in現象は局所病変では稀で，認知症例，特に進行したアルツハイマー病患者で特徴的であるといわれている．

▶▶ 右半球障害による構成障害

①描画では「piecemeal approach（断片的接近現象，Paterson, 1944）がみられる」「形態全体が斜めに傾き，全体の把握不良」「部分は比較的保たれるが，部分の空間関係は歪みやすい」「手掛かりを与えても改善しない」，②積み木構成では「内側の特徴は保存されるが，外側の輪郭が崩壊しやすい」，③誤りへの洞察を欠く．

▶▶ 前頭葉障害による構成障害

特に右前頭葉障害に出現しやすい．また，後方病巣より軽症だといわれている．単純な図の描写では余り困難を示さず，レイ-オストリッチの図のような複雑な図の描写で失敗する．必要のない挿入やゆがみを描くなど指摘されている．これらの背景には，計画→組織化→実行→修正等の一連の遂行機能の障害が想定されている[2]．

文 献

1) Kertesz A (ed.)：Llocalization in Neuropsychology, Academic press, 1983（田川皓一，蜂松一夫・監訳：神経心理学の局在診断．西村書店，1987）．
2) Stuss DT, Benson DF：The Frontal Lobes. Raven Press, 1986（融 道男，本橋伸高・訳：前頭葉．共立出版，1990）．

（執筆者：岩淵　裕）

構成障害(2)
検査・評価

▶ 構成障害の誤り

closing-in 現象（密着現象）：再生図が見本図に接近したり，重ねたりして描かれる傾向のこと．

その他：単純化・省略化，歪み，付加，空間の平面化，逆転，回転等．

piecemeal approach（断片的接近現象）：全体の形態が認識されていないのか，細部を逐次描くが，全体をうまく構成できない．絵の傾きや空間的位置関係の誤りなどの報告もある．

▶ 構成障害の検査課題

大別すると，「客体を素材とした課題」と「自己身体を素材とした課題」がある．前者には，「描画課題」「スティック課題」「パズル課題」「積み木課題」「三次元積み木課題」がある．

描画課題：刺激の提示方法には，模写による場合と口頭指示による場合がある．図には，幾何学図形と有意味図形がある．

スティック課題：マッチ棒のようなスティックで，幾何学的図形等の見本を対象に構成する課題である．

パズル課題：いくつかの部分に分割されたものを元通りに再現する課題である．ジグソーパズルなどがある．

積み木課題：各面が塗り分けられた立方体で，見本の図版と同様の組み合わせを再現する課題である．

三次元積み木課題：数種類の形の異なる積み木を使用する．見本を見て同じ立体物を再現する課題である．

身体部位構成課題：チョキやきつね型を検査者が提示し，被験者が手指部で模倣して再現する課題である．

▶ 構成障害の検査バッテリー

標準高次視知覚検査[1]：構成能力に関する課題は「上肢手指構成課題」（ルリアのあご手，I・III・V指輪，I・V指輪），「上肢描画（自発）」（三角，日の丸），「上肢描画（模倣）」（変形卍，立方体透視図），「積み木構成」がある．

WAIS-III：動作性検査中に「積み木問題」と「組み合わせ問題」が含まれる．

コース立方体組み合せ検査：WAIS-IIIに含まれる積み木問題に比べ，より複雑な課題を含む．

ベントン視覚記銘検査：構成能力を見るためには，各施行法の内「模倣」によるものが望ましい．

レイ－オストリッチの複雑図形検査（図1）：より複雑な図の構成能力検査として用いる．

WAB失語症検査：構成課題で描画課題が8課題盛り込まれている．

ベントン三次元構成テスト：他の構成検査との相関が低いためか，余り臨床では用いられることがない検査である．

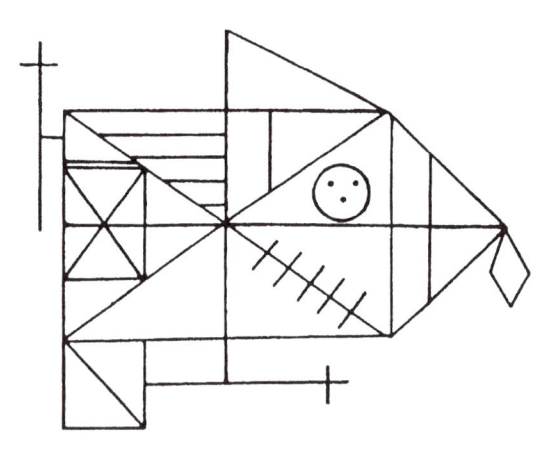

図1●レイ－オストリッチの複雑図形検査で用いられる図形

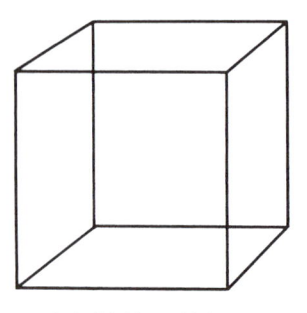

図2●立方体透視図検査図（文献1）

表1 ● 立方体模写成績評価基準 （文献4）

分類	内容	例
正反応	とくに問題がない	
拙劣	自己修正，線分のバランス，接合部がややずれる，線分不良	
誤反応	接合部1ヶ所の誤り	
	明らかな誤りだが立方体のイメージがある	
	著名な誤り	
	描画不能（線分が書けない）	

▶ 立方体透視図模写検査の有用性

前述した構成能力の検査課題の中で，立方体透視図検査（図2）の有用性を指摘する報告が多い[1-3]．その理由として，①簡便である，②鋭敏である，③構成行為の過程を把握できる，④認知面と行為面をある程度分離できる（「何に見えるか」を問い，「箱」等の反応が得られれば立方体と認識していることを確かめることができる．このような反応を得られれば，視覚認知面に大きな崩れはないことが判断できる），⑤非利き手使用でも影響が最小限に抑えられる，等が挙げられる．なお，立方体模写成績評価基準（表1）を参考にされたい．

▶ 構成障害の診断

構成能力は，上述した種々の構成課題によって評価される．一般的には描画課題，積み木課題が施行されることが多い．そして，課題の解決過程を観察したり，実際に再現した構成図や構成物を検討する．構成障害の存在は，解決過程の検討では，①所要時間の多寡，②困惑を示すかどうか，③誤りを示した場合のそれへの気づきと修正の度合い，等が重要なポイントとなる．また，再現図や再現物の検討では，種々の特徴的な誤り方がポイントとなる．つまり，どのように，どの程度誤るかが重要である．

比較的最近の諸家の所見を紹介する．「右半球損傷に起因する構成障害では，半側空間無視が重要である[2]」「構成障害の診断にあたっては，視覚認知障害の程度を知ることが必要である[3]」「知的能力の低下や障害に伴う構成能力の低下と，知的能力が保持されながらも構成能力が特異的に困難な構成障害を鑑別することが大切となる．このために，知的能力の確認および，構成活動に関連した各能力の個別的な評価が欠かせない[5]」．

文 献

1) 日本失語症学会：標準高次動作性検査．新興医学出版社，1985．
2) 石合純夫：高次脳機能障害第2版．医歯薬出版株式会社，1997．
3) 金子真人：構成障害（宇野　彰・編：高次神経障害の臨床実践入門）．新興医学出版社，2001，pp24-27．
4) 加藤正弘，他：構成行為と脳病変－局在性及びび慢性病変の影響，失語症研究8：305-319，1988．
5) 坂爪一幸：構成障害（鹿島晴雄，種村　純・編：よくわかる失語症と高次脳機能障害）．永井書店，pp306-314，2003．

（執筆者：岩淵　裕）

構成障害（3）
訓練・指導

▶ 訓練の考え方

リハビリテーションにおいて，その障害の性質上，構成障害それ自体が治療介入のターゲットになることは稀である．その理由としては，①構成障害が単独で出現することはまずない．②日常のADL等に支障をきたすことが少なくない．③大抵の場合，構成障害以外にいくつかの高次脳機能障害を伴っており，それへのアプローチが優先される，等が挙げられる．なお，稀な例として，建設，建築，絵画，彫刻などを職業や趣味としている場合が挙げられる．趣味にとどまる場合は，リハビリテーションに取り入れることが有効であるが，職業である場合には，復職は難しくなる．

▶ 訓練の流れ

構成障害をもたらしている原因は，どのレベルの障害なのかを明らかにする必要がある．そこで，構成障害の発現機序と検査について整理する．

▶▶ 発現機序

視覚認知障害：古くから右半球障害由来の構成障害の原因といわれてきた．しかし，障害側にかかわらず視覚認知障害が構成障害の発現に重要であるという報告もある．ただし，半側空間無視を背景とした構成障害の頻度は高く，その意味から，右半球障害由来の原因が多い傾向は否めない．

行為のプログラミングの障害：古くから左半球障害由来の構成障害の原因といわれてきた．その証左として，構成障害の患者に手掛かりを与えた場合，右半球障害患者では有効ではないが，左半球障害患者では有効であるという報告が少なくないことが挙げられていた．しかし，その後の多くの追試研究では，手掛かりの有効性の左右差は認められないという報告もあり，この行為のプログラミングの左右差には結論が出ていないのが現状といえる．

全般的知能低下：次のような指摘がある．「右半球損傷における構成障害の発現には，少なくても半側空間無視と知能低下の両者が関与していることが考えられる[1]」「び慢性脳病変のみの群でも構成障害は高度となる．(1) 特に，頭頂葉萎縮群では左側無視傾向と保続と思われる線分増加がみられる．(2) 脳室拡大群では無為によると思われる行為の中断と注意散漫が特徴である[2]」．

▶▶ 発現機序に関連する検査

空間能力を含んだ視覚認知の能力の検査と全般的知能検査が該当する．

視覚認知能力検査：代表的検査として「標準高次視知覚検査[3]」がある．この検査は高次の視覚認知を多方面からみられるよう，各課題が設定されている検査である．

構成障害との関連課題としては，1. 視知覚の基本機能：4) 形の弁別，6) 錯綜図，6. 視空間の認知と操作：37) 線分二等分，38) 線分抹消，39) 模写（花），40) 数字の音読，41) 自発画（時計の文字盤に数字を書き込む・時刻に合わせて長針と短針を書き込む・人の顔）等が特に重要であると思われる．なお，より詳細な視覚認知機能の鑑別をするためには，上記の検査の他に，「形の弁別」に関してはより複雑な線画の同定課題を行ったり，半側空間無視の検査としてはBIT行動性無視検査を行う等が必要となる．

全般的知能検査：WAIS-Ⅲの言語性，動作性検査を行うのがよい．なお，スクリーニング検査として，長谷川式簡易知能スケール，MMSE，レーヴン色彩マトリックス検査を行う場合もある．

以上より，半側空間無視，それ以外の視覚認知障害，全般的知能低下のどのレベルの障害がメインなのかを明らかにする必要がある．障害が単一の場合と複数という場合もある．また，いわゆる重症度の観点も必要である．例えば，立方体透視図模写で失敗するが，「立方体らしさは保たれる」場合と，「立方体らしさも認められず，著明に誤る」では，重症度がおのずと相違することが予想される．さらに，手掛かりが有効かどうかも把握しておく必要がある．

▶ 訓練方法

Hecaenら[5]は，描画課題において手本の一部をあらかじめ描いておくと，視覚的手掛かりが得られ，左半球障害患者では成績が改善したと報告し

ており，行為のプランニングが補償された結果であるとしている．なお，この手掛かりのキュー効果は，右半球障害患者では認められなかったとしている．

Luriaら[6]は，コース立方体組み合せテストの検査課題を用い，①いくつの正方形であるか，②いくつの色があるか，③必要な積み木の数はいくつか，等について言語化しながら訓練を行って効果を得た．

Dillerら[7]は，積み木課題を用い，手掛かりを漸減する訓練法を提唱した．これは，まず開始時には構成を推進する手掛かりを豊富に与えた条件下で訓練を繰り返し，その後徐々に減らしていく方法である．

Sievら[8]は，左半球障害患者では，目印の有効性をまず確認して，有効ならば目印を入れ，簡単な図形から開始させた．少しずつ目印を減らしていき，それが可能になったら，その後，複雑な図形へと訓練を移行させた．右半球障害患者ではX，T等の簡単な図形（文字）から順次複雑なものへ進めていく方法が有効であると述べている．

なお，最近では，構成障害を含め高次脳機能障害への認知リハビリテーション的アプローチが注目されている．これは，原因となる障害の同定，重症度の把握を明らかにする中で，障害のメカニズムの仮説を立てアプローチを開始し，直接ルートのアプローチかバイパスルートか，ボトムアップ処理か，トップダウン処理か，等を検討し訓練を組み立てる方法といえる．また，随時，誤りなし学習法や手掛かり漸減法等の学習法を導入しながら訓練を進めていくのが望ましい．なお，構成障害の認知リハビリテーションアプローチ法については坂爪[4]に詳しい．

文 献

1) 石合純夫：高次脳機能障害学，第2版．医歯薬出版，2012．
2) 加藤正弘，他：構成行為と脳病変，失語症研究 8：305-319，1988．
3) 日本失語症学会：標準高次視知覚検査．新興医学出版社，1997．
4) 坂爪一幸：構成障害（鹿島晴雄，種村 純・編：よくわかる失語症と高次脳機能障害）．永井書店，2003，pp306-314．
5) Hecaen H, Assal G：A comparison of constructive deficit following right and left hemispheric lesions. Neuropsychologia 8：289-303, 1970.
6) Luria AR, Tsvetkova LS：The programming of constructive activity in local brain injuries. Nuropsychologia 2：95-107, 1964.
7) Diller L, et al.：Trainging hemiplegics to pass block designs. Rehabilitation Monograph 50：1-85, 1974.
8) Siev E, Freishtat B：Perceptual and cognitive dysfunction in the adult stroke patient, a manual for evaluation and treatment. Charles B Slack, 1986（福井圀彦，河内十郎・監訳：失行・失認の評価と治療，第2版．医学書院，1992）．

（執筆者：岩淵　裕）

記憶障害(1)
基礎知識

▶ 記憶の基礎知識

記憶とは，新しい経験が保存され，その経験が後になって意識や行為の中に再生されることと定義される[1]．記憶は学習や高度の知的活動に必要であるばかりではなく食物摂取や危険回避など人間の生命維持にも直結しており，記憶の働きなしに日常生活を送ることは困難である．ここでは脳血管障害や頭部外傷に起因して生起することが多い健忘症（amnesia）について述べる．

健忘症の理解を深めるために，まず記憶の分類法を述べる．これには，いくつかの考え方があり用語も異なるが，ここではSquire[2]，Tulving[3]をもとに，現在，臨床的に用いられることの多い分類を述べる．同概念と考えられる用語はカッコ内に示した．

▶▶ 記憶の容量と保持される時間による分類（図1）

聴覚，視覚等の感覚刺激の知覚を短時間（1秒以内）保持する感覚記憶（sensory memory），限られた容量（数字7桁，単語5語程度）を20～30秒保持する短期記憶（瞬時記憶，即時記憶，一次記憶，short-term memory），容量はほぼ無限で長時間（分～年単位）保持する長期記憶（long-term memory）に分かれる．さらに長期記憶は，数分～数日の近時記憶（recent memory）と，週～数十年におよぶ遠隔記憶（remote memory）に分かれる．短期記憶に類似した概念として記憶を情報処理の立場から捉えた作業記憶（working memory）という概念があるが，これは学習や読書，推理等を行う際，一時的に情報を保持する働きのことである．短期記憶が単一の情報保持であるのに対し，作業記憶は音声的ループや視覚的スケッチパッド等，複数の系での情報保持である．

▶▶ 記憶される情報のタイプによる分類（図2）

意識に上らない記憶である非陳述記憶（non-declarative memory）と，意識に明瞭に思い浮かべることのできる陳述記憶（declarative memory）に大きく分かれる．非陳述記憶には，技能や習慣の記憶である手続き記憶（procedural memory）やプライミング，古典的条件づけがある．陳述記憶には，過去に経験した主観的かつ感情的な記憶であるエピソード記憶（episodic memory）と，反復学習や繰り返しの経験で身につけた社会的に通用する知識の記憶である意味記憶（semantic memory）がある．エピソード記憶は「私は～したことがある」と表現できる記憶であるのに対し，意味記憶は「私は～であることを知っている」と表現できる記憶である．さらにエピソード記憶は，個人生活史的な記憶である自伝的記憶（autobiographical memory）と，社会一般的な記憶である社会的記憶（social events memory）に分けられる．

▶ 健忘症

健忘症とは，エピソード記憶が障害されることである．原因疾患の発症時を基点として，発症以降の出来事を記憶することができないことを前向性健忘（anterograde amnesia），発症以前の記憶を思い出せないことを逆向性健忘（retrograde amnesia）という．多くの症例は両方の症状を呈する．一方で，短期記憶や手続き記憶，また知的機能や注意機能は保たれていることが条件である[4]が，

図1 ● 記憶の容量と保持される時間による分類（文献2を一部改変）

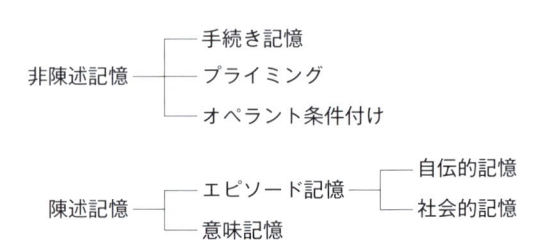

図2 ● 記憶される情報のタイプによる分類（文献2を一部改変）

臨床的にはそれらを重複する場合が多い．症例によってはワーキングメモリーや意味記憶の障害を伴うこともある．逆向性健忘の期間は数分〜数十年と様々で，時間的に古い記憶の方が保たれている傾向（時間的勾配）がある．

前向性健忘の1つに，展望記憶（prospective memory）の障害がある．これは自分のこれからの予定に関する記憶を保持・再生できないことで，例えば「帰宅途中にクリーニング店に寄って洋服を受け取る」ことを忘れて帰宅してしまうなど，未来に向けた記憶の障害である．展望記憶は，「帰宅途中に何かすることがあった」という存在想起と，「クリーニング店，洋服」という内容想起から構成される．これらをタイミングよく思い出して実行する，つまり「意図の符号化」「意図の保持」「意図の認識」「意図から遂行内容の想起」課程が必要であり，遂行機能とも関連が深い．

▶健忘症候群を生じる病巣と症状特徴（表1）

健忘症候群を生じる病変部位として，側頭葉内側部（海馬およびその周辺領域），間脳（視床内側部，乳頭体視床路，乳頭体），前頭葉基底部が挙げられる[5]．病変部位とその主な原因となる疾患との関係を表1に示す．病変部位ごとの記憶症状の特徴については，間脳病変による Wernicke-Korsakoff 症候群は，前向性健忘，逆向性健忘，作話，見当識障害を4徴候とする．作話は，相手の質問に誘発された場当たり的な内容であることが特徴的である．前頭葉症状がみられることもある．視床病変では重篤な前向性健忘を呈し，病巣が両側の場合はそれに逆向性健忘もみられる．側頭葉内側部病変では，重篤な前向性健忘と軽微な逆向性健忘が特徴的であるが病変の広がりにより多彩な健忘症状を呈することが多い．前頭葉基底部病変では Wernicke-Korsakoff 症候群に類似し前向性・逆向性健忘，見当識障害，作話がみられる．作話は自発的かつ夢想的である．また要素的な記憶は良好であるが，時間的順序が混乱するということが特徴的である[5]．

▶記憶障害のリハビリテーション

生活上，最も問題となるのは前向性健忘，ならびに展望記憶障害である．これらは日常生活を営む上で，また周囲の人と意思疎通を図る上で様々な支障や軋轢を生じさせる．例えば入院生活では，服薬を忘れる，促されて飲んでも数分後には思い出せない，リハビリテーションの時間をすっぽかす，スタッフの顔を覚えていない，リハビリテーション室への道順を覚えられず迷う，面会者の来訪を覚えていない，売店に行っても何を買いたかったか思い出せない，昨日の会話内容を忘れて同じ話を繰り返したり，同じ質問をしたりする等，起床から就寝まで，あらゆる生活場面と対人関係に影響を及ぼす．健忘によって生じる問題点を適切なリハビリテーションによって軽減していくことは，医療・看護・介護・リハビリテーションの遂行にとって極めて重要である．

文　献

1) 山鳥　重：記憶の大脳メカニズム．システムと制御 31：165-171，1987．
2) Squire LR：Memory and Brain. New York, Oxford University Press, 1987（河内十郎・訳：記憶と脳 心理学と神経科学の統合）．医学書院，1989．
3) Tulving E：Elements of episodic memory（太田信夫・訳：タルヴィングの記憶理論）．教育出版，1985．
4) 加藤元一郎，鹿島晴雄：健忘症候群（濱中淑彦・監修：失語症臨床ハンドブック）．金剛出版，1999．
5) 三村　將：記憶障害とリハビリテーション―病態生理．総合リハ 30：299-306，2002．

（執筆者：飯干紀代子）

表1 ● 記憶障害の病巣と主な疾患

1.	間脳（視床内側部，乳頭体視床路，乳頭体） Wernicke-Korsakoff 症候群，視床梗塞，頭部外傷，脳腫瘍
2.	側頭葉内側部（海馬および周辺領域） ヘルペス脳炎，側頭葉切除術，脳梗塞，無酸素脳症，低血糖，アツルハイマー病の初期
3.	前頭葉基底部 前交通動脈瘤破裂（クモ膜下出血），前大脳動脈領域梗塞，頭部外傷

記憶障害(2)
検査・評価

健忘症患者の示す記憶症状ならびに関連する諸問題について詳細かつ系統的な評価を行い，健忘症の有無，種類と重症度を判定し，訓練目標の設定，訓練プログラム立案につなげる．具体的手順は以下の通りである．

▶ 本人および家族からの情報収集
本人および家族との面接を通してラポートを築くとともに，主訴および現病歴，記憶障害の日常生活への影響，随伴する他の障害，心理・行動面の問題，既往歴，最終学歴や職歴，家族構成，経済状況などを聴取する．主訴については，発症時を基点にして，それ以前のことを想起できないのか（逆向性健忘），新しいことを覚えられないのか（前向性健忘）をまず整理する．
また記憶訓練の目的は記憶障害により生起する日常生活上の問題を具体的に軽減することにあるので，特に日常生活への影響については詳細かつ具体的に聴取する．RBMT（Rivermead Behavioral Memory Test）の家族質問紙，暮らしぶり評価表[1]，記憶日記[2]などで，残存している能力と障害されている能力を生活全般について明らかにする．健忘症の性質上，本人からは正確な情報が得られないことも多いので家族等に情報の確認をすることが欠かせない．

▶ 検査（図1）
▶▶ 前向性健忘の検査
WMS-R（Wechsler Memory Scale Revised）：記憶障害の機能的レベルの障害を明らかにする系統的検査．精神統制，言語性記憶，視覚性記憶，遅延再生の12下位項目からなり，記憶指数算定が可能である．ただし，検査に60〜90分程度必要で，複数回に分けて実施できないため，易疲労性や易怒性のある症例には実施困難なこともある．

RBMT：記憶障害の日常生活レベルでの障害を明らかにする系統的検査．所要時間が30分程度と短く，ほとんどの症例に実施可能である．顔写真の記憶や持ち物隠し，道順の記憶など8下位項目からなり，日常生活上の実用的な訓練プログラム立案に有益である．なお，下位項目の「用件」は展望記憶の評価に有益である．

系統的検査が実施困難な場合は，三宅式記銘力検査，Benton視覚記銘検査など要素的検査を組み合わせて行い，少なくとも言語性記憶と視覚的記憶の差を明らかにする．

▶▶ 逆向性健忘の検査[3]
自伝的記憶検査：入学，就職，結婚など個人生活史の記憶を評価する検査．

社会的記憶検査：オリンピック，高度経済成長

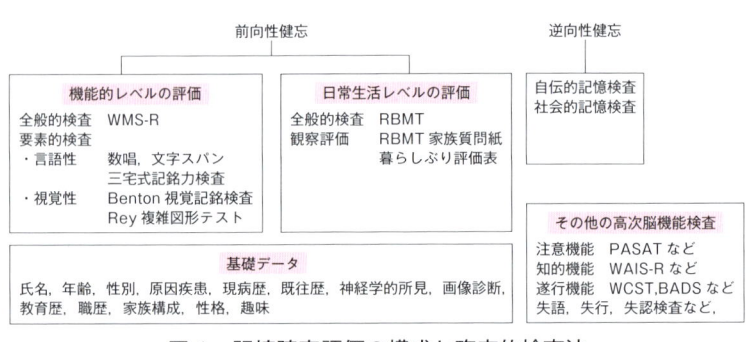

図1 ● 記憶障害評価の構成と臨床的検査法

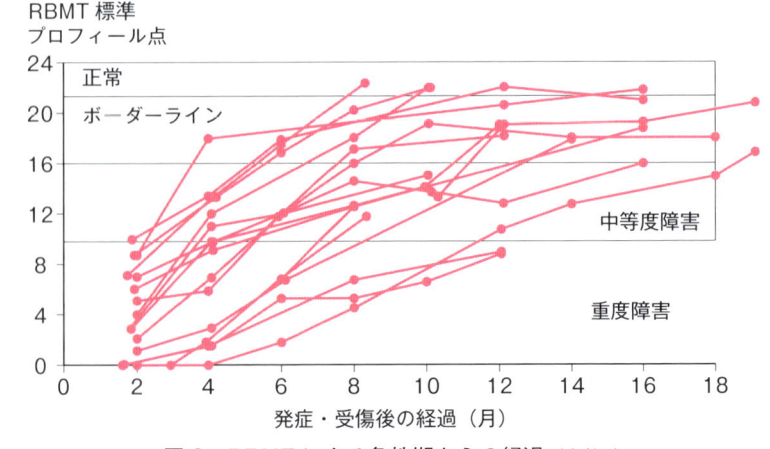

図2 ● RBMTによる急性期からの経過（文献4）

など社会的出来事の記憶を評価する検査.

その他の検査
注意機能，知的機能，遂行機能，失語，失行，失認など．

関連分野からの情報収集

医学的情報
原因疾患，神経学的所見，脳の画像所見，医学的合併症の有無，治療状況（薬剤を含む），禁忌事項など．

関連職種からの情報
看護師，理学療法士，作業療法士からは，身体機能障害の現状と予後，ADL，訓練場面における記憶障害の影響など，また，臨床心理士やMSWからは精神心理状況，経済状況や家族状況など．

記憶症状の整理と記述

健忘症の種類と重症度：問診や検査を経て，前向性健忘，逆向性健忘，両者の合併を判断する．重症度については，前向性健忘の場合はWMS-R記憶指数とRBMTの標準得点，日常生活での支障度（表1）を参考に判断する．逆向性健忘の場合は発症時点からの記憶喪失年数と全健忘か部分健忘か，自伝的記憶障害か社会的記憶障害かを明らかにする．

各モダリティの成績：視覚的記憶，言語性記憶，遅延再生などを比較し，良好なモダリティと不良なモダリティを明らかにし，訓練として利用できるモダリティの仮説を立てる．

日常生活への影響：記憶障害が日常生活に与えている影響を詳細に具体的に列挙する．

知的機能やその他の高次脳機能：知的機能低下，失語，注意障害，失行，失認，遂行障害などの有無と重症度を明らかにし，鑑別を行うとともに，プログラム立案につなげる．

精神心理状態：抑うつ，不安，多弁，対人関係の問題などの有無を明らかにする．特に逆向性健忘がある場合は，自己概念の不安定さに由来する抑うつ状態を示すことが多いため，問診や観察，うつ度テストで確認する．

予後

先行研究により健忘症患者における記憶障害の機能的レベルの改善は困難であることが明らかにされている[4]．しかし予後を日常生活での支障度軽減という観点で捉えると，環境調整や記憶の代償手段使用訓練により，遂行および注意機能に障害がなければ訓練効果は期待できるという報告が蓄積されつつある[2]．図2に示すように，RBMT標準プロフィール得点は全体的に発症後8カ月～10カ月でプラトーになるが，その後も緩やかに回復を続ける例が存在する[5]．RBMT標準プロフィール得点が7点あれば病棟内の自室やトイレ，リハビリテーション室までの道順を間違うことが少なくなること，15点になると一人で通院できるようになること，17点で計画的な買い物ができるという生活レベルの基準も示されている[6]．日常生活を支えるという視点で，後述する各種の記憶訓練あるいは支援を，時期に応じてテーラーメードしていくことが重要である．

文　献

1) 水品朋子，他：「暮らしぶり評価表」作成の試み—遂行機能障害・記憶障害を中心に．OT ジャーナル 36：246-252，2002．
2) Wilson B：Case Studies in Neuropsychological Rehabilitation. Oxford University Press, London, 1999（鎌倉矩子・訳：他事例でみる神経心理学的リハビリテーション．三輪書店，2003）．
3) 吉益晴夫，他：遠隔記憶の神経心理学的評価．失語症研究 18：205-213，1998．
4) 原　寛美：記憶障害リハビリテーションの進歩．老年精神医学雑誌 13：1007-1015，2002．
5) 原　寛美：記憶障害とリハビリテーション—機能訓練—．総合リハ 30：313-319，2002．
6) 原　寛美，綿森淑子：記憶障害のリハビリテーション．リハビリテーション Mook4：114-122，金原出版，2001．

（執筆者：飯干紀代子）

表1 ● 認知障害者の生活レベル（文献5）

レベル1	日常生活上かなり多くの介助を要する．
レベル2	日常生活上，少量の介助で自立している．
レベル3	日常生活は自立しているが，就労就学（復学復職）ができていない．
レベル4	就労就学（復学復職）できているが，従前とは異なる．
レベル5	従前と同様な就労就職（復学復職）ができている．

記憶障害（3）
訓練・指導（1）

▶ 訓練目標

先行研究により，机上での記憶反復訓練効果は日常生活への般化（生活上の行動変化）につながらないこと，また日常生活レベルの訓練を行って効果がみられた場合でも，訓練を行った課題以外へは般化しないことが明らかにされている．人名の記憶訓練を例にとると，図形と単語等の対連合学習で効果が得られても，実生活上の人名記憶を促進しない．また実在人物名の対連合学習で訓練した人名の記憶は獲得されても，訓練以外の人名に効果が及ぶことはない．したがって記憶訓練は，患者にとっての日常生活上の困難さを具体的に挙げ（例：スケジュールが覚えられない，リハビリテーションスタッフの顔と名前が一致しないなど），それ自体を1つひとつ直接改善することが目標となる．

▶ 訓練法

訓練目標を達成するための具体的方法として，環境調整，外的ストラテジー，内的ストラテジーの3つがある．

▶▶ 環境調整

患者の生活環境を記憶に依存しないで暮らせるよう整備，改変すること．記憶障害の重症度にかかわらず，すべての症例に最初に行う．例を挙げると，使用する物の置き場所を決める，引き出しに分かりやすい目印をつける，カレンダーに印をつける，部屋のドアに名称を書く，スタッフの顔写真と名前を貼っておく等である．

▶▶ 外的ストラテジー

記憶障害を代償する補助具．記憶すべき項目を記憶ノートやメモ，電子手帳や携帯電話等の外部記憶装置に保存する[1]．しかし患者は，その情報を適切な場面で利用することができないため（メモしたこと自体を忘れる），情報を保存したことを想起するきっかけを与える必要がある．アラームや携帯電話のスケジュール機能を用いて，適切な時間にアラームが鳴り，画面を開くとその時刻になすべき行動が示され，それに沿った行動を促すといった一連の訓練を行う[2]．記憶障害の重症度にかかわらず早期から積極的に行うことが望ましく，操作手順を獲得するための訓練が必須である．

▶▶ 内的ストラテジー

記憶獲得のための人為的記憶術（表1に代表例）．症例の保たれているモダリティを利用するが，重度の症例には適応困難な場合が多い．

▶ 訓練プログラム立案

訓練プログラム立案の基本的な考え方を図1に示す．まず，RBMTや家族質問紙などで明らかにされた記憶障害の日常生活における具体的支障項目をあげ，記憶訓練目標を設定する．それを実現するために，まず環境整備を行う．そして，使用可能な外的ストラテジーを検討し，使用訓練を行う．一方で，WMS-R等で明らかにされた，保たれている記憶モダリティを柱にして，どのような内的ストラテジーが有効であるかを検討し，その訓練を行う．図2は，Wilsonら[4]による記憶訓

表1 ● 代表的な内的ストラテジーと訓練方法
（文献3，4）

内的ストラテジー	方法
視覚イメージ法（例：名前と顔の連合法）	人の名前からイメージを生起し，次に，その人の顔の特徴をそのイメージに当てはめる．視覚的記憶が保たれている場合に有効．
PQRST法	文章全体を確認するPreview（予習），その文章への主な質問を考えるQuestion（質問），文章を注意深く読むRead（精読），読んで得た情報を繰り返し述べるState（陳述），理解や設定した質問への答えをチェックするTest（テスト）というステップを踏むことで，記憶の固定化を図る．一定量の文章を覚えるのに適する．
物語作成法	覚えるべき項目について，自分なりの物語を構成して記憶を助ける．
間隔伸長法	訓練の試行と試行の間に保持できているかのテストを行い，想起が成功したら間隔を空けていく．間隔の空け方は倍数（1分，2分，4分…）が代表的である．
運動性符号化	健忘症例で保たれているとされる運動記憶あるいは手続き記憶を利用して，人名の記憶などを促進する．

日常生活上に支障をきたす具体的項目
例）スケジュールが覚えられない
　　リハスタッフの顔と名前が一致しない
　　道順を覚えられないなど

外的補助手段
例）手帳，携帯電話など

環境調整
例）物の置き場所ラベリングなど

内的ストラテジー
例）視覚イメージ法など

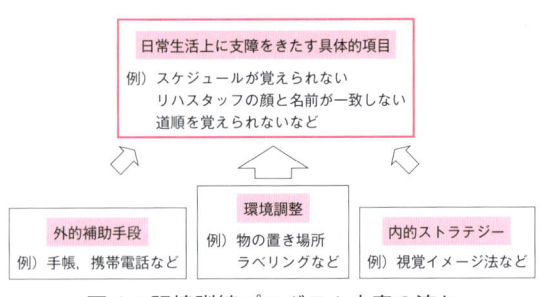

図1 ● 記憶訓練プログラム立案の流れ

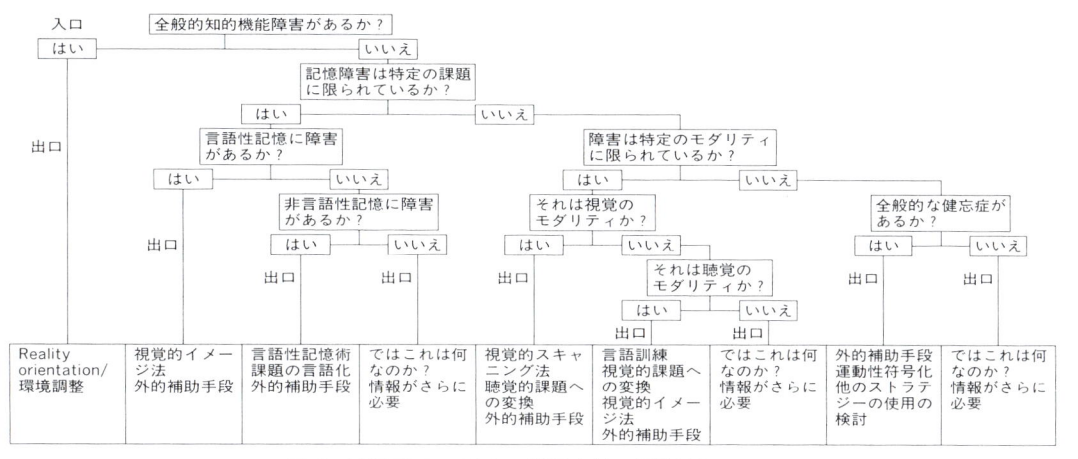

図2 ● 記憶障害に対する訓練方法の選択例（文献4）

表2 ● グループ訓練プログラム例

1セッションの流れ	記憶訓練ゲームの例
見当識確認とメンバー紹介	神経衰弱
記憶障害および本訓練についての説明	間違い探し
持ち物隠し	物語遅延再生
記憶訓練ゲーム	電話を使った伝言ゲーム
外的補助手段使用紹介	買い物ゲーム
まとめ（本日の振り返り）	
持ち物の返却	

表3 ● RO法プログラム例

1セッションの流れ	メインテーマの例
見当識確認	季節の行事（正月、桃の節句、お盆など）
メンバー紹介と確認	ライフイベント（就職、結婚、子どもなど）
本日のメインテーマ	歴史的イベント（終戦、高度経済成長など）
まとめ（本日の振り返り）	暮らし（衣食住、交通、しきたりなど）
地域の出来事	

練法選択の例である．

逆向性健忘を有する患者は，自己概念が曖昧となり不安や自己不全感を呈する場合がある．そのような場合は，薬物治療やカウンセリング等を平行して行うと共に，記憶訓練プログラムに，自己概念強化のための自分史作成等を取り入れる必要がある．

▶ 刺激呈示における留意点

健常者の学習法と記憶障害者の訓練法は区別して考える必要がある[5]．記憶障害者は潜在学習能力が保持されているため，誤反応による負の記憶強化（誤った内容をそのまま覚えてしまう）が起こる．したがって，そもそも誤りが生起しないような（errorless, errorfree）条件で刺激呈示することが重要である[6]．例えば人名学習では，写真を見せて答えさせるのではなく，名前と写真を同時に対呈示し，それを繰り返す．写真のみ与えて誤った名前を想起した場合，それがリハーサルされて誤った学習が成立し正反応が抑制されてしまうからである．このことは，携帯電話の使用訓練等でも同じで，試行錯誤的な訓練ではなく，正しい手順のみ提示して，それを繰り返し反復させることが重要である．

また，人名学習における写真呈示は，正面写真だけでなく，横，斜め等，多方向から撮影した写真や，その人物の生活場面で撮影した動画（ビデオ画像）を用いた方が，実用的レベルの効果が得られやすい[7]．

▶ 訓練形態

訓練形態には個人とグループがあるが，両方を併用することが望ましい．特にグループ訓練は，不安や自己不全感などの情動面の問題によい影響を及ぼすとともに，他者の行動を観察することで個人訓練時よりも内的・外的ストラテジーの使用を促進することが多い．表2に標準的なグループ訓練プログラム例を示す[8]．また，グループ訓練のひとつであるRO（Reality Orientation）法は，時間や場所といった基本的見当識を強化する方法である．決められた時間に行う教室型と，グループホームなどで行う24時間型があるが，厳密なROを行わないまでも見当識に関する継続的なアプローチは是非取り入れることが望ましい．表3に教室型RO法プログラム例を示す[9]．

【文献は次項】

（執筆者：飯干紀代子）

記憶障害(4)
訓練・指導(2)

▶ 症例呈示

▶▶ 症例1：外的ストラテジーの利用が有効であった軽度健忘症を呈する頭部外傷例

基礎情報：43歳，男性，右利き，高卒，建築現場監督．原疾患：脳挫傷．現病歴：X年11月3階の自室より転落，脳挫傷にて血腫除去術施行．数日間意識不明．3カ月後退院し，当科外来相談に来所となる．WMS-R指数：一般的記憶83，言語性記憶83，視覚性記憶92，注意集中力94，遅延再生97．RBMT標準プロフィール得点：20/24．MMSE：30/30．WAIS-R：VIP92，PIQ108，TIQ99．画像所見：右側頭葉深部および前頭葉深部に低吸収域．

評価まとめ：軽度の前向性健忘，30年程度の部分的逆向性健忘，軽度の抑うつ．

訓練目標と方法（表1）：①日常生活上困難をきたしていた約束忘れ，ダブルブッキング（携帯電話のスケジュール機能を用いて代償），②持ち物忘れの軽減（訓練開始前に持ち物を預かり終了時に返却を要求させる，自宅での携帯電話の置き場所を決める），③就労を目指したパソコン技能の再獲得（若干優位な視覚的記憶を活用し，操作手順をイメージ化），④逆向性健忘による自己不全感の軽減と自己概念の再構築（幼少期から病前までの自分史の作成），⑤再就職に向けたロールプレイング．

訓練経過および結果：訓練目標①の携帯電話を使ってのスケジュール管理は，病前，パソコンや携帯電話に精通していたこともあり，数回で実用的レベルに達した．電車とバスを乗り継ぎ，訓練日時が言語聴覚士の都合等で変更になっても間違わずに自力来所が可能となった．②の持ち物忘れは，訓練室では持ち物返却を要求し忘れることはなくなったが，訓練室が変わる等で別のことに気が取られるとバッグを忘れて退室することがある．自宅での携帯電話や手帳の置き忘れは，置き場所を一定にしたことで消失した．③のパソコン学習は，訓練開始当初はA4用紙1枚に約3時間要していたが，2カ月後は2時間程度に短縮した．しかし，再就職に向けた実用的レベルとは言い難く，病前行っていたデータ・画像処理は困難である．④の自己概念の再構築は，「自分の価値基準がわからない，自分は何者か」「生きている意味がない」などの発言がみられたが，幼少期から病前までのエピソードを確認し，家族や友人からの聴取を含めた自分史を作成したことにより，情動の安定を認めた．⑤作成した自分史を基に，就職面接に向けたロールプレイングを実施した．①～④の約1年にわたる訓練を経て，原職類似職に再就職．

まとめ：記憶障害が軽度で注意障害や知的機能低下等の合併症がなければ，携帯電話や手帳の活用で日常生活の自立がある程度可能であった．自分史の作成は逆向性健忘に由来する自己概念の不安定さを補強する効果があると思われた．自分史を基にした就職面接ロールプレイングは再就職に向けた有益なプログラムであった．

▶▶ 症例2：重度健忘症に失語，知的機能低下，注意障害，意欲低下を伴った頭部外傷例

基礎情報：66歳，男性，尋常高等小卒，バス整備士．原疾患：急性硬膜下血腫，脳挫傷．現病歴：X年7月，梯子より転落，急性硬膜下出血，脳挫傷の診断下に血腫除去術施行．翌年3月，NPH発症V-Pシャント術施行．経過年数：14カ月．WMS-R記憶指数：一般的記憶および言語性記憶指数スケールアウト，視覚性記憶60，注意集中力87，遅延再生54．RBMT標準プロフィール得点1/24点（道順の記憶のみ得点）．MMSE 15/30点，Kohs IQ53，RCPM22/36．WCST達成カテゴリー1，PEM1，PEN29．画像所見：右側頭葉深部および右前頭葉深部に低吸収域．

評価まとめ：重度の前向性健忘，5年程度にわたる全般的逆向性健忘，知的機能低下，軽度失語症，注意障害，意欲低下．

訓練目標と方法（表2）：①リハビリテーションスタッフの名前を覚える，②病院住所，病棟名が言える，③日付認識ができる，④病室から訓練室までの道順を覚えることを目標とした．個人訓練は，教材として写真，文字カード，病棟から訓

表1● 症例1の訓練目標と訓練方法

訓練目標	教材・道具	方法
①スケジュール管理ができるようになる	携帯電話 手帳	手帳に予定を記入後，携帯電話のスケジュール機能に，その時刻と用件をセット．予定時刻の5分前に，まず1回目のアラーム音と用件が示され，次に予定時刻に，再度アラーム音と用件が示される．用件が終わったら，速やかに出来事の内容を手帳に記す．
②持ち物忘れの軽減	鞄，傘，手帳，携帯電話など	訓練開始時に鞄，手帳などの持ち物を預かり，ロッカーや引き出しに保管する．訓練終了時に持ち物を返すよう言語聴覚士に要求するよう求める．自宅で携帯電話や手帳を自宅の決まった箱に入れる．
③パソコンで文章や表作成ができるようになる	自宅のパソコン	自宅のデスクトップ型パソコンに訓練時の出来事を，帰宅後，入力．次回訓練時，プリントアウトしたものを持参し，体裁や所要時間などをチェック．若干優位な視覚的記憶を活用し，操作手順をイメージ化．
④自己概念の再構築	自宅のパソコン	家族や友人から得られた本人に関するこれまでのエピソードをメモし，「家族」「友人」「今までの仕事」「今までの趣味」などカテゴリーに分け，パソコンに入力．適宜，読み返す．
⑤就職面接で経歴や抱負を述べられるようになる	自分史履歴書	自分史や履歴書を基に，言語聴覚士を就職面接の面接者と仮定して，自分の経歴や抱負を述べるロールプレイングを行う．

表2● 症例2の訓練目標と訓練方法

訓練目標	教材	方法
①リハスタッフの名前を覚える	リハスタッフ3名の顔写真，文字カード	写真と文字の対呈示，音読，復唱
②病院住所，病棟名が言える	病院名，病棟名の文字カード	文字呈示，音読，復唱
③日付認識ができる	カレンダー（月別）	病室と訓練室で日付確認
④病室から訓練室までの道順を覚える	病室〜訓練室の地図	訓練室から病室まで言語聴覚士と共に道順確認

練室までの地図を用い，誤りなし条件で実施した．グループ訓練は見当識訓練，持ち物隠しや電話を使った伝言ゲームなどを5〜10名程度で実施した．

訓練経過と結果：訓練目標①の人名は，写真を見て名前が言えるようになったがリハビリテーション場面での実用には至らなかった．②の場所の認識は，病院名，病棟名は即答できるようになった．③の日付はカレンダーに印をつけること自体を忘れ，終始言語聴覚士の促しを要した．④の道順の記憶は，言語聴覚士の監視下で病棟から訓練室までの往復が可能となった．

まとめ：病棟名など固定的で1対1の対応関係にある課題は訓練効果がみられ，また検査上比較的保たれていた道順の記憶については，監視下ながらも訓練室と病棟を往復することが可能となった．しかし，本例のように知的機能低下や意欲低下等を合併する場合は，生活自立を目標とすることは困難であり，可能な限り環境調整や記憶補助手段の活用を図って日常生活を支え，介護量を減らすことが目標となる．

文　献（記憶障害(3)）

1) 安田　清：ITを用いた認知リハビリテーション―low tech と high tech 機器による認知症と記憶障害の生活支援．総合リハ 38：21-25, 2010.
2) 並木幸司，他：記憶障害者の外的補助手段―携帯電話スケジュール機能を用いた2例―．認知リハビリテーション 2002：103-108, 2002.
3) 鹿島晴雄，他：認知リハビリテーション．医学書院, 1999.
4) Wilson B, Moffat N (eds.)：Clinical Management of Memory Problems, 2nd ed. Chapman & Hall, London, 1992（綿森淑子・監訳：記憶障害のリハビリテーション．医学書院, 1997）．
5) 三村　將，他：記憶障害のリハビリテーションのあり方．高次脳機能研究 23, 181-190, 2003.
6) Wilson BA, et al: Errorless learning in the rehabilitation of memory impaired people. Neuropsychol Rehab 4：307-326, 1994.
7) 外山　稔，飯干紀代子，他：失語症に記憶障害を合併した頭部外傷例に対する人名学習訓練．総合リハビリテーション 32：1191-1196, 2004.
8) 飯干紀代子，他：アルツハイマー型痴呆患者に対する記憶訓練―日常生活上の問題点に即したアプローチ―．失語症研究 22：327-334, 2002.
9) 相星さゆり，他：老年痴呆患者に対して現実見当識訓練（RO）法と回想法を併用した心理的アプローチの結果．老年精神医学雑誌 12：505-512, 2001.

（執筆者：飯干紀代子）

注意障害(1)
基礎知識

▶注意とは

山鳥[1]は，高次の認知機能について基盤的認知能力，個別的認知能力，総合的認知能力の3つの階層性を想定している．注意は記憶とならんで基盤的認知能力に位置づけられており，すべての認知機能に影響を及ぼす．注意を集中させると記憶成績が向上する，ある対象に注意を向けるとその刺激に対する感度が高まるなど，注意は認知，記憶など高次神経機能と密接に関わっている．注意は精神活動の基盤であり，円滑な社会生活のために欠かせない機能である．

▶注意の定義と分類

注意の定義は研究者によって異なっており，統一された見解は今のところない．

注意は空間的な方向性の注意（方向性注意）と，方向性をもたない注意（全般性注意，汎性注意）に分けられる．全般性注意の分類を表1に示す[2]．

これまで多くの研究者が，注意の特性について分類を試みているが，分類や用語も研究者により異なっている．一般に持続性，選択性，転換性，分配性の4つに区分され，説明されることが多い．さらに，臨床場面で観察されるせっかちな行動などをペーシング障害として区分する場合もある．

▶注意障害の症状と病巣

注意障害は，脳損傷後に認められる高次神経機能障害のうち，出現頻度の高い障害である．障害される注意機能により発現する症状は異なるが，臨床場面で観察される代表的な症状を表2に示す．注意障害の存在に気づきやすいのは，集中できない，落ち着かないといった症状である．これらはせっかちな行動特性とも類似している．その他，物忘れしやすいといった記憶力・記銘力の障害や行動を開始できずに自発性に乏しいといった一見，注意機能とは関連性がないように思われる状態を呈することもあるので注意が必要である．

さらに，注意障害は認知症や摂食・嚥下障害とも関連性が高い．認知症では病型・病期により出現程度は異なるが，少なからず注意障害を合併している（表3）[3]．摂食・嚥下障害においては注意障害を合併する場合は，環境刺激に影響され摂食

表1●注意機能の分類と症状（文献2を改変）

	加藤（2003）		鹿島（1986）	浜田（2003）		Ponsfordの観察項目（1991）先崎らの日本語版（1997）
	障害特性（臨床症状）		障害特性（臨床症状）	障害特性（臨床症状）		
維持	時間の経過により，成績が低下する 課題施行中，突然数秒間成績が低下する	強度 持続性 範囲	注意が喚起されにくく，喚起されてもすぐに減弱する注意しうる量が少ない	覚度	何度も繰り返し言ったり指示する必要がある ぼんやりして先に進まない緩慢でてきぱきと処理できない 何となく意欲が出ず，自発性に乏しい 物忘れしやすい	眠そうで活力（エネルギー）に欠けてみえる 動作がのろい 言葉での反応が遅い 頭脳的ないし心理的な作業（例えば計算など）が遅い
				持続性	すぐ中断し，長続きしない	すぐに疲れる1つのことに長く（5分間以上）集中して取り組めない
選択	特定の刺激に焦点があてられない 行動の一貫性が容易に損なわれる	選択性 集中性 安定性	一定のものに注意が定まらず他の重要でない刺激により，容易に注意がそらされる	焦点化	集中せず落ち着きがない ミスが多く，効率があがらない 他のことに気が散り，目的にそった行動ができない 周囲の声や他者の動きに注意がそれやすい	落ち着きがない 長時間（15秒以上）宙をじっと見ている ひとつのことに注意を集中するのが困難である すぐに注意散漫になる
制御	特定の認知活動中に，その活動を一過性に中断して，他の重要な情報に反応することができない 2つ以上の刺激に同時に注意を向けたりするような，目的志向的な行動の制御ができない	易動性 転換性	注意が柔軟に他に振り向けられない	配分化	周囲の状況に応じて，修正・転換ができない 頭がボーッとして頭の切換がうまくいかない	注意をうまく向けられないために，間違いをおかす
					複数の事柄を同時進行できない	一度に2つ以上のことに注意を向けることができない
		制御性	企図や努力，言葉の指示などにより注意障害が改善しない随意的注意障害	制御	一貫せずまとまりがない 脱抑制的である	なにかする際に細かいことが抜けてしまう（誤る） 言われないと何事も続けられない

に集中できずにむせる，早食いや食物の口腔内への詰め込みなど摂食ペーシングの障害が認められ，誤嚥や窒息のリスクが高まる．

注意障害に関わる病巣は大脳皮質全般の損傷，前頭葉や頭頂葉領域の損傷，皮質下損傷など，様々であるが，特に前頭葉領域が重要視されている．また，左右大脳半球の損傷による注意障害の出現率については諸説あるが，脳血管障害における注意障害のリハビリテーションにおいて難渋させられるのは，右半球損傷例に多く，注意障害が多彩な劣位半球症状と一体化した形で現れる点が特徴的であるとされる[4]．その他の研究結果から，左右半球のどちらが損傷されても注意障害は出現するが，方向性注意も含めると右半球損傷の場合が重症度・頻度ともやや高くなる傾向にある．

方向性注意障害によるものとしては半側空間無視，バリント症候群などがあるが，ここでは全般性注意障害について述べる．

▶▶ 持続性注意の障害

長時間にわたり注意を集中し続けることの障害である．1つのことを長く続けることができない，初めの成績や作業行為は良好でも，時間の経過とともに成績が低下したり，行為が中断したりする現象を示す．また，課題の複雑さが増すほど成績は低下する．

▶▶ 選択性注意の障害

焦点性注意とも呼ばれる．数ある刺激の中からある特定の刺激に対し注意を向けることの障害である．大勢の人が会話している室内で，少し離れた場所にいる特定の人の話を聞くなどがこれに該当する．

▶▶ 転換性注意の障害

注意の変換とも呼ばれる．複数の刺激に対する注意を必要に応じて切り替えることの障害である．例えば，掃除中に訪問者があった場合，いったん掃除を中断し，その後に掃除を再開するなどがこれにあたる．

▶▶ 分配性注意の障害

一度に複数の刺激に注意を配ることの障害である．複数の作業を同時並行して行う場合（同時処理）や聴覚の両耳分離能力検査時の聴取状況などがこれにあたる．注意のなかで最も複雑な機能とされる．

なお，転換性注意と分配性注意を制御としてまとめる場合もある．注意は単一の機能ではなく，これらの諸側面から構成され，機能しているため，各注意障害は単独に発現することはなく，互いに影響し合い，重複する場合が多い．

また，各注意機能には階層性があり，取り上げた注意機能の中で最も基本となるのは，持続性注意である．そのため訓練においても持続性注意へのアプローチから開始されることが多い．

注意障害はすべての認知機能の土台であることから，言語障害のみならずコミュニケーション全般にも影響を及ぼすことは明白である．さらに，注意障害の存在は様々なリハビリテーション訓練の効果を損ね，社会復帰を阻害する原因ともなるため適切な評価による症状の把握と対応に努める必要がある．

表2● 全般性注意障害の主な症状

- 集中できない，落ちつかない
- ミスが多い
- 我慢できない
- 物忘れしやすい
- 自発性乏しい
- ぼーっとしている
- 行動に一貫性がない
- 複数を同時進行できない
- 状況に応じて切換えできない
- せっかち　など

表3● 認知症と注意障害 （文献3を改変）

	覚醒	持続	集中	選択	分配	制御
アルツハイマー型				初期＋	進行＋	
前頭側頭葉型			＋＋	＋＋	＋＋	＋＋
レビー小体型	＋	△	＋	＋＋	＋＋	＋＋

文 献

1) 山鳥　重：高次脳機能障害とは（高次脳機能障害マエストロシリーズ1 基礎知識のエッセンス）．医歯薬出版，2007, p17.
2) 田谷勝夫，清水亜也：高次脳機能障害者の注意機能検査―パソコン版 空間性注意検査・軽度注意検査マニュアル―．独立行政法人高齢・障害者雇用支援機構障害者職業総合センター，2005, p55.
3) 橋本　衛，池田　学：前頭側頭葉変性症（FTLD），Lewy小体型認知症（DLB）と注意障害（加藤元一郎，鹿島晴雄・編集：注意障害）．中山書店，2009, p139-149.
4) 平林　一，他：脳血管症障害例における注意障害のリハビリテーション．失語症研究18：127-138, 1998.

（執筆者：長谷川賢一）

注意障害(2)
検査・評価

注意障害は，脳損傷後に出現頻度が高い障害であり，認知や行為など日常生活の諸側面に直接的間接的に影響を及ぼす．これまで各種の注意検査法が開発され，用いられてきた．検査は，日常生活や課題遂行場面における行動観察による評価と各注意の側面に焦点をあてた机上検査に大別される．また，せっかちな行動を評価するペーシング障害の検査がある．標準化された検査としては，標準注意検査法（CAT）がある．なお，注意の定義や分類について研究者の見解が微妙に異なるため，各検査課題が注意のどの側面を評価しているかについては確立していない．

▶ 行動観察による評価

行動観察評価としては，Posford and Kinsellaら[1]によるAttentional Rating Scale（表1）や豊倉ら[2]の注意障害の行動評価尺度（BAAD）などがある（表2）．頭部外傷者用に開発されたAttentional Rating Scaleは，14の観察項目について生活場面で観察される程度を5段階で評価するが，カットオフ値については検討されていない．観察項目は各注意機能に該当する項目で構成されている．詳細は注意障害(1)の表1を参照して欲しい．

表1 ● 日常生活場面における注意の評価
Attentional Rating Scale (Posford and Kinsella ら)

①眠そうで，活力に欠けて見える
②すぐに疲れる
③動作がのろい
④言葉での反応が遅い
⑤頭脳的ないしは心理的な作業（例．計算など）が遅い
⑥言われないと何事も続けられない
⑦長時間（約15秒以上）宙をじっと見つめている
⑧ひとつのことに注意を集中することが困難である
⑨すぐに注意散漫になる
⑩一度に2つ以上のことに注意を向けることができない
⑪注意をうまく向けられないために，間違いをおかす
⑫何かする際に細かいことが抜けてします（誤る）
⑬落ち着きがない
⑭一つのことに長く（5分以上）集中して取り組めない

まったく認めない	0点	ほとんどいつも認められる	3点
時として認められる	1点	絶えず認められる	4点
時々認められる	2点		

表2 ● 注意障害の行動評価尺度（BAAD）（文献2）

行動観察の内容
1. 活気がなく，ボーっとしている
2. 訓練中じっとしていられない，多動で落ち着きがない
3. 訓練（動作）に集中できず，容易に他のものに注意が逸れる
4. 動作のスピードが遅い
5. 同じことを2回以上指摘，同じ誤りを2回以上犯す
6. 動作の安全性への配慮が不足，安全確保ができていないのに動作を開始する

＊4段階で評価（0：なし～3：常に）
＊作業療法実施中に評価する

注意障害の行動評価尺度（BAAD）は，Rating Scale of Attentional Behaviors（RSAB）を参考に日本版として考案されたもので，6項目について問題行動の出現頻度を4段階（0：なし～3：常に）で評価する．原則として作業療法などを実施中の状況を1週間程度の期間をかけ繰り返し観察した上で評価する．

行動観察による評価は簡便であり，かつ注意障害が重度で個別検査の実施が困難な例やスクリーニングなどに用いることができ，臨床的にも有効と考える．

▶ 各注意の側面に焦点をあてた検査

これまで様々な検査が開発されてきた．検査は注意の検査や前頭葉機能の検査として用いられているが，1つの検査が他の注意の評価にも用いられることがあるので，検査にあたっては評価目的を意識し，実施する．以下に標準注意検査法のサブテストに含まれていない主な検査について概要を述べる．

浜松式仮名ひろいテスト[3]は，仮名で書かれた物語の内容を理解しながら「あいうえお」の文字を2分間でできるだけ多く拾う．終了後に物語の内容を確認し，拾った正答数と物語の内容理解などから評価する．年代別の粗点平均値（±SD）は，10～40歳38.2（10.60），41～50歳34.30（11.20），51～60歳27.80（11.80），61～70歳20.40（11.40），71以上18.60（7.64）となっている．

Trail Making Test（TMT）にはPart1とPart2がある．Part1は選択性注意，Part2は転換性・分配性注意の検査として位置づけられている．Part1は数字を順に1－2－3－と線で結んでいく．Part2では数字と仮名を，1－あ－2－い－と交互に切り替えながら順に結んで行く．Part1，Part2とも所要時間と誤りを評価する．年代別の成績を表3に示す[4]．

表3● 年代別にみた TMT の成績（秒）

年代群	人数	TMT-A 平均（標準偏差）	有意差検定	TMT-B 平均（標準偏差）	有意差検定
20歳代代	91	66.9 (15.4)	┐NS	83.9 (23.7)	┐NS
30歳代代	58	70.9 (18.5)	┘┐NS	90.1 (25.3)	┘
40歳代代	48	87.2 (27.9)	┘	121.2 (48.6)	┐NS
50歳代代	45	109.3 (35.6)		150.2 (51.3)	┘
60歳代代	41	157.6 (65.8)		216.2 (84.7)	

豊倉 穣, 他：情報処理速度に関する簡便な認知検査の加齢変化. 脳と精神の医学 7：401-409, 1996.

表4● 標準注意検査法（CAT）の構成

1. Span
   Digit Span（数唱），Tapping Span（視覚性スパン）
2. Cancellation and Detection Test（抹消・検出課題）
   Visual Cancellation Task（視覚性抹消課題）：図形，数字，仮名の末梢
   Auditory Detection Task（聴覚性検出課題）：聴取音から「ト」音を検出
3. Symbol Digit Modalities Test（SDMT）
   9つの記号に対応する数字を制限時間内にできるだけ多く記入するテスト．
4. Memory Updating Test（記憶更新検査）
   検者が口頭提示する数列の内，末尾3桁または4桁（場合によっては2桁試験もあり）のみを被検者に復唱させるテスト．
5. Paced Auditory Serial Addition Test（PASAT）
6. Position Stroop Test（上中下検査）
7. Continuous Performance Test（CPT）
   1）反応時間課題（Simple Reaction Time：SRT 課題）
     数字の「7」のみが，1～2秒のランダムな間隔で，1秒間，80回ディスプレイに表示．「7」が表示されるたびに，素早くスペースキーを押す．
   2）X 課題
     1～9までの数字を400回ランダムに表示．「7」が表示されたときにだけ，素早くスペースキーを押す．
   3）AX 課題
     1～9までの数字を400回ランダムに表示．「3」の直後に「7」が表示されたときにだけ，素早くスペースキーを押す．

標準注意検査法（表4）は注意の総合的検査で，7つのサブテストから構成されている．各テストに対応する注意機能は，Span は覚度，Cancellation and Detection Test（抹消・検出課題）は注意の持続性，選択性，Symbol Digit Modalities Test（SDMT）は注意配分，制御，Memory Updating Test（記憶更新検査）は注意の制御機能，Paced Auditory Serial Addition Test（PASAT）は注意配分，制御，Position Stroop Test（上中下検査）は注意の転換，Continuous Performance Test（CPT）は持続性を評価する．聴覚性検出課題，PASAT などの聴覚性の課題は聴覚機能の影響を受けるので，高齢者に行う場合は加齢による聴力の程度などについて事前に確認が必要である．PASAT は注意機能を敏感に反映する検査とされているが，ストレス負荷と難易度の高い検査であり，ワーキングメモリーの関与や知能，聴覚機能などの影響を受ける．検査の実施方法，評価基準については検査マニュアルを参照されたい．

▶ ペーシング障害の評価

ペーシング障害の評価[5]は，①書字検査としては漢字で「時計」をできるだけゆっくり3回書いてもらい，その時間を計測する．検査では「時計」をゆっくり書いて見せてから実施する．また，検査中にゆっくり書くよう5回注意を与える．3分以内に書き終えた場合を陽性とする．②図形のトレース検査では，800ミリの正方形の外周をできるだけゆっくりなぞってもらう．2分間でトレースし終えた長さをミリ単位で計測する．検査ではできるだけゆっくり書くことを教示する．判定は右半球損傷の右手使用では 359 mm 以上を，左手使用の場合は 369 mm 以上を陽性と判断する．

▶ 検査・評価における留意点

注意機能は他の認知機能と同様に加齢による影響を受けるほか，患者の身体状態が検査結果に影響を与える可能性がある．また，認知症は病型にもよるが，少なからず注意障害を合併する．

検査時の具体的な留意点としては①意識レベル，②認知症など見当識や言語機能の状態，③運動を要求される課題では利き手や身体麻痺・運動失調の有無，④意欲や検査実施が可能な体力，⑤検査に集中できる環境などが挙げられる．また，多くの注意検査は半側空間無視の影響を直接的に受ける．さらに病前の知的機能，記憶，遂行機能なども反映している可能性もある．検査の実施や結果の判定にあたってはこれらの点に十分留意する．

文　献

1) 先崎　章，枝久保達夫，他：臨床的注意評価スケールの信頼性と妥当性の検討．総合リハ 25：567-573, 1997.
2) 豊倉　譲，他：脳外傷と認知リハビリテーション．リハビリテーション医学 43：594-601, 2006.
3) 今村陽子：臨床高次脳機能評価マニュアル．新興医学出版社，1998, p73.
4) 豊倉　譲，他：情報処理速度に関する簡便な認知検査の加齢変化．脳と精神の医学 7：401-409, 1996.
5) 平林　一，他：右半球損傷の pacing の障害．神経心理学 7：141-148, 1991.

（執筆者：長谷川賢一）

注意障害(3)
訓練・指導

注意障害のリハビリテーションは障害機能の回復から日常生活への定着化など様々な方法が検討され用いられている．訓練・支援のアプローチの枠組みを表1に示す．

▶①直接的治療介入

直接的治療介入は障害機能の回復を目的とし，介入には非特異的介入と特異的介入がある．非特異的介入は注意機能を全般的に賦活することを期待し，標的刺激に反応する反応課題などの机上課題を繰り返して行うほか，ゲームやパズルといった集中して取り組む必要のある作業課題を行わせる．特異的介入は障害機能に働きかけて回復させることを目的とするアプローチで，注意機能の階層性にそって下位から上位レベルと段階的に行う方法，障害された注意機能に対して集中的にアプローチする方法がある[1]．

段階的な介入方法は，①外的刺激への注意と反応性，②外的刺激への集中力，③状況刺激の探査と選択，④内的刺激への注意，⑤反応と行動の調整の各段階を順次確立していく（表2）．

障害機能へのアプローチとしてはSohlbergらの考案したAttention process training（APT）の修正日本語版（MAPT）[2]がある．持続性，選択性，転換性，分割性の各注意のうち障害された機能について集中的に課題訓練するが，実施においては，まず注意機能を評価し，障害された機能について把握する必要がある．また，より軽症例に対する訓練法としてAPT Ⅱがある[3]．APT Ⅱの課題はより複雑で難しくなっており，訓練による効果をADL場面への汎化を図るべく，ノイズ条件下での課題など日常生活上で障害が予想される場面や作業も取り入れている（表3）．

▶②行動療法的介入

行動療法的介入は，生活場面における注意喚起を促進する目的で用いられる．注意を必要とする諸行動に対して，注意を喚起すべく「焦らない」，

表1●リハビリテーション訓練・支援の枠組み

直接的治療介入
・非特異的介入：反応課題，パズルなど
・特異的介入：①段階的介入，② APT，APT Ⅱなど
行動療法的介入
代償的介入
・内的代償法：意識的の監視，自問自答など
・外的代償法：予定表，レコーダ，アラームなど
環境調整
・静穏で集中できる環境
・手順・行動のパターン化・単純化
・体調管理（易疲労性への対応，睡眠不足防止など）
心理的サポート
・受容的な声かけ・支持的態度
・自己理解促進：状況や対策の説明など

表2●段階的介入と課題（文献1を一部改変）

レベル	注意の段階	課題例
低位	①外的刺激への注意と反応性	単純反応時間課題
↓	②外的刺激への集中力	時針配置課題（動く時計の針を指定した位置に停止させる）
↓	③状況刺激の探査と選択	刺激選択課題（連続的に表示される無関連刺激から標的刺激を検出する）
↓	④内的刺激への注意	時間評価課題（時間経過を時計のイメージなどの内的な刺激に注意して，経過時間を判断するための手掛かりとして利用する）
上位	⑤反応と行動の調整	リズム音再生課題（タッピングなどで所定のリズム音を再生する）

「ゆっくり」などの声かけ，患者が取った注意行動について強化する報酬を与える（反対に不注意行動には注意）といった関わりを生活場面でタイムリーに行う．スタッフは同じ視点，方法で関わることが重要で，そのための具体的な対応方法についてスタッフ間で共有しておく．

▶③代償的介入

注意機能の障害・低下を補う方法としては，自己教示による内的代償法と様々な補助手段を用いる外的代償法がある．自己教示ではこれから行う予定の行動内容や方法，手順などについて行動前に声に出し，自己の行動の意識化を図る．外的な代償は注意不足により記憶が曖昧になったり，予定を忘れたりすることが多くなるため，それを補う目的で外的補助手段を用いる．外的補助手段としてはチェックリストの活用，予定カレンダー，ICレコーダへの録音などによる記録化，アラームなどがある．注意障害例では記録した予定などを見忘れるといったことも認められるので，注意の病態に合わせた対策が必要である．

表3 ● APT Ⅱの課題とその概要（文献3）

A. sustained attention（持続性注意）
  ①テープ録音された単語列を聞きながら条件に合う標的語に反応する．
    （例）直前に提示された都市より南の地名，2つないしペアで用いるもの，直前の語の反対語，前の単語より一文字多い単語，など
  ②テープ録音された物語を聞き，文意から最後に続く文として最もふさわしいものを選ぶ
  ③4～6語文を聞き，（意味を無視して）指示された方法で語を並べ替える
    （例）語頭字のアルファベット順，提示と逆順，構成アルファベット数の少ない順，など
  ④0～100までの数字4ないし5個を聞き，指示された順に並べ替える
    （例）大きい数字から小さい数字へ，提示された順と逆順，1つおきの数字を回答，など
  ⑤一度に提示された4つの数字に同じ計算処理（「2倍」「＋3」「＋4」「－2」のどれか）を行う

B. alternating attention（転換性注意）
  ①テープを聞きながら標的単語に反応する
    （例）標的語（2または3の倍数，偶数または奇数，果実か着物かなど）は途中で入れ替える
  ②提示されたアルファベットの1つ前または1つ後の文字を書く（一定時間で交互に施行）
  ③提示された数字に2または3ステップの加算と減算を繰り返す
    （例）「9足して4引く」「8足して6引いて1足す」などを繰り返す
  ④A．③の課題の実施条件を交互に替えて行う
  ⑤口頭で提示された0～100までの数字4ないし5個を昇順（降順）で並べ替える（一定時間で並べ替え規則を変更）

C. selective attention（選択制注意）
  ①A．①のテープ課題を行うが，騒々しいカフェテリア，物語の朗読などが背景ノイズとしてミキシング録音されている
  ②Aの課題を背景ノイズ下に実施する．付属のテープや検者の自作テープ（食堂内の騒音，ラジオ放送，スポーツ中継などを録音）を流す，訓練場面でわざと検者が話しかけたりテレビをつけるなどして注意をかく乱させる
  ③上と同様の課題だが，被験者の周囲で注意を乱す動作を行う（床や机でボールをつく，うろうろする，タイプをうつ，電話をかけるなど）

D. divided attention（配分性注意）
  ①聴覚的課題（主にAで用いられるテープ課題）と視覚的ワークシート作業を同時進行させる
  ②物語，記事を読んで内容を把握しながら標的文字（アルファベット）を抹消する
  ③課題（上記Aでよい）を施行しながら時間にも注意を払い，一定時間（1分，5分など）が経過したら検者に知らせる

▶ ④環境調整

　注意障害へのアプローチにおいて，最も基本的で重要なのが環境調整である．環境調整には訓練室など場所・部屋の整備，周囲の関わり方のほか，体調管理も広い意味での環境整備と考えられる．

　注意障害では，環境刺激に敏感に反応して注意がそれやすく，時には衝動的行動や不注意から転倒に至ることも少なくない．訓練室や作業場面が静穏で集中できる環境は注意の散逸を防ぎ，作業ミスを低下させる．具体的にはテレビやラジオを消す，室内の整頓（壁の張り紙なども）や作業机に不要なものを置かない，ドアを閉める・カーテンで仕切るなどの方法により課題に集中できる環境を整える．

　高次脳機能障害例では，外見からは障害がわかりにくいため，本人の病識の低さとあいまってトラブルに至ることもある．家族を含む周囲の人々に，注意障害についての正しい理解を促すことや患者とのかかわりの中で適切な対応がとれるように指導・支援する．具体例としては，生活場面における手順や行動のパターン化・単純化，生活用品の整理整頓（収納場所の固定）とラベリング，行動上の注意点の貼り出し，実施したら確認行動を行うなどの関わりが挙げられる．

　体調管理については，疲労や睡眠不足など注意機能の低下を引き起こしやすい状態を避けるための管理を行う．また，訓練や作業場面においては易疲労性に留意し，課題中であっても中止する，休憩をとる，気分転換させるなど患者の状態に合わせた柔軟な対応を心がける．

▶ ⑤心理的サポート

　高次脳機能障害者が抱える問題は，認知機能の障害だけではない．患者の多くは抑うつや不安などの心理症状を抱えており，臨床的対応においては心理的問題へのサポートは欠かせない．

　注意や記憶は情動に影響されやすく，情緒面の不安定さは注意にも悪影響を及ぼす．注意障害による失敗や気分の落ち込みなどに対して，受容的な声かけや支持的な態度で接するとともに生じた状況や理由，今後の対応などについて説明し，心理的安定化を図る．

　様々な取り組みによって注意障害への対応は一定の効果をあげているが，訓練場面では成果が得られても課題以外への学習移転が認められなかったり，日常生活行動へ結びつかなかったりすることも少なくない．今後は系統的な訓練法の開発とともに障害への社会的関心や認識を高める取り組みも行う必要がある．

文　献

1) 坂爪一幸：リハビリテーションの方法．本田哲三編：高次脳機能障害のリハビリテーション―実践的アプローチ，医学書院，2005, p52.
2) 豊倉 穣，他：注意障害に対するAttention process trainingの紹介とその有用性．リハ医学 29：153-158, 1992.
3) 豊倉 穣：注意障害の臨床．高次脳機能研究 28：320-328, 2008.

（執筆者：長谷川賢一）

第6部　発声発語の障害

第7章　音声障害

音声障害の言語聴覚療法の流れ

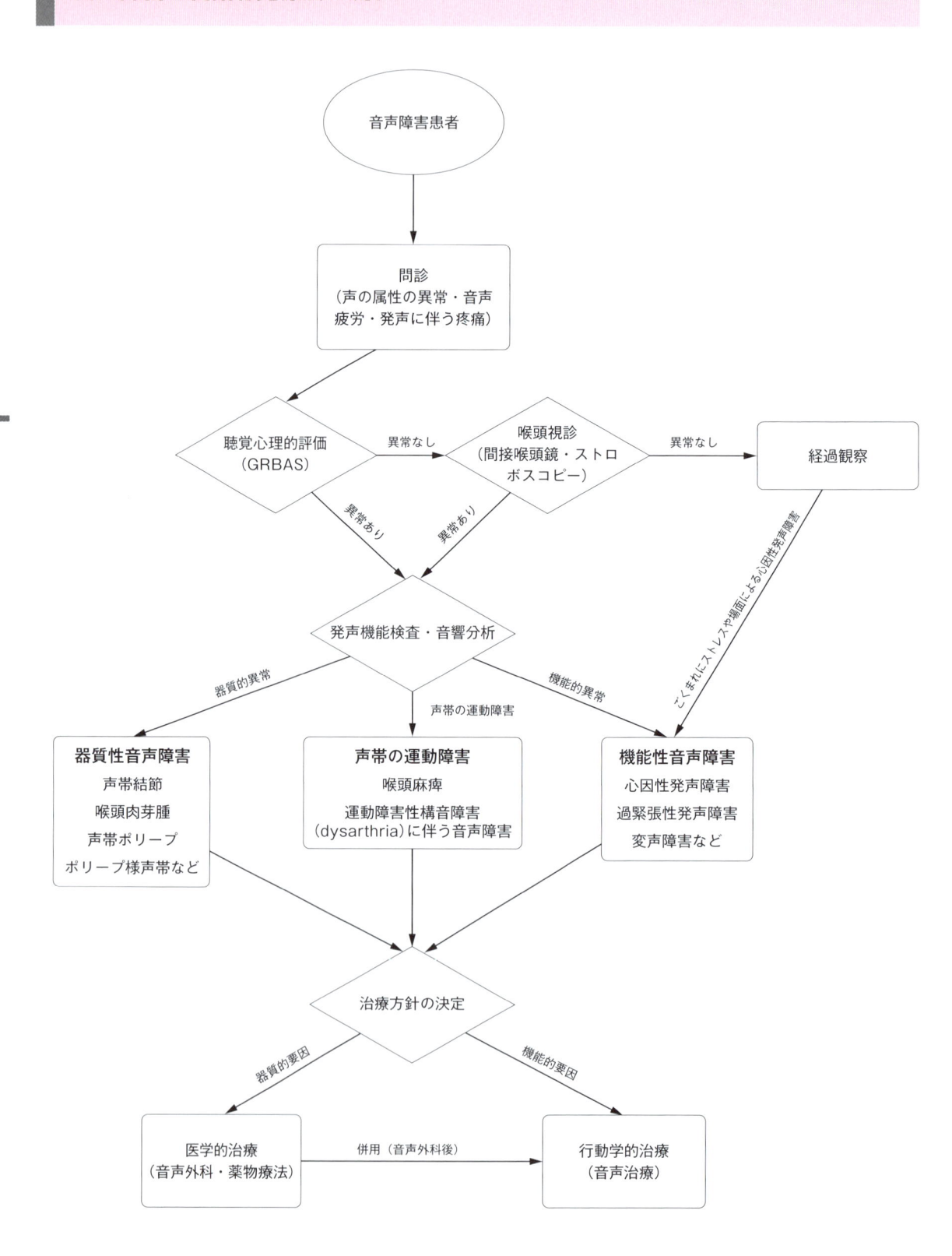

```
                        音声障害患者
                             │
                             ▼
                        問診
                （声の属性の異常・音声
                 疲労・発声に伴う疼痛）
                             │
              ┌──────────────┴──────────────┐
              ▼                              ▼
         聴覚心理的評価    異常なし      喉頭視診      異常なし    経過観察
         （GRBAS）  ───────────→  （間接喉頭鏡・ストロ ───────→
                                  ボスコピー）
              │                              │                        ▲
              │ 異常あり              異常あり │                        │
              │                              │                まれにストレスや場面による心因性発声障害
              └──────────────┬──────────────┘
                             ▼
                    発声機能検査・音響分析
        ┌────────────────────┼────────────────────┐
        │ 器質的異常          │ 声帯の運動障害      │ 機能的異常
        ▼                    ▼                    ▼
   **器質性音声障害**     **声帯の運動障害**    **機能性音声障害**
     声帯結節              喉頭麻痺             心因性発声障害
     喉頭肉芽腫            運動障害性構音障害    過緊張性発声障害
     声帯ポリープ         （dysarthria）に伴う音声障害   変声障害など
     ポリープ様声帯など
        │                    │                    │
        └────────────────────┼────────────────────┘
                             ▼
                        治療方針の決定
              ┌──────────────┴──────────────┐
              │ 器質的要因                機能的要因 │
              ▼                                    ▼
         医学的治療        併用（音声外科後）    行動学的治療
        （音声外科・薬物療法）  ─────────→     （音声治療）
```

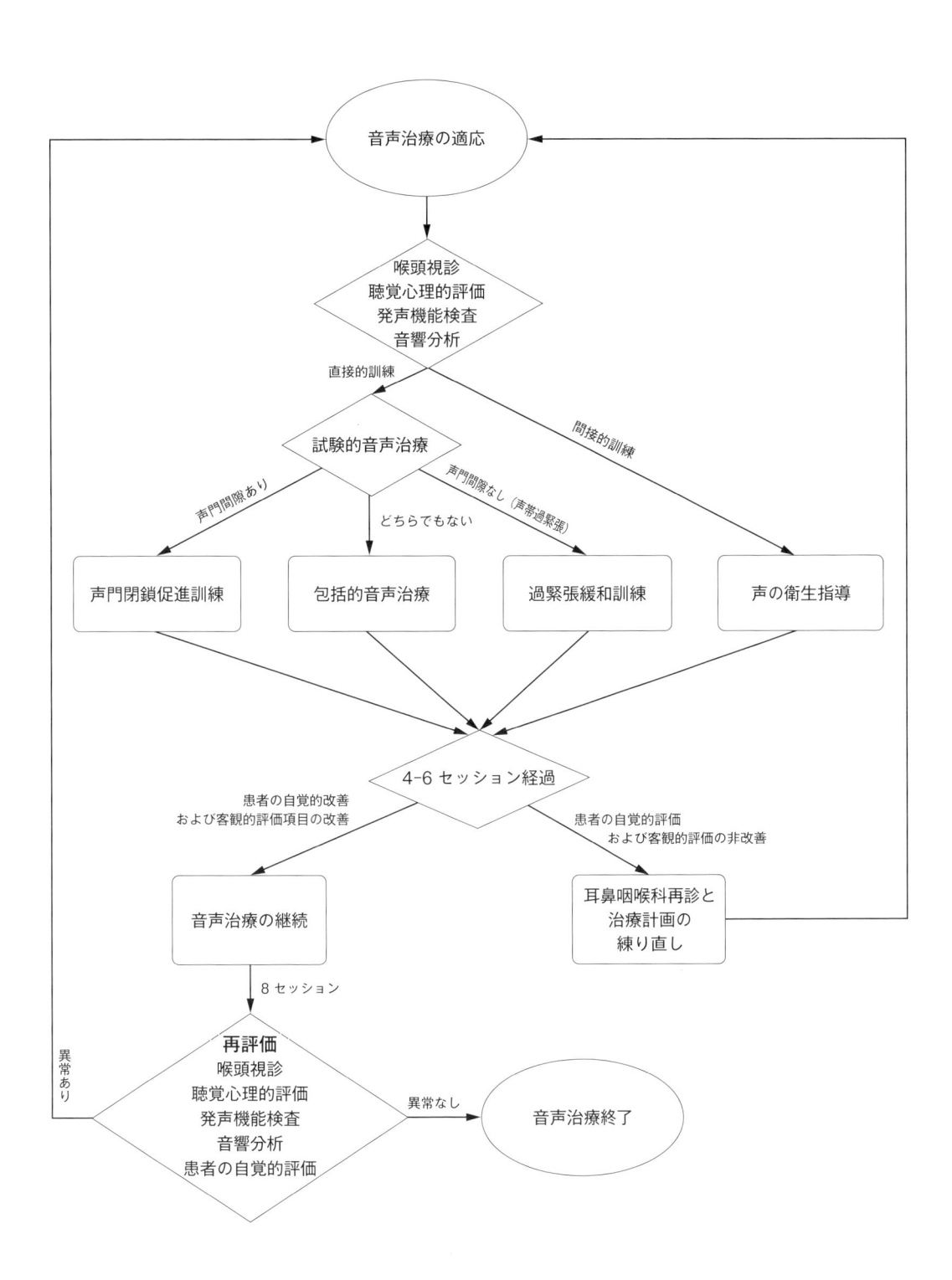

```
                    ┌─────────────────┐
              ┌────→│  音声治療の適応  │←────┐
              │     └─────────────────┘     │
              │              ↓              │
              │     ┌─────────────────┐     │
              │     │    喉頭視診     │     │
              │     │  聴覚心理的評価  │     │
              │     │   発声機能検査   │     │
              │     │    音響分析     │     │
              │     └─────────────────┘     │
              │              ↓              │
              │    直接的訓練      間接的訓練 │
              │     ┌─────────────────┐     │
              │     │   試験的音声治療  │     │
              │     └─────────────────┘     │
              │   ↙       ↓       ↘         │
              │ 声門間隙あり どちらでもない 声門間隙なし(声帯過緊張) │
              │  ┌────┐ ┌────┐ ┌────┐ ┌────┐│
              │  │声門閉│ │包括的│ │過緊張│ │声の衛│
              │  │鎖促進│ │音声治│ │緩和訓│ │生指導││
              │  │訓練 │ │療   │ │練   │ │     ││
              │  └────┘ └────┘ └────┘ └────┘│
              │     ↘    ↓    ↙    ↙        │
              │     ┌─────────────────┐     │
              │     │  4-6セッション経過 │     │
              │     └─────────────────┘     │
              │   ↙                    ↘    │
              │ 患者の自覚的改善    患者の自覚的評価│
              │ および客観的評価    および客観的評価│
              │ 項目の改善          の非改善       │
              │  ┌────────┐        ┌────────┐│
              │  │音声治療の│        │耳鼻咽喉科│
              │  │継続     │        │再診と   │──┘
              │  └────────┘        │治療計画の│
              │       ↓ 8セッション  │練り直し │
              │  ┌─────────┐       └────────┘
              │  │  再評価  │
              │  │ 喉頭視診 │
              │  │聴覚心理的│
              │  │評価     │──異常なし──→( 音声治療終了 )
              │  │発声機能 │
              │  │検査     │
              │  │音響分析 │
              │  │患者の自 │
              │  │覚的評価 │
              └──│異常あり │
                 └─────────┘
```

(執筆者：城本　修)

基礎知識

▶ 音声障害（定義）

音声障害とは，いわゆる声の障害であり，声帯の器質的疾患や機能的要因（発声法や声の使い方，心理的要因など）により声質，声の高さ，声の大きさ，声の持続性など音声の聴覚心理的属性いずれかひとつ以上に問題をきたした状態と定義される．音声障害は，自覚的にも他覚的にも判断可能であり，社会通念上，話し手の年齢や性別，社会的背景などから考えて正常範囲を逸脱していれば音声障害と判断される．

音声障害の病態は，声帯振動の異常とも言い換えることが出来る．声帯振動の異常は，臨床的には，①声門閉鎖の異常，②声帯の物理的性質の変化，③両側声帯の対称性の破綻，④呼吸・共鳴腔の異常，⑤心理的要因，⑥妨害物によって引き起こされる．以下に典型例を示す．

▶▶ ①声門閉鎖の異常

呼気圧の大きさに対応した適度な声門の閉鎖ができないと気息性嗄声や努力性嗄声が生じる．声門閉鎖が適度にできない反回神経麻痺や間欠的に声門が閉じすぎる痙攣性発声障害などが典型例である．

▶▶ ②声帯の物理的性質の変化

声帯粘膜固有層浅層が硬くなる腫瘍性病変や声帯手術後の瘢痕などでは声帯が振動しにくくなり振幅が減少し気息性嗄声になる．また，声帯の浮腫性病変では声帯が柔らかく，声帯振動の振幅が逆に大きくなり不規則に振動するので粗糙性嗄声となる．

▶▶ ③両側声帯の対称性の破綻

声帯ポリープなど声帯の器質的変化により，左右声帯の対称性が損なわれると左右声帯の振動の不均衡が生じ，粗糙性嗄声となる．

▶▶ ④呼吸・共鳴腔の異常

呼吸器疾患などで呼気圧を十分に上昇させることができなければ声門閉鎖が十分であっても無力性嗄声となる．また，呼気圧が十分に生成できないと大きな声が出ない，高い声が出にくいということもおこる．

▶▶ ⑤心理的要因

極度の緊張やストレスにより声が出ない，いわゆる失声状態を引き起こす．笑い声や咳払いなど自動反射的な発声は可能であることが多い．

▶▶ ⑥妨害物

仮声帯の腫脹や声門上部の形態異常や過収縮で声帯の動きを妨害し，嗄声をきたす．

▶ 音声障害の検査・評価

音声障害患者が来院した場合，十分な問診を行うことと喉頭の視診が必要不可欠である．声の検査は，補助的な役割が大きく，障害の程度や治療効果の客観的な評価に用いることが多い．

問診では，主訴のみならず，経過，発声環境，誘因などを系統的に詳しく聴取することが重要である．ときには問診のみで診断がつくこともある．この時，同時に患者の音声の状態を聴き取り，聴覚心理的評価も同時に行っておく．

喉頭の視診では，問診と聴覚心理的評価である程度，疾患の予測をつけてから視診を行うと良い．もちろん，先入観を持つことは重要な情報の見逃しにつながるので，一定の手順に従って行うことが重要である．この際，言語聴覚士自身が喉頭内視鏡検査を直接行うことはできない．したがって，耳鼻咽喉科医師の診察に同席して間接的に視診を行うのが望ましい．この喉頭内視鏡による視診の際，音声治療の手がかりを見つけるべく，できるだけ試験的音声治療も並行して行う．

声の検査としては，空気力学的検査，発声機能検査，音響分析による検査を行う．空気力学的検査は，声帯振動を規定する物理的パラメータのうち呼気流に関する検査である．したがって，前述の①声門閉鎖の異常や，④呼吸・共鳴腔の異常などが検出できる．発声機能検査は，声の高さや強さに関する検査であり，患者の発声調節能力を判断することができ，治療効果の判定に用いられることが多い．音響分析による検査は，粗糙性嗄声や気息性嗄声など聴覚心理的評価に対応する周期の揺らぎや振幅の揺らぎ，雑音成分など音響物理的パラメータを表している．治療効果の判定に用

いられる．

　これらの検査・評価結果をもとに，診察をした耳鼻咽喉科医師と言語聴覚士と患者の3者で，どのような治療を行うかお互いに相談し治療方針を決定する．医学的治療ではなく，言語聴覚士による行動学的治療いわゆる音声治療を選択した場合，少なくとも治療前後で必ず喉頭の視診と声の検査を行い，治療効果の判定を行う．できれば，4セッションあるいは1カ月おきに実施することが望ましい．

▶ 音声治療の5つのR

　音声治療の実施にあたっては，① Right client（音声治療の適応），② Right voice therapy（適切な音声治療技法），③ Right time（音声治療の開始と終了），④ Right dose（適切な練習頻度），⑤ Right route（適切な練習方法）が重要である．

▶▶① Right client（音声治療の適応）

　喉頭の器質的疾患の有無にかかわらず，音声障害の機能的要因が認められれば音声治療の適応となる．したがって，機能性発声障害だけでなく，声の乱用や誤用に起因する声帯結節などの器質的疾患も適応となる．また，声帯手術後の創傷治癒過程における発声の制限なども時として不適切な声の誤用につながることがあり，音声治療の適応となる．

▶▶② Right voice therapy（適切な音声治療技法）

　音声治療技法は，大きく2つに大別される．発声に関する環境の調整のような「声の衛生指導」と呼ばれる間接訓練と実際に声を出させて発声法を矯正する直接訓練である．さらに，直接訓練は，声の症状に対応した病態（症状）対処的訓練と呼吸・発声・共鳴という発声に関与する過程を総合的に矯正する包括的訓練に分けられる．これらの適応は，音声障害患者の状態（性格，動機付け，時間的・経済的状況，指示への自主的な遵守など）を十分に勘案して検討しなければならない．

▶▶③ Right time（音声治療の開始と終了）

　治療方針として音声治療を決定したら，できるだけ早めに訓練を開始する．訓練開始が遅れるとそれだけ患者が途中で通院を自主的に止めてしまうことが多い．また，終了にあたっては，①望ましい発声習慣の定着，②患者自身の満足度，③発声に伴う身体症状の改善，④結果としての検査所見の改善などを確認することが重要である．

▶▶④ Right dose（適切な練習頻度）

　音声治療の1セッションは通常20分から40分で週1回，10～15セッションを1クール（3カ月程度）として行うことが多い．しかし，近年は1クール8セッションで，週2セッションで1カ月程度と短期間に集中して行う傾向にある．訓練室での「出せる発声」が，いつでもどこでも「実際にやっている発声」になることが必要であり，一定量の練習回数と頻度が必要なことは言うまでもない．すなわち，般化に必要な練習量と頻度が満たされているか，常に確認しなければならない．

▶▶⑤ Right route（適切な練習方法）

　音声治療の適応のある患者に適切な音声治療技法を選択し適切な練習頻度で訓練を行っても改善が見込めない場合というのは，言語聴覚士の介入方法に問題があることが多い．つまり，適切なフィードバックが行えていないことが多い．患者が適切な発声法で発声していても，それを強化しない限り，日常生活へは般化しない．そのためには運動学習に基づいたフィードバックについて言語聴覚士が知識を持っておくことが必要である．

文　献
1) 日本音声言語医学会編：新編声の検査法．医歯薬出版，2009，pp44-54．
2) 城本　修：音声障害の行動学的治療―言語聴覚士による音声障害の治療―．耳鼻臨床，100：697-705，2007．

（執筆者：城本　修）

検査・評価（1）
問診と自覚的評価

▶ 問診

問診の目的は，患者自身から主訴や現病歴を詳細に聴いて疾患の概要をつかみ，必要な検査や治療方針を立てることにある．音声障害の診察では，医師による問診に言語聴覚士が同席するのが理想的である[1]．次いで，医師による問診と重ならないように言語聴覚士による面接を行う．問診に不慣れな場合には問診票を参考に進めると聞き漏らしがない．問診票の例を表1に示す．面接を通して音声治療技法や声の衛生指導の内容を選択する参考とする．

▶▶ 問診の実際

主訴：患者が声のどのような面で困っているかを患者の協力のもとで患者自身の言葉で表現させ，具体的な訴えをつかむ．患者の希望が音声改善かそうでないかを聴取することも大切である．例えば悪性腫瘍だけが関心事であれば，当面音声治療の適応とはならない．

現病歴：音声障害の発症の状況を詳しく聴くことで，発症の原因や経過，誘因を推察できる．随伴症状では，「話をしているとのどが疲れてくる」といった音声疲労の有無を確認する．音声疲労を認める場合は，声の日内変動（夕方声が出にくくなる等）が生じやすいことがある．患者の訴えだけでなく，患者の身体的情報（肩・頸部の緊張，姿勢の崩れ等）も記述しておく．

既往歴：音声障害は，神経筋疾患や呼吸器疾患，婦人科疾患（特にホルモン療法），胃食道逆流症など様々な疾患に伴い発症する可能性があるため，問診・面接時に確認しておく．また体重減少も，声帯が萎縮し嗄声をきたすこともあるため確

表1 ● 問診票

ID		病名:	
氏名	様　歳（M・F）	評価日	年　月　日
住所	（都道府県）　市		

主訴	年　月より ・どのような声の問題が起こったか，声で困っていることは何か（以下参考） □嗄声　□しゃがれ声 □息漏れ声 □弱々しい声 □いきみ声 □声の高さの異常　□高い声 　　　　　　　　　□低い声 □声の強さの異常 □声の震え □その他

現病歴	□急性・慢性 □誘因 　□声の乱用・多用 　□疾病罹患（感冒，他：　　） 　□外傷（受傷日：　　） 　□手術（術日：　　） 　　□甲状腺癌・食道癌・肺癌・大動脈瘤（他：　　） 　　□麻酔［全身・局所］ 　□ホルモン療法 　□ストレス 　□その他 □日内変動［無・有：　　］ □体調・気分の変化に伴う声の変化［無・有］ □随伴症状 　□音声疲労［無・有］ 　□咽頭痛，咳・咳払い［無・有］ 　□誤嚥［無・有］ 　□肩・頸部緊張［無・有］ 　　姿勢の崩れ［無・有］ □現在までの声の治療歴［無・有］ 　□医療機関受診［耳鼻咽喉科・他科］ 　□喉頭手術歴［無・有：　　］ 　□音声治療歴［無・有：　　］ 　□服薬

既往歴	□声に関する既往歴 　□疾患名： 　□喉頭手術歴［無・有：　　］ 　□音声治療歴［無・有：　　］ □脳卒中・神経筋疾患 □呼吸器疾患 □自己免疫疾患 □婦人科疾患（ホルモン療法の有無等） □胃食道逆流症 □服薬［無・有］ □体重減少［無・有］
職業	□教師（小学校，中学校，他：　　） □保育士 □会社員 　□営業　　□販売員 　□事務（電話応対：多・少） 　□工場勤務　　□他： □歌手［ジャンル：　　］ □主婦 □退職後 □その他
生活習慣	□喫煙［無・有：喫煙歴（　　年）］ 　［Brinkman指数：　　］ □受動喫煙［無・有］ □飲酒［無・有］ 　［頻度：週　　回，量：　　/日］ □カラオケ・詩吟・コーラス［無・有］ 　［頻度：週　　回，時間：　時間/日］ □声を多用するスポーツ（野球・剣道など） □食事後就寝までの時間［　　時間］ □水分摂取量：［　　ml/日］ □随伴症状 　ゲップ・胸焼け・食事時のムセ［無・有］ □ストレス［無・有］ □声の使用状況 　□声を多用する［無・有］ 　□1日の連続発声時間［　　時間］ 　□大声を出す［無・有］
家族環境	□子育て［無・有］ □聴覚障害者の存在［無・有］
その他	

認する．

職業歴・生活習慣等：慢性の音声障害では，職業に関連したものが多い．教師や保育士，販売員，僧侶，騒音下で働く工員やスポーツインストラクターなどは声を酷使しやすい．職業的な音声障害では，仕事のない日には症状が軽減する傾向がある．生活習慣では喫煙が最も問題となり，喫煙者に対してはBrinkman指数（1日の喫煙本数×喫煙年数）を算出する．この数値が200以上で禁煙保険治療の対象となり，400以上で癌のリスクが上昇するとされている．趣味や家庭環境での声の使用状況も確認する．食事後2～3時間内の就寝は胃酸逆流を引き起こしやすいため，生活習慣も確認する．

▶▶問診・面接聴取時の注意点

問診の発話自体が，患者の音声の評価対象となる．声の高さや大きさ，声質（音色）に注意し，自然な会話で生じる笑い声やうなずき声で声質が変化するかも確認しておく．もちろん声を聴いただけで評価・診断を求め，先入観を持ってしまうことは避けなくてはならない[2]．

▶ 自覚的評価

音声障害の自覚症状は様々であるが，近年音声障害が患者のQOL（quality of life）にどのような影響を及ぼしているかを評価する動きが出てきた．声に関する自覚的評価法として，Voice Handicap Index（VHI）[3]とVoice-Related Quality of Life（V-RQOL）[4]がその代表である．両者とも日本音声言語医学会から日本語での推奨版が公開されている．

VHIを表2に示す．VHIは声に関する質問30項目から構成されている．身体的側面（P），機能的側面（F），感情的側面（E）に関する質問が各10項目ずつ含まれており，各項目に相当する症状の発現頻度を0～4の5段階で答える．点数が高いほど障害を強く感じていることになる．これら30項目の中で，より重要な10項目だけを使用するVHI-10も使用されている．VHI，V-RQOLともに患者自身の音声障害に対する自覚度の把握，適切な治療法の選択，治療効果の評定に有用である．

表2 ● Voice Handicap Index（VHI）

声に関する質問紙（VHI）

声の問題であなたの日頃の生活がどのように影響を受けているかについて教えて下さい．この質問紙には声に関して起こりうる問題が記載してあります．この2週間のあなたの声の状態について以下の質問に答えて下さい．以下の説明を参考に該当する数字に○をつけて下さい．

```
0 ＝全く当てはまらない，問題なし
1 ＝少しある
2 ＝ときどきある
3 ＝よくある
4 ＝いつもある
```

1.	私の声は聞き取りにくいと思います．	0 1 2 3 4
2.	話していると息が切れます．	0 1 2 3 4
3.	騒々しい部屋では，私の声は聞き取りにくいようです．	0 1 2 3 4
4.	1日を通して声が安定しません．	0 1 2 3 4
5.	家の中で家族を呼んでも，聞こえにくいようです．	0 1 2 3 4
6.	声のせいで，電話を避けてしまいます．	0 1 2 3 4
7.	声のせいで，人と話すとき緊張します．	0 1 2 3 4
8.	声のせいで，何人かで集まって話すことを避けてしまいます．	0 1 2 3 4
9.	私の声のせいで，他の人がイライラしているように感じます．	0 1 2 3 4
10.	「あなたの声どうしたの？」と聞かれます．	0 1 2 3 4
11.	声のせいで，友達，近所の人，親戚と話すことが減りました．	0 1 2 3 4
12.	面と向かって話していても，聞き返されます．	0 1 2 3 4
13.	私の声はカサカサした耳障りな声です．	0 1 2 3 4
14.	力を入れないと声が出ません．	0 1 2 3 4
15.	誰も私の声の問題をわかってくれません．	0 1 2 3 4
16.	声のせいで，日常生活や社会生活が制限されています．	0 1 2 3 4
17.	声を出してみるまで，どのような声が出るかわかりません．	0 1 2 3 4
18.	声を変えて出すようにしています．	0 1 2 3 4
19.	声のせいで，会話から取り残されていると感じます．	0 1 2 3 4
20.	話をするとき，頑張って声を出しています．	0 1 2 3 4
21.	夕方になると声の調子が悪くなります．	0 1 2 3 4
22.	声のせいで，収入が減ったと感じます．	0 1 2 3 4
23.	声のせいで，気持ちが落ち着きません．	0 1 2 3 4
24.	声のせいで，人づきあいが減っています．	0 1 2 3 4
25.	声のせいで，不利に感じます．	0 1 2 3 4
26.	話している途中で，声が出なくなります．	0 1 2 3 4
27.	人に聞き返されるとイライラします．	0 1 2 3 4
28.	人に聞き返されると恥ずかしくなります．	0 1 2 3 4
29.	声のせいで，無力感を感じます．	0 1 2 3 4
30.	自分の声を恥ずかしいと思います．	0 1 2 3 4

文　献

1) 城本　修，小池三奈子，他：検査―情報の収集―（廣瀬　肇・監修：STのための音声障害診療マニュアル）．インテルナ出版，2008，pp14-16.
2) 廣瀬　肇：音声障害の検査と診断（音声障害の臨床，第1版），インテルナ出版，2003，pp13-15.
3) Jacobson B, Johnson A, et al.：The Voice Handicap Index（VHI）: development and validation. Am J Speech-Lang Path 6：66-70, 1997.
4) Hogikyan ND, Sethuraman G: Validation of an instrument to measure voice-related quality of life（VRQOL）. J Voice 13：557-569, 1999.

（執筆者：金子真美）

検査・評価（2）
聴覚心理的評価と喉頭視診

▶ 聴覚心理的評価
▶▶ 聴覚心理的評価とは

臨床では，全身状態，表情や態度などを観察し，話す内容や話し方に注意しながら，声を聴く．聴いた印象で声の症状をとらえ，発声している人の年齢，性，社会環境などからみて，声の障害のタイプと重症度を判断していくのが，聴覚心理的評価である．

このとき，喉頭や声帯振動の様子，諸検査の結果などを推定しながら聴くことが大切である．評価の対象は，自発話，課題文の発話，母音の持続発声がある．

聴覚心理的評価の問題点は，評価者間および個人内での一致性・再現性が確保されにくいことである．患者の資料を複数の検査者で聴き評価することが望ましい．

▶▶ 声を聴くポイント

声を聴くポイントは，次の2つに分けられる．

①声の4つの属性に注目して聴く：

高さ：高齢者では男性で高く，女性で低くなる傾向がある．中高年女性で声が低すぎる場合は，ホルモン障害やポリープ様声帯などを，若年男性で高すぎる場合は変声障害を疑う．

大きさ：小さすぎる場合は機能性発声障害，パーキンソニズム等を疑う．大きすぎる場合には難聴を疑う．

音質：声の音質の異常を嗄声という（次項で詳述）．

長さ（持続性）：持続の短縮があれば，声門閉鎖不全や呼吸不全，声の震えとともに声が途切れる場合には，音声振戦症，痙攣性発声障害などが疑われる．

②その他の声の所見：声の震えや失声など，声の4つの属性では記述できないものがある．なお声の柔軟性，すなわち，声の高さや大きさや長さなどをどのくらい自由自在に使えるか，（発話）課題による差も観察する．

▶▶ GRBAS尺度による声質の評価

声の音質の異常を，嗄声と呼ぶ．嗄声は，ガラガラした声，濁った声，力の無い声，つまった声などと表現される．本邦では，日本音声言語医学会のGRBAS尺度という聴覚心理的尺度を用いて評価する．GRBAS尺度は，総合的な嗄声度を現わすGrade（G），音質の異常さの性質を表現する粗糙性Rough（R），気息性Breathy（B），無力性Asthenic（A），努力性Straind（S）の頭文字を並べ，4段階スケールで評価する．

検査方法：日本語の5つの母音を「イー」というように3～5秒くらいずつ伸ばしながら，1音ずつ，楽な大きさと楽な高さで発声させる．

評価方法：GRBAS尺度は，次の要素の有無と重症度を評価する（各項目についてカッコ内に示したのは，それぞれの性質に対応すると考えられる主な検査所見である）．

G：Grade：総合評価（一般的にはRBASの最大値）．

R：Rough；粗糙性：濁った声．ガラガラ声など（声帯振動が不規則．音響分析では声の周波数や振幅の揺らぎに対応）．

B：Breathy；気息性：かすれ声．息漏れのある声（声門閉鎖不全．呼気流率の上昇．気流雑音成分の存在）．

A：Asthenic；無力性：弱々しい声．力が入らず小声（声帯の緊張不全．呼気圧の低下．高音域の調波成分の減弱）．

S：Strained；努力性：喉を詰めた声．力んだ声（喉頭の過緊張．高音域の雑音成分の存在など）．

以上について，0～3の4段階で評価する．0は正常で嗄声なし，3は嗄声が最も強く重篤，1は軽度，2は1と3の中間である．G（2）R（1）B（2）A（0）S（0）のように記述する．

▶ 喉頭視診

喉頭視診は，耳鼻咽喉科医師が行う．言語聴覚士は，医師の診察に同席して，発声課題を提示し，同席できない場合にも，録画されたビデオなどで喉頭所見を確認し，喉頭所見を共有する必要がある．視診には，経鼻軟性ファイバースコープや経口での間接喉頭鏡や硬性側視鏡が用いられる．

後

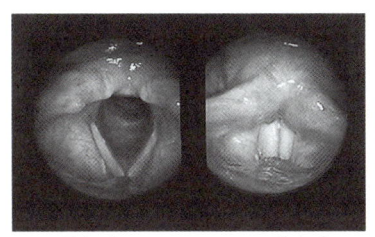

吸気時　発声時
前

図1● 上方から見た正常喉頭像
声門は吸気時に大きく開き，発声時に閉じる．
図は吸気時と発声時の喉頭を，側視鏡を用いて撮影したものである．

▶▶視診のポイント

まず，喉頭の形態と運動性（特に声帯運動）に注目する．いずれも左右差に注意しながら，器質的変化や運動性の異常の有無について判断する．

器質的変化は，喉頭粘膜の色調や形態に注意し，さらに腫瘍性病変の有無を観察する．色調の変化としては，血管拡張による発赤，角化などによる白色調などがある．形態の変化としては，組織の欠損や腫瘍性病変の有無のほか，声帯の弓状弛緩，声帯溝症などが重要である．

運動性は，まず吸気時と発声時に対応する声門の開閉運動を観察し，声帯運動麻痺の有無を観察する．声門上部の絞扼の有無などにも注意する．また不随意運動の有無についても観察する．

なお発声器官に器質的変化がなく，運動性に異常がないにもかかわらず，音声障害がある場合には，機能性障害が疑われる．機能性発声障害は，大別すれば過緊張型（声門あるいは声門上部が強く締まる）と低緊張型（声門後部や膜間部が十分に閉じない）に分けられる．さらに詳しいタイプ分けとしては，6タイプ分類もある．

言語聴覚士が同席するときには，観察に際して発声を誘導し，声と喉頭を観察することが重要である．

▶▶ストロボスコピー

発声時の声帯振動を肉眼で観察することは難しい．ストロボスコピーは，準周期的に振動している声帯の速い運動を見かけ上のゆっくりした運動としてとらえ，その振動状態をスローモーションで再生し，詳しく観察しようとする装置である．

原理は，声帯振動の周波数あるいは位相から少しずつずらして断続的に光源を発光させ，その光で発声中の声帯の画像をつなぎ，あたかも声帯振動がスローモーションで再生されているように見える．したがって，声帯振動が不規則な場合はストロボスコピーは適用できない．

正常であれば，左右の声帯は対象的に振動し，はっきりした声門閉鎖期がある．声門の下から上に進行する粘膜波動が左右対称に認められる．声を高くすると閉鎖期は短縮し，粘膜波動も小さくなる．

ストロボスコピーでの観察項目：

・ストロボスコピーが可能か：声帯振動が準周期的でないとければ，声帯振動の観察はできない．
・音声の基本周波数：機器に表示される．
・声帯振動の左右対称性：次の各項目について，左右対称性の有無を観察する．
・声帯振動の規則性：母音の持続発声中，左右声帯とも規則的な振動が保たれているか．
・声門閉鎖について：声門が膜間部全長にわたって完全に閉鎖するか，一部のみの閉鎖か，あるいは閉鎖が起こらないか．
・声帯の粘膜波動：粘膜波動の有無，粘膜波動の大きさ，粘膜波動の左右対称性，声帯の前・後部で粘膜波動のパタンに差があるか，声帯の左右および前後での位相ずれの有無を観察する．
・不動部分の存在：不動部分の存在は，深部に及ぶ限局的な病変を示唆する所見である．

文　献

* 日本音声言語医学会・編：Ⅵ 声の聴覚心理評価（日本音声言語医学会・編：声の検査法 基礎編，第2版）．医歯薬出版，1994，pp151-172.
* 日本音声言語医学会・編：Ⅵ 声の聴覚的評価（日本音声言語医学会・編：声の検査法 臨床編，第2版）．医歯薬出版，1994，pp24-38, 187-213.
* 廣瀬 肇：声の聴覚象的評価（廣瀬 肇：音声障害の臨床）．インテルナ出版，1998，pp16-18, 39-41.
* 生井友紀子：第2章 検査—情報の収集—（廣瀬 肇・監修：STのための音声障害診療マニュアル）．インテルナ出版，2008，pp13-32.
* 日本音声言語医学会・編：動画で見る音声障害 ver.1.0．インテルナ出版，2005.

（執筆者：生井友紀子）

検査・評価(3)
発声機能検査・機器による評価（音響分析含む）

▶音声検査

この項では，声の高さ・大きさ・長さ・声質の評価について述べる．

▷声の高さの測定

高さは声帯の振動数を反映する．①話声位（話し声の高さ），②生理的声域（その人が出せる最も高い声と最も低い声の範囲）・声区の転換点（地声と裏声の変換点）を測定する．

①話声位の測定：測定方法：会話や音読・『こんにちは』/koNnitiwa/ の /wa/ を伸ばした時の声の高さをキーボード等でマッチングし音名を記述する．

②声域・声区の変換点の測定：測定方法：母音/a/ か「ド・レ・ミ」で音階に合わせ発声してもらう．キーボードを用い話声位付近（男性C3，女性C4くらい）から上昇音階で最高音を測定し，その際声区の変換点も確認する．次に話声位付近から下降音階で最低音を測定する．音階に合わせて発声ができない場合，最も高い声・低い声を発声してもらう．最高音・最低音・声区の変換点の音名を記述する．声域を量的に示す場合は，半音数を記述する．

結果：正常成人の話声位は声域下限から1オクターブ以内にある．話声位・声域の正常値・異常値を図1と表1に示す．音声障害では，話声位の異常（性・年齢に比し異常に高い・低い）や声域の狭小化，特定音域で嗄声などが出現することが多い．話声位が正常でも，声域の測定で問題を認めることもあり，話声位と声域両方の測定が必要である．

▷声の大きさの測定

大きさは，声門閉鎖力と呼気努力が影響する．口唇とマイクの距離を20cmに保ち，騒音計のC特性で測定する．発声機能検査装置で測定することもできる．普通・最大・最小の声の大きさとその範囲を測定する．正常は，60dB～100dBの範囲である．

▶空気力学的検査

空気力学的検査では，声帯振動に使用する呼気の状態を評価する．最長発声持続時間（以下，MPT）や呼気流率・呼気圧を測定する．

▷MPTの測定

声の持続の評価であり，呼吸・喉頭調節能力の評価となる．

測定方法：大きく息を吸ってから自然な声の高さ・大きさで母音 /a/ を出来るだけ長く発声してもらう．ストップウオッチを用い3回測定し，最大値を採用する．0.5秒単位で記述し，持続時間だけでなく声の高さ・大きさを記述するとよい．発声機能検査装置でも測定できるが，通常の測定よりMPTが短くなることがある．

結果：MPTの平均値は，男性が30秒，女性が20秒とされている[2]．MPTの短縮が問題となり，10秒を下回るようだと日常会話に問題が生じることもある．

声門閉鎖不全を認める例，肺活量の減少を認める例などで，MPTは短縮する．

▷呼気流率・呼気圧の測定

呼気流率は，発声時に1秒間あたりに声門を通過する呼気量をさす．呼気圧は発声時に声帯振動に必要な呼気の圧力をさす．

測定方法：呼気流率・呼気圧とも発声機能検査装置で測定でき，同時に声の大きさ・高さを測定

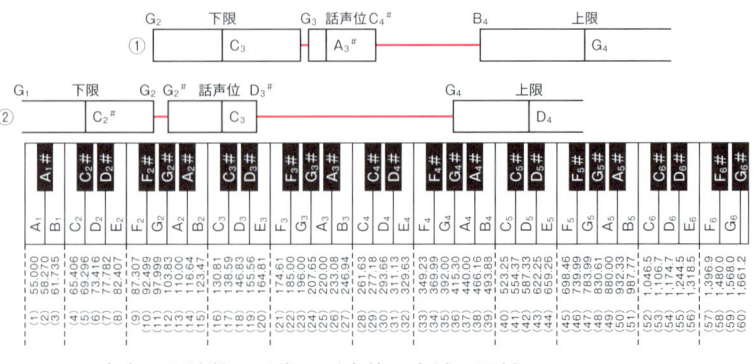

図1●音名と周波数，正常の話声位・声域の関係（文献1より一部改変）
①成人女性，②成人男性の話声位・声域

表1 ● 声の高さの異常値

	成人男性	成人女性
話声位	$G^{\#}_2$〜$D^{\#}_3$の範囲外	G_3〜$C^{\#}_4$の範囲外
声域	上限 G_4より低い 下限 G_2より高い 半音数 28半音以下	上限 B_4より低い 下限 G_2〜G_3の範囲外 半音数 20半音以下

表2 ● 成人に対する空気力学的検査の値

MPT	平均値	男性：30秒　女性：20秒
	異常値	臨床的には10秒未満
呼気流率 (楽な発声時)	平均値	100〜200mL/sec
	異常値	100mL/sec以下　250mL/sec以上
呼気圧 (通常発声時)	正常値	男性：3.0〜10.7cmH₂O 女性：1.9〜7.7cmH₂O

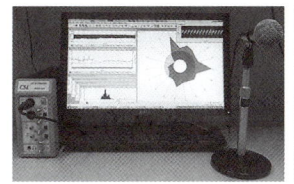

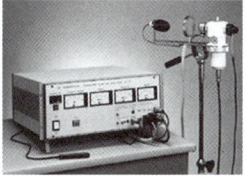

図2 ● 音響分析装置と発声機能装置
左：音響分析装置 CSL：Kay Pentax 社
右：発声機能装置 PS-77E：永島医科器械

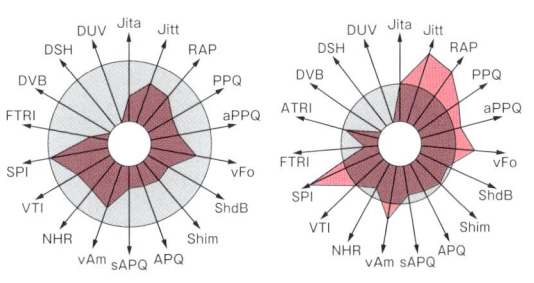

図3 ● MDVPによる音響分析の例
閾値を超えたところが赤色で示される．

できる．楽な声・大きな声・小さな声・高い声・低い声で測定する．鼻・口唇からの呼気の漏れを防ぎ発声してもらう．発声途中で検査者がスイッチを押すことで，呼気流が一瞬遮断され呼気圧が測定される．呼気圧測定時に頬が膨らまないように両手を頬にあて発声してもらう（機器によっては，呼気圧の測定ができないものもある）．

結果：呼気流率・呼気圧の正常値・平均値・異常値を表2に示す．呼気流率は喉頭麻痺などで声門閉鎖不全を認める例などで増加し，機能性発声障害などで喉頭を強く絞扼し発声している例では減少する．呼気圧は声帯粘膜が硬化する例や喉頭麻痺では増加する傾向を示す．

▶ 音響分析

音響分析は，声の聴覚印象を数値化・視覚化し，音声の様々な特徴を抽出・評価できる．

▶▶ 測定方法

音響分析装置（CSL: Kay Pentax 社，図2）やフリーの音響分析ソフト（Praat, Wavesurferなど）を使用し分析する．母音発声や音読をしてもらい，その場で音声を分析するか録音した音声を分析することもできる．母音では，2〜3秒の定常発声部分を分析対象とし，GRBAS評価を並行して行う．防音環境下で実施し，口唇からマイクまでの距離は一定に保つ．平均基本周波数（F_0）・声のゆらぎ（基本周波数と振幅のゆらぎ）・喉頭雑音が代表的な音響指標である．声のゆらぎとは，高さや大きさが非周期的で小幅に変動している状態をさす．基本周波数のゆらぎはjitter・PPQ，振幅のゆらぎはshimmer・APQで表される．喉頭雑音は声門部で発生した雑音の強さを表し，NHR・SNR・NNE（a・b）などで表される．音響分析プログラムのMulti-Dimensional Voice Program（MDVP）は，様々な音響指標を数値と図で表示できる（図3）．

▶▶ 結果

音声障害では，F_0が異常に高い・低い，ゆらぎや喉頭雑音の増大などがある．健常者では，PPQ：0.17，APQ：2.20，NNEa：0.65，NNEb：24.0より小さくなる[3]．声のゆらぎは，聴覚心理的評価の粗糙性成分（R）と同様に喉頭雑音は気息性成分（B）と関係がある．PPQは嗄声度（G）・粗糙性成分，NNEbは気息性成分と相関が大きい．喉頭雑音は声門閉鎖不全と関係があり，喉頭麻痺などで増加する．

文献

1) 苅安　誠，城本　修・編著：言語聴覚療法シリーズ 改訂音声障害．建帛社，2012, pp68-69.
2) 澤島政行：発声持続時間の測定．音声言語医学7：23-28, 1966.
3) 日本音声言語医学会・編：新編 声の検査法．医歯薬出版，2009, pp224-225.
* Tize IR：WorkShop on Acoustic Voice Analysis-Summary Statment. National Center for Voice and Speech, 1994.

（執筆者：佐藤剛史）

第6部　発声発語の障害

評価
評価のまとめと治療方針の決定

音声治療を行う場合，発声訓練手技をどのように選択すればよいのか，その方針について述べる．

▶ **訓練手技選択の基本的な考え方**

音声の異常は，声帯振動と呼気操作の異常に起因する．実際には声門間隙の異常，声帯の緊張度・物性（硬さや粘膜移動性）の異常，声門下圧の異常によって起こる．同じ疾患でも声門間隙や声帯の緊張度・物性の程度は異なり，発声訓練手技も異なる可能性があるため，例えば「喉頭麻痺にはプッシング法」というように，疾患名と対にして訓練手技を選択してはいけない．

発声訓練では，主に声門間隙と声帯の緊張度の調節と呼気操作によって音声の改善を図る．したがって，喉頭内視鏡と音声機能検査の結果から，声門間隙と声帯の緊張度・物性について判断し，これを発声に最適な状態に近づける発声訓練手技を選択する．

▶ **声門間隙や声帯の緊張度の程度を検査所見からどのように読み取るか**

▶▶ **声門の過閉鎖，声帯の過緊張を示す評価・検査所見**

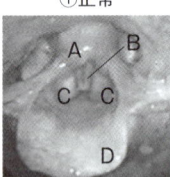

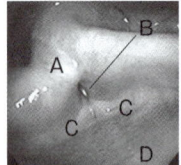

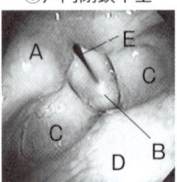

喉頭内視鏡検査：発声時の声門上部過収縮（披裂部と喉頭蓋の接近や仮声帯の過内転）のため，声帯が見えにくいことが多い（図1-②）．喉頭ストロボスコピーでは，声帯粘膜波動が乏しく，声門閉鎖期が長い．

発声機能検査の平均呼気流率（MFR）：多くは正常（100～220 mL/秒）．重度の過緊張では100 mL/秒未満．

音声の聴覚心理的評価：努力性または粗糙性嗄声．硬起声や喉詰め発声を伴うことが多い．過緊張発声の結果，声帯結節などの喉頭隆起性病変を生じると，気息性嗄声も呈する．話声位は声帯の緊張度が高いと通常よりも甲高い．逆に強い圧迫性によって通常より低い場合もある．

頸部触診：喉頭挙上（外喉頭筋の過緊張）してい

る．甲状軟骨後縁や舌骨周囲の疼痛を生じやすい．発声時に舌が後方に引き込まれる，開口が小さい，など喉頭以外の構音器官にも過緊張を呈する場合もあるので，よく観察する[1]．

▶▶ **声門閉鎖不全，声帯の低緊張を示す評価・検査所見**

喉頭内視鏡検査：声門閉鎖不全（図1-③）．喉頭ストロボスコピーでも閉鎖期がないか，あっても短い．

発声機能検査のMFR：多くは220 mL/秒以上．

音声の聴覚心理的評価：気息性，無力性嗄声．片側性声帯麻痺や声帯溝症など，両側声帯，または声帯の一部の緊張度や物性が異なると粗糙性も出現する．MFRが高いと，発話時の息継ぎが頻回になる．声帯全長にわたる声門閉鎖では，話声位が裏声になる．

▶▶ **声門閉鎖不全の代償としての過緊張を示す所見**

声帯溝症や正中位より外側固定の喉頭麻痺などがある場合，通常の発声様式であれば声門閉鎖不全をきたす．しかし，ときに声帯の過緊張を疑うような声門上部の過収縮を呈することがある（図1-④）．加えて，MFRは声帯の器質的状態から予測される値よりも少ない場合が多い．これは声門閉鎖不全の代償運動であることが多い．適度な代償運動は問題ないが，過剰，または誤った代償になると，努力性

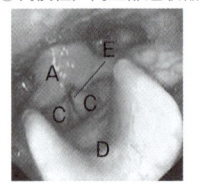

A：披裂部 B：声帯 C：仮声帯 D：喉頭蓋 E：声門間隙
図1● 発声時喉頭所見 （文献1より一部改変）
①正常．
②仮声帯内転のため，声帯がほとんど見えない．
③声帯内転が不十分で声門間隙がある．
④仮声帯内転のため声帯はほとんど見えない．仮声帯の間から声門間隙が見える．

嗄声や粗糙性嗄声の原因になるので注意を要する．

▶ 声門閉鎖や声帯の緊張度・物性の程度をもとに選択する発声訓練手技（具体的な手技の方法については，訓練(3)〜訓練(6)の項を参照のこと）

▶▶ 声門の過閉鎖，声帯の過緊張所見を呈する症例への発声訓練手技

病態対処的訓練のうち，声帯の緊張を緩める訓練を選ぶ[1,2]．顕著な病態に対応する発声訓練手技を以下に示す．

喉頭の挙上や喉頭周囲の疼痛が強い：喉頭マッサージ．

硬起声：軟起声発声の指導，あくび・ため息法．

声門上部過収縮があり声帯振動が乏しい：声の配置法，チューブ発声法，トリル．

構音器官に過緊張が強い：咀嚼法，舌突出法，開口法．

▶▶ 声門閉鎖不全や声帯の低緊張を呈する症例への発声訓練手技

病態対処的訓練のうち，声帯の緊張を高める訓練を選ぶ[2]．

重度声門閉鎖不全（正中位より外側固定の喉頭麻痺で，MFRが300〜400 mL/秒）の場合：正中方向への指圧法，硬起声発声，軽いプッシング，声の大きさの調節など．ただし，これらの手技は，声門上部の過閉鎖による音声の悪化を誘発しやすいため注意を要する．

軽度声門閉鎖不全（正中位固定の喉頭麻痺や軽〜中等度の声帯溝症などで，MFRが220 mL/前後）の場合：声門閉鎖を促進する手技を第1選択とせず，声をやや高くする場合が多い．声の配置法，チューブ発声法など，呼吸と共鳴の調節能力を改善し声質を改善する方法（声道の形態を変える方法）を用いる．それでも声門閉鎖不全による嗄声があれば，声門閉鎖を促進する手技を追加する．

声門閉鎖不全の代償としての過緊張を呈する症例：一般的に，声帯の緊張を高める訓練を実施すると，音声のみならず声門閉鎖の代償運動である声門上部の過収縮も改善することが期待できる．逆に声帯の緊張を緩める訓練を選ぶ場合にも，十分な呼気で，やや大きめ，やや高めの発声を促す．

▶▶ 包括的音声治療の適応

音声障害の程度が軽度から中等度の症例や声を職業的に使用する人など，高い喉頭調整能力を必要とする症例には，Vocal Function Exercise (VFE)やアクセント法など，呼吸・発声・共鳴の調節能力を高め，日常生活への般化も視野に入れた系統的訓練である包括的音声訓練も選択できる．これは声門の状態に関係なく使える技法とみなされている[3]．

▶ 問診と試験的音声治療の重要性

問診では患者の「いつもの発声」（行動）が観察できる．例えば「（問診では）失声だが咳払いは有響の声」，「話声位は低いフライ音だが，笑いながら少し高く話すときには嗄声はほとんどない」，などである．このような観察は，特に心因性発声障害を中心とする機能性発声障害患者の発声訓練手技選択の手がかりとなる．これをもとに訓練手技を選択すると，誘導しやすく，患者が正しい発声方法を習得しやすくなる．

問診で各患者の問題を詳細に聴取することで，各人の生活様式に適し，実生活で応用しやすい課題を設定できる．音声が悪化しやすい場面で使うことばを材料として練習することで，訓練室での音声改善を日常生活に般化させることも期待できる．

以上のような原則に基づいて選んだ訓練手技によって音声改善が得られるか否か，まず試験的音声治療を行う．改善の確認は喉頭内視鏡下に，聴覚印象と喉頭像を確認しながら行うことが望ましい[3]．これにより，安全で効果的な訓練の選択が可能となる．

▶ 再評価

8セッションに1回程度は，初回評価と同じ検査項目で再評価を行い，音声治療の効果を判定しておきたい．訓練期間中，嗄声や疼痛の増悪があれば，ただちに耳鼻咽喉科医師の診察を依頼する．

文献

1) 前川圭子, 岩城 忍, 他：機能性発声障害に対する音声治療. 音声言語医学 48：353-358, 2007.
2) 城本 修：症状対処的音声治療（廣瀬 肇・監修：STのための音声障害診療マニュアル）. インテルナ出版, 2008, pp63-122.
3) 城本 修：音声治療の一般的原則（廣瀬 肇・監修：STのための音声障害診療マニュアル）. インテルナ出版, 2008, pp44-52.

（執筆者：前川圭子）

訓練（1）
声の衛生指導

▶ 声の衛生指導（定義）

声の衛生指導の原則は，①発声のメカニズムについて患者に対して説明を行う，②なぜ現在の音声の状態に至ったのか患者自身の理解を促す，③患者の日常の発話において発声時に声帯に負担のかかる行為を制限することから成立している．言語聴覚士は，その対応策を患者に示し，実際の日常生活における発声習慣の改善を指導していかなければならない．

また声の衛生指導は，音声外科的治療の前後にも並行して施行することが望ましい．特に音声酷使や声帯に負担のかかる発声様式に起因した疾患（声帯結節など）では，術前と同様の発声が改善されていなければ再発する可能性は高くなる．したがって，再発防止という観点からも外科的治療前後での声の衛生指導は重要である．

さらに声の衛生指導は，患者自身の主体性と責任感が高くなければ十分な効果を得難い．患者の主体性と責任感のレベルを高めるためには，なぜ現在の状態に至ったのか理解し，具体的にどのような行動を制限していくべきかを患者自身が十分に自覚できるように丁寧に指導していく必要がある．

▶ 声の衛生指導の実際

①正常な発声がどのような機序で起こるかと現在の声の異常が生じた理由を説明し，患者の理解を促す．しかし，説明だけで理解を促すのは難しいので，絵や模型，写真やビデオなど視覚的な教材を使用すると，患者の理解をより促すことができる．さらに，発声中の1秒間に患者の声帯がどれほどの頻度で接触しているかを伝えると，普段の何気ない発声でも，いかに声帯を酷使しているか患者が実感しやすい．

②患者の職業や趣味などを聴取して具体的な声の使用状況について把握する．声の酷使が認められた場合は，その頻度や1回あたりの通算の発声時間，多くの聴衆の前で話す患者の場合は，ホールの大きさやマイク使用の有無などについて細かく問診を行っておく．その際，声の衛生指導表（表1）を患者に配布して，表を使用しながら1つずつ確認していくと，効率的に問診を進めることが可能である．表1は筆者が普段，用いている声の衛生指導表である．この表を用いて実際に声の衛生指導を行っている．しかし，この声の衛生指導表1枚を患者に渡して指導が完結するわけではない．なぜなら，患者は一人ひとり生活習慣が異なり，ほとんどの患者は日常生活における声の酷使を自覚していない．そのため，言語聴覚士が患者の話を掘り下げて問診を行う必要がある．例えば，読経の習慣や長電話の習慣（特に女性）の有無，自宅に難聴者がいるか否か，子どもの躾のためによく怒鳴っているか否かなどは，具体的に問診しないとわかりにくい．さらに，問診に答える際の患者の発声様式にも注意する．例えば，早口，多弁，硬起声，喉詰め発声や緊張による全身の力みなどの傾向があるか否かは，重要な情報である．筆者は，硬起声が認められる患者に対しては，声の衛生指導の中で筆者の硬起声と軟起声を患者に聴き分けてもらったのち，患者本人がこの2つを出し分けられるように指導している．こうすることで，患者は自身の硬起声を自覚できることが多い．

以上のように，問診から普段の声の使用状況や誤った発声様式を同定できるような言語聴覚士の聴き取り技術こそが，声の衛生指導において最も重要なポイントである．

患者の日常生活における声の酷使の状況が同定できれば，その対策についてできるだけ具体的に指導する．単純に声の酷使に当たる行動を患者に説明して禁止するだけでは，効果は得られない．対応策を具体的に患者の生活レベルに即して指導をすることが重要である．例えば，難聴者との会話を必要とされる患者の場合は，難聴者の近くに行って良聴耳から話しかける．また，子どもに話しかけることの多い患者には，離れた場所から子どもに話しかけず自分の腕が届く範囲まで子どもの近くに行って話しかける．さらに，長時間話すことの多い患者には，聴き役にまわる時間を増や

すといったように指導する．

これに加えて，1回あたりの通算の発声時間については，30分を目安に5～10分の休憩（沈黙）を取るように指導している．持続発声の場合は，17分で声帯組織への損傷を認められるというデータがあることもあわせて説明している[1]．声帯の保湿については，1日1.5Lを目安に，こまめに水分摂取をするよう指導している．ただし，水分摂取については，摂取量を制限されている患者もいるので注意が必要である．吸入器を持っていれば，適宜吸入を促し，1日に複数回行うよう勧める．また，加湿器があれば，一番よく使う部屋の加湿を1日に2回以上行うよう指導する[2]．

胸やけ，呑酸，ゲップなどを認め，胃の内容物が食道へ逆流する胃食道逆流症（GERD）が疑われる場合や，咽喉頭違和感，咽頭痛，咳嗽，嗄声があり，胃の内容物が咽喉頭まで逆流する咽喉頭逆流症（LPRD）が疑われる場合には，患者に高脂肪食や刺激物，カフェイン，アルコール等を控えるように指導する．また，食直後の就寝を避け，就寝時は頭部を胃の位置よりも高くするよう枕を高くするなど指導する．すでに医師から薬剤が処方されている場合でも，日常の生活習慣による声の問題が推測できる場合は声の衛生という観点から，生活習慣の改善を促す必要がある．

▶ **留意すべきこと**

従来の声の衛生指導には多くの項目があるが，実際にエビデンスが示されているものは少ない．具体的には，声帯の保湿のみである．発声時間やアルコールについては，声が悪化することは実験で示されているが，どのような声の濫用や誤った使用がどういった影響を及ぼすか，具体的なエビデンスは今のところ報告されていない．したがって，声の酷使における量的な基準はなく定義も曖昧である．

一方，職業上，どうしても声を酷使しなければならない患者もいる．そうした患者の場合，声の酷使を完全に排除するためには就業継続を断念せざるを得ないこともある．そのため，いかに現在の仕事を継続しながら声の酷使を回避していくか，その方法を患者と共に具体的に探っていくことも言語聴覚士の重要な役目である．例えば，同じ職種であっても職場ごとに環境は異なるため，それぞれの職場に配慮した指導が必要となってくる．職場の環境を詳しく把握するためには，患者とのしっかりとした信頼関係が成立していることが前提であることは言うまでもない．

さらに，声の衛生指導を行った患者が再診した際，前回の指導内容がどの程度守られたかを聴取することも重要である．そして，その結果に基づいて，再度，声の衛生指導を行う．十分に守られなかった項目については，なぜ守られなかったのかを聴き出し，その対応策を患者と共に考えることが指導につながる．

医師の診察時には話さなかった重要な情報を言語聴覚士とのセッションで話し出す患者もいる．そのような場合は，患者から聴取した内容を速やかに担当医師にも伝達する．そして，医師と言語聴覚士が情報を共有して共に治療に当たることができるよう努めることも重要である．

表1● 声の衛生指導表
筆者がいくつかの施設の声の衛生指導用パンフレットから改変して実際に使用しているもの．

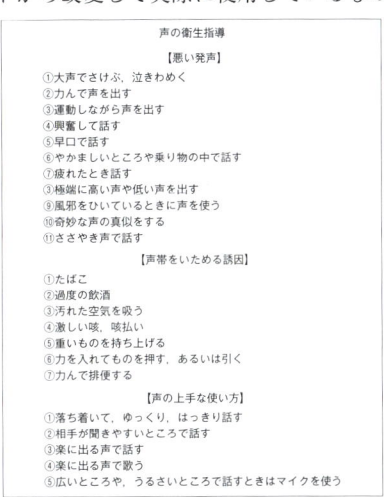

声の衛生指導

【悪い発声】
① 大声でさけぶ，泣きわめく
② 力んで声を出す
③ 運動しながら声を出す
④ 興奮して話す
⑤ 早口で話す
⑥ やかましいところや乗り物の中で話す
⑦ 疲れたとき話す
⑧ 極端に高い声や低い声を出す
⑨ 風邪をひいているときに声を使う
⑩ 奇妙な声の真似をする
⑪ ささやき声で話す

【声帯をいためる誘因】
① たばこ
② 過度の飲酒
③ 汚れた空気を吸う
④ 激しい咳，咳払い
⑤ 重いものを持ち上げる
⑥ 力を入れてものを押す，あるいは引く
⑦ 力んで排便する

【声の上手な使い方】
① 落ち着いて，ゆっくり，はっきり話す
② 相手が聞きやすいところで話す
③ 楽に出る声で話す
④ 楽に出る声で歌う
⑤ 広いところや，うるさいところで話すときはマイクを使う

文 献

1) Titze IR, Svec JG, et al.：Vocal Dose Measures：Quantifying Accumulated Vibration Exposure in Vocal Fold Tissues. J Speech Lang Hear Res 46：919-932, 2003.
2) Verdolini-Marston K, Sandage M, et al.：Effect of Hydration Treatments on Laryngeal Nodules and Polyps and Related Voice Measures. Journal of Voice 8：30-47, 1994.

（執筆者：宮田恵里）

訓練（2）
症状（病態）対処的訓練と包括的訓練

▶ **症状（病態）対処的訓練（定義）**

症状対処的訓練とは，音声障害患者の声の病態に応じた音声訓練の方法であり，直接訓練の一部である．患者の声の病態に合わせて，適宜，促通法（神経系または神経筋の接合部に複数の刺激を加えると，その効果が単独の刺激の効果の和よりも大きくなる現象を利用した理学療法分野での用語で，そこから転じて，望ましい目標音声に生理学的な手法を用いて近づける方法）を用いて音声症状そのものを変える訓練法である．音声症状とは，声の高さ，声の大きさ，声質（嗄声）の1つ以上の異常を示している．

症状（病態）対処的訓練は，1971年の米国のBoone's facilitating approachが基礎となっている．その後，彼らの教科書では版を重ねながら，初版では20あった促通法が適宜，取捨選択され加筆修正され，表1に示すように，最新版教科書では25の促通法に集約されている．表1に示したように，個々の促通法と音声症状のうち改善する可能性のある要素が関連づけられている．しかし，実際には音声症状と促通法の間に生理学的な対応関係を示す研究はほとんど見当たらない．具体的な手順については，訓練(3)(4)の項を参照されたい．

表1は，1971年に発表されたものとはかなり異なっており，版ごとに改訂を重ねてきている．特に大きな変化は，声門閉鎖を促進するプッシング法が削除されたことである．また，指圧法とは別に喉頭マッサージが取り入れられている．近い将来，かなり整理された修正版が提案されるだろう．

▶ **包括的訓練（定義）**

症状対処的訓練と同様に直接訓練の一部であり，症状対処的訓練が患者の発声した音声症状に着目するのに対し，生理的な発声の過程すなわち呼吸，発声，共鳴のすべての過程を総合的に再調整する訓練法である．この包括的訓練に共通する発声法としては，口唇を閉じ，できるだけ出口を狭くして，口腔内圧が高まるようにして咽頭腔を拡げ，かつ声門上部の喉頭入口前庭を狭くするいわゆるsemi-occluded vocal tract（声道の二次的狭め）を用いている．理論的には，この発声法は声帯内転の位置調節をあまりせずに，声帯振動の振幅を限定しながらもフォルマント同調を起こし声帯粘膜を傷つけずに無理なく大きな声を出すことができるとされている．

包括的訓練には，アクセント法（AM：Accent Method），発声機能拡張訓練（VFE：Vocal Function Exercise），共鳴強調訓練（RVT：Resonant Voice Therapy）などが挙げられる．具体的な手順や歴史的背景については，訓練(5)(6)の項を参照されたい．

▶ **症状（病態）対処的訓練と包括的訓練の選択**

症状対処的訓練と包括的訓練は，決して相対立する訓練法ではなく，相互補完的な訓練である．言語聴覚士はどちらかを選択するというより，患者個々人に応じたオーダーメイドな訓練計画を立案すべきである．例えば，訓練開始早期であれば症状対処的訓練を音声症状に応じて選択し，徐々に包括的訓練に移行するということもあり得る．言語聴覚士は，どちらかの訓練法だけを習熟すればよいというわけではなく，どちらの訓練法にも習熟しておかねばならない．

現状では，症状対処的訓練も包括的訓練も決して治療効果に関するエビデンスレベルが高いとはいえない．こうしたエビデンスレベルが高いとはいえない訓練法を臨床場面で用いてよいのかという疑問はいつも残る．Duchanら[3]は，こうした議論の余地を残した訓練を行うにあたって，以下の6項目を推奨している．

①手技の根拠となる情報源を明らかにし，その手技の基礎にある理論的根拠を注意深く検討する．すなわち，結果としてのデータを再検討し，その手技によってもたらされるリスクと効果をはっきりさせること．

②議論の余地がある手技を，すでに一般に受け入れられている方法にどの程度組み入れるか十分に検討すること．

③議論の余地がある手技の実践にあたって，正式なインフォームド・コンセントの手続きを設けること．

④実際の手技の遂行にあたって，適応・除外基準および慎重な経過観察を含んだ患者個人ごとの判断基準を常に用意しておくこと．

⑤その手技に特化したトレーニングコースを探し，手技に精通すること．

⑥入念なケース記録を残し，偏向のない専門職に有効性の評価をしてもらうこと．

こうして症例を積み重ね，データを蓄積していくことが，結果的にエビデンスレベルの高い訓練に繋がると考えられる．

文献

1) Boone DR, Mcfarlane SC, et al.：The voice and voice therapy, 9th ed., Pearson, Boston, 2014.
2) 城本　修：言語聴覚士の立場から―音声治療の効果に関するエビデンス―．音声言語医学 50：136-143, 2009.
3) Duchan JF, Calculator S, et al.：A framework for managing controversial practice. Language, Speech, and Hearing Services in Schools 32：133-141, 2001.

（執筆者：城本　修）

表1● 症状対処的訓練（促通法）と影響する声の要素 （文献1より改変）

促通法　影響する声の要素	声の高さ	声の大きさ	声質
Auditory feedback（聴覚フィードバック）		●	●
Change of loudness（声の大きさの調節）	●	●	●
Chant-talk（詠唱法）		●	●
Chewing（咀嚼法）	●	●	●
Confidential voice（内緒話法）		●	●
Explanation of the problem（問題点の説明）	●	●	●
Digital manipulation（指圧法）	●		
Elimination of abuses（声の濫用防止）		●	
Establishing new pitch（新しいピッチの確立）	●		
Open-mouth approach（開口法）		●	
Focus（共鳴強調）			●
Glottal fry（フライ発声）	●	●	●
Head positioning（頭位変換）	●		
Hierarchy analysis（階層的分析法）	●	●	●
Inhalation phonation（吸気発声）	●		
Laryngeal massage（喉頭マッサージ）	●		●
Masking（マスキング）	●	●	
Nasal/glide stimulation（/m/発声）			●
Pitch inflections（ピッチの変調）	●		
Redirected phonation（/um-humm/法）	●	●	●
Relaxation（リラクゼーション）	●		●
Respiration training（呼吸法）		●	
Tongue protrusion（舌突出法）	●		
Visual feedback（視覚的フィードバック）	●	●	●
Yawn-sigh（あくび・ため息法）	●	●	●

訓練（3）
病態対処的訓練／声帯の緊張を緩める訓練

　内・外喉頭筋を弛緩させ，発声時の声門閉鎖や声帯の緊張度を適度な状態に改善する．

▶ 声道の自由度を高める訓練
　発声器官を自動的に動かす運動では不必要な筋緊張が軽減できることを利用して，リラックスした発声法を体得させる．

▶▶ あくび・ため息法
①大きく口を開けてあくびするように息を吸わせ，続いてそのままの口型でため息をつかせる．
②ため息をつく際に，長めに無声の /h/ を出させる．
③ /h/ に続けて母音を繋げるように軽く出させ（例：「はぁ～」），徐々に /h/ を小さくしていく．
④は行音からはじまる短い単語に移行し，徐々に音節数や語数を増やす．

▶▶ 咀嚼法
①実際にクラッカーやガムを用いて大きく口を動かし咀嚼させ，舌の動きがない「ムニャムニャ」など柔らかい発声を誘導する．
②母音や母音と子音の組み合わせ音節の反復（例：「アイアイアイ」，「マオマオマオ」）を途切れないように発声させる．
③数唱や曜日など自動言語や短文へと進め，咀嚼動作を減らしていく．

▶▶ 舌突出法・開口法
①舌の力を抜き，指が縦に2本入る程度に開口させる．
②丸くやや厚みのある状態で，舌先が下唇に触れる程度に挺舌させ，「イ」「エ」や「ミ」「メ」で反復させ，次いで語頭や文頭に含む単語や短文で練習する．

▶ 喉頭の位置を矯正する訓練
▶▶ 喉頭マッサージ（図1[1]）
　マッサージしながら外喉頭筋の緊張を軽減し，喉頭の位置を下げて声帯の緊張を緩和する．
①親指と人差し指／中指の腹で舌骨の両端から軽く押しながら，円を描くようにマッサージする．
②舌骨と甲状軟骨の間隙にもマッサージを行う．
③喉頭が左右に動くようになれば，下方に押し下げ発声させる（声質の改善，声が低くなることを確認する）．

▶ 声道の共鳴を強調した訓練
　声道の一端を閉じるか非常に狭くした状態で発声すると，口腔内圧の上昇による声帯の開放が起こり，効率良く声帯が振動すると考えられている．

▶▶ リップトリル
①つばを飛ばすように勢い良く「プッ」と吹かせ，口唇が振動する感覚を掴ませる．
②口唇が速く振動するのに併せて「ウー」と発声させ，持続発声や音階の上げ下げを行う．

▶▶ ハミング・声の配置法
①鼻梁部に軽く手を当てて，振動が伝わるように［m:］と発声させる（図2）（声の配置法では声の共鳴点を前方★印（図3）に集め，口唇裏や上前歯の振動感覚を重視させる）．
②持続させて途切れないように，語頭に /m/ のつく単語や短文を言わせて，徐々にハミングの部分を減らす．母音や有声子音でも同様に進める．

（執筆者：三瀬和代）

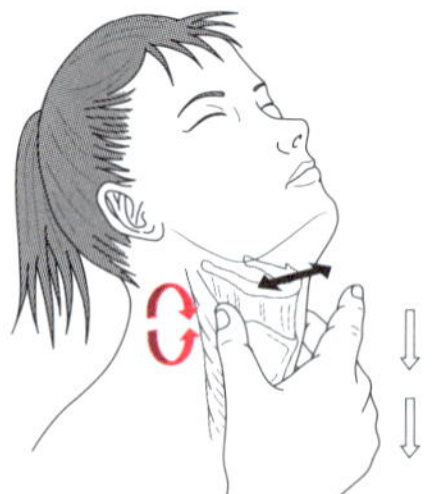

図1●喉頭マッサージ（文献1） 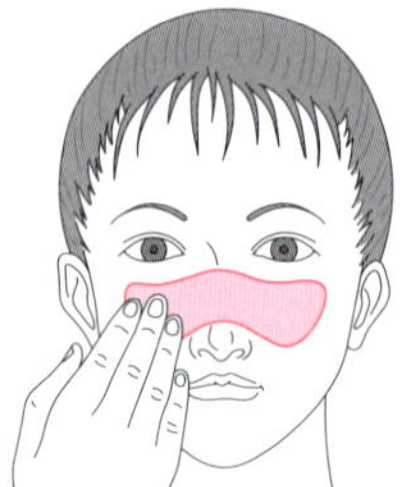　　図2●ハミング 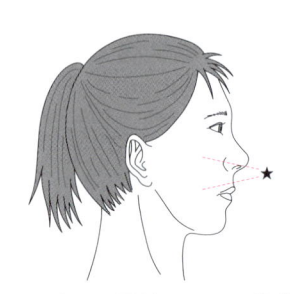　　図3●声の配置法における共鳴点

訓練（4）
病態対処的訓練／声帯の緊張を高める訓練

声門閉鎖不全に対し，発声時の声門間隙を狭小化する．やりすぎは声帯の炎症や過緊張をもたらすので，声帯の状態を確認できる状態で行う．既に代償性に過緊張発声になっている場合は，声帯の緊張を緩める訓練を先行，あるいは併用する．

▶ 自動反射的な運動を利用する方法
力いっぱい押す・引っ張るなど瞬発的に上肢に力を入れると，胸腔に取り込んだ吸気を漏らさないように気道閉鎖する．この「息む」動作により起こる強い声門閉鎖を利用する．

▸ プッシング法
両手を胸の前で組んで左右に引く／押し合う（図1），壁を押す，自分が座っている椅子を両手で持ち上げる方法がある．

①プッシング動作と同時に単母音 /i/, /e/ を発声させる（2～3秒程度）．次いで，2～3音節の母音，母音＋子音など無意味音節を練習する．

②プッシング動作なしで息こらえの感覚のみで発声し，母音単音や無意味音節を練習する．

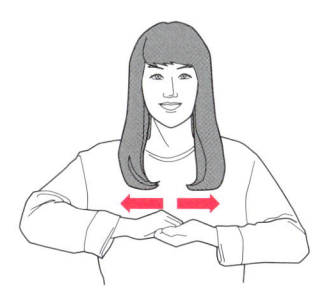

③短い単語から長い単語，短文，長文，会話に移行させる．

▸ 硬起声発声
プッシング動作を伴わず，軽く息みながら発声する方法である．

①大きく息を吸った後に息を止め，母音をやや強めに短く発声させる．

②安定したら，プッシング法に準じて練習する．

▶ 声帯の位置を変える方法
頭位変化，あるいは甲状軟骨に側方から圧迫を加えることで，物理的に麻痺側声帯の位置を正中位に移動させる．患者に望ましい発声の感覚を掴ませることが目的であり，持続的な効果は得られない．

▸ 頭位変換法
前屈位，後屈位や左右に頭を倒す，回旋させる（図2）などがある．頭位と声帯の位置関係は一定ではなく，毎回，試行錯誤的に患者にとって最も良い頭位を探す．声の改善が認められた頭位で，母音，単語，短文などを練習する．

▸ 指圧法
①甲状軟骨の声帯位置を確認し（図3の点線），親指と人差し指で挟むように持ち，母音発声と同時に患側あるいは両側から押す（図4）．

②声質の改善がなければ頭位回旋を加える．

③最も改善が得られる頭位と指圧で母音，単語，短文を練習する．徐々に指で押す時間を短くし，指圧なしで発声できるようにする．

図1● プッシング動作

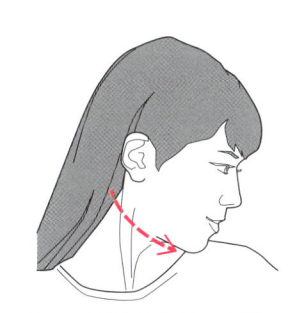

図2● 頭位変換法－回旋－

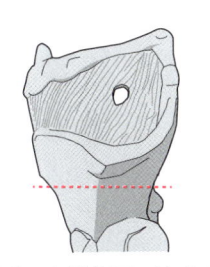

図3● 声帯位置の決め方

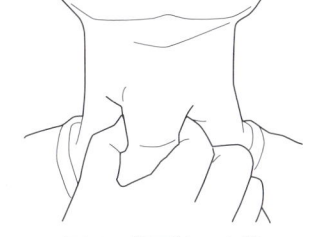

図4● 指圧法の実際

文　献（訓練(3)(4)共通）
1) 城本　修：症状対処的音声治療（廣瀬　肇・監修：STのための音声障害診療マニュアル）．インテルナ出版，2008, p83.
* 城本　修，生井友紀子・訳：実践音声治療マニュアル．インテルナ出版，2012.
* 城本　修：音声治療．耳鼻咽喉科・頭頸部外科MOOK No.23：219-226, 1992.
* 小林範子：音声治療の基本的考え方とその実際．喉頭 20：93-98, 2008.
* 廣瀬　肇：音声障害の臨床．インテルナ出版，1998.
* 廣瀬　肇，藤生雅子・訳：音声障害と音声治療．医歯薬出版，1992 (Boone DR, Mcfarlane SC：The Voice & Voice Therapy, 4th ed. Prentice Hall, 1988).

（執筆者：三瀬和代）

訓練(5)
包括的訓練／Vocal Function Exercises (VFE) ―発声機能拡張訓練―

▶ 提唱者

Briess は，内喉頭筋のバランスや内喉頭筋と呼気流のバランス調整が声質に直接的な関連があり，音声治療において重要であることを提唱した．その後，Barnes J が Briess の考えを基に Vocal Function Exercises（以下，VFE）をはじめて記述し，さらに Stemple J が VFE をさらに発展させた系統的なプログラムとして報告した[1]．

▶ 理論的背景

VFE は，理学療法に似た考え方を持っている．例えば，膝も喉頭と同様に筋肉，軟骨，結合組織から成り立っている．膝を故障した場合，炎症を抑える目的でギプス固定し，一定の期間安静をはかる．その後，炎症等が治まれば患部の膝を支える周囲の筋肉の伸張を促し，関節の可動域を改善させ，筋力強化と筋相互のバランスをできるだけ正常に戻した後に，歩行練習が行われる．

音声治療も同様に，急性炎症や声帯結節，声帯ポリープなどの手術後に声帯粘膜の再生の為に短期間声の安静をはかる．その後，内喉頭筋の筋力強化と内喉頭筋と呼気流の相互のバランスを整える組織的な訓練プログラムを行うことが，声質の改善に必要不可欠であると考えられている．この訓練によって，発声・呼吸・共鳴の総合的な調節能力が高められ，正常な発声状態に近づけるとされている．

▶ 訓練プログラム

訓練プログラムは，次の4つの練習で構成されている．このプログラムを1日2回（できれば朝と夜），1回につきそれぞれのプログラムを2回ずつ行うよう患者に指示する．

▶▶ ①発声持続練習（喉頭筋の準備運動）

母音 /i/（イー）の最長発声持続時間の延長を図る．鼻の周囲に振動を感じながら，できるだけ柔らかい声で発声する．声の高さを設定する際は，キーボードやピッチパイプを用いるとよい．成人男性はC3～F3，成人女性C4～F4の高さで行う（図1）が，患者や疾患によっても個人差があるので，2半音程度は調整することも可能である．発声持続時間の目標値の設定は，患者の肺活量を 80mL～100mL で割った値とする．もし，患者の肺活量が事前にわからない場合は，無声子音の /s/ での最長呼気持続時間と同じ値に設定してもよい．

▶▶ ②音階上昇練習（喉頭筋の伸張運動）

「ノォー」と発声しながら，最も低い声から最も高い声までゆっくり音階を上昇させながら，途中で音が途切れないように注意して発声する．このとき，できるだけ咽頭を開き，口唇の周りに振動を感じることが重要となる．メガホンを逆にしたイメージをもつとよい（図2）．「ノォー」の発声が難しい場合には，「オに近いウー」や口唇や舌のトリル（舌先を上顎につけて巻き舌のように震わせる）を用いてもよい．低い声から高い声まで声を移行させていく間，途中で声が裏返ってしまうことがあるが，躊躇することなく続けるように伝える．また，最も高い音では声が出なくなることがあるが，輪状甲状筋は伸び続けているのでそのまま続ける．

▶▶ ③音階下降練習（喉頭の収縮運動）

音階上昇練習と同様に「ノォー」と発声する．今度は，最も高い声から最も低い声までゆっくり音階を下降させながら，途中で音が途切れないように注意して発声する．あくびをイメージさせることも有効である．できるだけ咽頭を開き，口唇の周りに振動を感じることが重要となる．「ノォー」

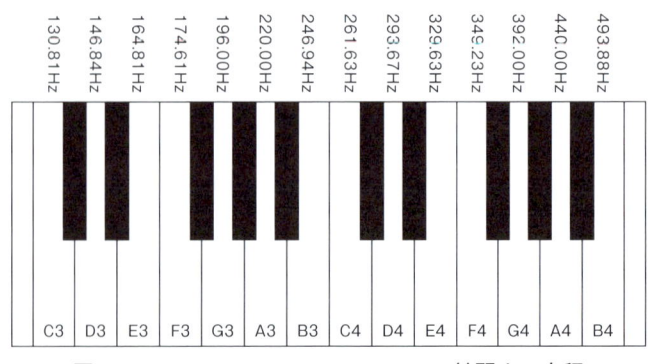

図1 ● Vocal Function Exercises で練習する音程

音	C3	D3	E3	F3	G3	A3	B3	C4	D4	E4	F4	G4	A4	B4
Hz	130.81	146.84	164.81	174.61	196.00	220.00	246.94	261.63	293.67	329.63	349.23	392.00	440.00	493.88

の発声が難しい場合には,「ブーン」や口唇や舌のトリルを用いてもよい．最も低い声を発声する際，喉詰め発声となりやすいので注意する．

④特定の高さでの発声持続練習（喉頭の筋力増強）

成人男性はC3・D3・E3・F3・G3，成人女性と子供はC4・D4・E4・F4・G4の高さでできるだけ長く「オー」と持続発声を行う．声の高さは患者によって，2半音程度変えてもよい．②，③のエクササイズと同様に咽頭の開きや口唇の振動を感じることに注意する．持続発声の目標値は①と同じ長さに設定する．

▶ **発声機能維持プログラム**

発声機能維持プログラムは，日常生活への般化を促進するプログラムである．VFEの①から④までのプログラムを実施し，発声持続時間が目標を達成し，声の質や喉頭の症状が改善していれば，表1の発声機能維持プログラムへ移行する．

各プログラムを1週間継続して行う．次のプログラムに移行する基準は，発声持続時間の目標値の85％を維持することである．85％の基準が維持できなければ，さらに1週間継続する．

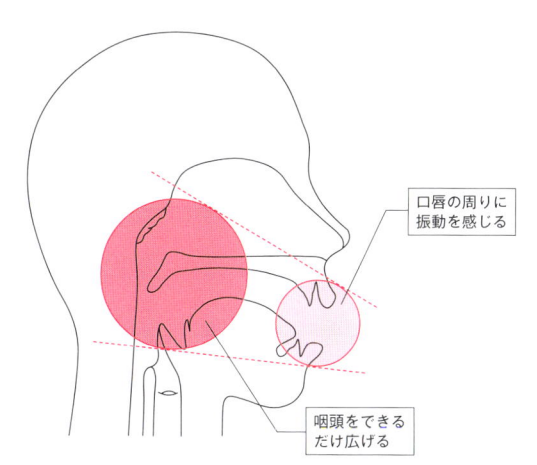

図2● プログラム②～④の咽頭の開きのイメージ

表1● 発声機能維持プログラム

(1) ①～④までのプログラムを各2回ずつ毎日2回
(2) ①～④までのプログラムを各2回ずつ毎日1回（朝だけ）
(3) ①～④までのプログラムを各1回ずつ毎日1回（朝だけ）
(4) プログラム④のみを2回，毎日1回（朝だけ）
(5) プログラム④のみを1回，毎日1回（朝だけ）
(6) プログラム④のみを1回，週3日（朝だけ）
(7) プログラム④のみを2回，週1日（朝だけ）

▶ **注意事項**

- 言語聴覚士は全てのプログラムで硬起声や喉詰め発声にならないように患者に注意を促す．
- 自宅での練習が中心となるので患者に正しい発声法となっているかを入念に確認する．
- 声の悪化や，持続する痛みがある場合は急性の炎症の場合もあるので，耳鼻咽喉科の医師へ診察を促す．
- 訓練を開始した初期には痛みを訴える場合もあるが，一種の筋肉痛であるので心配しないように伝える．
- 根気よく練習を継続することで改善につながることを強調する．

▶ **適応**

包括的な音声治療[2]であるため，声帯結節などの器質的な疾患から過緊張性発声障害などの機能的な疾患まで，音声障害全般に効果が期待できる．また，健常者[3]や歌手[4]に対しても有効であることが示されている．近年では，加齢性声帯萎縮に対する本法での効果も多く報告[5,6]されており，高齢化が進む我が国においても，高齢者に対して非常に効果が期待できるエクササイズである．声帯筋のジストニアである痙攣性発声障害に対しては，禁忌である．

文献

1) Stemple JC, Glaze L, et al.: Survery of voice management. Clinical Voice Pathology Theory and Management, 4th ed, Plural Publishing, San Diego, 2010, pp245-249.
2) 廣瀬 肇，城本 修，他：包括的音声治療（廣瀬 肇・監修：STのための音声障害診療マニュアル）．インテルナ出版，2008，pp124-148.
3) Stemple JC, Lee L, et al.: Efficacy of vocal function exercises as a method of improving voice production. J Voice 8：271-278, 1994.
4) Sabol JW, Lee L, et al.: The value of vocal function exercises in the practice regimen of singers. J Voice 9：27-36, 1995.
5) Gorman S, Weinrich B, et al.: Aerodynamic changes as a result of vocal function exercises in elderly men. The Laryngoscope 118：1900-1903, 2008.
6) Sauder C, Roy N, et al.: Vocal function exercises for presbylaryngis：Multidimensional assessment of treatment outcomes. Ann Otol Rhinol Laryngol 119：460-467, 2010.

（執筆者：井上 瞬）

訓練(6)
包括的訓練／アクセント法

アクセント法は，デンマークの言語聴覚士 Svend Smith によって，1930 年代に開発された包括的音声治療である[1]．

▶ アクセント法の原理・特徴

アクセント法は，よい声を出すためには適切な呼気の支えが必要という考え (aero-dynamic theory) に基づいて考案された[2]．腹式呼吸とアクセントのついたリズムの習得によって，頸部や胸部，喉頭の緊張が緩和され，発声における呼気と声帯内転筋群の収縮と弛緩によるバランスを整え，さらに共鳴，構音の協調を目指す[1,2]．アクセント法の原法では，リズムの誘導にアフリカンドラムを用いる．

本法は，言語聴覚士が示したモデルを患者が模倣し，交互に発声するスタイルで実施する．アクセント法についての細かい説明や，練習中に誤った発声について，その場で詳細に指摘しない．患者自らが注意深い観察と模倣によって新しい発声方法を学習することを促す[1,2]．つまり患者の自発的な気づきを重視し，適切な発声ができたという自覚を高めるようにする．

▶ アクセント法の実施方法

アクセント法は，声の衛生指導と発声訓練から構成される．訓練は1回20分程度，1週間に2〜3回の頻度で行うことが望ましい[1,2]．

▶▶ 声の衛生指導

本章の「訓練(1)」の項をもとに，わかりやすく説明する．しかし説明に時間をかけすぎず，必要最低限に留める[1]．

▶▶ 発声訓練：呼吸調節訓練

仰臥位で開始する．吸気は鼻から行い，口をすぼめて，「フー」と息を出す．吸気と呼気の間で途切れないよう留意する．腹部と胸部に左右の手を置き，呼吸を繰り返す際に，吸気で腹部が膨らみ，呼気で腹部がへこむことを確認する．これが出来れば，囁き声の「フー」「スー」「シー」にして実施する．続いて，ラルゴ (Largo：きわめて遅く) で呼気にアクセント (強弱) をつける．

呼吸訓練が完成後，アクセントのついた3つのテンポで発声訓練を行う．各テンポでの練習姿勢と腹部の動きを図1に示す．

▶▶ 発声訓練：ラルゴ (Largo：きわめて遅く) での発声訓練

3/4拍子で，「フー」の発声から開始する．続いて，軟起声の母音を用いる．最初は呼気に声が少し混じる程度の柔らかい気息声で練習するとよい．発声と呼気の間に休止をとらない．言語聴覚士が発声する間に患者がゆっくり吸気し，言語聴覚士の発声後，患者は言語聴覚士を模倣して発声する．このとき，お互いの腹部をモニターする．お腹をへこませ声を出す「拍子」の間に切れ目を入れないこと，止声部 (声の終わりの部分) でのど詰めにならないよう留意する．仰臥位で完成すれば，座位で同じ練習を行う．

▶▶ 発声訓練：アンダンテ (Andante：歩くような速さ) での発声訓練

4/4拍子で，軟起声の母音から開始する．徐々に気息成分を減らす．ラルゴと異なり，発声後に休止を入れる．発声直前にすばやく吸気し，言語聴覚士を模倣して発声する．慣れてきたら「ハイアイアイアイ」など咀嚼法のように口や顎を動かす母音の組み合わせや，様々な子音を用いる．座位で完成したら，立位で行う．

▶▶ 発声訓練：アレグロ (Allegro：快速に) での発声訓練

4/4拍子で，アンダンテの倍の速さ．様々な母音，子音，多様なリズムパターンで訓練を行う．気息成分のない，大きな発声が可能となる．立位で軽く体を動かし，軽やかにリズムをとる．

テンポを次の段階に進める明確な基準はない．呼気調節が，お腹をへこませ声を出す「拍子」に同期していることが重要である．次の段階に進むことを急ぐのではなく，患者の習熟度によって，テンポを遅くしたり，同じ段階でバリエーションを変えたりするなど，臨機応変な対応が必要である．

▶▶ 発声訓練：日常生活への般化訓練

3つのテンポで発声が完成したら行う．まず数

①ラルゴ

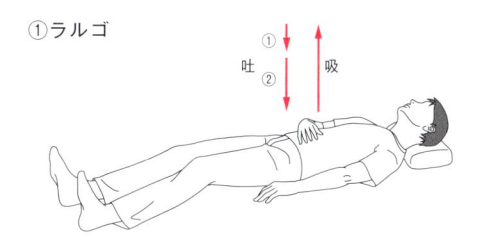

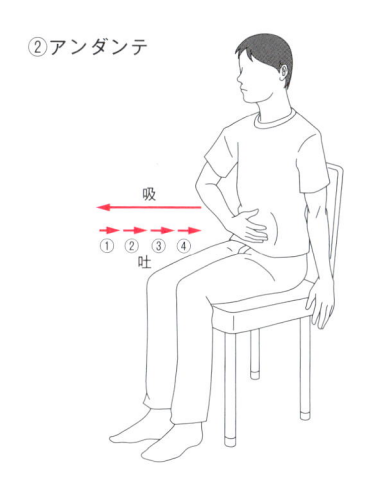

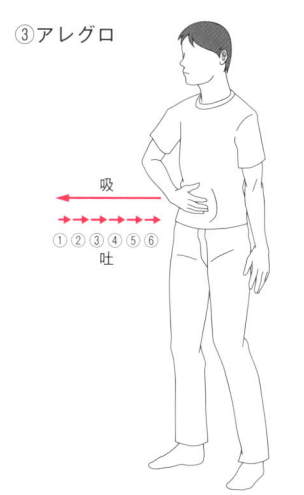

②アンダンテ

③アレグロ

図1●各テンポでの練習姿勢と腹部の動き

唱や挨拶語など短いことばから開始する．続いて短文，本の朗読，スピーチ，言語聴覚士との会話と，徐々に発話の長さを長く，自由度が高くなるように設定する．最初は腹部の使い方，息継ぎのタイミングなど，言語聴覚士の模倣をさせるが，次第に自力で調節できるよう導く．

▶ 治療効果と適応

アクセント法への習熟度が高くなるほど，少ない呼気で効率よく声の高さや強さを調節できることが報告されている[3]．Kotbyらは，機能性発声障害，声帯結節など声の誤用に関連ある声帯の小病変，喉頭麻痺症例にアクセント法を実施し，聴覚心理的評価，発声持続時間，発声時呼気流率において改善を認めたと報告した[4]．具体的には，声帯結節の場合，基部が2.5mm以下，高さが0.5mm以下の柔らかい病変に訓練効果があり，病変の消失も認めた．また，声門間隙が1mm以下の喉頭麻痺に対しても有効で，声門間隙の縮小を認めたとしている．このように声門閉鎖の緩和，促進いずれにも使える技法とされている．しかし喉頭麻痺の場合，呼気流の増加による声帯の内方への吸引力（ベルヌーイ効果）が期待できる症例，つまり麻痺側声帯の固定位置が正中位に近い，声門間隙の小さい症例が適応になると考えたほうがよい[2]．

訓練回数は，機能性発声障害で20〜30回を要する．声帯結節，声帯麻痺などの器質的発声障害ではそれよりやや長く，接触性喉頭肉芽腫では70回程度を要する[2]．他の包括的音声治療より，治療期間が長い傾向があるので[1]，ドロップアウトを防ぐためにも患者との信頼関係の形成が必要となる．

文　献

1) 城本　修：アクセント法（廣瀬　肇・監修：STのための音声障害診療マニュアル）．インテルナ出版，2008, pp137-148.
2) Kotby MN（渡辺陽子・訳）：音声治療アクセント法．医歯薬出版，2004.
3) Kotby MN, Shiromoto O, et al.: The accent method of voice therapy: effect of accentuations on F_0, SPL and air flow. J Voice 7 : 319-325, 1993.
4) Kotby MN, El-Sady, et al.: Efficacy of the accent method of voice therapy. J Voice 5 : 316-320, 1991.

（執筆者：前川圭子）

訓練 (7)
訓練終了基準

包括的音声治療の場合，各訓練法は般化までプログラム化されているため，訓練の回数やそれに要する期間がおおよそ決まっている．一方，症状対処的音声治療の場合，般化までのプログラムは具体的に示されていないため，各訓練法の実施回数や期間は言語聴覚士の判断に任される．その終了時期について明確に定められた基準はないが，1～2週間に1回の頻度で，2～3カ月程度を1クールとして，1～2クールを要することが多い．いずれの音声治療でも，近年はその終了基準として表1に示した条件が挙げられることが多い．

以下に，音声治療の終了基準の各項目について詳細を示す．

▶ **①声帯の器質病変の縮小・消失**

声帯結節，声帯ポリープなどの器質病変は，音声治療により病変が縮小，消失することがある．しかし，病変が既に線維化している場合，音声治療だけで病変を縮小，消失させることは困難である．一方，浮腫状の病変で音声治療を行っても病変に変化がない場合には，選択した訓練法が適切でない可能性がある．この場合，選択した訓練法の理論的背景をもう一度確認し，患者の発声様式を改善させるのに妥当な訓練法であるかどうかの再検討が必要である．

▶ **②患者自身が納得できる声の改善**

音声治療を進める中で，訓練室では良い声が出せるが，職場や家庭では声が出ないということをよく経験する．この場合，実際に困っている場面での治療前後の声を録音するなどして，患者にも確認してもらうとよい．

逆に，定量的評価では大きく改善していなくても，患者自身が声の改善を自覚していることもある．その場合，患者と相談のうえで治療を終了してもよい．

また，音声治療を受けることで今までよりもさらに良い声になるという過剰な期待を持っている患者も存在する．この場合，治療を終了できなくなる可能性があるので注意する．音声治療の初回に言語聴覚士と患者の双方でそのゴールに対して共通認識を持っておく必要がある．

▶ **③発声時の疼痛や不快感，音声疲労の消失**

声帯の器質病変の有無にかかわらず，喉の詰まり，疼痛などの不快感や違和感，発声に関する疲労感などを訴える患者が存在する．これらは，声帯の炎症など器質的疾患，もしくは発声方法の異常や心理的要因に起因していることが多い．この場合，音声治療を開始して数回という比較的早い段階から改善しはじめることが多い．

一方，明らかに声質が改善しているにもかかわらず疼痛や疲労感が改善しない場合，精神神経的疾患の関与が疑われることもある．

音声治療を開始してから疼痛や不快感などが持続あるいは増悪する場合，2週間以上続くようであれば，早めに耳鼻咽喉科医師に診察を依頼する．

▶ **④学習した発声様式の定着**

訓練室で適切な発声ができることと，日常生活の中で適切な発声ができることには大きな隔たりがある．したがって，目標とする発声法が獲得されるまで根気強く繰り返し練習する必要がある．また，日常生活で定着させるためには，言語聴覚士が音声治療の基礎となる行動変容法について十分な知識を得ておく必要がある．また，患者が実際に困っている場面を設定して，ロールプレイなども組み込みながら訓練を行うなどの工夫も必要である．

▶ **⑤声の評価項目の改善**

a. 喉頭内視鏡検査において，音声治療前に認められた音声障害の要因と思われる所見がなくなった場合．

b. 音響分析，空気力学的検査などの定量的評価，および聴覚印象評価で音声治療前よりも改善

表1● 音声治療の終了基準

①声帯の器質病変の縮小・消失
②患者自身が納得できる声の改善
③発声時の疼痛や不快感，音声疲労の消失
④学習した発声様式の定着
⑤声の評価項目の改善
⑥音声治療による改善が認められない

が認められた場合.

　c．上記以外で，言語聴覚士による音声治療前の問診や視診，触診などによる評価で認められた問題点が改善した場合.

　d．Voice Handicap Index（VHI）や Voice Related Quality of Life（V-RQOL）などの声に関する自覚的評価が改善した場合.

　上記の声の評価項目の全て，もしくはいずれかに改善がみられたら，音声治療を終了とする．個々の患者においてどの評価項目が主な指標となるかは，疾患の種類により異なる．例えば声帯麻痺の患者の場合，aは重要な指標にはならず，bやdが主な指標となる．声帯結節の患者ではaやbが主な指標となる．また，機能性発声障害の患者では，cやdが主な指標となる．

▶ ⑥音声治療による改善が認められない

　音声治療による改善が認められない原因として，以下のa〜cの3項目が挙げられる．

▶▶ a．言語聴覚士および患者の問題

　試験的音声治療を行う際，例えば喉頭視診で明らかな仮声帯の過内転とごくわずかな声門閉鎖不全が認められた患者に，仮声帯の過内転を問題点として声門閉鎖を緩める手技のみを用いても改善がみられない．その場合，仮声帯の過内転がごくわずかな声門閉鎖不全の代償として起こっている可能性も念頭に置き，声門閉鎖を促す手技も加えて行うと，改善がみられることがある．このように，容易に評価できる喉頭の視診だけにとらわれず，音声障害の様々な原因を考えながら試験的音声治療を行わなければならない．試験的音声治療で改善がみられないと，音声治療を継続しても改善が認められない可能性がある．

　また，患者が言語聴覚士の指導に適切に反応できない場合，言語聴覚士の説明や指示の内容が不適切なことがある．その場合，個々の患者が理解しやすい説明や指示内容に変えていく必要がある．一方，言語聴覚士の指示の理解はできるが実践できないというような，患者側に要因がある場合もある．すなわち，患者自身が自分の声質に対する判断能力が低く，自覚的なフィードバックの能力が弱いか，発声をコントロールする能力が低いと考えられる．このような場合，声に関する自覚的フィードバックを高める練習を考慮する．例えば，ファイバースコープ挿入下で正しい発声方法を視覚的にフィードバックするのもよい．また，誤った発声と目標とする正しい発声とを交互に出し分けし，発声方法の違いを体感させることもよい．

▶▶ b．心理的要因が強い

　心因性の発声障害患者で音声治療での改善がみられない場合には，音声障害の背景にある心理的要因を軽減することが先決であるため，音声治療は一度終了し，耳鼻咽喉科医師と相談して早めに精神科や心療内科などへ紹介するようにする．

▶▶ c．もともと音声治療の適応ではない

　明らかに音声治療の適応外である患者は，試験的音声治療にも反応せず，仮に音声治療を継続しても改善が認められないことが多い．したがって，音声治療の適応ではないことが予想された場合は，早い時期に耳鼻咽喉科医師と治療方針を再検討すべきである．

　音声治療による改善が得られた場合，治療の終了を決定するにあたり①〜⑤の項目の全てが満たされることが望ましいが，これらのうちのいくつかのみが満たされる場合もある．また，疾患の種類や程度によっては全ての項目が終了の指標にならないこともある．例えば声帯に器質病変がない患者の場合，①は指標とはならない．従ってどの項目を主な指標として終了時期を考えていくのか，音声治療前に明確にしておかなければならない．

　また音声治療を行っている間は，治療前後だけでなく定期的に，少なくとも1クールに1回は耳鼻咽喉科医師とともに言語聴覚士も喉頭を観察しながら，表1に示した終了基準を満たしているかを判断することが重要である．

文　献

＊ 城本　修：音声治療の原理（苅安　誠，城本　修・編著：改訂 音声障害）．建帛社，2012，pp122-135．
＊ 城本　修：音声障害の行動学的治療―言語聴覚士による音声障害の治療―．耳鼻臨床 100：697-705, 2007．

（執筆者：岩城　忍）

指導
喉頭摘出者の発声指導

▶ 無喉頭音声の種類とその特徴

喉頭全摘術後の音声喪失者が，声帯以外の器官や機器を使用して発する音声が無喉頭音声である．無喉頭音声には，笛式人工喉頭，電気式人工喉頭（以下，電気喉頭），食道音声，気管食道瘻音声がある（図1）．習得までの期間やコスト面など，それぞれの無喉頭音声の特徴を表1に示す．

▶ 無喉頭音声指導（リハビリテーション）の流れ

無喉頭音声のリハビリテーションは，治療（手術）日が予定されているため，術前から関わることが可能である．まず無喉頭音声の紹介を実物や動画を提示して行い，どの無喉頭音声を希望するかを聴取しておく．また構音器官に問題がないか評価を行う．音声喪失に対して不安を抱えている術前に，術後の無喉頭音声のリハビリテーションの内容を具体的に伝えることは，心理的不安の軽減に大きな効果がある．術後は創部の状態を確認しながら，電気喉頭の使用訓練から開始し，追って食道音声訓練を開始する．退院後はおもに食道音声訓練を患者会または外来訓練で継続する．

▶ 無喉頭音声指導の実際

ここでは，今日よく用いられる電気喉頭，食道音声，気管食道瘻音声について述べる．

▷ 電気喉頭の使用訓練

①機器使用について説明：電池の挿入の仕方，電源のON/OFF，音量調整や音質調整の方法について説明する．高齢者では一度の説明で理解できない場合もあるので，適宜必要な機能について理解を促していく．

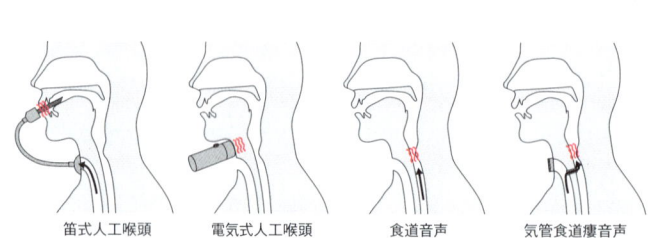

②言語聴覚士が見本を提示：構音動作を大きく提示しながら，「こんばんは」「どうだった」などと発話してみせる．この時言語聴覚士は息こらえで声門閉鎖をして下気道で音を共鳴させないよう注意する．

③言語聴覚士が患者の頸部に電気喉頭をあてて共鳴がよい場所を探す：頸部を視診・触診し，胸鎖乳突筋より前方，下顎骨から離れた，なるべく平板で柔らかい場所にあてる．電気喉頭をあてる角度や強さを調整し，皮膚にしっかり密着させる．頸部は，術後の浮腫や放射線治療後の筋の線維化で硬くなっていることがある．共鳴が得られない場合は，頰部にあてるか，機種によりオプションの口腔チューブで直接口腔内に音を取り込む方法も試す．共鳴が得られたら，音量や音の高さを調整する．

④患者自身に操作させる：適切な場所にあてさせる．術後頸部郭清が施行されていると，頸部の感覚低下が生じるので，鏡をみて位置を視覚的に確認させる．母音や氏名，挨拶語などを発話させ，発話時だけスイッチをONにするよう意識させる．

⑤発話のペースコントロール：短文レベルの発話を用いながら，文節ごとにスイッチをOFFにして，自然なフレージング（息継ぎと同じ役割）を練習する．電気喉頭では速度を落としすぎてしまうとかえって明瞭度の低下を招くので，自然な発話速度を心がけるよう指導する．なお，喉頭摩擦音［h］は産生できないので，代償構音として英語の［f］の操作を行うよう指導する．

⑥気管孔雑音のコントロール：発話時に元来の生理的仕組みから肺呼気が多く出て，気管孔で「ヒュー」という雑音が大きく出るので，なるべく抑えるように構音動作と呼吸を分離するよう調整する．

⑦訓練場面以外での使用状況：自宅や外出先で使用した際に音量や音の高さ調整やあて方などを訓練と同じように使用できたかを定期的に確認する．

▷ 食道音声の指導

空気摂取：

①注入法：口唇を強く閉鎖したり，舌全体を前方から後方へ力強く移動し口腔

図1 ● 無喉頭音声の種類
笛式人工喉頭　電気式人工喉頭　食道音声　気管食道瘻音声

内圧を高め，口腔内の空気を強力，かつ瞬発的に押し込む方法．教示は「飲み込む」ではなく，「押し込む」と表現するとよい．空気を飲み込んでしまうと，空気が胃に落ちてしまい，吐出しにくくなる．また吐出するまでに時間を要するため，発話の不自然な途切れが生じる．このため，空気を嚥下しないよう，教示には注意を払う必要がある．

②吸引法：勢いよく吸気すると肺に陰圧が生じ，同時に食道も陰圧になり空気を引き込みやすくなる．この仕組みを利用して空気摂取を行う．しっかり吸気するために，はじめにしっかり息を吐き出してもらうことが大切である．また，患者が要領を得にくい場合は，気管孔からいったん息を吐いたところで，気管孔を指やガーゼでふさぎ，その状態で素早く空気を吸うと，空気が食道へ引き込まれることもある．

③子音注入法：破裂音や破擦音の構音動作を繰り返し，そのときの口腔内圧の高まりを利用して空気を食道に注入する方法．/pa/，/ta/，/ka/などを用い，「ぱ，ぱ，ぱ，ぱ，ぱ，…」と同じ音を繰り返し構音させる．

④空気摂取の目安：空気が食道へ摂取されると，摂取された空気が新声門を通過する際に「グッ」「ギュッ」という雑音（クランク音）が聞かれることがある．これは最終的には出さないように訓練するが，導入時は空気摂取の目安になる．

発声の手順：空気摂取後（クランク音発生後）はできるだけ直ちに開口して空気を吐出させ，発声させる．発声がでたら，何度も繰り返し，少しずつ長く，安定した発声がでるよう促す．原音がでるようになったら，母音5音で同じように発声し，その後，単語，短文の音読へと進む．発声訓練時に留意すべき点として気管孔雑音がある．原音が安定して出る様になったら，なるべく力まずに長く発声するように指導し，徐々に気管孔雑音を抑える．また，食道音声の発声持続時間は個人差も大きく，喉頭音声に比し持続時間は明らかに短縮する．そこで，文レベルの発話では，フレーズを細かく区切り，素早く空気摂取をし，より自然な発話になるようフレージングの訓練を進めていく．

▶▶ **気管食道瘻音声指導（プロテーゼ挿入の場合）**

プロテーゼ挿入後，すぐに発声ができるとされているが，誤った発声の仕方などでうまく発声できずにいる患者も少なからず存在する．指導にあたっては，医学的な問題（シャント部の肉芽形成，プロテーゼの挿入方向など）がないことを耳鼻科医に確認の上，介入する．

①**素手で気管孔を押さえる場合**：指で気管孔を完全にふさぎきれていないことがある．この場合は指を変えたり（大きさを変える），ふさぐ角度を調整したりする．

②**上記の①は問題ないが，発声が困難な場合**：プロテーゼ挿入角度により発声がスムーズに行かないことがある．頸部の角度（前後屈や回旋位）を調整して音が出るかを評価する．また新声門付近の前頸部を徒手的に圧迫したり伸ばしたりして発声が出ることもある．色々と試して，よい発声が得られる方法を探す．気管食道瘻音声でも力みすぎてしまうと発声が詰まった様な声になってしまうので，できるだけリラックスして発声するように指導する．

文　献

* Caes JL：無喉頭によるコミュニケーション（濱村真理，溝尻源太郎・訳：音声障害のクリニカルマネジメント）．医歯薬出版，2001，pp 167-200.
* 西澤典子，小池三奈子：喉頭摘出の音声リハビリテーション（苅安　誠・編：言語聴覚療法シリーズ 14 音声障害）．建帛社，2001，pp 168-199.
* 小林範子：食道音声の訓練．音声言語医学 39：456-461，1998.

（執筆者：安藤牧子）

表1 ● 無喉頭音声の特徴

	笛式人工喉頭	電気式人工喉頭	食道音声	気管食道瘻音声
音源	振動膜	バイブレータ	新声門	新声門
駆動エネルギー	肺呼気	電池	食道からの気流	肺呼気
構音器官への伝達経路	チューブから口腔へ	頸部皮膚から下咽頭へ	新声門から下咽頭へ	新声門から下咽頭へ
音質	かなり自然	機械的	個人差あり	個人差あり
音量	十分	十分	小さい	食道音声より大きい
抑揚	ある程度つく	機種によるが多くは平板	個人差あり	個人差あり
発声持続	十分	十分	短い	十分
習得期間	短い	短い	長い	短い
手指の使用	あり（片手もしくは両手）	あり（片手）	多くはなし	多くはあり
外観	目立つ	目立つ	自然	比較的自然
コスト負担	購入時，助成あり	購入時，助成あり	なし	備品類に継続的にかかるが一部地域で助成あり
その他	清潔を保つ必要あり	要充電	習得困難例あり	清潔を保つ必要ありプロテーゼは定期的交換必要

第8章　構音障害

構音障害の臨床の流れ

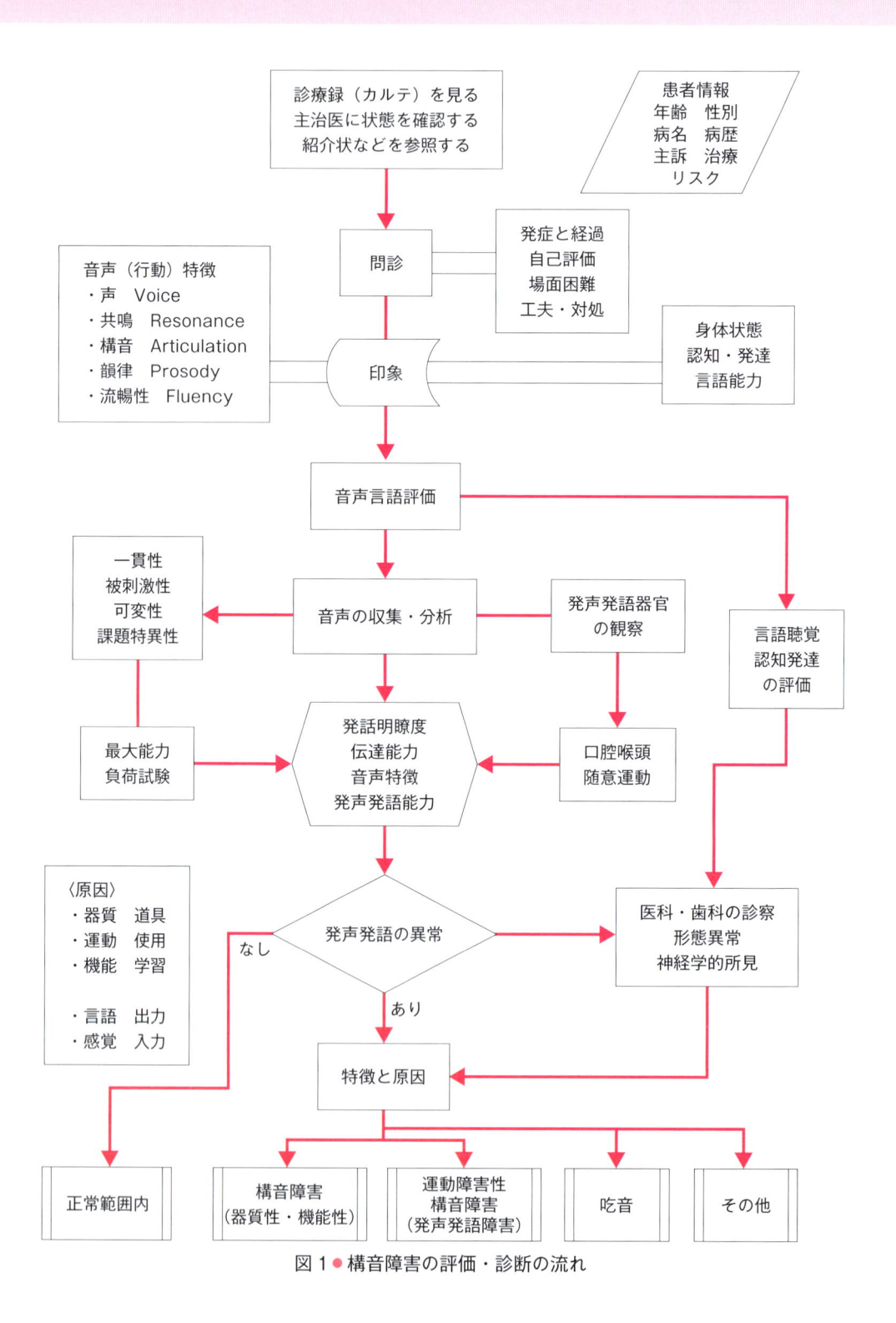

```
診療録（カルテ）を見る
主治医に状態を確認する        患者情報
紹介状などを参照する         年齢　性別
                          病名　病歴
                          主訴　治療
                              リスク
        ↓
      問診 ─── 発症と経過
              自己評価
              場面困難
              工夫・対処

音声（行動）特徴
・声　Voice                           身体状態
・共鳴　Resonance                     認知・発達
・構音　Articulation ─── 印象 ─── 言語能力
・韻律　Prosody
・流暢性　Fluency
        ↓
    音声言語評価
        ↓
一貫性
被刺激性 ← 音声の収集・分析 ← 発声発語器官
可変性                         の観察
課題特異性                              ↓
        ↓              言語聴覚
最大能力              認知発達
負荷試験 → 発話明瞭度 ← の評価
          伝達能力
          音声特徴    口腔喉頭
          発声発語能力  随意運動
              ↓
〈原因〉
・器質　道具     発声発語の異常 → 医科・歯科の診察
・運動　使用    なし／あり       形態異常
・機能　学習                    神経学的所見
                 ↓
・言語　出力    特徴と原因
・感覚　入力
    ↓      ↓        ↓           ↓      ↓
 正常範囲内  構音障害   運動障害性    吃音   その他
         (器質性・  構音障害
          機能性)  (発声発語障害)
```

図1●構音障害の評価・診断の流れ

▶ 構音とその異常

しゃべりにくいという自覚や発音がどうもおかしいという周囲の気づきといった、時に見過ごされがちな状態の中に、身体の異変（脳卒中や神経疾患）、発達の問題、が隠されていることがある。構音は、ことば（言語）を作る運動であり、指先の巧みな動きと同様に、脳の神経細胞のネットワーク（神経回路）の結実でもある。音声言語コミュニケーションを生活に支障なく実現させるためには、適切な構音（発語）は不可欠である。

▶ 準備

医師からの紹介や依頼、看護師やリハビリテーションスタッフからの問いかけ、保育所や学校からの相談、家族や母親からの相談、いかなる経路をたどってくるかにかかわらず、診察により状態を理解し、その原因を調べていくことになる。患者情報をあらかじめ集め、医師・歯科医師と連携を取り、検査も含めた準備をしておく。

▶ 診察と印象

医師の診察では、成人・小児ともに、病歴、身体観察と神経学的所見を取る。言語聴覚士は、問診（医療面接）により、発症と経過、自己評価、場面別の困難度、工夫していること、これまでの対処（治療歴など）を、本人あるいは保護者から聴取する。患者の話す内容だけでなく、音声（発音だけでなく全ての側面：発声・共鳴・構音・韻律・流暢性）と行動、身体状態（呼吸や姿勢等）、認知・発達、言語能力について、印象を持つ。

▶ 評価

患者情報、身体所見と神経学的所見をふまえて、診るべきものから順に診ていく。音声言語評価の冒頭では、発話サンプルを集めて構音の状態を知る。構音の逸脱があれば、一貫性や刺激による変化（被刺激性）があるか、課題による起こり方等を観察する。次に、構音の逸脱の原因が発声発語器官の形態や感覚運動の異常にあるかを、口腔顔面の観察と口腔・喉頭の随意運動により、明らかにする。評価場面での言語応答や行動、学業や就業状況より、言語・聴覚と認知・発達面の障害が疑われれば、丁寧に評価を行う。

音声の最大能力試験と負荷試験により、呼吸や喉頭調節、口腔運動に制限があるかを明らかにする。基準となるあるいは特別な発話資料をもとに、明瞭度を判定する。課題を行い、意図や情報を伝達する能力を推定する。音声資料をもとに、音声5側面での特徴と程度を記述する。患者の発声発語能力と年齢をもとに、発声発語の異常があるか、特に構音の異常があるかを判定する。医科・歯科の形態や神経学的所見をもとに、その特徴と原因を明らかにする。

▶ 診断と分類

構音障害では、原因は、器質（道具）、運動（使用）、機能（学習）、言語（出力）、感覚（入力）の5つに区分される。発声発語障害は、声の異常を主体とする音声（発声）障害を除き、構音の異常が主体の器質性・機能性構音障害、声や共鳴、韻律の異常も有する運動障害性構音障害（発声発語障害）、発話の流暢性の異常が主体の吃音、に分類される。

▶ 治療

構音障害の治療は、発語器官（道具）の修復が必要であれば道具の使用に優先する。その理由は、第一に悪い道具では十分な成果が得られないこと（正確な音を生成するのが難しいこと）、第二に悪い道具ではそれに合わせて誤ったやり方（癖）を学習させてしまい、正常化に余分な手間と時間を要すること、である。

構音障害の治療では、道具の修復に医科・歯科が、道具の使用に言語聴覚士が関わる。手術、投薬、補綴、行動変容という手段の選択は、症例ごとに判断される。器質性構音障害には手術や補綴が先行するが、構音障害の類型にかかわらず言語聴覚療法による行動変容（構音訓練）が適用される（表1）。

（執筆者：苅安　誠）

表1 ● 構音障害の治療でのねらいと手段

			機能性	器質性	運動障害性
道具の修復	医科	手術	×	○	△
		投薬	×	×	○
	歯科	補綴	×	○	○
道具の使用	言語聴覚療法	行動変容	◎	◎	◎

※道具とは、口腔構音器官をさす。

ことばが不明瞭な子どもの診かた，臨床の流れ

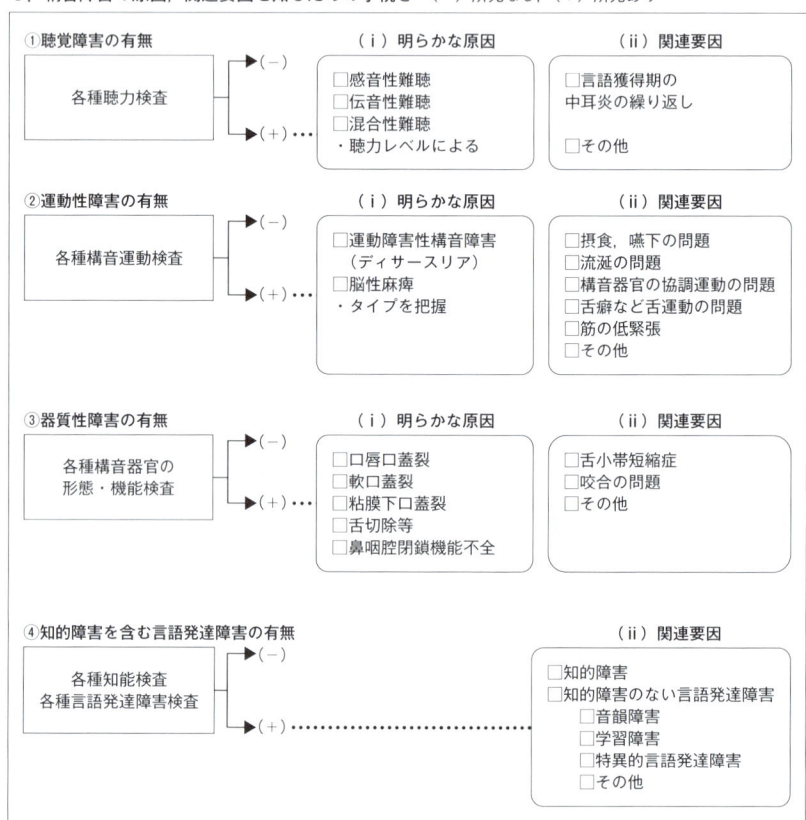

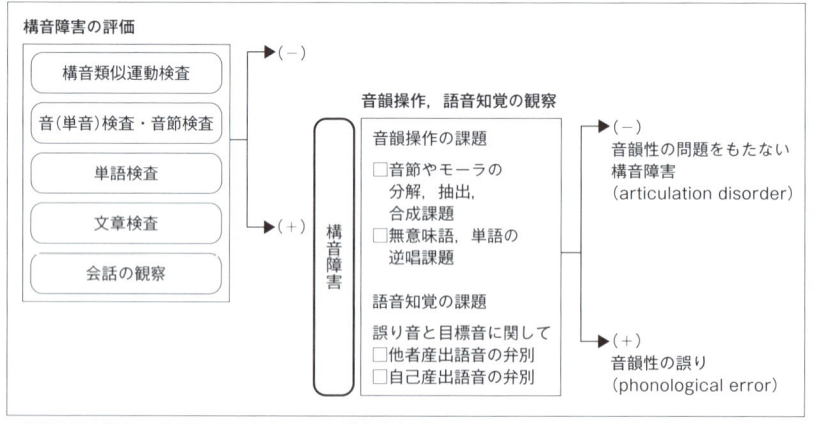

Ⅰ．構音障害の原因，関連要因を知るための手続き （−）所見なし，（＋）所見あり

①聴覚障害の有無
各種聴力検査
→（−）
→（＋）…

（ⅰ）明らかな原因
- □ 感音性難聴
- □ 伝音性難聴
- □ 混合性難聴
- ・聴力レベルによる

（ⅱ）関連要因
- □ 言語獲得期の中耳炎の繰り返し
- □ その他

②運動性障害の有無
各種構音運動検査
→（−）
→（＋）…

（ⅰ）明らかな原因
- □ 運動障害性構音障害（ディサースリア）
- □ 脳性麻痺
- ・タイプを把握

（ⅱ）関連要因
- □ 摂食，嚥下の問題
- □ 流涎の問題
- □ 構音器官の協調運動の問題
- □ 舌癖など舌運動の問題
- □ 筋の低緊張
- □ その他

③器質性障害の有無
各種構音器官の形態・機能検査
→（−）
→（＋）…

（ⅰ）明らかな原因
- □ 口唇口蓋裂
- □ 軟口蓋裂
- □ 粘膜下口蓋裂
- □ 舌切除等
- □ 鼻咽腔閉鎖機能不全

（ⅱ）関連要因
- □ 舌小帯短縮症
- □ 咬合の問題
- □ その他

④知的障害を含む言語発達障害の有無
各種知能検査
各種言語発達障害検査
→（−）
→（＋）………

（ⅱ）関連要因
- □ 知的障害
- □ 知的障害のない言語発達障害
  - □ 音韻障害
  - □ 学習障害
  - □ 特異的言語発達障害
  - □ その他

Ⅱ．構音障害の状態を知るための手続き （−）所見なし，（＋）所見あり

構音障害の評価
- 構音類似運動検査
- 音（単音）検査・音節検査
- 単語検査
- 文章検査
- 会話の観察

→（−）
→（＋） 構音障害

音韻操作，語音知覚の観察

音韻操作の課題
- □ 音節やモーラの分解，抽出，合成課題
- □ 無意味語，単語の逆唱課題

語音知覚の課題
誤り音と目標音に関して
- □ 他者産出語音の弁別
- □ 自己産出語音の弁別

→（−）音韻性の問題をもたない構音障害（articulation disorder）
→（＋）音韻性の誤り（phonological error）

※機能性構音障害は，Ⅰがすべて（−）で，Ⅱの構音障害所見だけが（＋）のケース．
※音韻操作，語音知覚の観察では，所見がある場合もない場合も機能性構音障害に含まれる．
※明らかな音韻障害を持つ場合は，機能性構音障害から除外される．

図1●発達途上で起きる構音障害（評価の視点）

▶発達途上で起こる構音障害

発達過程に生じる小児の構音障害の背景には，様々な要因があり，明確な境界を引くことが困難な場合も多い．原則として，構音障害の明らかな原因がない場合を機能性構音障害として分類するが，何らかの関連要因が考えられる場合も少なくない．そこで本書では，構音訓練の立案のために，Ⅰ．構音障害の原因，関連要因を知るための手続きと，Ⅱ．構音障害の状態を知るための手続きの両面から，整理した（図1）．まず，Ⅰでは，①聴覚障害の有無，②運動性障害の有無，③器質性障害の有無，④知的障害を含む言語発達障害の有無の4項目を挙げ，それぞれの項目を（ⅰ）明らかな原因が認められる場合と（ⅱ）関連要因が認められる場合とに区別した．次にⅡでは，構音障害の有無をみるための，産出の各検査を挙げた．構音障害（＋）となった場合に，**音韻操作・語音知覚の観察**によって問題の有無を分けるようにした．機能性構音障害は，この手続きでいえば，Ⅰの全ての項目で（－）で，Ⅱの産出面の所見だけが（＋）の場合である．機能性構音障害は，長年にわたり他の要因を除外して残った領域という形をとってきた．要因として重視されているのが音韻障害の有無である．研究が進み要因が明確になれば，名称が変わる可能性もある．図1では，**音韻性の誤りがある場合の構音障害**（phonological error）と，**問題をもたない構音障害**（articulation disorder）を区別した．

▶関連要因が認められる構音障害の鑑別

Ⅰの構音障害については各項を参照のこと．ここでは，主にⅡの関連要因に関してみていく．

▶▶聴覚障害との関連から

聴力は構音に影響を及ぼす大きな要因であるため，**聴力検査**による鑑別は重要である．構音主訴で，高音急墜型の感音性難聴が見つかることもある．来所時点では聴力正常でも，言語獲得期に中耳炎の繰り返しの既往がある場合もあるので，必ず問診で確認する．中〜軽度の伝音性難聴でも，目標音の聴覚音像に影響を与えることがある．自然解消する場合も多いが，構音の誤学習も生じやすいので注意する．

▶▶運動性構音障害との関連から

運動障害の診断はないものの，流涎が多い，咀嚼が弱い，摂食嚥下に問題がある，発声発語器官の運動の拙劣さ，不器用さがあるなどの場合は，構音にも影響する．協調運動に問題があると，音と音のわたりが弱かったり，破裂音の破裂操作や弾き音などの操作が不十分になるため，明瞭度の低下につながる．各種検査により運動障害の質を見極める．**摂食・嚥下についての問診，視診**とともに，**随意運動検査**で運動を評価する．舌癖も構音に影響を及ぼしやすい．また，舌癖は歯列矯正時にも生じることがある．偏った舌運動が習慣化することで構音に歪みが生じることがあるため，子どもの負担を考慮しつつも，適正な舌運動を習得できるようなアプローチが必要である．

▶▶器質性構音障害との関連から

発声発語器官の視診や共鳴に関する検査により粘膜下口蓋裂や，鼻咽腔閉鎖機能不全が確認される場合がある．舌小帯短縮症，咬合異常も視診で確認できる．声門破裂音など異常構音の**聴覚判定**も重要である．必要に応じて保護者に十分説明をして，口腔外科，歯科，耳鼻咽喉科など，医療機関との連携をとるようにする．

▶▶知的障害を含む言語発達障害との関連から

ことばが不明瞭などの相談ケースには，発達の遅れがベースにある場合も多い．また，話し始めが遅い等，言語発達の遅れがあって，後に追いついたケースもある．**問診や発達検査**により言語・コミュニケーションの発達段階を評価する．発達の遅れが認められる場合，保護者に対して，発達と構音との関係を説明し，今後の見通しを含め，コミュニケーション全般と言語発達を育む取り組み方などの情報を提供する．無理のない方法で構音の不明瞭さを軽減する手立てについて相談に応じていくようにする．**音韻意識**や**聴覚的記銘力**，**筋緊張**や**協調運動**などを丁寧に把握し，子どもの状態に合わせて，各側面を楽しみながら育めるような，日常的な活動を具体的に提案することは，言語聴覚士の重要な役割である．

（執筆者：今村亜子，藤原百合）

基礎知識（1）
構音障害の分類と原因

　構音とは，言語音を配列して，意味のあることばを生成する一連の活動である．言語の単位は語レベルなので，構語あるいは発語と呼ばれる．構音は，単純な運動（復唱や音読）だけではなく，考えながら話す際の運動という側面（発話）を持っていて，日常生活でのやり取りやまとまった内容の説明と多様な条件の下で，高速で正確な運動が求められる．

　構音障害は，分かりやすく言えば発音の異常である．口内炎や歯科麻酔，酩酊状態に伴う一時的な発語困難は含まず，永続的な状態をさす．構音障害は，通常は3つ，広く扱えば5つに分類できる．前者は，器質性，運動性，機能性であり，後者には感覚性と言語性が含まれる（表1）[1]．

▶ 構音障害の背景

　正確な発語には，音を作るための道具（喉頭を含む発語器官），それを動かす神経・筋，音を並べて作るという運動の学習，音を作る過程での感覚，音を並べる背景となる言語能力，が要求される．言語音の生成には，それぞれ要求する構えと動きがあり，多少のズレでも品質を落とすことになる．これが，高速で連続的な語音の生成となると，構えや運動の乱れは増幅され，不正確さが際立つ．

語から文になると，長さとともに考えながら発語することになり，運動にだけ集中はできない．

　構音障害は，一部の語音が生成できないタイプと多くの語音が不正確（運動標的未到達 undershoot）である場合がある．一部の母音や子音が生成できないのは，道具に問題があることが多い．例えば，舌の後ろを切除されて，軟口蓋に接触させることができないために目標とした /k/ 音（音素）が，[k]（音声）ではなく，[h]（音声）に置換する．母音や子音の多くが速い連続的発語で正確に生成できないのは，発語器官の運動（速度・範囲・精度）に制限があることが多い．ゆっくりならば分かる発語は，速さを落とすことで，品質を保てたことになる．

▶ 発語の神経回路

　発語は，手指の動きと同様に，高度に学習された巧みな随意運動である．運動の指令は，大脳から末梢神経（脳神経と脊髄神経）を介して，発語に関わる200以上の筋肉に伝えられる（直接賦活系）．筋は，適度な筋緊張を保ちながら収縮をすることで，運動を引き起こす力を提供する．十分な範囲で適切な方向の高速運動を達成するためには，作動する筋と拮抗する筋を相反的に活動させる調節が働く．筋の緊張を規定するのは，大脳基底核からの入力（間接賦活系）と小脳から橋を介しての運動調節回路である．発語運動は，左右対称的で，わずかなズレが気流の漏れを生じ，語音の品質を損ねることになる．

　神経回路は，中枢神経系のネットワークであり，反射を抑制して，随意運動を制御する（表2）．「話す」/hanasu/ ということばで，運動がいかに実現するかを説明する．「は」/ha/ では，母音アのために口を開いた状態で，声帯を少し内転させて雑音を作る．それから声帯を内転させ声門を閉じ声帯振動を得る．「な」/na/ では，舌面を皿状に

表1● 構音障害の分類と原因

器質性（organic）：発語器官の異常に起因する構音の異常．
　唇裂，口蓋裂，巨舌・小舌，舌小帯短縮症，高口蓋，顎関節症，奇形や変形．

運動性（motor）：発語器官の運動異常に起因する構音の異常．
　脳卒中や変性疾患，代謝異常や中毒に伴う痙性麻痺・弛緩性麻痺，失調，運動低下・過多．

機能性（functional）：発語器官の形態や運動に異常がないのに構音が未習得あるいは逸脱．
　原因不明とされるが発語学習過程での運動の未熟さ・下手さや認知面の不十分さ．

感覚性（sensory）：感覚入力（聴こえや口腔知覚）の制限に起因する構音の異常．
　先天性の高度難聴，後天性の聾，口腔知覚障害．

言語性（language）：言語学習障害に伴う構音の遅れや逸脱．
　言語発達遅滞（精神発達遅滞に伴う），第二言語（非母国語）話者．

表2● 発語運動に関わる神経回路とその性質

神経回路		部位	運動への関与
直接賦活系	錐体路	大脳	随意運動の指令
間接賦活系	錐体外路	基底核・視床	運動の大きさの調節 筋緊張の制御
運動制御系		小脳・橋	姿勢の調節 筋緊張の制御

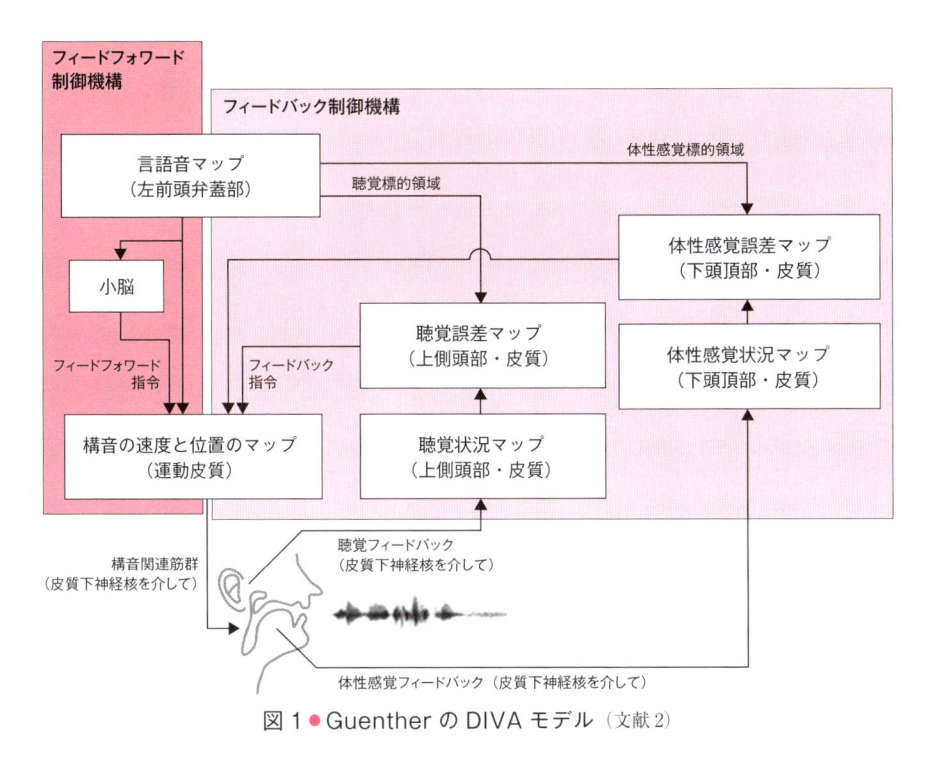

図1 ● GuentherのDIVAモデル（文献2）

して舌先を歯茎にあてることで，口腔気流を阻止する．同時に，軟口蓋の引き上げを止めて，気流が鼻に向かうようにする．次に，舌の形を元に戻して口を開き，同時に軟口蓋を引き上げて気流を口に向ける．「す」/su/ では，声帯を緩めて声門を開き，上咽頭を締めて口腔気流を作り，舌を皿状にして口蓋との間にわずかな隙間を空けて雑音を作る．時間は0.5秒ほど，その間に筋収縮のオン・オフ切り替え，適切な筋緊張による姿勢（構え）の維持と移行が欠かせない．

▶ 構音（運動）の学習

構音の学習と維持には，音を作るための道具（喉頭を含む発語・調音器官）と脳神経系の成熟が必要となる．学習は，乳幼児期に，道具の成長への適応とともに，道具を巧みに動かす神経・筋の調節の獲得である．その際，音を並べことばを作るという言語処理と運動が並行して行われ，音を作る過程と結果をモニターする体性感覚と聴覚が主役となる．

構音の学習をGuentherの神経回路を含むDIVAモデルで説明する（図1）[2]．構音運動は，フィードフォワード系とフィードバック系の2系統で制御される．左脳の弁蓋にある「語音マップ」と小脳の運動プログラムが連動して，皮質運動野の「構音速度と位置のマップ」に運動セットを送る．運動指令は，皮質下（基底核等）の介在を受け，作動する筋へと伝達される．構音運動によって生成された音声信号は側頭葉の「聴覚マップ」，運動に伴う感覚情報は頭頂葉の「体性感覚マップ」に返されて，目標とした出力との誤差が検出され，次の出力では修正される．

乳児は，ことばを話す前段階で，喃語という口を動かし音を作る練習を行う．十分な練習（試行錯誤）のもとに，始語を生み出し，語の連鎖へと，言語と運動の能力を高めていく．このモデルで構音障害を考えると，幼児は発語器官，特に舌の動き（特に前後方向），の調節に前後の音の影響も受け，標的から離れた音を生成してしまうことがよくある．

機能性の構音障害は，修正がうまくできないまま，あるいは異なる方法である音を作るようなったこと（誤学習）が背景にあるのであろう．感覚性の構音障害，特に高度難聴では，聴覚フィードバックが制限され，誤差が検出できないために修正が難しいままに発語の誤りが起こっていると考えられる．

文献

1) Darley FL, Spriestersbach DC：Diagnostic Methods in Speech Pathology and Audiology 2nd edition. 1978（笹沼澄子，船山美奈子・監訳：言語病理学診断法，改訂第2版．協同医書出版社，1982）．
2) Guenther FH：Cortical interactions underlying the production of speech sounds. J Com Disord 39：350-365, 2006.

（執筆者：苅安　誠）

基礎知識（2）
音声学の基本と構音評価・訓練への活用

音声学は，言語音（speech sounds）の生成（production）と知覚（perception）についての学問である．日本語音声の知識は，話しことばの構成要素である言語音の特徴や違いを理解するために有用で，構音の異常を理解して修正を試みる際の指導や材料作成に必須である．

▶ 音声学の基本的事項

ヒトの音声は，連続的な構音運動により生じる信号であり，一音一音の運動標的はあるが，デジタル系ではなく，連続的に変化するアナログ系であり，明確に音と音とを区分すること（分節，segmentation）は難しい．音声は，話者内と話者間でかなりの変動（variability）があるが，許容される範囲内のズレは知覚的な音の判別には関係ない違い（異音変化）として捉えられる[1]．

世界言語は，母音と子音を持ち，言語により語音のレパートリーが違う（日本語の母音はスペイン語と同じ5個，英語は二重母音を除いて12個）．話者と聴者は，共有する知識と脳の音声解読能力により，あたかも脳が連結したかのように，相手のメッセージ（意図や情報）を汲み取ることができる．

▶ 母音と子音

母音は強い音で，音節あるいは拍（モーラ）の核をなす語音である．母音は，口の開きあるいは舌の高さ（狭・半狭・広母音，高・低），舌本体の前後位置（前舌・後舌），口の型（円唇・非円唇，平唇），で区別して生成される[2]．

子音は弱い音で，母音と連結して音節や拍を作る語音である．子音は，構音点（place）（両唇，歯茎，硬口蓋，軟口蓋，声門），様式（manner）（閉鎖・破裂，摩擦，破擦，わたり，鼻音），声帯振動（voicing）（有無声，喉頭も構音器官）で区別して生成される．

語音の強度を見ると，子音は弱く，母音は強い．例えば，子音 /h/ は母音 /a/ の100分の1の強度である[3]．音声の性質は，母音は定常的で，子音は動的である．音声言語学習の過程で，聞き間違いや習得の遅れが子音でみられるのは，音が小さく短時間での変化がある子音は環境の中から拾い上げるのが難しく，結果として学習しにくくなっているためである．

▶ 日本語音声学

日本語には，23個の音素（5個の母音，13個の子音，2個の半母音の音素，3個の特殊音素）があり，これらを組み合わせて語を作り，意味を表している．日本語の音節は，母音単独あるいは子音＋母音からなり，特殊音素を合わせて拍（モーラ）という音声単位を作る（表1）．清音，濁音，半濁音，拗音，拗濁音，撥音がある．

日本語の特徴は，次の点である：子音に連結（cluster）はなく，単独である．高（狭）母音（イ列とウ列）が無声の子音に挟まれる時（例：聞く /kiku/）あるいは発話の末尾に来る時（例：〜です /desu/），母音は声帯振動の乏しい音となる（母音の無声化）．ガ行が語中・語尾に来ると，子音が鼻音化する．語音には，長く続けることができる母音や鼻音等の続音と，続けることのできない断音とがある[4]．

日本語には，特殊音素が3つある．長音 /R/，促音 /Q/，撥音 /N/ である．同じ母音が続く場合や母音のエとイあるいはオとウが続く時に，1つの母音が2つ分の長さを持つのが，長音である「ー」(R)．子音が2重になると「っ」(Q)になる（例：切手 /kiQte/）．「ん」は後続の子

表1 ● 日本語の拍（文字）と対応する音声記号

		直音					拗音		
清音	あ a	い i	う ɯ	え e	お o				
	か ka	き kʲi	く kɯ	け ke	こ ko	きゃ kʲa	きゅ kʲɯ	きょ kʲo
	さ sa	し ʃi	す sɯ	せ se	そ so	しゃ ʃa	しゅ ʃɯ	しょ ʃo
	た ta	ち tʃi	つ tsɯ	て te	と to	ちゃ tʃa	ちゅ tʃɯ	ちょ tʃo
	な na	に ɲi	ぬ nɯ	ね ne	の no	にゃ ɲa	にゅ ɲɯ	にょ ɲo
	は ha	ひ çi	ふ ɸɯ	へ he	ほ ho	ひゃ ça	ひゅ çɯ	ひょ ço
	ま ma	み mʲi	む mɯ	め me	も mo	みゃ mʲa	みゅ mʲɯ	みょ mʲo
	や ja		ゆ jɯ		よ jo			
	ら ra	り rʲi	る rɯ	れ re	ろ ro	りゃ rʲa	りゅ rʲɯ	りょ rʲo
	わ wa				ん N			
濁音	が ga	ぎ gʲi	ぐ gɯ	げ ge	ご go	ぎゃ gʲa	ぎゅ gʲɯ	ぎょ gʲo
	ざ dza	じ dʒi	ず dzɯ	ぜ dze	ぞ dzo	じゃ dʒa	じゅ dʒɯ	じょ dʒo
	だ da			で de	ど do			
	ば ba	び bʲi	ぶ bɯ	べ be	ぼ bo	びゃ bʲa	びゅ bʲɯ	びょ bʲo
半濁音	ぱ pa	ぴ pʲi	ぷ pɯ	ぺ pe	ぽ po	ぴゃ pʲa	ぴゅ pʲɯ	ぴょ pʲo

出典：町田 健・編：日本語音声学のしくみ. 研究社，2003, pp73-74.
　　　池田悠子：やさしい日本語指導5 音韻・音声. 凡人社，2000, pp58-65.
　　　天沼 寧，他：日本語音声学. くろしお出版，1978, pp45-78.
　　　松村 明・編：大辞林，第2版. 三省堂，1995.

音に応じて異音をとる音素である．後続が両唇音で［m］，歯茎音で［n］，軟口蓋音で［ŋ］となる[5]．

日本語音声の連続的発語では，モーラの時間はほぼ均等で，モーラ等時性と呼ばれる．日本語は，文でのピッチ変化で抑揚を，語でのピッチ変化でアクセントを付与する．ピッチアクセントには，平板式と起伏式があり，平板型（私），尾高型（頭），頭高型（毎日），中高型（湖）があり，方言により大きな違いがある[4]．

▶音素表記と音声表記

国際音声学会（IPA）の音声記号を用いることで，正常音声の表記（標的音を推定した簡易の音声表記）が可能である．一方，補助記号を用いることで，音声を忠実に再現することもできる精密な音声表記（narrow transcription）が可能である．補助記号には，舌の前進や後退，舌の高低，口の型（円唇），子音の有声化と無声化，唇音化，口蓋化，閉鎖未開放，声門破裂，鼻音化，半長や全長，などがある[6]（p.522，資料4参照）．

▶構音の評価と訓練への音声学の活用

▶▶構音逸脱の背景

構音の評価では，母音と子音の生成方法を知ることが欠かせない．ある語音が正確に生成されない時に，何が違うのかを理解するためである．複数の語音の生成が難しい場合には，系統的な分析（構音様式や構音点等）により，構音の異常の背景を知ることができる．つまり，構音逸脱での構えや運動の異常を知るわけである．

▶▶音声表記による語音の誤りの記述

音声資料をもとに構音の適切さをみる際には，音声表記が必要となる．仮名での書き取りでは，子音と母音を区別することは難しく，音の違いを十分に表すことには至らないためである．一般には，音の付加や省略，置換，歪みという種別で構音の誤りを示す．歪みに関しては，異音変化よりも大きな違いであり，補助記号を駆使して記述すべきである．

▶▶聴き手の判定

構音障害のある患者は，相手にことばとその意味を伝えることが難しい．発話の総合評価として，明瞭さという音声品質の判定は難しく，了解度で明瞭さを推し量ることになる．ことば（語）の了解は，ヒトの得意とするトップダウン処理に

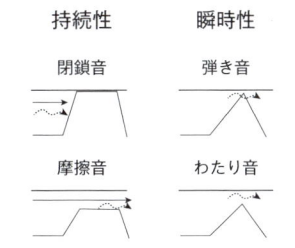

図1●子音生成の様式（文献7）

よるもので，音声特徴だけでなく文脈での推定が大きい．すなわち，たとえ構音が不良で語を構成する一部の母音や子音が脱落あるいは不正確であっても，状況と前後のことばにより，話し手が何を言わんとしたかが分かってしまう（例：サダブデットは北海道産が多いよ）．発話の明瞭さの評価や構音の正誤の判定には，厳密に「聴く」ことが要求され，いかなる条件設定で音声資料を求め，誰にどう聴取させるか，工夫が必要となる．

▶▶構音運動と操作

子音生成の様式は，持続性（prolongable）と瞬時性（momentary）に分けることができる（図1）[7]．持続性ありが閉鎖音や摩擦音，持続性なしが弾き音やわたり音である．子音から母音への移行部については，閉鎖音や鼻音は短く，わたり音で長い．非言語性の構音類似運動で，構音運動スキルを有しているかの評価とすることもある．

▶▶音声材料の考案

構音の評価と訓練では，音声材料がとても重要である．音声材料は，標的音を盛り込み，音環境を一定にあるいは変化を持たせるような仕掛けをする．ミニマルペア（最小対）は，1つの語音だけが違う音配列で異なる意味をある言語で有する対語である．評価だけでなく，訓練でのベースラインとトレーニングの材料に，役に立つ．

文　献

1) 国際音声学会・編：国際音声記号ガイドブック．大修館書店，2003．
2) Ladefoged P：Vowels and Consonants, 2nd edition. Wiley-Blackwell, 2005.
3) Fletcher H：Speech and Hearing in Communication (ASA edition). Acoustical Society of America, 1995.
4) 天沼　寧，大坪一夫，他：日本語音声学．くろしお出版，1978．
5) 窪薗晴夫：日本語の音声．岩波書店，1999．
6) ジェフリー・K・プラム，ウィリアム・A・ラデューサー：世界音声記号辞典．三省堂，2003．
7) Gick B, Wilson I, et al.：Articulatory Phonetics. Willey-Blackwell, 2013.

（執筆者：苅安　誠）

検査・評価（1）
顔面口腔の見方と解釈

▶ 顔面と口腔

顔は、目・鼻・口からなり、頭部の前面に位置する。表情筋は、横紋筋のうち、頭蓋に起始をもち、皮膚に停止をもつ皮筋である。頭蓋を覆う表情筋が、顔貌を変化させて喜怒哀楽を表し、コミュニケーションでは非言語性の情報を表す。口は、消化管の入り口である。口腔は、口から口峡までの空間である。上下の歯列弓により外方を口腔前庭、内方を固有口腔と呼ぶ。顔面と口腔は、発声発語と嚥下に重要な役割を担っている。

▶ 顔面と口腔を観察する意義

語は、母音と子音の連続体である。語音は呼気により生じた喉頭原音や気道雑音が、構音器官による上気道の変形により修飾された信号である。構音器官の形態と運動が、雑音の作成や共鳴に関わり、音の品質に関わる。個々の語音の生成、連続体としての運動の乱れや失敗と、構音器官の形態や運動を関連づけて、原因を知ることができる。

▶ 観察時の準備

初回の観察での印象を書き記す。デジタルカメラで撮影して、写真や動画を保存する。評価室へ入ってくる際の動きや待合室での様子も観察する。歩容や車いすの姿勢をみることで、移動能力や身体の傾き、左右差をうかがい知ることができる。

顔面口腔の観察においては、観察時の姿勢を統一させる。身体を真っすぐにして、椅子に座らせる。身体が傾いていると、傾きを補正しようとする余分な力が働き、顔面口腔の動きにも制限がかかるからである。

▶ 随意運動と反射

随意運動は、大脳皮質からの運動の命令を筋に伝え、筋収縮をコントロールして一連の運動を行うことである。その伝達路は皮質脊髄路と皮質延髄路で構成され、錐体路と呼ばれる。

錐体路は、上位運動ニューロン系であり、下位運動ニューロン系を調整する。下位運動ニューロン系は、脳幹（脳神経）や脊髄から筋に至る経路である。錐体路を除く、すべての遠心性の神経線維路（大脳基底核や小脳）は錐体外路と呼ばれる。錐体外路は、主に運動の調整に関わる。

反射は、刺激に対する常同的、非学習的、不随意な運動反応のことである[1]。反射の観察では、顔面口腔領域に関連する（正常）反射に併せて、病的反射や原始反射も観察する。

▶ 不随意運動

不随意運動は、大脳皮質からの運動の命令とは関係なく筋収縮や運動が起きたものである。主な不随意運動は、振戦、舞踏病、バリズム、ジストニー、アテトーゼ、ミオクローヌス、チックである[2]。主として錐体外路系の障害によって起こる（表1）。

▶ 筋緊張

筋は引っ張られると、元の一定の緊張を保とうとする（伸張反射）。筋が姿勢を保つため、あるいは抵抗に対する緊張状態を筋緊張と呼ぶ。

筋緊張の維持には、下位運動ニューロン系のγ運動ニューロンとα運動ニューロンが関与する。これらは、末梢の筋紡錘の感覚受容器の情報を得たり、上位運動ニューロン系からの情報を筋紡錘に伝えることで、筋の収縮を調整する。筋緊張に異常がみられるのは、上位運動ニューロン系や下位運動ニューロン系の病的な状態を反映している（表2）。

筋緊張は、筋を覆う領域の形状をみる、触って弾力をみる、抵抗をかけて戻る力をみることで分かる。例えば、舌の筋緊張が高いと、舌の形が小さく、細く、狭くなり、触ると硬く、抵抗を感じ、動きに制限がみられる。舌の筋緊張が低いと、舌の形が大きく、腫れたようにみえ、触ると軟らかく、押しても引いても抵抗を感じず、過大な動きがみられる。舌の筋緊張が変動していると、ふるえやピチピチと魚が跳ねるよう（線維束性攣縮）で、ゆがみやねじれがみえ、触ると軟らかく感じることが多いが硬く感じることもあり、抵抗感は不規則あるいは律動的で、運動の標的からのずれた動きがみられる。

▶ 顔面と口腔の診かた

顔面と口腔を診ることは、形態や機能の異常や変化をとらえ、背景にある神経系の状態を知る手

表1 ● 顔面口腔の不随意運動

運動異常症	特　徴	部　位
振戦 tremor	主動作筋と拮抗筋の間で交代性，同期性に起こる 振戦の速さや振幅には規則性と不規則性がある	下顎 舌
舞踏病 chorea	不規則，非対称の短く早い不随意運動 筋緊張低下のものは相反性支配は保たれる 筋緊張が亢進するものは相反性支配が崩れ同期性収縮が多い	顔面
バリズム balismus	四肢近位部にみられ連続的，振幅の大きい急速的な不随意運動 筋緊張は低く，顔面部位に単独でみられることはない 身体の半側でみられることが多く，視床下核の病変で起こりやすい	頰 広頸部
ジストニー dystonia	ねじれるような不随意運動 主動作筋と拮抗筋の一定の筋収縮で，筋収縮は攣縮の形をとる 筋緊張は，姿勢により変動しやすく，低い緊張になることもある 主動作筋と拮抗筋の間で持続時間が長い同期性収縮がある	眼瞼 口輪 下顎 声帯
ジスキネジア dyskinesia	不規則，短く早い不随意運動 発語，咀嚼等の随意運動時に軽減する 口をもぐもぐする，舌を蜷縮させる等の動きがみられる 舞踏病の初期や錐体外路系疾患に起因するもの 向精神薬や抗パーキンソン病薬の投与等，薬物性に起因するものがある	顔面 舌 下顎
アテトーゼ athetosis	運動の持続，一定の姿勢の維持に困難をきたすゆっくりとした不規則な運動 運動中，精神的緊張，感情の興奮時に顕著にみられ，しかめ顔になる 基本的な筋緊張は亢進している 筋緊張の亢進が比較的少ないものから顕著なものまで筋緊張に幅がみられる	顔面 舌
ミオクローヌス myoclonus	同一筋群に反復する規則的律動的な筋収縮 中枢神経系に起因する 発生機序が末梢性である線維束性攣縮とは区別される 左右対称性が一般的であり，橋・ギランモラレ三角の病変で起こりやすい	眼球 軟口蓋
チック tic	突然に起こる急激で常動的，反復性，非律動的な動き 一定時間随意的に抑制することができる	頭頸部 眼 声帯

表2 ● 筋緊張

高い ↑	筋緊張亢進	筋強剛 固縮 痙直
	筋緊張変動 （低いものと高いものに変化）	アテトーゼ
	正常域	正常
	筋緊張変動 （低いものと高いものに変化）	ジストニー 舞踏病
		バリズム ミオクローヌス 失調
低い ↓	筋緊張低下	低緊張

がかりともなる．観察は，安静時，運動時，外的刺激時（反射）とする．交互変換運動や連続運動の観察も行うとよい．

安静時の観察では，形態の欠損，変形，大きさ，皺や凸凹，色合いをみる．運動開始の基準となる位置での構えと動き，ふるえやねじれ，動きの周期性をみる．

運動時の観察では，非言語性課題，言語性課題，咀嚼・嚥下での状態をみる．安静時を基に形態の対称性や大きさをみる．運動の範囲や方向性，運動の標的からのずれ，ゆがみ，運動の付加がないかをみておく．単一方向の運動，反復運動，連続運動での構えをみて，運動速度（低速と高速）による違いがないかをみる．非言語性の課題は，誘導の手続きとして，習慣化されていない動作模倣を用いる．模倣動作では，構造物の厚み，ねじれ，傾斜，大きさをみる．非言語性の咀嚼・嚥下時の観察からも，状態をうかがい知ることができる．言語性の課題は，習慣化している動き，音声材料によりみる動きが決まってくる．

外的刺激時（反射）の観察は，触圧刺激，伸張刺激，自然な刺激に対しての反応をみる．触圧刺激として，触る，こする，なぞる，圧する，叩打での反応をみる．伸張刺激として，素早く，あるいはゆっくりと引っ張った時の反応をみる．自然な刺激は，笑い，咳，重い物を持ち上げる等，普段の様子からも観察ができる．刺激を入力する道具や入力する強さによって，反応に変化が生じることもある．

▶ **感覚の診かた**

感覚系は，内部および外部環境の状態を生体に伝える求心経路のすべてである．感覚がとらえにくいのは，本人の言語表出に依存するためでもあり，感覚を診るうえでの制約ともなる．随意での運動ができているが，外的刺激への反応が乏しい場合は，感覚の低下を疑う．

▶ **総合所見**

顔面口腔（発声発語器官）の観察，脳神経検査の結果から，医学的診断名や神経放射線学的所見との整合性を確認する．膝打ち検査や指折り，上肢の前方挙上を含め簡易な上肢機能と顔面口腔の機能を比較することで，観察の精度を高めることができる．顔面口腔の観察を，錐体路由来のものか，錐体外路由来のものなのか，他の疾患との鑑別を説明できることが重要である．

文　献

1) William Pryse-Phillips（伊藤直樹，他・監訳）：臨床神経学辞典．医学書院，1999．
2) 池川眞一：運動異常症の分類．日本臨牀 51：2798-2800, 1993．

（執筆者：池上敏幸）

検査・評価(2)
構音器官の観察(1)

構音と構音器官の観察は，言語聴覚障害を疑う患者の全てに行なわれる．構音は，言語と発語の能力を反映するからである．構音器官の観察の目的は，2つある．第一は，構音の異常がある場合に，直接の原因が構音器官の構造や感覚運動，操作にあるのかを明らかにすることである．第二は，構音器官には異常がないことを確かめ，構音の異常が他の原因によるものであることを示すためである．構音器官の観察は，定番の手技であり，正常の成人小児での経験を踏まえ，患者の状態を観察するように，段階を踏んで臨みたい．

▶ **顔面（上部顔面）**
▶▶ **安静時の観察**

安静時の顔面をよくみる．鼻唇溝や口角から顔面の対称性を，耳介・顎関節の位置から姿勢の崩れや頭部の傾きを知る．眼の周りの動きで，眼球ミオクローヌスやチックが出現していないかをみる．デジタルカメラで撮影するとよい．

▶▶ **運動時の観察**

額に皺を寄せる，眉間に皺を寄せることができるかをみる．目を閉じる時のまつ毛の長さを左右で比べる．前頭筋の収縮方向に，人差し指，中指，薬指で抵抗をかけて額に皺を寄せ，左右の挙上する速さをみる（図1）．

▶▶ **外的刺激時の観察**

眉間反射をみる．眉間を軽く叩いた時の両側の瞬きをみて，左右差を比較する．予測しての反応を防ぐために，後方から患者の視線よりも高い位置から，見えないように叩く．眉間を連続して軽く10回～15回程度叩打した後で瞬きが消失せずに，瞬きが続くことがある（マイヤーソン徴候）．これは，パーキンソニズム，パーキンソン病等の錐体外路系の疾患や神経質な患者でみられることがある[1]．

▶ **口唇・頰（口部顔面）**
▶▶ **安静時の観察**

口を軽く閉じるように指示をする．上下口唇の閉鎖状態から，赤唇部の厚み，左右の隙間の状態を観察する．左右の口角の位置は水平になっているかをみる．鼻唇溝の深さより左右差をみる．口をもぐもぐする（ジスキネジア），ゆがませてしかめ顔をする（アテトーゼ）等の不随意運動があるかを記述する．

▶▶ **運動時の観察**

口唇の横引き・突出：口唇を横に引く，口唇を突出する，フーッと息を吹くことで，口唇の正中，左側・右側から呼気が漏れ出ているか，口唇が片側に引かれていないかをみる．「イー」と発声しながら，口唇を横に引く．「オー」と発声しながら口唇を突出させる．声を出さずに上下の歯を咬んだ状態で，口唇だけ動かすように，口唇を横に引き，口唇を突出する低速（1 Hz前後）で交互変換運動を行う．

口唇の閉鎖と丸め：下顎の代償を抑えるために，上下の歯を咬んだ状態で口唇を突出する．そのままで保持させる．咬んだ状態で口唇を上下に開閉させる．「ピ」「ポ」を各々5回反復させる．

頰の膨らませ：「あっぷっぷ」と頰を膨らませる．左右の膨らみの違いがあるか（頰の緊張），口唇からの空気の漏れの有無もみる．頰を両方と片方ずつ膨らませるのをさせて，頰のゆがみがあるかをみる．

笑顔：「笑ってみてください」と指示をする．口頭指示による笑いと自然な笑との差をみる．子どもの場合は，観察者が変な顔をしてみせた後に「真似でき

表1 ● 構音器官の運動時の観察部位と課題

部位		非言語性課題	言語性課題	反射	非構音活動
顔面上部	眼瞼，額の皺，眉間	しわ寄せ	なし	眉間叩打	
口部顔面	鼻口溝，上下赤唇，口角	横引き・尖らし，閉鎖開放	/iii/ /ooo/ /pi/ /bo/	笑顔，触れ・挿入	食事
下顎	頤，下顎骨関節	開口と閉口	/i/ /e/ /a/ /pa/	頤叩打	咀嚼
舌	舌の正中と左右	提出，前進と後退，挙上	/ta/ /ka/ /ra/	引っぱり	咀嚼嚥下
口蓋咽頭	口蓋（硬軟），口蓋弓	口呼吸	母音発声 /pipipi/	こする，おさえる	呼吸嚥下
喉頭声帯	甲状軟骨	呼吸，咳払い	発声，高音	ガス	呼吸嚥下，息む

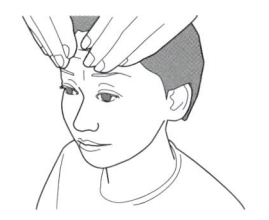

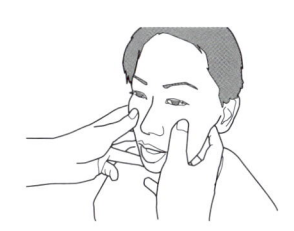

図1● 上部顔面（額）の皺寄せの観察
図2● 口部顔面（唇と頬）の内方の引きの強さの観察 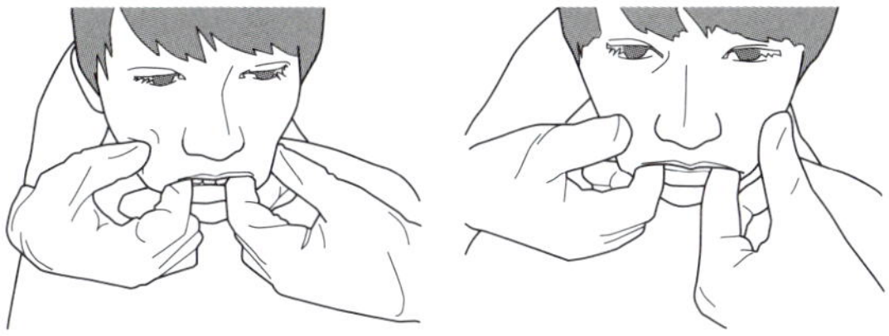
図3● 顎の開く運動の観察 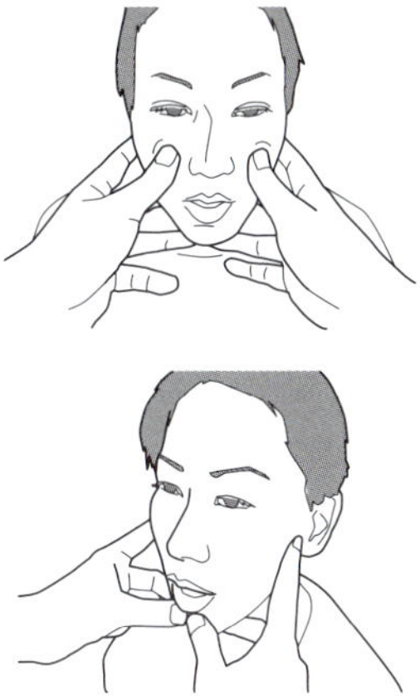
図4● 顎の開きの抵抗運動の観察

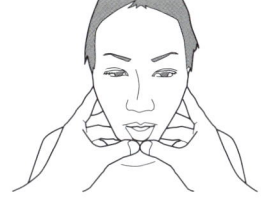

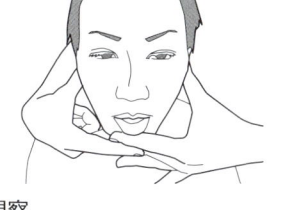

る？」「真似してみて」と言うか，「こちょこちょこちょ」と言ってくすぐると自然な笑いを引き出せる．大人の場合は，口頭指示による笑いの後に「おっっ！いい笑顔ですね」とすぐに言う，「今度は，自然に笑えますか？そんなこと聞く人いませんよねー」と言うと自然な笑みがひき出せる．

▶▶ 抵抗運動時の観察

グローブを着け，上下の歯を咬んだ状態で人差し指を両側の口角または，頬内側（大臼歯まで）に挿入し軽く抵抗をかけ，口唇を尖らすように指示し，左右の内方への引きの速さを感じる（図2）．

▶▶ 外的刺激時の観察

頭後屈反射をみる．顔を下に向けて，人中部分に人差し指を置き，打腱器で叩く．両側錐体路障害や筋萎縮性側索硬化症の患者で頭が後屈する．

原始反射をみる．探索反射は，口角または口唇周辺を指で外側方向へ触っていくと口角が引かれ，頭部が回旋し口が開く．吸啜反射は，無歯顎の場合は指，有歯顎の場合は舌圧子を口唇正中から挿入し，口を尖らし，吸啜窩に舌を押しあて，吸う動作があるかをみる．原始反射は乳児期だけの反射であり，残存していれば病的と考える．

▶ 下顎
▶▶ 安静時の観察

口が開いたままかをみる．下顎のふるえ，ずれがあるかをみる．

▶▶ 運動時の観察

下顎の開閉を行わせる．下顎の左右のずれがないかをみる．患者の前方から親指を両側の頬骨，人差し指を下顎骨の関節突起の部位に置き，中指を下顎骨体，薬指を頤結節に置き，薬指でゆっくりと口を開けさせる（図3）．下顎が斜めになるまでの軌跡をみて，薬指を下に押す力に左右で違いがあるか感じる．強く歯をかみしめた状態で左右のこめかみと下顎枝を触り，筋の膨らみに左右差があるかをみる．前舌母音「イー」「エー」「アー」を言わせて口の開き（顎の位置）の違いをみる．

▶▶ 抵抗運動時の観察

親指または人差し指で頤部に抵抗をかけ，ゆっくりと閉口させ，（図4）左右差があるかをみる．開口する際は，頭頸部の後屈がないかもみる．

▶▶ 外的刺激時の観察

軽く口を開けた状態（中間開口位）で下顎反射をみる．親指で頤部分を抑え，親指を打腱器で叩く．橋の三叉神経核よりも上位の障害があると，下顎が閉口方向へ動く．

文献

1) 田崎義昭，斎藤佳雄：ベッドサイドの神経の診かた，第17版．南山堂，2010，pp123-124．
2) 田中 薫，白坂康俊：検査（3）発声発語器官の検査（日本言語療法士協会・編：言語聴覚療法臨床マニュアル）．協同医書出版社，1992，pp150-151．

（執筆者：池上敏幸，苅安　誠）

検査・評価(3)
構音器官の観察(2)

▶ **歯**

▶▶ **安静時の観察**

口をしばらく開けさせる．切歯，犬歯，小臼歯，大臼歯の揃いと欠損，義歯の有無，補装具の有無を記録する．歯列，下顎の後退，下顎の前突をみる．

▶▶ **運動時の観察**

義歯装着の場合は，口を開けた際の上義歯の落下がないかをみる．「パパパ」と言わせてみる．下義歯に，発話時や咀嚼時でのずれがあるかをみる．

▶▶ **外的刺激時の観察**

軽く口を開けた状態で臼歯の位置へ舌圧子を置く．無歯顎の場合は，歯槽堤に舌圧子か指を置き，咬反射があるかをみる．咬反射は，乳児期にみられる下顎のリズミカルな開閉運動の正常な咬反射と強く持続的に咬み込んでしまう緊張性咬反射がある．緊張性咬反射があれば病的と考える．

▶ **舌**

▶▶ **安静時の観察**

口を開いた状態で舌をみる．舌の大きさ，皺や凸凹，動き（不随意運動，線維束性攣縮）の有無をみる．舌の乾燥状態，溝の深さ，皺や歯型，色合いも観察する．舌正中溝を境に舌の左右の高さ，左右の大きさ（表面積の広さ）に違いがあるかをみる．顔面同様，安静時の状態をデジタルカメラで撮影するとよい．

▶▶ **運動時の観察**

舌の挺出：「舌（べろ）を前に出してください」と指示をする．舌尖が出ていない場合や指示が伝わらない場合は，観察者が見本を示し，模倣させる．舌の挺出では，口腔外と口腔内で舌の形状変化とふるえ（振戦）があるかもみる．挺舌時の舌の形と舌尖の位置を記録する．舌尖が歯列・下唇より前に出ない場合，舌尖がハートの形をしている際には，舌小帯強直症を疑い，下顎中切歯の隙間もみる．

舌の突出と後退：舌を前後に動かさせる．動きの範囲と円滑さをみる．中間開口位で，舌を突出しガーゼでゆっくり包む（触診）．突出時の舌尖部に軽く抵抗をかけ，舌の左右の偏りと筋緊張をみる．下顎の偏位により，舌の運動開始位置が変化したり，舌が過剰に奥に引かれ後退することがあるので，最大開口位にならないように注意する．前舌母音と後舌母音の反復「エオエオ」をさせる．下顎の下制に伴い下方（下唇方向）に突出した舌（図1，a）と下顎を中間開口位で保持させて水平に突出した舌（図1，b）は区別して観察する．

舌の挙上：舌尖をもち上げさせる．舌圧子または綿棒で，口蓋皺壁や硬口蓋を触り，その位置を舌尖で触らせる．「ラララ」での舌尖挙上時の左右差を確認する．バイトブロックで下顎運動を制限し，舌尖や舌背の挙上を伴う，「タタタ」「カカカ」「ラララ」「タカタカ」「カラカラ」を言わせて下顎と舌の分離性をみる．

舌の側方運動：舌尖を左右側の口角につける．左右口角への反復運動をゆっくりすばやくで行う．舌の側方運動は，口角に舌のどの部位が触れているかを記録する．口角の左右への運動に伴い，頸部の回旋や口唇の引きが出現していないかもみる．バイトブロックを咬ませた状態で，舌を側方へ動かす．バイトブロックは片方ずつ咬ませて，舌の側方運動をみる．

▶▶ **抵抗運動時の観察**

舌の力は手で感知ができ，舌圧計を用いて計測できる．舌の突出では，口を軽く開いた状態で，舌圧子を歯列と唇の間に横にして手で支えて，強く押すように教示する（図2）．2枚の舌圧子にバルブを入れることで，舌が球状バルブからずれることを防ぎ，舌の力の計測ができる．舌面の持ち上げの力の計測では，バルブの柄を上下の歯で噛んだ状態で，舌で強く上に押す（図3）．舌の側方

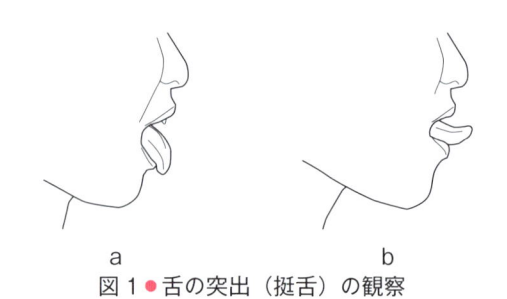

a　　　　　　　　　　b
図1● 舌の突出（挺舌）の観察

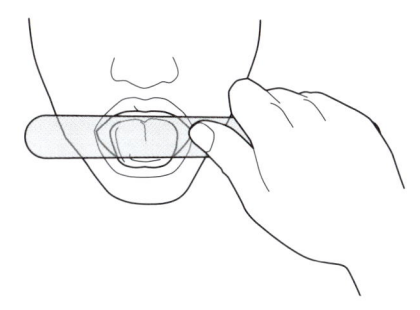

図2● 徒手的な方法による舌の力の観察

への力は，頬に手を当てて，それに対抗しての力を評価する（正常，低下，押すことができないの3段階）．

▶▶ 外的刺激時の観察

舌引っ込め反射をみる．舌を挺出させて，ガーゼで舌を両手でつかみ，素早く水平に引っ張る．正常で舌は引っ込む．ほとんど引くことができない（錐体路障害では筋緊張が亢進），あるいは弛んでいる（下位運動ニューロンの障害では減弱または消失）かを感じる．挺舌時に舌を指または舌圧子で叩き，クローバ状の筋収縮がみられた場合は，筋強直症を疑う．

▶ 口蓋・咽頭

▶▶ 安静時の観察

口を半分くらい開けて，舌圧子で舌を下方に抑えることで，口蓋から咽頭後壁までを視野にいれる．口蓋の高さや裂，軟口蓋や口蓋弓の対称性，口蓋垂の長さや裂，軟口蓋の動きをみる．グローブを着用し，硬口蓋の正中を前方から後方の後鼻棘に触れ，裂がないかを調べることもできる．口蓋や咽頭の隙間を知るには，側面頭部X線規格写真や内視鏡検査での観察を併用するとよい．

▶▶ 運動時の観察

口から息を出させて，軟口蓋の動きをみる．母音の持続発声「アー」を促し，軟口蓋の挙上をみる．咽頭後壁が患側へ偏倚するか（カーテン徴候）をみる．母音発声や「ピピピ」「アマアマ」を言わせる．ソフトやハードなブローイングを行って，呼気鼻漏出の程度を耳と鼻息鏡で確認する．

▶▶ 外的刺激時の観察

口蓋反射と絞扼反射をみる．口蓋反射は，舌圧子や綿棒で前口蓋弓を外側にこすると，こすった側の軟口蓋が挙上する．絞扼反射は，舌圧子で舌

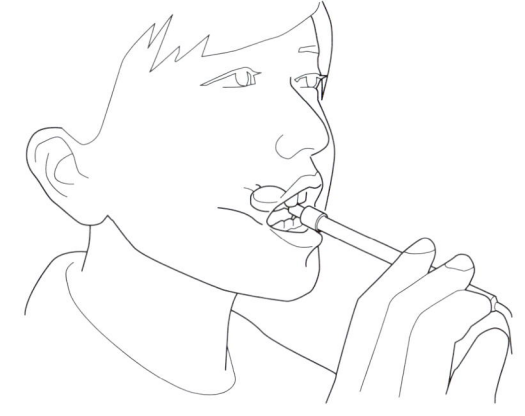

図3● バルブ式舌圧計での舌の力の計測

根部を下に抑えると，しかめ顔と気持ち悪さの訴えとともに軟口蓋の挙上，咽頭の収縮，舌の後退がみられる．両反射とも，動きの左右差をみる．

▶ 喉頭・声帯

▶▶ 安静時の観察

甲状軟骨の対称性と位置をみる．甲状軟骨の高さは，胸鎖関節との位置関係をみる．呼吸に伴う喉頭の動きがないかをみる．声帯の観察には，間接喉頭鏡検査や内視鏡検査が必要になる．耳鼻咽喉科医の医学的所見と音声評価を照らし合わせることが重要である．

▶▶ 運動時の観察

「咳をしてください」で咳払いを促す．弱い咳か強い咳か，息漏れがないかをみる．唾液嚥下での喉頭の上下動をみる．

母音の持続発声，数唱や文章の音読，会話の音声から，嗄声をGRBAS尺度で評価する．頸部の回旋や甲状軟骨を左右に動かしたり圧迫することで，声に違いが生じるかをみる．

▶▶ 外的刺激時の観察

酢酸ガスを吸入あるいは嗅がせて咳反射を促す．随意的な咳（咳払い）に比べて，弱い咳か強い咳かをみる．咳の後の呼吸の変化もみる．

文 献

1) 田崎義昭, 斎藤佳雄：ベッドサイドの神経の診かた, 第17版. 南山堂, 2010, pp 123-124.
2) 田中 薫, 白坂康俊：検査（3）発声発語期間の検査（日本言語療法士協会・編：言語聴覚療法臨床マニュアル）. 協同医書出版社, 1992, pp 150-151.

（執筆者：池上敏幸, 苅安 誠）

検査・評価(4)
音声評価　VRAPF：声(Voice)，共鳴(Resonance)，構音(Articulation)，韻律(Prosody)，流暢性(Fluency)

評価は，状態を網羅的に記述することで，問題のありかを知り，見通しを示す過程である[1]．音声評価では，構音障害とみなされていても，声や流暢性などの側面も対象としておく必要がある．

▶音声(行動)特徴の記述

音声言語評価では，音声特徴と言語理解・表出の側面・要素を理解して，正常あるいは良好な部分と異常あるいは不良な部分を漏れなく記述することが大切である．所見をとることは，病状の理解だけでなく状態を監視するために必要である．顕在化した音声特徴は，治療の標的となる病態を反映するもので，常に背景にある身体の状態を推測しながら診ることが専門家としての役割である．

▶音声の5側面とその観察

音声(行動)特徴の観察には，音声5側面(声，共鳴，構音，韻律，流暢性)と各側面の要素を知り，異常を認めた場合にはその条件も含めて適切なラベルを使って記録しなければならない[1]．

音声(行動)特徴の観察と記録には，問診・インタビュー(困ることなど)，生活場面の情報収集，本人の自覚的な音声品質評価(例えば，10点満点)という不定型な方法と，課題と分析が設定された定型的な方法がある．不定型の観察で音声特徴や行動(代償，もがき等)の印象を持ち，定型的な課題場面での観察で印象の確認作業と側面・要素の定性・定量化を行う．課題場面での音声は収録することで，知覚的分析の再確認と信頼性の評価，音響分析による計測(定量化)ができる．

▶声(voice)の特徴

声は，有無，持続(連続性)，大きさ・高さとその安定性，声質という要素で，知覚的に評定できる．声のない状態は失声，声の不連続は途切れ，小声や声量低下，高すぎる・低すぎる声，声の大きさや高さ不安定さは震え，息漏れする気息性嗄声などがある．声は，呼気供給(声門下圧)と声門閉鎖，声帯の緊張によって規定されることを念頭に，病態を考える[2]．

▶共鳴(resonance)の特徴

共鳴は，口腔と鼻腔の気流と響きの割合で区別される(母音では口腔共鳴，鼻音では鼻腔共鳴)．口腔内で気流抵抗が大きい圧力子音では，鼻漏れに伴う子音の歪みが起こりうる．母音で鼻腔共鳴が過剰な状態を開鼻声，鼻音で鼻腔共鳴が過小な状態を閉鼻声と呼ぶ．口蓋咽頭弁の大きさと閉鎖・開放の程度と時間と空間的な調節が関与する．

▶構音(articulation)の特徴

構音は，母音と子音の正確さ，連続性と分離性，安定性といった要素を持つ．不正確な母音や子音，音や拍がバラバラな断綴性発話，くっついた不明瞭発話がある[3]．母音や子音の逸脱(誤り)には，変動(異音)から離れた歪み，他の音に聴取される置換，標的音が聴取されない脱落(省略)，前後の音と入れ替わる転置，がある[4]．発語時には，下顎と唇・舌の動きは時間的に連動し，喉頭と口蓋咽頭の開閉調節も同期する．構音の異常では，顔面と舌の左右差も観察しておきたい．

▶韻律(prosody)の特徴

超分節的(韻律，prosody)特徴は，大きさ，高さ，時間の側面で示される．声の大きさの増大で特定のことばを強調し，日本語の場合は高さの変化でアクセントと抑揚を付与し，話速度と休止により適切なテンポを生む．韻律は，言語と身体の調節が関わり，精神面もかなり表現される．

▶流暢性(fluency)の特徴

流暢性は，話しことばのリズムであり，滞りない高速の非努力性の発話が正常である．発話開始での阻止や躊躇，開始あるいは途中でのくり返し，音の引き伸ばしは，正常ではあまり見られない．挿入や言い直しは，音読ではまずない．

文　献

1) Darley FL, Spriestersbach DC：Diagnostic Methods in Speech Pathology and Audiology, 2nd edition. 1978 (笹沼澄子，船山美奈子・監訳：言語病理学診断法，改訂第2版．協同医書出版社，1982)．
2) 益田　慎：発声のしくみ(苅安　誠・編：音声障害)．建帛社，2001．
3) Duffy JR (苅安　誠・監訳)：運動性構音障害—基礎・鑑別診断・マネージメント—．医歯薬出版，2004．
4) 阿部雅子：構音障害の臨床，改訂第2版．金原出版，2008．

(執筆者：楠本由美子，苅安　誠)

第6部　発声発語の障害

表1 ● 音声5側面の諸要素と異常さについてのラベル，定義，背景となる状態（病態生理）

側面	要素	ラベル	定義	背景（病態生理）
声 Voice	有無	失声 aphonia	声の有響成分が消失してささやき声様（気流雑音）のみの状態	声門が適切に閉じておらず，あるいは声帯が供えられていない
	持続	声の途切れ phonatory break	母音発声あるいは連続的発話の有声部分で生じる声の断絶	声帯の内転障害あるいは緊張変化により声帯振動が得られないため，あるいは呼気供給が不安定のために声帯振動が中断する（呼吸機能低下）
	大きさ	小声 声量低下	全般的に小さな声	呼気の乏しさ，声門閉鎖不全，あるいは声帯緊張が低い，喉頭筋の組み合わせが悪い（呼息性，喉頭運動麻痺，あるいは呼吸筋力全般低下）
	高さ	高すぎる・低すぎる声	年齢と性別に比べて高すぎるあるいは低すぎる声	内喉頭筋群の運動麻痺不全，甲状披裂筋の収縮による声帯の伸展により高い声になっている．輪状甲状筋と緊張のための収縮が変わることで高さが下することもある他
		声の翻転性 pitch break	声がひっくり返り音の地から突然高に分類される	声帯緊張，声帯振動パターン・基底核や小脳系の異常
		嗄声 hoarseness	気音の異常の総称（下記の分類がある）	声帯緊張，声門下圧の不均等，声門下圧全体および声帯振動様式の不規則な変動で説明できる
	質	粗糙性・努力性 strained	のどに力の入った・絞り出すような声	声帯の過度に緊張して硬くなり内転しすぎている（仮声帯発声を伴うことがある）（一側性の喉頭麻痺，一側性の喉頭腫瘍，喉頭）
		気息性 breathy	息漏れのあるかすれた声，持続的あるいは間欠的に起こる，重症で複数のピッチを持つ声状態	発話時に声門に間隙があるため，息漏れのため呼気効率が悪くなる（声門閉鎖不全）
		粗糙性	がらがら声，ざらつきのある雑音成分の多い声，場合によっては二重母音（diplophonia）	過度の喉頭と鼻咽腔の緊張の違いにより声の振動が不規則になっている
		弱々しく鈍い声	弱々しく鈍い声	鼻音の非鼻音化
	安定性	音声振戦 voice tremor	音の大きさや高さの周期的（4〜7Hz）な変動	喉頭の筋緊張の変動がある（大脳基底核神経回路・錐体外路系の障害）
		声のふるえ flutter	声の大きさや高さの変動	過度の緊張が低いあるいは一定に保てないため，あるいは呼気の流出の不安定さに基づく喉頭振動が不安定である
共鳴 Resonance		開鼻声 hypernasality	過度の鼻腔共鳴による母音変化	口蓋咽頭閉鎖と鼻腔共鳴がうまくできていない，あるいは軟口蓋の挙上や上咽頭の収縮が不十分なために，鼻気流の漏洩や上咽頭収縮・錐体外路系の障害（一側性の喉頭麻痺，一側性の喉頭）
		閉鼻声 hyponasality	鼻音の非鼻音化	鼻咽腔と鼻咽腔の過度の収縮により鼻性共鳴が不足している
		こもった音声	鼻漏れによる不正不良な母音	圧力子音での呼気の鼻漏れによるによる不良な子音（結果として不十分な子音構成を作る）
語音	子音	こもった音声	口腔内での響きがかなり濁いような声	口腔内や口腔内径内合音の質量増大等により共鳴となっている（口蓋裂や口蓋麻痺，声帯の痙挛せ，全身疾病）
調音 Articulation	母音や子音の誤り	母音や子音のための構音運動（構造，調音点，調音様式，声帯振動）が不適切
	置換 substitution	不正確な母音や子音	連続的発話（高速度運動）で喉音語（頻発音等）（小脳神経回路）が不良で運動様のムーブメントが出ない（小脳性）
	断綴的発話 scanning	他の母音や子音として聴取された状態（例：だ→ぶ）	軟口蓋の運動制限があるために，運動様的な持ち方をする（省略），運動様的な早口
	歪み distortion	標的音（母音・子音）にとは記述できない正しくない違い	口腔内や喉頭の運動範囲は様々を取る（默音・破音），標的音に接近できている範囲で正常を踏える乱れはある（歪み）
	省略 omission	語を構成する音（母音や子音）の脱落	語の開始や母音の閉塞低下や口腔内径内合音の質量増大により共鳴が不適切
発話全般	転置	音の入れ替え（例：まるか→まか）	言語の運動のための構音運動（構造，調音点，調音様式，声帯振動）が不適切
	不明瞭発話 slurred	不明瞭で途切れた発話	構音運動と運動症が速でできていない，連続的発語運動でのスムーズさが不良
	丁寧的発話 scanning	バラバラに区切られた発話（例：と・と・び・・・ら）	連続的発話（高速度運動）で調音器官（頻発音等）（小脳神経回路）が不良で運動のスムーズさ（小脳式）でない
	短い発話 short phrases	発話中の言語音の正確な発話や発音継続性が失われる一方で，神経筋の出力不安が制限される	喉頭での息継ぎが多くなる状態．発話が短く途切れる（3〜4文節）前中に切れてしまう
韻律 Prosody	高さ	単調子 monotone	高低変化が乏しく棒読みのような一本調子の発話	喉頭麻痺（特に上喉頭神経枝）や声帯過緊張のため声の緊張を変化させることができない，あるいは言語認知面の低下により発話の抑揚が出ない
		外国語様アクセント	言語の違和感のある声の発話の変化	言語低下により日本語（方言）では見られない言葉のアクセント（高低以外の声）が出ている
	大きさ	爆発的な声	不自然な位置あるいは強勢のある爆発的な発話	呼気指令や調節（頻音等）が不安定で運動の運動性を伴う動作の変化や持続の制御運動が出ていない
		過剰な声の大きさの変動	声の大きさが小さくなったり大きくなったりする	状態での話しさをことが続けない一方，神経筋の出力が変動や弱が制限されてしまう
テンポ	緩慢発話 slow	遅すぎる発話（発話時間の延長）	発話運動が遅く，加えて息継ぎや多くなる（ためらも言葉しにくいような印象を持たせる）
	加速発話 acceleration	発話の後半（息継型区間）にマーチ調で速くなる状態	運動の範囲が狭くなる神経運動の異常のため発速が速くない（間投詞）
	遅速度の変動	速くなったり，遅くなったりする	神経運動の異常の発速運動の抑制ができなくなる（促縮）
流暢性 Fluency	停滞	発話の開始困難	発話の途中停止	話し始めの開始運動ができないあるいは筋の緊張が高い（促縮）ために運動を起こすことがない
		不自然な停止	発話の途中で止まってしまう状態	筋の持続的収縮（口腔内の構え運動）が不安定で次の運動的に移行できない
	非流暢	ブロック・阻止 block	発話（語句文）あるいは語の途中での無音状態	発話運動（口腔内の構え）が不安定まっで次の運動様的な移行ができていない
		引き伸ばし prolongation	音素（母音あるいは子音）の延長，不自然な長さ	次の運動に移ることができない，あるいは発話運動に戻される
		くり返し repetition	言語単位（音節，語，句）の反復	目的発話したことの直前をくり返している，あるいは発話の持ち方を検討している
		挿入 filler(s) interjection	目的発話の途中や直前に不自然な声（あーー）を挿している	話し始め時の直前に話し内容を検討（えー）を表現している（間投詞）
		中止（中断）stoppage	発話の途中で話を止めてしまうこと	発話困難を予期し考えを表現しないために発話を止めてしまう
		言い直し revision	既に発せられた語や文節の修正	発話内容を修正するためターとして，あるいは次に発行する声のスタートとして，ここに記す

*調音は構音と同義，他の側面も構音障害で合併するので，ここに記す

検査・評価(5)
構音検査

▶ 構音検査の位置づけ

音声言語障害の評価では，構音の検査をほぼ全例に行う[1]．それは，話しことば(speech)の異常の有無や特徴を明らかにするだけでなく，言語や聴覚の異常の表出形として構音の乱れが起こりうるからである．病態を理解する上では，言語音の異常と発声発語器官の運動制限との関連性が推測できる[2]ので，発声発語器官検査を合わせて行うことになる．

▶ 構音検査の実施

適切な発話サンプルの選定と収集，国際音声字母(IPA)[3]を用いた記録，そして治療の手がかりを得るための結果の分析が欠かせない．一般的には，表1に示す構音検査が用いられる．発話サンプルは，通常，音節，語，文，自発話という言語単位で構成され(表2)，発話の長さや音声・言語面の複雑さが発話に与える影響について検討する．個人の状態を理解し経過を追跡する際には，併記した留意点も考慮して特別に発話サンプルを準備する．発話を引き出す方法には，質問応答や絵の説明，絵カードの呼称，復唱や音読がある．

▶ 結果の分析

構音の観察から結果の分析までの過程は，図1の通りである．結果を分析する際には，浮動性(呼称課題では正しく言えるが自発話では誤るなど)，一貫性(ある音が決まって別の音に置換するなど)，音声環境による誤り方の違い(語頭では正しく構音できるが，語中で誤るなど)，言語単位(語レベルでは正しく言えるが文レベルで誤るなど)，被刺激性の有無(強力な聴覚・視覚刺激により誤った音を修正できるなど)，誤りのタイプ(省略，置換，歪み)を考慮する[1]．特に小児の場合には，構音の誤

表1● 一般的に用いられる構音検査

主な対象	種　類
成人	運動障害性(麻痺性)構音障害 dysarthria の検査法―第1次案[4]と短縮版[5] [構成]構音・プロソディー検査，構音器官の検査，発話特徴抽出検査
小児	新版構音検査[6] [構成]単語検査，音節・音・文章検査，構音類似運動検査

表2● 構音検査に用いる発話サンプルの例と留意点

言語単位	発話サンプルの例	発話サンプルを用意する際の留意点[2]
音節	・母音 ・子音+母音 ・複数音節	偶然有意味な組み合わせになる場合もあるが，機械的にあらゆる母音と子音を組み合わせる． 実際には出現しない音の並びも含める．
語	・/sa/のつく単語 　語頭：さる，さかな，さつまいも 　語中：うさぎ，ちいさい，おかあさん	標的音素を様々な音声環境で挿入する． 被検者の年齢と言語能力に適った語を選ぶ． 語リストに対応する絵が準備できる．
文	・/sa/を多く含む文 　「浅瀬に笹の葉がさらさら流される」 ・/ka/を多く含む文 　「鞄の中から赤い傘を取り出して貸した」	標的音素を多く入れながらも自然な文を作る． 被検者の言語記憶能力に適った長さにする． 被検者が説明できる動作・状況の絵を準備する．
自発話	・起床時から来院までの出来事 ・最近気になっているニュース ・好きな季節とその理由	被検者の生活に密着したテーマとする． 被検者の興味に応じた本や雑誌を準備する． 最近の新聞など新鮮な内容を準備する．

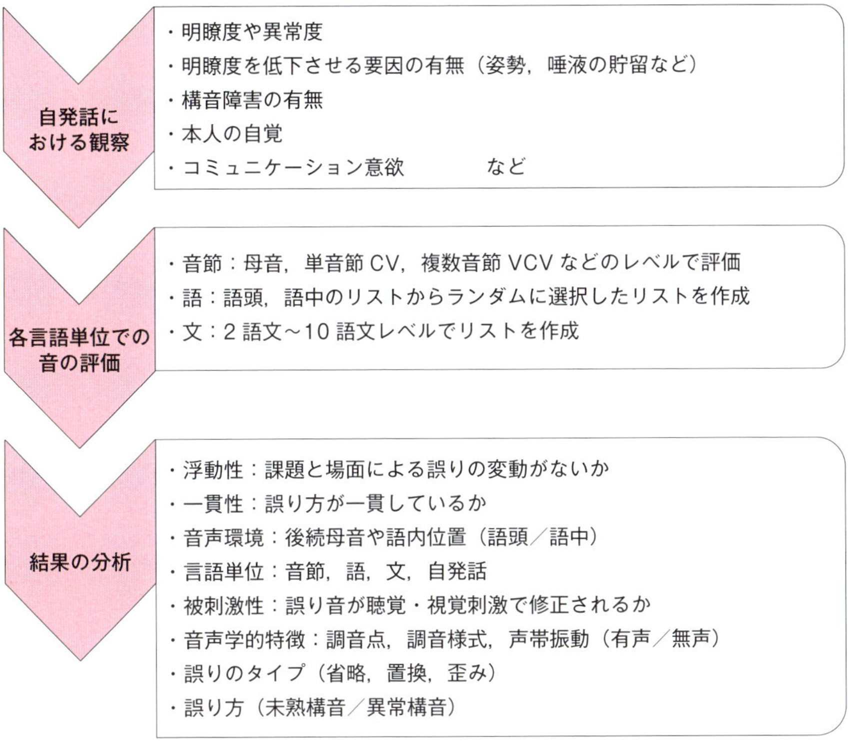

自発話における観察
・明瞭度や異常度
・明瞭度を低下させる要因の有無（姿勢，唾液の貯留など）
・構音障害の有無
・本人の自覚
・コミュニケーション意欲　　　など

各言語単位での音の評価
・音節：母音，単音節CV，複数音節VCVなどのレベルで評価
・語：語頭，語中のリストからランダムに選択したリストを作成
・文：2語文〜10語文レベルでリストを作成

結果の分析
・浮動性：課題と場面による誤りの変動がないか
・一貫性：誤り方が一貫しているか
・音声環境：後続母音や語内位置（語頭／語中）
・言語単位：音節，語，文，自発話
・被刺激性：誤り音が聴覚・視覚刺激で修正されるか
・音声学的特徴：調音点，調音様式，声帯振動（有声／無声）
・誤りのタイプ（省略，置換，歪み）
・誤り方（未熟構音／異常構音）

図1●実施手続きと結果の分析過程

り方（音韻発達の未熟さに起因するいわゆる未熟構音なのか，舌運動制限などによる異常構音なのか）を考慮する必要がある．

文　献

1) Darley FL：構音の評価（Darley FL, Spriestersbach DC・編著，笹沼澄子，船山美奈子・監訳：言語病理学診断法，改訂第2版）．協同医書出版社，1982, pp 229-259.
2) 廣瀬 肇，柴田貞雄，他：言語聴覚士のための運動障害性構音障害学．医歯薬出版，2001, pp 122-300.
3) 国際音声学会・編，竹山 滋，神山孝夫・訳：国際音声記号ハンドブック．大修館書店，2003.
4) 伊藤元信，笹沼澄子，他：運動障害性（麻痺性）構音障害 dysarthria の検査法 – 第1次案．音声言語医学 21：194-211, 1980.
5) 日本音声言語医学会言語委員会・運動障害性構音障害小委員会：「運動障害性（麻痺性）構音障害 dysarthria の検査法 – 第1次案」短縮版の作成．音声言語医学 40：164-181, 1999.
6) 構音臨床研究会・編：新版 構音検査．千葉テストセンター，2010.

（執筆者：柳田早織）

検査・評価(6)
明瞭度評価

▶ 発話の明瞭さの判定とその限界

ヒトの音声言語(話しことば)の総合的な品質は,発話の明瞭さで判断される.発声発語障害(特に構音障害)の患者では,発話の明瞭さが重症度の指標となる.音声言語(発話)の明瞭さは,話者の能力に限定された音声品質を判定する方法が未開発であるため,聴き手の音声言語(話しことば)を分かる程度(了解度)で判定される.

音声言語情報の伝達という観点で発話の明瞭さを見ると,正常ではほぼ間違いない伝達(100%近くの了解度)である.構音障害が軽度ではほとんど伝達でき,中等度では一部は伝達できない,重度では全く伝達できない,となる.

発話を聴き取るのは聴き手であり,話者の意図を汲み取る経験と能力,環境,共有する知識,付き合いや慣れが明瞭度に関わっている.発話の明瞭さは聴取者の了解に依存するので,上記の要因を統制して,評価をするのが望ましい.

ヒトの脳は,入力した情報を予測しながら判断するトップダウン処理で音声言語を推測して解読する.音質不良,場面に伴う騒音,通信(電話等)での音声信号劣化は,了解する段階では,かなり補正される.発話の明瞭さを了解度で判定する際には,文脈の手がかりを少なくすることで,推測を最小限に抑える仕掛けが必要となる.

▶ 評価の対象

伝達と了解の評価は,面接場面での情報聴取(Interview)での発話の印象と生活場面での情報収集(病室での看護師とのやりとり,回診での説明等)での発話の了解度(聞き返しの必要性など)をもとにまず行う.次に,社会生活での場面別の発話困難の自覚評定に加えて,定型的な明瞭さ判定の課題(語・音節リストの音読,長さの異なる文の再生等)を実施する.

話速度を低下させることで発話の明瞭さを保つこと(代償)は特に運動障害性構音障害ではよくある[1].ゆっくりで明瞭というのは,正常での高速な発語運動からすると逸脱しているので,明瞭さが十分であっても異常と評価する.話速度は伝達効率の指標でもあるので,記録をしておきたい(話速度=語数/所要時間,単位 WPM).話速度変化による発話の明瞭さ違いも,確認しておいて治療に活用する.

構音障害の中でも,発話全般だけでなく,一部の子音や母音での不正確さがある場合には,モーラ(拍)リストの音読も行う.例えば,舌癌のような形態上の問題で起こる構音障害では,切除の範囲と場所,再建の有無と運動性により,系列の音あるいはモーラの生成の可否に特徴がある.

▶ 評価方法

①会話明瞭度検査[2]:会話を通してことばの意味や話の内容がどの程度相手に伝わったかをみるもの.正常な聞き手が聞いた場合に,全体としてどの程度了解できるかという「了解可能度」.5段階に分けて評価する(1=よくわかる,2=時々わからない語がある程度,3=話題を知っていて聞いていればどうやらわかる程度,4=時々わかる語があるという程度,5=全く了解不能).判定者の慣れにより了解度が変わるので,治療効果の判定では,他者(第三者)による評価も必要である.

表1 ● 明瞭度評価別の評価者と手法

名称	評価者	手法
①会話明瞭度検査	評価担当者	5段階評定(会話)
②会話機能評価基準	家族と他人	10点満点
③発話の明瞭度	評価担当者	5段階評定(自由会話,文章の朗読,短文の復唱)
④単語明瞭度	評価担当者以外	単語の聴取,明瞭度(%)
⑤100モーラ明瞭度	リハ担当者以外数名	100単音節の聴取,明瞭度(%)
⑥文中語明瞭度	評価担当者以外	文中の語の書き取り,毎分発語数
⑦場面別発話困難度	本人	段階評定(10〜20場面)

表2 ● 100単音節（モーラ）リスト

	1	2	3	4	5	6	7	8	9	10
I	べ	みゅ	る	ず	の	ぽ	ちょ	せ	れ	ぎゅ
II	す	お	よ	ね	ぶ	ば	ちゅ	ぎゃ	ひ	ら
III	ぬ	しょ	ぞ	びゅ	びゃ	が	ご	ほ	にゃ	む
IV	あ	ぴ	か	きゅ	じゃ	だ	ふ	え	な	き
V	きゃ	じゅ	りゅ	びょ	は	わ	み	しゅ	ろ	ひゃ
VI	え	び	く	し	ひゅ	り	じ	びゃ	さ	め
VII	ゆ	ぴょ	へ	ぎ	こ	しゃ	ち	ひょ	ど	ちゃ
VIII	みょ	ほ	も	ぐ	りょ	にゅ	きょ	ぜ	け	ば
IX	びゅ	に	げ	た	じょ	い	みゃ	ま	や	と
X	ざ	つ	りゃ	て	ぎょ	ぺ	う	ぶ	で	にょ

表3 ● 場面別の発話の明瞭さと困難度の質問紙

Berry and Sanders[9]：私が話すのを分かってくれない：いつも（0），時々（1），全くない（2）.
①どこでも，②うるさい場所，③暗い場所，④見ず知らずの相手，⑤集団での会話，⑥テレビを見たりラジオを聞いている時，⑦店での買物，⑧レストランや夜の店，⑨電話，⑩車中.

Kent[10]：次の場面で相手が自分のことばを理解できない：いつも（4），たいがい（3），時々（2）少し（1），全くない（0），の5段階で自己評価をする．経験なしあるいは不明を記す．
①騒音がひどい場所，②公共の場所，③大勢で話す場面，④朝方，⑤昼間，⑥夜間，⑦薬を飲まなかった時，⑧相手が遠くにいる時，⑨電話で話す時，⑩暗くてお互いの顔が見えない時，⑪初対面の相手，⑫話すのが速すぎる時，⑬話すのが遅すぎる時，⑭声が小さすぎた時，⑮声が大きすぎた時，⑯疲れている時，⑰立って話す時，⑱座って話す時，⑲歩きながら話す時，⑳分かってもらおうと努力した時.

②**会話機能評価基準**[3]：会話での了解度を家族と他人が5点満点で採点（5点＝よくわかる，4点＝時々わからないことがある，3点＝話の内容を知っていればわかる，2点＝時々わかる，1点＝まったくわからない）して，合計点を出す．excellent＝10〜8点（日常会話可能，新たな話題でも会話が可能），moderate＝7〜5点（話題が限られていれば会話が可能），poor＝4点以下（社会的な言語生活が困難）.

③**発話の明瞭度**[4]：自由会話，文章の朗読，短文の復唱などの音声サンプルをもとに行う発話特徴抽出検査で，明瞭さを5段階評価する．1＝正常（明瞭）〜5＝異常（不明瞭）.

④**単語明瞭度**[5]：単語リストを読ませ，音声を録音する．面識のない評定者が，聴こえた通りに書き取る．意図した語が書き取れていれば正解として，明瞭度を百分率で算出する．

⑤**100モーラ明瞭度**[6]：100モーラの文字リスト（表2）を患者に見せて，1つひとつ発語させる．言い間違えた時にはやり直しとして，音声を録音する．聞き手（できれば複数，話者を知らない人物が適当）に，聴こえた通りに書き取るように指示する．意図したモーラと書き取った文字を照合し，正誤を百分率で示す．母音や子音の生成方法に基づいて，誤りの傾向も分析する．なお，短縮版として，25単音節リスト（く・け・た・て・と・に・ひ・み・り・る・れ・げ・ご・だ・で・ど・び・きゃ・きょ・しゃ・しゅ・ちゃ・ちょ・じゃ・じゅ）も示されている[7]．

⑥**文中語明瞭度**[8]：文（リスト，5〜15語）を音読させ，音声を録音し，聞き手が文中の語を全て書き取る．正確に書き取ることができた語の数と文生成の所要時間より，1分間に伝達できる語数（正確に書き取られた語数／時間）が算定できる．

⑦**場面別発話困難度**[9,10]：場面別の発話の明瞭さあるいは困難度を質問紙で調べる．発話の明瞭さは，相手の了解度を思い出して患者本人が評定する．加えて，自覚的な総合的な相手の了解度（上記の段階評定）と発話を明瞭にする工夫を付記する（表3）．

文 献

1) Yorkston KM, et al.：Clinical Management of Dysarthric Speakers. Pro-ed., 1988, pp157-163.
2) 田口恒夫・編：新訂言語障害治療用ハンドブック．日本文化科学社，1996.
3) 日本頭頸部腫瘍学会・編：頭頸部癌取扱い規約，改訂第3版．金原出版，2001，p66（2001年厚生省がん研究班．廣瀬提案）.
4) 伊藤元信，笹沼澄子，他：運動障害性（麻痺性）構音障害dysarthriaの検査法－第1次案．音声言語医学 21：194-211，1980.
5) 伊藤元信：成人構音障害者用単語明瞭度検査の作成．音声言語医学 33：227-236，1992.
6) 降矢宜成：言語障害の語音発語明瞭度（語明度）に関する研究．日耳鼻 61：1922-1948，1958.
7) 大久保洋，前田龍男，他：舌癌治療後の構音機能．音声言語医学 26：236-244，1985.
8) Yorkston KM, Beukelman DR：Assessment of Intelligibility of Dysarthric Speech. Pro-ed., 1981.
9) Berry WR, Sanders SB：Environmental education - The universal management approach for adults with dysarthria. In R Berry ed., Clinical Dysarthria. College-Hill, 1983.
10) Kent RD：Reference Manual for Communicative Sciences and Disorders：Speech and Language. Pro-ed, 1994.

（執筆者：苅安　誠，楠本由美子）

検査・評価(7)
機器を用いた評価

話しことばに関する側面（声や構音）を定量・定性的に記述するために，機器を使用した計測や分析が近年普及しつつある．声の高さや大きさ，声質や声の途切れ，発話の明瞭さ（母音や子音の正確さ），流暢性については，聴覚印象により特徴を記述することできるが，評価者の知識や経験によりラベル付けと程度の判断に違いが生じることがある．音響分析や生理学的計測など機器を用いた評価を行うことで，聴覚や知覚だけでは感知できないわずかな異常の検出，音声・発語の定量化，訓練開始前・介入後・訓練終了時での変化の記録が可能となる[1]．また，音声言語の評価に機器を使用することにより，患者本人や家族，関連他職種（主治医，看護師，理学療法士，作業療法士など）に評価結果や治療による変化を数値やグラフを呈示して伝えることができる利点もある．声や発語の状態を視覚的に患者に示すことは，訓練を進める上で効果的なフィードバックとなる．

▶ 音響分析

音響分析では，音声の時間・周波数特性の解析を行う．分析に適した課題を用いて音声を収録することが前提となる[1]．

▶▶ 音声収録の手順

音声は，雑音の少ない静かな屋内（できれば周囲の音を遮断できる防音室内）で録音する．音声の収録には，マイクロフォンを音響入出力装置（A/D変換器）に接続し，デジタル化された音声データをコンピュータに保存する．ベッドサイドで患者の音声を録音する場合には，ICレコーダーなどの携帯用録音装置を使用する．

▶▶ 音響分析に用いる発声発語課題

- 母音持続発声（/a/, /i/, /u/をそれぞれ約3～5秒間）
- Oral Diadochokinesis（/pa/, /ta/, /ka/, /sa/, /ra/ など）
- 語の復唱（例：「りんご」「肩たたき」「きつつき」「パイナップル」「笹の葉」「豆まき」「あられ」「太鼓」「大学」「自転車」「ルーレット」）
- 文の復唱（例：「青い屋根が見える」「新種の魚が水槽に放たれる」「台所でちらし寿司をきれいに盛りつける」）
- 文章音読（「北風と太陽」など）
- 独話（テーマに沿って患者が1人で約1分間話す．例：好きな季節とその理由）

▶▶ 音響分析の手順

デジタル化された音声は，音響分析ソフトウエアを用いて解析を行う．音響分析用のソフトウエアには，Kay-Pentax社製のMulti-Speech3700といった有料で高機能な製品がある．機能で不足する部分があるが，無料でダウンロードできるPraatやWinsurfなどのソフトウエアもある[1]．実際の分析における測定項目の例は，表1の通りである．

▶ ナゾメーター

ナゾメーター（Kay-Pentax社製）は，口腔と鼻腔の音圧を分けて計測し，口からの音と鼻からの音声の音圧比を nasalance score（N-score）として算出・表示する機器である[2]．ナゾメーターは音響機器であり，非侵襲的で，開鼻声の知覚的評価の結果と相関が高いという利点ある．ナゾメーターを使用した鼻咽腔閉鎖機能不全の判別において，口腔内圧の低い文（例：「よういは，おおい」）と口腔内圧の高い文（例：「きつつきは，きをつつく」）を3回音読（もしくは復唱）した際の平均N-scoreが40％以上，口腔内圧の高い文での最大N-scoreが80％以上とする基準が示されている[2]．

▶ パラトグラフィ

パラトグラフィは，発語時の舌と口蓋の接触状態を観察する方法である．電気的に舌接触を検出するエレクトロパラトグラフィ（EPG）は，人工口蓋に配列した送信電極のそれぞれに電圧が与えられ，舌と電極が接触した時にスイッチの働きをして，微小電流が口蓋粘膜に接した受信電極へ流れるという仕組みを持っている[3]．微小電流の変化を信号検出器が読み取り，一定の値を超えるとそれぞれの電極に対応した発光ダイオードが点灯する．EPGでは，最大接触時あるいは音産出時の接触パターンや接触範囲などの量的変化や，接触

表1 ● 音響分析での測定項目（文献1より改変）

課題	測定項目	異常性
母音持続発声	基本周波数 F_0 の平均	声が低すぎるあるいは高すぎる
	基本周波数 F_0 の軌跡	声の高さが不規則に変動する
	基本周波数 F_0 の周期的上下（4～7Hz）	声が震えている（音声振戦）
Oral Diadochokinesis	10回での所要時間，最大反復率（回数／秒）	発語運動が遅い
	音節持続時間の変動（反復の規則性）	運動が不規則に変動する
語や文の復唱	基本周波数 F_0 の平均と範囲	発話が単調である
	基本周波数 F_0 の急激な変化	声が翻転する
	基本周波数 F_0 の軌跡	アクセントがない，抑揚が乏しい
	音声強度の平均と範囲	声量の調整が難しい
	音声強度の軌跡	爆発性の声，声の大きさの不規則な変動
	Voice Onset Time	不適切な構音（音の不必要な引き伸ばし，音の省略，不十分な破裂，鼻音化など）
	ノイズバーストの有無	
文章音読	基本周波数 F_0 の平均と範囲，軌跡	抑揚（過小）が乏しい
	音声強度の軌跡	爆発的に声がある
	Voice Onset Time	子音の構音が不正確である
	所要時間（語／分）	話速度が低下あるいは加速している

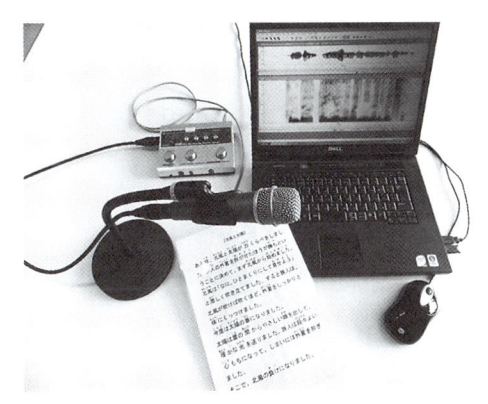

図1 ● 音声録音に使用する機器

点数の時間的変化（接触開始から終了までの時間，音産出前後の接触点の変化率など）を分析して，舌運動の特徴を捉えることができる[3]．日本製でタッチパネルPCと連動した製品があり，持ち運びができるので自習用，患者へのフィードバックに有用である．

文　献

1) 苅安　誠：評価（機器を用いた評価）（熊倉勇美，他・編：発声発語障害学）．医学書院，2010，pp50-68．
2) 緒方祐子，中村典史，他：ナゾメーター検査による口蓋裂患者の鼻咽腔閉鎖機能—鼻咽腔閉鎖機能の客観的評価基準の検討．日本口蓋裂学会誌 28：9-19, 2003．
3) 今井智子，和久本雅彦，他：パラトグラフィによる構音の評価．音声言語医学 41：159-169, 2000．

（執筆者：尾野美奈）

基礎知識

　機能性構音障害は，「構音障害の原因となるような明らかな異常や障害は認められないにもかかわらず，話し手が所属する言語社会の音韻体系の中で，話し手の年齢からみて，使いこなせるはずの語音とは異なる語音を習慣的に産生している場合」をいう．すなわち，構音発達過程に生じた音の誤りが，自己修正されずに習慣化している状態のことである．機能性構音障害の評価・訓練は，発達途上に生じる構音障害のほとんどに応用ができる．訓練は，音韻意識が育つ4歳代を目安に開始できる．適切な評価と訓練を行うことで多くは短期間で改善できる．改善が滞る場合は，舌運動などの問題や自己産出音へのモニター力，音韻操作の問題などが関連していることがある．問題点を絞り込むには，構音（調音）の仕組みから立案する**音声学的治療**，音素や音韻意識などを考察しながら立案する**音韻論的治療**の両方が重要である．さらに音素の概念を踏まえた音声の**カテゴリー知覚**の知識も重要である．

　構音発達：ある年齢までは，産生が難しい音がある．日本語の5母音が明瞭に発音できるのは3歳頃である．子音は，個人差があるが，目安として，[m]，[n]，[p]，[b]，[t]，[k]，[g]，[ɸ]，[h]，[w]，[j]，[tɕ]（[tʃ]），[dz]（[dʒ]）等は，4歳前半までに90％以上習得される．[d]，[ts]，[dz]は5歳代，[s]，[ɕ]（[ʃ]），[ɾ]等は6歳代でほぼ完成する[1]．習得が遅れる音は，構音点が歯茎から硬口蓋付近の音が多いのが特徴である．

▶ 音声学的治療（Phonetic therapy）

　IPA（国際音声字母）は，世界中の言語音を同じ基準で記述するために言語音を類別し分節音，超分節音として記号を与えている（巻末付録）．歯茎破擦音 [ts] [dz]，歯茎硬口蓋摩擦音 [ɕ]，[ʑ]，有声両唇軟口蓋接近音 [w] は肺気流音（子音）の表にはなく「他の記号」に記載されている．日本語音のラ行音は [ɾ]，「キ」「ギ」は [kʲi] [gʲi] と書くなど音声学の成書に照らしながら記すようにする．子音の誤りであれば，誤り音と目標音に関して「構音点，構音操作，有声か無声か，口音か鼻音か」という4つの視点で比較すれば，構音の動態を把握しやすくなり，アプローチが絞られる．発声発語器官を表す矢状断面図に目標音と実際に産出された音を記入すると，なぜそのような誤りになっているか理解しやすい．例えば，[s] を出そうとして [t] になる場合は，歯茎音，無声音，口音という点は共通で，異なるのは構音操作である．そこで，舌を歯茎に接触させずにせばめを作り呼気を摩擦させる操作の習得が訓練方針となる．一方，特徴のある舌運動をする口蓋化構音，側音化構音などは，音声学的な記述が難しい．臨床では，「歪み」という概念を用いて記述する．この概念は音声学にはない．単に「歪み」としてしまうのではなく，構音時に観察された動態や，産出された音が日本語音のどの音に類似しているか等の記述を加える．音声学での口蓋化は軟口蓋化と硬口蓋化を含む．日本語ではイ段のキ，ニ，ミ，リなどで硬口蓋化がみられる．口蓋化は，多くの言語にみられる自然な現象であり，異常構音としての口蓋化構音の概念とは異なるので区別が必要である．口蓋化構音や声門破裂音，咽頭破裂音など構音点が後方化する現象に対して，IPAを活用して本来の構音点からどのくらい離れているかをスコア化する試みもある[2]．

　母音は舌の高低，前後，口唇の丸めなどから規定されるため，ある音節が出せるようになれば後続母音を漸次変化させることによって他の音節を導くことができる．例えば [sɯ] が出せるようになったら [sɯa] や [sɯo] などのモデル提示で模倣を促し徐々に [sa] や [so] の産出に導くようなやり方は音声学的知識の応用といえる．

▶ 音韻論的治療（Phonological therapy）

　調音音声学が，言語音の物理的・実質的な観点から研究するのに対し，音韻論（音素論）は，言語体系の中での言語音を抽象化し形式的に研究する分野である．音声記号は [　]，音素記号は /　/ で表す．言語音には，様々な音声的変異があるが，ある言語において互いに意味を区別する働きのない音をひとまとめにして音素と呼ぶ[3]．音素

の数は個別言語によって異なる．その数に関わらずどの言語でも，単独では意味をもたない少数で有限個の音素によって，分節を形成して多数の形態素を作り，さらにその組み合わせで無限の文を生成できる．音素が1つ違うだけで，別の意味の語になるような対を最小対（ミニマルペア）という．こうした弁別的な対立は，効果的な訓練課題をつくるときの視点となる．

　検査結果を注意深く観察して，子どもの音素体系を推測するようにする．例えば，/k/が音声［t］に置換している事例には，全ての母音に先立つ場合に［t］が現れる場合や，母音［i］，または［i］［e］に先立つ時に，［tɕ］（［tʃ］）が現れる場合など様々なデータが観察される．前者は，語音「キ」の時は［ti］となり語音「チ」の時は［tɕi］（［tʃi］）となる．破擦音化しない音と破擦音化する音を使い分けている点は考察に値する．後者には，別の着眼点がある．日本語カ行音では，「キ」や「ケ」は「カ」や「コ」に比べて構音点が前方にある．「ケーキ」が［tɕeːtɕi］（［tʃeːtʃi］）になるような事例は，/k/が，前舌母音の前で，構音点が少し前方になる硬口蓋化を反映していると考えることもできる．

　また，/r/と/d/に関する誤りについては，別の分析の視点が必要である．梶川[4]は「ライオン」という音の表象は0歳から1歳ぐらいの時期には正確にできている可能性を指摘し「ライオン」という音と意味とを結びつけるのは，1歳から2歳ぐらい，2～3歳までは「ダイオン」と発音を間違うが，4～5歳くらいには，自分が言っている音をモニターし，自分の頭の中にある表象とをマッチングさせるための能力が発達すると解説している．多くの子ども達は，この/r/と/d/の対立が確立して運動習熟すれば音声的にも出し分けられるが，どこかの段階で対立が完成していないと考えられるケースもいる．その後，文字の書き間違いとして現れる場合もある．子どものつまずきが，音素的な対立のレベルなのか，他者あるいは自己産出音に対する聴覚弁別のレベルなのか，構音の運動的な難しさだけに由来するのか吟味する必要がある．

▶ **カテゴリー知覚**

　機能性構音障害は，年齢が高くなるにつれ，「訓練場面で意識すれば正確だが，会話に般化しにくい」ケースが増えてくる．この点に対処するには，語音知覚の知識が役に立つ．

　音素の弁別は「音響的特徴の連続的な変化をそのまま連続的に知覚するのではなく，ある境界地点から明確に2つのカテゴリーにわけて知覚することで行われる」[5]．このようなカテゴリー知覚は，多様性を処理する手段といわれている．

　構音障害の改善過程では，自己産出音の誤りに気づき，自己修正が発生し始めると軌道に乗る．このモニター力は5歳後半頃から機能する．しかし自己産出音の誤りに気づきにくいケースも存在する．訓練場面では，自己産出音に関して「誤り音を適正音」として処理したり，「適正音が出せているのに誤り音」として処理しているような反応が観察されることがある．自己産出音に関するカテゴリー知覚の問題が示唆され，その修正を促す練習も必要と考えられる．成人の訓練過程で，それまで自分では容認していた音が，他者には別の音素としてカテゴリー知覚されていたことに気づき改善に向かう例があった．外国語を学習する際，日本語では使用したことがない音を，自分では正しい音のつもりで産出しているのに，誤り音として指摘されることがある．何度も修正を繰り返しながら上達していくのに似ている．このような産出音に対するモニター力を向上させるアプローチも必要である．

文　献

1) 中西靖子，他：構音検査とその結果に関する考察，東京学芸大学特殊教育研究室報告1：6，1972．
2) 緒方祐子，他：口唇裂・口蓋裂における構音重症度評価の試み－構音正発率と構音点の後方化による評価－，日本口蓋裂学会雑誌38：77-85．2013．
3) 斉藤純男：日本語音声学．三省堂，2007．
4) 梶川祥世：赤ちゃんの単語音声知覚：だいおんとらいおんは同じ？〈http://www.crn.or.jp/LABO/BABY/SCIENCE/KAJIKAWA/2004〉（accessed, 2013-12-22）．
5) 梶川祥世，今井むつみ：乳幼児の言語発達を支える学習メカニズム：音声から意味へ．ベビーサイエンス，2000．

（執筆者：今村亜子）

検査・評価

　検査は，構音障害の原因を把握するための鑑別として行うものと，構音障害の状態を知るために行うものに大別される．前者の鑑別検査は，構音障害と直接結びつくような，発声発語器官の形態や機能，運動面，聴力，言語発達（特に音韻処理）等の問題を調べる．ここでは後者の検査・評価について説明する．

▶構音検査

　訓練適応の判断と適切な訓練プログラム立案のために以下のようなレベルでの検査を行う．①構音類似運動，②音（単音），③音節（単音節・連続音節），④単語，⑤文（句・短文・文章），⑥会話，などを評価する．構音臨床研究会編集，千葉テストセンター発行の新版構音検査がよく使用されている．誤り音の表記や分析は，マニュアルを熟読の上，実施する．

　①構音類似運動検査：子音を産出する構音運動に類似した口唇，舌等の構えや呼気操作などを引き出す検査である．

　②音検査（単音検査）：日本語はほとんどが開音節であり母音で終わる．その後続母音をつけない子音のみを提示をして復唱を促して観察する．摩擦音などやや強調して聴かせることもある．被刺激性をみることができる．

　③音節検査：日本語の音節で提示して復唱を促す．［h］［ç］［ɸ］［r］などは，語内位置による誤りを観察するために，先行母音をつけて調べる．②同様，被刺激性をみることができる．

　④単語検査：多くの場合，絵カードを提示し，呼称を促す．語頭，語頭以外の位置による産出もみることができる．有意味語であるため，普段使用している構音がそのまま出やすい．

　⑤文検査（句，短文，文章）：④よりさらに長い言語単位での産出状況をみる検査である．文を聞かせ復唱を促す．文全体を覚えられず再生できない場合もあり，聴覚的記銘力とも関連がある．

　⑥会話：自由会話や，検査導入時の質問ー応答によって，会話時の構音を観察する．各検査で観察された構音は，音声記号で記述する．なお臨床で用いられている音声記号は，国際音声字母（IPA）とは異なるものがある．できるだけ，IPAを参照しながら書くようにする．構音検査の記録は，被験者の口元など構音器官の動きをしっかり観察しながら記入する．品質の良い録画・録音機器を用いて，構音器官の動きを確認したり，音声を聞き直したり，複数の言語聴覚士で評価を照合するなど，聴覚判定の精度をあげる努力が必要である．

▶分析の視点

▶▶目標音と誤り音の音声学的比較

　子音の誤りに関しては，目標音と誤り音を音声学的な観点から，「構音点，構音操作，有声／無声，口音／鼻音」という視点で比較すると，捉えやすい．特定の後続母音で誤りが生じる場合もある．

▶▶構音運動全体の傾向の分析

　全体的に構音点が前方あるいは後方に移動している等，特徴をつかむことが重要である．以下，西村[1]を参考に，小児の構音障害の代表的なタイプを紹介する．

　摩擦操作の誤り：［h］，［ç］，［ɸ］の省略や，摩擦音［s］の摩擦操作（せばめ）ができずに破裂音化した［t］や破擦音化して［tɕ］（［tʃ］）になる場合や，構音点がわずかに硬口蓋方向にずれて［ɕ］（［ʃ］）に置換する場合等がある．

　構音点の前方への移動：軟口蓋音［k］，［g］の構音点（奥舌と軟口蓋）が前方化して，舌尖と歯茎付近で作られることにより［t］［d］に置換する場合等がある．なお，どの母音の前でも置換するタイプや，前舌母音の前のときだけ置換するタイプがある．母音の舌の動きも含めて置換の現れ方をよく観察する．

　弾き音の誤り：［r］は，構音発達でも完成が遅い．弾き音「r」が，破裂音化して［d］になったり，舌尖挙上が不十分で［j］になることが多い．逆に破裂音［d］に対して［r］となることもある．語頭や語中・語尾など音の位置についても観察する．「文字の書き間違い」も多いペアである．

構音点の後方への移動：歯茎音［t］，［d］の構音点が軟口蓋付近まで後方化して，［k］，［g］に置換することがある．単純な音声置換の場合もあるが，異常構音の1つである口蓋化構音でもこのようなパターンを示すことがある．ただし口蓋化構音の場合，舌背の盛り上がりや他の多くの音でも歪むといった特徴があり鑑別は可能である．

構音全体の未熟：構音発達過程では，聴覚印象に近い音を産出しようという努力はあるものの，運動的な未熟さにより，適切な音が出せないことがある．このような未熟性の構音は，発達過程に自然に見られる．構音点のわずかなズレや不完全な構音操作などによって起きる．自然改善の可能性も踏まえて，対応を検討する．

▶**一貫性のある誤りか浮動的な誤りか**

一貫性のある誤りには，常にその音が誤っている場合と，誤るときは常に同じ誤りをしている場合がある．このような一貫性がみられない場合を浮動的な誤りという．一貫性が高いほど誤りが習慣化されていると考えられる．この着眼点は自然改善を予測する手がかりとなる．

▶**被刺激性の有無**

目標音を復唱させると音が適正音に近づくかどうかをみる．

▶**誤り音のタイプ**

省略，置換，歪み：**省略**とは，あるべき音が構音されていない場合．

置換とは，目標音が，別の音声記号で表記される音に置き換わっている場合．

歪みとは，既存の音声記号では表記できない音として構音された場合．

他にも，破擦音化，歯間音化，両唇音化，鼻音化等の誤りがある．

異常構音：異常構音には，声門破裂音，咽頭摩擦音，咽頭破裂音，鼻咽腔構音，口蓋化構音，側音化構音などがあるが，機能性構音障害では咽頭摩擦音，咽頭破裂音は，あまりみられない．声門破裂音は，口蓋裂など鼻咽腔閉鎖機能に問題をもつケースに多いが，機能性構音障害の子どもにもみられる．鼻咽腔構音は後続母音によって，舌が口蓋に接し，口腔を塞ぎ鼻腔で音をつくる．出せる母音を利用して口腔で音をつくるように導くことで比較的，改善しやすい．異常構音で難治ケースとして検討されることが多いのは，口蓋化構音，側音化構音である．これらは，学童期以降に持ち越されることも多い．口蓋化構音では，舌尖の動きが少なく，舌背がこんもりと盛り上がり，歯，歯茎音などの多くの構音点が後方化している．口腔内にこもった音に聞こえる．評価の際は，聴覚的な印象と，舌運動の視診が重要である．側音化構音は，舌の前方が硬口蓋に接して口腔の中央が閉鎖されるために，呼気が歯列と頬部の間から出ることで生じる歪み音である．舌縁の後方で音をつくり，片側性，両側性がある．イ列音に生じることが多い．また，「シ」「チ」「ジ」が「ヒ」「キ」「ギ」のように聞こえることもあるがよく聴くと，［çi］［kʲi］［gʲi］の呼気の流れとは異なり音も違う．口角が片方に引かれたり，下顎のズレを伴うこともある．評価は，聴覚印象と，口唇，下顎，舌運動の正中線からのズレを観察することに加え，鼻息鏡により，息の流れを観察する．どちらも通常の構音における舌運動とは異なる動きであるため，十分な観察を要する．

語全体からみた音の誤り：これは，言語発達の遅れがある子ども達にも多くみられる．このタイプの誤りが多いケースは，音韻意識を育むことば遊びなどの活動が有効である．

音位転換とは，単語に必要な音の要素は揃っていても音の位置が入れ替わっている場合．

例）ポケット→ポテッコ，トペッコなど

同化とは，1つの音が他の音の構音点や構音点に影響され，類似あるいは似た音に変化すること．前の音の影響を受ける順行同化と，後の音の影響を受ける逆行同化がある．

例）ポケット→ポペッポ，トケットなど

音節の脱落とは，語の音節が脱落して語形が縮小したもの．

例）ポケット→ケットなど

付加とは，余分な音，音節が加わっているもの．

例）ポケット→ポトケットなど

文　献

1）西村辨作，他：小児の機能的構音障害の臨床類型について．聴覚言語障害 5：191-199，1976．

（執筆者：今村亜子）

訓練(1)
訓練の流れ

　構音訓練は，立案－実施－評価を繰り返しながら改善（適正音の習得）をゴールとする．訓練は，正しい構音の形成と誤った構音学習を取り除く働きかけである．訓練の頻度は一般的に週1回程度，訓練期間は開始時期や年齢にもよるが，誤り音が少ない場合は，1カ月以内で終了することもある．誤り音が多くても1年以内で就学前後に終了することが多い．それ以降，持ち越すケースは小学校のことばの教室などにつながることが多く，順調であれば低学年のうちに改善する．

　そのうち改善するだろうという周囲の判断で，相談が遅れたケースや，異常構音（側音化構音，口蓋化構音など）のケースでは改善が長引くことがある．日常生活での「困り感」も様々で，訓練期間が長くなると親子とも意欲を持ちにくくなる．適切な立案－実施－評価に基づいて，できるだけ訓練期間を短くするべきである．機能性構音障害は成人のケースも存在する．成人は訓練に対する理解もあり意欲も高いが，長期間習慣化した構音の誤りを自己修正していくには，持続的な取り組みが必要である．特に自分の誤り音に気づき，聞き取れるようになったのちに，適正音を会話レベルでも産出していける般化段階の練習機会を確保することが重要である．また，構音の状態を視覚化できる器機の使用は非常に効果的である．

▶ **開始時期の目安**

　一般的に言語発達が4歳半程度の力が必要とされているが，この段階に満たない場合でも，以下の基本的な態度があれば構音類似運動から導入できる．①自分の誤りを指摘されても気持ちが崩れずに，言語聴覚士がモデルとなって行う動作や音声の模倣に応じる．②1対1で向かい合うことに過度の緊張がない．③反復学習に一定時間，集中が続く．指示に応じにくい場合でも，課題の手順を細分化したり，パターン化した練習により次第に訓練に参加できる場合も多い．また，誤り音への自覚のない場合でも訓練は可能である．

▶ **系統的構音訓練**

　初回検査ののち訓練音を選択し，「導入」，「反復」，「般化」の3段階を基本に，毎回の訓練を立案する．系統的構音訓練には，①構音類似運動→②音（単音）→③単音節→④連続音節（無意味音節VCV，CVCV）→⑤単語（語頭，語中，語尾）→⑥文（句，短文，文章）→⑦会話という段階がある．

▶ **聴覚的弁別課題**

　聴覚面からのアプローチは産出面のような系統性はないが，適正音と誤り音の違いを弁別しているかどうかを常に観察する必要がある．観察には，他者が産出した場合の語音弁別，録音した自分の音声を再生して聞き直した場合の語音弁別，および，発話中の自己産出音声に対する語音弁別という視点があり，各段階に適時，取り入れ，語音弁別力の向上を促す．

▶ **開始から改善までの流れ**

　構音検査の結果から，誤り音が，目標音とどのように違うのか比較分析する．誤り音が複数ある場合は，変化させやすいものを選択する．被刺激性がある音や，誤りが浮動的な音は自然改善の可能性がある．改善しやすい音を優先させると，子どもが訓練に意欲的になる．構音類似運動での反応が良いものも成果をあげやすい．また1つの音節を習得することで，他の音節の改善が予測される場合や，発話明瞭度を著しく低下させている音を優先的に選択することもある．子どもの改善の進捗状況をみながら，訓練音を変更する柔軟性も必要である．

　①構音類似運動：発声発語器官の意図的な運動（例：『お口の体操』，吹き遊び），口唇破裂音（[p]，[b]）の類似運動から始めることが一般的である．食事指導が必要なケースや運動の不器用さがあったりすると，言語発達が伸びても構音の改善は進まない場合もあり，そうしたケースには特に，類似運動課題からの導入は有効である．

　②単音：①で練習した運動を利用しながら，単音の産出を促す．習慣化した音を産出させないように工夫する．目標となる音を，仮名文字等で提示したり，有意味語で復唱を促すと誤反応を誘発しやすいので注意する．就学前の子ども達の構音

訓練では，誤反応を出させないために，舌や口型のイラストや，感覚的に共感できそうな記号，目標音を含む名前をつけた架空のキャラクター等を使用することがある．また，子どもが課題をよく理解できるように，線描表現で呼気の持続や，強弱，摩擦，破裂，破擦，弾き等の操作を模擬的に表現したり，腕や指や掌で舌の状態を模して動的に表現することも大切である．

③単音節：②の産出に母音を続ける．うまく母音とつながって音節になるように音声モデルの提示方法を慎重に行う．1つの母音で単音節が産出できたら，他の母音とも組み合わせる．

④連続音節：③の正反応が増えてきた段階では，般化が順調に進むように，無意味音節での反復課題を行う．新しく習得した音節を，母音に挟んだり，間違いにくい音節に挟んだり，今まで間違っていた音節に挟むなどの組み合わせを工夫する．今まで誤っていた音節と，新しく習得した目標音節を交互に連続産出できればかなり安定したとみてよい．ただしこの段階は，安定した反応を確認しながら，固執しすぎずに有意味語に進んでもよい．今までその音を出せない自覚があった子どもにとって，この段階の上達は自信につながることが多い．このような小さな達成を大事に育みながら次の段階につなげていく．

⑤単語（有意味語）：構音訓練ドリル等には，語音別にリストアップされているので適宜使用する．語頭，語中，語尾等，単語中どの位置でも安定して産出できることを目指す．また音節数や語内の音の配列などを吟味しながら課題を作る．復唱や呼称など促し方も適宜工夫する．有意味語になると誤反応が生じる場合もある．④段階までは，音の産出に意識を向けられたが，この段階は意味が加わるため，今までの習慣が生じやすいためである．しかし系統的に積み上げてきた産出練習があるので，安定して産出できる直前のレベルまで戻って，やり直せば，正反応が引き出せる．単語に含まれるモーラ数を○などで示し，目標音がどこにあるか子どもに指摘させることも効果がある．できるだけ自己産出音の誤りに気づくように促し，自己修正できるように方向付ける．

⑥文（句，短文，文章）：文の復唱や音読課題によって文レベルの安定をはかる．この段階は，それ以前の段階で，十分安定した構音ができるようであれば，「会話での般化」に進んでもよい．⑤までの正反応に比べ，誤反応が見られるようであれば，音読の際に目標音に自分で印をつけさせたり，⑤で取り組んだ単語を多用しながら，課題文を作るといった工夫を行う．

⑦会話での般化：最終段階として会話での般化を目指す．自分の構音の誤りに気づいてもまだ随意的に修正できない時期には，言い直しをさせても効果はない．しかし⑥段階まで進んでいれば，意識すれば正しく構音できるため，自己修正を促すようなフィードバックが効果をあげる．単に言い直しを求めるよりは，「ん？今の，よかった？」等のメッセージを，ことばや表情や間合いによって伝えることで，子ども自身が，自分の構音を点検するようになる．最終的に正しい音を使いこなすのは本人なので，いかに自分の誤り音を聞き取り，適正な構音への修正ができるように方向付けるかが，般化促進の鍵である．

▶ **般化へのアプローチ**

⑤の単語（有意味語）レベルで意味を意識することで元の習慣が戻りやすいという点を指摘したが，あえて意味を意識することで般化を促進できることもある．特定の文や単語の中で目標音を正しく言うように約束することで，意味を意識しつつ，音の正確さにも注意を向けるようになる．系統的訓練のボトムアップに対してトップダウンを取り入れた考え方である．

▶ **終了の目安**

対象とされた全ての音について正しい構音を習得し，どんな発話場面においても使いこなせれば改善といえる．訓練の進捗をみながら構音検査を用いた再評価を行い，日常会話での自動化と習慣化が確立していれば終了となる．完全ではなくても，誤り音に対する良好な自己修正がみられれば訓練頻度を下げて経過観察を行いながら改善を見届ける．改善が滞る場合には，訓練計画の見直しはもちろん，構音訓練の熟練者とのケース検討の機会を持つことが望ましい．

（執筆者：今村亜子）

訓練（2）
訓練の方法とその選択

　構音訓練には様々な方法があるが，構音検査の結果を分析し，心身の発達，言語発達も考慮し，発話の生成モデル（図1）のどのレベルでつまずいているか見極めた上で選択する．

▶ **伝統的アプローチ（traditional approach）**

　知覚（聴覚的）訓練と音の産生訓練が連携して行われ，特に構音操作に焦点をあてた様々な訓練法が用いられる．産生訓練は単音，無意味音節，単語，句，文，そして会話へと系統的に進める．
　正しい構音操作を導くために従来用いられてきた方法を次に挙げる．

▶▶ **聴覚刺激法**

　正しい音を聞かせ，それを模倣させることを繰り返す．この方法は「正しい音」と「誤った音」の区別ができることが前提となる．音の置換がある場合には「正しい音」を模倣させる方法が適応となるが，その他の誤りの場合は「正しい音」の模倣が困難であることが多い．その場合は他の方法を選択する．

▶▶ **キーワードを使う方法**

　誤って構音されている音が，特定の単語の中では正しく構音されている場合，それをキーワードとして正常構音を導く方法である．例えば /p/ 音が語頭では「ぱん」→ [aɴ] のように省略されているが，「あんぱん」という単語では [ampaɴ] と無声口唇破裂音が産生できるなら，この単語がキーワードとなる．それが「正しい音」であることを強調しながら繰り返し言わせ，録音してフィードバックし自覚を促す．次に「あんぱん」の「あん」はささやき声で「ぱん」は普通の声で言わせる．次のステップでは，「あん」は口腔器官を動かさないで拍を数え「（あん）ぱん」と「ぱん」のみ普通の声で言わせると，語頭での /p/ 音の産生が可能となる．その「正しい音」を仮名文字や子どもに分かりやすいシンボルで表し，他の単語にも拡げていく．

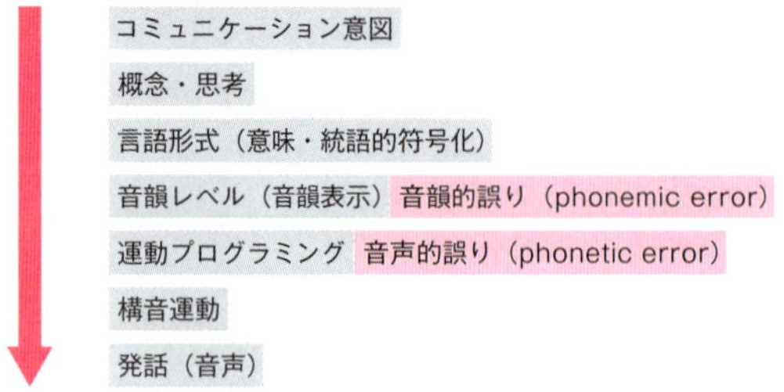

▶▶ **漸次接近法**

　目標音と誤り音の構音方法あるいは構音点の差が少ない場合に使える方法である．まず言語聴覚士が誤り音を産生し，少しずつ目標音に向かって近づくように変化させていき，その都度模倣を促しながら「正しい音」を導いていく．例えば「し」が「ち」に置換している場合，言語聴覚士は [tʃi] から始め，[tʃːː] → [tʃːʃːː] → [ʃːː] → [ʃːi] → [ʃi] へと目標音を導いていく．その際，言語聴覚士の産生する音声だけでなく，子ども自身の音声も十分フィードバックを図る工夫が必要である．市販の蛇腹のホースを用意して両端を口元と耳に当てると，摩擦音の聴覚的フィードバックが容易にできる．子どもにとって電話ごっこのように楽しんでできる練習である．

▶▶ **他の音を変える方法**

　すでに獲得している音を利用して，正しい構音操作を導く方法である．例えば有声軟口蓋破裂音 /g/ は正常構音だが，無声軟口蓋破裂音 /k/ は声門破裂音になっている場合，[ga] のささやき声から [k] を導く．声門破裂音特有の声帯の異常な収縮を除去するには，[k]+[haː] → [ka]，[k]+[heː] → [ke]，[k]+[hoː] → [ko]，[k]+[ɸɯː] → [kɯ]，[k]+[çiː] → [ki] など，ハ行音を用いて [k] の後続母音が硬起声発声にならないよう注意する．
　構音検査において，誤り音だけでなく正常に構音できている音の情報も得て音声学的に分析し，有声音・無声音，構音点，構音方法の観点から構音訓練方法を選択する．

▶▶ **構音位置付け法**

　目標音の構音点や構音方法を図や模型を用いて説明し，正しい構音操作を導く方法である．言語聴覚士が確かな音声学的知識を持ち，それを対象

図1 ● 発話の生成モデル

コミュニケーション意図
概念・思考
言語形式（意味・統語的符号化）
音韻レベル（音韻表示）　音韻的誤り（phonemic error）
運動プログラミング　音声的誤り（phonetic error）
構音運動
発話（音声）

の年齢に応じて分かりやすく説明する工夫が必要である．例えば小児に「た」と「か」の違いを説明する時，上下顎の模型を用いて「た」は前方，「か」は後方と構音点の違いを示したり，手を舌の代わりにして舌端の上下運動を示したりする．対象の年齢が高い場合は，口腔器官の側面図を用いて構音点を説明してもよい．

▶ 最小対対立訓練（minimal pair contrast therapy）

「かい」「たい」のように一音だけ異なる対語を利用し，語中の音の違いによってことばの意味が変わることを意識させる方法である．例えば［ka］が［ta］に置換されている場合，「かい」—「たい」，「かに」—「たに」などの対語のカードを用いて聴覚的弁別訓練や産生訓練を行う．

軽度から中等度の一貫した構音の誤りが認められ，聴覚・口腔運動および言語発達は正常な小児が対象となる[1]．

▶ 弁別素性アプローチ（distinctive feature approach）

ChomskyとHalleが提唱した弁別素性の対立を用いた訓練法である．弁別素性は各音素の特徴を中断性，粗擦性，有声性などの素性があるか（＋）ないか（－）で区別する．例えば中断性とは声道における閉鎖の有無を表し，破裂音・破擦音は中断性（＋），摩擦音は中断性（－）となる．中断性（＋）の［tɕi］と中断性（－）の［ɕi］を対立させることで，他の中断性（－）の［s］へ素性が般化すると考えられる．

対象は，口腔器官の形態や運動に問題のない，機能性の構音障害が認められる小児である．

▶ 音韻論的アプローチ（phonological approach）

発話明瞭度の低い症例の音の誤り方を音韻プロセス（phonological process）としてカテゴリーに分類する方法がある[2]．多くの音の誤りが認められる症例では，一音ずつ練習していると多大な時間と労力を要するので，高頻度に見られる音韻プロセスを選択して，正しい音韻パターンの習得を図る方法である．例えば歯茎音の後方化（/t/ → /k/，/d/ → /g/）の音韻プロセスが多く認められる症例には，目標音は「前方であること」を視覚的，触覚的に理解させ，後方化の音韻プロセスが認められる音をまとめて訓練することで，より短時間に発話明瞭度の改善を図ることができる．

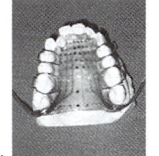

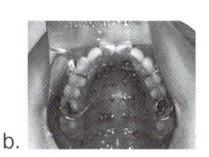

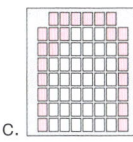

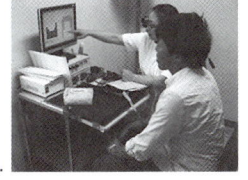

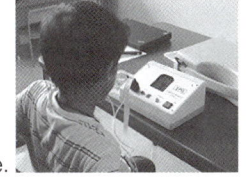

図2●EPGを用いた視覚的フィードバック訓練
a. 人工口蓋床，b. 上顎に装着した状態，c. モニターで観察される舌と口蓋の接触パターン（例：［t］），d. 言語聴覚士による言語訓練，e. PTUを用いた自宅での練習

音韻プロセスには，子音や音節の省略，子音調和・同化，有声音化，無声音化，前方化，摩擦音の破裂音化，鼻音化，非鼻音化などがある[3]．

▶ 機器を用いた構音訓練

これまでに挙げた訓練方法で改善が困難な症例や，成人で機能性構音障害が認められる場合は，エレクトロパラトグラフィ（EPG）を用いた視覚的フィードバック訓練が有効な場合がある．EPGは発話時の舌と口蓋の接触動態を記録・分析する装置である．まず個々人の口蓋印象を採取し，解剖学的指標に基づいて電極を配置した人工口蓋床を作成する．人工口蓋床を装着して構音すると，モニターに舌と口蓋の接触状態が表示される．目標音の正常パターンと比較して自らの構音操作の誤りを視覚的に自覚することができ，練習の目標も理解しやすいので，練習意欲の向上も認められる．また，ポータブルな装置（PTU）もあり，家庭に持ち帰って自己練習することもできる[4]（図2）．

文献

1) Baker D：Minimal pair intervention. In William AL, et al.（Eds.）, Intervention for speech disorders in children. Brooks Pub. Co., Baltimore, 2010, pp41-72.
2) Bernthal JE, Bankson NW, et al.：Articulation and Phonological Disorders, 6th ed. Pearson, Boston, 2009.
3) 川合紀宗：新版構音検査と併用可能な音韻プロセス分析ツールの開発．音声言語医学 52：348-359, 2011.
4) Fujiwara Y：Electropalatography home training using a portable training unit for Japanese children with cleft palate. Advances in Speech-Language Pathology 9：65-72, 2007.

（執筆者：藤原百合）

訓練(3)
感覚運動訓練

▶ **聴覚的訓練**

音の産生訓練に先立って，目標音を認識し，「誤った音」と「正しい音」を聞き分けることができるかどうか確認する．音の同定・弁別・分離などの課題は，言語発達が4歳レベル以上になれば遂行可能である．前述の伝統的アプローチでは聴覚的訓練を重要視するが，自分の産生する音が目標とする「正しい音」とは違っていることを自覚している場合は，聴覚的訓練に時間をかけることなく，音の産生練習に入る．

▸▸ **同定（identification）**

目標音を聴覚的，視覚的に提示する．手がかりとして目標音を仮名文字や幼児に分かりやすいシンボルで示してもよい．次に言語聴覚士が単音節で産生した音を，目標音かどうか聞き取らせる．

▸▸ **分離（isolation）**

次に言語聴覚士が産生する単語の中に目標音があるかどうか，それは語中のどこに（語頭，語中，語尾）あるか，聞き取らせる．この段階では単語の中の音に注意を向け，単語を音節に分解して目標音の位置を理解することが目的である．

▸▸ **刺激（stimulation）**

言語聴覚士は目標音や目標音の入った単語や文を繰り返し産生して聞かせ，「正しい音」の認識を確実にする．

▸▸ **弁別（discrimination）**

目標音と誤り音の聞き分けができるかどうかは，産生訓練に影響する．まず目標音との差が大きい音との対比から始め，最終的には目標音と誤り音の違いに気づくように進める．例えば「し」が「ち」に置換している場合，「し」対「ぴ」の弁別課題で正しい反応が得られることを確認してから，「し」対「ち」の弁別課題に取り組む．

言語聴覚士が「し」と「ち」を産生して，正しいか誤りかを弁別させる外部モニタリングから始める．次に言語聴覚士が産生する音と自身の産生音の対比，そして自身が産生する「し」対「ち」の対比を録音してフィードバックする内部モニタリングへと進める．他者の産生する音の弁別はできても，自分自身の「誤った音」を自覚できない

表1 ● 顔面・口腔の随意運動 (文献1)

検査項目	90%通過年数
a-1　口唇をとがらす	3：6
a-2　両頬を膨らます	3：3
a-3　両頬を左右交互に膨らます	5：9
b-1　舌をまっすぐ前に出す	2：2
b-2　舌で下口唇をなめる	2：11
b-3　舌を出したり入れたりを交互に繰り返す	2：8
b-4　舌を左右の口角にまげる	3：3
b-5　舌を左右に曲げ，左右口角に交互につける	3：7
b-6　舌で上口唇をなめる	3：10
c-1　/pa,pa,pa/	2：2
c-2　/ta,ta,ta/	2：3
c-3　/ka,ka,ka/	2：8
c-4　/pa-ta-ka/	3：5
c-5　/pa-ta-ka/ を繰り返す	5：0

▶口腔器官の運動機能訓練

音産生の基盤となる感覚運動機能に対するアプローチで，口腔器官の筋力・運動範囲（ROM）・運動のコントロール・感覚（体性感覚や知覚）の改善を目標として行われる．最も有効な対象は，脳性麻痺やダウン症など感覚運動障害に起因した構音障害を呈する群であるが，機能性構音障害，開鼻声，流涎など様々な障害を呈する小児の訓練に取り入れられてきた．

機能性構音障害の要因として，口唇や舌の運動の稚拙さや，舌の異常な緊張が認められる場合がある．まず口腔・顔面の評価で，安静呼吸時の口唇・舌・下顎の習慣的な構えや咬合の状態を観察し，表1に示す随意運動検査[1]を行って年齢相応の運動が可能かどうか確認する．

以下に代表的な訓練方法を挙げる．

▶▶口腔筋機能療法（myofunctional therapy；MFT）

1950年代に米国の矯正歯科医師が舌癖による歯列・咬合の異常を予防するために考案した方法で，舌筋の訓練，舌尖の随意運動訓練，舌位の訓練，口唇閉鎖訓練などが含まれる．

口腔顔面筋の低緊張により安静呼吸時に習慣的に開口し舌が歯列の間に突出している例や，反対に舌の脱力が困難で正しい構音操作を阻害している例には，口腔筋機能療法が適応となる場合もある．ただし，機能訓練だけで構音操作の正確さが改善するわけではないので，構音訓練の一部として取り入れるのが望ましい．

▶▶持続的鼻腔内陽圧負荷（Continuous Positive Airway Pressure；CPAP）

開鼻声の改善を目的としてKuehn（1991）が提唱した方法である．鼻腔に陽圧気流を流した状態で口腔内圧を必要とする音を産生させる．軟口蓋に負荷をかけた状態で抵抗運動をすると鼻咽腔閉鎖機能が賦活される．訓練方法，訓練時間，訓練方法を統一させて大規模な効果判定の研究も行われた[2]．また，発話運動と直結した機能訓練としても意義がある．詳細は器質性構音障害の項を参照されたい．

▶▶非発話口腔運動訓練（nonspeech oral motor exercise；NSOME）

NSOMEは音の産生は伴わない口腔運動訓練である．例えば，開鼻声のある人を対象としたblowing（吹く）訓練，舌の機能訓練として舌の前後・左右運動，口唇の機能訓練として口唇の丸め・引き運動などが，構音訓練の前段階として，あるいはウォームアップとして広く行われてきた．国外でもSLPs（Speech Language Pathologists）の8割以上が，音産生能力の向上・構音器官への意識付け・筋力増強を目的として臨床に取り入れているという調査結果がある[3]．

しかし，系統的な文献レビューの結果では，種々の口腔運動訓練（OMEs）が発話に効果をもたらすという考えを支持，あるいは反論する証拠は不十分だった[4]．今後，研究デザインや研究対象者を吟味し，エビデンスに基づいた裏付けが必要である．

臨床でOMEsを導入する際は，その目的や効果を確認し，練習の強度，頻度や期間についても運動学習の観点から考慮していく必要がある．また，OMEsだけでは発話の改善に結びつかないことを念頭に置き，すみやかに発話訓練に移行していく．

文献

1) 山根律子，水戸義明，他：改訂版 随意運動発達検査．音声言語医学 31：172-185，1990．
2) Kuehn DP, et al.：Efficacy of continuous positive airway pressure for treatment of hypernasality. Cleft Palate-Craniofacial J. 39：267-276, 2002.
3) Lof GL, Watson MM：A nationwide survey of non-speech oral motor exercise use：implications for evidence-based practice. Language, Speech, and Hearing Services in Schools 39：392-407, 2008.
4) McCauley, RJ, Strand E, et al.：Evidence-based systematic review：Effects of nonspeech oral motor exercises on speech. American J. of Speech-Language Pathology 18：343-360, 2009.

（執筆者：藤原百合）

訓練(4)
構音訓練

　構音訓練は,「導入」「反復」「般化」が基本である. 特に「導入」は誤り音によって, 手法が異なる. 幼児によくみられる置換の場合は, それぞれに産出の促し方がある. その後の「反復」「般化」は同様の手順で行える. また各段階に応じた宿題は訓練効果を高める. 導入時期は訓練場面での達成が自習で維持されるとは限らないため控えめにして, 子どもが意欲的に参加するよう家族に励ましてもらうなど協力作りを重視する. 反復しても誤りが生じない音は, 宿題によって運動経験を増やしてもらうことで効果が上がる.

　以下, 構音訓練の実際として, 導入時の /k/, /g/, 挺舌による摩擦音の訓練を基本例として「導入」「反復」「般化」の順に描写する. 次に, 配慮が必要な例として, 幼児期の側音化構音, 発達に遅れや偏りがある子どもへの対応について述べる.

▶ 基本的な構音訓練
▶▶ [k][g] の産出の例

　導入：/k/, /g/ が [t], [d] に置換する例では, 舌圧子で前舌中央付近を押さえながら聴覚刺激 [ga]（または [ka]）を提示する. 舌圧子を意識して [a] になる時には, 開口したまま聴覚刺激「んが」を提示する. うがいができる子どもは, 水なしでのうがいを促す. ゆっくりしたスピードから, 徐々に単音節 [ga] に近づける. 産出だけでなく [ga] と [da] の聞き分け課題も行い, 課題音の意識を高め, 注意深く聴くことや構音動作を観察することへの姿勢を作る.

　反復：単音節が安定したら, 連続音節に進む. ゆっくり滑らかに構音ができれば徐々にスピードを上げる. 今まで間違っていた音と組み合わせても誤りが生じないくらいに安定したら単語練習に入る. 単語では誤学習した置換が出やすいため, 絵カードを提示しながら最初は復唱で行い, 言語聴覚士が適正音をフィードバックすることで定着をはかる. 語頭音, 語尾音, 語中音の順で難易度を上げていくが, 語頭音でも置換していた音が後続すると誤りやすいため, 最初は両唇音など誤りが生じにくい音節との組み合わせから取り組む. 単語内に含まれる課題音以外の単音節が置換しても訂正はしない. 目標の単音節が安定すれば, 次の単音節を同様に練習する.

　般化：文レベルの練習が安定し始めると, 自己修正の頻度が増えてくる. 訓練の合間の日常会話で置換が起きた時には, 子どもの発話をそのまま復唱し誤りに気づかせる. 自己発話へのフィードバックが働き, 会話レベルでの般化が促進される. 家庭では絵本やカルタの音読など, 文字を介して目標音を意識して正しく構音できることを日課とする. 自由会話場面で絶えず注意されると会話そのものを楽しむことができないため, 子どもがひと通り話し終えて満足した後に, 単語の置換を1つだけ知らせる程度が望ましい.

▶▶ 挺舌による摩擦音から [s] に近づける産出の例

　導入：/s/ が [t] に置換する摩擦音の誤りの場合は, 挺舌し脱力したまま平らに保持して安定させる. 次に舌中央付近にストローをあて歯で軽く挟み, ストローに向けて呼気を出す. ストローをくわえないように注意する. ストローが呼気で音が鳴ることを手がかりに, 正中からの呼気を安定させる. 聴覚刺激は [suɯ] で, 涼しい息を優しく長く出すというイメージを身振りで添える. 聴弁別課題では, [s] と [t] を強調しつつ音節で提示し, 構音操作の違いに注目を促す. 呼気が強すぎて頬をふくらませた状態の「ふ」になる時は, 舌を平らにすることや前歯方向への呼気を促す. サ行音としての音色をもつ挺舌による摩擦音の安定をはかる.

　反復：挺舌による摩擦音が安定したら, 母音などとの連続音節や単語練習を行う.

　般化：挺舌による摩擦音で文レベルの練習が安定し始めたら徐々に発話のスピードをあげ, 舌が口腔内に収まるようにする. この時期には構音操作（「風を出す」）や構音点（「前歯のあたり」）への意識はしっかりあるため, 舌尖の位置を修正しても問題はない. また, 目標音 /s/ の中でも後続母音が [i] である場合に, 音声が [t] や [tɕi]（[tʃi]）に置換する誤りをあわせ持つ場合は, [s] が会話レベルで十分安定してから [ɕ]（[ʃ]）の練習に入

る．［s］［ɕ］（［ʃ］）どちらも子どもには区別がつきにくいためである．

▶配慮が必要な例

▸▸幼児期の側音化構音

発声発語器官の分離運動が難しいだけでなく，粗大運動や手指操作が不器用なケースが多い．子どもに負担をかけない程度に，適切な舌運動を経験してもらうことを目標とする．導入としては，鏡を見ながら舌尖を意図的に動かす練習（お口の体操）や，グミや飴を使って舌で左右に送る練習などが取り組みやすい．産出課題には，「奥歯カッチン」等の合図で適切な嚙み合わせを作り，呼気や構音［i］を促す方法や，鏡を見ながら指を下顎にあて中央を意識させてから呼気を促す方法，舌の偏りを伴わずに出せる母音を長めに産出させながら，徐々に口腔領域を狭くして /i/ に近づけていく方法等がある．また音の歪みは聞き取りにくいため，こまめにフィードバックを行うことも大切である．絵カードや積み木を使って，音韻分解や抽出などの音韻意識を高める活動は，ことばに興味を持ち始める幼児にとって楽しめる課題となる．幼児期でも工夫をすれば，このように参加できる課題はたくさんある．側音化構音を長引かせないためには，適切な舌運動を経験させることが重要である．

▸▸発達の遅れや偏りのある子どもへの対応

①発達全般および構音発達を評価する：精神遅滞や発達障害がある場合，構音の改善は全体的な発達の伸びと関連がある．子音の獲得が少ないケースでは，発話が母音のみのように聞こえてしまうため，伝わらないことが多い．まずは伝達手段の確保として，身振りや絵カードなど代替コミュニケーション訓練も取り入れながら，それぞれの子音を習得できるよう構音訓練を併用する．

母音のみの状態から子音を獲得したＡ児の例をみてみよう．Ａ児は，初診時４歳４カ月，自閉症スペクトラム，精神遅滞（中度），/a/, /i/, /e/, /o/, /ha/ のみ構音可能，聴力は正常，ブローイングや破裂音の類似運動は不可だった．導入では，ブローイング練習や破裂音［pɯ］の類似運動を実施．［pɯ］の獲得までに期間を要したものの，一旦必要な運動を自覚した後は，他の両唇音や子音をスムーズに獲得した．Ａ児は，「短文の聴覚的記銘や音韻分解が可能」「作業療法士の感覚統合訓練を併用」「発話意欲が旺盛」であったことが短期改善につながったと考えられた．

②人に注目する力や模倣の姿勢を作る：人への注目や模倣の意識を高めるコミュニケーション訓練から開始することで，構音訓練に必要な学習姿勢を作ることができる．また，確実にできる課題から始め，子どもに無理のない程度の回数や時間で行うことで，結果として集中力や落ちつきを養える．コミュニケーションを優先させながら，構音改善に至ったＢ児，学年が上がるのを待つ選択をしたＣ児の例を紹介する．

Ｂ児は初診時３歳３カ月，表出性言語障害，自閉症スペクトラム．/a/, /o/, /pa/, /ba/ のみ構音可能．それ以外は全て「ん」．対人緊張が強く慣れにくい．鼻咽腔閉鎖機能不全が疑われ精査したが正常．聴力は正常．コミュニケーション訓練を行い，家庭では構音類似運動や音韻意識を高める遊びに取り組んだ．対人面の伸びに伴い，４歳後半からカ行，サ行の定期的訓練を実施し改善した．このケースは構音訓練後も言語発達のアンバランスや情緒行動面の理解と対応について保護者と面談を継続した．

Ｃ児は，初診時５歳４カ月，自閉症スペクトラム，精神遅滞（境界域）．構音の誤りは /s/ の破擦音化，/ki/, /ke/ が［tɕi］（［tʃi］），［tɕe］（［tʃe］）に置換．気になるものがあるとすぐ離席．できないと気持ちが崩れ，母親に抱きつき検査に応じない状況だった．そこで，情緒行動面やコミュニケーション面の支援を優先し，言語聴覚士が担当する小集団療育を開始．適切な自己表現の方法を学んだり，相手の意図に気づくことを促した．構音に関しては，スモールステップの課題で自信をつけたり見通しをもって学習することに取り組んだが，依然としてストレスが高かった．傾聴姿勢が育つことで構音の自然改善も期待されるため，「よく聴いていたから，うまくできた」と本人が意識できるような関わりを保護者に推奨した．

定期的な訓練は一旦終了し，学童期に再度，訓練の適応時期を検討することとした．

〈執筆者：結城ルミ子〉

事例

▶ 事例 A

系統的構音訓練と家庭学習により短期間で改善したケース．置換した際に気づきを促す合図を段階的に使用し，自己修正が可能になるよう導くことで，般化がスムーズに進んだ．

初診時年齢：6歳2カ月．男児．
主訴：カ行がタ行になる．
聴覚・発達：特記事項なし．
器質性障害・運動性障害：特記事項なし．
構音検査：①単語検査：k, g → t, d（ただし後続母音が [i] の場合は破擦音化．kʲi, gʲi → tɕi, dʑi），被刺激性（−），一貫性（＋）．②音節復唱検査・文章検査：単語検査と同様．③構音類似運動検査：全て可能．④単音節の聴覚的弁別：[ko] と [to]，[ge] と [de]，[ke] と [te]（−）．
所見：機能性構音障害．軟口蓋破裂音が歯茎破裂音に置換（構音点の前方への移動）．
方針：週1回（40分）の構音訓練と自宅学習．

▶▶ 訓練経過

導入期：

第1回目：開口したまま，[ŋː][a] を続けて言うことで軟口蓋と奥舌との閉鎖から呼気の開放を行わせ，[ŋa] を導いた．舌尖が挙がらないことを確認し，[ga] をモデル呈示するとすぐに産出できた．[ga] の連続音節も順調にこなし単語レベルでの産出も可能だった．そこで [ka] にも取り組んだ．[ga] のささやき声での模倣を促した後，モデル音を [ka] に変更することで産出ができた．初回の訓練時間内に単語レベルで8割程度可能になったため，置換した際に，始めは言語聴覚士が「ん？」と顔を見て気づきを促した．次に，顔を見ず音声モデル呈示までの間を長くとり，その間に言い直しが見られた時，自分で気づけたことをしっかりと褒めた．自宅学習でも同様の方法で練習をするよう伝えた．

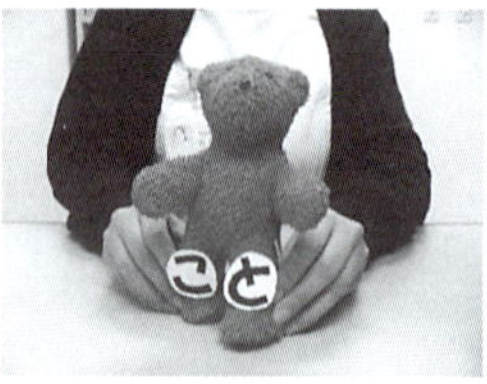

図1

反復練習期：

第2回目：単音節レベル [go][ko] の産出練習を開始した．すぐに獲得したが，単語レベルでの「おとこのこ」など，単語内に置換していた音が含まれるものでは [ototonoto]，[okokonoko]，[otokonoto] とさかんに自己修正を試みながらも，なかなか正しい音に至らなかった．そこでクマのぬいぐるみの足に片方ずつ [こ][と] のひらがなカードを貼り，歩かせるようにして交互に呈示し，始めはゆっくり，次第に速く産出を促した（図1）．

家庭では，自由会話での修正はしないが，「ココちゃん」（ペットの名）で置換した時にだけ目の合図で気づきを促し，気づきに対して褒めるよう依頼した．練習中に [kɯ][gɯ][kʲi][gʲi] へ効果が波及した．

第3回目：[ge] の練習を開始した．口型模倣では難しかったため，[gɯ][e] を速く言い，[ge] に近づけていった．復唱で [ge] が2割程度しか出せなかったので，聴覚音像を適正化するため，単音節の聞き分け練習を挿入した．聞き分けが可能になった後，再度復唱を促すと適正音の産出が増えた．

第4回目：口型と音声呈示で [ke] が可能になった．パズルやお絵かきで負荷をかけながら，カ行ガ行短文の復唱練習を行った．

般化期：

第5回目：構音検査で全て正しく産出できた．自由会話では格助詞「○○が」は「○○だ」に置換し，気づきが見られなかった．おはじきに「が」と書いたシールを貼って机の隅に置き，主人公を「男の子」にしたお話作りを行った．誤った時は，言語聴覚士がおはじきの方を少し見るようにして注意を喚起した．格助詞「が」で自己修正が見られるようになったことに加えて，「ところどころ」を「と・こ・ろ・ど・こ・ろ」と慎重に言う様子もみられた．おはじきは持ち帰り，目につきやすいところに置いてもらうことにした．

第6回目：般化が確認され，終了した．

▶ **事例 B**

舌運動の指示動作に拙劣さを持つラ行置換のケース．コミュニケーション面では，年齢に比しルール理解の難しさがみられた．構音点を示すのみでは［r］の構えができなかったが，腕の動きを舌の動きになぞらえた手がかりを用いることが有効だった．

初診時年齢：5歳5カ月．女児．
主訴：ラ行が言えない．
聴覚・器質性障害：特記事項なし．
発達：初語は1歳6カ月とやや遅かった．ルール理解に難しさがみられた．
運動性障害：舌運動の指示動作に拙劣さ（＋）．
構音検査：①単語検査：r → d，被刺激性（－），一貫性（＋）．②音節復唱検査・文章検査：単語検査と同様．③構音類似運動検査：舌尖挙上（－）．④単音節の聴覚的弁別：ラ行とダ行（－）．
所見：構音障害（発達と運動面に関連要因がみられる）．r → d の置換（弾き操作が不十分）．
方針：週1回（60分）の構音訓練と自宅学習．

▶▶ **訓練経過**

導入期：

第1回目：鏡の前で舌を上顎歯茎裏につけて発声することをモデル呈示するが，舌尖を挙上できず，下顎で舌を持ち上げていた．上顎歯茎裏にチョコレートシロップをつけると，開口したまま下顎を動かさずになめとることができた．言語聴覚士が腕の動きを舌の動きになぞらえて，自分の右手指先を自分の右肩に置き，手のひらを返すようにしながら，同時に舌を上顎歯茎裏につけ，音声で「うらぁ」をモデル呈示すると，腕の動きに合わせて舌の挙上・反転ができるようになり，［ra］に近い音が産出できた（図2）．その後，徐々にきれいな［ra］が可能になった．

反復練習期：

第2回目：［ra］が単音節で可能になると，［ra］と［da］の聞き分けができるようになった．無意味音節および単語の復唱練習と進めた．［r］は，舌尖が歯茎との狭い範囲で接触し，直ちに離すことによって作られる音である．本児の場合，「うらぁ」から導入して，あえて接触時間をやや長めにとることで舌尖操作を引き出したため，［r］が

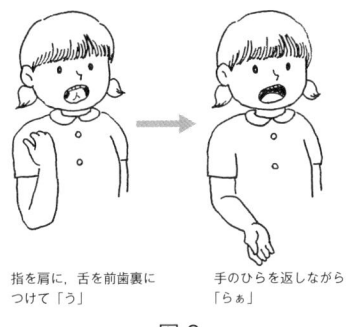

指を肩に，舌を前歯裏につけて「う」　手のひらを返しながら「らぁ」
図2

語頭につく単語（例：ラッパ）よりも，語尾・語中で［ɯ］が先行する単語（例：さくら，ぶらんこ）の方が産出しやすいと考えた．まず音声呈示のみで復唱を促し，置換した時にだけ，導入期で用いた仕草で気づきを促した．順調に語尾，語中の単語まで安定した．

第3回目：［ra］が語頭にある単語の絵カード（例：ライオン）を見せ，文字カード（例：らいおん・だいおん）を選んでもらうと，単語を誤って学習していることが分かった．最初は文字が書いてある絵カードを見せながらの復唱，次に，［ra］が語頭にある単語と［da］が語頭にある単語の絵の下にモーラの数だけ○を書き，［ra］には赤，［da］には緑のシールを貼って復唱を行った．その後，音声モデルのみ，絵カードのみ，と手がかりを減らしていった．自宅学習は，単語リストの「ら」を赤の○で，「だ」を緑の○で囲んで音読してもらうこととした．

第4回目：［ra］が短文で安定した．同様の方法で［ri］［re］の練習に進んだ．

第5回目：音声モデルの呈示のみで［ro］［ru］の産出が可能になった．

般化期：

第6回目：［r］が自由会話で正しく使用できる場面が増えたが，今まで言えていた「○○だけど」や「大好き」が，「○○らけど」「らい好き」になるなど過剰般化がみられた．そこで，絵カード（例：雪だるま）を見ながら「だけど，大好き」を続けるルールで短文創作（例：「雪だるまは冷たい，だけど，大好き」）を行った．

第7回目：構音検査（単語・短文）で全て正しく産出できた．以後，来院間隔を延長し，般化を確認して終了した．

（執筆者：仲野里香）

基礎知識
治療の流れ

▶ 口蓋裂の発生

ヒトの口の発生は，一般的に胎生期の第4～7週，口蓋の発生は，胎生期の第7～12週の間に形成される．しかし，これらの時期に顔面突起の癒合が何らかの原因で障害され，形成が完全に行われない場合に，口唇裂・口蓋裂が発生する．発生要因としては「環境的要因」と「遺伝的要因」が考えられるが，1つの因子だけで発生するのではなく，いくつかの因子が複合的に関わる複雑な相互作用により発生するとされている[1]．

裂型は，口唇（顎）裂，口唇（顎）口蓋裂，口蓋裂に大別され，片側性と両側性，完全裂・不完全裂に分けられる．また，表面の粘膜が正常で裂の存在が分かりにくいとされる粘膜下口蓋裂は，粘膜下に軟口蓋部の筋層の断裂がみられる（口蓋帆挙筋の形成不全）．軟口蓋正中部の透過・口蓋垂裂・口蓋骨後端のV字型欠損を併せた「Calnanの3徴候」は，診断の助けとなる．先天性鼻咽腔閉鎖機能不全症は，口蓋裂はないが口蓋裂と同様な障害を呈する．これら2つは，いずれも発見が遅れがちで治療開始の時期が遅延しがちである．また，口蓋裂を伴う症候群にRobin sequence（Pierre Robin症候群），22q11.2欠失症候群（CATCH22），トリーチャー・コリンズ症候群などがある．

なお，口唇裂や口蓋裂の治療の基本として，形成手術が必要となる．口唇の初回形成術は生後3カ月，体重6キロ以上[1]，口蓋の初回形成術は生後18～24カ月で体重10キロ以上，が目安となる[1]．

▶ 口蓋裂に伴う問題

▸ 哺乳・摂食障害

新生児にとって哺乳は，栄養を確保し身体発育を促す役割があるが，吸啜・嚥下することによって舌運動や口腔周辺筋の運動の増強につながる．そしてその運動は，吸う，噛む，話す，吹くなどの複雑な動きに発展していく．しかし口唇口蓋裂があると，口唇圧の不足や口腔内陰圧形成の低下が要因となって哺乳障害が生じる．哺乳が困難であると十分な栄養が取れないばかりでなく，養育者が育児不安になることもある．早期に対応し，養育者が安定した気持ちで授乳できるよう援助することが必要である．

生後4～5カ月になると離乳食を始めるが，この時期はまだ口蓋形成が行われていないので，飲食物が鼻腔へ逆流することがある．養育者は鼻漏れを見て不安を感じるが，児の口腔機能の発達を観察しつつ進めていく．食後には口腔や鼻腔内を清潔に保つように指導する．なお近年は，出生直後から人工口蓋床の装着による治療が試みられ，哺乳・摂食の援助，顎発育の促進などの効果が多く報告されている[1]．

▸ 言語発達

前述のように，手術が行われるのは通常1歳台で，当然ながら術前の児の口腔と鼻腔は分離されていない状態である．したがって，産生できる音は母音と鼻音および接近音に限られる．それ以外の子音は，口蓋形成術後に良好な鼻咽腔閉鎖機能を獲得して初めて産生が可能となる．初期の言語表出（正常な構音操作による発話）は，健常な児より遅れがちな傾向にある．しかし，児の精神発達が良好なら，活発な伝達意欲が現れ，不明瞭な発話ながら意思疎通は進むので，聞き手である周囲の大人たちの受信態度を促通し，コミュニケーション場面の成立を援助することが重要となる．

一方，言語発達を阻害する要因としては，養育者の心理的不安定，入院・手術に伴うストレス，滲出性中耳炎等による聴力の低下（後述）などがあげられる．これらの要因を軽減するために術前から言語聴覚士が関わることが推奨される．あるいはもともと，精神発達が良好ではない場合や発達障害を伴う児がいるのも実情である．こうした背景を考えると，早期からの言語聴覚士が関わる意義は大きく，乳幼児期から児と関わりながら直接的な観察・検査の実施や提供，また育児に悩める家族への具体的な助言が求められている．

▸ 耳鼻科的問題

口唇裂・口蓋裂に高頻度に伴う耳鼻科的疾患としては，中耳疾患，副鼻腔炎，扁桃疾患がある．口蓋裂を伴う児は，健常児に比べて滲出性中耳

炎に罹患しやすく，しばしば軽度から中等度の伝音性難聴をきたし，言語発達や構音獲得にも影響を及ぼす場合がある．出生後間もない時期から児の聴力については，常に十分な観察・対応が必要である．乳幼児期においては60〜80％の発現が見られ，ピークも0歳〜1歳時，4歳〜5歳時にある．5，6歳から減少しているが，10歳を過ぎても治癒しない難治症例もあるので，定期的な聴力管理が必要である．

歯科的問題

口蓋裂を伴う児は，歯数や個々の歯の発育や萌出位置に異常があることが多く，低年齢から齲蝕になりやすい．早期より齲蝕発生の予防を心がけ，永久歯に生え変わる頃から顎矯正，歯列矯正を開始する．歯列や顎骨の形態や成長に応じた治療が，乳児期から青年期と長期にわたって行われる．矯正治療と構音訓練の時期が重なると，口腔内に装着した装置が構音に影響する場合がある．また，上顎拡大に伴う口蓋瘻孔の拡大などの問題も生じるので，歯科医師と綿密な連携を図る必要がある．

心理・社会的問題

口唇（顎）裂，口唇（顎）口蓋裂は顔面の外表奇形であることから人目につきやすい．ゆえに，児およびその家族の受ける精神的な負担は決して少なくない．そのうえ医療の治療期間は長く，生後20年間近く，青年・成人期にまでわたる．この長い期間を児と家族はどういう心情でどう過ごすのか．だからこそ，出生したばかりの我が子の外形に大きなショックを受けた親が，児の形成不全の事実を受け入れ，積極的な子育てができるように支援していく意義は大きい．特に最近は，インターネットの情報で知識を得るものの，過剰な不安を抱く親が少なくない．そのため，我が子の口唇裂・口蓋裂に関する正しい知識と実際の治療の見通しを早期に提供する必要がある．その実現のために，出生直後に，児と家族を訪問する医療チームの活動が始まっている[2]．またピアカウンセリングとして，口唇裂・口蓋裂のセルフヘルプグループに参加することを促すのも有効である．同じ状況を分かち合い，情報を交換することで，孤立して悩むのではなく，共に歩んでいこうという勇気が湧いてくるであろう．

児自身について考えると，成長に伴い容貌や構音の問題に悩み，いじめにあうこともある．また，進学や就職，結婚などに躓き，口唇裂・口蓋裂があるから何もかもうまくいかないと自己否定し，親を責める場合もある，と長らくいわれてきた．しかし最近は，養育者が隠さない子育てを実現し，家族・家庭内での口唇裂・口蓋裂に関する"伝え（病名告知）"を幼児期から開始し，児自身が治療に関する決定に参加するなど状況は変わりつつある．この支えを提供するのも，言語聴覚士とともに医療チームの大切な仕事だといえる．

チーム医療

前述のように，口唇裂・口蓋裂の治療においては，本人および家族が抱える問題（精神的，身体的負担）を十分に把握し，全人的な対応が求められる．口唇裂・口蓋裂に対しては出生直後から成人に至るまで長期間にわたるさまざまな治療や支援が必要である．多くの専門職がそれぞれの立場から適切な時期に適切なはたらきかけを行う．子どもの成長段階に応じて何を優先して行うかを考えていかなければならない．治療に携わる医師・歯科医師のほかに，保健（ケースワーカー，保健師，看護師），カウンセリング（遺伝カウンセラー，臨床心理士），教育・福祉（ことばの教室，学校，幼稚園，保育所，福祉・療育施設），などもチームメンバーである．治療段階により携わる職種は変わるが，それぞれが情報提供を適宜行い，治療方針を決定していくことが望ましい．

チーム医療を前提とした口蓋裂治療における言語聴覚士の役割は，①養育者および本人への心理的援助・助言，②哺乳・離乳の指導，③精神・運動・言語発達の評価と発達援助，④聴力の管理，⑤鼻咽腔閉鎖機能・構音の評価，⑥構音訓練，⑦社会性の発達の評価と集団参加の支援，⑧他の職種（医師，歯科医師，看護師，保育士，教師）との連携などであり，その果たす役割はとても大きい．

文献

1) 斉藤裕恵・編著：言語聴覚療法シリーズ8器質性構音障害．建帛社，2002，p18, 37, 50, 56, 85.
2) 山田弘幸・編著：ベーシック言語聴覚療法．医歯薬出版，2010，pp33-36.

（執筆者：斉藤裕恵）

検査・評価
口腔・顎・顔面および鼻咽腔閉鎖機能

▶ **口腔・顎・顔面の検査**

顔面・口腔器官の形態や機能が構音に及ぼす影響について評価する．

口唇：白唇部の瘢痕の有無や，安静時と機能時の上下口唇の閉鎖状況を観察する．また会話時の口唇の動きの対称性にも注意を払う．

歯列：歯牙の欠損，歯牙の異所萌出の有無，狭窄歯列の有無，口腔前庭の顎裂部の瘻孔などを観察する．

咬合：不正咬合（開咬，交叉，過蓋，反対）の有無を確認し，Angleの咬合型分類（Class Ⅰ，Ⅱ，Ⅲ）を記載する（図1，図2）．

硬口蓋：瘻孔の有無を観察し，瘻孔が認められる場合は瘻孔の位置と大きさを記載する．また，口蓋の深さの異常（高口蓋など）や口蓋隆起などの形態異常の有無を記載する．

舌：安静時は，舌の大きさの左右差や偏位，筋緊張の程度などについて観察する．いわゆる口蓋化構音がある症例では図3のように，舌背と舌縁部の緊張の程度に差があるので留意する．また，舌小帯強直症がみられる症例では舌の可動域制限があり，舌突出時に舌尖がハート状になる．奥舌の挙上，舌尖での口角つけ，上顎歯茎部を触る等の動きや可動域を観察する．

軟口蓋：安静時は，軟口蓋長（正常範囲，短い，長い），口蓋舌弓と口蓋咽頭弓の左右の対称性，瘻孔の有無などを観察する．軟口蓋の挙上の動きは咽頭反射時ではなく，/a:/発声時で良好，やや不良，不良を評価する．同時に軟口蓋の挙上点も観察する．

口蓋垂：口蓋垂裂がある場合は，粘膜下口蓋裂が疑われるので，軟口蓋の正中部の筋断裂による透過性や挙上時の軟口蓋のV字の凹みを確認し，硬口蓋の後方部を触診し，後鼻棘周辺の骨のV字欠損の有無を確認する（図4）．

咽頭側壁：/a:/発声時で軟口蓋の動きを観察する際，咽頭側壁が内方に動いているか確認する．また，口蓋扁桃肥大の有無も確認する．

咽頭後壁：/a:/発声時で軟口蓋の動きを観察する際，咽頭後壁が前方に動いているか確認する．また，Passavant隆起が観察される場合は鼻咽腔閉鎖機能不全が疑われる（図5）．

顔貌：顔貌や口唇の形態と筋の左右差などを観察する．22q11.2欠失症候群は，明らかな裂はないが，鼻咽腔閉鎖機能不全が認められる症例が存在する．特徴的な顔貌として，両眼離開，小口，小顎症，耳介低位，鼻尖と鼻翼の接合不全などがみられる．

▶ **口腔内視診でスピーチに影響が疑われる所見**

硬口蓋部の瘻孔：/s/ などの呼気の鼻漏出による弱音化．

交叉咬合・反対咬合：/s/ など前舌歯茎音の歯間音化などによる歪み．

軟口蓋長の短縮・軟口蓋挙上時の非対称性：開鼻声，呼気の鼻漏出．

舌の緊張のアンバランス：構音障害．

咽頭扁桃肥大：閉鼻声．

口蓋垂裂：粘膜下口蓋裂．

Passavant隆起：鼻咽腔閉鎖機能不全．

▶ **簡易な鼻咽腔閉鎖機能検査**

音声の聴覚的判定と鼻息鏡を用いた簡易な検査法が用いられている[2,3]．鼻咽腔閉鎖機能が関与するのは①共鳴の異常と，②呼気鼻漏出による子音の歪み・鼻雑音である．

▶▶ **①共鳴の異常**

開鼻声は過度の母音の鼻腔共鳴をさし，母音 /a/, /i/, 短文および会話音声により聴覚的に評価する．開鼻声の程度は，なし，軽度あり，中等度あり，重度ありの4段階評定を行う．この時鼻息鏡を用いて呼気の鼻漏れの程度を測定し，なし，2cm未満，2cm以上の3段階で判定する．

閉鼻声は鼻腔共鳴が極度に少ない状態で，鼻音 /ma/, /na/ が非鼻音化して /ba/, /da/ に近い音に聞こえる．閉鼻声はその有無を判定する．

▶▶ **②呼気鼻漏出による子音の歪み**

破裂音や摩擦音など高い口腔内圧を要する音の産生時に，呼気が鼻咽腔や口蓋瘻孔から鼻腔に漏れる現象をさす．/pa/ または /ba/, /ka/, /sa/, 短文および会話音声により評価するが，聴覚的に摩

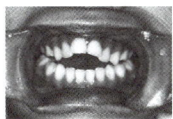

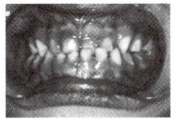

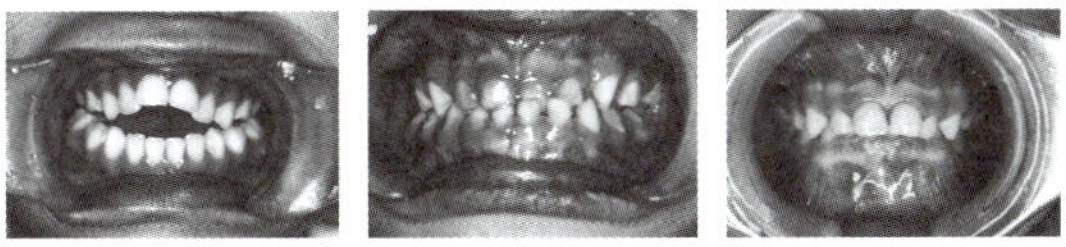

図1 ● 不正咬合
開咬（文献4）　交叉咬合（文献5）　過蓋咬合（文献6）

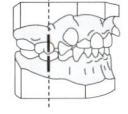

図2 ● Angle の咬合型分類（文献1）
Class I 上下歯列弓の近遠心関係が正常な場合
Class II 下顎歯列弓が上顎歯列弓に対して正常より遠心に咬合する場合
Class III 下顎歯列弓が上顎歯列弓に対して正常より近心に咬合する場合

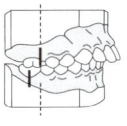

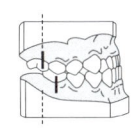

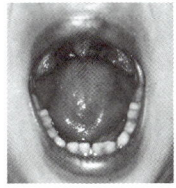

図3 ● 舌背の筋緊張の異常（文献7） 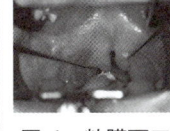
図4 ● 粘膜下口蓋裂（文献8） 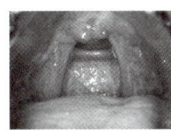
図5 ● Passavant 隆起（文献9）

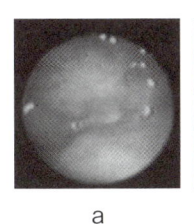

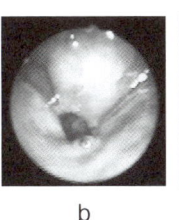

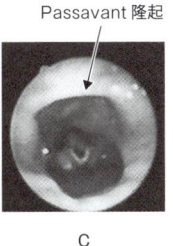

図6 ● 鼻咽腔ファイバー画像
a：閉鎖良好，b：軟口蓋正中部の断裂，c：Passavant 隆起

擦性の音が聞こえる場合と聞こえない場合がある．鼻息鏡を用いて音産生時の鼻漏れの程度を，なし，2cm 未満，2cm 以上の3段階で判定する．

摩擦性の音に加えて鼻雑音が聞かれることがあるが，これは狭窄部を気流が通過する時に生じる「軽いいびき」のような聴覚印象である．また，呼気鼻漏出を減少させようと無意識に鼻渋面を呈する場合があるので，表情にも注意を払う必要がある．

▶ **機器を用いた鼻咽腔閉鎖機能検査**

言語聴覚士にとって，聴覚判定による開鼻声の判定は最も重要であるが，それを補う機器を用いた評価も必要である．

ナゾメーター検査：聴覚判定の開鼻声の客観的な方法として，ナゾメーター検査がある．口腔と鼻腔を隔壁板で隔て，鼻腔からの音響的出力と，鼻腔と口腔からの音響的出力の比を算定する．検査課題は，口腔内圧が低い文や高い文などを用いる．この検査の利点は，侵襲がなく，開鼻声値で数値化が可能であることから，聴覚判定の確認や治療前後の比較が可能であることが挙げられる．欠点は，鼻咽腔の空隙を直接観察できず，構音や方言，年齢，鼻炎，鼻雑音などで影響を受けやすいことが挙げられる．

鼻咽腔ファイバースコープ検査：鼻咽腔閉鎖を鼻孔からカメラを入れ，鼻腔側から直接観察する．立体的に安静時や発話時の鼻咽腔の閉鎖時の状況（軟口蓋，咽頭側壁，咽頭後壁の動き，Passavant 隆起の有無等）や軟口蓋の筋断裂の有無などを観察することができる（図6）．

側面頭部 X 線規格写真：安静時と発声時（/i:/または /a:/）の X 線写真を側面から撮影する．安静時には，軟口蓋長，咽頭深度，咽頭深度に対する軟口蓋長の比などを計測する．また咽頭扁桃（アデノイド）の大きさも観察できる．発声時は，軟口蓋挙上時の咽頭と口蓋の最短距離，軟口蓋の挙上度などを計測する．

以上の所見から，鼻咽腔閉鎖の程度や病態を評価する．鼻咽腔閉鎖機能不全がみられる場合は，その要因が軟口蓋の長さか，軟口蓋の運動性の問題か，見極める必要がある．この結果に基づいて，治療法が選択される．

文　献

1) 高橋庄二郎：口唇裂・口蓋裂の基礎と臨床．日本歯科評論社，1996，p583．
2) 二浦真弓，加藤正子，他：口蓋裂言語検査（言語臨床用）．コミュニケーション障害学 26：230-235，2009．
3) 日本コミュニケーション障害学会口蓋裂言語委員会・編：口蓋裂言語検査（言語臨床用）．インテルナ出版，2007．
4) 斉藤裕恵・編著：言語聴覚療法シリーズ8 器質性構音障害．建帛社，2002，p190．
5) 文献4，p188．
6) 文献4，p185．
7) 文献4，p117．
8) 文献4，p20．
9) 文献4，p102．

（執筆者：緒方祐子）

訓練（1）
鼻咽腔閉鎖機能不全に対する治療・機能訓練

鼻咽腔閉鎖機能の評価結果に基づき，治療が開始される．治療は，鼻咽腔閉鎖の程度により異なる．軽度の症例は，言語療法による機能訓練を行う．言語療法のみでは良好な鼻咽腔閉鎖機能が獲得できない場合は，補綴的治療や口蓋二次手術が施行される．また，鼻咽腔閉鎖機能の程度のみではなく，鼻咽腔閉鎖機能不全の病態によって治療方針が異なる．すなわち，軟口蓋長が短小の場合は軟口蓋長の延長を，軟口蓋の動きが不良性の場合は，軟口蓋の動きの賦活を行う必要がある．言語聴覚士は，患者の病態に合わせた治療法を見極めることが肝要である．

▶ **言語療法による機能訓練**

軽度の開鼻声や鼻雑音を呈する患者に対しては，言語療法による鼻咽腔閉鎖機能の賦活を行う．

▸▸ **鼻息鏡やチューブによるフィードバック**

患者に発話時に鼻から呼気が流れていることを確認させ，鼻にかからないように練習を行う．確認には鏡やチューブによる方法を用いる[1,2]．

①鼻息鏡を用いた練習：「ぱぱぱぱ」「さささささ」など高い口腔内圧を必要とする音を産出させる．その際，鼻孔下に鼻息鏡を置き，鼻から漏れた呼気で曇ることを患者自身に自覚させる方法である．鼻息鏡が曇らない時の閉鎖感覚をつかむ視覚的フィードバック訓練となる（図1）．

②チューブを用いた練習：鼻息鏡の練習同様に高い口腔内圧を必要とする音を産出させる．直径2mm程度のビニールのチューブを鼻孔口と患者の耳元に置き，鼻から漏れた呼気流の音を患者自身の耳で聞いて自覚させる方法である．

③鼻をつまむ練習：呼気を過度に鼻腔に放出する際，鼻をつまむことで，指で触覚的・聴覚的に呼気の鼻腔共鳴を感じさせる方法である．

④その他：子音 /s/ など口腔内圧が高い子音の鼻漏出はないが，口腔内圧が低い母音に鼻音化がみられる場合，子音を cue として母音に般化させる練習もある．例えば /sssss/ と長く子音を産出させ，その後，母音を付加し，子音部を徐々に減衰させる練習である．軟口蓋短小などの器質的要因による絶対的な鼻咽腔閉鎖機能不全患者に対して効果はないので留意する．

▸▸ **CPAP 法**（continuous positive airway pressure；持続的鼻腔内陽圧負荷装置）

鼻息鏡やチューブを用いた練習では，良好な鼻咽腔閉鎖機能が得られなかった場合，CPAPでの練習を検討することがある．従来，睡眠時無呼吸症候群の治療に使用されるCPAPを鼻咽腔閉鎖機能の賦活に応用したものである．方法は，鼻腔に陽圧の気流をかけ，軟口蓋の上下運動を要する課題（「インキ」「インク」など）を産出させ，軟口蓋の動きを高める方法である．訓練期間は2カ月で，訓練時間は，1週目は10分とし，1週ごとに2分ずつ延長し，最終週の8週目は24分である．圧力は40mmH$_2$Oからスタートし，圧を少しずつ上げていきながら，8週目の最終日は80mmH$_2$Oとなる．この方法は軽度の鼻咽腔閉鎖機能不全の症例に有効であるといわれている[3,4]．ただし，中耳炎など耳疾患に罹患している場合は禁忌である．

▸▸ **機器を使った練習**

鼻咽腔閉鎖機能の評価で用いた nasometer 検査を応用した練習方法である．評価同様に，ヘッドセットを装着し，モニターに表示される nasalance score（開鼻声値）の軌跡を視覚的に見ながら，声を鼻にかけないように練習する．その他，鼻咽腔ファイバースコープを用い，視覚的にフィードバックする方法もある．

▶ **補綴的治療**

前述の練習で効果がみられなかった場合，機械的に鼻咽腔不全部を塞ぎ，鼻咽腔閉鎖機能を確保する方法である．施設によっては，補綴的治療よ

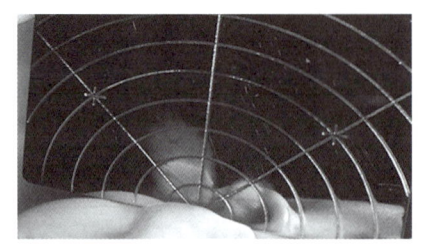

図1●鼻息鏡での練習

り咽頭弁形成術等の口蓋形成術を優先する場合がある．

補綴的治療は，上顎への度重なる手術は上顎の劣成長を助長することが懸念されることから，調整可能な補綴的治療を行う．装置は，鼻咽腔閉鎖機能の病態に合わせて選択される．患者の協力が得られれば，概ね4歳頃から装着が可能である．

▶▶ 軟口蓋挙上装置：PLP（palatal lift prosthesis）

軟口蓋長はあるが，軟口蓋の動きが不良の場合に用いられる．軟口蓋を挙上し，鼻咽腔閉鎖を確保する方法である．

▶▶ スピーチエイド（speech aid）

軟口蓋長が短い場合に用いられる従来のwire型と，長さのみではなく，動きが不良の場合用いられるPLPとspeech aidを合わせたlift型のBulb PLPがある（図2）．

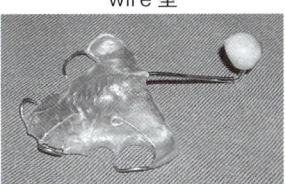

これら補綴物は，鼻咽腔閉鎖の確保を行うのみではなく，装着することで，鼻咽腔閉鎖機能を賦活する効果がある．鼻咽腔部のバルブを徐々に削合することで，補綴物を装着しなくても良好な鼻咽腔閉鎖機能を獲得し，補綴物を撤去することができ，口蓋二次手術を不要とする症例もいる．スピーチエイドの治療前からblowingなどの口腔内圧が高い時の鼻咽腔閉鎖機能が得られ，装着年齢が4歳から9歳と若年齢で，鼻咽腔閉鎖機能の程度が軽度不全であると，撤去可能な例が多いと報告されている[5]．

▶ 口蓋二次手術

言語療法や補綴による鼻咽腔閉鎖機能の賦活を行ったが，良好な鼻咽腔閉鎖機能を確保できなかった場合，口蓋二次手術が施行される．手術方法は，re-pushback法と咽頭弁形成術の2つがある．

▶▶ re-pushback術

1歳半頃に口蓋形成術で行われるpushback法を再度行う術式である．手術時期は上顎の成長がほぼ落ち着く10歳頃に検討される場合が多い．この方法は，口蓋筋の筋輪形成を行いながら，軟口蓋長の再延長を行う．この方法の利点は，解剖学的・生理学的に正常な形態を保つことができ，口蓋咽頭筋の複合的な改善が図られ，術後の合併症が少ないことが挙げられる．

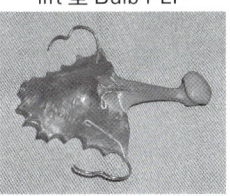

図2●スピーチエイド

術前よりblowingなどの口腔内圧の高い時の鼻咽腔閉鎖機能が良好で，術前に咽頭の深さに対し，軟口蓋の長さが保たれている症例で予後がよいとされている[6]．

▶▶ 咽頭弁形成術

咽頭後壁に長方形の粘膜筋弁を形成し，軟口蓋裏面に挿入し，口腔と鼻咽腔を機械的に閉鎖する手術である．この方法は鼻咽腔閉鎖を得るためには最も確実な方法であるが，閉鼻声や鼻呼吸困難，嗅覚障害，睡眠時無呼吸症などの合併症が出現することがある．

鼻咽腔閉鎖機能の回復を図る最終手段として用いる．咽頭側壁に空隙を作成するために，術前に咽頭側壁の内方運動が保たれている症例の予後が良いとされている．なお，咽頭弁形成術に関しては，施設により手術時期が異なる場合がある．

文　献

1) 斉藤裕恵・編著：言語聴覚療法シリーズ8 器質性構音障害．建帛社，2002，pp113-116．
2) Kummer AW：Cleft Pate and Craniofacial Anomalies Effects on Speech and Resonance, Second edition. Delmer, NY, 2008, pp332-339.
3) Kuehn DP, Moon JM, et al.：Levator Veli Palatini Muscle Activity in Relation to Intranasal Air Pressure Variation. Cleft Palate-Craniofacial J. 30：361-368, 1993.
4) 原　久永，舘村　卓，他：持続的鼻腔内陽圧負荷装置を用いた鼻咽腔閉鎖機能賦活法（CPAP療法）のnasalanceによる評価．日口蓋誌 23：28-35, 1998.
5) Ogata Y, Matsuzaki S, et al.：Effects of bulb type palatal lift prosthesis therapy on nasality and Velopharyngeal function of patients following palatoplasty. Oral Science International 6：73-84, 2009.
6) Nakamura N, Ogata Y, et al.：Aerodynamic and cephalometric analyses of velopharyngeal structure and function following re-pushback surgery for secondary correction in cleft palate. Cleft Palate-Craniofac J. 40：46-53, 2003.

（執筆者：緒方祐子）

訓練(2)
異常構音に対する治療・訓練

　口蓋裂に伴う異常構音は，**鼻咽腔閉鎖機能不全に関連する構音の異常**（呼気鼻漏出による子音の歪み・鼻音化，声門破裂音，咽頭破裂音，咽喉頭摩擦音・破擦音）と，**鼻咽腔閉鎖機能不全に関連の少ない構音の異常**（口蓋化構音，側音化構音，鼻咽腔構音など）がある[1]．

　前者は，本来口腔内で産生される音の構音点が，咽頭や喉頭といった口腔以外の場所に後方化した誤り音である．鼻咽腔閉鎖機能不全によって破裂音，摩擦音の産生に必要な口腔内圧が得られない場合，代償的に咽喉頭で音を産生することが習慣化したものである．これらが認められる場合は，まず鼻咽腔閉鎖機能を精査し，明らかに閉鎖機能不全の場合は外科的・補綴的治療による機能改善を図る．その後に正しい構音操作を獲得するために構音訓練を行う．

　後者は，鼻咽腔閉鎖機能良好例にもみられる構音の誤りである．つまり口蓋裂のような器質的異常がない機能性構音障害としても現れる．

▶ 声門破裂音の構音訓練

　声門破裂音は，/p//b//t//d//k//g/ など口腔内で産生される破裂音の構音点が喉頭まで後方化し，声帯や仮声帯を強く接して声門を閉鎖し一挙に開放することによって作られる破裂音である．構音点を口腔内に移動させると同時に，喉頭レベルでの異常な操作を除去していかなければならない．

　例えば，/p/ 音が声門破裂音になっている場合，まず口から［ɸ:］と呼気を出す．その時，口の前に付箋など紙片を掲げて呼気流でなびく様子を視覚的にフィードバックする．次に口唇を閉じてから同様に吹くと［pɸ:］を導くことができる．口腔内に溜めた空気だけで［p'］（放出音）を産生するのではなく，肺からの気流を用いていることを確認するには［pɸ:］と呼気を継続させる必要がある．後続母音に移る時は，硬起声発声にならないよう注意する．硬起声発声では声門破裂音の異常な操作が継続し，口唇と声門の二重構音になることが懸念される．これを防ぐには軟起声発声が必要だが，小児でも分かりやすいように /p/ の後に「は，ひ，ふ，へ，ほ」をつけるとよい．すなわち［pɸɯ:］，［pha:］のように続けると声帯の強い内転を防ぐことができる．有声破裂音 /b/ が正常に構音されている場合は，それをささやき声で言うと無声破裂音 /p/ になる．後は前述の方法で後続母音につなげる．

▶ 咽頭破裂音の構音訓練

　咽頭破裂音は，［k］［g］の構音点が口腔から咽頭に後方化し，舌根と咽頭壁の閉鎖によって産生される異常構音である．構音点を口腔内（軟口蓋）に移すには，まず軟口蓋通鼻音［ŋ］から練習する．口を開けて「んー」と言うように促し，難しければ少量の水を口に含ませて飲み込まないように上を向いて口を開ければ［ŋ］の構えができる．次に「んーあー」など後続母音を続けて発声し，舌背が離れる直前に鼻孔を閉鎖すると［g］の音になる．舌背と軟口蓋の閉鎖・開放が自在にできるようになるまでは，［ga］［go］の代わりに［ŋa］［ŋo］で練習を行ってもよい．口腔器官の側面図や口腔模型を用いて正しい構音点を説明し，実際に舌が口腔内で挙上しているかどうか鏡を用いて視覚的にフィードバックすることもできる．有声軟口蓋破裂音［g］音の産生が可能になったら，それをささやき声で言うと無声軟口蓋破裂音［k］音になる．

　咽頭破裂音は音環境によって出現頻度が変化する特徴があり，後続母音が前舌狭母音より後舌広母音に出現しやすい．すなわち［ka］［ko］は咽頭破裂音でも［kʲi］［ke］は口腔内で正常に産生されていることがある．その場合は［kʲi］［ke］の母音を無声化して［a］［o］に続けていく方法も考えられる．最初は［kʲa］［kʲo］に近い聴覚印象になるが徐々に構音点を後方に移動させて［ka］［ko］に近づけていく．

▶ 咽喉頭摩擦音・破擦音の構音訓練

　［s］［ɕ］［ts］［tɕ］など口腔の前方で産生される子音の構音点が咽頭・喉頭に後方化し，中咽頭や下咽頭を強く収縮させて代償的に産生されるのが咽喉頭摩擦音・破擦音である．声門破裂音の治療と同様に，咽喉頭レベルの異常な運動を除去して

口腔内での呼気操作を練習する．

　まず口腔の側面図を用いて位置の違いを説明しながら，咽喉頭摩擦音と正常音を出し分けて聴覚的な違いに気づかせる．次に咽頭の強い収縮を避けるために力を抜いて［h:］［ɸ:］などの摩擦音を産生しながら軽く前歯をかんでもらうと［s:］に近い音が出る．そこから徐々に舌尖を上顎前歯列に近寄せて正常な /s/ を導く．分かりにくい場合は，前歯列の間に舌尖を軽く挟んだ状態で［ɸ:］と息を吹くと歯間音［θ］になり，徐々に舌尖を前歯列の後ろまで引くと［s］になる．

　［t］や［ts］音が出ている場合は，それをささやき声で長く伸ばすと［s:］になる．［ts:s:］［s:］と［t］を除いていけば［s:］になり，後続母音をつけて「さ，す，せ，そ」の音節を導く．

▶口蓋化構音の構音訓練

　［s］［ts］［dz］［ɕ］［tɕ］［dʑ］［t］［d］［n］［r］など歯茎音の構音点が後方に移動し舌背と口蓋で産生される誤り音である．舌背が広範囲に硬口蓋に接触するタイプと，硬口蓋後方から軟口蓋に接触するタイプがあり，一括して「口蓋化構音」という名称で表すことについては疑問が残る[2]．

　構音時の舌の運動を見ると，舌尖が上がらず舌背が盛り上がって口蓋に接近あるいは接触するのが観察される．鏡を用いて言語聴覚士が目標音を産生する時の舌の運動との違いに気づかせる．また，口腔の側面図や模型で正しい構音点と誤り音の位置を説明し，聴覚的な印象の違いも自覚させる．

　舌尖を歯茎部につける時，反り舌になったり前舌全体が口蓋に接触しないよう注意する．まずは舌の脱力を図り，平らな舌の形を作る．その形で呼気操作のできる摩擦音の練習から始めるとよい．

　舌尖が歯茎部に接していても実際の破裂音は舌背と口蓋で産生されることがあるので注意を要する．舌背が盛り上がる悪習慣が治りにくい場合は，英語音の［ti:］（アルファベットの "T"）や，［tu:］（数字の "two"）を用いると自然に正しい構音操作ができることがある．［ti］から［tɕi］を，［tu:］から［tsu］を徐々に導いていく．日本語音産生時の誤った運動プログラミングの修正に難渋しても，英語という新しい音の運動学習はスムーズに進むことがある．

▶側音化構音の構音訓練

　側音化構音は舌が口蓋に左右非対称に接触したり口蓋中央で接するため，呼気が正中から流出せず側方に偏って流れることで生じる歪み音である．イ列音に多く認められるので，まず「い」の正しい構えから練習する．舌の脱力を図って左右対称の形にするには，「え」で舌の側縁が左右口角についているかどうか確認し，その状態で「い」と言うと正中から呼気が出る．鏡や鼻息鏡を下口唇にあて，呼気が正中から出ていることを確認しながら進める．そのまま口の開きを狭めて呼気を出すと歯間音［θ］になるので，徐々に舌を後退させて［ɕ］に移行させる．［tɕ］は舌を前歯で軽く挟んでから「し」と言わせて導くことができる．［kʲi］は［ke］が正常であれば「けいー」から始めて徐々に「き」に近づけていく．

▶鼻咽腔構音の構音訓練

　イ列音やウ列音産生時，舌が口蓋に完全に接触し，呼気が口腔からではなく鼻腔から出る異常な構音操作をいう．母音は鼻音になり，子音は鼻音の無声化となるが，特定の音に限って出現するので，鼻咽腔閉鎖機能不全には関連しない．

　呼気流を口腔と鼻腔に出し分ける練習から始め，正常な呼気操作をしている音を用いて口腔から呼気を流すコツをつかんでいく．母音の場合，「え」が正常なら「え」の口形から徐々に「い」の口形に変えていく．同様に「う」は「お」の口形から変えていくとよい．その時，鼻孔を塞いでも音が途切れないことを確認する．鼻咽腔構音の場合は鼻孔を閉鎖すると呼気の流出路がふさがれ苦しそうな表情になる．子音も，例えば「ぺ」は正常構音だが「ぴ」は鼻咽腔構音になっている場合，「ぺいー」と繰り返すと正常な「ぴ」に近づけることができる．

文　献

1) 岡崎恵子，加藤正子：口蓋裂の言語臨床，第 2 版．医学書院，2005．
2) 藤原百合，山本一郎：エレクトロパラトグラフィ（EPG）を用いた口蓋裂術後症例の歯茎音構音動態の分析－「口蓋化構音」は "palatalized" か "retracted" か－．音声言語医学 51：26-31，2010．

（執筆者：藤原百合）

症例(1)
中学生になっても異常な構音操作が改善していなかった遠隔地居住症例

▶ **エレクトロパラトグラフィー（EPG）を用いた構音の視覚的フィードバック訓練**

対象：片側性唇顎口蓋裂術後，男性．

治療経過：

3カ月：初回口唇形成術．

1歳5カ月：初回口蓋形成術．

3歳〜13歳：地元小学校のことばの教室に通級．

11歳5カ月：顎裂部骨移植術．

13歳11カ月〜15歳3カ月：EPGを用いた視覚的フィードバック訓練．

1歳5カ月時の口蓋形成術後，良好な鼻咽腔閉鎖機能を獲得したが，構音操作の誤りが顕著になってきた3歳から地元小学校のことばの教室に通級していた．しかし中学生になっても歯茎音の後方化が習慣化し，不明瞭な発話となっていた．歯科の矯正治療中に，母親が「いつまでたっても『おかあさん』が『おかあかん』になる．この子は一生こんな話し方しかできないんでしょうか？」と訴えたことから，13歳11カ月時，EPGを用いた視覚的フィードバック訓練を開始した．

使用機器は，記録と分析にArticulate Instruments社のWinEPGシステム，自宅での自己練習に同社のEPG簡易トレーニング装置（Portable Training Unit；PTU）を用いた．EPG訓練には各自の口蓋の印象を採取し，それを土台にして62個の電極を解剖学的指標に則って配置した人工口蓋床を作成する必要がある．これを上顎に装着して発話すると，モニター上に舌と口蓋の接触運動が即時に提示・記録される．また直後に再生してフィードバックすることも可能である．

初回評価時，歯茎音，歯茎硬口蓋音 [t] [d] [s] [ts] [dz] [ɕ] [tɕ] [dʑ] の構音点が後方化していた．月1回の来院時には言語聴覚士がEPGで練習の目標を示し，それに合わせて自己の誤りを修正していった．本症例は居住地が遠隔で学業も忙しい時期に重なったため，通院は月1回とし，

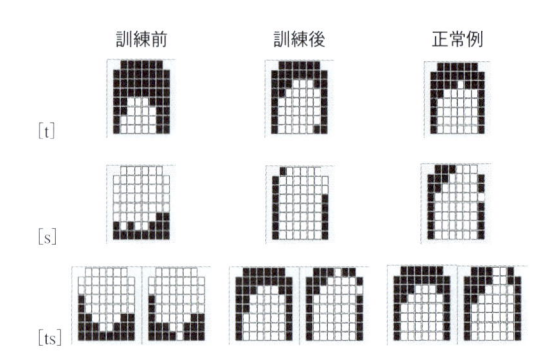

図1● 訓練前後および正常例の [t], [s], [ts] 産生時の最大接触フレーム（[ts] は最大接触フレームと解放直後を示す）

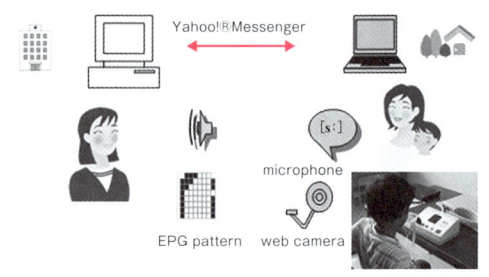

図2● インターネット回線を用いた構音の遠隔治療

PTUを持ち帰っての自己練習を課した．

EPG訓練を開始して1年4ヵ月後，10回の通院で目標音のEPGパターンは正常となり，会話時も聴覚的に正常構音が多くなったのでEPG訓練を終了した．訓練前後のEPG記録を示す（図1）．

EPG訓練は，目標が具体的で分りやすく練習効果も目に見えることから，自発的な練習が可能で効果があがったといえる．本人のみならず家族にも練習内容や効果が分かりやすいという利点もある．通常の構音訓練で思わしい改善が得られない症例や，頻回な通院が困難な症例に，EPGの簡易トレーニング装置を用いたホームトレーニングは有用である．

また，近年テレビ電話等を用いた遠隔治療が注目されている．様々な理由で治療を受ける機会に恵まれない人たちに，インターネット回線を用いたオンライン治療を提供するものである．PTUを自宅に持ち帰れば，遠隔からウェブカメラで口腔内の舌運動を観察することができ，構音障害の遠隔治療の可能性が広がる（図2）．

（執筆者：藤原百合）

症例（2）
生後まもない時期に家族と面接し，受容支援をすすめた症例

対象：右側完全口唇顎口蓋裂，男児.

父母26歳のときの第2子として誕生．妊娠・周産期，家族歴に特記事項なし．合併症なし．

出生翌日に連絡を受け，家族との面会，および児へのHotz型人工口蓋床の印象採得のために往診に向かった．

児の印象採得の翌日にはHotz型人工口蓋床を装着し哺乳できた．その後も順調に経過し，口唇と口蓋の形成手術を予定通りに終了した．両親はこの面会を通して隠さない子育てを決意し，実践した．すなわち，口唇口蓋裂の事実を受け止め，必要な情報を得て，児の誕生を他者に知らせ，周囲から祝福され，積極的な子育ての意欲を得た．そして生まれた我が子自身にも口唇口蓋裂を隠さない子育てをする過程に進んだ．

言語聴覚士からは，子への告知は一度で終わらせるのではなく，わかる内容を少しずつでよいから理解できる語彙を用いて事実を伝えていくように助言した．そして，間違った内容やうそ（「お鼻のしたのすじは，階段から落ちたときのけがだよ」といった口唇口蓋裂の事実とかけ離れた話，など）は絶対に言わないことが基本であるということを話した．

4歳半を過ぎた頃から，すなわち児自身や周囲の子どもたちがお互いの外観に気づきやすい年齢になる頃に，鼻の形や歯並びの話から始めて，児自身が口唇口蓋裂を伴い生まれたこと・その後の手術を頑張ったこと・周囲が応援してくれたことなどを，家族だけの物語として児に語っていってくれた．

児は，鼻咽腔閉鎖機能の獲得も構音獲得も良好で，小学校入学時には医療的意味での言語管理はほぼ終了となった．そして，現在小学校3年の児は，級友から尋ねられたら自分のことばで説明できるように成長している．

解説―口唇口蓋裂を有する児の家族への心理的支援：治療の流れの項目で述べたが，出産直後に判明する口唇口蓋裂の児をもった親の心理的不安・葛藤は計り知れないものである．家族の不安を軽減・解消し，口唇口蓋裂を伴って生まれた我が子の受容に医療的情報・支援は必要である．出産直後の家族と面会する医療機関はまだ少ないが，それでも近年徐々に，地域の医療機関が連携し，親の心理的支援のために，早期から働きかける医療機関が増えている．ただし，一方的な医療情報に偏らないで，家族の気持ちを受けとめ，寄り添う支援のあり方が重要である．

ここで面会と支援のありかたの一例を紹介する．出生後の家族との面会には，医療スタッフとともに言語聴覚士も列席する．出会った家族に対し児の誕生の祝福を述べ，児の裂の状態を説明し，裂の状態に応じて，哺乳，手術，矯正治療，言語および聴力の管理，発達・発育，医療機関の利用や育成医療制度について話す．さらに心理面の支援としては，周囲へ隠さない子育てをすることや，原因追及ではなく児の未来を見つめた積極的な育児態度の大切さを話す．さらに，将来的に実施してほしいと願う，家族内で行われる親から子への「本人への告知」について提言する．児が成長しながらより自己について知り，他者について知り，社会適応の能力を獲得することは，成人へと成長していく過程において不可欠である．医療者からの伝達などでなく，家族内部で，その家族の物語として親から子へ語っていくことが重要である．

文 献
* 斉藤裕恵・編著：言語聴覚療法シリーズ8 器質性構音障害．建帛社，2002，p37．
* 山田弘幸・編著：ベーシック言語聴覚療法．医歯薬出版，2010，pp33-36．

（執筆者：斉藤裕恵）

基礎知識（1）
口腔・中咽頭がんの基礎知識

▶ 口腔・中咽頭がんの疫学

　頭頸部がんとは，頭部，顔面，頸部に生じる悪性腫瘍の総称である．鎖骨・胸骨よりも頭側で頭蓋底までの範囲であるが，中枢神経系（脳・脊髄）および眼窩内から発生する悪性腫瘍は除く．頭頸部がんは，日本のがん罹患者の約4～5％を占め，頭頸部がんの中でも口腔・咽頭がんに限れば約1～2％程度と推計される[1]．部位別頻度は，口腔がん，喉頭がん，咽頭がんの順に多い[2]．頭頸部がんの約90％は過量喫煙，飲酒習慣，口腔不衛生などを基盤とした扁平上皮がんであり，性別罹患数は男性に多い．頭頸部がんの発生には，喫煙や飲酒などの長期間曝露が原因となっていることが多いので，同一管腔系（口腔・食道など）の広域発がんがしばしばみられる．発がんまでには30～40年の長い期間を要すると考えられ，頭頸部扁平上皮がん患者の平均年齢はおよそ60歳代前半といわれている．

▶ 口腔・中咽頭がんの臨床症状

　臨床症状は，各がんの発生部位および隣接臓器への浸潤，頸部リンパ節転移による症状が主である．口腔・中咽頭がんでは，口腔内の痛み（口腔がん），咽頭の違和感や痛み（中咽頭がん，下咽頭がん）が多い．頭頸部がんは，初診時に頸部リンパ節転移を有していることが多く，頸部腫瘤を主訴として医療機関を受診することもしばしばみられる．

▶ 口腔・中咽頭がんの診断

　原発巣は，視診や内視鏡検査の所見でがんと診断できるものがほとんどである．その後，組織型を決めるために組織検査を行う．原発巣の進展範囲の評価はCTやMRIで行うが，口腔・中咽頭では，歯冠がある場合はアーチファクトを受けやすいため，口腔内や咽頭の触診での評価が画像診断より優れることもある．頸部リンパ節転移の評価は，触診および超音波エコー，CTなどで行う．頭頸部がんでは遠隔転移の部位は肺転移が最も多いが，初診時から肺転移が存在している例は稀である．前述のように，頭頸部がんでは同一管腔系の広域発がんが多い．重複がんの発生部位は同じ頭頸部領域，食道，胃，肺が多い．過量喫煙，飲酒習慣のある咽頭がん，喉頭がんでは，他の頭頸部領域にがんが存在しないかを注意して観察し，食道・胃内視鏡，肺CTを必ず行う[2]．これらの全身検査を基に，国際対癌連合（UICC）が規定しているTNM分類（T因子：原発巣の広がりの程度，N因子：リンパ節転移の程度，M因子：遠隔臓器転移の程度）により治療前の進行度（病期分類：Stage I～IV）を決定する．

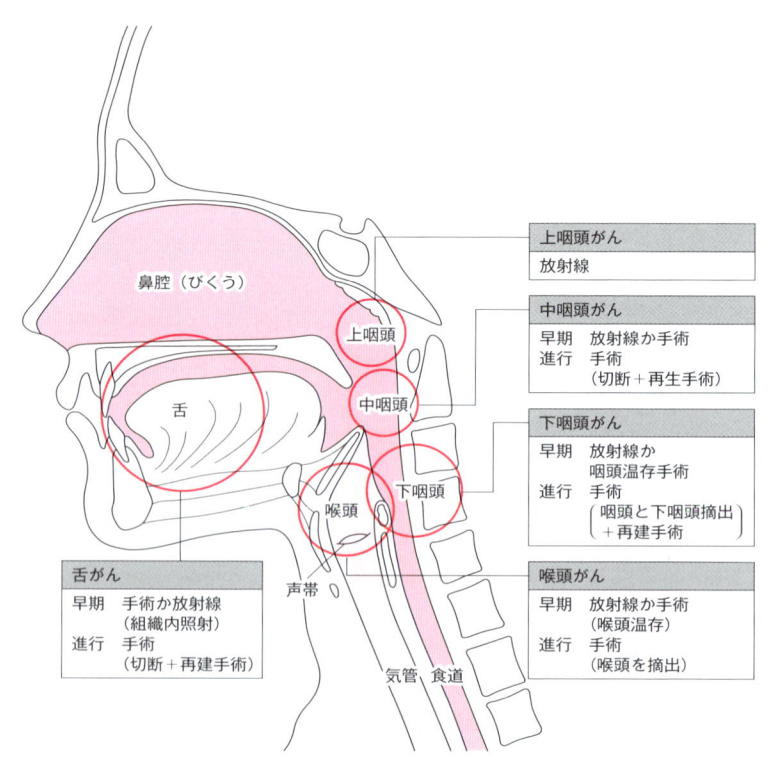

図1● 主な頭頸部がんと治療法（文献3を改変）
治療法は一般的な目安であり，がんの進行度や部位などによってさまざまな選択肢がある

部位	治療法
上咽頭がん	放射線
中咽頭がん	早期：放射線か手術／進行：手術（切断＋再生手術）
下咽頭がん	早期：放射線か咽頭温存手術／進行：手術（咽頭と下咽頭摘出＋再建手術）
舌がん	早期：手術か放射線（組織内照射）／進行：手術（切断＋再建手術）
喉頭がん	早期：放射線か手術（喉頭温存）／進行：手術（喉頭を摘出）

TNM分類は治療方針決定の指標になるだけでなく，予後の予測や，施設間・国際間でのがんに関するさまざまなデータ比較解析の際に共通言語としての役割もある．

▶口腔・中咽頭がんの治療

根治治療の方法として，主に手術，放射線治療があり（図1[3]），放射線は抗がん剤との同時併用療法（化学放射線療法）を行う場合もある．口腔がんの約60％を占める舌がんは放射線感受性に乏しいため，ほとんどの場合，手術単独で治療される．舌半切除以上に切除範囲が大きくなると，口腔底筋群まで切除する必要があるため，遊離腹直筋皮弁などを用いた再建術が必要となる（図2）．上・中咽頭がんの中でも，リンパ組織由来の低分化型の扁平上皮がんは放射線治療の効果が高いが，放射線治療のみで根治ができない中～高分化型の中咽頭扁平上皮がんは手術治療の対象となる．喉頭，下咽頭，中咽頭領域の進行がんでは，手術の適応はあるが，合併症などで手術が困難な場合や，がんの根治よりも臓器温存を患者が強く望む場合に化学放射線療法が実施される．しかし，化学放射線療法は口腔粘膜炎や口腔乾燥，味覚異常や嚥下障害などの副作用に悩まされることも多く，必ずしも臓器温存が機能温存になるとは限らない．

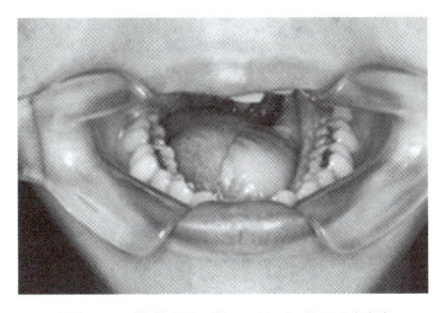

図2●舌半側切除，筋皮弁再建例

表1●がん患者リハビリテーション料の対象患者（頭頸部がん領域のみを抜粋）（文献4）

舌がん，口腔がん，咽頭がん，喉頭がんその他頸部リンパ節郭清を必要とするがんと診断された患者であって，これらのがんの治療のために入院している間に放射線治療若しくは閉鎖循環式全身麻酔による手術が行われる予定のもの又は行われたもの

▶口腔・中咽頭がん治療後の後遺症

口腔・中咽頭がんの治療は，がんの進行度や部位により多彩である．進行がんでは拡大切除が必要になり，切除範囲や切除部位に応じて，遊離腹直筋皮弁，遊離大腿皮弁などによる同時再建が行われる．片側もしくは両側頸部リンパ節郭清も行われることが多い．手術後には，口腔器官や咽頭の解剖学的構造は大きく変化し，構音障害や嚥下障害，頸部リンパ節郭清後の副神経麻痺など，さまざまな機能障害を生じる．初回治療もしくは術後治療で放射線治療を行う場合には，口腔・咽頭粘膜炎，口腔乾燥，味覚異常，嚥下障害などの副作用が出現する可能性がある．また，頸部郭清術により副神経がダメージを受けると，僧帽筋が麻痺するため，肩屈曲・外転障害や翼状肩甲を生じる．顔面の欠損などの審美的な問題により社会参加が制限されやすく，生命予後や機能障害から不安や抑うつ状態に陥りやすいことに注意するなど包括的なアプローチが求められる．

▶口腔・中咽頭がんの予後

口腔がん，咽頭がんの5年生存率は40～60％台であり，近年予後良好となりつつある胃がんや大腸がんと同等である[2]．治療の進歩によって生存期間が延長し，がんと共存する時代になってきたことにより，治療後の後遺症に対するケアやリハビリテーションの必要性が増してきている．2010年には，がん患者リハビリテーション料が診療報酬として新たに認められ，がん患者のリハビリテーションに対して術前から介入できるようになった（表1[4]）．

文　献

1) 祖父江友孝・監：がん・統計白書2012―データに基づくがん対策のために．篠原出版新社，2012，pp64-81．
2) 鬼塚哲郎：頭頸部癌―特徴・診断・治療の要点（辻哲也，里宇明元，他・編：癌のリハビリテーション）．金原出版，2006，pp94-102．
3) 辻　哲也：頭頸部がんの特徴・治療・リハビリテーションの概要（辻　哲也・編：がんのリハビリテーションマニュアル　周術期から緩和ケアまで）．医学書院，2011，p69．
4) 診療点数早見表2012年4月版．医学通信社，2012，p412．

（執筆者：神田　亨）

検査・評価

▶発語器官の形態と機能の評価
▶▶術前

事前にカルテから情報収集を行う．原疾患の病名，病期，予定術式を確認し，切除範囲，皮弁の種類等から術後の障害を予測する．口腔がんの手術法については，頭頸部癌取扱い規約ならびに口腔癌取扱い規約に定義されている（表1[1]，図1[2]）．また，患者に疾患の告知がどこまで行われているか，告知の理解度や受け入れについても確認する．

面談時は，摂食・嚥下機能および構音機能に関して一般的なスクリーニング検査（反復唾液嚥下テスト，改訂水飲みテスト等）や問診票を活用して評価を行う．顎，口唇，舌，軟口蓋の運動時の左右差や運動範囲制限の有無を確認し，会話の様子から構音障害の有無や認知面を評価する．頸部郭清により，頸部の運動範囲制限を生じる可能性があるため，頸部可動域も確認しておく．

▶▶術後

カルテで手術内容（切除範囲，神経切除の有無，皮弁移植の有無，気管切開など）の情報収集を行い，術後2, 3日目に発語器官の運動範囲を確認する．創部の状態が落ち着けば，視診による形態と機能の評価を行う（表2[3]）．直接手術による侵襲を受けていない器官の運動も，腫脹の影響等で一時的に障害される可能性があるため，すべての発語器官を注意深く観察する．皮弁のボリュームは，経過に伴う萎縮を見越して大きくデザインされることが多いため，形態や大きさを経時的に評価する．

▶鼻咽腔閉鎖機能の評価

腫瘍が中咽頭に及ぶと，腫瘍の切除範囲や再建方法によっては鼻咽腔閉鎖不全を生じる可能性がある．臨床においては，複数の検査を用いて総合的に評価する．

▶▶臨床的な検査

軟口蓋の視診（形態や動き），鼻息鏡による呼気鼻漏出の測定を行う．術後患者を対象に，音声言

表1● 口腔がん手術法の定義（文献1）

a. 舌の切除
　①舌部分切除：舌可動部の半側に満たない切除をいう
　②舌可動部半側切除術：舌可動部のみの半側切除をいう
　③舌可動部（亜）全摘出術：舌可動部の半側をこえた切除（亜全摘），あるいは全部の切除をいう
　④舌半側切除術：舌根部をも含めた半側切除をいう
　⑤舌（亜）全摘出術：舌根部をも含め半側以上の切除（亜全摘），あるいは全部の切除をいう
b. 下顎の切除
　①下顎辺縁切除術：下顎骨下縁を保存し，下顎骨体を離断しない部分切除をいう
　②下顎区域切除術：下顎骨の一部を節状に切離し，下顎体が部分的に欠損する切除をいう
　③下顎半側切除術：ほぼ正中から半側の下顎の切除をいうが，下顎頭の一部が残存する場合もある
　④下顎亜全摘出術：下顎骨の半側をこえる切除をいう
c. 合併切除
　①口唇切除
　②口腔底切除
　③下歯肉切除
　④頬粘膜切除
　⑤皮膚切除，その他

表2● 発語器官の形態と機能の評価（舌・軟口蓋切除例）（文献3）

発語器官	検査項目
口唇	安静時：形態，麻痺の有無，閉鎖の状態，偏位の有無 運動時：突出，丸め，左右口角引き
舌	安静時：残存舌と再建舌の形態・ボリューム，偏位の有無 運動時*：舌挺出，舌尖挙上，舌後方挙上，左右口角接触，残存舌と再建舌の協調性
下顎	安静時：形態，偏位の有無 運動時：開閉時の偏位の有無，上下顎間の開口域の測定
軟口蓋	安静時：残存軟口蓋と再建軟口蓋の形態・ボリューム，偏位の有無 運動時：/a/発声時の挙上，口蓋咽頭間距離
上顎	安静時：形態
その他	歯牙の状態，義歯装着の有無，流涎の有無

＊：舌運動を観察するときは，下顎での代償に注意する

表3● 鼻咽腔閉鎖機能の判定方法および診断基準 ー後天性の機能不全ー（文献4）

総合判定	子音の歪み (/ba/)[a]	開鼻声 (/i/)[b]	ストロー吹きの鼻孔開放時・閉鎖時の泡立て持続時間の比（blowing ratio）[c]
良好	（−）	（−）	0.8以上
ほぼ良好	（±） （±） （±）	（−） （±） （＋）	0.2以上 0.8未満
軽度不良	（＋） （±）	（＋） （＋）	
不良	（＋） （＋＋）	（＋） （＋＋）	0.2未満

[a]（−）：なし
　（±）：少しあり（鼻雑音が聴取される）
　（＋）：あり（/b/と/m/の中間の音）
　（＋＋）：重度あり（通鼻音/m/に聴取される）

[b]（−）：なし
　（±）：少しあり
　（＋）：あり
　（＋＋）：重度あり

[c] 鼻孔開放時の計測時間／鼻孔閉鎖時の計測時間

語の聴覚的評価とソフトブローイングを組み合わせた判定基準が示されている（表3[4]）．口蓋裂言語検査（言語臨床用）[5]を用いてもよい．

▶▶ 機器を用いた検査

内視鏡検査では，鼻咽腔ファイバースコープを鼻孔より挿入して先端を鼻咽腔の上部に到達させ，嚥下時，ブローイング時，発音時の軟口蓋，咽頭側壁，後壁の運動を観察する[4]．このほか，ナゾメーターによる検査，X線撮影（X線造影ビデオ検査，軟口蓋造影側方頭部X線規格写真）などが必要に応じて行われることがある．

▶ 構音障害の評価

▶▶ 産生された音の評価

発語明瞭度の評価には，100単音節明瞭度検査が用いられる．この方法は，日本語の100単音節を無作為に配列し，ひらがなで表記したリストを患者に音読させ，録音する．これを5名の健聴者が聴き取り，結果が正解ならば1，異なっていれば0としてそれぞれ合計し，5名の平均値を求める．これを単音節明瞭度として百分率で表し，構音障害の程度を数値化することができる[6]．

臨床においては，より簡便な方法として運動障害性構音障害の検査を用いた単音節，単語，文章，会話レベルの評価が行われる．会話明瞭度の5段階評価（①すべてわかる～⑤全くわからない）は，会話の全体的な印象を含めて実用的な明瞭度を評価する順序尺度である．音響分析は，間接的に共鳴腔の形態，構音器官の動態などを評価できる方法であり，聴覚判定を裏付ける手段として用いられる[4]．オンラインで公開されている音響分析のフリーソフトを用いることにより，音声の特徴を客観的，定量的に測定することができる．

▶▶ 構音動態の評価

視診で発話時の構音器官の形態と動きを観察，記述する．患者の了解を得てビデオ録画を行うことで，経時変化や訓練効果の比較検討が可能となり，患者へのフィードバックにも利用できる．視診以外の方法として，超音波診断法，X線撮影，パラトグラフィなどがある．

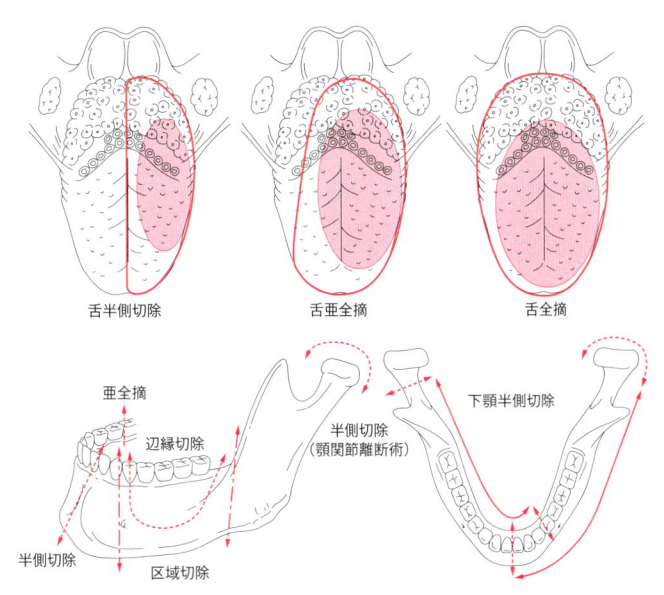

図1 ● 舌と下顎の切除範囲（文献2）

パラトグラフィは，発音や嚥下時の舌と口蓋の接触状態を観察する方法であり，スタティック（静的）パラトグラフィとダイナミック（動的）パラトグラフィがある．スタティックパラトグラフィは，歯科材料で作成した人工口蓋の表面に粉末を散布して口腔内に装着する．発音や嚥下後に取り出し，舌が接触して湿った部分を接触範囲と解釈する．この方法は，舌接触補助床を作成する際にも利用される[7]．

文 献

1) 日本頭頸部癌学会・編：頭頸部癌取扱い規約．金原出版，2012，pp34-35.
2) 日本口腔腫瘍学会・編：口腔癌取扱い規約．金原出版，2010，pp74-75.
3) 今井智子：口腔・中咽頭腫瘍（1）詳細な検査と評価（小寺富子・監修：言語聴覚療法臨床マニュアル改訂第2版）．協同医書出版社，2004，pp388.
4) 道健一・編：言語聴覚士のための臨床歯科医学・口腔外科学．医歯薬出版，2000，pp131-139.
5) 日本コミュニケーション障害学会　口蓋裂言語委員会：口蓋裂言語検査（言語臨床用）．インテルナ出版，2007.
6) 熊倉勇美：構音障害のリハビリテーション　機能評価と訓練（溝尻源太郎，熊倉勇美・編：口腔・中咽頭がんのリハビリテーション）．医歯薬出版，2000，pp.85-87.
7) 今井智子：構音障害のリハビリテーション　補助診断と機能訓練への応用（溝尻源太郎，熊倉勇美・編：口腔・中咽頭がんのリハビリテーション）．医歯薬出版，2000，pp.99-112.

（執筆者：澤美菜子，神田　亨）

基礎知識(2)
構音障害の特徴とリハビリテーションの進め方

▶ **構音障害の特徴**

口腔・中咽頭がん術後の構音障害や嚥下障害は，手術による切除部位や切除範囲，再建状況により症状や重症度が異なる．通常，切除範囲が大きくなるほど構音障害や嚥下障害の程度は重度となる．また，時間の経過により通常は機能が改善していくが，再建皮弁の萎縮により構音の明瞭度が逆に悪化してくる場合があるなど，時期や皮弁の状態により変化がみられる．ここでは，口腔・中咽頭がんのうち，舌・軟口蓋切除後の構音障害を中心に述べる．

▸ **舌切除**

舌切除後は，舌の運動障害のため主に咀嚼，食塊形成，咽頭への移送といった口腔期や咽頭期の嚥下障害および構音障害をさまざまな程度で認める．舌の半分以下の切除（舌部分切除）で切除範囲が舌に限局しており，単純縫縮（残存舌の創縁を縫合）の場合には嚥下・構音障害は軽度である．舌（可動部）半側切除では，適切な再建が行われていれば，構音はほぼ日常生活に支障ない程度に保たれ，嚥下も常食摂取可能となるくらいまで回復する．しかし，亜全摘以上の切除になると，筋皮弁で再建をしても残存舌の可動性が制限され，発話明瞭度は低下し，日常生活上の食事やコミュニケーションに支障が出てくることが多い（図1）．全摘のように舌根部まで切除範囲が及んでいると，舌根部が残存している場合よりも嚥下・構音ともに障害が重くなる．嚥下障害のために唾液の貯留があるとさらに明瞭度は低下し，咽頭まで切除範囲が及び鼻咽腔閉鎖不全があるとさらに明瞭度は低下する．切除部位でみると，切除部位が側方型の場合は残存舌が代償的に働くことにより実用的な構音が産生されやすいが，前方型切除では残存舌による構音が産生されにくいため，同程度の切除範囲でも側方型よりも明瞭度の低下が大きく，嚥下も重症化する（図2[1]）．

舌切除後の構音障害は，舌のボリューム低下や可動性制限により，音産生に必要な声道の閉鎖や狭めの形成不全の結果として，省略や歪みとして聴取されることが多い．歪みの程度は軽度なものから重度なものまでさまざまである．

構音点別では，舌尖の切除は歯茎音（舌尖音）に，舌根部の切除は軟口蓋音（奥舌音）に影響して明瞭度が低下する．歯茎音（舌尖音）/t/, /d/ は口唇音に，軟口蓋音（奥舌音）/k/, /g/ は声門音 /h/ や母音に異聴される傾向を示す．

構音方法別では，破裂音や破擦音の明瞭度が低下し，摩擦音に異聴される傾向を示す．舌と口蓋の十分な接触と声道閉鎖後の素早い呼気の開放が必要な破裂音産生は，舌のボリュームと可動性の低下した舌切除患者では障害されやすい[2]．

また，前舌狭母音 /i/ など舌の持ち上がりが音色に関係する母音にも影響を及ぼすことがある．

術後の経時的変化については，術後6カ月～1年で明瞭度は安定する場合が多い．しかし，筋皮弁再建例では術後経過に伴って皮弁が萎縮するために，当初よりも明瞭度が低下する場合もみられる．

▸ **軟口蓋切除**

中咽頭には，解剖学的に上壁（軟口蓋，口蓋垂），前壁（舌根，喉頭蓋谷），側壁（口蓋扁桃，前・後口蓋弓），後壁（咽頭後壁）が含まれているので，がんが中咽頭に及ぶと，腫瘍の切除範囲，再建の方法，舌骨上筋群の切断の有無によって，鼻咽腔閉鎖不全，喉頭挙上障害や食道入口部開大不全によりさまざまな咽頭期の嚥下障害を生じ，また，軟口蓋切除後の鼻咽腔閉鎖不全は構音にも影響を及ぼす．

軟口蓋切除の場合も，症状や重症度は切除範囲

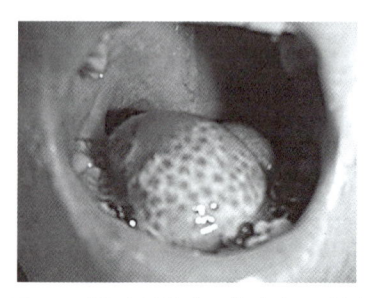

図1 ● 舌亜全摘術後，筋皮弁再建例

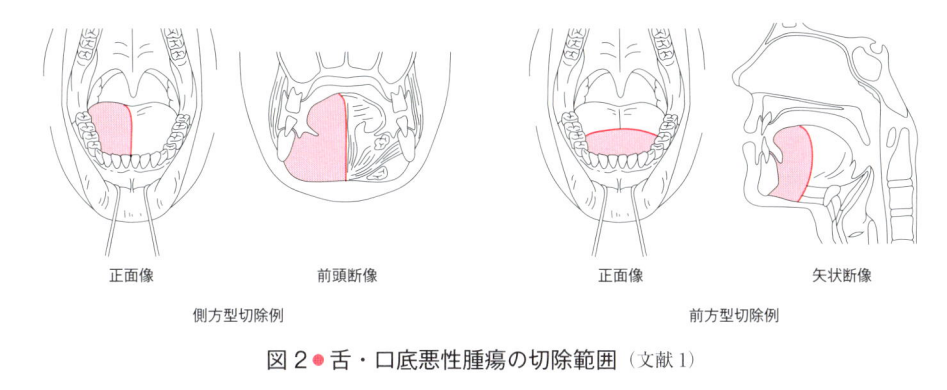

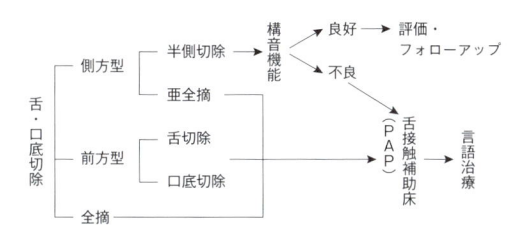

図2●舌・口底悪性腫瘍の切除範囲（文献1）

図3●舌切除症例の言語治療の方針（文献2）

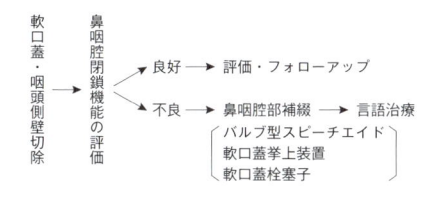

図4●軟口蓋切除症例の言語治療の方針（文献2）

に比例する．腹直筋皮弁や大腿筋皮弁などによる再建が行われている場合は，軟口蓋半側切除までは日常会話に支障がない程度に保たれることが多い．しかし，広範囲切除例では，再建後も十分な鼻咽腔閉鎖機能が得られずに構音障害が残存することがある．

軟口蓋が欠損した場合は，鼻咽腔閉鎖不全による開鼻声，呼気鼻漏出による子音の弱音化・鼻音化が問題となる．母音が過度に鼻腔共鳴し，口腔内圧を必要とする子音が弱音化・鼻音化する．重度閉鎖不全例では，有声音 /b/, /d/, /dz/, /dʒ/ が鼻音 /m/, /n/, /nʲ/ に異聴され，明瞭度が著しく低下する．また，軟口蓋が再建されていない場合は，軟口蓋に構音位置がある /k/, /g/ が障害される[2]．

▶リハビリテーションの進め方

術前から介入できることが望ましい．術前では評価を中心に，術後のリハビリテーション内容やスケジュールについて説明する．術前から患者と関わることにより，術後の不安軽減や信頼関係の構築につながる．術後は主治医に状態を確認し，患者の心理面にも配慮しながら少しずつリハビリテーションを進めていく．

舌切除術後の治療の基本的な進め方を図3[2]に，軟口蓋切除術後の治療の基本的な進め方を図4[2]に示す．手術で軟口蓋が欠損した場合の鼻咽腔閉鎖不全を言語治療のみで改善させることは困難なため，まずは鼻咽腔部補綴による治療を選択する[2]．

▶周術期の心理的変遷

筆者が勤務する静岡がんセンターで実施した口腔・中咽頭がん患者の周術期での心理状態の調査によると，患者は通常術前が最も心配や不安が強く，術後嚥下機能や構音機能が改善するに従い不安感は軽減してくる．しかし，退院を目前に控えた時期になると，機能が改善傾向であるにも関わらず，心理面は再度心配や不安が増強する傾向がみられる．これは，退院後の家庭復帰や職場復帰に対する不安などが主な原因と考えられる．言語聴覚士はリハビリテーションを進めていく上で，機能面のみを診ていくのではなく，こうした周術期の心理的変化にも配慮して患者と接していく必要がある．また，このような心理面も含めた患者の抱えるさまざまな問題に対して，言語聴覚士がすべてをサポートすることは難しいため，多職種でのチームアプローチが欠かせない．

文 献
1) 道 健一・編：言語聴覚士のための臨床歯科医学・口腔外科学．医歯薬出版，2000，p146．
2) 今井智子：口腔・中咽頭腫瘍 (2) 構音障害の特徴とリハビリテーションの進め方（小寺富子・監：言語聴覚療法 臨床マニュアル，改訂第2版）．協同医書出版社，2011，pp390-391．

（執筆者：神田 亨）

訓練（1）
外科的・補綴的治療

がん治療後の構音障害の治療は，外科的治療，補綴的治療，言語治療に大別される．

▶ 外科的治療
手術によって構音機能を改善する方法で，舌切除例では二次的再建術など，軟口蓋切除例では咽頭弁形成術を応用した再建などがある．

▶ 補綴的治療
補綴的発音補助装置（以下，発音補助装置）によって，構音機能を改善する方法である．発音補助装置は補綴される部位および機能別に分類すると以下のようになる（表1[1])．舌切除例，軟口蓋切除例に適用されるのは，主として舌接触補助床と鼻咽腔部補綴である．

▶ 舌接触補助床（Palatal Augmentation Prosthesis；PAP）
舌の欠損あるいは運動低下によって不良となった舌と口蓋との接触を補助し，構音の改善を図ることを目的とした装置である．義歯床の口蓋部に厚みをもたせた形状である（図1）．

▶▶ 適応
種々の切除範囲症例に適用できるが，舌半側切除以下の切除症例の場合は構音の実用性が保たれる場合が多いため，舌亜全摘以上の症例で用いられることが多い．また，上顎歯列に歯牙欠損がない状態から無歯顎症例まで，口腔内の条件を選ばず設計できるが，義歯床の維持が不十分な症例，全身状態が不良な症例などは不適応である．

▶▶ 作製方法
口腔内の創部が安定し，主治医の許可が得られたら歯科医師に作製を依頼する．できるだけ早期に作製できることが望ましいといわれているが，創部の状態や再建皮弁の萎縮変化，術後治療（化学放射線療法や放射線療法）などに配慮して時期を決めていく．PAPの形態は舌の切除範囲や可動性によって異なり，切除範囲が大きく可動性が低いほど，義歯床の厚みが増す．

製作順序は，①上顎印象を採得し，義歯床を作製する．②あらかじめ把握している構音検査，明瞭度検査の結果から，改善を目指す音を決定する．義歯床を盛り上げる前に，それらの音についてスタティックパラトグラムを採得し，舌と口蓋の接触状態を確認する．③印象用モデリングコンパウンドを用いて口蓋を盛った義歯床を患者に装着させ，舌と口蓋の接触状態と聴覚印象を確認しながら，徐々に口蓋形態を成形していく．必要に応じてスタティックパラトグラムを採得し，舌と口蓋の接触状況を確認する．基本的には舌尖音は床の前方部を，奥舌音は床の後方部を盛り上げる．④口腔内で形成された最終的な形態は，盛り上げた部分の仮の材料を永続的な材料（レジン）に交換し，PAPを完成させる．PAPの作製には，できるだけ言語聴覚士が立ち会って協力して作製することが望ましい．作製前は患者へ補綴物の紹介や作製への誘導，作製過程においては聴覚印象による確認や口蓋形成上の助言などを行うことでPAPの作製を効率よく進める役割を持つ．完成までの期間は，複数回の通院で1カ月程度が標準的である．無歯顎の場合は義歯との複合タイプとなるため，通院回数が増え，通常よりも手間と時間がかかる．

▶▶ 利点と問題点
声道の形態が変化することによって共鳴が改善し，広い接触範囲が代償されることによって構音が改善する．特に舌尖音が改善しやすいが，舌尖

表1 ● 口腔・顎・顔面の機能障害に適用される補綴的発音補助装置（文献1）

1. 顔面補綴，顎補綴（上顎補綴，下顎補綴）
2. 口蓋補綴：口蓋閉鎖床，床副子
3. 鼻咽腔部補綴
    1) 栓塞子型（Soft Palate Obturator：SPO）：軟口蓋栓塞子
    2) バルブ型（Speech Bulb：SB）：バルブ型スピーチエイド（狭義のスピーチエイド）
    3) 挙上子型：軟口蓋挙上装置（Palatal Lift Prosthesis：PLP）
4. 舌接触補助床（Palatal Augmentation Prosthesis：PAP）
5. 歯の補綴
6. 顎位の矯正装置：ゴム牽引，ダイナミックポジショナー，チン・キャップ

音の中では，摩擦音，破擦音に比べると破裂音の改善率が小さい．一方，構音位置が義歯床上にない奥舌音では改善が難しいが，義歯床の後縁を延長して構音位置を作るという工夫が行われている[2]．

発話機能以外には，摂食・嚥下機能の改善，審美的側面の改善もみられる．PAP装着により嚥下をしやすくなる場合が多いが，一方で，嚥下時の違和感が強く，会話するときだけ装着している例もある．また，流涎が多くなることで常時装着に至らない例もある．これは口蓋部の小唾液腺が刺激されて分泌されるもので，本来は義歯の維持に有効に働くものであるが，舌切除患者などで唾液嚥下が困難な場合，唾液が口腔内に貯留し，多量の流涎となる．

▶鼻咽腔部補綴
▶▶種類と適応

軟口蓋切除例に適用される発音補助装置は，主として軟口蓋挙上装置（PLP）（図2）とバルブ型スピーチエイド（SB），軟口蓋栓塞子（SPO）である．軟口蓋の長さが十分あるが運動性の乏しい症例にはPLP，軟口蓋が短い症例や術後欠損により鼻咽腔開存部が広い症例にはSB，軟口蓋に実質欠損のある症例にはSPOが適用される．

▶▶作成方法

PLPやSBについては，通常の方法で義歯床を作製後，義歯床の後縁付近を一部削り，装置の本体との連結のためのワイヤーの一方を接着する．ワイヤーのもう一方に，自在に形態を変えることのできるモデリングコンパウンドなどを付着させて装置本体部分である挙上子あるいはバルブを作製する．装置本体の形態は治療を目的とする機能あるいは発音をさせながら調整する．鼻咽腔ファイバースコープ検査，ブローイング時の呼気鼻漏出，/p/，/b/発音時の聴覚印象などにより行う．発話の改善が目的であるから，呼気鼻漏出の程度よりも聴覚印象の変化（鼻音化せずに正常に近い音が聴取される）を改善の指標とするとよい[2]．最終調整が終わったら，装置本体部分の仮の材料を永続的な材料に置き換えて完成させる．

▶▶利点と問題点

鼻咽腔閉鎖機能の改善により，開鼻声や/p/，

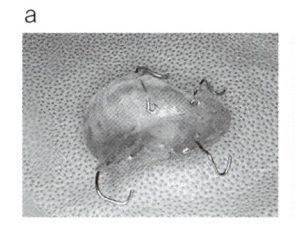

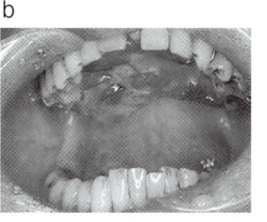

図1● 舌接触補助床（PAP）（a），舌接触補助床装着時の口腔内所見（b）

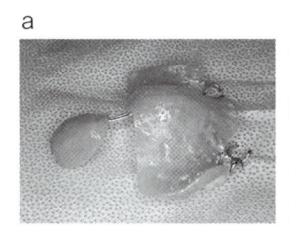

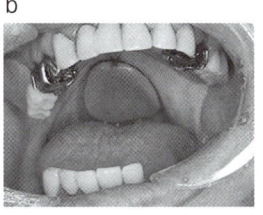

図2● 軟口蓋切除患者に適用した軟口蓋挙上装置（PLP）（a），軟口蓋挙上装置装着時の口腔内所見（b）

/b/，/t/，/d/，/k/，/g/など高い口腔内圧を要する子音で呼気鼻漏出による子音の歪みが改善する[2]．しかし，実質欠損や形態異常が大きい場合は，完全な鼻咽腔閉鎖を得ることが困難な症例も多い．また，異物感や鼻咽腔部の反射が強い症例では常時装着できないことがある．

▶補綴的治療の留意点

補綴物に慣れるのに時間がかかる例もあるので，そのような場合は治療が中断しないよう歯科と連携していくことが必要である．経時的変化あるいは訓練の結果，機能が改善したことで発音補助装置の形態が不適切になっていないか定期的な評価ができると望ましい．機能の改善にあわせて形態の調整を歯科に依頼する．

文　献
1) 道　健一・編：言語聴覚士のための臨床歯科医学・口腔外科学．医歯薬出版，2000，p177．
2) 今井智子：口腔・中咽頭腫瘍（3）治療・訓練（1）（小寺富子・監：言語聴覚療法 臨床マニュアル，改訂第2版）．協同医書出版社，2011，pp392-393．
＊ 小野高裕，堀　一浩，他：構音障害のリハビリテーション 歯科補綴的アプローチ（溝尻源太郎，熊倉勇美・編：口腔・中咽頭がんのリハビリテーション）．医歯薬出版，2000，pp123-130．

（執筆者：神田　亨）

訓練(2)
言語治療(症例)

▶ 舌切除例

▶▶ 目標

　言語治療の基本的な目標は会話明瞭度の向上であるが，改善目標は構音障害の重症度や患者のニーズにより異なる．重度の場合では音声言語でのコミュニケーションを何とか確立することが目標となるし，復職を目指すのであれば仕事に支障をきたさない明瞭度が目標となる．

▶▶ 訓練開始時期

　主治医に確認しながら，できるだけ早期に介入できるのが望ましい．口腔・中咽頭がん術後患者は，摂食・嚥下障害もあわせ持っていることがほとんどのため，摂食・嚥下訓練と併行しながら構音の評価や訓練を開始する．筆者が勤務する静岡がんセンターでは，術後4日目から間接嚥下訓練や構音器官の基礎運動訓練などを開始し，7日目で嚥下造影検査(VF)を施行している．術前から介入をしていると術後のリハビリテーションの導入がスムーズである．

▶▶ 訓練の原則

　残存舌の範囲が広く，構音に必要な可動性が十分ある場合には，残存舌と口蓋とで正常に近い音が産生できる代償運動を指導する．一方，残存舌が少なく可動性がない場合には，残存舌による音の産生が困難なため，舌以外の口唇，下顎，歯などを用いた代償構音の指導を行うか，PAPの適応を検討する．一般的な代償構音には，/t/，/d/を上顎前歯と下口唇で産生する方法，/k/，/g/を咽頭破裂音に置き換える方法がある．筋皮弁で再建された場合，皮弁は将来の萎縮を予想して当初は大きめなボリュームで再建されていることが多く，その場合は残存舌が皮弁に押しやられて本来の可動性を失っていることもある．ある程度の期間が経過すると皮弁が萎縮し，残存舌の可動性が出てくるため，このような皮弁の変化を予測して計画を立てていくことも重要である．

▶▶ 訓練方法

　訓練は，構音器官の基礎運動訓練(口唇，頬，残存舌の運動)と直接音に働きかける構音訓練を組み合わせて行う．
　構音訓練は，基本的に構音位置づけ法(phonetic placement)を用いるとよい[1]．図や鏡などを用いて構音位置や構音方法を具体的に示し，視覚的な手がかりをもとに構音指導を行う．訓練音の選択は，構音検査などの結果から聴覚的に歪みの大きい音や明瞭度の低下している音を選択する．ただし，急性期で気持ちが落ち込んでいる場合は，心理的負担に配慮して簡単な音や障害されていない音，改善が期待できる音からはじめる．訓練は音レベルからはじめ，音節，単語，文，会話へと進めていく．
　また，明瞭度に影響する構音以外の要因として，発話速度，声の大きさ，発話意欲，唾液の処理などがあり，それらの改善を促すことも必要である．発話速度や声の大きさについては，患者の発話を録音しフィードバックさせながら，意識的に発話速度をゆっくりにすること，声を大きくすることを指導する．唾液については，流涎を気にして口型をはっきり大きく示せないことが明瞭度を著しく低下させてしまう要因となる．これには，舌での送り込みが困難な場合，吸引力で唾液を咽頭へ送り込むすすり飲みをして，しっかり口腔内の唾液を嚥下してからはっきり大きく口を動かして会話するよう指導する．また，歯や下顎の欠損，義歯の有無や安定性なども明瞭度に影響するため，時機をみて義歯の作製や調整を歯科に依頼する．

▶ 軟口蓋切除例

　目標と訓練開始時期についての基本的な考え方は舌切除例と同じである．鼻腔逆流など嚥下の問題も併行して対応していくことが多い．

▶▶ 治療の原則

　欠損が大きい場合は，言語治療のみで十分な改善を得ることは難しいので，術後の鼻咽腔部の形態と機能に応じた鼻咽腔部補綴を適応する．補綴物完成前に訓練を行う必要がある場合は，鼻閉の状態で実施する[1]．

▶▶ 訓練方法

　機能訓練はブローイング訓練と口腔内に呼気を

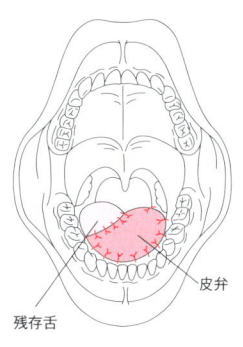

図1● 術後の口腔内（切除範囲と皮弁部位）

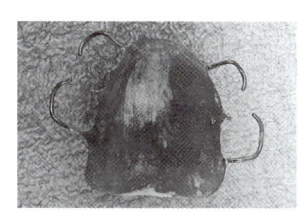

図2● 症例のスタティックパラトグラム

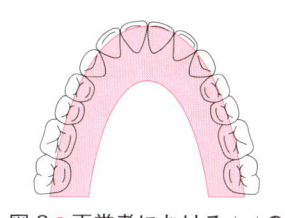

図3● 正常者における /ta/ のパラトグラム（文献2）
上顎歯列弓に沿って連続した舌と口蓋との接触がみられる

貯めて口唇で破裂を作る口腔内圧を高める訓練が主である[1]．呼気が鼻腔から漏れて口腔内圧が高められない場合は，まず鼻閉で行うとよい．構音に関しては，訓練や補綴物による鼻咽腔閉鎖機能の改善に伴い，開鼻声や呼気鼻漏出による子音の歪みが軽減することが多い．欠損が大きく，満足な機能を獲得できない場合は，目標を低く設定する必要がある．

▶ **補綴的治療と言語治療の併用**

発音補助装置を装着して言語治療を行うことにより，発音補助装置の適切な形態調整や機能の賦活化につながる．

▶ **症例―舌切除例**

症例：16歳，女性，舌がん（左縁）T4aN0M0．

主訴：構音障害，嚥下障害．

現病歴：1年前より口内炎を反復していたが，治らなくなり病院受診．舌縁がんと診断される．直径35mm．MRIで舌骨舌筋に浸潤を認める．翌月，舌亜全摘（遊離前外側大腿皮弁再建）（図1），両頸部郭清，気管切開術を施行．

言語聴覚療法経過：術前は会話明瞭度5段階評価の1で普通食を摂取．食事に30分以上を要し，水分の嚥下時にむせることがあった．術後は5日目からST室ですすり飲みなどの間接嚥下訓練を開始（スピーチカニューレ装用）．7日目でVFを施行し，ミキサー食で直接訓練を開始した．術直後の構音は会話明瞭度5段階の2～3で，特に舌尖音の明瞭度が低下していた．構音器官の基礎運動訓練や構音位置づけ法を指導し，意識して構音すれば /t/ と /k/ の出し分けが可能であった．20日目で自宅へ退院．退院時の会話明瞭度は2で，食事形態は七分粥，きざみとろみ食，水分とろみであった．術後2カ月の評価にて100単音節明瞭度検査49/100．皮弁の萎縮に伴い，舌尖音 /t/ の明瞭度が入院中よりも低下していたため，舌接触補助床（PAP）の作製を口腔外科へ依頼，調整時に言語聴覚士も同席した．舌尖挙上の障害を代償するため歯茎部を厚く形成し，過重による脱落，下顎歯との接触による違和感に対して調整を行った．舌とPAPのスタティックパラトグラムは，以下の方法で採得した．PAPの舌接触面にワセリンを塗布して小麦粉を圧着し，口蓋に装着．/ata/ と発音後，口腔内より取り出し，小麦粉が取れた部分を舌接触領域として評価した（図2）．正常者（図3[2]）と異なり，本症例では舌尖と舌背の一部を除く舌全体をPAPに接触させて /ta/ と発音していた．聴覚的印象は良好であった．PAP装着当初は明瞭度が安定しなかったので，発話を録音し，問題点を示しながら訓練を行った．術後7カ月で会話明瞭度1，100単音節明瞭度検査75/100となり，PAPを装着して普通食，とろみなしの水分摂取も可能となった．その後は，友人との会話や電話での会話に支障なく復学することができた．

文 献

1) 今井智子：口腔・中咽頭腫瘍（4）治療・訓練（2）（小寺富子・監：言語聴覚療法 臨床マニュアル，改訂第2版）．協同医書出版社，2011，pp394-395．
2) 木内延年，河野正司，他：摂食嚥下障害者の舌運動評価を目的としたパラトグラム法の導入．顎機能誌8：7-15，2001．
* 熊倉勇美：構音障害のリハビリテーション 機能評価と訓練（溝尻源太郎，熊倉勇美・編：口腔・中咽頭がんのリハビリテーション）．医歯薬出版，2000，pp80-98．

（執筆者：澤 美菜子，神田 亨）

基礎知識（1）
運動障害性構音障害と発語失行

本項では，dysarthria の訳語として運動障害性構音障害を用いる[1]．運動障害性構音障害と発語失行（Apraxia of Speech）は，目標とする音の正確な産出に困難を呈するという点では共通するが，その発現機序，症状の特徴，およびマネージメントが異なる．それゆえ，両者を適切に鑑別することには重要な意味がある．両者の鑑別の際には，いきなり発声発語の諸症状のみに注目するのではなく，まずは症例の全体像を捉えることが重要である．具体的には，原因疾患と診断名，大脳および小脳病変の有無，脳内に病変がある場合はその位置，合併している症状等について正確に把握する．両者の鑑別診断においてこの作業は必要不可欠であり，この時点である程度の鑑別や予測が可能となることも多い．発声発語に関する特徴と合わせて，以下，注目すべき比較・鑑別点について述べる．

▶ 運動障害性構音障害と発語失行の比較と鑑別（表1）
▶▶ 定義

運動障害性構音障害は，中枢から抹消に至る神経・筋系のいずれかの病変による構音器官の運動障害で起きる構音障害に対する総称，と定義される[1]．

発語失行は，意図的な音声生成のための筋活動や発声発語器官の位置に対する感覚運動指令をプログラムする能力の障害の結果として起こる神経原性の発声発語障害で，有意の筋力低下あるいは神経－筋の速度低下がなく，意識的な思考あるいは言語の障害がなくても起こり得る，と定義される[2]．

発話の過程に着目した場合，運動障害性構音障害は構音運動の実行過程の障害であり，発語失行は構音に必要な運動プログラミング（企画）過程の障害とされる．

▶▶ 要因と損傷部位

運動障害性構音障害が出現する要因は，脳血管障害，変性疾患，外傷性，腫瘍，感染性，中毒性，代謝性，脱髄疾患，神経－筋接合部疾患，筋疾患など多様である．解剖学的レベルでは，損傷部位は発話の運動に関係する中枢から末梢にあり，大脳半球，視床，基底核，脳幹，小脳，脊髄，筋などの障害により運動障害性構音障害が出現する．発語失行の最も一般的な要因は，脳血管障害である．その他，少ないながらも，腫瘍，頭部外傷，神経変性疾患を要因とする報告例があるが，中毒性，代謝性，感染性によるものはきわめて稀である．いずれの要因にせよ，発語失行は小脳テント上の損傷による．発語失行の責任病巣については諸説あるが，一般的に典型例の責任病巣は，大脳の言語優位半球（主に左大脳半球）の中心前回下部の皮質，皮質下の一側病変とする考え方が支持されている．

▶▶ 構音の誤り方

運動障害性構音障害では，音の歪みが多い．その歪みは子音のみならず，口唇の運動不全等の要因により，母音の歪みとしても出現することがある．運動障害性構音障害は構音器官の運動障害で起きる実行過程の障害であるため，その誤り方には一貫性があるとさ

表1● 運動障害性構音障害と発語失行の比較

	運動障害性構音障害	発語失行
障害された発話の過程	構音運動の実行過程	構音運動のプログラミング過程
損傷部位	損傷部位は発話の運動に関係する中枢から末梢	大脳の言語優位半球（主に左大脳半球）の中心前回下部の皮質，皮質下の一側病変
構音器官の運動障害	機能低下あり	純粋例ではなし
構音の誤り方	一貫性あり	一貫性に乏しい
音の探索行動	ほとんどみられない	あり
自己修正の試み	ほとんどみられない	あり
発声の異常	声量低下や変動，声質の異常が生じ得る	病初期に緘黙となる例あり
プロソディの異常	あり	あり

れる．つまり，神経，筋の運動障害を背景とするため，ほぼ常に特定の音の構音に正確性を欠き，その誤りに再現性があって一定の歪みの傾向を呈しやすいといえる．

　発語失行では，音の置換が最も多い．典型例の場合，構音器官に運動障害はない．発話のプログラミング過程の障害であるため，その誤りの傾向には一貫性が認められない．置換しやすい音，誤りやすい音の傾向が運動障害性構音障害ほど明確ではなく，ある音を容易かつ正確に構音できる時もあれば，その音を何度試行しても正確に構音できない時がある．歪みの不規則性は失調性構音障害でも認められるので，その点は注意を要する．また，発語失行の発話特徴として，自動性言語と随意性言語の乖離が挙げられる．その点を検討するために，日常会話場面と課題場面での構音の比較を行うことも有効とされる．ただし，この乖離の存在に否定的な報告も散見される．

　発語失行では，誤りを修正しようする試行錯誤の結果として，音の探索，自己修正の試みが頻回に観察されるが，これらは，運動障害性構音障害では，ほとんどみられない．

▶▶発話速度，リズム，プロソディ

　発語失行では，発話速度の低下，音節持続時間の均等化，抑揚が平板化した発話などが認められる．

　運動低下性構音障害では，発話開始困難，発話速度の加速，抑揚の乏しさ，徐々に小声となる不明瞭な発話，失調性構音障害では，発話速度やリズムの乱れ，爆発性，断続性発話が認められる．

▶▶発声

　運動障害性構音障害では，声量低下，粗糙性・努力性嗄声（絞扼性），気息性嗄声，爆発性を伴う発声，声の翻転，声の振戦などが認められる．発語失行のみであれば，声量や声質の異常や変化はきたさないとされる．発声の異常が認められた場合は，運動障害性構音障害，もしくは運動障害性構音障害と発語失行の合併の可能性を考える．

　純粋語唖例においては，発症当初，随意的な発声が困難になったり，発話量が著しく低下して緘黙となったりすることがある．

▶▶合併しやすい症状

　発語失行はブローカ失語に合併しやすい．この理由は，両者の責任病巣が解剖学的に近接していたり，重なっていたりすることによる．発語失行では，口部顔面失行を合併していることが多い．発語失行が失語症や構音障害を合併することなく単独で出現した場合は純粋語唖と呼ばれ，その責任病巣として，言語優位半球の中心前回下部が重視されている．

　運動障害性構音障害と発語失行が合併することもある．構音障害では，呼吸，発声，共鳴を含むあらゆる発声発語の側面が障害され得るが，発語失行では主に構音と韻律に異常が認められる．

▶▶失語症検査

　運動障害性構音障害は構音運動の実行過程の障害，発語失行は構音運動のプログラミング過程の障害とされることは先述した．両者の鑑別および構音の誤り方の比較をする際は，上記2つの過程に先行する，言語の符号化過程の障害，つまり失語症の有無と程度を評価しておく必要がある．表出される音の歪み，置換，付加，省略が，失語症による可能性（特に錯語）について検討するためである．失語症の場合は，発話以外にも，聴覚的理解，読解，書字のモダリティで障害を呈する．発語失行はブローカ失語に合併することが多い．頻発する音韻性錯語や接近行為は，伝導失語の特徴として挙げられる．

　運動障害性構音障害のみ，発語失行のみ，のように純粋例と考えられる場合でも，他の言語モダリティに障害がないことを明示するためにも，失語症の評価が必要となる．

文　献

1) 柴田貞雄：運動障害性構音障害臨床の枠組み（廣瀬肇，柴田貞雄，他：言語聴覚士のための運動障害性構音障害学）．医歯薬出版，2001, p4.
2) Duffy JR：運動性構音障害の定義，理解，分類（苅安誠・監訳：運動性構音障害－基礎・鑑別診断・マネージメント－）．医歯薬出版，2004, pp2-12.

（執筆者：中谷　謙）

基礎知識（2）
音声・身体所見と神経病理

運動障害性構音障害（dysarthria）は，神経筋疾患や中毒・代謝異常によって生じた感覚運動の異常が音声（発声発語）や身体の運動出力（行動）として実現した状態である．運動異常は，神経病理に伴い，急性・慢性・進行性・寛解増悪という経過をたどる．音声や身体の運動出力は，神経病理と運動異常の状態に，異常性の出現や程度が左右される（図1）．さらに，神経病理と運動・感覚異常を受けての個人の反応が，個別性をもった行動として観察される．

▶印象

患者を診て，おおまかで構わないので，印象（impression）を持つことが大切である．初対面での身体の状態，呼吸，手足の動き，容姿・顔貌と表情，話しことば（音声），私たちと比べて，何が違うのか，よく観察する．

印象は，頭において，後続の観察（検査を含む）で確認をしながら，修正を加えていく．その過程では，次の点を考えながら診ていくことになる．

・疾患や状態に適った神経病理で運動感覚異常が説明できるのか？
・音声・身体運動出力は既知の神経病理で説明できるか？（未知の神経病理を疑わせるものはないか？）
・教科書に示されている音声や身体の特徴のほかに，患者特有の行動がみられるか？

音声については，問いかけへの応答の中で，音声の明瞭さをおおまかに捉え，了解困難であれば患者の発言を確認しながら理解につとめる．声は小さくはないか，爆発的に大きくなっていないか，声質の異常（嗄声）はないかを聴き取る．話す際の呼吸についても，発話が短く途切れがちか，努力性の呼吸はみられないかを観察する．発話の速度は，ゆっくりなのか，後半に速いと感じるのか，母音や子音が正確に発音できているのか，顔面の状態も見ながら，よく聴いておく（表1）．

▶音声所見

音声課題を実施して，音声5側面（V：声，R：共鳴，A：構音，P：韻律，F：流暢性）の要素を観察して，記述する．印象との食い違いがあれば，会話と課題場面での音声（発話）行動の違いが存在するのかもしれないので，追記をしておく．

音声所見は，異常所見を中心に，正常所見も書き留める．全般的に，発話の明瞭さと異常さについて記述する．課題に応じて，声，共鳴，構音，韻律，流暢性を観察し，異常と正常を判定した上で，適切な用語を用いて記述する（p.379 表1）．

次に，音声生成の機構の視点で，主な異常のありかを示しておく：呼吸発声不全，共鳴不全，構音不全，韻律不全．これは，病態生理を考える時に情報を整理するだけでなく，治療を考える際にどこを変えるべきかを示すもので，大切である．

▶身体所見

神経病理に伴う運動感覚異常は，姿勢や歩行に反映される．椅子に座るあるいはベッドの上で起き上がって座ることができるのか，その際の体幹と頭頸部の左右非対称，ゆがみやねじれがあれば，記しておく．鏡を見せて，気づいて，修正できるのかも調べておく．日常の話す場面や食事場面での姿勢もよく観察しておく．

神経筋疾患は，呼吸や口腔顔面だけでなく，手足にも影響を与える．移動手段は，歩行か車椅子か，歩く際に助けを要するのか，独り歩きでふらつき・蛇行や動作開始困難はないのかを記録する．10m歩行での時間を計測し，歩幅を観察しておくとよい．

手足（特に上肢）の徒手筋力テスト（MMT）を

表1 ● 印象を持つべき点

身体	姿勢（体幹・頭頸部）と手足の動き 呼吸の深さ，安静時と発話時の呼吸 顔貌と表情，流涎
音声	話しことば（音声）の明瞭さ 声の大きさと質，声の安定性 ことばの速さ，母音と子音の正確さ

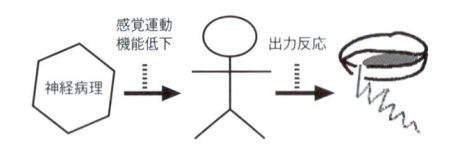

図1 ● 神経病理と音声行動出力の合理
神経病理が運動・感覚異常を個人に与え，音声・身体運動出力（行動）は個人の反応も加わる．

行う．筋力の評価は，疾患や状態に伴う運動出力をモニタリングする際に，簡便に実施でき有用である．筋力は，自動運動ができるか，重力に拮抗して十分な運動ができるか，抵抗に対して十分な運動ができるか，で4段階に評価できる．

神経筋疾患に伴う脱力では，頭を支えることが難しいことがある．頭部の支えができる場合には，頭頸部の関節可動域（ROM）を計測しておく．正常は，屈曲60°，伸展50°，側屈50°，回旋60°である．可動域制限がある場合は，筋の固縮，相反する筋の過剰な緊張，頸椎症も疑われる．

顔面と口腔の観察は，定番で行われ，構音と口腔顔面の構えや運動との関連性が確認される．顔面から口・舌・口蓋へと，体表面から身体内へと観察をすすめる．安静時と運動時の状態を見て，非言語性の運動と言語性の運動に違いがないかに注目する．発声や発語の際に，過剰な動きがないか，どういった教示や条件で緩和あるいは増強されるのかは，治療にも有用な情報なので，その場で思いつく試行と観察を行う．

▶ **行動特徴**

運動や感覚の異常（運動・感覚の制限や違和感・痛みなど）があると，患者はそれに対して何かを行い，うまくできる方向になるかと様々な工夫や頑張りをする．発病から音声言語の評価や訓練までの期間に，代償的な反応あるいは過剰な反応を身につけていることもあるので，観察する際に以下の点に注意してみる．

- 非言語性の課題では認めなかった反応が言語性の課題（同じような運動を求める）でみられるか？
- より大きな声で話す，もっと速く話すなどの負荷条件（正確な運動を前提として）で，過剰な動きや工夫がみられないか？
- 患者個人の性格や生活背景の情報をもとに，病前からの話す際の癖がないか？

▶ **神経病理と運動感覚異常**

神経病理により，筋の障害と運動の異常が起こる（表2）．観察するのは難しいが，感覚の障害も運動異常を増幅させている可能性がある．

表2 ● 神経病理と運動感覚異常 （文献1）

両側性上位運動ニューロン	運動制限　筋緊張亢進
一側性上位運動ニューロン	非対称運動　片側の筋力低下
小脳・橋損傷	運動失調　筋緊張変動 運動の時間・空間の不安定さ
大脳基底核	運動低下　筋緊張亢進 運動過多　不随意運動

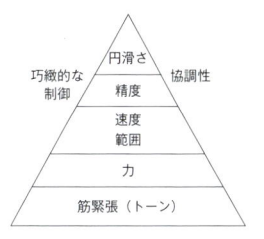

図2 ● 運動ピラミッド

運動は，安定した適度の筋緊張を基盤として，十分な筋力により適切な範囲と方向性を持った，発語であれば高速の運動が得られる（図2）．たくさんの練習に支えられて，運動の精度は高められ，円滑な開始と停止，巧緻的な制御と協調性をもつに至る．

神経病理は，筋の緊張（トーン）を低下あるいは亢進させ，時には変動させて，身体と運動の支えを失わせる．筋力の低下は，運動（範囲）の制限を来たし，左右差があれば方向にズレが生じる．筋力低下があると，正確さを保つためには，運動の速度を犠牲にせざるを得ない．筋緊張の亢進があると，運動の開始は難しく，円滑さに欠ける．呼吸・発声・構音系の運動は，連動すべきであるが，一部の筋（群）の緊張や力の障害があると，協調的な運動は生まれないため，バラバラの不連続な出力となる．

▶ **病態（生理）の理解と治療の焦点**

音声と身体の所見をとり，神経病理に伴う運動と感覚の異常の結びつきが明らかにされ，患者の個別性を勘案して，病態（生理）の絵ができあがる．これをもとに，治療の焦点と方法が提案され，緻密な課題設定の下で，訓練と指導が行われる．

例えば，脳梗塞（橋）で片麻痺と運動失調，軽度の喉頭麻痺があるが口腔運動の制限はわずかの症例での失声は，急性期の臥床による呼吸運動制限による可能性もあり，声を出させるために，呼気を出す練習が優先される．経過とともに声が出れば，発語ドリルで明瞭かつ高速な発話を目指していく．

文　献

1) Duffy JR（苅安　誠・監訳）：運動性構音障害―基礎・鑑別診断・マネージメント―．医歯薬出版，2004．

（執筆者：苅安　誠）

検査・評価
評価と訓練・指導の原則

運動障害性構音障害（dysarthria）は，神経原性の発声発語障害（群）であり，原因となる疾患や病状と神経病理の経過は多様であり，音声行動の異常は個人による異なる．本項では，はじめに運動障害性構音障害の臨床特徴を示し，評価と訓練・指導での留意点を述べる．次に，評価の原則，訓練・指導の原則を記す．最後に，運動学習の原理と活用，治療の最終目標への道筋，を提示する．

▶ 運動障害性構音障害（患者）の臨床上の特徴
- 神経筋の障害をもたらす多様な疾患や状態で起こりうる発声発語の異常である．
- 神経病理と運動・感覚異常を反映した音声特徴を呈する（普遍性）．
- 個人の自覚と反応により，異常な行動が加味されることがよくある（多様性）．
- 構音だけでなく声・共鳴や韻律の異常がある（器質性や機能性の構音障害とは異なる）．
- 不明瞭な発話，音声行動に異常さがあり，発声発語に困難を感じている（自覚）．
- 話すことで意思や情報を伝えることが難しいコミュニケーション障害である．
- 幅広い年齢層でさまざまな社会生活背景を有し，コミュニケーションの必要性も個人により違う．

▶ 評価と訓練・指導での留意点
- 病状の進行や変動のある神経筋疾患の患者が対象となるので，発声発語以外の側面（身体と精神面）のケアもチームで情報交換をしながら取り組む．
- 神経内科医師（専門医）が診察と診断・治療にあたるとは限らないので，神経病理を考えて診る習慣を身につけておく．
- よく見て・聴くこと（観察），その場で考えること（解釈）で，患者をもっと理解するように心がける．
- リハビリテーションは，患者と家族，専門スタッフの協力を得て行われるもので，継続性を持った取り組みには患者のやる気（動機づけ）と周囲の支援が大切である．
- 評価の対象は，音声に限らず，関連する嚥下，さらには身体と精神（言語も含む）に及ぶため，毎日情報の収集と観察（定型的な検査を含む）を行う．
- 患者の音声と身体の状態について，個別に機能（障害），能力（低下），社会生活の側面で，全般的には，生命，生活，生きがいの側面で，理解につとめる．
- 評価では，問題点を列挙するのではなく，原因と結果，増強・緩和要因，派生する状態を盛り込んで，図式化を試みる．
- 患者の発声発語障害を確定する前に，隣接する発声発語障害（音声障害，構音障害，吃音等）と区別をする作業（鑑別診断）を行う．
- 訓練では，小さな目標に向けての課題をいくつか行い，課題の設定（刺激・反応，許容する反応と強化，材料）には十分に吟味をする．
- 患者の反応に対しては，いい時には毎回褒めること，修正すべき点があれば，ひとつだけ見本を示して指導をする．
- 自主トレの課題を作り提供する際には，患者がアクセスできる場所を用意し，取り組む時間を日課表に盛り込んで本人と周囲に知らせる．

▶ 評価の原則
- 病歴と障害歴（いつ始まり，どのような経過をたどったのか，それまでの社会生活と現状の問題など）を明らかにさせる．
- 神経病理と運動感覚異常を考えながら，音声と身体の所見，行動の異常を読み解く．
- 運動異常と発話の乱れなどを明記し，それがよく起こる，増強されるあるいは緩和される条件を探る（訓練に活用できる）．
- 「できないこと」だけに目を向けず，患者の「できること」を探り知る（「できること」から訓練は始まる）．
- 患者の社会生活背景（家族，仕事や学業，日課，交流，趣味など）とコミュニケーションの必要性を理解する．
- 病歴，現在の状態（音声と身体，精神面）に，

疾患の特性を踏まえて，コミュニケーションを中心に，予後（見通し）を考える．

▶治療の原則[1]

- 目標は，患者の能力，コミュニケーションの必要性，訓練への意欲などを踏まえて，機能面と実用面の二本立てとする．
- 機能回復に向けた基礎訓練や補装具，実用コミュニケーションでの代償的手段，伝えやすい状況を作る環境設定を検討する．
- 投薬などの医学的治療で患者の身体状態を整え，歯科装具の適用を検討した上で，いい身体状態の下で行動変容に取り組む．
- 病状（身体面，体力，疲労）と精神面（意欲，不安など），日常生活を考えて，訓練内容と分量を設定する．
- 訓練は，どうにか「意識すればできること」から始め，もっと上手く，頑張らずに「意識せずにできる」を目指して，課題設定を行う．
- 反復練習は，自主トレーニング（ドリル）で行い，目的とした正しい方向に進んでいるか，十分な練習ができているかを，指導の場で確認する．
- 姿勢を整えて，呼吸・発声を向上させることを先行させ，十分な声量を担保してから，構音や韻律に取り組むとよい．
- 構音は，発話の明瞭さに大きく関わる母音の品質を子音に先行して向上させ，鼻音と非鼻音の出し分けにも取り組む．
- 語レベルでの明瞭さを向上させることが実用性の目標となり，ゆっくりと，区切るなどの指導で，まずは達成する．
- 学習したスキルを使う場面を設定して，練習する機会を増やして，実際のやりとり（会話・談話）で使えるようにする．

▶運動学習の原理と活用[2]

- 使わなければ昔のように上手くはできない（廃用）Use it or lose it. そして，使えば上手くなる Use it and improve it.
- 練習（反復, Repetition）で，行動を変えるのに十分な強度（分量, Intensity），十分な練習（時間, Time）を持たせた練習機会が，スキル学習に必要である．
- 基礎トレーニング（筋力強化など）では「発話

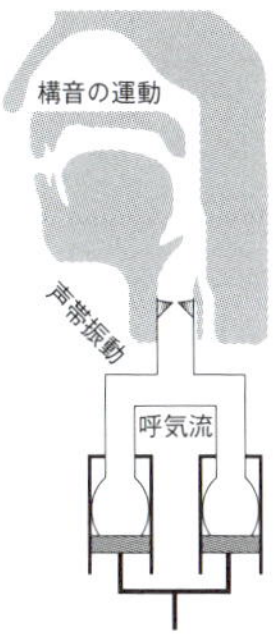

図1● 音声生成の3つの鍵
音声の動力源である呼気流（flow），声の元となる声帯振動（vibrations），音源を修飾して言語音を作る構音の運動（movement）

の練習」にはならないので，実用的な内容を交えて「話すこと」に特異性（Salience）をもたせた練習課題が必要である．

「どうにかできる」から正確さ・速さ・強さを段階的に要求する課題を設定して，望ましい行動を強化する行動形成（Shaping）により，「無理なく（Effortless）できる」へと導く．

▶訓練の最終目標への道筋

- 音声言語訓練の最終目標は，患者が指導や助言を受けなくとも，自立的に，「教えられ学んだ方法（スキル）を使えること」である．
- 教えられ学んだスキルを使って話すことが有効であることを患者自身に気づかせ，自己流も含めた他のやり方では上手くいかないことを本人が知ることが前提となる．
- 練習したスキルを使う場面を毎日の日課の中に組み込んでみる（例えば，売店で缶コーヒーを買うのに，希望する銘柄と個数を伝える）．
- 音声生成は，身体の基盤からの積み立てが欠かせない．次の3つの要素を高めることに集中する（図1）：音声の動力源となる呼気流（Flow），良質の声を生む声帯振動（Vibrations），音源を修飾する構音の運動（Movement）[3]．

文 献

1) Duffy JR（苅安　誠・監訳）：運動性構音障害－基礎・鑑別診断・マネージメント－（第16章 運動性構音障害のマネージメント・一般的原則）．医歯薬出版，2004．
2) Kleim JA, Jones TA: Principles of experience-dependent neural plasticity－Implications for rehabilitation after brain damage. JSHLR 51：225-239, 2008.
3) 苅安　誠：見えるよ，話し声．ひらめき・ときめき・サイエンス．文部科学省助成事業，2007．

（執筆者：苅安　誠）

訓練（1）
呼吸・発声の訓練

　呼吸と発声の問題は運動障害性構音障害（dysarthria）によくみられ，声量やプロソディに影響を与え，発話の不明瞭さの原因となる．そのため，呼吸や発声に対するアプローチは構音に先行して行う必要がある[1]．発声は，喉頭を含む呼吸器の連動した運動により実現する[2]．発声時に声帯を振動させるエネルギー源となる声門下圧は，肺からの出力（呼気流量）と喉頭（声門）による呼気流への抵抗（声門抵抗）を反映したものである．

　呼吸と発声の訓練を実施するにあたり，事前に患者の既往（肺疾患）や呼吸状態について，主治医に確認しておきたい．患者の体幹支持や胸郭の可動性などの身体評価をもとに，理学療法士の協力を得て，患者に頭頸部・体幹・四肢の適切な位置関係（アライメント）をとらせ，呼吸や発声に無理のない姿勢を保持できるように調整を行う[3]．

▶ **姿勢**

　片麻痺により，患側に身体が傾き，胸郭運動を制限することがある．神経疾患に伴う不随意運動や筋緊張に変動がある場合に，同じ姿勢を保つことができない患者もある．いずれの場合も，発声のための速やかな吸気と安定した呼気を供給することが難しい．

　パーキンソン病患者では，特徴的な前屈姿勢により，十分な吸気が得られないことがある．筋萎縮性側索硬化症（ALS）や慢性閉塞性肺疾患（COPD）の患者では，吸気に制限が生じることがある．吸気の制限のある患者には，重力の作用により横隔膜が腹部へ下降しやすいことを利用して，座位で発声訓練を実施するとよい．

　外傷による脳損傷や脊髄損傷，あるいは多発性硬化症の患者では，呼気に制限が生じる場合がある．背臥位にすることで重力と腹部の臓器により横隔膜を比較的容易に上昇させることができるので[1]，これを活用する．なお，背臥位の姿勢で楽に呼吸や発声ができたとしても，座位で難しい場合があることを認識しておく[1]．

▶ **非言語性課題**

　呼吸や発声に働きかける主な目的は，息継ぎ区間あたりの発話の長さを延長させ，状況に応じた十分な声の大きさを得ることである[4]．失調性構音障害の患者では，発話時の呼吸調節が不安定であるため，呼吸と発声を協調させていく必要がある．非言語性課題で訓練して達成できたことを，言語課題で達成するのが難しいこともあるため，できる限り早い段階で非言語性課題から言語性課題を中心とした訓練へと移行する（表1）[1]．

▶ **言語性課題**

　呼吸と発声機能の改善には，実際の発話に重点を置く．非言語性課題での母音発声で一定のレベル（例えば，3メートル先でも聞こえる声の大きさ，約2秒間の持続）に達することができるようになったら，子音と母音からなる音節の反復（例：/hahaha/，/nonono/），複数音節からなる無意味語（例：/ama/，/atata/）や有意味語（例：「うま」，「やきゅう」），と並行して文の復唱や音読（2文節から始めて，7文節までの文を用意する）といった課題に段階的に増やしていく．可能な限り日常会話に活かすことができるよう，患者が自身の呼吸や発声の状態を理解し，必要に応じた自己修正のヒントとなるようなフィードバックや助言を適宜行う（表2）．

▶ **大きな声**

　相手に発話を届けるには，十分に大きな声で話すことが必要となる．リー・シルバーマン法（Lee Silverman Voice Treatment；LSVT®）は，パー

表1 ● **非言語性課題**（文献1）

- 最大吸気と最大呼気（息を大きく吸って，全て吐き出す）
- 喉頭（声門）閉鎖強化手技（pushing法，pulling法，咳払い）
- 抵抗を利用した呼気努力（水圧計や瓶を用いた呼吸，口唇をすぼめた状態での呼吸）
- 吸気を行う際のスピードや量の調節（ゆっくり・すばやく吸う，少し・たくさん吸う）
- ブローイングを行う際の呼気の調整（短く反復，長く，短くと長く）
- 声の持続（ビジピッチや音量VUメーター等，視覚的フィードバックを用いる）

表2 ● 言語性課題（文献1）

- 声が小さくなる（消え入る）前の発話の区切り（息継ぎを入れる）
- 呼吸法の概念化（発話時の呼吸がどうあるべきかを患者示した後に文章音読を行わせ、言語聴覚士が息継ぎ箇所を用紙に記入する）
- 台詞練習（患者と言語聴覚士が役割交代をしながら台詞の読み合わせを行う）（表3）
- 音読や会話（呼吸や息継ぎを指示されることなく音読や会話を行う）
- 視覚的フィードバックを用いた発話練習

表3 ● 台詞練習

場面（1）電話で宿の手配をする

A：はい、北海ホテルでございます。
B：5月3日から2泊で、宿泊の予約をしたいのですが。
A：かしこまりました。何名様でご宿泊されますか？
B：4人です。大人が2人と子どもが2人です。
A：かしこまりました。お名前をお願い致します。
B：○○（本人の氏名）です。
A：○○様、ありがとうございます。ご予約を承りました。お待ちしております。

場面（2）友人を映画に誘う

C：来週の土曜日は、何か予定はある？
D：いや、特にないよ。どうしたの？
C：映画を観に行かない？　知り合いからチケットをもらったんだ。○○○（題名）。
D：それ、観たかったんだよ！　ありがとう！
C：何時頃待ち合わせようか？
D：お昼過ぎがいいな。午後2時にしようか？
C：じゃあ、札幌駅の西口改札でいいかな。
D：了解！　またね。

キンソン病により声量が低下し発話が不明瞭となった患者を対象とした音声訓練である。LSVTは訓練として以下の特徴を持つ[5]：声量増大に特化した訓練である、集中的に実施（1回1時間の訓練を1週間のうちに4日連続で4週間行う）と数多くの反復に基づいた（運動）学習である、声の大きさの調節に必要な力加減に関する感覚学習を含む。LSVTの適応については、音声言語機能評価、被刺激性（誘導により大きな声を出せるか）、臨床症状に基づいて判断する。

訓練課題は、母音の持続発声、母音での声域拡大（声の高低）、語や句（日常的に良く使う挨拶や言い回し）の復唱、文の音読、会話で、訓練場面では、「叫ぶくらいの大きな声を出すこと」を患者に要求する。患者が訓練場面以外や訓練終了後も大きな声量での発話を維持できるよう、運動や感覚面での自己観察や自己修正を動機づけるようなフィードバック（例：「今ぐらいの大きさが必要とされている声の大きさです」）をその場で行う。

LSVTは、パーキンソン病患者に対する音声訓練として、その訓練効果が半年以上持続することが実証されている。

文　献

1) Spencer KS, Yorkston KM, et al.: Practice Guidelines for Dysarthria ; Evidence for the Behavioral Management of the Respiratory/Phonatory System : Technical Report No.3, 2001.
2) 廣瀬肇、柴田貞雄、他：言語聴覚士のための運動障害性構音障害学. 医歯薬出版, 2001, pp44-52.
3) 室井利英、熊倉勇美：訓練の考え方と具体的な方法（熊倉勇美、他・編：発声発語障害学）. 医学書院, 2010, pp213-224.
4) Duffy JR（苅安　誠・監訳）：運動性構音障害—基礎・鑑別診断・マネージメント—. 医歯薬出版, 2004, p378.
5) Fox CM, Morrison CE, et al.: Current Perspectives on the Lee Silverman Voice Treatment (LSVT) for Individuals With Idiopathic Parkinson Disease. American Journal of Speech-Language Pathology 11 : 111-123, 2002.

（執筆者：尾野美奈）

訓練(2)
共鳴への取り組み

　共鳴の異常には，開鼻声や閉鼻声，子音での鼻漏れがある．原因は，奇形や運動制限に伴う口蓋咽頭（鼻咽腔）閉鎖不全，開口不十分での口腔共鳴不足，構音動作での口蓋咽頭運動のタイミングのズレが挙げられる．鼻咽腔閉鎖は，軟口蓋の挙上運動と，咽頭側壁・後壁の運動により，口腔と鼻腔を分離する機能がある[1]．正常な構音運動と発声には正常な鼻咽腔閉鎖が必要である．鼻咽腔閉鎖機能不全があると，呼気は鼻腔に漏れて口腔での音響効果が低下し，口腔内圧は高まらないため，声量は低下し，子音は劣化する．嚥下でも，咽頭内の嚥下圧の産生にも，鼻咽腔閉鎖は欠かせない．このように，発語と嚥下の両方において鼻咽腔閉鎖は重要な役割を有しており，適切な評価と治療が必須である．

▶ 鼻咽腔閉鎖機能の評価

　音声の聴覚的評価により，開鼻声や閉鼻声，子音での鼻漏れがあるかを観察する．次に，視診での軟口蓋運動の評価，鼻息鏡による呼気鼻漏出の測定を行い，可能であれば内視鏡での観察を追加する．

　鼻咽腔閉鎖機能不全が，発話明瞭度，声量，構音の正確さに影響を及ぼしているかどうかを判定することが大切である．簡便な鑑別法とロジックは以下の通りである：

　①鼻つまみありとなしでの発語の比較（母音/i/，子音/p//b/，語リスト）：鼻つまみなしで発話不明瞭が，鼻つまみで発話明瞭であれば，鼻漏れが不明瞭さの原因となっていると考えられる．

　②座位と仰臥位での声の比較（母音イー，アー）：仰臥位で開鼻声が軽減すれば，軟口蓋が重力で閉じる方向に作用していると判断できる．

　③ゆっくりと速いテンポでの発語の比較（鼻音と非鼻音の連続，例えば，あめんぼう）：速いテンポで非鼻音に鼻漏れがあれば口蓋咽頭閉鎖の運動が速度負荷で標的未到達となっている．非鼻音と鼻音との区別が明確でなければ閉鎖運動が調節できていないと推定できる．

▶ 鼻咽腔閉鎖機能不全の治療

　治療は，一般的に構造変化，運動促進，行動変容の3つに大分できる．背景にある原因や要因（奇形や変形，神経筋機能障害，誤学習，疲労など）に応じて，治療法を選択する．基本的には，形態の修復が必要であれば，それを優先する（表1）．

▶▶ 構造変化

　手術的治療：口蓋咽頭の形態を正常化させるために，咽頭形成術や咽頭弁形成術が行われることもある．形状の制限（大きな隙間）があれば，運動が改善しても鼻咽腔閉鎖は実現できない．

　補綴的治療：軟口蓋切除や軟口蓋挙上運動が低下している例に対しては，軟口蓋挙上装置（palatal lift prosthesis；PLP）やバルブ型スピーチエイドが使用できる．訓練はPLPを装着し，鼻腔から漏出していた呼気を口腔に導くためのブローイング訓練や，口腔内圧を必要とする子音（破裂音/p//b/，摩擦音/s//z/など）で構音訓練を行う．PLPは，軟口蓋を機械的に挙上させて鼻咽腔閉鎖を促す効果と鼻咽腔閉鎖を賦活する効果が考えられる．進行性疾患，嘔吐反射が強い症例，触刺激に対して過敏な症例は適応外である．PLPやバルブ型スピーチエイドは歯科医師が作成するが，言語聴覚士は構音を評価してPLPの長さや高さ，厚みの微調整を歯科医師に提案する．

▶▶ 運動促進

　重力を利用した訓練：仰臥位やリクライニング位をとることで，重力のベクトルが軟口蓋を咽頭後壁に向かわせる方向に作用するのを利用する[1]．姿勢を整えて発声発語の練習やブローイングを行う．

　ブローイング：息を口に出す反射を利用して軟口蓋の挙上を促す．ノーズクリップで鼻孔を閉じた状態でストローをくわえさせてコップの水を泡立てるように吹く，鍵盤ハーモニカを吹いて大きな音を出す．ハードブローイングで緊張を高めて運動制限を生じる場合は，力を抜いて長く吹くソフトブローイングを行う．発語での呼気操作も期待できる．

　冷圧刺激と徒手的介助：刺激による軟口蓋の挙

表1●口蓋咽頭（鼻咽腔）閉鎖の治療方法

		目的	方法
構造変化	手術的治療	口蓋咽頭の形態を正常化させる	咽頭形成術，咽頭弁形成術
	スピーチエイド	軟口蓋の挙上を補完する	軟口蓋挙上装置（PLP），バルブ型スピーチエイド
運動促進	重力の利用	軟口蓋の挙上を容易にする	仰臥位やリクライニング位をとることで，重力により軟口蓋を咽頭後壁に向かわせる
	ブローイング	軟口蓋挙上と咽頭収縮を促す	ストローでコップの水を泡立てるように吹く
	冷圧刺激と徒手的介助	軟口蓋の挙上を促通させる	凍らせた綿棒や手袋をはめた指で軟口蓋を押して挙上させながら発声/aaa/とその反復を促す
	CPAPを用いた訓練	口蓋咽頭閉鎖に関わる筋群を賦活させる	鼻マスクを装着した状態で鼻孔から空気を持続的に送りながら発音を行わせる
	内視鏡を用いたバイオフィードバック訓練	口蓋咽頭閉鎖の感覚一運動を獲得させる	モニター画面で軟口蓋と咽頭壁で隙間が閉じていることを確認させる
行動変容	口を大きく開く	鼻漏れを減らして口腔共鳴を増強させる	頑張りすぎずに，十分な開口での発語を促す
	声を大きくする	鼻漏れでの音量低下を補完する	いつもよりも大きな声で話すことを実践させる

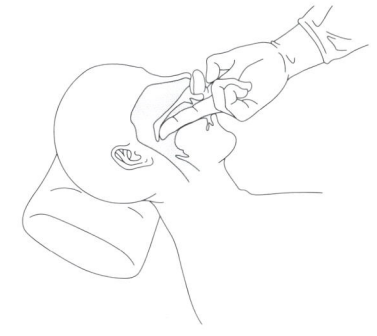

図1●手指による軟口蓋への徒手的（挙上）介助

上を促通が期待できる．凍らせた綿棒などを用いて軟口蓋を刺激しながら，発声/a/の持続や反復を促す[2]．不快感がなければ，グローブをはめた手指で直接軟口蓋の挙上を促す（図1）．口を大きく開けさせ，やや力ませた発声を促す．訓練前に刺激による不快感がないことを確認し，アイシングで溶けた水は嚥下させる．

持続的陽圧負荷（CPAP）を用いた訓練：鼻咽腔閉鎖機能に関する筋に対しての運動負荷療法である．鼻マスクを装着して鼻から空気を持続的に送りながら発音を行わせる．鼻腔から中咽頭方向に流れる陽圧の空気が軟口蓋の持ち上がりに対する抵抗となり，口蓋帆挙筋の活動をさらに高め，筋力強化が期待される．閉鎖音の間に鼻音を入れた音節（例：パンク，たぬき，ダンス）がよい[1]．

バイオ・フィードバック訓練：内視鏡の動画を見せることで，自己の軟口蓋や咽頭の運動を知り，鼻咽腔閉鎖の感覚一運動を獲得させる．発語/pipipi/など促し，運動を確認させる．臨床では，内視鏡を併用した訓練を常に行うことは難しいので，録画した画像で音声と鼻咽腔閉鎖の状態を理解させる指導が必要となる．鼻息鏡，ナゾメーター，マノメーター（水柱計）を見せて鼻漏れや口からの呼気を確認させるのも容易に実施できる[3]．

▶**行動変容**

口を大きく開ける：鼻漏れを減らして口腔共鳴を増強させることが期待できる．十分な開口での発語を促す．音声材料には，ア列音から始めてイ列ウ列音へと移行させる．頑張りすぎると運動制限をきたすこともあるので注意をする[3]．

声を大きくする：鼻漏れに伴う口腔共鳴の減衰と音量低下を大きな声で補完する．いつもよりも大きな声は，音量計を見せる，離れた場所まで声を届かせることで，誘導するとよい[3]．

▶**治療に対する心がけ**

発声発語器官や構音に対する訓練は，上肢や下肢の訓練とは異なり，運動の結果が見えないために，患者が「目標を理解して」運動を実行することが難しい．患者には，目標とする運動を，鏡や動画，音声，感覚刺激，模倣などで見せる，あるいは感じさせ，イメージを持たせて運動を促す．

運動の（再）学習には，適切な課題と十分以上の試行回数が欠かせない．自主訓練で練習機会を増やし，運動の自動化をはかる[3]．一日の訓練時間では足りないので，自主訓練用のドリルと成果のモニタリングが必要である．

文　献

1) 舘村　卓：口蓋帆・咽頭閉鎖不全　その病理・診断・治療．医歯薬出版，2012，pp105-127.
2) 西尾正輝：ディサースリアの基礎と臨床 第1巻理論編．インテルナ出版，2006，pp29-30.
3) 苅安　誠：嚥下・音声機能の改善のための相互乗り入れリハビリテーション訓練変法．音声言語医学 50：201-210, 2009.

（執筆者：外山慶一）

訓練（3）
構音の訓練

　構音の訓練は，明瞭度の改善を目的とし，軽度から重度の運動障害性構音障害患者に適応できる．構音に焦点を合わせることは，構音障害の治療の主要な部分である[1]．

▶ 構音に対する治療

　治療には，発声発語器官の運動などの基礎訓練と発語・発話の実用訓練がある[1]．発声発語器官の運動，呼吸，発声，構音，共鳴，韻律の重症度や，運動障害性構音障害のタイプを考慮して治療法を設定する（表1）．訓練では目標とする語や音の実現（正確さ）が達成できるように，訓練課題の順序づけ（例：口蓋の筋力低下は高い口腔内圧を要する子音よりも易しい鼻音，母音，わたり音を用いる，音節→語→句→文と段階的に発話単位を長くする）を行い，必要に応じた手助け（例：目標音の運動獲得を徒手的に介助する，構音点・様式を図示する，凍らせた綿棒で構音点を感覚情報として与える）をする．

　重度：重度例では，姿勢保持や発声発語器官の運動が中心となる．筋緊張が高く運動制限がある場合は，姿勢の調整やストレッチ（例：舌を湿らせたガーゼで徒手的に引き保持する）を行う．自動運動は難しいことが多いため，他動的に動かす，感覚刺激を与え反射を利用して運動を促す．基礎的な運動に加えて，構音運動を導入する．例えば，口輪筋へのアイシングやタッピングで口尖らし反射を起こさせ，口唇の突き出しを促通する．さらに，母音の /ɯ/ や口唇音の /ma/ の音（節）を練習する．母音の確立を子音よりも先行させる．母音の中では，開（低）母音と他の母音の出し分けを起点として，5母音の出し分けを練習する．母音の連続（例：舌前後 /eoeo/：エオエオ，口の開閉 /aiai/：アイアイ）から，母音だけの語（例：応援「オウエン」），さらには子音を前後に追加した語（例：豆 /mame/，アイス /aisɯ/）へと移行する．

　中等度：中等度以上の例では，発声発語器官の（非言語性）運動，構音連続運動の訓練段階を経て，明瞭度と実用性の向上を目指した発話訓練を積極的に行う．正確な音（母音と子音）を連続的に生成することは容易ではないので，正常な構音を目標にせず，歪みや置換を軽減させ，発話の明瞭さや発話内容の伝達の改善を目標とする[2]．基礎訓練では，より正確に速い運動を実現するために，反復運動や抵抗運動を行う．実用訓練は，安定性を増すために語レベルで産生可能な音の組み合わせを生成する練習をたくさん行う．話速度を制御することで，発話の明瞭度さを高める．

　軽度：軽度例は，正常に近い発話を目標とする．基礎訓練は，高速の連続運動や筋力強化を必要であれば行う．実用訓練では，短い文から長い文へと，語数を増やしていく中で，組み合わせた運動の連続性を維持し，明瞭度を保ちながら発話できるようにする．音声コミュニケーションの実用化にむけて，会話や説明など，自らの考えを表現する中で，比較的正確な運動を実現させ，発話の明瞭度さを模擬的な現実場面で達成するように進める．

▶ 構音訓練の方法

　構音訓練は，運動障害性構音障害では主に語レベル以上とする．すなわち，音の正確さよりも，相手に語として伝えることが目標となる．構音訓練の成果は，テスト語（訓練語とは異なる語のリスト，20語程度）を生成させて，他者の聴取での了解度を求め，訓練前後で比較することで判断する．

▶▶ 最小対立の活用

　母音や子音の違いを明確に構音させることを目的に，1つの音素だけが異なる語（有意味）の対（最小対立，ミニマルペア）の復唱や音読を行う．子音間あるいは母音間の対立を含んだ，語，句，文レベルの材料を用意する．

　構音点　例：/k/ – /t/　会計（かいけい）– 体型（た

表1 ● 重症度別の構音基礎訓練と実用訓練

	基礎訓練 発声発語器官の運動	実用訓練 発語・発話訓練
重度	他動運動 自動運動（反射利用） 姿勢保持	復唱（母音，音節）　指差し 音読（2文字まで）　ジェスチャー 挨拶や応答　（語）
中等度	自動運動 反復運動（低速） 抵抗運動	復唱（語，文）　最小対立 音読（語，文）　明瞭度ドリル 説明，応答　テンポ制御
軽度	反復運動（高速） 抵抗運動	音読（文，文章）　最小対立 説明，応答，独話　強勢対比 伝達（電話）　テンポ制御

いけい），/s/-/t/ 再開（さいかい）-俳諧（はいかい）．

構音様式　例：/t/-/s/ 鉄器（てっき）-石器（せっき），/b/-/m/ バイク-マイク．

有無声（声帯振動）　例：/p/-/b/ パス-バス，/k/-/g/ 隔週（かくしゅう）-学習（がくしゅう）．

▶▶ **強勢対比訓練**

文レベルの発話の際に，鍵となることばに強勢を置くことで，伝達能力を高める．強調された語は，声が大きく，発音も明瞭となる．文の末尾の語句に強勢を置くことで，最後まで十分な音量や正確さを保つことも期待できる．
聞き手(治療者)「昼食は何を召し上がりましたか？」
話し手(患者)「近所の中華料理屋の麻婆豆腐です．」
聞き手(治療者)「午後から何をする予定ですか？」
話し手(患者)「天気がいいので梅林公園まで散歩に出たいです．」

▶▶ **明瞭度ドリル**

患者（話者）がカードの山から無作為にカードを選び，書かれている語や文を発語して，聞き手は聞こえた通りに話者に伝える方法である[1]．話者は，聞き手に伝わらないことに気づき，伝えるためにはどう話すべきかを工夫することが期待される．明瞭度ドリルは，発見学習を促進することができ，日常会話に移行する段階で用いられる．

▶ **補綴的治療**

舌接触補助床（PAP；palatal augmentation prosthesis）は，舌の欠損（容積不足）や運動制限に対して，義歯床の口蓋に厚みを持たせて舌の接触を容易にさせる補綴である．欠損歯の有無により，有床義歯型のPAP，口蓋床型のPAPに分けられる[3]．運動障害性構音障害患者の舌運動制限に，PAPの装着で，構音と嚥下に効果が期待できる．

▶ **話速度コントロール**

話速度の制御（主にゆっくり話す方向）は，即時に発話の明瞭さを高めることができる．意図的な話速度変化を定着させるには，いろいろな技法を使った指導と系統的なドリルが必要で，本人が調節できることが目標となる．なお，誇張した構音運動は，ゆっくりしたテンポになり，発語運動に協調性をもたせ，明瞭な発話が期待できる[4]．

モーラ指折り法：患者に1文字（拍）ごとに指を折りながら話すように促すことで，話速度を低下させる．ことばの文字数を知るために，仮名で読むステップを経る必要がある．

ペーシングボード：患者が音節（文字）や語を発声する際に，マス目を順に指差しさせる．手の動きに合わせることで，話速度の低下や発話の区切りが促進される．

フレージング法：適切な箇所で強制的に休止を入れることで，区切って話すことができる．区切ることで，大きな声と十分な発語運動が得られ，より正確な母音や子音の生成が期待できる．

ポインティングスピーチ：文字盤を用意して，患者が発話の頭文字を指差してから話す方法である．話速度の低下と同時に，ひと文字のヒントを相手に与えることで，伝達効率を高めることが期待できる．

▶ **自覚と自主トレーニング**

患者は，自らの発話が十分に正確なのか，相手に伝わるのか，判断できないことが多い．ボイスレコーダーを用いて，構音の不正確さを自覚させる取り組みが自己修正を促す上で必要である．分からない時には聞き返しをするという約束の上で，やり取りの中で聞き返しや言い直しを求めることが大切である．

構音の訓練は，語や文で，標的運動と実現した連続的音声が十分に相手が了解できるレベルを目標とする．多様な標的運動と音声の連続運動を実現するためには，十分な練習量が必須である．治療者は自主訓練中の構音の適切さを常に確認はできないので，練習が望ましい方に向かうように指導書を作る．家族や看護師が自主トレに立ち会い，適切なフィードバックを行うことができれば，効果が期待できる．

文　献

1) Duffy JR（苅安　誠・監訳）：運動性構音障害―基礎・鑑別診断・マネージメント―．医歯薬出版，2004，pp 381-388．
2) 廣瀬　肇，柴田貞雄，他：言語聴覚士のための運動障害性構音障害．医歯薬出版，2001，pp 293-314．
3) 前田芳信，阪井丘芳：開業医のための摂食・嚥下機能改善と装置の作り方超入門．クインテッセンス出版，2013，pp 44-81．
4) 苅安　誠：嚥下・音声機能の改善のための相互乗り入れリハビリテーション訓練変法．音声言語医学 50：201-210，2009．

（執筆者：外山慶一）

指導(1)
実用使用の促進

▶ **全体像をとらえる**

実用性について考える際には,「なぜ聞き取りにくいのか？」について考える必要がある．発話が「聞き取りにくい」,「しゃべりにくそう」と評される場合，それが常に構音障害，または構音障害のみを指すとは限らない．言語操作能力の障害である失語症，発話明瞭ではあるが内容が不明瞭な認知症，長期臥床による筋力低下，音声障害など，様々な要因が単独で出現，もしくは構音障害と合併している可能性が考えられる．まず，患者の全体像をとらえてから，問題点を整理する．

▶ **実用性について**

実用性に関しては,「相手に通じているかどうか」が重要な評価基準となる．たとえ構音の正確性に低下があっても，相手が了解可能なレベルの範疇であれば，実用性ありと判断することは可能である．運動障害性構音障害例の実用使用の促進を考慮する際には，まずは正確な機能評価と結果の詳細な検討を行い,「現状」を的確に把握しておくことが必要となる．障害のタイプ分類や重症度の判定，訓練開始後の経時的な変化，構音以外の言語的側面の能力，その他，実用使用の促進の妨げとなり得る要因について把握しておく．同時に，患者自身が自らの発話の問題点を正確に認識し，場面設定や相手に応じて，適切な問題解決方法を選択して実践できることが望ましい．訓練の経過を検証し，効果的であった訓練方法や「できること」に焦点をあてることで，実用性を高めるアプローチのヒントが見つかることもある．また，「できないこと」を患者自身が認識することも重要である．できないことを回避したり代償したりすることで成功体験を積み重ねることも，実用使用の促進につながる可能性があるからである．できないことについては改善を，できることについてはその能力の維持と伸長，そして日常生活場面での積極的な活用を促進する．症例は個々に背景，重症度，症状が異なる．医療従事者側の基準，常識，経験則を一様にあてはめるのではなく，対象症例のことばへの依存度，口頭言語の必要性や要望，病前の発話量，性格，目標到達点と満足度，などを含めて個々の事情を考慮する必要がある．

▶ **実用使用の促進**

「相手に通じる」ようにするための具体的な取り組みとして，話者主体のアプローチとコミュニケーション主体のアプローチがある．前者は障害された発声発語機能の回復や代償に働きかけ，後者は発声発語の方略，聞き手側の工夫，環境調整への働きかけを意味する．機能回復を目的とした訓練方法には様々な方法があり，原因疾患や運動障害性構音障害の各タイプによっても異なるため，詳細は当該項または成書を参照されたい．Yorkstonら[1]は，運動障害性構音障害の代償方法について述べている．その内容は実用使用の促進の面でも，きわめて有用と考えられる．Yorkstonら[1]の報告からの抜粋を中心に，以下に実用使用促進のポイントとなり得る項目を挙げる．実際の臨床場面では，症例の症状や発話特徴によって，該当するものを組み合わせて指導することになる．

・まずは環境調整が重要となる．できるだけ静かな環境がよい．発話以外の課題を同時進行させることなく，発話に集中できることが望ましい．うす暗い環境下では，話者の口元や表情が見えにくい．

・ゆっくり話す．発話に集中し，発話速度に注意しながら，ゆっくり話す．

・大きな声で話す．声量が低下しているパーキンソン病の症例の場合，自覚的には叫んでいるかのように感じるかもしれないが，他者には普通であることが多い．

・伝達内容のトピックや概要を相手に伝えておく．それにより，発話不明瞭な発話が出現した際に，聞き手側がその内容を推察できることがある．

・語や句の間にポーズを設ける．特に発話速度が速い，または加速傾向がみられるパーキンソン病の症例には，発話速度を意識させるためにも有用である．

・発話が困難な音をしっかりと意識し，舌，

- 口，筋をしっかりと動かす．
- 呼吸をコントロールする．呼吸の状態により，声量が低下していないか注意する．呼吸コントロールに低下がみられる場合は，ひと息で発話する単語数を減らす．
- 拡大代替コミュニケーション手段の活用．文字および五十音表を用いて，発話不明時に目的とする音を提示することにより，聞き手の理解促進につながる可能性がある．
- 服用している薬の効き具合やサイクルに合わせる．「最も調子のよい時」に発話の正確性は高まる．パーキンソン病の症例では，抗パーキンソン薬の持続時間を把握する．
- 聞き手の聴力や理解能力に低下や障害がないか確認する．
- リーシルバーマン法を用いる場合，その目的を意識して，日常生活場面での般化に努める．

聞き手側が「よい聞き手」となることでも，実用性は促進され得る．以下，Yorkstonら[1]の報告からの抜粋を中心に，聞き手側のポイントを述べる．これらは，家族指導の際にも有用である．

- 話者が話しやすい環境の調整に協力する．
- 話者の発話内容に興味を示す．
- 聞き取りづらい時や発話内容が分からない時は，その旨を意思表示する．
- 適切なタイミングで，それまでに理解できた内容を話者に確認したり，要点を確認したりする．
- 理解促進を目的として，必要に応じて適切な要求を伝える（「もっとゆっくり」，「もう少し大きな声で」など）．
- 発話内容を先読みしすぎない．

▶ 発話速度のコントロール

発話速度のコントロールは，発話明瞭度改善のために重要である．特に発話速度が速すぎる場合，発話明瞭度は低下しやすく，いわゆる「聞き取りづらい発話」となることが多い．まずは，発話速度を低下させることによるメリット（構音動作の正確性の向上，協調運動のスムーズさの向上）について，繰り返し指導する．しかしながら，発話速度は長年の習慣や性格が反映されることが多く，その修正および適切な発話速度の学習と実践には困難が伴う．

指導方法としては，ペーシングボード，聴覚的フィードバック，タッピング，指折り法などが挙げられる．先述したように，「ゆっくり話す」ということの実践と般化は難しい．"心がけ"のみに頼ることには限界があるため，視覚，触覚，運動覚で刺激してフィードバックすることで般化を目指す方法も有効とされる．日常生活場面で使用できる携帯型ペーシングボードもある．

▶ 声量のコントロール

健常者であっても，小さな声で話すと，聞き手にとっては聞き取りづらい．声量低下に構音の異常が加わると，発話明瞭度はさらに低下する．

大きな声で話すということは，それを実現するために，適切な呼吸コントロールや十分な開口を必要とする．これらは，発話明瞭度の改善に寄与する．また，小さな声で早口で話すことは比較的容易であるが，大きな声で早口で話すことは難しい．つまり，大きな声で話すということ自体が，発話速度を低下させることに寄与する可能性がある．声量を増加させることが，発話明瞭度の改善に寄与する点が多いことを指導し，最終的に発話明瞭度の改善とその持続につなげる．

▶ まとめ

症例の担当言語聴覚士が，訓練開始以前に比して訓練中の構音が聞き取りやすくなったから，これで「実用レベル」になった，と解釈することには注意を要する．聞き取りやすくなった要因は，訓練を通して，担当言語聴覚士が本人の発話特徴に慣れたゆえかもしれない．トレーニングを積んだ専門家には聞き取れても，一般の方々には聞き取れないレベルかもしれない．静かな個室内で，正面に対峙して1対1で会話するという言語訓練室の恵まれた環境によるものかもしれない．実用性とその般化について考慮する際には，相手，場所，目的等を柔軟にイメージする必要があり，担当言語聴覚士以外のスタッフからの評価，客観的な評価などを踏まえて多角的に判断することが望ましい．

文　献

1) Yorkston KM, Miller RM, et al.：Management of Speech and Swallowing Disorders in Degenerative Diseases, 2nd edition. Pro-ed, 2004, pp 227-235.

（執筆者：中谷　謙）

指導（2）
口腔・顔面の運動促進

　口腔・顔面の運動促進は，構音器官の運動の向上をはかり，運動の分離性と協調性を高め，円滑な構音操作に繋げるねらいがある．構音器官の運動範囲，速度，力，精度（正確さ）と筋緊張，連合・共同運動，代償を観察しながら，好ましい運動を誘導する．口頭指示，動作模倣，徒手的介助，舌圧子やバイトブロック等の道具使用で，個人に合った感覚の入力や制限，視覚的・聴覚的フィードバックを組み合わせて，運動を引き出す．

　全身の連合運動や共同運動が，口腔・顔面領域に影響を及ぼすこともあり，適切な姿勢をとることが大切である．

▶ **頸部**
▶▶ 準備段階

　呼吸状態と頸部の関節可動域や筋緊張をみる．頸部疾患の既往を把握する．仰臥位，側臥位，座位の姿勢が，頸部を動かしやすいか調べる．

▶▶ 運動促進

　頸部の前後と左右回旋・側屈を行う．仰臥位から開始する場合は，後頸部を親指の付け根である拇指球と手掌で包み頭頂方向へ軽く牽引する．声をかけながら少しずつ他動的に動かす．なお，パーキンソン病や進行性核上性麻痺の患者では，自動運動の方がよい動きを示す場合が多い．

▶▶ 要点

　上顎と連動する頸部は，下顎と相反的関係にあるため，下顎を動かす前段として頸部を整える．特に後頸部は硬いこともあり，呼吸と構音器官の代償運動，姿勢の影響を受けやすい．

▶ **下顎**
▶▶ 準備段階

　顎関節の位置と脱臼の有無を確かめる．視覚的なフィードバックのために，鏡を準備する．

▶▶ 運動促進

　下顎の開閉運動：開口を促す際に，自分の肩を後ろからあてがうあるいは頭頂部を片手でおさえることで，後頸部の代償運動を抑制する．最大開口位にならないで蝶番運動の範囲内で，下顎を下げる．閉口の促しは，いったん下顎を引き下げてからゆっくりと持ち上げていく．筋力強化を兼ねて，頤部や下顎骨に抵抗を加える，下顎臼歯に指での抵抗を加える方法もある．両側弛緩性の麻痺で下顎が常に下制している場合は，両側咬筋の伸張反射を利用して頤部に抵抗を素早く加え，すぐに挙上させる方法もある[1]．

　下顎の中間位保持：舌圧子にガーゼを巻いたものやバイトブロック等（厚さ7～18mm）を咬ませた状態で，「タタタ」「カカカ」「ラララ」を生成させる．鏡で見せながら，中間位を保持した状態で舌圧子やバイトブロックを取り出す．下顎の中間位保持は感覚が大きく関わるので，鏡や口頭指示で状況を理解させながら動作を繰り返す．

▶▶ 要点

　下顎の開閉運動は，頸部の代償や舌との共同運動が加わることが多いため，分離を促す．構音時の下顎の水平性および垂直性[3]を保つため，中間位保持に重きを置く．下顎の側方や回旋運動を促す場合は，咀嚼可能な物をガーゼで包み，咀嚼位置を変化させながらすりつぶし（臼摩）運動を誘導していく．咀嚼させる物の特性（大きさや硬さ等）に留意する．

▶ **口部顔面**
▶▶ 準備段階

　口唇や頰部内側の乾燥や咬傷，口内炎があるかを確かめる．ひどく乾燥しているのであれば，口腔内を湿らせる．鏡を準備する．

▶▶ 運動促進

　顔面への感覚入力：タッピング，寒冷刺激，ブラッシング等で感覚入力を行う．

　口唇・頰部のマッサージ：頰部から口角筋軸部にマッサージを行う．マッサージは，咬合位でグローブを装着した人差し指と親指で頰部をつまみ，末梢部（奥）から中枢部（正中）にかけて揉む．片側だけではなく両側行う．頤筋に過剰な痛みがある場合は，頤部（奥）から頤唇溝（正中）にかけて，つまみながら揉む．

　口唇・頰部のストレッチング：上唇鼻翼挙筋から小頰骨筋または，大頰骨筋の起始部周辺から上

唇に向けて引っぱる．一端を固定し伸ばす．口輪筋も同様に行うが，上唇は人中，下唇は頤唇溝を固定し，水平方向に伸ばす．

口唇の突出：咬合位で，口唇を突出させながら，口角筋軸部から下唇へ人差し指を頤唇溝に向けて滑らせる．上唇へは，口角筋軸部から人中まで滑らせる．明らかな左右差がみられる場合は，過剰に動く側を指で抑制した状態で，動きの乏しい側を誘導する．口唇を突き出させ，両唇間に水平に入れた舌圧子をくわえさせ，上唇を上下させる．

▸▸ 要点

筋の走行や収束部位を確認し，マッサージやストレッチング等で誘導する．口唇の突出は，適度な口輪筋の収縮によるものか，代償運動としての口角筋軸部による過剰な収縮かを区別する．

▶ 舌

▸▸ 準備段階

舌の乾燥状態や咬傷等を確認する．舌の乾燥があれば，口腔内を湿潤させる．鏡を準備する．

▸▸ 運動促進

舌の前後運動：教示や動作見本で舌の突出を促す．ガーゼを舌の下から包むようにして，ゆっくりと伸ばす．舌を水平に保ち口頭指示で前後（突出，後退）の動きを促す．抵抗運動では，舌尖を舌圧子や指で抵抗をかけ突出させ1～2秒力を入れ弛めさせる[4]．舌圧子を使用する場合は，両端を親指と人差し指で挟み，下顎骨頭に中指を置いて突出させる．

舌の形状変化：舌尖に適度な抵抗を加えた状態で舌を尖らせ，その後，舌を水平に戻す．舌を水平にするのが難しい場合は，舌面に平らな物（舌圧子や板ガム等）を乗せ保持させるとよい．

舌尖の挙上運動：舌圧子または指を舌面にあてがい，舌面から下方へ振動や圧迫を加える．舌尖の分離運動として，バイトブロックを咬んだ状態で，舌尖挙上を促す．舌尖の抵抗運動として，舌圧子や指で抵抗を加え挙上を促す[4]．可能であれば，舌を水平に保ち，舌縁を挙上させる運動も行う．舌の動きが低下している場合は，舌圧子や指で介助して挙上させる．舌打ちをくり返しさせる[1]．

舌の側方運動：左右の舌の側面に舌圧子や指をあて，抵抗を加え側方への押しを促す．抵抗運動は，左側方へ，右側方へ行う[4]．可能であれば，舌を水平に保ち，舌を側方に動かす運動を行う．分離運動では，バイトブロックを咬んだ状態で，舌を側方へ動かすように促す．メトロノームで外的テンポを与え，上唇をゆっくり舐めるように片側の口角から反対側の口角へ移動する運動を行う．

▸▸ 要点

舌の抵抗運動や分離運動では，下顎との分離を促すため，舌圧子やバイトブロックが必要である．個人によっては，固定することで運動制限が出現するので，固定を外す等の調整をする．

▶ 口蓋・咽頭

▸▸ 準備段階

舌圧子で舌背を押さえて，軟口蓋の潰瘍等の有無を確認する．鏡を準備する．

▸▸ 運動促進

軟口蓋の挙上：最大開口位の状態にならない範囲で，運動をさせる．母音「ア」を短く区切って発声させ，タイミングに合わせて舌圧子または冷却した喉頭鏡で軟口蓋を押し上げる運動，「カ」や「ガ」を短く区切って言わせ，タイミングに合わせて舌圧子で舌背を抑え運動を行う．鏡でみながら母音「ア」の発声を3回×3セット程度促し，軟口蓋の動きを本人に自覚させる．鏡をみることで，頸部を過剰に後屈する場合や軟口蓋がみえにくい場合は，「今，動いたよ」と口頭で伝える．

▸▸ 要点

口蓋・咽頭への運動促進については，持続的気道陽圧（CPAP）や軟口蓋挙上装置（PLP）の効果が示されている[5]．舌接触補助床（PAP）も積極的に活用すべきである．

文　献

1) 丹下弥生：訓練（8）構音器官の運動機能訓練（日本言語療法士協会・編：言語聴覚療法臨床マニュアル）．協同医書出版社，1992，pp172-173．
2) Zemlin WR（舘村　卓，他・監訳）：ゼムリン言語聴覚学の解剖生理，原著第4版．医歯薬出版，2007，p265．
3) Ostry DJ, et al：An Examination of the Degrees of Freedom of Human Jaw Motion in Speech and Mastication. JSHR 40：1341-1351, 1997.
4) Clark HM, et al：Effects of Directional Exercise on Lingual Strength. Speech Lang Hear Res 52：1034-1047, 2009.
5) Duffy JR（苅安　誠・監訳）：運動性構音障害．医歯薬出版，2004，pp374-400．

（執筆者：池上敏幸）

指導(3)
拡大・代替コミュニケーション（AAC）

▶ **コミュニケーション**

ヒトが日常生活において他者とやり取りをする際に，最も迅速かつ簡便な手段が「音声言語」コミュニケーションである．昨今は携帯メールの普及でコミュニケーションの手段は多様化しているが，対面で「話し」をすることが，思いは伝えやすいのは変わらない．

脳卒中や神経筋疾患により発声発語機能が低下した場合，確実で手軽にできるのは筆談による代用である．ただし，手を動かすことが難しい人や円滑に文字を思い出して書くことができない人には，他の非音声言語的手段を提供する．拡大・代替コミュニケーション（AAC）は，コミュニケーションを促進あるいは補助する手段をいう．以下に，言語聴覚士が患者に指導するAACの種類と，導入にあたっての手技と注意点を示す．

▶ **いろいろな方法**

▶▶ **文字盤**

文字を指や視線で指し示しことばを伝えるのが，文字盤である[1]．厚紙に五十音を印刷すれば，自作できる（図1）．透明文字盤（図2）は，アクリル版に文字シートを貼って作る[2]．指示する文字列だけでなく，表情も同時に読み取ることができる．

コミュニケーションボード（図3）は，あらかじめ日常よく使うことばを選んで，印刷した文字盤である．患者の「使いやすさ」を考えて用意する．

▶▶ **携帯用会話補助装置（VOCA）**

文字やシンボルなどを記された鍵盤（キー）を押して，合成音声や録音音声の再生や文字表記をさせる機器がVOCA（Voice Output Communication Aids）である[1]．携帯性を重視した機器で，タブレット端末などでもアプリケーションソフトにより実現できる．

▶▶ **環境制御装置（ECS）**

家電製品などの操作を他者に依頼することなく，自らの意思を機器に伝えて制御する機器がECS（Environmental Control System）である[1]．大手家電メーカーがリモコンで操作できる製品（テレビ，エアコン，電動ベッドの上げ下げ，部屋の電気のオンオフなど）を多く出している．

▶▶ **呼び鈴**

やり取りを始めるきっかけとしての「声かけ」の役割を担うのが，呼び鈴（コール）である[1]．電気的に振動を起こすブザー，ハンドベルなどもある．

わ	ら	や	ま	は	な	た	さ	か	あ
	り	ゆ	み	ひ	に	ち	し	き	い
を	る	よ	む	ふ	ぬ	つ	す	く	う
	れ		め	へ	ね	て	せ	け	え
ん	ろ	ゃゅょ	も	ほ	の	と｡	そ	こ	お
ー						っ			
0	1	2	3	4	5	6	7	8	9

図1● 文字盤（五十音順）

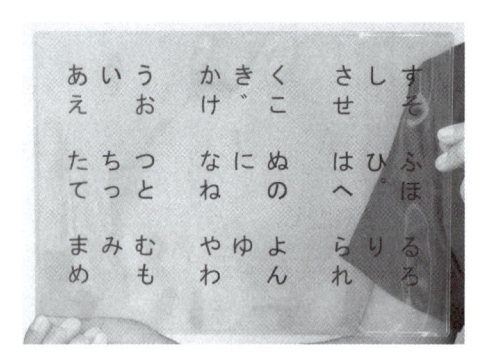

図2● 透明文字盤

起きる	寝る
寒い	暑い
痛い	トイレ

図3● コミュニケーションボードの一例

市販のパソコンと情報・通信支援用具

スクリーンキーボードなどの補助機器やソフトウエアを利用してパソコンの操作をすれば，インターネットで電子メールやウェブサイトも利用できる[1]．マウス操作が可能であれば，パソコン内にあらかじめ内蔵されているスクリーンキーボードを利用する手段もある．タッチパネル機能付きのパソコンであれば，マウス操作は必要ない．

重度障害者用意思伝達装置（走査入力方式）

ひらがななどの文字綴り選択による文章の表示や発声，要求項目やシンボルなどの選択による伝言の表示や発声などを行うソフトウエアが組み込まれた専用機器で，文字等の走査入力ができる[1]．身体の残存機能により，様々なスイッチを採用することで，選択ができる．

スイッチには，手で押して入力するタイプだけでなく，指先や顔面などが触れることで反応するピンタッチスイッチ，さらにごくわずかな動きをとらえるエアバックセンサーやピエゾセンサー，光の遮断感知をスイッチに利用したファイバースイッチ，専用のカメラとパソコン・ソフトで空中に仮想ボタンを作成し身体の動きを検出するエアスイッチなど，多種多様である．

身体の残存能力については，専門的な知識と判断が必要なので，医師や作業療法士と相談して，機器とスイッチを選定すべきである．

重度障害者用意思伝達装置（生体現象方式）

脳波や脳の血液量等を利用して「はい・いいえ」を判定するもの[1]．1つの物事を集中して念じることで，一定の脳波や脳血流量以上になると反応するため，身体のどこも動かさずにスイッチングを行うことができるが，実用化はまだ先になる．

視線入力機器

直視や瞬目など，目の動きだけでパソコンを操作することができるもの．画面の周囲にセンサーが設置されており，視線を検知する．

導入の際の注意点

AAC機器の使用にあたり，患者の知的能力が一定以上であること，操作方法を理解して覚えることができること，が前提条件となる．選定の段階から，本人と家族に十分な説明と討議を行い，皆が納得の上で導入を決定していくことが大切である．

導入のタイミングについては，心理面への配慮が大切である．進行性疾患では，導入時期が早すぎると患者の精神面に影響があるかもしれない．脳卒中後遺症では，訓練すれば発話機能がもっと良くなるはず，機能回復を断念することになるのではないかと患者が感じて，意欲をそいでしまうかもしれない．患者は常に「発話」による表出（「話すこと」が治ること）を諦めていないのである．

導入が遅すぎると，手段を獲得するまでに苦労する．進行性疾患では，手段の実行が確立できないうちに疾患が進行して使用に至らないことがあるので，タイミングをはずさないことである．

導入したら終わりではなく，導入後の継続したケアが大切である．もしかしたら患者はスイッチを含めた機器の不具合すら表明できないかもしれない．ちなみに，筋萎縮性側索硬化症（ALS）の患者での機器使用では，およそ1年ごとにスイッチの再検討が必要とされている[1]．

展望と期待

近年のIT業界の進歩はめざましく，次々と新しい技術が実用化されている．我々は常にアンテナを張って，導入の可能性を考えておかなければならない．脳科学の知見から，意図を表現する手段も多様化する可能性がある．産業・テクノロジー分野に関する最新の情報を収集し，的確な手段を選定・導入できるよう努力すべきである．

文　献

1) 井村　保：iCareほっかいどう・意思伝達支援活動報告会資料「コミュニケーション機器の給付制度と人的支援〜現状と課題〜」．2013．
2) 大澤富美子：補助代替コミュニケーション（日本聴能言語士協会講習会実行委員会・編：運動性構音障害）．協同医書出版社，2002，pp151-173．

（執筆者：藤田賢一）

指導(4)
集団訓練

▶集団訓練の効用

個別訓練は，個別の患者の症状に合わせた訓練を行うことができ，体調やその都度変化する反応に合わせて進めるもので，言語療法の基本的な実施方法である．ただし，マン・ツー・マンであるがゆえに閉鎖的で変化に乏しくなってしまうきらいがある．

一方，集団（グループ）訓練は，患者がセラピスト以外の人前で声を出す（話す）機会を得ることができ，より実践的に練習したことを使う場面が設定できる訓練（応用）の実施方法である．集団訓練は，その形式上，患者同士でのコミュニケーションの機会が増えることになり，患者自身が自分と他の患者の状態を比べることでやる気を高めることにもなる．実際に「あの人も頑張っているのだから自分も頑張ろう」という患者の発言をよく耳にする．

覚醒状態があまりよくない，一見すると訓練適応の乏しい患者でも，集団訓練に数日間続けて参加することで，徐々にまわりにつられて声を出し始めることもある．なにより，集団訓練では，個別訓練では味わえない「笑いや明るい雰囲気」が作り出せる．

以下に，集団訓練の環境設定とプログラム，配慮すべき点を示す．

▶集団訓練の環境設定

集団訓練に参加する人数が余裕をもって入るスペースで，多少大きな声を全員で出しても許容される部屋を用意する．言語専用の大きい部屋がなくても，病棟の自由空間や病室，リハビリの大部屋の一部を使うこともできる．

1対1の個別訓練では，患者と対面で座ることが多いかもしれないが，言語聴覚士も含め3人以上になる集団訓練では，座る位置もひと工夫したい．言語聴覚士と患者6名の集団訓練を想定して，座る位置を図1に示す．

▶集団訓練のプログラム

集団訓練は，個別訓練よりも時間が幾分長くなる．プログラムには，導入，個別に話す部分と全員が同じことに取り組む部分，まとめと次回の予定等を，時間配分を考えて盛り込んでおく．

パーキンソン病患者5～6名のグループでの集団訓練プログラムの一例を表1に示す．歌唱など，全員で同じことを行うメニューのほかに，しりとり，自己紹介など，1人ずつ発言する機会を設けることも患者にとってよい経験になるだろう．患者同士が手本にもなる．

訓練内容は，参加する患者に合わせて立案するが，実施する際，ただ闇雲にプログラムをこなすのではなく，個別の患者での目標を持って行うようにしたい．同じ疾患や似たような症状であると皆が同じ目標を持って行うことができるが，患者によって状態は異なる場合がほとんどなので，「声を大きく出す」あるい「はっきりと発音する」など，1人ひとり個別に目標を持たせることが大切である．

▶配慮すべき点

集団訓練では，1人の患者だけではなく，全員に気配りが必要である．患者が10人いたら個別訓練を10人同時に行っているくらいの集中力で取り組みたい．言語訓練である以上，患者の音声言語面に常に注目するのは当然だが，突然の尿意・便意や急な体調不良など身体面の変化にも柔軟に対応できるよう，心の準備と他者の手伝いの手配をしておきたい．

▶展望

集団訓練には個別訓練とは違うメリットがありながら，診療報酬上は制限があり，残念だがなかなか実施されていない．患者にとって好ましい効果が期待できるのであれば，時間調整をして積極的に取り入れていくべきである．

（執筆者：藤田賢一）

表1 ● 集団訓練プログラムの一例

パーキンソン病患者で大きな声と明瞭な発話を目標とするメニュー
①あいさつ ②口唇・舌の運動 ③発声練習 ④構音訓練 ⑤早口ことば ⑥歌唱（童謡） ⑦深呼吸

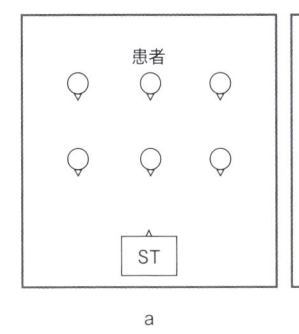

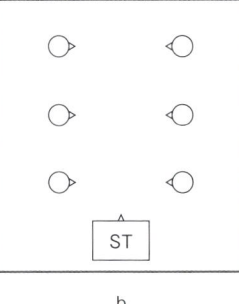

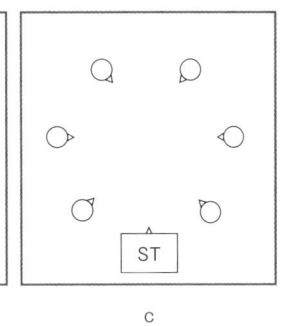

図1 ● 集団訓練のレイアウト
a：言語聴覚士に向かって座る配置（学校の授業のような形式）
b：患者同士が対面に座る配置（お互いの様子が分かる形式）
c：円になって座る配置（上座や下座のない形式）

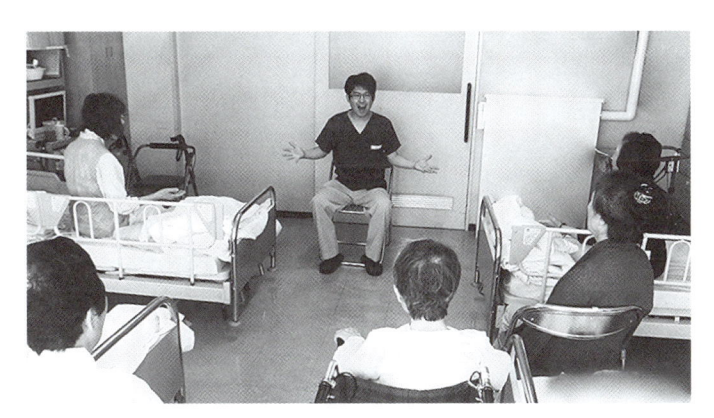

図2 ● 病室での集団訓練の一場面

第6部 発声発語の障害

第9章 吃 音

臨床の流れ
吃音の表現形と対応

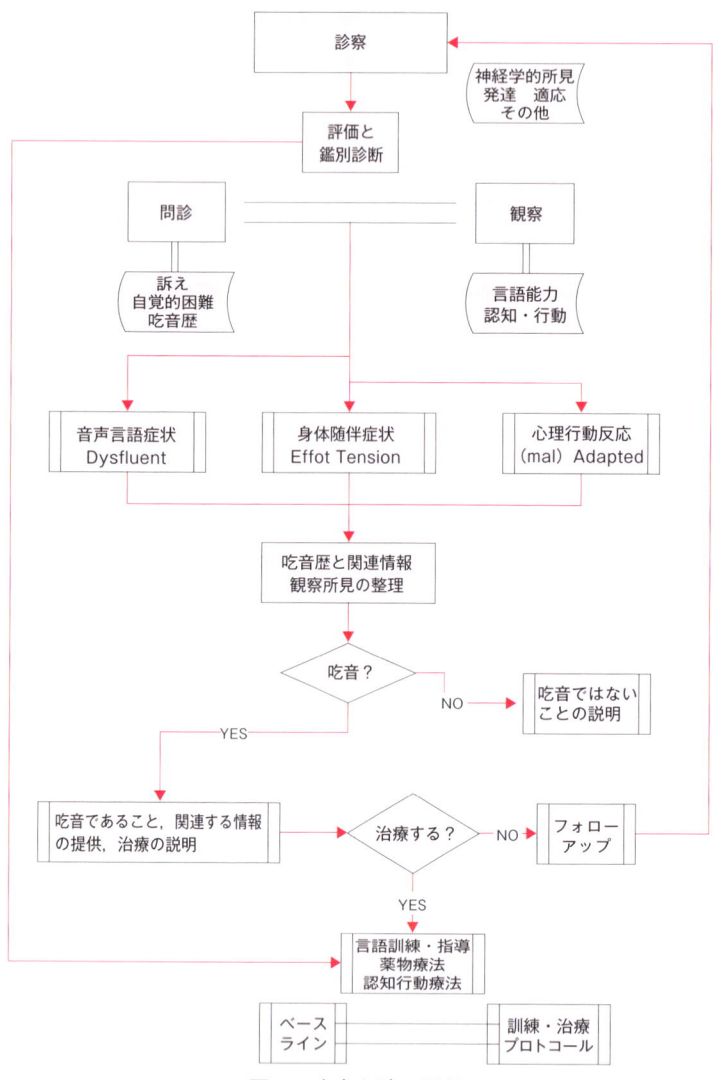

図1●吃音を診る過程

や吃音に対する心理行動反応（予期，回避，工夫）を呈することも慢性化するに従い多くみられる[1,2]．

非流暢な発話を呈する音声言語障害は，吃音のほかに，いくつかある．発語失行症は，脳（優位半球）の損傷により，発語運動プログラムが損なわれ，音素配列と出力に困難が見られる．発話開始困難と音の探索，音の置換が特徴的である．痙攣性発声障害は，喉頭のジストニア（持続的な筋収縮）により，発話時に間欠的な声帯の内転あるいは外転が起こる．途切れた発話，発声開始困難，発話での身体努力やもがき，が特徴的である．パーキンソン病に伴う運動低下性構音障害は，基底核回路の機能不全により，筋固縮や随意運動の開始困難，運動の小ささに伴う加速化などが生じる．発話開始での躊躇（hesitation）と不自然な間，小声で不明瞭な発話，語のくり返し，が特徴的である．以上の音声言語障害と吃音は，対応・治療が異なるので，鑑別を要する[3]．

▶ 受診までの過程

吃音は，幼児期から学童期で始まり，慢性化すると青年期以降にも見られ，学業や仕事，社会生活にも多大な影響を及ぼす．吃音を有する人たちは，いかにして専門家のドアを叩くのだろうか．幼児・学童では家族や保育士・教師が気づき，成人では本人が助けを求める．稀だが，職場の上司が心配して，受診を勧めることもある．

幼児・学童では，かかりつけの小児科医に相談することもある．成人では，病院の耳鼻咽喉科や心療内科を訪れ，多くの場合，気のせい，もっと逞しく，と精神面の指摘を受けるが，吃音の診断

▶ 吃音の定義と近接する言語障害

吃音は，話しことば（発話）の流れが滞る発達性の言語障害である．吃音は，言語獲得の早期に始まることが多く，男性で多いが，女性でも起こる．吃音を有する人たちは，吃音特有の音声言語症状（語の一部あるいは短い語のくり返し，語頭音の引き伸ばし，発話開始時のブロック・阻止や語の分断）だけでなく，吃音と同時か前後して見られる随伴身体症状（瞬きや視線の固定，手足の動き等）

表1 ● 吃音を有する人たちについての誤解と科学的見解

誤解	科学的見解
原因：	
・吃音は遺伝する．	家族性で多いが，単一遺伝子で説明できない．
・吃音は親の躾などの家庭環境による．	両親の扱いや期待により起こるわけではない．
・吃音は精神的な弱さによって起こる．	不安傾向や神経症は後付けである．
・吃音は真似をするとうつる．	発話行動は真似できても定着はしない．
経過：	
・吃音児者は知能や学業で劣る．	吃音・非吃音の集団で成績に違いはない．
・吃音は自然に治るので待てばいい．	慢性化例も多いので待つことが最善ではない．
・吃音が少ない時期もある．	症状に波があるのが吃音の特徴である．
治療：	
・たくさん話せば良くなる．	適応効果は一時的で，般化は望めない．
・意識して話せばうまくいく．	発話と運動は容易に制御することはできない．
・深呼吸をして話すといい．	吃音は軽減できないが，異常な呼吸が残る．

を下されることは少ない．時には，赤面や対人恐怖に対処するという非医療機関に行くこともある．吃音を有する人たちとその家族にとっては，本人の精神面の弱さや家庭環境に原因を求めるのは，対処もできず辛いことである．専門家は，患者を診て，「吃音」という言語障害であることを確定するあるいは否定することが大切である．

吃音を診ると標榜する病院の診療外来は，日本全国でもひとにぎりである．多くの言語聴覚士は入院患者を中心に診ているが，少なくとも小児科医や耳鼻咽喉科の医師が在籍する病院では，外来での窓口を開くべきである．学童期の子どもには，学校でのことばの支援も得られる．青年期以降は，セルフヘルプ・グループの活動に参加することで，救われることもあるだろう．

▶ 評価と鑑別診断

吃音の診察は，問診と行動観察から始まる．吃音の始まり（発症）から現在までの経過を尋ね，困っていることと希望することを聴取する．話している時あるいは聴いている時の（音声言語）行動をよく観察する．行動観察では，吃音を構成する3症状を中心に注目し記録する：音声言語症状（非流暢な発話，特にくり返し，引き伸ばし，ブロック），身体随伴症状（顔面や身体の動き），心理行動反応（もがく，あわてる，場面回避など）．

次に，音声課題を行い，発話資料を得る．母音発声，語の呼称，文の復唱，質問応答，絵の説明，文章音読，独話など，年齢に応じた課題を用意する．個々の音声課題は，要求する能力が違うので，その反応を見て，困難があればその理由を考える．進展した吃音では，苦手な音やことばがあり，会話では巧みに避けるので吃音症状がみられないこともある．復唱や音読では，苦手とする音やことばを話すことが要求されることもあるので，吃音症状を観察することができる．本人が不得手と感じている場面を作ること（例えば，立って話す・読む）で，現実の困難を知ることもある．

言語と認知は，発話の内容と構成，流暢性に関与する．言語能力は，会話や学業などから推定でき，必要に応じて言語の検査を選び調べる．社会の中での自分の立場やふるまいについては，個人の認知であり，吃音によって生じた困難や対応等の聴取から，理解する．患者情報と問診，音声言語特徴と行動観察より，吃音であるか，他の状態との鑑別診断を行う．吃音であれば，重症度の分類と状態を記述する．

▶ 対応の基本

吃音である場合には，吃音の重症度と希望，年齢や社会生活，アクセスなどを考慮して，訓練・指導の内容や経過観察のプランを立てる．認知行動療法や社会不安症への薬物療法を主治医と検討する．吃音であることにより生じるいじめや不利益を説明し，対策を協議する．学校や勤務先に，希望に応じて，本人の状態を説明する文書を作り提供する[4]．

吃音ではない場合には，吃音以外の状態であることと訓練・指導などの可能性があるかを説明する．いずれの場合でも，吃音にまつわる迷信と誤解（表1）については，適切な情報を提供する[5]．訓練・指導は，個人の反応を見ながら，比較的長期にわたり行うことがよくある．

文献

1) Van Riper C : The Nature of Stuttering, 2nd ed. Prentice-Hall, 1982.
2) Bloodstein O : A Handbook of Stuttering, 5th ed. Singular Publishing Group, 1995.
3) 苅安 誠：吃音・検査と評価（3）鑑別診断（日本言語療法士協会・編著：言語聴覚療法－臨床マニュアル）．協同医書出版社，1992，pp 328-329．
4) 菊地良和：エビデンスに基づいた吃音支援入門．学苑社，2012．
5) 苅安 誠：吃音（山下敏夫・編：図説耳鼻咽喉科・頭頸部外科（4））．メジカルビュー社，2001，pp 256-257．

（執筆者：苅安 誠）

基礎知識(1)
吃音の本質

　吃音は，発話流暢性の異常を呈する発達性の音声言語障害で，世界的にほぼ同じ割合で発現している．多くは幼児期に発症するが，自然治癒することもある．一部で進展（慢性化）するのは男性に多いが，女性でも起こる．慢性化すると，音声言語症状だけでなく，身体随伴症状や心理行動反応を示すことが多く，吃音を有する人たちは「うまく話せない」ことでの社会的不利や様々な不安を感じている．吃音は，条件次第でまったく出ないこともあり，ストレス場面で増悪する．吃音を有する人たちとそうでない人たちは，音声言語面を除いて，違いはない．吃音の原因は明らかではないために，治療は対症療法が主である．

▶ **音声言語障害である**

　吃音は，話しことばの異常であり，書きことばも含む狭義の言語（構成（form）・内容（content）・運用（use），理解と表出）の問題ではない．音声言語（話しことば）障害には，声の異常を示す音声（発声）障害，発音の異常を示す構音障害，発声発語の異常を示す運動障害性構音障害（dysarthria）と並んで，吃音がある．吃音は，発話の開始と連続性の問題であり，開始困難（躊躇）や加速化を呈するパーキンソン病に伴う運動低下性 dysarthria，探索や不連続性を呈する発語失行症，開始困難と途切れと場面変化を呈する痙攣性発声障害と，発語の流暢性の異常という点で類似する．

▶ **発話流暢性の異常である**

　発話（utterance）は，語の連続体である文を単位とした，言語（ことば）が音声化されたものである．発話は，滞りない（ことばの）流れ（smooth flow）で，高速（fast）であり，努力性がない（effortless）のが，正常（流暢性）である[1]．吃音は，発語運動の停止（ブロック），音（節）のくり返しや引き伸ばしといった特徴的な非流暢性が，主に文や語の始まりで起こる．個人により，苦手な音やことばがあることがよくある（例：カ行音，自分の名前）．発話は，吃音が起こる部分で停滞し，全体としては時間がかかり（遅くなり），時には身体緊張を伴う．

▶ **発達性の言語障害である**

　ことばは，手指の操作等の運動と同様に，生後から段階的にできることが拡大され（獲得），経験を足場にして難しい要求にも対応できるようになる（成熟）．言語習得は，幼児期前半に言語の構成と内容について劇的な変化がある．すなわち，2歳代で語をつなげて文を作る段階（語連鎖）があり，3歳代には急激な語彙の増加がある．この時期に，繰り返しなどの非流暢性がよく見られ，吃音の始まりがこの時期であることが多い．吃音はことば（言語発達）の遅れ，発音未習得の構音障害とともに，発達性の言語障害とみなされている．発症時期は，2歳～7歳が多く，慢性化した状態が，学童から青年期，成人で見られる．

▶ **どの言語・社会でも起こる**

　吃音は，世界の言語・社会で確認されている言語障害である（ユニバーサル）．ネイティブ・アメリカンでは吃音が確認されないという報告もあったが，後に否定された．世界言語で，吃音ということばはある（米：stuttering，英：stammering，スペイン：tartamundear）[2]．発症率は，一生で一度経験した人数の割合で，人口の1%～5%という調査結果が示されている[3]．一方，有病率は，ある時点での横断的調査で得られる割合で，幼児期から学童前期の集団で1%以下，学童後期以降は低い．発達障害で高率に起こり，構音障害との合併もよくある[4]．

▶ **幼児期に発症し多くは自然治癒する**

　吃音は，幼児期から遅くとも学童前期に発症する．本人の記憶や家族の報告なので，いつからという特定は難しいが，一定期間くり返しなどの特徴的な非流暢性が見られた場合を吃音ありと判断する．多くは，思春期を越えるまでに自然に治癒する（全体で70%前後，女性でより高率）．一部は進展して，持続時間の長い，緊張性を伴った，ブロックや引き伸ばし・くり返しが，増える．経過の中で，吃音が多い時期と少ない時期があり，波と呼ばれる．男女比は，発症で2：1～3：1，慢性化で4：1前後と男性に多いが，少なからず女性

でもみられる.

▶ 音声言語症状だけではない

非流暢な発話が，吃音（症）の核となる音声言語症状であるが，進展した吃音（症）では，ほとんどで身体随伴症状や心理行動反応を示す．背景には，吃音の自覚とその脱却へのもがき（struggle）が存在すると考えられている．吃音が起こるのと同時か前後して，目ばたき（瞬眼）や視線の固定，手足の動きなどの身体随伴症状がよくみられる．これは，吃音が出ないように工夫をした動作（おそらく偶然に成功したこともある）が定着したもので，無意識的に条件付けで出現する動作であろう．吃音の起こることを前もって予想し（予期），話し方を変えたり（工夫），難しいと感じた語を避けるあるいは話すことを止める（回避）といった，心理行動反応は慢性化した多くの人でみられる．

▶ 社会的不利と不安を感じている

音声言語は，特別な練習は必要なく誰でもが扱える，手早く特別な道具なしに情報をやりとりできる，便利なコミュニケーション手段である．吃音のために，話す際に滞こおり，無為の時間を過ごすのは，フラストレーションがつのるであろう．話すことを避け，あるいは吃音の起こりを予期して別のことばで言い換えをしている場合がよくある．本来言いたいことが十分に口にできずに，自分を発揮できなかったジレンマに悩まされていることが予想される．学業や仕事での成功と失敗にも，吃音という障害が関わることを常に意識し，先々の判断や行動にも影響を与える．生まれてくる子どもが吃音であったらと不安で，子どもの吃音をみてひどく悩むこともある．

▶ 条件次第で吃音は緩和・増悪する

吃音は，場面・状況により，その出現に変動がある．吃音は，次の条件で緩和・消失する：他の人と同時に話す・読む（斉唱・斉読），メトロノームなどの外部テンポに合わせて話す，歌をうたう，独りごとを言う，聴覚フィードバックを変える（マスキングノイズでの遮蔽，DAFによる遅延聴取），無声やささやき声で話す，同じ内容を繰り返し読む（適応効果）[2]．一方，吃音は個人にとってのストレス場面で増悪する：人前で話す，初対面の人と話す，電話で話す，急がされて（そう感じて）話す，失敗できない場面で話す[4]．

▶ 吃音を有する人たちに音声言語以外で違いはない

吃音を有する人たちとそうでない人たちを比較した研究より，身体特徴，言語能力，認知・知能，学業成績，性格，家族社会背景などで，両者に一貫した違いはないことが知られている（知能や学業成績は高いと示された報告もある）[4,5]．もちろん，話す際の不安や緊張の高さといった，音声言語障害を有することで生じた側面，表層の現象である発語運動のタイミングのズレについては，たしかに違いはある．

▶ 吃音の原因は明らかではないために治療は対症療法が主である

吃音の原因については，数々の仮説がある：たとえば，大脳半球側性化不全，診断原因（親の診断が子どもに影響），学習，葛藤，要求容量不均衡，大脳基底核機能不全．残念ながら，原因は明らかではないが，話す際に発声発語の運動が逸脱すること，いつもではなく場面や条件によって出現すること，話し始め（開始）で多いことは，吃音の特徴であり，治療にも反映されている．投薬による不安緩和などの周辺症状への対応，話す際の緊張の自覚と緩和，話し方のスキル学習，現実の場面での自己評価と行動修正，周囲の人たちの適切な対応（環境調整）が主たる方法である．

文　献

1) Starkwether CW：Speech fluency and its development in normal children. NJ.Lass (ed.)．Speech and Language. Advances in Basic Research and Practice. (Volume 4)．Academic Press：New York, 1984.
2) Van Riper C：The Nature if Stuttering. 2nd ed. Prentice-Hall, New Jersey, 1982.
3) Gordon N：Stuttering-Incidence and causes.．Developmental Medicine and Child Neurology 44：278-282, 2002.
4) Bloodstein O：A Handbook of Stuttering, 5th ed. Singular Publishing Group, 1995.
5) Andrews G, Hoddinott S, et al：Review of research findings and theories of stuttering circa 1982. JSHD 48：226-246, 1983.

（執筆者：苅安　誠）

基礎知識(2)
原因と要因

吃音の原因は明らかにされていないため、治療は対症療法にとどまっている。ただし、吃音の状態を説明するために諸説が活用でき、訓練と指導に生かせる部分も多い。ここでは、原因論(仮説)を整理し、吃音を増減させる条件を示し、諸現象を説明する。

▶ 原因論
吃音の原因は不明である。器質(素因)説と環境・学習説が振り子のように、時代の脚光を浴びてきた(表1)。ヒト行動は、遺伝的な素因と学習(環境)の相互作用での結果であるという行動遺伝学の教えに従えば、一方の立場ですべてを説明するのは適当ではない。

▶▶ 器質(素因)
吃音を呈する子どもたちや慢性化した大人たちは、発声発語の明らかな運動障害はないが、高速かつ正確さをいかなる音連続でもできる運動能力が劣っている(変動するために、うまくできる時もあるが失敗することもある)可能性がある。発語運動の指令を出す大脳だけでなく、運動の開始停止に関わる基底核、運動プログラムを格納し実時間調整を行う小脳回路、情動に変わる辺縁系にも、機能低下があるのだろう。

▶▶ 環境と学習
吃音は、発話の環境(場面や内容)により起こる頻度に違いがある。個人の感受性に依存するが、環境にも左右される。発症が言語獲得の2語文の段階であることから、音声言語行動の習得過程での、誤学習と捉えることもできる。吃音に前後して起こる身体随伴症状は、吃音からの脱却を試みた意図的な動きの名残り(不適切な行動の学習)と考えられている。場面や語・音に対しての不安と回避行動は、吃音を大きな壁と捉える認知のズレも含めた心理的反応とみなすことができる。

ひとつの仮説 demands and capacities model (要求と容量のモデル)を題材として、セオリー(理論)から臨床を考えてみる。このモデルは、流暢で継続的な発語という要求がそれを達成すべき水準を有するべき子どもの能力(容量)を超えたときに吃音が起きやすいと仮定する。発語に影響する要因として、①運動性協調、②言語能力、③社会性・感情機能、④認知発達が示されている[1]。臨床的には、子どもへの要求を低めに抑え、要求に対応する本人の能力や容量を高める試みがなされる。

▶ 吃音の要因と条件
正常の流暢な発話は、全体の流れや状況の理解(認知)、語の選択と文の編成(言語)、場面に合わせた使用(言語・認知)、円滑な発語運動の開始と連続、それを支える発語器官の運動と調節する感覚、発話をモニターして修正をする仕組み(認知・言語)で成り立っている。

吃音の背景には、4つの要因が関与していると考えられる(図1)。話す際に、話者の内面にいくぶんのズレ(認知・言語と運動・感覚)が生じても修正できれば、自動的で身体努力なしの流暢な発話は実現できる。一方、ズレ(変動)が大きく、修正が利かなければ、運動企画と実行段階での乱れは顕在化して非流暢な発話となる。

吃音の生起は、話す場面や内容によって異な

表1 ● 主な原因論

器質：	Travis	大脳半球側性化不全
	Alam	基底核機能低下
	Schwartz	発声の関与(喉頭の反射)
	Perkins	呼吸・発声と調音運動の協調不全と崩壊
	Max	不安定な内モデル・感覚入力依存
環境：	Johnson	診断原因説
学習：	Sheehan	接近と回避
	Ingham	学習行動
器質×環境：	Bloodstein	予期ともがき
	Van Riper	ストレス下での発語リズムの異常

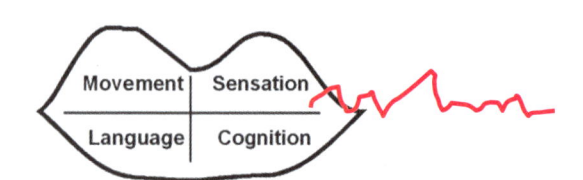

図1 ● 流暢な発話と吃音という発話異常の背景にある4つの要因

る．吃音増減の条件は，かなり普遍的であるが，一方で，個別性を持っている．たとえば，文の冒頭に来る語の始まりの音や音節で，吃音はよく起こる．子音の方が多いと言われるが，実は母音（あ……ありがとう，え〈口が開いたまま〉鉛筆）でもよくみられる．

▶▶ 吃音増加の条件

話す際には，場面や状況，内容（言語），心理状態により，吃音が増える[2]．聴衆がいるかいないかでは大きな違いがあり，大人数の前になると吃音が起こる．音節数（文字）が多い語はそうでない語よりも，内容語（名詞，動詞，形容詞）は付属語よりも，吃音が起こりやすい．難しいのは，意味性の高い語（人名，言い換えの効かないもの）である．話す場面で，個人の役割が要求されると，急がされると，吃音は増える．吃音を有する人たちは，「頭の中が真っ白になってしまう」とよく口にする．

▶▶ 吃音軽減の条件

吃音は，ゆっくり，リズムに乗せて話すと，出現することはほとんどない．メトロノームで外的テンポを提供すると，吃音はみられない．歌唱や斉唱・斉読，吃音は全く起こらない[3]．シャドーイング（重なり合っての復唱），一人で話す（独話）際にも，吃音はあってもわずかである．理由は定かではないが，発話のリズムのモデルがあること，あるいは相手に伝えるという意味や圧力がないこと，が考えられる．

▶ 吃音らしい現象の説明

吃音は，他の音声言語障害と異なる特徴を持っている．吃音らしい現象を説明しながら，その背景にあるものを探る中で，原因と要因を考える上での手がかりがあるかもしれない．もちろん，臨床での説明にも活用できるはずである．

▶▶ ユニバーサルな言語障害

吃音は，人種や言語に関わらず発症する．発症率は人口の1%～5%で，幼児期から学童前期に多い（有病率）．人口あたりごく少数に起こるのは，能力に関して下限に位置する集団である可能性がある．「流暢な発話の実現能力」は，知能と同様に正規的に分布し，ストレスに対しての反応性が高い人たちで吃音を生じやすいと考えられる．走るのが遅く，カーブで転んでしまいがちなのが，吃音を持つ子どもたちではないだろうか．

▶▶ 症状の波

吃音は，慢性化の過程で，寛解（remission）と増悪（ぶり返し，relapse）の波がある．環境の変化だけでなく，本人の発話能力の変動があるのかもしれない．幾分の発話の乱れに対して，忘れきれていない不安や否定的感情が頭を持ち上げると，それをおさえきれずに破綻するのがぶり返しではないだろうか[4]．吃音を有する人たちとその家族には，吃音のぶり返しがありうることを説明した上で，過剰な反応をせずに，指導を受けた話し方や取り組みをすることで，再燃は時々あっても悪化することはないことを示すべきである．

▶▶ 適応効果

同じ文章を読むとき，1回目と比べて5回目では吃音の頻度が減少する．この適応効果は，材料（文章，語リスト）への慣れ，音読場面への慣れ，言うべきことばへの不安の低下とで説明される[3]．声を出さなくてもよいが，少なくともリハーサル（口パク，ささやき声でも）が必要である．繰り返すことで，次から次へと読み進めずに，間を空けること（コントロール）もできるような「ゆとり」が作用するのかもしれない．

▶▶ 苦手な音や語

吃音を有する人たちは，苦手とする語や始まりの音をもっている場合がよくある．内容語（名詞，形容詞）は意味性があり，言語的要求が高いために，円滑に話すという過程で困難が生じるのかもしれない．苦手な音や語は，失敗経験から来るもので，不安が生じて，身体をうまく動かせない状態であろう．面接の時に，試験官の前に歩み出る際に，歩くのがぎくしゃくするのと似ている．

文　献

1) Hood S (ed.)：Stuttering words, 4th ed. Stuttering Foundation of America, 2010.
2) Young MA：Increasing the Frequency of Stuttering. JSHR 28：282-293, 1985.
3) Bloodstein O：A Handbook of Stuttering, 5th ed. Singular Publishing Group, 1995.
4) Kamhi AG：The problem of relapse in stuttering. J Fluency Disord 7：459-467, 1982.

（執筆者：苅安　誠）

評価
生育史・吃音歴

　吃音は，年代によって自然回復の可能性と吃音の自覚と社会適応が異なる．そのため，初回面接での向き合い方は，就学前の幼児，学齢期の児童，青年期以降の成人とで分けて考える必要がある．

　以下に，基本的事項を整理し，病歴（生育史と吃音歴）の聴取と3つの年代における情報収集のポイントを述べる．

▶ 発症と自然回復

　吃音の発症は2～4歳が多く，発症後1年半以内に約1/3の子どもが吃音から回復し，3年経つと男児で約60％，女児で約80％が回復すると言われている[1]．発症後3年以内の自然回復は，家族歴がある子の方が，家族歴のない子に比べ難しいと考えられている[1]．すなわち，就学前には，吃音が治る子と治らない子が混在しており，学齢期になっても吃音が続いている場合には吃音が持続する可能性が高いとみなすことができる．

▶ 自覚と社会適応

　子どもが吃音を自覚し始めるのは，学齢期にあたる小学校入学後が多い．ただし，幼児でも2歳で約半数は自分の吃音を自覚し，5歳では80％以上が自覚していると報告されている[2]．吃音の自覚は，学校や生活での失敗経験と結びつき，社会適応上の問題をきたすこともあり，青年期以降には，社交不安障害（Social Anxiety Disorder：SAD）を合併しやすいと言われている．SADは，対人恐怖症と言われていた時代もあり，ある特定の場面で常に不安感を覚え，赤面，ふるえ，吐き気などの身体症状が出る．不安に感じる場面に立ち会うのを回避してしまうため，日常生活に支障をきたす．人口の10％に存在すると言われているが，吃音成人には4倍の40％に発症すると報告されている[3]．

　以前は，本人の前で吃音の話をすることはタブーとされていたが，今日では診断起因説は否定

表1 ● 病歴についての問診表の例 （菊池良和，吃音支援入門 p.105 より許可を得て転載）

吃音歴	吃音に気付いた時期	歳　ヶ月
	発症した時の様子について（　　　　　）	
	親戚や家族に吃音のある人がいる	はい　いいえ
	思い当たる吃音の原因について（　　　　　）	
	吃音に対して医療機関の診察，言語療法を受けたことがある	はい　いいえ
	吃音で友達に，からかい，いじめにあったことがある，もしくは今あっている	はい　いいえ
現在の状況　子供の現状　子供が	話し方を気にしている（例：「口がうまく動かない」「つっかえる」「もう話せない」）	はい　いいえ
	助けを求める（例：「上手に話せない」「医者に診てもらいたい」「お薬ちょうだい」）	はい　いいえ
	困った表情をする（例：ため息，親の顔を見る）	はい　いいえ
	つっかえたら話すのをやめる，話す場面を回避する	はい　いいえ
	我慢ならない様子（例：どもると「いつもダメだ」と言ったり，頭を動かす）	はい　いいえ
	どもるときに，顔に力が入ったり，手足でタイミングをとったりする	はい　いいえ
親の現状	子供の言葉がつっかえている時に責められている感じがする	はい　いいえ
	普段，子供とゆっくり話す時間を確保できている（兄弟は本人を含めて○人）	はい　いいえ
	子供がつっかえていると，ゆっくり，落ち着いて，深呼吸してなどのアドバイスをする	はい　いいえ
	言葉がなかなかでてこないので，言いたい言葉を先取りして言っている	はい　いいえ
	目の前で子供の吃音を友達が真似していたら，なんと声をかけるか（　　　　　）	
	「なぜ言葉がつまるの（繰り返す）の？」と，子供から質問されたら，どう応えるか（　　　　　）	
	「最近，調子が悪い」と子供が言ったら，どう声をかけるか（　　　　　）	

されており[4]，診察に来た時から吃音をオープンに話すのが適当である．

▶生育史・吃音歴・現状における聴取

▶▶就学前の幼児

来院する幼児には，吃音の自覚がある場合とない場合があると考えて臨む．この年代では，子どもの自覚の有無にかかわらず，両親（主に母親）が吃音児の対応について悩んでいることが多い．生育史においては，出生時のこと，各市町村で行われている検診での指摘，始語の時期，コミュニケーション態度，非言語行動（遊びの内容），身体面の発達などを聴取する．親の子どもへの対応を観察するとともに，親が吃音の原因や治癒についてどの程度の情報を持っているかを聞き知ることで，その後の助言や指導の手がかりとなる．子どもが幼稚園や保育園に通っているのであれば，園で話し方や吃音でからかわれていないかを本人に尋ねる．

▶▶学齢期の児童

学齢期においては，就学前と同様の内容を尋ねることに加え，吃音が治らない場合にどう付き合っていくのかについて話す必要がある．吃音とうまく付き合っていくには，吃音についてのからかいを予防することが大切である．新しい学年になると，周囲の友達環境が変わるため，「何でそんな話し方をするの？」と聞かれたり，吃音を真似されたり，笑われたりすることがある．

吃音で困る場面は特定の状況下（発表，音読等）であることが多いことも踏まえ，学校で悩みを抱えていないか，本人に具体的な出来事について尋ねておく．この年代においても，親に，吃音の原因や治癒についてどの程度情報を持っているのかを訊いておく．

▶▶青年期以降の成人

受診する成人の大半は，自分の意思で病院へやってくる．したがって，生育歴，吃音歴についても，本人と直接に話をすることになる．青年期以降の成人の特徴は，言語能力が発達し，苦手なことばを回避して言い換えをする等，巧みな工夫によりどもらないようにしているため，一見，吃音がないかのように見える人も多い．自分の生育史と吃音歴について書いて持参するように予約の際に伝えることで，効率的に情報を聞き出すことができる．

文　献

1) Ambrose NG, Cox NJ, et al.：The genetic basis of persistence and recovery in stuttering. J Speech Lang Hear Res 40：567-580, 1997.
2) Boey RA, Van de Heyning PH, et al.：Awareness and reactions of young stuttering children aged 2-7 years old towards their speech disfluency. J Commun Disord 42：334-346, 2009.
3) Blumgart E, Tran Y, et al.：Social anxiety disorder in adults who stutter. Depress Anxiety 27：687-692m 2010.
4) Johnson W：A study of the onset and development of stuttering. J Speech Hear Disord 7：251-257, 1942.

（執筆者：山口優実）

検査・評価（1）
発話の聴取と記録

　吃音は，発話を含む音声言語行動により観察できる状態であり，本人の日常が反映される資料を得ることが，鑑別診断と評価にあたりとても重要である．発話資料をもとに，非流暢性（表1）をマークして，そのタイプ別に，その回数や持続時間（最長，2秒以上の回数）を記録する．

　子どもの場合，人見知りや緊張により，初回面接時に児の普段の発話を観察することと吃音の症状を確認することは難しく，正確に状態を把握することは容易ではない．そのため，初回面接前に動画の撮影をして持参するよう依頼することがある．ホームビデオや携帯電話の録画機能を用いると，音声だけでなく表情や随伴症状など，たくさんの情報を得ることができる．それにより，評価・訓練室では全く話そうとしない子どもの普段の様子を理解することができる．青年期以降の成人においては，患者と一緒に動画をみて，吃音の主な言語症状（繰り返し，引き伸ばし，ブロック）や随伴症状について話し合う材料にもなる．

　自発的な発話を会話や質問応答・絵の説明等で引き出すほかに，音読の場面を記録することも必要である．音読では，自由会話では評価することのできない，苦手なことばや音の生成を強いるので，吃音の予期と適応状態が分かる．音読の題材として短い文章（たとえば「ジャックと豆の木」）を5回読ませて，一貫性と適応効果を判定することもできる．

　吃音頻度は時と場面で容易に変化するため，評価・訓練室で行う観察と本人の困っている状況が乖離している場合がある．そのため，聴取した発話から，吃音進展段階[2]を判断すると，状態を把握しやすい（表2）．第1層から第2層の間では進展と軽減を繰り返すこともあるが，第4層に至ると第3層以下に自然に戻ることは難しい[5]．進展段階は，幼児は第1層の場合が多く，環境調整のみで支援することが多い．小学生以上の場合は，難発性吃音と随伴症状を示す第2層以上の場合が多く，第4層まで進展した人は，一見吃音の程度が軽くなるので誤解されることが多く，思春期以降は明らかな吃音が分からない場合も多くなる[6]．

▶ 流暢性の負荷・促進課題

　臨床場面において，小学校中学年以上になると，自由会話時に吃音の症状がみられない場合がある．その際，吃音が，苦手なことばを生成することが難しいということを利用し，わざと苦手なことばを聞くことで吃音症状を促進し，症状を確認することもできる．特定の行が苦手と答える場合もあるが，さらにどのような単語で苦手なのか，具体的に聞くとよい．その他，学齢期以上の場合，学校の号令「今から○時間目の授業を始めます，礼」などのことばを聞くことも有用である．

　吃音は語頭のタイミング障害でもあり，一緒に文章を音読すること（斉読），メトロノームのテンポに合わせて読むこと等で，吃音の軽減を容易に観察できる（外的タイミング）．

表1 ● 吃音の言語症状（文献1）

非流暢性のタイプ	語中	語間
吃音でよくみられるもの ・くり返し ・引き伸ばし ・ブロック（阻止）	kkk くるま　やや野球 sss あかな（魚）　でーんわ（電話） あ・・・かい（赤い）	ボート　ボートに乗った 鉛筆・・・下さい．
一般でもみられるもの ・挿入（間投詞） ・言い直し	き　エート　きた北国だから	昨日は　アノネ　買物に行ったよ 春はね　夏はね　とにかく暑いよ

＋以上の症状の回数や持続時間，発話時の緊張性を記録する

表2 ● 進展段階 (文献3, 4)

	吃音症状	変動性	困難な場面	困難な語音	自覚および情緒性反応
第1層	・音節や語の部分の繰り返し ・引き伸ばし	・一過的に吃る ・変動が大きい	・コミュニケーション上の圧力下 ・特に興奮時や長い話をするとき	・文頭の語	・吃音としての意識（−） ・情緒性反応（−） ・恐れ・困難（−） ・すべての場面で自由に話す ・まれに瞬間的なもがき
第2層	・繰り返し ・引き伸ばし（緊張＋持続，長くなる） ・ブロック ・随伴症状	・慢性的 ・一時的な消失あり	・家，学校，友達など同じように吃る ・特に，興奮時や早く話すとき	・話し言葉の主要な部分	・吃音者であると思っている ・自由に話す ・非常に困難な瞬間には，吃音を意識し，「ボクハ話セナイ！」等と表明することあり
第3層	・回避以外の症状が出そろう ・緊張性にふるえが加わる ・解除反応・助走・延期を巧みに使う ・語の置換	・慢性的	・いくつかの特定の場所が特に困難でそれを自覚している	・困難な語音がある ・語の置換をする ・予期の自覚が生ずることあり	・吃音を自覚し，欠点・問題として把握する ・吃時に，憤り，いら立ち，嫌悪感，フラストレーション ・恐れ・困惑（−）
第4層	・繰り返しや引き伸ばしは減る ・回避が加わる ・解除反応・助走・延期・回避を十分発展させる	・慢性的	・困難な場面への持続的なはっきりした予期 ・種々の特定の場面，聴き手に特に困難	・種々の特定の音・語が特に困難	・深刻な個人的問題とみなす ・強い情緒性反応 ・特定場面の回避 ・恐れ・困惑

文 献

1) 苅安 誠：吃音（山下敏夫・編：新図説耳鼻咽喉科・頭頸部外科（口腔・咽頭・喉頭・気管・食道））．メジカルビュー社，2000, pp 256-257.
2) 吃音検査小委員会：吃音検査法〈試案1〉について．音声言語医学 22：194-208, 1981.
3) Bloodstein O：The development of Stuttering I-III. The Journal of Speech and Hearing Disorders 25：219-237, 366-376, 1960, 26：67-82, 1961.
4) Luper HL, et al.：Stuttering：Therapy for Children. Prentice-Hall Inc, 1951.
5) 都筑澄夫：改訂 吃音．建帛社，2000, p 18.
6) 菊池良和：エビデンスに基づいた吃音支援．学苑社，2012, p 12.

（執筆者：山口優実）

検査・評価（2）
非流暢性分析，音響分析

▶ 評価上の留意点

流暢性は，会話や質問応答での自発話と，語の呼称，文章音読，絵の説明や独話などの課題場面での発話をもとに，評価者の目と耳で評価する．評価を行う上で注意したいのは，同じ話し手であっても課題の種類や場面，コミュニケーション相手，日によって非流暢の程度が変動する[1]という事実である．

▶ 評価方法

流暢性を評価する方法は，①発話を聴覚印象で記述し身体症状を観察する知覚的評価，②音声資料の音響分析，に分類できる．評価を行う際には，両者を組み合わせて実施することが望ましい．

▶▶ 知覚的評価

流暢性を評価する際には，自発話における記録例（図1）で示す通り，非流暢性のタイプを知り，実時間で記録しておき，録音した発話サンプルを何度も聞き直して，不自然な休止や繰り返しなどを正確に判定する．非流暢性のタイプと頻度をもとに，正常範囲の非流暢性[2]なのか，吃音症状あるいは他の言語障害と捉えるべき音声言語行動なのかを区別しなくてはならない．非流暢性のタイプ（表1）は，正常でもみられるものと吃音などの言語障害でみられるものがある．吃音で特徴的なのは，語の一部分の繰り返しや音の引き伸ばし，ブロック（阻止）である．正常でもみられる挿入は，場面により頻度が異なるが，音読課題で挿入を認める場合は，吃音を回避するための工夫の行動特徴として理解すべきである．開始困難はパーキンソン病患者の音声特徴であり，速さの変化（加速）も合わせて判断される．音の探索による開始困難や一貫性のない標的運動の空間的・時間的乱れによる中断は，発語失行症の特徴である．

▶▶ 音響分析

発話を音響分析することにより，流暢性の程度を定量化して，治療経過での変化を判定することができる．流暢性の一側面は速さであり，音読時間での所要時間から発話速度（1分間あたりの語数）が計測できる．発話での喉頭・声帯の緊張状態や発語運動を反映する指標として，基本周波数[3]や有声開始時間（VOT）[3,4]，無音区間（silence）[4]，母音の持続時間（vowel duration）[4,5]を文の生成や文章音読の一部分で計測する（図2）.

文　献

1) Williams DE：速さと流暢性の評価（Darley FL, Spriestersbach DC・編著，笹沼澄子，船山美奈子・監訳：言語病理学診断法，改訂第2版）．協同医書出版社，1982，pp261-285.
2) Guitar B：正常範囲の非流暢性と吃音の伸展（長澤泰子・監訳：吃音の基礎と臨床　総合的アプローチ）．学苑社，2007，pp128-158.
3) Robb MP, Lybolt JT, et al.：Acoustic measures of stutterer's speech following an intensive therapy program. J fluency disord 10：269-279, 1985.
4) Metz DE, Samar VJ, et al.：Acoustic analysis of

表1●非流暢性のタイプ

タイプ	説明	正常範囲の発話例	異常と考えられる発話例
繰り返し	音節や語の繰り返し	テテレビが見たいな．	テ ttt テテレビが見たいな．
引き伸ばし	子音または母音の不自然な伸び		ssss しーんぶん（新聞）で知りました．
ブロック（阻止）	発語運動の停止		・・・たまご
挿入（間投詞）	文脈から外れた意味上不要な語や句の挿入	エーット昨日です．	今年の　ア　五月からです．
言い直し	助詞などの変更を伴う既発文節の修正や反復	バスに，バスで，来ました．	
言い間違い	音声上の誤りや読み間違い	ひとめくり，ひとまくりに	
中止	語や文節が未完結に終わる	昨日の夜は・・・．	

| えっ・・・と | む | ぼくはむかしから | あの | じどうしゃが |
| Ij | Ij　SR(1) | | Ij | St |

だいすきだったので　その　　だいすきな　[dz]・・・　じどうしゃを
　　　　　　　　　　Ij　　　　　　　　　BI(3.4s)　　　St

[s] あの　いろいろ　[s:]　せいびしたりしてみ　　たいとおもいうけました。
Ij　　　　　　　CPr(1.3s)　　　　　　　Br

Ij：挿入　SR：音の繰り返し　St：強制または爆発　BI：ブロック　CPr：子音部の引き伸ばし　Br：とぎれ

図1● 自発話における記録例

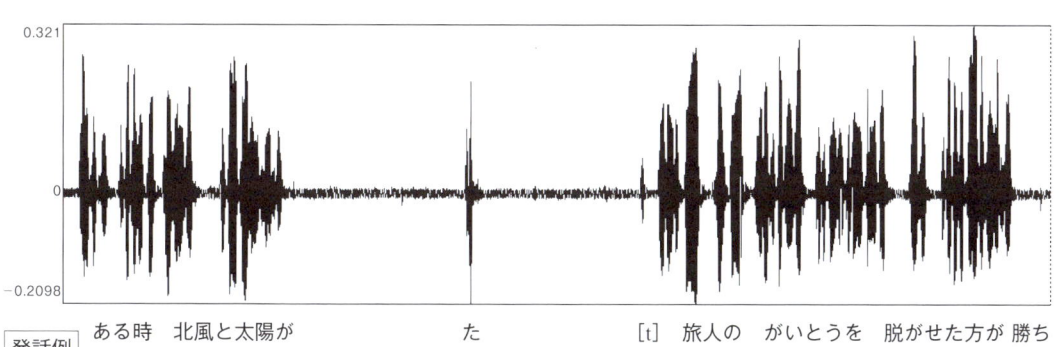

発話例　ある時　北風と太陽が　　　た　　[t] 旅人の　がいとうを　脱がせた方が　勝ち
　　　　力くらべをしました。　　　　　　　ということに決めて　まず北風から始めました。

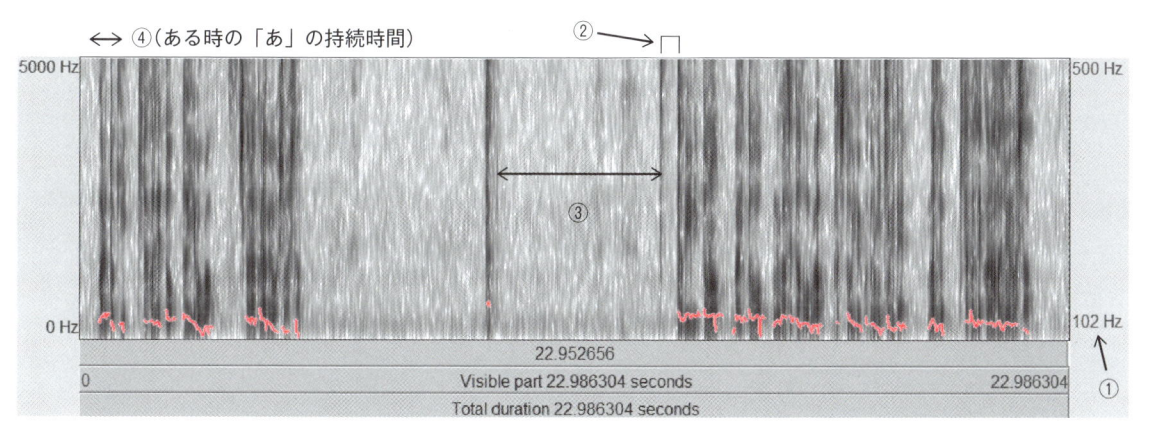

←→ ④（ある時の「あ」の持続時間）　　②

①基本周波数　②VOT　③無音区間　④母音の持続時間

図2● 音読課題における音響分析の例

stutterers' fluent speech before and after therapy. JSHR 26：531-536, 1983.
5) Howell P & Vause L：Acoustic analysis and perception of vowels in stuttered speech. J Acoust Soc Am 79：1571-1579, 1986.

（執筆者：柳田早織）

検査・評価(3)
行動観察（随伴症状を含む）

ここでは，行動観察により評価できる吃音の二次症状である随伴症状や，吃音の問題を構成しているその他の側面について述べる．

▶ 二次症状

吃音症状には中核症状のほかに，二次症状が伴うことがある．二次症状（二次的行動，二次性吃音などとも呼ばれる）とは，中核症状を避けたり，ことばを出そうとしたりする結果，現れる症状のことで，一般的に，この二次症状は発吃間もない時期にはみられない．つまり，二次症状とは吃音者が中核症状を出さないようにうまく対処しようとして，長い年月をかけて学習して獲得した行動である．

二次症状については，回避行動と逃避行動の2種類に大別される（表1）．回避行動とは，どもることを回避するために，あらかじめ吃音の発症を避けようとする行動であり，どもることを予期したり，どもった時の否定的な体験を思い出したりなどの経験が繰り返されることによって学習される．回避行動には，特定のどもりやすい語の発話を避ける語の回避や，人前で話すなどの苦手な場面を避ける場面の回避などがある．また，どもりやすい単語の前で一旦発話を止める「休止」や，どもりやすい語を言おうとする前に，他の語や句を何度か繰り返す「延期」，どもりやすい単語の直前にどもりにくい音や語を挿入し，その勢いでどもりやすい単語を言う「助走」なども回避行動の一部である[1]．その他に，不必要な手や身体の動き（随伴症状）も回避行動として使用されるケースもある．

一方，逃避行動とは，吃音が発症した直後に，何とか吃音から抜け出そうとして行う学習された行動のことである．まばたきをする，不自然に手や足を動かすなどの随伴症状の多くは，この逃避行動の一部である．

▶ 観察の方法

こうした二次症状については，患者（児）の全身をビデオに録画し，詳細に分析することが大切である．特に中核症状が発症する前後に着目し，先述した回避行動や逃避行動の有無をチェックする必要がある．二次症状の有無やその程度によって，臨床アプローチが異なることがあるため，こうした行動観察は，吃音を適切に評価する上で欠かせないものである．

▶ その他の側面の評価

吃音の原因はまだはっきりとは分かっていないものの，さまざまな要因が複雑に絡み合っていると考えられている．つまり，吃音を構成している要因は，個々によって異なる可能性が高く，適切な支援を行うためには，包括的な評価が欠かせない．よって，発話面のみの評価では，本質的な問題解決に至らない可能性がある．ここではCALMSモデル[2]（図1）を例とし，吃音の問題を構成しているその他の側面に対する評価のあり方について述べる．

CALMSモデルは，吃音に影響を及ぼす要素を，①患者（児）自身の吃音についての知識や認識（知識面：Cognitive），②吃音に対する感情や態度（心理・感情面：Affective），③全般的な言語能力（言語面：Linguistic），④発話時の感覚運動制御（口腔運動能力：Motor），⑤会話をする場面や状況，聞き手のタイプによる影響（社会性・社交性：Social）の5つにまとめ，それぞれの領域について評価を行い，より困難が認められる要素について重点的に支援を行う．

まず，吃音に対する知識や認識（知識面）の評価として，朗読をする際，患者（児）がどの程度吃音を正確に同定するか，自然発話時に，患者（児）がどの程度吃音を正確に同定するか，患者（児）自身がどの程度吃音に対して正確な知識や理解があるか，そして，これまでに学習した流暢性形成や吃音緩和のための技法について，どの程度正確な知識や理解があるか，について評価を行う．

吃音に対する態度や感情（感情面）の評価については，患者（児）の吃音に対する感情や態度を客観的に把握するために，たとえば学齢期の子ど

表1● 吃音の二次症状の種類とその定義

回避行動	○どもることを回避するために，発話を開始する前に，吃音の発症を避けようとする学習された行動．回避には主として以下の例がある． ・語の回避：語の言い換えや，文の言い直しをすることで，特定のどもりやすい語の発話を避ける． ・場面の回避：苦手な場面に参加しない，答えを知らないふりをする，人前で話さないなど，苦手な場面を避ける． ・休止：どもりやすい単語の前で一旦発話を止める． ・延期：「あのーあのーあのーあのー今日はいい天気ですね」のように，どもりやすい語を言おうとする前に，他の語や句を何度も繰り返す． ・助走：「えー今日はいい天気ですね」のように，どもりやすい単語の直前にどもりにくい音や語を挿入することによって，どもりやすい単語を素早く言う． ・その他：不必要な手や身体の動き（随伴症状）も回避行動として使用されることもある．
逃避行動	○逃避行動とは，発吃直後に不必要な発話行動や随伴症状などによって，何とか吃音から抜け出そうとして行う学習された行動のことである． ○回避行動との区別のポイントは，回避行動とは，吃音が起こる前にそれを避けようとする行動であるが，逃避行動とは，吃音が起こった後に何とか正常発話に戻そうともがく行動である．

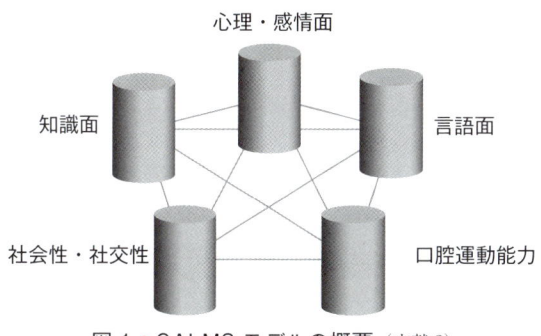

図1● CALMSモデルの概要（文献2）

もであればコミュニケーション態度テスト（Communication Attitude Test：CAT）[3-5]などを用いるとともに，これらを主観的に把握するために，吃音に対する感情や態度について，それからいじめやからかいにあった場合に対する感情や態度について，詳細なインタビューを行う．

その後，表出・理解言語能力，統語能力，言語の複雑さの増加と吃音症状の増加の関係（言語面）についての評価を行う．具体的には，全般的な言語能力や構音能力については，言語の表出・理解能力を測定できる標準検査を実施する．言語の複雑さの増加と吃音症状変化の関係については，単語レベル，句レベル，単文レベルの読みや命名，絵や写真の内容を言語化する，物語を聞いてその内容のまとめを口頭で話すなど，患者（児）にさまざまな難易度による発話をさせ，どの段階で非流暢性が出現するかを観察する．

さらに，吃音症状や口腔運動能力についての評価を行う．まず，先述した吃音の中核症状や二次症状について観察し，重症度を算出する．また，口唇や舌の動きの速度やリズムを評価するためにオーラル・ディアドコキネシスを測定する．

最後に，社会性・社交性（Social）については，どのような場面を避けようとするか，どのような発話場面においてより吃音が重症化するか，または逆に軽減するか，吃音がどの程度友人関係や社会生活に影響を及ぼしているか，について本人やその周囲からインタビューで聞き取りを行い，評価する．また，患者（児）の性格や社会性，親子関係を客観的に評価する標準検査もある．場合によっては，こうした検査を活用することも重要である．

このように，CALMSモデルの5つの要素を評価することにより，患者（児）がどの要素により多くの困難を抱えているかを把握することができる．その後，全体的なバランスを勘案しながら，より重症度の高い要素について重点的に臨床を行う．

文 献

1) Guitar B：Stuttering：An integrated approach to its nature and treatment, 3rd ed. Baltimore, MD：Lippincott Williams & Wilkins, 2006（長澤泰子・監訳：吃音の基礎と臨床—統合的アプローチ．学苑社, 2007.
2) Healey EC, Scott Trautman L, et al.：Clinical applications of a multidimensional approach for the assessment and treatment of stuttering. Contemporary Issues in Communication Science and Disorders 31：40-48, 2004.
3) Brutten GJ：Communication Attitude Test. Southern Illinois University, Department of Communication Disorders and Sciences. Unpublished manuscript, 1985.
4) 野島真弓，見上昌睦，他：吃音児のコミュニケーション態度と吃音重症度，吃音の自意識，指導方法との関係についての検討—Communication Attitude Testを用いて—．特殊教育学研究48：169-179, 2010.
5) Kawai N, Healey EC, et al.：Communication attitudes of Japanese school-age children who stutter. Journal of Communication Disorders 45：348-354, 2012.

（執筆者：川合紀宗）

訓練・指導(1)
治療法の枠組みと内容

吃音の治療法には，さまざまな方法や技法がある．本項では，吃音や流暢な発話を含むすべてを新しい話し方へと変化させる**流暢性形成法**，発話のなかでも吃音が起こった部分のみにアプローチする**吃音緩和法**，これら両者の要素を取り入れる**統合法**，それから吃音症状だけでなく，吃音が本人の生活や環境にどのような影響を与えているかについても分析し，吃音を構成する問題に大きくかかわっている要因を重点的に支援する**多因子モデル**，の4つについて概要を述べる．

▶ **流暢性形成法**

流暢性形成法とは，ある程度の流暢な話し方を臨床場面で確立し，それを強化し，そして徐々に正常に聞こえる話し方へと変化させる方法である．その後，患者（児）の新しい流暢性は，日常の発話場面に般化されることを期待している．

Neilson[1]は，進展した吃音は，学習された反応の積み重ねの結果であると述べている．そこで新たに流暢な発話を学習させるため，以下のようなスキルを身につける練習を行う．①発話速度のコントロール，②リラックスした呼吸法，③楽な発話の開始，④ことばの連続性，⑤適切なことばと休止，⑥適切な発話の抑揚，⑦効果的なプレゼンテーションスキル．

流暢性形成法の特徴として，発話のなかでも吃音が起こった部分のみにアプローチする吃音緩和法とは異なり，流暢な部分を含む発話全体を，発話速度を下げる，ソフトな口調にする，抑揚のパターンを変えるなどの方法で変化させ，その後徐々に正常に聞こえる流暢な発話へと近づける取り組みをする．次に，流暢性形成法を行う言語聴覚士は，患者（児）の吃音や場面に対する恐怖や回避・逃避を減らすことを重要視していない．その理由は，流暢性が身につけば，彼らがもつ吃音や場面に対する恐怖，回避・逃避は自然に消えるはずと考えているためである．訓練期間は比較的短期間で，夏季休暇中に数週間の集中治療を行う言語聴覚士もいる．ただ，全員に効果があるわけではなく，一時的に吃音が軽減したものの，後日吃音が増加し，再び言語聴覚士のもとを受診するケースも少なくない．吃音症状は軽減したものの，いつか再びどもるのでは，という不安がぬぐえない，と訴えるケースもある．

▶ **吃音緩和法**

吃音緩和法とは，患者（児）が重くどもった瞬間をより楽な吃音へと振り替える方法である．吃音や流暢な発話を含むすべてを新しい話し方へと変化させる流暢性形成法とは異なり，流暢な発話の部分には介入せず，あくまで発話の中で起こった吃音のみを楽な吃音へと緩和させていく．患者（児）が自身の吃音を正しく同定・認識し，それに直面することにより，吃音に対する恐れを減らし，回避行動や逃避行動などの二次症状を除去することを期待している．最終的には患者（児）が自身の吃音について適切に対処できる正しい知識と技術を備えた，いわば自身の吃音に対する専門家になることを目標に据えている．発話の練習だけでなく，吃音発症の瞬間を的確につかみ，それを楽な発話へと緩和させたりするため，一般的に流暢性形成法よりも臨床目標の達成に時間を要する．

Van Riper[2]は，①吃音の中核症状や二次症状など，患者（児）が自身の吃音症状を正しく同定・認識することを目指す認知の段階，②自身の話し方に対する恐れや他の否定的な感情を和らげることに主眼を置いた脱感作の段階，③より流暢で楽にどもることを学ぶ緩和の段階，④臨床で得た成果を安定させることを支援する安定の段階，の4段階のアプローチを展開している．緩和の段階に入る前に，認知や脱感作の段階をクリアにしておかなければならない．患者（児）が正確に吃音を認知・同定できるようになったとしても，吃音に対する恐れがあり，直面することができていないままに緩和の段階に入ると，吃音からの回避や逃避につながる恐れがあるので注意が必要である．

▶ **統合法**

統合法とは，流暢性形成法と吃音緩和法の両方の要素を取り入れたものであり[3]，その位置づけは流暢性形成法と吃音緩和法を両端に据えた連続

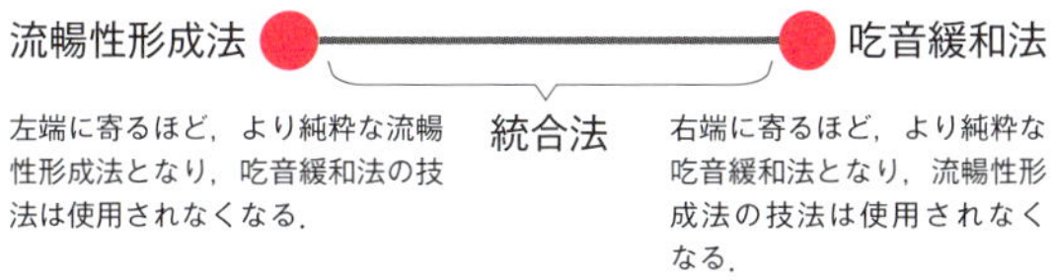

流暢性形成法 ●━━━━━━━━━● 吃音緩和法
左端に寄るほど，より純粋な流暢　統合法　右端に寄るほど，より純粋な
性形成法となり，吃音緩和法の技　　　　　吃音緩和法となり，流暢性形
法は使用されなくなる．　　　　　　　　　成法の技法は使用されなくなる．

図1●流暢性形成法，吃音緩和法，統合法の関係

線上（図1）である．流暢性形成法を支持する言語聴覚士は，流暢性形成法を基礎に吃音緩和法の技法を一部導入することが多く，吃音緩和法を支持する言語聴覚士は，彼らの臨床に流暢性形成法の技法を一部導入することが多い．

最近では，患者（児）の年齢，吃音の重症度，二次症状の有無，否定的な感情や態度の有無などによって，異なる臨床法を導入する言語聴覚士も増えている．たとえばGuitar[3]は，吃音のある児童と幼児とではアプローチが異なると述べている．具体的には，幼児に対しては，吃音に対する恐れや否定的な感情を抱いていない場合が多く，主に流暢性形成法を用いるが，児童に対しては，まず吃音に対する恐れを軽減させること，そして吃音についての正しい理解や知識を身につけさせることを臨床の目標とし，吃音緩和法を導入することが多い．その後，軟起声（発話の開始時のみゆっくりと力まない構音動作や息の流れを作り，初めの音が出た後は，通常通りの発話をする）など，流暢性形成法の要素を織り交ぜた話し方を指導する段階へと進む．臨床プログラムの後半では，患者（児）が予期した，あるいは実際に起こった吃音を，流暢な話し方あるいは楽などもり方に切り替えるための支援を行う．

一般的に，年齢が高くなるほど二次症状が増加し，吃音に対する否定的な感情や態度も増大することから，年齢が低いほど流暢性形成法を主としたアプローチを，年齢が高いほど吃音緩和法を主としたアプローチを導入することが多い．このように，従来対極にある流暢性形成法と吃音緩和法をスペクトラム（連続線）の両端と捉え，言語聴覚士の臨床方針や患者（児）の年齢や重症度などによって両者の長所を統合させる考え方が定着している．

▶ **多因子モデル**

多因子モデルによる臨床では，吃音症状だけでなく，吃音が患者（児）の生活や環境にどのような影響を与えているかを言語聴覚士が分析し，吃音を構成する問題に大きくかかわっている要因に力点を置いて介入する．ここではCALMSモデル[4]を例とし，多因子モデルによる臨床の流れを紹介する．

CALMSモデルを活用したアプローチでは，①言語聴覚士と患者（児）の協働が求められること，②構造化されたスキル学習を中心としていること，③吃音があることで現在困っていることに焦点を当てていること，④吃音についての正しい知識や事実を学ぶことにより，自身の否定的な信念や価値観を変容させることをねらいの1つとしていることなど，認知行動療法の特徴[5]と類似している面がある．一方で言語面や口腔運動能力など，認知行動療法ではカバーしない要因も含まれている．なお臨床については，患者（児）によって異なるが，たいていの場合，①吃音に対する正しい知識や認識を深める，②吃音から逃避・回避するのではなく吃音に直面し，探求する，③全般的なコミュニケーションスキルを上達させる，④吃音に対する肯定的な感情や態度を育てる，⑤不必要な努力やエネルギーを必要としない吃音へと変化させる，⑥自己肯定感や自己有用感を高め，少しずつ苦手な場面や状況でも積極的にコミュニケーションを図れるように耐性をつける，などに主眼を置いた臨床が行われる．

文　献

1) Neilson MD : Stuttering and the control of speech : A system analysis approach. Unpublished doctoral dissertation, University of New South Wales, Kensington, Australia, 1980.
2) Van Riper C : The treatment of stuttering. Englewood Cliffs, NJ : Prentice-Hall, 1973.
3) Guitar B : Stuttering : An integrated approach to its nature and treatment, 3rd ed. Baltimore, MD : Lippincott Williams & Wilkins, 2006（長澤泰子・監訳：吃音の基礎と臨床―統合的アプローチ．学苑社，2007）．
4) Healey EC, Scott Trautman L, et al. : Clinical applications of a multidimensional model for the assessment and treatment of stuttering. Contemporary Issues in Communication Science and Disorders 31 : 40-48, 2004.
5) 川合紀宗：吃音に対する認知行動療法的アプローチ．音声言語医学51：269-273，2010.

（執筆者：川合紀宗）

訓練・指導(2)
流暢性の促進

▶流暢性とその促進

流暢な発話は，滞りない流れ(smooth flow)，高速(fast)，努力性なし(effortless)の3要件を満足させる．正常では，休止や躊躇なしに，適度の精神・身体努力で，語音の連続からなる音声を速く生成できる．吃音がある子どもや大人で，正常に接近させる方法が，流暢性の促進である．

吃音を有する人たちは，ある条件で，停滞なくスムーズに話すことができる．流暢性を促進させる条件を導入に使い，スキルを学習させて，実際の場面での運用へ移行させる．ここでは，流暢に話すスキル，円滑な発話の開始や連続を促すリズム法，気流持続法など，を示す．

▶流暢な発話のためのスキルの学習

流暢な発話は，複数のスキル(技能)の結実という考えがある[1]．高速の発語運動では難しいので，スローモーションでの連続性を確立させる．

はじめに，ゆっくりと音を伸ばしながら音節を生成させる．遅延フィードバック装置(DAF)を用いることもできる．次に，息継ぎ区間を保って，句(2～5音節)を言わせる．それから，句の始まりでの声の立ち上がりで気息性の声(h音)を入れることで，円滑な発話の開始を促す．発語運動の振幅が大きくならないように，軽く発音させることで，両唇や舌での気流阻止を回避する．あわせて，息漏れした声を出すことで，喉頭での気流阻止を予防する．音の連続で断点ができないように呼気を持続させる．

以上の6つのスキルの学習(表1)により，ゆっくりだが円滑な発話の流れが実現できる．仕上げには，自然さ(英語らしさ)を出すために，強勢と非強勢を区別する生成を練習する．

▶リズム法

他者と一緒に読む斉読や同時に話す斉唱，メロディに乗せての歌唱，メトロノームのビートに合わせた発話では，非流暢性はなくなる．外的テンポを与えられて話すと吃音は消失することを利用して，ゆっくりだが円滑な開始と連続性のある発話を獲得させるのがリズム法である．気流持続法と併用することで，重症の吃音があっても，日常の発話場面でどうにか話すことができるまでに到達できる可能性がある[2]．

リズム法は，ゆっくり，単調なリズムで始めて，質問応答等でも，冒頭でリズムを使えるようになることをねらいとする．メトロノームのテンポに合わせて1拍1文字で，音読を行わせる．息を途切れさせないよう，途中で息継ぎを1拍以上とるよう指導する．はじめはゆっくりのテンポ(60～90拍／分)，次に速いテンポ(100～150拍／分)を提示し，ヒントとなる音刺激をオンからオフにしても，リズムを保てるようにする(fade-out)．連続性を保ち，スタッカート状にならないように気をつける．次に，文の初めの語をリズムに合わせて話し始め，その後はいつもの話す速さに切り替えるというスローイン(Slow-In)を導入する．モデルプログラムを表2に示す．

▶気流持続法

吃音は，発語運動時に，上気道での呼気の流れが閉ざされた状態とみなすことができる．その立場から，呼気の流れを妨げないために，声門閉鎖をゆるめ，口腔構音での軽い接触を促す方法が呼気流(airflow)アプローチである[3]．気流持続を意識しながら，喉頭と口腔の過度の緊張と運動の乱れを緩和することが期待される．

ゆっくりのテンポで，無声摩擦音が多く含まれる短い語から文へ，次に有声音へと移行させる．気流が連続性を保てているのか，感じさせながら行う．母音や有声子音での発話開始ではh音を付加し，気息性の声で話すようにする．

▶無声摩擦音・軟起声からの誘導

有声音に伴う声門でのブロックが重篤な場合に，無声摩擦音から始まる語の生成や軟起声を使う．無声摩擦音から始める際には，母音にゆっくりとわたるよう指導する．有声の母音が語頭に来る時には，無声声門摩擦音hをつけて開始し，段階的にh音を消去(fade-out)させていく．

▶緊張と非緊張の出し分け

吃音を有する人たちは，話す際に高い身体緊張

表1 ● 流暢に話すためのスキルとのその説明（文献1）

スキル	説明
速さ（rate）	すべての音節を0.2秒間の長さ（約2倍の長さ）に引き伸ばす
区切り（phrasing）	句の長さを2～5音節に限定する＊3文節程度で息継ぎをする
開始（initiation）	句や文の開始を息漏れさせながら行う（h音＋）
接触（contact）	発音で唇や舌をやわらかく当てる（強い閉鎖や狭めを回避する）
持続的な声（voice）	気流を途絶えさせずに気息性の声を保つ
連続的発語（blending）	句の途中では途絶えなく音節を繋げて話す
リズム（rhythm）	強勢を置く音節は0.2秒間伸ばし他は軽く触れるだけにする

表2 ● リズム法のモデルプログラム

課題名：発話テンポのコントロール
標的行動：所定のテンポに合わせて停滞なく発語する（基準：外的リズムに合わせて連続的に発語できる）
内容：新聞コラム（例：本日の天声人語6段落）の文章音読を行う
　　2段落毎に3つのテンポを指定，メトロノームでテンポ（拍／分）を提示する
　　手がかりのfade-out（ONからOFFへ）により，テンポを内在化させる

刺激・材料	反応	対応
文章を印刷した紙を机に置く		
「黙読して，読みや意味が分からないことばがあれば教えて下さい」	黙読をする	分からないことばを教える
教示：「メトロノームに合わせてひと文字を1拍で息を続けて文章を読んで下さい」＋見本を提供する		
テンポ60拍／分をONにする	テンポに合わせて読む	「その調子」
	テンポから外れる	「もう一度」＋見本
	バラバラと途切れる	「息を続けて」＋見本
教示：「今度はメトロノームを切ります．さきほどのテンポで同じように読んで下さい」		
テンポ60拍／分をOFFにする	同上	

課題名：Slow-IN
標的行動：任意のテンポで発話を開始する（基準：リズムを使って話し始めることができる）
内容：(1) 新聞ニュースや小説の音読を行う
　　　　　メトロノームのテンポを手がかりとする
　　　　　手がかりとして始めの1～2語・文節に下線を引く（後にfade-out）
　　　(2) 独話，質問応答や会話でスキルを使う
　　　　　任意のテンポで話し始める（例：150拍／分）

刺激・材料	反応	対応
新聞記事や小説の一節を見せる	黙読	
メトロノームでテンポを提示する＋ハイライト		
「話し始めでテンポを使って，その後はいつもの速さで話して下さい」	始めの部分をゆっくりスタート	「いいですね」
	後ろまでテンポを使用	「始めだけ」
	テンポを使えない	「始めはあのテンポで」

を示すことが多い．身体の緊張は，喉頭を締め付けてブロックが起こりやすく，口腔構音での連続的な発語運動を阻害する．身体緊張の強弱を理解する方法として，グー＆パーがある．子どもで，大きな声で，早口で話す場合に，適している．大人でも，話す時の身体緊張を理解するのに有用である．

拳を作ってグーっと力を込めるのと，手を広げてパーっと力を抜くのを，交互に行う．グーとパーで身体の力の強弱調節ができたら，同じことばをグーとパーを指示で言わせる．会話の中で「パーで行こうね」に反応して，やわらかな話し方になればよい．

▶ **無音・ささやき声・有声**

吃音を有する人たちは，有声での声門閉鎖から開放がうまくできずに，声門でブロックすることがある（発語時の喉頭上下動で推定できる）．Perkinsらの研究[4]では，無声やささやき声では，吃音はほとんど見られず，喉頭と口腔構音の協調的な運動の難しさが吃音の背景にあると説明されている．この知見を活用したのが，喉頭の閉鎖をしない発語運動で成功を得る無音とささやき声での発語練習（ドリル）である．

語リスト（苦手な音が語頭に来る語，10語～20語）を用意して，無声，ささやき声，そして軽く声をつけて発語する．ささやき声での発語で吃音が見られれば，無音だけを行い，ささやき声の代わりにひそひそ話し声を入れてみる（子どもの場合は導入しやすい）．発話に伴う過度の緊張やぎこちなさも緩和されることが期待される．

▶ **話す場面への適応**

吃音を有する青年期以降の成人は，仕事での電話，勉強や発案のプレゼンテーション，進学や就職の面接に不安を抱き，実際に失敗を経験していることが多い．この現実の壁を解消するためには，場面を設定して学習した話し方を実践する練習が欠かせない．練習でやれたことが自信となり，日常の場面で新たな話し方使ってみること，成功を体験すること，が治療の成果を左右する．

文　献

1) Perkins WH：Techniques of establishing fluency. In Perkins ed. Current Therapy of Stuttering. Thieme Publishing Group, 1984, pp 173-181.
2) 苅安　誠：吃音のブロック症状に対するリズム発話と運動制御アプローチの効果．音声言語医学 31：271-279, 1990.
3) Adams, MR：A physiologic and aerodynamic interpretation of fluent and stuttered speech. Journal of Fluency Disorders 1：35-44, 1974.
4) Parkins W, Rudas J, et al.：Stuttering：Discoordination of phonation with articulation and respiration. JSHR 19：509-522, 1976.

（執筆者：苅安　誠）

訓練・指導(3)
認知行動療法の導入

吃音を多面的・包括的に捉えること，つまり，発話面だけでなく，患者（児）の吃音に対する認知や知識，感情や態度，言語能力，口腔運動能力，社会性・社交性なども「吃音問題」を構成する重要な要素と考えられるようになった．それに伴い，吃音の研究・臨床においても，吃音に対する考えや感情（情緒），態度，吃音の逃避・回避行動，社会生活上の苦手場面への介入手段として認知行動療法が導入されるケースが多くなった[1]．

▶ 認知行動療法

認知行動療法の特徴として，Fennel[2]は，①臨床家と患者（児）との間の共働プロセスによって成立する，②時間の制限がある，③構造化されたアプローチである，④現在の問題点に焦点を当てる，⑤自己の見直しと新しい行動の思考を促す，⑥スキル学習を基本とする，の6つを挙げている．認知行動療法の理論では，認知の誤りと歪み，すなわち誤ったあるいは否定的な思い込みや信念，価値観が否定的な認知的仮説を導き出し，その発想が否定的な自動思考を作り出し，その思考により不適応な反応を起こすと考えられている[3]．

治療では，認知が行動や反応に与える影響を軽減させるとともに，その認知過程を変化させることによって心理的悩みや不適応行動を軽減させることを目標としている[3]．また，考え方が変わることによって，気分や行動が変わることを患者（児）自身が繰り返し経験することを通して，セルフコントロールの獲得を目標としている[3]．

▶▶ モデル

図1は，思考・感情・行動の適応不適応的循環のモデルである．Stallard[4]によると，人は適応的な循環にある時，思考は前向きで，長所を認めることができるため，穏やかでリラックスした感情を呼び覚まし，問題や困難に自ら積極的に向き合ったり挑戦したりするなどの適切な行動をと

る．ところが，不適応な循環にある時，思考は過剰に否定的になり，長所を認めることができず，自己批判的になる．そのことが不快，不安，抑うつ，怒りなどの否定的な感情を呼び覚まし，回避や諦めなどの不適切な行動へと移行する．

▶▶ 吃音への導入

吃音において認知行動療法を取り入れた臨床や研究は，認知行動療法が紹介されて以降に，いくつか実施された[1,5,6]．Blood[1]は，吃音の本質的な問題を，話しことばの障害のみならず，①心理的なストレス反応による感情の隆起，②否定的な態度やそれによる生活スタイルや範囲の限定，③発話のセルフコントロールが不可能と認識していることとみなし，臨床家は3つの要素すべてにアプローチすることが必要であると述べている．ただし，吃音の場合，話しことばの異常という中核症状がベースにあり，その上に吃音に対する認知の歪みや否定的な信念，価値観が存在する．よって，認知行動療法のみで中核症状を含むすべての問題を解決させることは困難である．

▶▶ 具体的な導入例

認知行動療法の成人吃音者2名への導入例を紹介する．Blood[1]は，まず患者に対し，短期間の流暢性形成法による治療を行い，患者の吃音症状を一旦軽減させた後，認知行動療法の1つであるPOWER2と呼ばれるアプローチを導入した．このPOWER2とは，Permission（許容），Ownership（当事者意識），Well-being（健全性），Esteem of one's self（自尊心），Resilience（弾力性），Responsibility（責任）の6段階を示す．

「許容」では，吃音への気づきや全般的なコミュニケーションスキルを高める方法と問題解決スキルを指導することで，患者のどもることへの許容性を高める．「当事者意識」では，吃音の基礎知識や事実について指導するとともに，話すことや吃音に対する肯定的な感情や考えをもつことができるよう目標を設定する．こうすることで，患者は，吃音の問題を，他人任せではなく自分が対処しなければならないと考えるようになる．「健全性」では，患者は吃音でいらいらすることや口論となった時にどう対処するか，臨床を通して学んだことを般化させるにあたってのバリア，地域

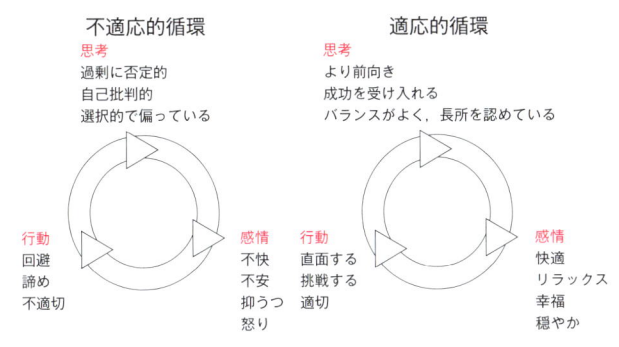

図1●適応・不適応的循環（文献4）

の支援リソースや社会保障制度等について学ぶ．「自尊心」では，患者が自身の発話の状態を正確に把握すること，そして自身や吃音について肯定的に受け止めることができるよう支援を行う．どうすれば積極的に発話をすることができるかについても患者自身が考える機会を設ける．「弾力性」では，吃音が再発・進展したときにも動揺せず，うまく発話をコントロールさせながら流暢性を維持させる方法を学ぶ．「責任」では，セルフコントロール，自己責任，治療効果について話し合われるとともに，リラクゼーションの方法や問題が起こった際のさまざまな対処方法なども学ぶ．

Blood[1]は，認知行動療法の効果について，流暢性形成法による治療を受ける患者は，吃音が再発すると自身でどう対処すべきかが分からず，臨床家のもとを再訪しなければならないが，POWER2を導入することで，患者が吃音の問題を自分のこととして捉え，症状が少々悪化してもすぐに自分でコントロールできることから，長期にわたって流暢な発話が維持されたと報告している．

▶▶ 課題と展望

吃音の場合，中核となる発話症状が問題の根幹にあり，その上に吃音に対する認知の歪みや否定的な信念，価値観が存在する．この点については，心理臨床分野における諸問題に対して介入する認知行動療法と分けて整理する必要があろう．吃音臨床においては，吃音の諸問題の一部を解決するために，認知行動療法のエッセンスを用いるわけであり，Blood[1]が流暢性形成法と認知行動療法を組み合わせているように，認知行動療法のみで中核症状を含むすべてを解決させることは困難

である．認知行動療法により，結果的に吃音の中核症状が軽減する可能性はあるが，吃音臨床における認知行動療法のねらいは，基本的に吃音の二次症状や現実よりも否定的なあるいは不合理な認知や感情，態度などに主眼が置かれている[6]．したがって，吃音に対する自己認知が現実よりも軽症の患者（児）に対しては適用が困難な場合がある．認知行動療法は現在抱えている問題を解決させるために用いられ，過去の心的外傷などは取り扱わないことから，過去の極度の心理的トラウマが原因とされる心因性吃音に対しても不向きである．

今後，吃音臨床において従来から実施されている吃音緩和法や統合法の一部（たとえば，Van Riper[3]によるアプローチの「認知化」や「脱感作化」段階，Healeyら[7]によるCALMSモデルの「知識面」，「心理・感情面」，「口腔運動能力（ただし固有受容性感覚を獲得させるために）」，「社会性・社交性」）に対して構造化された認知行動療法を導入し，認知行動療法が吃音の中核症状以外の部分にどのような効果があるか，結果的に中核症状の軽減にも役立つか，を検証する必要がある．

文　献

1) Blood GW：A behavioral-cognitive therapy program for adults who stutter：Computers and counseling. Journal of Communication Disorders 28：165-180, 1995.
2) Fennel M：Depression. In K Hawton, PM Salkovskis, et al（eds.）. Cognitive behaviour therapy for psychiatric problems：A practical guide. Oxford Medical Publications, Oxford, 1989.
3) Van Riper C：The treatment of stuttering. Englewood Cliffs, NJ：Prentice-Hall, 1973.
4) Stallard P：Thing good-feel good：A cognitive behaviour therapy workbook for children and young people. John Wiley & Sons, West Sussex, 2002.
5) 川合紀宗：吃音に対する認知行動療法的アプローチ．音声言語医学 51：269-273.
6) Moleski R, Tosi DJ：Comparative psychotherapy：Rational-emotive therapy versus systematic desensitization in the treatment of stuttering. Journal of Consulting and Clinical Psychology 44, 309-311, 1976.
7) Healey EC, Scott Trautman L, et al.：Clinical applications of a multidimensional model for the assessment and treatment of stuttering. Contemporary Issues in Communication Science and Disorders 31：40-48, 2004.

（執筆者：川合紀宗）

訓練・指導(4)
指導と環境調整

吃音がある人に発話などの指導を行うには，吃音に関する一般的な特徴を知り，個人の状態に合わせた治療・指導プログラムを作ることが大切である[1-3]．学校や職場での環境調整，合理的な配慮を考える際も同様である．

▶ **吃音がある人たちの特徴と指導にあたっての留意点**

教育現場とセルフヘルプグループ（以下，SHG）の中で数多くの幼児・児童・生徒そして成人の吃音のある人たちに接してきて，文献等も踏まえて，吃音治療指導についての留意点を以下に示す[4,5]．

①吃音の発症時期は，幼児期，とりわけ一語文から二語文になる時期に多いが，稀に思春期以降においても発症することがある．

②吃音のある人たちは，他者とのコミュニケーション場面で思うように話せなくて苦しんでいる．時に，「はい」，「いいえ」の返事，氏名を名乗ることさえもできないことがある．

③吃音は相手との関係によりその症状が変化する．そこには，自己と他者との関係性を示す「吃音の勾配」（図1）がある．

④吃音が出ている時は，不自然な呼吸をしている例がよくみられる．

⑤自分自身の発話状態に気づいていない時期の指導にはモデリング（見本学習）が適応されるが，発話状態を「苦しい」あるいは「変えたい」と意識している段階では，自分の話し方を意識させた指導が有効である．

⑥作文や書字を苦手と感じている人がいる．

⑦発達障害とよく似た行動特性を示す人がいるため，対人関係の特性や知能特性を考慮すべきである．

⑧巧緻性やリズミカルさを高度に要求される運動を苦手とする人がいる．

⑨成人で吃音のある人たちの中には，吃音があるために悩み，その結果として精神障害になったと訴える例もある．

▶ **環境調整と合理的配慮**

環境を家庭，園や学校，会社，地域等との社会と捉えることができる．そこで求められる発話行動を，本人が現在持っているスキルを前提としたものに調整するのが環境調整と言えよう．吃音がある人が，何の引け目も感じないで全ての活動に参加できる環境を目指すということになる．

環境調整は固定的なものではなく，本人の発話スキルの変化に伴って調整されることが望ましい．ことばによるコミュニケーションが快の状態であり続けることは，幼児にとっても成人にとっても大事なことである．特に吃音を意識している人が，自分の話し方への「批判的な圧力」が減ることを感じ，安心して自己表現できる場があると感じることが大切である．

合理的配慮（Reasonable Accommodation）は，元来「障害の社会モデル」に基づく概念である．ADA（Americans with Disabilities Act of 1990, 通称：障害を持つアメリカ人法）の第1部は，雇用主に対し，「配慮」が過度の負担となる場合を除いて，職務遂行能力を有する障害のある有資格者である従業員または応募者に合理的配慮を供与することを求めている[6,7]．個人の能力を最大限に発揮させるためにどのような職場環境や業務内容がよいのか，整備責任は雇用主にある．学校においても，同様のことが求められるべきであろう．

これに呼応するように，吃音のある人は，自分にとって必要な合理的配慮の内容を伝える義務が生じることになる．言語聴覚士は，この点について本人（当事者）とよく協議して雇用主に伝えることができる立場にある．たとえば，電話の受け答え，接客業務にどのように携わるのか，そのような業務はできるだけ避けるようにするのか，ゼ

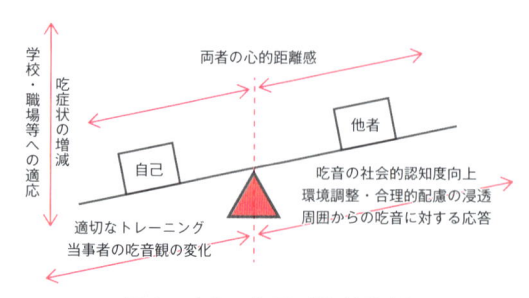

図1 ● 吃音の勾配（筆者私案）

ミでの発表や職場実習の仕方等も検討の対象となるだろう．

▶ライフステージと治療・指導内容

発吃間もない幼児期と，社会に出る年齢の人とでは，治療指導の内容と方法に違いがあって当然である．吃音のある人には，話し方の指導だけでなく，環境調整と合理的配慮，精神的なケアという面も含めた対応が必要である[8]．

幼児期：指導は，話し方の見本提示と模倣での学習（モデリング）が主である．環境調整としては，周囲の人間関係は受容的に，そして吃音の症状が出ても修正を求めない，顔をしかめたり背けたりしない等，本人の話す能力に負担をかけない接し方が求められる．

学童期：話し方の指導が必須であると，同時に，吃音のある人として生きることへの自己認知の支援が大切な時期である．環境調整としては，からかいやいじめに対する配慮が必要である．

中学生・高校生の時期：指導では，流暢に話すための新たなスキルを身につけることを目的としたトレーニングが中心となる．具体的に学業上の場面や要求される話し方を想定したプログラムを組み立てる必要がある．さらに，社会の中で働くこと，人間関係をどのように形成していくのかということにも触れていく．発表に時間がかかることを考慮するような合理的配慮を学校に求めることも検討すべきである．

専門学校・大学生の時期：ゼミでのプレゼンテーションや就職面接を意識して，具体的な話し方のトレーニングを行う．自分にはどのような合理的な配慮が必要かを具体的に検討する必要がある．保護された学校という社会からの出口であり，厳しい社会への入口にも当たるので，心理的な危機を迎える時期である．

社会人：職場における実際の発話行動を想定したトレーニングが必要である．職場と仕事への適応のために，就業に関わる合理的配慮が最も必要な時期になる．ワークライフバランスに関して，非常に強い圧力を感じる時でもあるため，挫折が命の危機に結びつきやすいことも心して関わるべきである．また家族形成をする年代でもあるので，多職種間の連携による支援や精神的なケアの必要性を常に意識しておく必要がある．

▶「話しことば」への具体的な指導

ことばは，その人の人格と人生を形成する大事なものであり「ことばは命そのものである」と言っても過言ではない．吃音のある人が自分が使いたいことばを使って話せるようになる技術を身につけるための支援が，言語聴覚士やことばの教室の教師の職務になる．数週間から数年の患者と治療者あるいは児童・生徒と教師という関係かもしれないが，本人にとっては人生におけるかけがえのない出会いである．

吃音治療・指導に際しては，重症度の評価だけではなく，生活のあらゆる場面でどのような発話行動をしているかを聴き取り（観察して），総合的に理解しなければならない．そのためには，本人と保護者へのインタビューや，録音・録画も用いる必要がある．吃音のある人になんらかの発達障害が予想される場合は，知能特性や言語発達を把握することも必要になる．吃音の特質を考えると，個別の場だけではなく，複数の他者との出会いの中でのトレーニングが有効であると考えられる．ことばの教室であればグループ指導が可能で，医療機関においては言友会等のSHGとの協働作業の可能性がある．人と話すことがその人と吃音を変えるのである．

文　献

1) Guiter B（長澤泰子・訳）：吃音の基礎と臨床―統合的アプローチ．学苑社，2007.
2) Guitar B, McCauley R：Treatment of Stuttering. Lippincott Williams & Wilkins, 2010.
3) 都築澄夫・編：新版吃音（言語聴覚療法シリーズ13）．建帛社，2008.
4) 小林宏明，川合紀宗：特別支援教育における吃音・流暢性障害のある子どもの理解と支援（シリーズきこえとことばの発達と支援）．学苑社，2013.
5) 小林宏明：学齢期吃音の指導・支援―ICFに基づいた評価プログラム．学苑社，2009.
6) ADAに基づく合理的配慮及び過度の負担に関する雇用機会均等委員会施行ガイダンス．2002.（参照 http://plaza.umin.ac.jp/~haruna/startICF/ra.htm http://www.nivr.jeed.or.jp/download/shiryou/shiryou34_06.pdf　accessed, 2013-01-30）
7) 障害者福祉研究会：ICF　国際生活機能分類―国際障害分類改定版．中央法規出版，2002.
8) 北川敬一：吃音のことわかってください―クラスがえ，進学，就職．どもるとき，どうしてきたか．岩崎書店，2013.

　　　　　　　　　　　　（執筆者：南　孝輔）

訓練・指導(5)
セルフヘルプグループ

　セルフヘルプグループ（以下，SHG）とは，なんらかの困難や問題，悩みを抱えた人が同様の問題を抱えている個人や家族と共に当事者同士の自発的なつながりで結びついた集団で，当事者組織，自助グループとも呼ばれる[1,2]．当事者が自立的に運営するのが特徴である．1935年に米国でアルコール依存からの回復を目指す集いが始まりで，その後にがんで乳房を切除した女性の会やさまざまな障害の当事者が集いを行ってきた．

　吃音に関しても，SHGが長年にわたり活動を続けている．ここでは，吃音がある人たちのSHGである言友会とその全国組織であるNPO法人全国言友会連絡協議会（以下，全言連）の活動について，歴史，構成，リクエスト，コミットという観点から解説する．日本における当事者たちの考えを知り，臨床家がいかにSHGと関わることができるかを考えてみる．

▶ 歴史

　吃音のある人たちの集まりは，米国では1947年に米国吃音財団が組織されている．日本においては1966年に「東京言友会」が発足．公的な機関で吃音治療をするところがなく，民間の吃音矯正所に吃音のある人々は集まった[3]．しかし，費用対効果から考えると必ずしも満足できるものではなかったと感じた20歳代の青年たちが中心になって言友会は作られた．専門家には頼らずに，自分たちでことばの教室や吃音治療機関の設置を社会に訴える努力をしたが，継続的な運動とはならなかった．1968年には全国言友会連絡協議会が発足し，「吃音者宣言」[4]が作られた．これは当時の多くの吃音のある人たちを励ました．

　言友会は，その後全国各地に組織されていった（2013年4月現在で34団体）．現在の全言連はNPO法人化（以下，NPO全言連）され，「自分たちは吃音があるがまま社会に参加はするが，障壁となる吃音はまだそこにあるのが事実．その吃音を個人の責任で終わらせるのではなく社会的支援の対象として訴えて行こう」ということや，「ことばの教室の先生，言語聴覚士，研究者と協働できることはないか」ということも論じられるようになった．

▶ 構成

　近年言友会を構成する人々は吃音があって支援を求めている人たちだけではない．その中に吃音のある医師・研究者・言語聴覚士・ことばの教室の担当者という人たちが育ってきた．中には，吃音のない支援者や研究者が活動に参加している場合もある．言友会は，組織の内と外とに，活動の理解者，担い手，支援者，研究者等の資源を持つに至った．

　「吃音は原因不明の治らないもの」であるという「常識」は，当事者と家族を支配してきたのみならず，社会のあらゆる分野に浸透している[5]．医学界においては，2006年になってようやく吃音治療が診療報酬の対象として明示された．普通の人と同じように話せるようになりたいと願う人たちは，外部の人に支援を求めるのではなく，言友会内部に「吃音改善」を目的としたグループを作った．結果として，同じ団体の中に「治らないことに固執せずに社会で生きていこう」という思いの人々と，「流暢に話せるようになることで社会適応をより良く図りたい」と思う人々が混在していた．両者共に，社会の中で「話す」ことにこだわり続けてきたためである．

　この間，言友会と言語聴覚士との間では，相互に吃音のある方々を紹介し合うということが行われてきた．ただし，SHGの性質上ある程度は集団に適応できる人でなければ言友会のなかで居場所を見つけるのが難しい場合もあり，相互の紹介には配慮が必要であることが分かっている．吃音のある人たちの中には仲間の前でさえ「吃って恥をかく」ことを避けようと努力を続ける人が少なくない．

▶ リクエスト

　吃音の研究は，日本よりも海外において急速に進んでいるようである．「吃音は完全に消えることはないかもしれないが，早期の介入によって社会生活が楽になる可能性がある」という考え方が

あるようだ．このような考え方が日本に紹介されてから，吃音の研究と臨床には新たな局面が開かれてきているように感じられる．脳研究の分野が発展してきていることがはずみになっているようである．SHG がこの動きに関わるということは，自分たちから吃音研究の進展を求めることと同時に，自分たちを研究対象として提供するということをも意味する．

新しい世代の SHG の人たちは，より幅の広い，継続的な支援を求めて様々なリクエストを出している．吃音の認知度の向上，研究や治療・指導方法の開発が進むこと，吃音の障がい認定がなされて一般就労の支援に結びつくこと，差別の解消，学校や職場において学業や仕事を続けるための合理的配慮を求める等である．吃音のある人個人が社会的存在であり続けるためには，時に経済面での支援も必要な場合がある．全言連は，他の障がいのある人たちとなんら変わることのない，あらゆる面での社会への完全参加を求めている．

若い世代の人たちには，これまでなかった視点がある．それは「世代を超えた支援を求める」ということである．吃音のある子どもたちはこれからも必ず生まれてくるということは自明のことである．その子どもたちのために，教育，医療，福祉，法律の専門家やあらゆる研究者が協力して，早期発見，早期治療・指導のシステムとプログラムを開発して欲しいということである．世界的には幼児期から小学校低学年までが対象のリッカムプログラム[6]が開発されている．研究の進歩により，吃音生成のメカニズムや吃音のサブタイプが明らかにされる必要もあるだろう．社会生活上の具体的な場面（面接，訪問販売，プレゼンテーション，自己紹介，電話場面等々）におけるトレーニング・プログラムも開発して欲しいと願っている．

▶ **コミット**

吃音のある人たちが社会にコミットするとは，吃音があることを隠さず，吃音があるままでこの社会の中で生きていくと決心することから始まる．これは自分の職業選択が吃音の有無によって左右されることを拒否すると同時に，自分が選んだ職業にふさわしいスキルを獲得する努力を行うことを肯定する．

このためには，言語聴覚士の働きが大きい．単に話せるようになるための支援ではなく，社会に出て働くことを継続するためにはどのような合理的配慮が必要なのかを本人と確認して職場に専門家として説明してくれることも期待したい．学業を続ける場合も同様である．吃音のある学生の中には，吃音を理由に学業の継続の道を変更することを求められる場合がある．そのような時に言語聴覚士と話し合い，求めている進学先や学業を継続するためには，本人はどのようなスキルを身につける必要があるのか，学校側にどのような合理的配慮を求めることが適切なのかということについて話し合った上で学校側に説明をしたり，自分で申し出るたもの支援を期待したい．

社会的存在として生きるということは，吃音と人格とは別物だと考えて生きていくということからスタートする．だから「吃音者」，「吃音を持つ人」という呼称を避け，「吃音のある人」という呼称を求めている．またこの社会が要求する流暢に話すこと，高いコミュニケーション能力を身につけることを最高の目標にはしない．個人だけではなく，全言連が社会にコミットするということは，孤立した生き方を捨て，仲間と出会い，SHG として責任をもって社会に関わるということであると考えている．このように，SHG と言語聴覚士やことばの教室の担当者，研究者等が協働事業を作る時代になってきている．

文　献

1) 岡　知史：セルフヘルプグループ－わかちあい・ひとりだち・ときはなち．星和書店，1999．
2) 岩田泰夫：セルフヘルプグループへの招待－患者会や家族会の進め方ガイドブック．川島書店，2008．
3) 小林宏明，川合紀宗：特別支援教育における吃音・流暢性障害のある子どもの理解と支援（シリーズきこえとことばの発達と支援）．学苑社，2013．
4) 伊藤伸二，編：吃音者宣言．たいまつ社，1976．
5) 北川敬一：吃音のこと，わかってください．岩崎書店，2013．
6) Balrry G, McCauley R (eds.)：Treatment of Stuttrering, Lippincott Williams & Wikins, and Wolters Kluwer Business, 2010.

（執筆者：南　孝輔）

第7部　摂食・嚥下障害

第10章　摂食・嚥下障害

摂食嚥下リハビリテーションの流れ

情報収集

言語聴覚療法依頼 ← 診療録・他職種から情報収集

- 現病歴／既往歴／併存疾患
  摂食嚥下障害の原因疾患、感染症
- 脳・胸部等画像所見
- 切除範囲・術式・再建材料
- 治療方針（化学療法・放射線治療等）
- 熱型
- 年齢・性別
- 血液検査結果：炎症反応（CRP, WBC），
  栄養状態（Alb, TP），脱水（Cr）等
- 食事量・体重の変化
- 呼吸機能：人工呼吸器
  気管切開（カニューレ型式）
  酸素吸入（量，マスク／カヌラ）
- 服薬内容
- 意識レベル

観察・問診

- 患者観察：意識
  呼吸（様式，回数，持続，制御）
  頸部・体幹の姿位
  皮膚・粘膜の状態（乾燥，出血等）
  心理・高次脳機能
  口腔器官の形態・機能
  音声（声質，発声持続）
  構音（会話明瞭度）・共鳴
  唾液処理
- （患者・家族の）主訴：鼻に逆流する
  飲み込みにくい
  むせやすい
  つかえる
  飲む時に痛い
  食事量減少
  食事時間延長　等

診療情報提供

転院／退院報告書作成
↓
病院⇔施設間連携

摂食訓練（直接訓練）：代償的アプローチ，環境調整

- 代償嚥下法：意識嚥下，息止め嚥下，
  努力嚥下，メンデルソン（Mendelson）法
  複数回（反復）嚥下，交互嚥下
- 代償姿位：頸引き位（うなずき嚥下）
  体幹後傾位
  頭頸部回旋位（横向き嚥下）
  頭頸部側屈位（傾き嚥下）
  頭頸部後屈―頸引き位
  顎突出位（顎出し嚥下）
- 食具選定：スプーンのサイズ・形状，カップ形状 ⇒ 作業療法士，ストロー等
- 食物形態：液体への増粘料添加
  ミキサー食，ムース食，ゼリー食，ソフト食等 ⇒ 栄養・調理職

（訓練中の体温・炎症反応をモニター）

嗜好・嗅覚・味覚とその変化，外見にも配慮！

- 経口摂取回数：言語聴覚士の訓練時のみ ⇒ 特定の看護職・家族との摂取
  1回（昼食）⇒ 2回 ⇒ 3回
- 経口摂取量：少量 ⇒ 1/3 ⇒ 1/2 ⇒ 7〜8割 ⇒ 全量
- 経口摂取回数・食物形態・姿位の変更 ⇒ 医師
- 口腔衛生の維持 ⇒ 歯科医師・歯科衛生士・看護師
- 義歯適合，補装具（PLP，PAP等）作成 ⇒ 歯科医師
- 補聴器・眼鏡の適合・装着 ⇒ 耳鼻咽喉科・眼科
- 食卓・椅子の形状・位置 ⇒ 作業療法士・理学療法士
- 訓練期間中の栄養確保・栄養摂取法 ⇒ 管理栄養士
- 投薬内容・服薬法 ⇒ 医師・薬剤師
- 病棟での訓練・介助法 ⇒ 看護職・介護職
- 家族指導
- 気管切開の閉鎖・カニューレ型式変更 ⇒ 医師
- 外科的処置の検討（嚥下機能改善術・誤嚥防止術）⇒ 耳鼻咽喉科
- 転院・退院先の検討 ⇒ ソーシャルワーカー

（訓練中の呼吸・栄養確保）

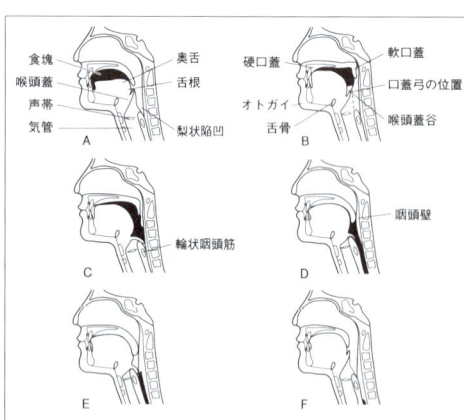

A：準備期の終了時。咀嚼により形成された食塊が舌中央部に保持され口腔期の開始に備えている。
B：口腔期。既に軟口蓋は挙上している。
C：咽頭期。舌根後退と喉頭挙上により咽頭蓋が後傾し披裂部と接着して喉頭閉鎖を行っている。声帯は内転し呼吸はいったん停止して（嚥下時無呼吸），気道防御がなされる。
D：咽頭―食道移行期。食塊が輪状咽頭筋の弛緩により開大した食道入口部を通過している。
E：食道期の開始。食塊の後端が食道入口部を通過した時点。
F：食塊が食道にすべて納まると喉頭下降，輪状咽頭筋の収縮により食道入口部は閉鎖され，声門が拡大して呼吸が再会される。固形物と液体でやや変動はあるが，健常者の場合A〜Fは通常1秒以下で行われる。

検査

覚醒状態なら
- 高次脳機能・聴覚の検査・評価
- 口腔器官の形態・運動・感覚の検査
- 音声機能検査
- 構音検査
- 飲食物不使用の検査：舌骨・喉頭（挙上）触診
  反復唾液嚥下検査（RSST）
  嚥下の誘発：口頭指示による誘発
  徒手的誘発
  前口蓋弓冷触刺激
  摂食類似刺激

上記評価終了後，意識レベル1桁以上，呼吸・病状安定，嚥下惹起確実で担当医許可あれば

- 飲食物使用の検査：改訂／段階的水飲みテスト
  摂食試行（頸部聴診法・パルスオキシメーター等併用可）
  嚥下内視鏡検査（VE）→医師
  嚥下造影検査（VF）→医師・放射線技師　等

傾眠以下の状態なら
- 聴覚・触覚刺激
- 前口蓋弓冷触刺激
- 摂食類似刺激　等で
  意識レベルの改善・安定と嚥下惹起の確立を図る

評価

- 検査結果の解析・統合
- 障害病態・重症度の確定
  誤嚥等の障害機序
  安全な一口量・食物形態
  有効な代償嚥下法／姿位
  経口摂取回数
- 訓練法・訓練頻度の立案
  予後予測
- 担当医の許可・依頼
- 他職種と情報共有（頻回反復）
- 定期的／機能変化の都度再評価
- 訓練計画の見直し

基礎訓練（間接訓練）：機能改善アプローチ

- 姿位：頭部・肩可動域（ROM）拡大訓練
  頭部挙上訓練（シャキア(Shaker)法）
- 呼吸：呼吸筋の伸長・強化運動（シルベスタ(Silvester)法，腹筋強化運動等）
  腹式呼吸，腹圧発声
  huffing，随意的咳嗽
- 咬反射：臼後部刺激やバイトブロック等による随意的開口の促進・維持
- 口舌顔面失行：綿棒等による触覚刺激を伴う口腔器官運動
  モデル提示・鏡による視覚フィードバック併用の口腔器官運動
  摂食類似刺激・前口蓋弓冷触刺激
- 口腔準備期・口腔期：口腔器官の反復・強化運動
  構音類似運動（口唇破裂，舌打ち，舌反転弾き等）
  構音訓練（口唇音・奥舌音・舌尖音，非鼻音）
  blowing，pushing法
- 咽頭期：blowing，pushing法
  舌前方保持嚥下
  随意（空）嚥下の反復訓練
  介助／抵抗による喉頭挙上訓練
  音声訓練（pushing法，声のon-off訓練，声域拡大，声区変換，歌唱等）
  前口蓋弓冷触刺激，摂食類似刺激
  頭部挙上訓練（Shaker法）
- 輪状咽頭筋：バルーン法

- 摂食試行，VE，VFで咽頭残留・誤嚥なく摂取できる食物形態，一口量，代償嚥下法，代償姿勢等が判明
- 摂食訓練開始後も機能維持・改善のため基礎訓練を継続

第7部　摂食・嚥下障害

（執筆者：矢守麻奈）

基礎知識(1)
摂食嚥下の解剖生理

障害を早期に検出し，病態を正確に理解して適切な対策を講じるには，健常な摂食嚥下でどの器官・筋肉・神経がどの様に機能するか理解している必要がある（表1）．

摂食嚥下過程は通常，①先行期（認知期），②口腔準備期（咀嚼期），③口腔期（嚥下第1期），④咽頭期（嚥下第2期），⑤食道期（嚥下第3期）に分けて記述される．固形物の咀嚼と食塊形成・移送について，②・③を詳述したプロセスモデル[1]があり，主として歯科領域で用いられる．臨床では，脳血管疾患等中枢性障害症例の障害病態は器官について，口腔癌術後等末梢性障害症例では神経・筋について，記述することが多い．

▶ ①先行期

安全な摂食嚥下の前提として，橋（上部）～中脳にある脳幹網様体の意識中枢，視床下部にある食欲中枢，後頭葉の視覚中枢，側頭葉の聴覚中枢，頭頂葉の触覚中枢，大脳辺縁系の嗅覚中枢・記憶形成回路，感覚中継点である視床等広範な脳の活動が必要である．先行期（認知期）には，可食・非可食の鑑別，食物特性の判断等を行う．前頭葉の関与により，一口量・摂食速度の制御もこの期に行われる．

▶ ②口腔準備期

次いで，口腔準備期（咀嚼期）が始まる．まず前腹は三叉神経，後腹は顔面神経支配の顎二腹筋，三叉神経支配の顎舌骨／外側翼突筋下頭筋，舌下神経支配の頤（オトガイ）舌骨等の開口筋が活動する．食物を口腔内に捕食すると即座に三叉神経支配の咬筋，側頭筋，内側翼突・外側翼突筋上頭筋等の閉口筋が活動する．閉口筋は咀嚼筋である．咀嚼筋は下顎骨筋突起に生着する．なお，下顎骨関節突起は側頭骨に接する．歯はエナメル質・セメント質の表層保護構造，象牙質・歯髄の深部構造，歯根膜・歯槽骨・歯肉の歯周組織からなる．口唇の開放・閉鎖は顔面神経支配の口輪筋の活動による．咀嚼開始時には舌が左右方向に動き，食物を臼歯咬断面に移送する．咀嚼開始後は奥舌部が挙上し，食物を口腔内に保持する．咀嚼終了時は，再び舌が左右方向に動き，食塊を形成する．舌運動はすべて舌下神経支配で，頤舌筋・舌骨舌筋・茎突舌筋等の外舌筋と上下縦舌筋・垂直舌筋・横舌筋等の内舌筋が相互に関与している．なお，口蓋舌筋は迷走神経・咽頭神経叢経由の支配である．舌の一般知覚は，三叉神経第三枝の舌神経，味覚は前2/3が顔面神経分枝の鼓索神経，後1/3が舌咽神経支配である．舌咽神経は扁桃より後方の咽頭壁知覚にも関与する．また，鼓索・舌咽神経の自律神経成分は唾液分泌に関与する．

▶ ③口腔期

咀嚼が終了し食塊が形成されると，舌先部が挙上し口腔期が始まる．口腔とは，上は硬口蓋・軟口蓋，下は下顎，前は歯列弓内，後は前口蓋弓（口蓋舌弓）までを指す．前口蓋弓以後は中咽頭となる．

▶ ④咽頭期

食塊先端の前口蓋弓通過をもって咽頭期開始とする．この期は通常1秒以下と短期間だが，軟口蓋挙上による鼻咽腔閉鎖，咽頭収縮，舌根後退，喉頭蓋後傾と喉頭挙上による喉頭閉鎖，仮声帯・声帯内転による声門閉鎖，呼吸停止，輪状咽頭筋弛緩による食道入口部開大と，多器官の運動が順次生じる．軟口蓋は，三叉神経第三枝支配の口蓋帆張筋が緊張や耳管開放に関与し，挙上は迷走神経（咽頭神経叢）支配の口蓋帆挙筋の収縮による．また，舌咽神経支配の口蓋咽頭筋は咽頭を後方に挙上する．喉頭蓋の上部にある舌骨も上方・前方に移動する．舌骨には多くの筋が生着する．前述の開口筋は舌骨上筋群とも呼ばれ，喉頭・舌骨の上前方への運動に関与する．舌骨下筋群のうち舌下神経支配の甲状舌骨筋は喉頭挙上に関与するが，それ以外は胸骨舌骨筋・肩甲骨舌骨筋が舌骨下降に，胸骨甲状筋が喉頭下降に関与し，いずれも頸神経支配である．

喉頭は，喉頭蓋軟骨，甲状軟骨，披裂軟骨，輪状軟骨と内喉頭筋からなり，外喉頭筋により支持されている．外喉頭筋は舌骨上下筋群でもある．

表1 ● 摂食嚥下過程の解剖・生理

	各期の機能	関連器官とその機能	筋—神経支配
摂食	①先行期（認知期） 可食／非可食物・食品の認知 一口量・摂食速度の制御	脳機能：覚醒（JCS 0～1桁） 視覚, 嗅覚, 触覚 記憶, 注意, 遂行機能, 等 上肢, 頸部・体幹の保持（食道期まで）	橋上部～中脳（脳幹網様体） 後頭葉, 大脳辺縁系, 頭頂葉, 視床 大脳辺縁系, 前頭葉 上肢・頸部・体幹筋
	②（口腔）準備期（咀嚼期） 食物の取込み・保持 咀嚼, 食塊形成	口唇閉鎖（～口腔期） 舌左右運動, 奥舌挙上 切歯での咬断・臼歯での粉砕 下顎の上下（開閉）・回旋運動 硬口蓋, 頬 味覚 口腔内知覚 唾液分泌	口輪筋—顔面神経 外舌筋・内舌筋—舌下神経 咀嚼筋—三叉神経第三枝 舌骨上筋群—三叉神経第三枝 顎二腹筋後腹—顔面神経 オトガイ舌骨筋—舌下神経 頬筋—顔面神経 舌：前2/3—顔面神経, 後1/3—舌咽神経 口腔内—三叉神経第三枝, 扁桃～咽頭壁—舌咽神経 耳下腺—鼓室神経（舌咽神経） 顎下腺・舌下腺・顎舌腺—舌神経・鼓索神経（顔面神経）
狭義の嚥下	③口腔期（嚥下第1期） 食塊形成・咽頭への移送	下顎・舌尖～舌全体挙上 硬口蓋, 軟口蓋挙上開始	口蓋帆張筋—三叉神経第三枝 口蓋帆挙筋—迷走神経咽枝（咽頭神経叢）
	④咽頭期（嚥下第2期） 嚥下（食道への食塊移送）	軟口蓋挙上（鼻咽腔閉鎖） 咽頭収縮 舌根後退 喉頭蓋後傾（喉頭閉鎖）, 喉頭挙上 （液体：舌根, 固形物：喉頭蓋谷通過時） 仮声帯・声帯内転（声門閉鎖）， 呼吸制御（停止～食道期に再開） 輪状咽頭筋弛緩 舌裏・喉頭蓋・披裂喉頭蓋ヒダの知覚 声帯以下の気管内知覚	茎突咽頭筋—舌咽神経 上・中・下咽頭収縮筋—迷走神経咽枝（咽頭神経叢） 頤舌骨筋・甲状舌骨筋—舌下神経・C1C2 甲状披裂筋・外側輪状披裂筋・披裂筋—下喉頭神経（反回神経＝迷走神経枝） 腹筋・肋間筋-肋間神経・腰神経叢＝脊髄神経 横隔膜-横隔神経＝頸神経叢 心臓・肺—迷走神経心臓枝・肺枝 内喉頭神経＝上喉頭神経（迷走神経枝） 反回神経（＝迷走神経枝） 内喉頭神経（上喉頭神経枝＝迷走神経枝） 反回神経＝迷走神経枝
	⑤食道期（嚥下第3期） 胃への食塊移送	輪状咽頭筋収縮, 呼吸再開 食道蠕動	上部食道括約筋（横紋筋）—迷走神経 下部食道括約筋（平滑筋）—迷走神経食道枝（食道神経叢）

内喉頭筋のうち声門開大に関与するのは後輪状披裂筋のみである．甲状披裂筋，披裂筋，外側輪状披裂筋は声門閉鎖筋で，それらと輪状咽頭筋の運動は迷走神経の枝である反回神経支配である．迷走神経が反回神経となるのは左側が大動脈弓，右側が鎖骨下動脈付近からである．また喉頭の知覚は声帯より上を内喉頭神経，声以下を反回神経知覚枝が司る．

嚥下時，呼吸は呼気相で停止し，同じく呼気相から再開する[2]．安静呼気は横隔膜・胸郭の弾性復元力により呼気筋の積極的活動は発声時に限るとされるが，立位・座位時は安静呼気時にも肋間神経支配の外腹斜筋・内腹斜筋・腹直筋・腹横筋などの補助呼吸筋が活動する[3]．

健常者の嚥下造影の所見から，一口量・食物形態等によって軟口蓋・喉頭挙上のタイミング・範囲が変化することが判明している．軽く飲む，力を入れて飲む，喉頭挙上位を保つなど一定の随意的制御も可能である．すなわち咽頭期嚥下は単純な反射ではなく，高度にパターン化された感覚・運動の相互作用による．

▶ ⑤**食道期**

食塊の後端が食道入口部を通過し，輪状咽頭筋が再び収縮すると，食道期が始まる．食塊は食道の反射的な蠕動運動により胃まで運ばれる．食道上部は横紋筋，下部は平滑筋，中間部は横紋筋・平滑筋混合からなる．

文 献

1) Palmer JB, et al.：Coordination of mastication and swallowing. Dysphagia 7：187-200, 1992.
2) Selly WG, Flack FC, et al.：The Exeter Dysphagia assessment technique. Dysphagia 4：227-235, 1990.
3) 廣瀬 肇：ことばの産生のしくみ（廣瀬 肇，柴田貞雄, 他：言語聴覚士のための運動障害性構音障害学）．医歯薬出版，2001，pp25-84.
4) Baker EW・編（坂井建雄，天野 修・監訳）：プロメテウス解剖学アトラス口腔・頭頸部．医学書院，2012.

（執筆者：矢守麻奈）

基礎知識（2）
摂食嚥下機能の年齢変化と性差，摂食嚥下リハビリテーションにおける言語聴覚士の役割

▶ 乳児～小児の摂食嚥下機能

乳児が哺乳する場合，舌は前後に波状運動を行う．摂食嚥下機能は表1の順で発達する．乳幼児の口腔・咽頭腔は小さく，上咽頭（鼻腔咽頭）と中咽頭・下咽頭は近接している．喉頭が非常に高い（第4頸椎）ため，喉頭蓋先端は奥舌の直後にある[1]（図1）．喉頭挙上は容易で嚥下が頻回に起こり，短い食道に多量の食塊（乳汁）が連続して流入する．食道入口部の開大時間が長く胃が縦型であるため，軽く腹圧がかかったり姿勢を変えたりするだけで逆流・嘔吐を生じる．咀嚼が必要な固形物が摂取可能となるのは，舌の左右運動が可能になる離乳後期である．喉頭高位のため嚥下惹起には有利だが，口腔～気管間の距離が短く咽頭腔が小さいため，大型食塊（こんにゃくゼリー，プチトマト等）での窒息も生じやすい．生後5，6カ月～1歳2，3カ月は見るものすべてを口に入れようとする時期で（口唇期・口愛過度），食物と形態の類似した異物との鑑別や食品特性についての経験が乏しいため，煙草・硬貨・ボタン電池等の異物誤飲・窒息を生じやすい．それ以降も注意の配分・持続が困難な場合があり，危険性の判断は未熟である．飲食しながら歩行・走行・跳躍する，同胞・同輩に驚かされるなどによる誤飲・窒息事故が多いので，周囲の成人は厳重に注意する．定型的発達の場合，成人並みの確実な嚥下が完成するのは9歳頃とされる．

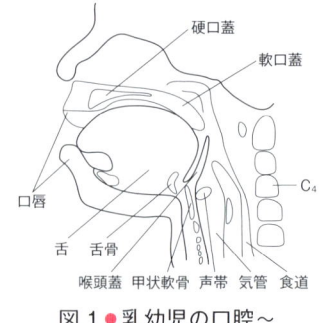

図1 ● 乳幼児の口腔～咽頭～喉頭

▶ 高齢者の摂食嚥下機能

摂食嚥下機能は加齢により変化する（表2）．加えて呼吸筋・嚥下関連筋のサルコペニア（sarcopenia，筋肉量減少・筋力低下）等の全身性変化もあり，高齢者は特段の疾患によらずとも咽頭貯留・残留等を起こしやすい．これをプレスビフェイジア（presbyphagia，加齢性嚥下機能低下）と呼ぶ．さらに摂食嚥下障害の原因疾患にも罹患しやすい．複数の原因疾患を経験した者も多い．一般成人なら摂食嚥下障害を生じない疾患や手術（例えば下肢骨折や肝臓手術等）でも，高齢者は体力低下や一時的経口摂取停止を契機として摂食嚥下障害を来す恐れがある．加齢性摂食嚥下機能低下の経過は長く，感覚低下によって少量の誤嚥ではむせにくい．高齢者本人・家族が気づかない間に機能低下が進行する．さらにYangら[2]によると，高齢者は口頭指示による一口量・摂食速度の調整が困難である．高齢者に安全な摂食嚥下を確保するには，保健指導・介護予防対策とともに，周囲の見守り強化等多面的な取組みが必要である．

▶ 摂食嚥下機能における性差

Nascimentoら[3]によると，男性の液体一口量は年齢や歯の本数・身長・BMIによらず，女性よりも有意に多い．Clarkら[4]は，舌筋力に性差はないが，口唇と頬の筋力は女性より男性の方が強いと報告した．すなわち，男性は女性よりも高い口唇・頬の筋力によって多量の食塊を口腔内に保持可能で，一口量が習慣的に女性より多くなる．臨床上女性よりも男性に摂食嚥下障害症例は多い[5]．脳血管障害や頭頸部腫瘍，肺癌等の摂食嚥下障害原

表1 ● 摂食嚥下機能の発達

1. 哺乳類		・胎生期に完成 ・5種類の原始反射： 　探索反射・口唇反射・吸啜反射（栄養摂取） 　咬反射・挺舌反射（異物排除）
2. 離乳前期		・反射への耐性獲得 ・定頸する
3. 離乳期	1） 機能発達初期 （離乳初期）	・口腔面積が狭い＝液体は吸えるが固形物・食器は入りにくい ・口唇：下口唇中心のパクパク運動＝上口唇の関与なし ・舌：舌運動と下顎運動が連動 　＝開口時→舌突出，閉口時→舌収容の前後運動 　＝哺乳動物に近い ・哺乳時における口唇・舌・下顎の一体運動が残存
	2） 機能発達中期 （離乳中期）	・口腔面積の増大＝歯槽の発達 ・口唇：上下口唇による「しごき取り」 ・口角運動の開始 ・舌：前後運動＋上下運動，左右運動はなく，食塊形成は困難＝「押しつぶし嚥下」
	3） 機能発達後期 （離乳後期）	・口腔面積の増大・前歯による咬断が可能 　→固形物の摂取可能となる ・口唇：上下左右運動が生じる ・舌：前後＋上下＋左右運動→食物を歯の咬断面へ移送

表2● 摂食嚥下器官に対する高齢化の影響

高齢性変化	摂食嚥下機能の変化，予測される病態
歯牙欠損	・固形物の咀嚼困難 ・（臼歯欠損の場合）大型・多量食塊の口腔内保持不全・早期咽頭流入
口腔・咽頭の筋力低下	・口腔準備期・口腔期の延長，口腔残留 ・咽頭残留，痰・誤嚥物の喀出力低下
舌・舌骨・喉頭の下垂	・舌尖後退（dipper swallow＝嚥下開始時食塊を口腔底に保持） 　→口腔期延長，口腔残留 ・喉頭挙上の遅延，喉頭閉鎖（気道防御）不全 　→前咽頭期・喉頭挙上期型誤嚥 ・食道入口部開大範囲の縮小→咽頭残留，喉頭下降期型誤嚥
口腔・咽頭・気管の感覚低下	・一口量の増加，咽頭期嚥下（喉頭挙上）の遅延 　→前咽頭期，喉頭挙上期型誤嚥 ・唾液の咽頭貯留 　→持続的微細誤嚥（micro aspiration） ・飲食物の咽頭残留→喉頭下降期型誤嚥 ・ムセない誤嚥（silent aspiration；不顕性誤嚥・無症候性誤嚥）

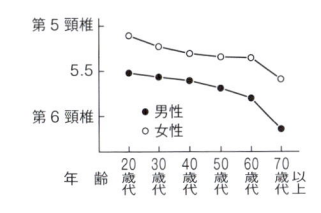

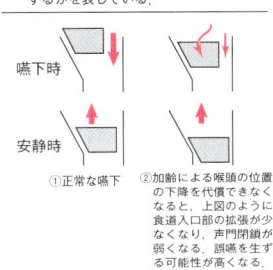

図2● 喉頭位置の年齢変化

因疾患の罹患率が男性でより高いのと併せて，上記一口量の多さも要因であろう．また古川[6]によると，男性は若年時から女性よりも喉頭位置が低く，60～70歳代にかけてさらに大きく大幅に低下する（図2）．Logemannら[7]によると，男性の方が加齢による嚥下時の舌骨・喉頭の挙上範囲縮小が著しい．すなわち男性は，加齢につれて嚥下時により大幅な喉頭挙上が必要だが，高齢化や疾患の影響で実現困難となり，摂食嚥下障害が増加する．

▶ **摂食嚥下リハビリテーションにおける言語聴覚士の役割**

摂食嚥下障害の原因疾患は，器官の変形・喪失を伴う末梢性のもの（口腔・中咽頭・食道癌術後，変形性頚椎症等），急性発症の中枢性のもの（急性期〜回復期の脳血管疾患，頭部外傷等），進行性疾患（パーキンソン病，筋萎縮性側索硬化症等神経筋変性疾患や各種認知症），呼吸器疾患（慢性閉塞性肺疾患＝COPD，肺癌術後等），循環器疾患（心臓手術後），自己免疫疾患（全身性エリトマトーデス，多発性筋炎，皮膚筋炎等），後天性免疫不全症候群（AIDS），高齢症例（サルコペニア，廃用症候群等）小児疾患（脳性麻痺，筋ジストロフィー等）等々まことに多彩である．言語聴覚士は各疾患の病理・病態・障害機序および摂食嚥下機能の発達・年齢変化・性差を理解した上で，各症例の障害評価・訓練と人的・物的環境調整にあたる．適切なリハビリテーションを確保するには，症例の疾患や年齢に応じて種々社会保障制度を利用する必要がある．すなわち言語聴覚士には，医学的知識やリハビリテーションの技能とともに医療・介護保険に関する正確な理解等，社会的知識も求められる．

摂食嚥下過程は認知から始まり，口腔〜食道の摂食嚥下器官の感覚・運動機能と併せて，視覚・嗅覚・味覚等の特殊感覚，口腔内衛生，呼吸機能，頸部・体幹の姿位保持能力，栄養状態，投薬内容，心理状態等多様な要因が関与する．言語聴覚士は，言語・高次脳機能・聴覚・発声発語・摂食嚥下の各側面に関する知識・技能を総動員して適切なリハビリテーションを施行すると同時に，多くの職種と時には所属組織を超えて連携する．症例・家族に対しても，多様な人間性を理解した上で，倫理的かつ論理的で平易な説明を反復して十分な情報共有を行い，適切な治療法や人工的水分・栄養補給法が受容・選択されるよう最善を尽くす．

文　献

1) Jones B, Donner MW：Interpreting the study. Normal and abnormal swallowing：imaging in diagnosis and therapy. Springer-Verlag, 1991, pp173-188.
2) Yang Y, Leow LP, et al.：Relationship between age and drinking instructions on the modification of drinking behavior. Dysphagia 27：210-215, 2012.
3) Nascimento WV, Cassiani RA, et al.：Gender effect on oral volume capacity. Dysphagia 27：384-389, 2012.
4) Clark HM, Solomon NP, et al.：Age and sex differences in orofacial strength. Dysphagia 27：2-9, 2012.
5) 矢守麻奈：摂食・嚥下障害の危険因子（日本嚥下障害臨床研究会・編：嚥下障害の臨床―リハビリテーションの考え方と実際―，第2版）．医歯薬出版，2008, pp89-93.
6) 古川浩三：老人の嚥下．耳鼻咽喉科・頭頸部外科MOOK12：145-150, 1989.
7) Logemann JA, Pauloski BR, et al.：Oropharyngeal swallow in younger and older women：videofluoroscopic analysis. Journal of Speech, Language, and Hearing Research 45：434-445, 2002.

（執筆者：矢守麻奈）

評価(1)
情報収集，摂食・嚥下障害の徴候

▶ 情報収集の目的
▶▶ 障害メカニズムと原因について仮説を立てる
収集した情報から，摂食・嚥下機能に生じた問題とその原因について仮説を立て，評価につなげる．原因は器質性，運動障害性，機能性（精神疾患も含む）と多岐にわたり，複合して重症化することもあるため，情報収集は丹念に行う．

▶▶ 予後推定・治療計画立案を行う
現症に関する医学的情報や，患者に必要な社会的資源など種々の情報を収集し，予後推定や目標設定を行い，具体的な治療計画を立案する．

▶ 情報収集の種類と方法
▶▶ 患者・家族からの情報
患者・家族の訴えを確認する．むせを風邪の咳と思い込むなど，知識不足による誤解も多い．質問の角度を変える，より具体的な質問をする，問診票を利用するなど，問題を見落とさないよう工夫する．表1のような訴えがあれば，発現時期，経過，軽快・増悪の有無，困難の生じる部位や食物形態・一口量，日間・日内変動など詳細を確認する．生活環境調査目的での居宅訪問で新情報が得られることもある．摂食・嚥下障害によって生じた活動制限や参加制約も確認する．

▶▶ 診療記録からの情報
医師や看護師，医療ソーシャルワーカー，理学療法士，作業療法士，管理栄養士，薬剤師など，他職種の記録から関連する情報を得る（表2）．特に薬剤は摂食・嚥下機能への影響が大きいので注意を払う[1]．職業や地域での活動など社会参加の情報は目標設定に関与する．カルテの電子化が進み，これらの情報確認や嚥下造影動画の供覧，多職種協働での評価入力といった情報共有が容易になった一方，テンプレート化による正確な状況再現の難しさといった課題も生じている．

▶▶ 観察
摂食場面の観察（図1，表3）：急性期や不顕性

表1 ● 摂食・嚥下障害を疑う訴え（例）

患者・家族からの訴え	疑われる主な病態・障害
食物で遊ぶ，なんでも混ぜて食べている	認知症
膳の食べ残しがある	半側空間無視
食べるのに時間がかかる，食べようとしない，特定のものを食べない，好みが変わった	認知症，味覚障害，準備・口腔・咽頭各期の障害により食べにくいものがある
食物を嚙みづらく，もぐもぐするばかりでなかなか飲まない	う歯や義歯不適合・歯周病等歯科領域の問題，咬筋の障害，舌の筋力低下・運動障害による食塊移送障害
食物が口からこぼれる	捕食の障害，口唇・顎の障害，協調運動障害
飲み込みにくい，上を向くと飲みやすい，お茶で流し込むと飲める	食塊移送障害
食物がのどに残る感じがする	咽頭残留，食道入口部開大不全
食事中にむせる，咳き込む	誤嚥
食事中に痰が絡む，声が変わる	誤嚥，咽頭残留
食事の途中から疲れる	呼吸機能低下，誤嚥，耐久性低下
夜間に咳き込む	唾液の誤嚥
朝起きたときに白っぽい痰が多い	唾液の咽頭残留，不顕性誤嚥
風邪が長引いた，咳が続く，よく熱を出す，痰が増えた	誤嚥，誤嚥性肺炎

表2 ● 情報収集による摂食・嚥下障害の把握

項目	確認すべき情報	内容
病歴・現在の状況		
既往歴・現病歴	摂食・嚥下障害の原因となる疾患の有無	脳血管障害，神経筋疾患，口腔・咽頭疾患，逆流性食道炎，変形性頸椎症，放射線治療後など
むせ	いつむせるか	食事開始時，食後，食事に無関係，夜間
	何でむせるか	水分，パサつくもの，唾液
	強さ	喀痰・喀出能力の有無
意識レベル	JCS，GCS	経口摂取の開始基準はJCS1桁，GCS14点E-4以上
服薬状況	摂食・嚥下機能に影響する薬物の使用の有無	向精神作用（中枢神経作用），筋弛緩作用，錐体外路症状を誘発する薬剤
全身状態		
脱水・低栄養	活動状況・尿量など	低活動，傾眠傾向，尿量減少，口腔内乾燥，体重減少など 体重減少率が1週間で2%以上，1カ月で5%以上，3カ月で7.5%以上，6カ月で10%以上であれば高度な栄養障害
呼吸機能	発熱・咳・呼吸困難など	37.5℃以上の発熱（ただし無熱性肺炎もあり要注意），湿性の咳，頻呼吸，気管切開，酸素投与
血液検査	炎症反応の有無，栄養状態，脱水	白血球（WBC）増多，C反応蛋白値（CRP）上昇，血清総蛋白（TP），アルブミン（Alb），クレアチニン（Cr）など
画像	胸部単純X線，胸部CT所見	肺炎像の有無
高次脳機能	認知症・高次脳機能障害の有無	認知，注意，記憶，遂行機能などの障害
コミュニケーション能力	失語症・構音障害・挿管・気管切開の有無	指示理解・意思伝達能力

誤嚥の場合，障害が発見されないまま食事開始となる恐れがある．早期に摂食場面を観察し，障害徴候の有無を確認する．医師，看護師，作業療法士，管理栄養士などと共に行うことが望ましい．

その他の臨床的観察：就寝中や，マット上・机上での訓練場面にも注目する．臥位での咳頻発や

表3 ● 摂食観察のポイント（摂食嚥下機能）

	所見（例）	推測される状況	起こりうるリスク
声	ゴロゴロしている（湿性） かすれている（気息性・粗糙性） 小さい（無力性） 発声持続短縮	声門上に唾液貯留しても むせない 声門閉鎖不全 呼吸機能低下	不顕性誤嚥 誤嚥 むせても喀出不可
話しことば	不明瞭（内容を知っていればわかる程度〜重度）	咀嚼・食塊形成・移送障害 軟口蓋挙上不全	口腔内残留 早期咽頭流入 咽頭残留 むせ 誤嚥
食べこぼし	口に運ぶ際にこぼす 口の周りが汚れる	食具を適切に選べない、使えない 知覚低下、認知障害 口唇筋力低下、口呼吸	栄養障害 不顕性誤嚥 誤嚥
むせ	食事の後半特に多い 水分でむせる 口の中の物をお茶で流し込もうとしむせる	疲労、注意障害 咽頭期嚥下の遅延 咽頭早期流入	不顕性誤嚥 誤嚥
食事時間・ペース	半量食を40分経っても食べきれない ペースが不安定	疲労、注意障害、認知症、食欲不振	栄養障害 脱水 むせ 誤嚥
コミュニケーション・高次脳機能	指示が入らない 止めてもお茶を飲み、むせる 次々と口に入れる 一口量が多い わずかな刺激でキョロキョロする	認知症、理解障害、注意障害、脱抑制、道具の強制使用	口腔・咽頭残留 むせ 誤嚥 窒息
テーブル上の様子	食べカスをティッシュや皿に吐き出す 焼き魚に手を付けない 箸でヨーグルトをすくおうとする、かきこむ	嚥下しにくい食物がある 咀嚼困難、食塊形成困難、送り込み障害 適切な食具を提供できていない、自分で適切な食具を選べない	むせ 誤嚥 栄養障害 一口量の調整不良によるむせ・窒息、栄養障害

図1 ● 摂食観察のポイント（姿位・環境等）

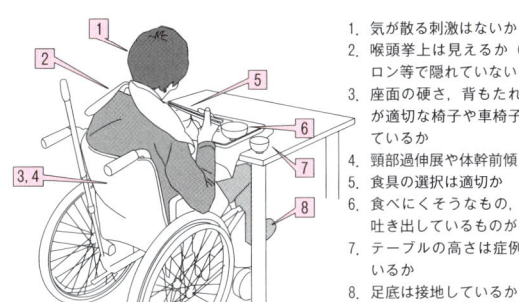

1. 気が散る刺激はないか
2. 喉頭挙上は見えるか（服やエプロン等で隠れていないか
3. 座面の硬さ、背もたれの高さ等が適切な椅子や車椅子を使用しているか
4. 頸部過伸展や体幹前傾はないか
5. 食具の選択は適切か
6. 食べにくそうなもの、飲めずに吐き出しているものがないか
7. テーブルの高さは症例に適しているか
8. 足底は接地しているか

作業中の流涎があれば、唾液誤嚥や口唇麻痺など摂食・嚥下障害の徴候とみなす．

▶▶ 口腔・咽喉頭機能

発声発語の特徴を捉えることで摂食・嚥下障害も推測可能である（表3）．

音声の聴覚心理的評価：面接や会話など様々な場面から音声の聴覚心理的評価を行う．気息性・粗糙性嗄声で声門閉鎖不全を、湿性嗄声で梨状窩・声門上の唾液貯留を疑う．大きさの変動や震え・翻転の有無、声量低下といった聴覚印象も記録する．音声に浮動性があれば嚥下機能にも浮動性があると推察される．

その他の音声検査：空気力学的検査で呼気流率の顕著な上昇や最長発声持続時間（MPT）の短縮がみられれば声門閉鎖不全を疑う．

視診：内視鏡検査では咽喉頭の状態を観察する．形態的異常の有無や鼻咽腔閉鎖機能、感覚障害の有無、代償的嚥下法の効果を観察する．声門閉鎖の状態についても、弓状弛緩・喉頭麻痺の有無、麻痺側、声帯の固定位置などを確認する．

構音評価：誤り音の種類や共鳴異常の有無によって各嚥下器官の運動機能を評価し、口腔内保持・食塊形成・移送などの障害の発見につなげる．口唇音（[p/b][m]）の歪み・省略は口唇閉鎖不全や口腔内圧低下、舌尖挙上音（[s/dz][t/d][n][r]）の歪み・省略は食塊移送障害、奥舌・軟口蓋音（[k/g]）の歪み・省略は早期咽頭流入・咽頭残留を疑う．開鼻声ならば、軟口蓋挙上不全による喉頭蓋谷残留の恐れがある[2]．

▶ 言語・高次脳機能を含むコミュニケーション機能

言語機能：聴覚的理解力低下は摂食・嚥下訓練の導入に影響する．障害のタイプや重症度を正確に評価するとともに、文脈や視覚的刺激に対する理解状況を把握し、訓練や食事介助に生かす．

高次脳機能：認知症や、注意・記憶・遂行機能などの高次脳機能障害は、先行期や準備期に大きく影響する．神経心理学的検査による評価も大切だが、検査では見えない情報が生活場面から得られることも多いので丁寧に観察する．

聴力：聴力低下もリハビリテーションを阻害する．補聴器が適切に調整されているか確認する．

文 献

1) 嚥下に悪影響を与える薬剤一覧（藤島一郎・監修：疾患別にみる嚥下障害）．医歯薬出版, 2012, pp430-464.
2) 矢守麻奈：摂食・嚥下障害（廣瀬肇・監修：言語聴覚士テキスト、第2版）．医歯薬出版, 2011, pp381-394.

（執筆者：小林典子）

評価(2)
言語聴覚士が行う検査,スクリーニング検査(1)

▶評価にあたっての留意点
▶▶患者への説明
摂食嚥下障害の評価・訓練に際しては，その目的と必要性について患者に説明を行い，同意を得て実施する．意識障害や認知機能低下，過度の緊張，過敏等を来たしている患者には，恐怖心や不快感を与えないよう，頭頸部や口腔内に接触する前に十分な説明や言葉かけを行う．言語聴覚士はスクリーニング検査に先立ち，患者の覚醒状態，バイタルサイン，高次脳機能を評価しておく．高次脳機能障害や心理状態により，検査意図が理解されず，正確な評価が得られない恐れがあることに留意する．

▶▶感染予防対策
摂食嚥下障害の評価・訓練に際しては，患者の唾液，血液等，体液に接触する可能性がある．感染予防対策は，全ての医療従事者が心がけるべき基本的な事項であり，言語聴覚士もスタンダード・プリコーション（標準予防策：患者の血液，体液，創傷，粘膜に触れる場合は，全て感染症の恐れがあるとみなして対応する方法）に沿って予防策を実践する．評価・訓練を行う前に，診療録で感染症の有無・病態を確認する．記載がなくても，未申告・未検査の場合があることを常に念頭に置く．患者の頭頸部や口腔内に接触する際は，使い捨てグローブ，マスクを使用する．感染症の存在が明らかな場合は，咳やくしゃみ等で唾液，痰が飛散するので，ゴーグルまたはフェイスシールド，プラスチックエプロン等を着用する．唾液，血液，体液が皮膚に接触した場合は，抗菌性石鹸を用いて接触箇所を流水で洗う．評価・訓練に使用した器具のうち，患者の体液に直接触れる物は全て規定の滅菌処理を施すか，使い捨てとする．

▶▶口腔内視診
摂食嚥下障害を疑う患者の口腔内所見には，口腔乾燥，唾液貯留，食物残渣，歯垢，舌苔，口臭，齲歯，歯周炎などがある．生歯数，義歯の有無（部分義歯，総義歯），義歯の適合性についても記録する．

▶嚥下関連器官の評価
各嚥下関連器官の形態・運動を評価する．評価者は口腔顔面失行，非対称性，痙性・弛緩性の麻痺，拘縮，パーキンソニズム，その他安静時および運動時の異常の有無を観察する．表1に評価すべき形態と運動および嚥下時の機能を示す．

用具：ペンライト，鼻息鏡，ストップウオッチ，舌圧子，構音評価用バイトブロック，記録用紙，レコーダー．

▶▶舌圧測定
舌圧測定器（図1）を用いて，舌の最大押し上げ能力（最大舌圧値，kPa）を評価する（図2）．年代別最大舌圧の基準値が報告されており（表2)[1]，高齢者や嚥下障害者で最大舌圧値が低下する．RSST2回以下で嚥下障害が疑われる患者の最大舌圧は $17.1±8.5$ kPa と報告されている[2]．

表1●嚥下関連器官の評価

構造器官	評価する形態・運動	嚥下時の機能	関連する脳神経
口唇	口唇閉鎖 /pa/の口唇破裂，反復 突出，口角横引き 筋力	食物の取り込み 咀嚼時の閉鎖と食塊保持 口腔内圧の上昇	Ⅶ．顔面
歯列	残存歯数 義歯の有無と適合性	食物の保持と破砕 咀嚼・食塊形成	
下顎	下制，開口距離 挙上，咀嚼筋（咬筋，側頭筋）の収縮	食物の取り込み 咀嚼・食塊形成	Ⅴ．三叉
頰	筋緊張 鼻唇溝の対称性 ふくらます／すぼめる	食物の保持 咀嚼・食塊形成 口腔内圧の上昇	Ⅶ．顔面
舌	偏位，振戦，舌萎縮，線維束性攣縮，筋緊張 突出・後退・左右運動 舌尖の挙上，/ta/音の反復 奥舌の挙上，/ka/音の反復 舌背挙上の筋力（最大舌圧）	食物の保持 咀嚼・食塊形成，押しつぶし 口腔内圧の上昇 咽頭への送り込み	Ⅻ．舌下
軟口蓋	偏位，下垂，ミオクローヌス 挙上範囲（/a:/の発声持続時）	鼻咽腔閉鎖 咽頭内圧の上昇	Ⅸ．舌咽 Ⅹ．迷走
咽頭	咽頭後壁の収縮と対称性（発声，あくび時）	上・中・下咽頭収縮 咽頭期嚥下の惹起	Ⅹ．迷走
舌骨・喉頭	発声持続，/a/音の反復 声質（気息性，粗糙性，湿性嗄声） 舌骨・喉頭の安静位（下垂の有無） 挙上の範囲・期間 反復唾液嚥下テスト 随意的な咳	気道閉鎖 舌骨・喉頭挙上 食道入口部開大	Ⅹ．迷走 （反回）

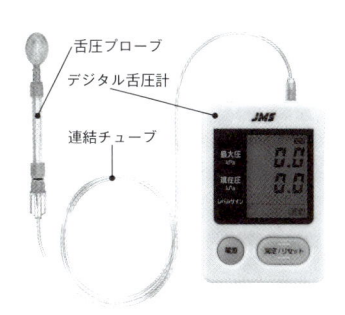

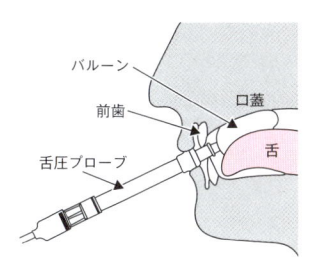

図1●舌圧測定器（JMS社製）　図2●舌圧の測定方法

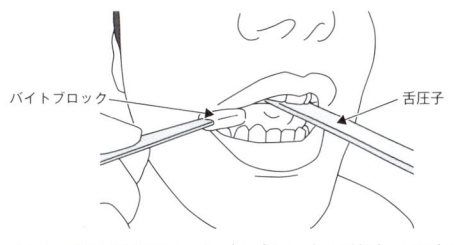

図3●舌圧子を用いた舌の押し上げ能力の評価
舌の押し上げを行う際，バイトブロックを用いて下顎の代償運動を抑制する

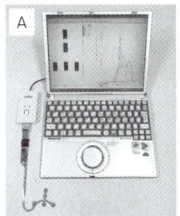

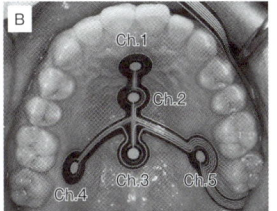

図4●舌圧センサシートによる嚥下時舌圧の測定
スワロースキャンシステム（A）と，舌圧センサシートを口蓋に貼付したところ（B）

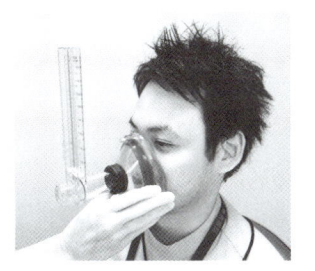

図5●PCFの測定場面
ピークフローメータ（ASSESS・レスピロニクス社）に成人用エアーシールマスク（ミナト医科学）を接続したものを使用

表2●年代別最大舌圧

成人男性（20-59歳）	45 ± 10
成人女性（20-59歳）	37 ± 9
60歳代（60-69歳）	38 ± 9
70歳以上	32 ± 9

(kPa)

舌圧測定器は，舌の筋力増強訓練にも使用できる．機器がない場合は，舌圧子を用いて抵抗運動を行わせ，舌の押し上げ能力を定性的に評価する（図3）．

最大舌圧が保たれていても，喉頭挙上遅延や咽頭残留等により，誤嚥を生じ得る．最大舌圧は前舌部の随意的な押し上げ能力を測定したものだが，必ずしも嚥下時の舌圧を反映していない．嚥下時舌圧の評価方法として，舌圧センサシートによる舌－口蓋接触圧（口蓋前方・中央・後方・左右の周縁部）の測定がある（図4）[3]．

▶▶ 随意咳の測定（Peak Cough Flow；PCF）

誤嚥した唾液や食物を排出するには，呼吸筋や気管・喉頭各筋を収縮した有効な咳嗽を行う必要がある．咳嗽力の客観的指標としては，咳嗽時最大呼気流速（Peak Cough Flow；PCF，L/min）がある．測定器具は，市販のピークフローメータにフェイスマスクを接続して使用する（図5）．最大吸気の後，フェイスマスクに向けて最大の強さで咳払いを行わせる．PCFは270L/min以下で上気道感染時などの排痰が困難となり，160L/min以下になると日常的に気道分泌物の除去が困難になるといわれる[4]．

器具がない場合は，咳嗽時の吸気（吸気相）→声門閉鎖（圧縮相）→爆発的な呼気（呼気相）の3相を定性的に評価する．胸郭の拡張性低下，腹筋群の筋力低下，声門閉鎖不全等があれば咳嗽力は低下する．

文　献

1) Utanohara Y, Hayashi R, et al.：Standard values of maximum tongue pressure taken using newly developed disposable tongue pressure measurement device. Dysphagia 23：286-290, 2008.
2) 武内和弘，小澤由嗣，他：嚥下障害または構音障害を有する患者における最大舌圧測定の有用性―新たに開発した舌圧測定器を用いて―. 日摂食嚥下リハ会誌 16：165-174, 2012.
3) 小野高裕，堀　一浩，他：摂食・嚥下障害患者への対応―舌圧測定と舌接触補助床―. 日補綴会誌 5：247-253, 2013.
4) Bach JR, Ishikawa Y, et al.：Prevention of pulmonary morbidity for patients with Duchenne muscular dystrophy. Chest 112：1024-1028, 1997.

（執筆者：福岡達之）

評価(3)
言語聴覚士が行う検査，スクリーニング検査(2)

いずれのスクリーニング検査も，単独では嚥下障害の有無を確定できない．複数のスクリーニング検査を組み合わせ，総合的に判定する．

▶ **反復唾液嚥下テスト**
(Repetitive Saliva Swallowing Test；RSST)[1]

30秒間に唾液を繰り返し嚥下させ，触診により何回嚥下できるかを測定する．口腔乾燥がある場合は，実施前に水に浸した綿棒等で口腔内を軽く湿潤させてもよい．2回／30秒以下を嚥下障害の疑いありと判定する．触診は薬指と小指で甲状軟骨を触知する．嚥下時に舌骨の上前方への移動とそれに接触する喉頭挙上を確認する（図1）[2]．

▶ **飲食による評価の適応条件**

現時点で経口摂取を行っていない患者に対しては，全身状態，意識，呼吸が安定し，摂食類似刺激・前口蓋弓冷触刺激による嚥下惹起が確実になった時点で，医師の確認を得て飲食による評価を行う．

▶ **改訂水飲みテスト**
(Modified Water Swallowing Test；MWST)[3]

実施前に口腔内の衛生状態を視診し，汚染があれば口腔保清を行う．姿勢は通常の摂食姿勢または誤嚥が起こりにくい体幹後傾位とする．3 mLの冷水を，原法ではシリンジで口腔底に注入し，指示嚥下させる．結果は5段階で判定し，段階4以上であれば，最大でさらに2回繰り返し，最も悪い場合を評価とする（表1）．段階3以下で嚥下障害が疑われる．段階の他，実施時の覚醒状態や姿勢，嚥下時の口唇・下顎閉鎖，口腔保持，咽頭移送所要時間，むせのタイミング等も観察し記録する．高率で誤嚥が予測される場合は，MWSTの実施前に，前口蓋弓冷触刺激による嚥下惹起を確認し，1 mLの冷水またはトロミを添加した少量の水でテストを行う．シリンジでの冷水注入は通常の液体摂取法と異なる．注入速度が速すぎない様十分注意する．正確に計量すれば，スプーンから摂取させても臨床的には問題ない．MWSTで異常が検出されなければ，水30 mLの原法水飲みテストを行う場合もある．

▶ **摂食試行（trial feeding）**

ごく少量の食材を摂取させ，食物の取込み，食塊形成能，咽頭移送などを観察し，準備期・口腔期の嚥下機能を評価する．才藤らの食物テスト（Food Test；FT）[3]は，茶さじ1杯（約3〜4 g）のプリン，粥，液状食品を介助にて口腔内に取り込ませ，指示嚥下させる．1回の嚥下ごとに口腔内の食物残留および部位を評価する．口腔内残留は舌上を中心に口腔前庭および口蓋を観察する．結果は5段階で判定するが，反応の組み合わせによりさらに細かい段階に分けられる（表2）．

▶ **着色水テスト（Blue dye maker；BDM）**[4]

気管切開患者に対する誤嚥のスクリーニングテストである．メチレンブルー等の試薬で着色した少量の水または食品を指示嚥下させる．嚥下後に着色物が気管切開孔から排出されると誤嚥である．カフ付カニューレの場合は，嚥下後にカフ上の吸引を行い，続いてカフの脱気後，気管カ

表1 ● 改訂水飲みテスト（MWST）の判定基準（文献3）

判定不能：口から出す，無反応
1a：嚥下なし，むせなし，湿性嗄声 or 呼吸変化あり
b：嚥下なし，むせあり
2 ：嚥下あり，むせなし，呼吸変化あり
3a：嚥下あり，むせなし，湿性嗄声あり
b：嚥下あり，むせあり
4 ：嚥下あり，むせなし，呼吸変化なし，湿性嗄声なし
5 ：4に加えて追加嚥下が30秒以内に2回可能

表2 ● 食物テスト（FT）の判定基準（文献3）

判定不能：口から出す，無反応
1a：嚥下なし，むせなし，湿性嗄声 or 呼吸変化あり
1b：嚥下なし，むせあり
2 ：嚥下あり，むせなし，呼吸変化あり
3a：嚥下あり，むせなし，湿性嗄声あり
b：嚥下あり，むせあり
c：嚥下あり，むせなし，湿性嗄声なし，呼吸変化なし，口腔内残留あり
4 ：嚥下あり，むせなし，呼吸変化なし，湿性嗄声なし，口腔内残留あり，追加嚥下で残留消失
5 ：4に加えて追加嚥下が30秒以内に2回可能，口腔内残留なし

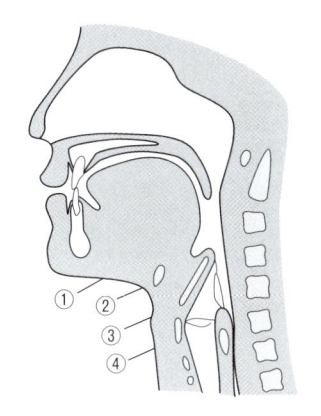

喉頭周囲の筋緊張，喉頭挙上範囲，指示からのタイミング，喉頭挙上期間などに注意する．

①顎の下（舌根），②首の付け根（舌骨），③喉頭上部，④喉頭下部に，喉頭の動きを妨げないように軽く，示指〜小指を当てると，舌挙上〜喉頭挙上〜喉頭下降にいたる一連の嚥下の動きが触診される．高齢者は喉頭と共に舌骨も下垂しており，触診しにくい．また肥満していると舌骨を触知しにくい．そうした場合は喉頭を中心に触診する．

図1●喉頭挙上の触診（文献2）

ニューレから吸引を行い，着色物が出ないか観察する．

▶頸部聴診法[5]

聴診器を用いて嚥下音や嚥下前後の呼吸音を評価する．聴診部位は輪状軟骨直下気管外側が適している（図2）．正常嚥下では清明な呼吸音に続き，嚥下時の呼吸停止，嚥下音，嚥下後の清明な呼気が聴診される．嚥下音の遅延や減弱，泡沫音，嚥下直後の呼気音に湿性雑音がないか聴診する．MWSTや摂食試行時，摂食時の評価に併用し，喉頭周囲に残留した誤嚥物の有無を判定する．

▶パルスオキシメトリの測定

MWSTや摂食試行の実施時や摂食時にパルスオキシメータを装着し，呼吸状態をモニターする．手指（または耳朶，足指）にプローブを装着し，スクリーニング検査前後や摂食訓練中のSpO_2を測定する．嚥下後2〜3％以上の低下を認める場合に嚥下に伴う呼吸変化や疲労を疑うが，SpO_2の低下は必ずしも誤嚥を反映するとは限らない．呼吸・循環器疾患や手指の末梢血流障害がある場合は，正確な測定ができない．

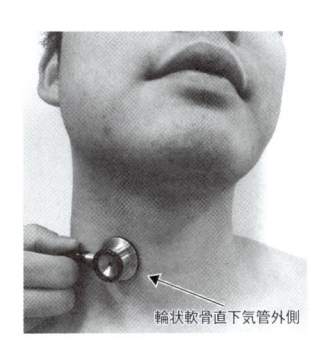

図2●頸部聴診法

文　献

1) 小口和代, 才藤栄一, 他：機能的嚥下障害スクリーニングテスト「反復唾液嚥下テスト」(the Repetitive Saliva Swallowing Test：RSST) の検討 (1) 正常値の検討. リハ医学 37：375-382, 2000.
2) 矢守麻奈：評価 (3) 言語聴覚士が行う検査, スクリーニング検査 (2)（小寺富子・監修：言語聴覚療法 臨床マニュアル, 改訂第2版). 協同医書出版社, 2004, p449.
3) 才藤栄一：「摂食・嚥下障害の治療・対応に関する統合的研究」総括研究報告書. 平成13年度厚生科学研究費補助金（長寿科学総合研究事業). 1-17, 2002.
4) Cameron JL, Reynolds J, et al.：Aspiration in patients with tracheostomies. Surg Gynecol Obstet 136：68-70, 1973.
5) Takahashi K, Groher M, et al.：Methodology for detecting swallowing sounds. Dysphagia 9：54-62, 1994.

（執筆者：福岡達之）

評価(4)
精査(医師とともに行う検査・医師が行う検査)(1)

▶ **嚥下造影検査(videofluroscopic examination of swallowing ; VF)**

嚥下造影検査(VF)は，放射線透視下で患者に造影剤入りの検査食品を嚥下させ，摂食嚥下器官の形態的異常・運動障害の病態や重症度を評価・診断するために行われる．むせない誤嚥(silent aspiration)の瞬間は，VFでのみ確認できる．放射線を使用するため，医師・歯科医師が施行する．言語聴覚士は検査に立ち会い，介助や評価を行うとともに，基礎的訓練・摂食訓練の内容・効果を検討する．画像を患者や家族，他職種に供覧すると説明・指導に有用である．

▶▶ **適応**

少量であっても被曝するので，必要最小限の時間で終了できるよう準備する．特に，経口摂取を長期間中断していた患者には，事前に前口蓋弓冷触刺激や随意嚥下，摂食試行の結果から嚥下障害の病態・重症度を推測して検査条件を絞り，時間短縮を図る．意識状態不良や睡眠不足，全身状態不良等の場合は検査を延期する．

▶▶ **装置・用具**

①**X線透視装置**：消化管造影用装置の使用が多い．外科用Cアーム型透視装置も管球が低く，使用可能である．モニター用出力端子があり，録画機器を接続する．近年は透視装置に録画機器が内蔵されているものもある．

②**マイクシステム**：検査中の音・音声を同時に記録するのが望ましい．

③**検査用椅子**：普段の摂食姿位に近い条件および代償姿位(特に体幹後傾位)で撮影可能なことが求められる．座面昇降や背もたれ角度調節，側面／正面像の転換等が迅速にできる椅子が望ましい(図1)．上記以外に，吸引器やパルスオキシメーター，救急カート等も準備しておく．

▶▶ **造影剤**

造影剤には，硫酸バリウムが多く用いられる．硫酸バリウムは人体に吸収されず，少量誤嚥なら喀痰として排出される．重量濃度約30％で造影可能である．誤嚥リスクが高い患者には，肺毒性が比較的少ない低浸透圧性非イオン性ヨード系造影剤を用いる．高浸透圧ヨード系造影剤(ガストログラフィン®)は肺毒性があり不適切．

▶▶ **手順**

①事前に患者の全身および口腔内の状態を確認する．

②誤嚥が少ないと予想される姿位を取らせる．

③距離の基準として一円玉を板面に貼付する．

④通常，側面像から撮影し，咽頭残留の左右差確認など必要に応じて正面像の透視を行う．正面像が撮影できない場合は，椅子上で斜位を取らせて左右差を鑑別する．

⑤検査食品は，誤嚥リスクを考慮して少量から開始し，徐々に増量する．安全・容易と思われる食物形態から開始する．

⑥声門上侵入・咽頭残留・誤嚥の有無等を判定する．誤嚥した場合は同一条件での検査は中止する．誤嚥物を除去できれば，姿位・嚥下法を変更して行い，代償法を検討する場合もある．

▶▶ **備考**

患者・検査者とも，過剰な被曝を避けるため，適宜プロテクターを装着する．検査者は頸部・体幹にプロテクターを装着し，透視時には管球後方に退くなどして被曝量をできるだけ抑える．妊娠中の(可能性のある)女性は，透視室内に入らない．定期的な入室者はガラスバッジで線量管理し，定期健診を受診する．実習生等は入室させない．介助等で透視範囲に手を入れる際は，必ず透視を一時中断する．

▶▶ **VF所見の解析**

VF画像を繰り返し観察し，摂食嚥下器官の形態・運動を評価して問題の原因を追究する．

①**口腔準備期・口腔期**：病態には，咀嚼開始遅延，咀嚼困難，口腔内保持不全(液体：早期咽頭流入)，口腔内残留の有無等がある(図2)．

②**咽頭期**：病態には，口腔・鼻腔への逆流，声門上侵入，誤嚥，喉頭蓋谷・梨状陥凹の残留等がある．誤嚥時の食物形態・一口量とタイミングを検討する(表1)．誤嚥時咳嗽の有無や有効性も記

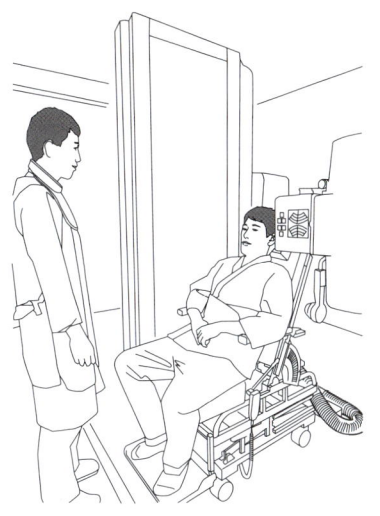

図1 ● VF施行場面

表1 ● 誤嚥の時期と原因となる病態（例）(文献1より一部改変（文献2による）)

誤嚥時期による分類	原因となる病態（例）
〔1〕嚥下前誤嚥 (Aspiration before the swallow, 前咽頭期型誤嚥)	咽頭期嚥下開始前の誤嚥 ・舌運動障害，臼歯欠損等による食塊形成不全 ・食塊の口腔内保持障害（早期咽頭流入）のため，咽頭期嚥下前に誤嚥 ・口腔・咽頭知覚低下による咽頭嚥下の惹起遅延
〔2〕嚥下中誤嚥 (Aspiration during the swallow, 喉頭挙上期型誤嚥)	咽頭期嚥下開始から終了までの誤嚥 ・咽頭期嚥下は生じるが，喉頭挙上の範囲縮小・期間短縮等による喉頭閉鎖不全 ・声門閉鎖不全
〔3〕嚥下後誤嚥 (Aspiration after the swallow, 嚥下降期型誤嚥)	嚥下後，咽頭残留が気道内に侵入する誤嚥 ・舌根後退不全・軟口蓋挙上不全・咽頭収縮不全 ・喉頭挙上の範囲縮小・期間短縮 ・頸部過伸展
〔4〕混合型誤嚥	・上記〔1〕～〔3〕の混合
〔5〕食道入口部開大不全型	・ここではいわゆる球麻痺型の嚥下障害をいう．すなわち，咽頭収縮不全・輪状咽頭筋弛緩不全のため喉頭挙上に見合う食道入口部の開大がない．誤嚥時期としては〔1〕～〔4〕のいずれも生じ得る．

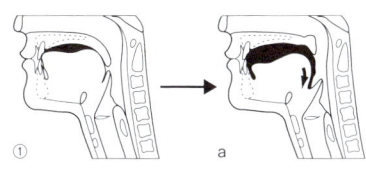

図2 ● 口腔期

①左図：正常．a：奥舌挙上不足のため，食塊の早期咽頭流入が生じている．喉頭蓋側面から気管に流入し嚥下前（前咽頭期型）誤嚥の恐れがある．ただし，固形物咀嚼嚥下の場合，この後すぐに喉頭挙上が生じれば正常パターンである（プロセスモデル）．

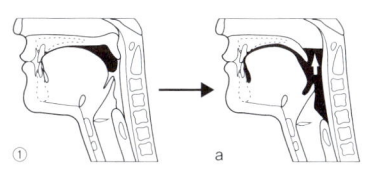

図3 ● 咽頭期（鼻咽腔閉鎖）

①左図：正常．a：鼻咽腔閉鎖不全のため，食塊が鼻咽腔に逆流している．

図4 ● 咽頭期（喉頭挙上開始・喉頭蓋閉鎖・声門閉鎖・咽頭収縮）

①左図：正常．a：鼻咽腔閉鎖不全，喉頭挙上・喉頭蓋閉鎖不全，咽頭収縮不全のため，食塊が喉頭蓋後面をつたって喉頭侵入している．また，食塊の咽頭貯留も認める．この状態で嚥下が生じない場合，誤嚥となる（嚥下前（前咽頭期型）誤嚥）．b：咽頭収縮や喉頭挙上は認めるが，鼻咽腔・喉頭蓋・声門の閉鎖不全のため嚥下中に誤嚥（嚥下中（喉頭挙上期型）誤嚥）．

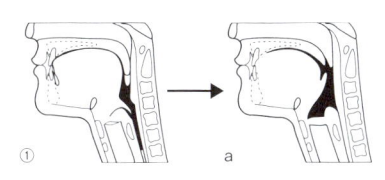

図5 ● 咽頭期（声門閉鎖・喉頭蓋閉鎖・咽頭収縮・食道入口部開大）

①左図：正常．a：声門閉鎖は認めるが，鼻咽腔閉鎖・咽頭収縮・喉頭蓋閉鎖不全に加え，食道入口部開大不全を認め，食塊が声帯上部まで侵入（喉頭侵入）している．呼吸が再開されると，ただちに（食道入口部開大不全型）誤嚥となる．

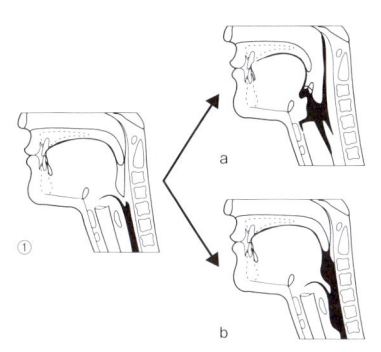

図6 ● 咽頭―食道移行期（食道入口部開大）

①左図：正常．a：鼻咽腔・喉頭蓋・声門の閉鎖不全，食道入口部開大不全のため食塊は鼻咽腔へ逆流し梨状陥凹から嚥下中（喉頭挙上期型）誤嚥を認める．b：咽頭，喉頭蓋閉鎖はみられるが，中～下咽頭収縮不全および食道入口部の狭窄のため梨状陥凹に多量の逆流を認める．

録する．正面像では，食塊の通過側や梨状陥凹の残留の左右差を確認し，横向き嚥下（頭頸部回旋位）等の適応を検討する（図3，図4，図5）．

　③咽頭―食道移行期：（図6）

　④食道期：形態や蠕動運動，停滞・逆流の有無を確認する．

文　献

1) 矢守麻奈：評価(5) 精査(医師とともに行う検査・医師が行う検査)(2)（小寺富子・監修：言語聴覚療法臨床マニュアル，改訂第2版）．協同医書出版社，2004, p453.
2) Buchholz DW, et al.：Adaptation, compensation, and decompensation of the pharyngeal swallow. Gastrointest Radiol 10：235-240, 1985.

（執筆者：平田　文，矢守麻奈）

評価(5)
精査(医師とともに行う検査・医師が行う検査)(2)

▶ **嚥下内視鏡検査**（videoendoscopic evaluation of swallowing ; VE）

嚥下内視鏡検査（以下，VE）は，内視鏡を用いて嚥下前後の咽喉頭を観察し，その形態（新生物，変形性頸椎症，粘膜，分泌物等）と感覚・運動機能（鼻咽腔閉鎖，声門閉鎖，喉頭麻痺，咳嗽反射，唾液貯留，飲食物残留等）を評価し，障害の有無や病態・重症度を診断するために行われる．被曝はなく，機器が携帯可能なので，ベッドサイドや在宅で移動困難な患者にも施行できるのは，大きな利点である．しかし，視野が限られるため，摂食嚥下過程各期の関連や，嚥下の瞬間が観察できない等の制限がある．また，喉頭挙上期間はホワイトアウト（後述）期間から推測できるが，喉頭挙上範囲は観察できない．

言語聴覚士がVEに同席する場合は，単に残留・誤嚥の有無・多少だけではなく，各器官の形態的・機能的所見からリハビリテーションに有益な情報を得るよう努める．必要に応じて随時施行し，機能変化や代償姿位・食物形態の調整を評価する．映像録画を患者や家族，他職種に供覧すると，説明・指導に有用である．

▶▶ **適応**

特に，嚥下痛や咽喉頭・食道部の違和感を訴える患者には，専門医によるVEを必ず行い，悪性新生物等の有無について評価する．

一方，検査に協力が得られない患者や内視鏡が挿入困難なほどの鼻腔狭窄がある患者に対しては，実施困難である．

▶▶ **装置・用具**

①内視鏡本体（ファイバースコープと電子スコープがある）および光源（ライトガイドを介してスコープ先端に照明光を導く）．

②撮影・録画機器：CCDカメラ，DVDレコーダー，モニター・ディスプレイ．

▶▶ **手順**

①検査前に痰などを喀出・吸引して除去し，頭部を診察用椅子のヘッドレストやベッドに固定する．

②内視鏡を鼻孔から挿入する．疼痛を訴える場合は，2%塩酸リドカインゼリーなどの局所麻酔薬を使用するが，咽喉頭粘膜に達すると感覚低下を生じるので使用量は極力少なくする．

③観察（内視鏡の先端位置）

・鼻咽腔レベル：形態を確認し，発声・空嚥下時の鼻咽腔閉鎖機能を確認する．

・口蓋垂レベル：中・下咽頭を観察し，形態的変化や分泌物貯留，粘膜の状態を確認する．舌根部・咽頭壁の動きを観察し，嚥下時には咽頭へ移送された食塊を観察する．喉頭挙上の瞬間は，軟口蓋・舌根・咽頭壁の粘膜と内視鏡が接触し画像はホワイトアウト像（白玉／赤玉現象）となる．ホワイトアウト直前の食塊位置や，嚥下後の喉頭蓋谷・梨状陥凹の食塊残留を観察する．ただし，嚥下中の喉頭はホワイトアウトにより観察できない．

・喉頭レベル：喉頭蓋を越え，喉頭内・声門下を観察し，嚥下後の梨状陥凹の食塊残留や喉頭侵入，気管内の誤嚥物を評価する．

▶▶ **VE所見の解析**

VFとVEの比較を表1にまとめる．各検査の特徴を理解し，目的に合致したものを選択する．

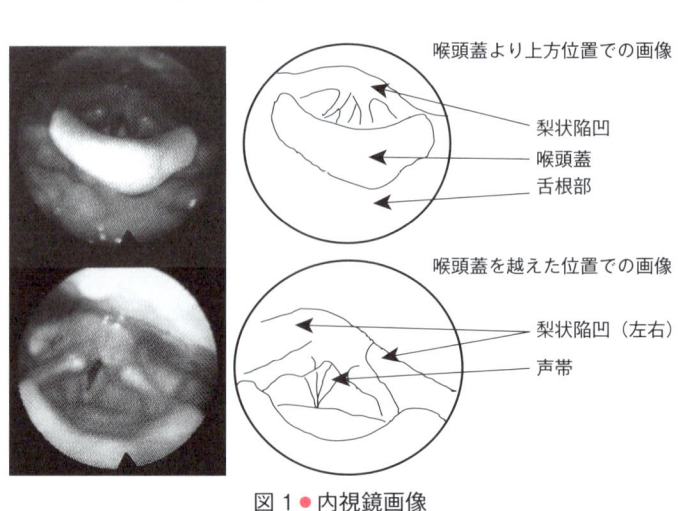

図1● 内視鏡画像
（喉頭蓋より上方位置での画像：梨状陥凹，喉頭蓋，舌根部）
（喉頭蓋を越えた位置での画像：梨状陥凹（左右），声帯）

表1 ● VF検査とVE検査の比較

	嚥下造影検査 （VF）	嚥下内視鏡検査 （VE）
食品	造影剤入り 検査食品	一般の食品
検査を行う場所	X線透視室	ベッドサイドや 在宅でも可能
咀嚼・食塊形成（準備期・口腔期）	◎	×
各期（口腔準備期・口腔期・咽頭期・食道期）の関連性	◎	×
咽頭・喉頭の粘膜状態と分泌物の観察	×	◎
咽頭・喉頭の感覚	△	○
喉頭挙上範囲	○	×
声門閉鎖	○	◎
誤嚥	◎	△ （ホワイトアウト）
咽頭残留	◎	◎
食道期の評価	○	×
被曝	あり	なし
時間的制約	あり （被曝のため）	なし

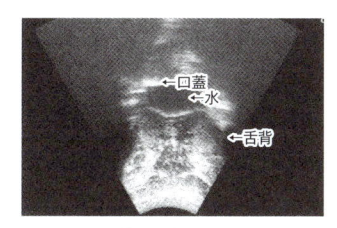

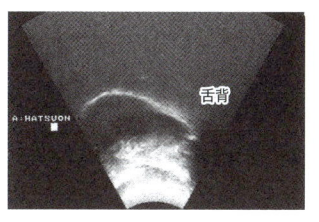

図2 ● 舌背に水を保持している状態の超音波画像（左），舌の正中矢状断面（/a:/発音時）（右）（文献1）

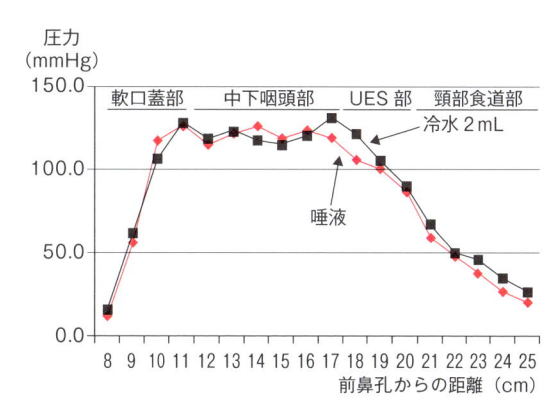

図3 ● 健常者18名の唾液と冷水2mLの嚥下圧曲線（文献2）

必要なら両方の検査を施行し，リハビリテーションに必要な情報を網羅する．

▶ **超音波断層検査法（超音波エコー検査）**[1]（図2）

舌・舌根部に探触子（プローブ）をあて，超音波を反射させて軟部組織の画像を抽出する．主に口腔準備期・口腔期を観察する．侵襲が少なく，繰り返し撮影が可能なので，乳幼児の評価に用いられる．任意の面で断層像を得られるが，画像の抽出力は低く，咽頭期の評価は困難である．

▶ **筋電図検査**

嚥下関与筋の活動を筋電計にて計測する．筋内に針電極を挿入する針電図（needle EMG）と皮膚の表面に電極を張り付ける表面筋電図（surface EMG）の2種類がある．

針筋電図は，各筋の活動を計測し，麻痺の有無や程度，筋収縮のタイミングを解明し，輪状咽頭筋切除術などの手術適応判定に用いる．しかし，特定の筋に針電極を挿入するには熟練を要する上，直接的には誤嚥検出に関わらないのでリハビリテーション領域で臨床的に用いられることは少ない．

表面筋電図は，各筋の活動導出は困難だが，舌骨上筋群等の単位で筋活動を可視化できるため，訓練の際にバイオフィードバックとして用いられる場合がある．

▶ **嚥下圧検査（マノメトリ）**

圧力センサが配置されたカテーテルを鼻腔から食道入口部に挿入し，嚥下時の食道入口部静止圧や咽頭収縮による圧力変化を計測する．近年，外径の細いカテーテルに36個の圧力センサを1cmごとに配置して嚥下圧測定を行う高解像度マノメトリが開発され，1回嚥下時の軟口蓋部〜頸部食道部間の詳細な咽頭圧変化（嚥下圧曲線）の計測が可能となった．しかし，高解像度マノメトリは，カテーテルの外径や圧力センサ受圧部の性能（一方向性か全周性か）によって計測結果が異なる．現時点では健常者を対象とした基礎データ蓄積の段階で，一般的な臨床応用には至っていない（図3）．

文献
1) 道脇幸博，森田真由，他：新しい画像診断法 超音波診断法とシネMRI．臨床リハ 11：809-815，2002．
2) 松原慶吾，鮫島靖浩，他：2.64mm径カテーテルを用いた高解析度マノメトリによる健常者の嚥下動態に関する研究―嚥下圧基礎データと嚥下圧曲線の検討―．嚥下医学 1：364-373，2012．

（執筆者：平田　文）

評価(6)
評価のまとめ：報告書作成のポイント
・一般的情報
・医学的情報
・社会的情報

▶報告書の意義
　治療過程において報告書を作成することは，記録のためだけでなく，職務の質的向上や情報共有のためにも重要である．初回報告書は再評価時のベースラインとして，より的確な治療実施のための目標や方針，プログラム修正の根拠となる．そしてこれらの作業を繰り返すことで臨床の質は向上する．また，チーム医療においてもその果たす役割は大きい．情報共有の手段として報告書が有効利用されれば，場所や人が変わっても患者の安全が確実に担保される．カルテの電子化により報告書の作成は簡便となり，情報共有の速度は増した．一方で，テンプレート化や単純化により，専門職としての思考・文書作成の能力が低下する恐れも多分にある．患者の状況が適切に再現されなければ，報告書はその意味をなさない．自らの報告が患者の安全とQOL，さらに自分自身をも守ることを自覚し，有用な報告書を作成するよう常に心がける．

▶報告書作成の基本ステップ
　限られた期間内に論理的でわかりやすい報告書を書くために，計画的に作業を進める．

▶▶データの整理
　検査数値，検査過程における反応や観察所見，一般情報や医学的情報，患者・家族の訴えなど，必要なデータを揃え，整理する．

▶▶目的の設定（いつ・誰に・何を伝えるための報告書か）
　目的により報告書の構成や内容，使用する用語は異なる．報告者はこれらを把握し，適確に伝達するよう努める．
　①作成時期：初期評価，進捗状況報告，個別検査報告，中間評価，訓練終了報告，転院・退院報告など．
　②読み手：医療職，介護・福祉職，教育職，患者・家族など．

表1●初期評価報告書に記載する項目

項目	内容
(1) 基礎情報	①氏名，年齢，性別 ②原因疾患（診断名），発症時期 ③現病歴 ④合併症 ⑤既往歴 ⑥生育歴・教育歴・職業歴 ⑦家族背景，経済状況，利用できる資源
(2) 現症 ・精神・心理的情報 ・発声発語器官機能 ・摂食・嚥下機能	①意識レベル ②口腔・咽頭・顔面所見 ③音声・構音機能 ④摂食・嚥下機能 ⑤言語・高次脳機能 ⑥聞こえ ⑦その他（栄養状態，心理状態，身体機能など）
(3) 問題点	
(4) 治療計画 （根拠も提示）	①訓練適応の有無 ②目標（長期，短期） ③基礎訓練（種類，量，頻度） ④摂食訓練（代償嚥下手法・姿位，使用食具・自助具，食物形態，一口量，経口摂取回数など） ⑤目標達成に必要な期間（予測）

　③使用目的：臨床研究上の症例整理，チームの評価会議，医師・看護師への報告，他施設への申し送りなど．
　④重点項目：摂食時の安全確保に必要な対応や各種訓練適応の有無，治療効果の有無，転院・入所先での留意点，自宅での食形態や摂取方法など．

▶報告書の作成
　①構成を考える：臨床報告書では「型」「項目」はおおむね決まっており，それに従って考える（表1）．
　②報告書を作成する：摂食嚥下機能に関する評価結果に加え，一般的情報・医学的情報，家族背景や職業歴をはじめとする社会的情報，意識レベルや高次脳機能・コミュニケーション能力といった精神・心理的情報も記載する．これらは今後の摂食嚥下の予後を推測し，より安全な栄養摂取を確保する上での重要な情報である（図1）．

▶▶見直す
　誤字・脱字の有無，全体や各項目の構成，内容，データ，文章表現について，誤りや不適切さがないか確認する．

▶報告書作成のポイント
　カルテや報告書の「型」は，必要な情報をわかりやすく伝えるために作られてきた．オリジナリティよりも，必要事項を漏らさず，正確に，誤解のないよう簡潔に伝えることを最優先する．

```
                                        平成○○年○月○日
                                        担当言語聴覚士 ○○ ○○

              評価報告書（ST）

【患者名】○○ ○○様（76歳，男）
【発症年月日】平成○○年○月○日
【診断名】多発性脳梗塞
【障害名】運動障害性構音障害，摂食・嚥下障害，注意障害

■評価要約
 (1) 言語機能：実用上問題なし．
 (2) 口腔・咽頭器官：舌・口唇左側に運動範囲の縮小と運動速度の低下を認めた．軟口蓋挙上の持続時間短縮も認められた．
 (3) 音声・構音機能：最長発声持続時間7.8秒と短縮を認めた．呼吸筋群の筋力低下により最長呼気持続時間は10.5秒と短縮し，喀痰も困難である．気息性嗄声，声量低下，発話速度低下，子音の弱音化（特に[s][t][r][k]で顕著），努力性発話および共鳴異常（開鼻声・呼気鼻漏出による子音の歪み）を認めた．発話明瞭度3（「予め内容を知っていればわかる」），異常度3.
 (4) 摂食・嚥下機能：
    ①スクリーニングテスト：反復唾液嚥下テスト1回／30秒，改訂水飲みテスト評価点3b.
    ②ビデオ内視鏡検査：唾液嚥下時の鼻咽腔閉鎖不全を認めた．唾液嚥下回数が減少しており，梨状陥凹に多量貯留した唾液が声門下に流入しむせた．/e/発声時に声門閉鎖不全を認めた．
    ③ビデオ嚥下造影検査：軟菜食で食塊形成・移送困難，15mlハチミツ状トロミ液体摂取時，早期咽頭流入があった．軟口蓋挙上不全および喉頭挙上の範囲縮小・期間短縮による喉頭蓋谷・梨状陥凹の少量残留が声門下に流入し，むせた（喉頭下降期型誤嚥）．
 (5) 高次脳機能：持続性・選択性・配分性・転換性の注意障害を認めた．TMT part Aで所要時間が著明に延長し，part Bは実施困難であった（詳細は検査プロファイル参照）．摂食観察時も食事に集中できず，すぐにキョロキョロしだした．
■まとめ
  痙性運動障害性構音障害による発話明瞭度低下を認めた．摂食・嚥下障害も認められ，注意障害による認知期の問題と，口腔・咽喉頭，呼吸筋の運動機能低下による準備期以降の問題とが存する．舌・軟口蓋の運動機能改善，声門閉鎖促進による喀出強化と注意機能改善をはかり，軟菜食を安全に摂食すること，発話明瞭度向上を図ることを目標とする．
■目標
  ①発話明瞭度向上　②注意機能改善　③軟菜食の安全な摂食
■訓練方針
  ①構音訓練：舌尖挙上音[s][t][r]，奥舌・軟口蓋音[k]を含む音節・語の産生訓練から開始．
  ②音声訓練：声門閉鎖促進訓練（随意の咳，プッシング法），声域拡大．
  ③注意訓練：持続性注意，選択性注意の課題（改善を認めれば配分性の課題も導入）．
  ④基礎訓練：頭部挙上訓練，前口蓋弓冷触刺激．
  ⑤摂食訓練：代償嚥下法（軟菜食は努力嚥下，複数回嚥下，トロミ液体は可能なら息止め嚥下），代償姿勢（頸引き位，頸部過伸展・体幹前傾は禁忌），一口量は5ml～15ml以下．

                                        医師（署名）：
```

図1●報告書（例）

客観的事実と解釈・意見とを区別する

十分な観察のもと客観性を持って偏りなく事実を記載し，解釈や意見は別に述べる．また，他者の所見を記載する場合は誰の所見であるかを明記する．

結論や目標，治療計画は，根拠や判断基準を明確に

結論や目標は，簡潔かつ具体的に，そして明確に述べる．また訓練の種類や量・頻度，代償的嚥下法の導入については，何を目的として行うのか必ず記載する．

内容に適した，正しい日本語で

①簡潔に述べる：冗長表現を避ける．「一文一義」を心がけ，一文は短くする．

②正しい文法を使用する：「てにをは」や接続詞を適切に使用する．文の前後半，主部と述部を正しく対応させる．読点は適切に打ち，誤読を防ぐ．

③時制を一致させる：現在形と過去形とをみだりに混ぜない．

④漢語を使用する：基本的に漢語を用いるが，度を越すと読みにくいので気をつける．

⑤曖昧表現を避ける：「ある程度」「比較的」といった曖昧表現は原則として避ける．また「等」は含まれる要素が不明瞭なため安易に使用しない．必要な場合は具体例を列挙した上で使用する．

⑥専門用語や外国語・略語を乱用しない：「アップした」「inputは不良」「com．」のような不必要な外国語・略語の使用は避け，誰にとってもわかりやすい用語を用いる．

見やすいレイアウト

行揃えや書体，文字の大きさ等に配慮する．必要に応じて図表を用い，データの視覚化を図る．

良い報告書を作成するには，反復練習や模範的報告書の模倣も必要である．先輩・上司に定期的に進捗状況を報告して指導を仰ぎ，謙虚に学ぶ．

その他の連絡・相談手段

状況報告や訓練方針の確認・相談など，他職種と頻回な連絡が必要である．施設により電子カルテ・書面と連絡票の形式は異なるが，報告・連絡・相談の内容は必ず記録し，迅速に適切な対応を取る．

（執筆者：小林典子）

訓練（1）
基礎的嚥下訓練

▶ **基礎的嚥下訓練の進め方**

基礎的嚥下訓練（間接訓練）は，摂食・嚥下に関する器官に刺激や運動を加えて嚥下機能の改善を目指すものである．食物を用いないため誤嚥や窒息のリスクが低く，重度患者の誤嚥性肺炎の予防から，経口摂取を目指しての集中的訓練，経口摂取移行後の機能維持まで適応は幅広い．複数の病態を示す場合，全ての訓練を一度に実施することは困難であり，耐久性や指示理解力も考慮した上で優先順位の高い訓練から実施する必要がある．誤嚥性肺炎や脳血管障害急性期では，口腔保清の徹底と前口蓋弓冷触刺激法（thermal tactile stimulation）など負担の少ない訓練が優先となる．また，高齢者の嚥下機能維持には，呼吸訓練，頸部・肩・口腔器官の運動，構音訓練等の組み合わせ，いわゆる「嚥下体操」や冷触刺激などを毎食前の習慣として継続するとよい．

▶ **訓練方法**

摂食・嚥下障害の病態と該当する基礎的嚥下訓練の対応を表1に提示する．以下に各訓練法の目的，手法と留意点について述べる（バルーン法は次項）．各訓練方法の図示等については，専門書を参照されたい．

▶▶ **口腔周囲筋群・舌筋群の運動訓練**

口唇・頰・舌の運動障害が重篤な場合，弛緩性症例に対しては振動刺激やタッピングなど緊張を高めるアプローチ，筋緊張亢進症例では，リラクセーションや他動的ストレッチから開始し，徐々に自動運動，抵抗運動による筋力増強を目指す．粗大運動時に口唇・頰・舌の可動域拡大が達成されたら，舌尖・舌背・舌縁の挙上など摂食嚥下時の運動に近い訓練を行い，摂食類似運動のような協調運動の訓練へとつなげる．

▶▶ **摂食類似刺激**

重度の口腔期障害や失行，または重度意識障害等により後述する前口蓋弓冷触刺激のみでは嚥下が惹起しない場合，摂食試行の前段階として行う．綿棒にコーヒー，ジュースなどを浸して凍らせて口腔内を刺激し，吸啜反射や咀嚼運動の誘発から嚥下を促す[1]．摂食類似刺激実施中に咬反射が起きた場合は臼後部を刺激すると開口させやすい．

▶▶ **咀嚼訓練**

咀嚼運動で必要な下顎・舌・口唇の協調運動を促進するには，誤嚥の危険性のない状態で有効な咀嚼運動を経験する必要がある．マシュマロ・グミ・粒ガムなどをガーゼにくるんでデンタルフロスでしばり，介助者がフロスの先端を持った状態で奥歯の上に載せて繰り返し噛ませる方法もある[2]．軟らかいものから開始して徐々に難易度を上げるとよい．咀嚼のための舌の運動には棒つきの飴を使用し，口腔内移動させる場合もある．この際，飴を咀嚼させてはならない．

▶▶ **構音訓練**

口部顔面失行や認知機能低下により随意的な口腔運動が実施困難でも，構音訓練は可能なことがある．障害に応じて口唇音（/p//b//m/），舌尖音（/s//t//dz//d//n//r/），奥舌音（/k//g/）を組み合わせ，重症度に応じて連音節・単語・文単位で訓練実施することで口腔器官の運動と同様の効果が得られる．また，軽度構音障害例には連音節の高速度反復運動が有効である．

▶▶ **ブローイング**

軟口蓋挙上を目指す訓練．具体的な方法につい

表1 ● 摂食・嚥下障害の様相と基礎的嚥下訓練

	病態（障害）	基礎的嚥下訓練
口腔期	口唇からのこぼれ（口唇閉鎖不全） 咀嚼困難（咀嚼筋群の筋力低下） 食塊形成・移送不全（舌の運動障害）	口腔周囲筋群・舌筋群の運動訓練 咀嚼訓練 構音訓練，摂食類似刺激（prefeeding technique）
	鼻腔への逆流（鼻咽腔閉鎖不全）	ブローイング，口すぼめ呼吸
	嚥下惹起の遅延・消失	前口蓋弓冷触刺激法（thermal tactile stimulation）
咽頭期	咽頭残留（咽頭収縮不全）	舌前方保持嚥下（tongue-holding maneuver）
	咽頭残留（喉頭挙上範囲縮小）	頭部挙上訓練（シャキア法：Shaker exercise） 喉頭の介助・抵抗挙上
	軟口蓋挙上不全，声門閉鎖不全	音声訓練（pushing exercise など）
	食道入口部開大不全	バルーン法
	咳嗽反射の低下・消失，呼気群の筋力低下	随意的咳・咳嗽訓練
全体	頸部・肩の可動域制限（拘縮・瘢痕化など）	頸部・肩可動域拡大訓練

ては第8章構音訓練，訓練の項参照．

▶▶ 口すぼめ呼吸

口をすぼめてゆっくりと息を吐く呼吸法は，軟口蓋が挙上し，鼻咽腔閉鎖機能が強化される．呼吸機能強化にも役立つ．

▶▶ 前口蓋弓冷触刺激法（thermal tactile stimulation）

咽頭期嚥下を誘発し，喉頭挙上筋群の筋力と協調性を改善する．食前に実施すると摂食嚥下への注意喚起にもつながる．凍らせた綿棒や冷やした間接喉頭鏡で前口蓋弓を軽く圧迫しながら擦ることで，嚥下が誘発される．奥舌や咽頭後壁に触れると嘔吐反射につながりやすいので重度感覚障害以外は避ける．

▶▶ 舌前方保持嚥下（tongue-holding maneuver）

舌を突出させ，舌尖を歯列間に挟んだまま空嚥下を行うことで，舌根部に起始を持つ咽頭筋を強化し，咽頭収縮や喉頭挙上範囲拡大を図る．実際の経口摂取時には行わない．

▶▶ 頭部挙上訓練（シャキア法，Shaker exercise）

舌骨上筋群の筋力強化を行い，喉頭の前上方運動を改善して食道入口部（輪状咽頭筋）の開大を目指す．仰臥位になり，両肩を床面に付けたまま足のつま先を見るように頭部のみを挙上する．持続法（1分間挙上－1分間休息×3セット）と反復法（挙上を30回繰り返す）を1日3回実施するのが基本だが，持続時間・回数ともに各症例の筋力・耐久性に応じて調整する．なお，額に手を当てて抵抗を加えつつ頸部を前屈させる方法でも頭部挙上訓練と同様の効果が期待できる[3]．頸椎疾患に対しては禁忌．心疾患・未破裂動脈瘤等の症例も医師に確認が必要である．

▶▶ pushing exercise

軟口蓋挙上・声門閉鎖を目指す訓練．鼻咽腔・声門閉鎖不全による咽頭残留が誤嚥につながる場合に適応となる．具体的な方法については音声訓練の項参照．高血圧・不整脈等の循環器疾患症例は，症状を悪化させる場合があるため医師に確認が必要である．

▶▶ 介助・抵抗による喉頭挙上運動

舌骨喉頭挙上不全が重度の場合，最初は嚥下の際に喉頭挙上を介助し，ある程度自力で挙上が可能になった場合には，喉頭を軽く押し下げて抵抗運動を行う[1]．

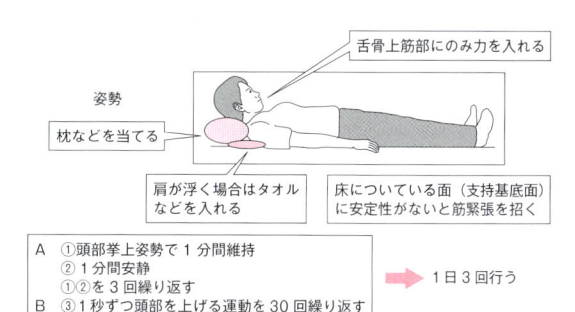

図1 ● シャキア法（文献4を改変）

姿勢：枕などを当てる／舌骨上筋部にのみ力を入れる／肩が浮く場合はタオルなどを入れる／床についている面（支持基底面）に安定性がないと筋緊張を招く

A ①頭部挙上姿勢で1分間維持
　②1分間安静
　③①②を3回繰り返す
B ③1秒ずつ頭部を上げる運動を30回繰り返す

➡ 1日3回行う

▶▶ 随意的咳／咳嗽訓練

随意的に咳を行う練習は，声門閉鎖機能を促進するとともに誤嚥物の喀出能向上を目指す．ただし過度の練習は声帯に負担となるため注意が必要である．また，口腔運動失行や認知機能低下等がある場合は，遂行困難なことが多い．

▶▶ 頸部・肩可動域拡大訓練

頸部過伸展や体幹・頸部が前傾している症例は，喉頭挙上の制限や咽頭腔の狭小化が生じる．また，頭頸部腫瘍術後は咽頭周囲筋の筋力低下や瘢痕による可動域制限が生じる．これらを改善するため，頸部の前屈・側屈・左右回旋，肩の上下・左右外転といった運動を実施する．自動運動が困難な場合には他動的に実施する．仮性球麻痺のように筋緊張亢進により頸部伸展ならば，頸部のリラクセーションも行う．変形性頸椎症やステロイド服用中の患者は，過度の屈伸により頸椎の圧迫骨折・脱臼の危険性がある．術後の抜糸前後も主治医に確認が必要である[1]．

文献

1) 矢守麻奈：基礎的嚥下訓練（小寺富子・監修：言語聴覚療法臨床マニュアル，改訂第2版）．協同医書出版社，2004，pp456-457．
2) 清水充子：直接訓練の一般的事項（日本嚥下障害臨床研究会・編：嚥下障害の臨床―リハビリテーションの考え方と実際―，第2版）．医歯薬出版，2008，pp252-269．
3) 杉浦淳子，藤本保志，他：頭頸部腫瘍術後の喉頭挙上不良を伴う嚥下障害に対する徒手的頸部筋力増強訓練の効果．日摂食嚥下リハ会誌 12：69-74，2008．
4) 岡田澄子：障害の状態に応じた摂食・嚥下リハビリテーション（藤島一郎，藤谷順子・編著：嚥下リハビリテーションと口腔ケア）．メヂカルフレンド社，2006，p118．
* 清水充子：Shaker（シャキア）法（日本嚥下障害臨床研究会・編：嚥下障害の臨床―リハビリテーションの考え方と実際―，第2版）．医歯薬出版，2008，p240．

（執筆者：加藤あすか）

訓練(2)
バルーン法

食道入口部の狭窄部をバルーンカテーテルで機械的に拡張する．または，嚥下しながら拡張したバルーンを食道から引き抜き嚥下パターンを習得することで，食道入口部の通過障害を改善する方法である．

▶ **対象**

球麻痺，輪状咽頭嚥下障害により食道入口部（上食道括約筋，upper esophageal sphincter；UES，輪状咽頭筋）の開大不全のある症例．

▶ **適応判断ならびに手続き**

バルーン法の適応については，初回の嚥下造影（以下，VF）で症例ごとに判断する．局所の炎症所見がない，腫瘍など外部から圧迫所見がない，全身状態が良好であることを前提条件に，以下の手順で検査を行う．①それまで経口摂取不能だった場合，体位は基本的に30°ベッドアップから開始．経口摂取を行っている場合は，摂取時の角度から行う．②凍らせた綿棒に水をつけ，症例の嚥下誘発部位（前口蓋弓，舌根部，咽頭後壁）を左右に数回なでる・押すなどの刺激をした後，嚥下を促し，咽頭期嚥下の有無や食道入口部開大の有無を確認する．③少量（2g）のバリウム入りゼリーから評価し，問題なければ，順次量を増やし，他の形態（トロミ，水等）を試す．④食道入口部の開大がみられない，または不十分で梨状窩に残留する場合，代償法（体幹角度，体位，頸部回旋，突出など）を試す．⑤それでも効果がない，または不十分な場合にバルーン法を行う．その際，患者が訓練に耐えられるか，即時効果があるかを評価する．迷走神経反射によるショックや組織損傷の危険があるため，必ず医師の立会いのもとで実施する．

▶ **方法**

▶▶ **バルーンの種類**

球状バルーン（12～18Frの膀胱留置バルーン：図1a）と筒状バルーン（14～19Fr食道ブジー用バルーン：図1b）がある．前者は廉価で入手が容易なため，よく臨床で用いられている．後者は位置ずれしにくく確実に狭窄部を拡張可能だが，先端が硬く，挿入時に違和感や痛みを伴うため，鎮静下で行うこともある．

▶▶ **カテーテルの挿入**

①先端を氷水でぬらしたカテーテルを口から挿入する．嘔吐反射が強く苦痛を伴うときは，経鼻的に行う．その場合は，細いカテーテル（12Fr）を用いる．

②食道入口部の通過には左右差が現れることが多いが，左右両方の拡張を行う．右（左）側に挿入する場合は，頭部をやや左（右）に回旋し，左（右）口角から対側の咽頭側壁に向かってカテーテルをゆっくり挿入する．

③食道入口部で抵抗があれば空嚥下を促す．それでも困難であれば，ガイドワイヤーを用いる．

▶▶ **5種類のバルーン手技**

（1）**球状バルーンによる間欠的拡張法**（図2a）：

①カテーテルの先端が十分食道へ達したら，注射器で空気を4～6mL注入する．

②カテーテルを抵抗があるところまでゆっくり引き抜く．この位置が輪状咽頭筋部の最下端を示す．

③バルーンの空気を抜いてカテーテルを約2～3mm引き抜き，その位置でバルーンを10～20秒間，拡張する．同じ場所で2～3回繰り返す．狭窄部は約4cmほど幅があるため，カテーテルの位

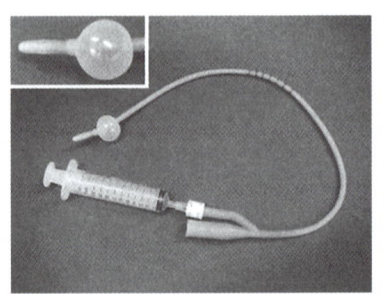

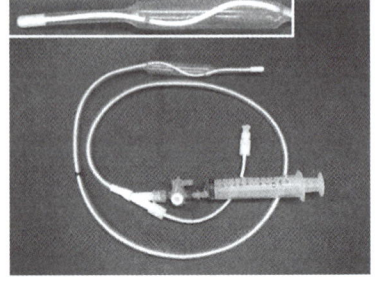

a. 球状バルーン　　　　　　b. 筒状バルーン

図1 ● バルーンの種類

置を数mmずつずらしながら拡張を繰り返す．その際，カテーテルに目盛りをつけておくとよい．

(2)球状バルーンによる嚥下同期引き抜き法（図2b）：

①カテーテルが食道へ達したら，バルーンを4～6mL拡張する．

②軽く牽引しながら，空嚥下を行わせる．

③咽頭期嚥下とともに食道入口部が開き，バルーンが引き抜ける．

④これを10回繰り返す．

・この方法は簡便なため，患者自身で最も行いやすい方法である．右の食道入口部を拡張したい場合には，頭部を左に回旋し，バルーンは右方向に引き抜くと拡張効果が高くなる（左の食道入口部の場合は逆向き）．喉頭挙上を助けたり，喉頭挙上と食道入口部開大のタイミングを合わせる訓練にもなる．

(3)球状バルーンによる単純引き抜き法：

空嚥下が行えず嚥下同期引き抜き法が難しい場合，概ね(2)と同じ方法で咽頭期嚥下を同期させずそのまま引き抜く．

(4)球状バルーンによるバルーン嚥下法（図2c）：

①カテーテルを経口または経鼻で咽頭まで挿入する．

②バルーンを3～4mL拡張した状態で，カテーテルを嚥下する．

(5)筒状バルーンによる持続的拡張法（図2d）：

①口腔からカテーテルを挿入し，VF時につけた印を口角に合わせる．

②バルーンを十分拡張させ，三方活栓で固定し，そのまま10～20分間留置する．

・確実に輪状咽頭筋部を拡張するのに用いる方法である．

▶ バルーン法のプログラム

原則として1日3回，1回20～30分実施する．球状バルーンに注入する空気の量は，開始時は

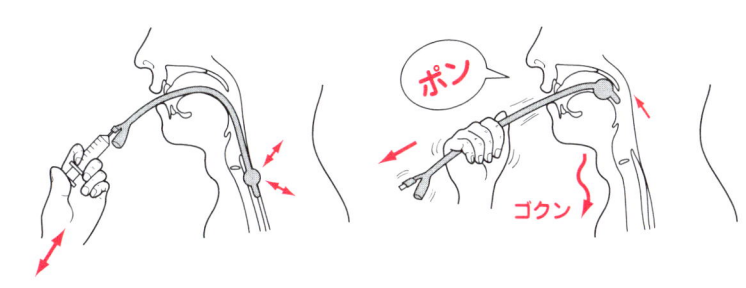

a. 球状バルーンによる間欠的拡張法　　b. 球状バルーンによる嚥下同期引き抜き法

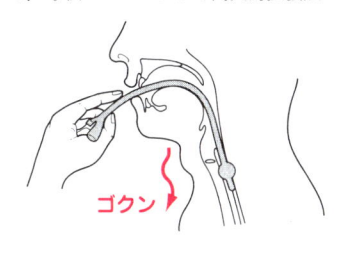

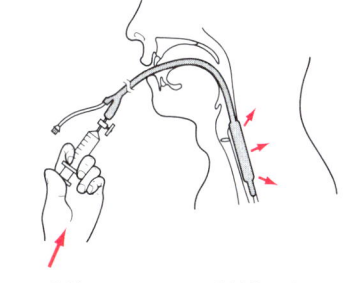

c. 球状バルーンによるバルーン嚥下法　　d. 筒状バルーンによる持続拡張法

図2●バルーンの手技

4mL（直径約1.5cm）からはじめて徐々に量を増やし，最高10mL（直径約2.3cm）程度とする．バルーン法を開始後しばらくは医師，言語聴覚士，看護師が行い，徐々に本人，家族へ指導する．

▶ バルーン法の効果判定と継続期間

臨床的には摂食量や摂食時間，唾液や痰の量，自覚症状，バルーンの拡張量，バイタルサインなどから判断する．また，定期的にVFで評価する．咽頭通過が改善しない場合や，通過が改善しでも唾液などの誤嚥が減らない場合は，外科的治療を検討する．バルーン法を終了するときは，頻度を減らしながら，臨床所見やVFを行い，即時効果の有無より判断する．バルーン法を中止後，咽頭通過が不良となる場合もあるため，いつでも再開できるよう指導する必要がある．

文　献

* 北條京子，他：輪状咽頭嚥下障害に対するバルーンカテーテル訓練法．日摂食嚥下リハ会誌1：45-56, 1997.
* 藤島一郎：脳卒中の摂食・嚥下障害，第2版．医歯薬出版，1998.
* 藤島一郎，藤谷順子・編著：嚥下リハビリテーションと口腔ケア．メジカルフレンド社，2001.

（執筆者：北條京子）

訓練(3)
摂食訓練(1)摂食訓練の開始要件，原則

▶ 摂食訓練の開始要件

摂食（直接）訓練には，常にリスクが伴う．不適切なアプローチを行えば，肺炎発症や窒息につながる．開始には細心の注意が必要で，下記の要件をしっかり確認する．

①医師／歯科医師が嚥下機能評価や摂食訓練開始を明確に指示（処方）している（中止基準も明記されているのが望ましい）．
②スクリーニング検査またはVF/VEによる評価が行われている．
③患者，家族，医療スタッフが摂食訓練開始に同意している．

▶ 摂食訓練実施時の要件

誤嚥は全身状態と密接に関わっているため，摂食訓練では「毎回」，医学的管理面の要件（表1）を必ず確認する．訓練の実施手順を表2に記す．手順2：口腔内を清潔にして誤嚥リスクの軽減に努める．手順3：義歯が不適合だと咀嚼時に義歯が動いて咀嚼運動を阻害したり，違和感を生じてジスキネジアを助長したりするので，訓練前に適合を確認する．手順5～7のどれか1つでも不十分であれば，安全な訓練を行うことはできない．

▶ 摂食訓練の流れ，進め方

摂食訓練の流れは下記の通りである．患者の罹病期間，年齢，障害の病態・重症度等に応じて週～月単位で①～④を繰り返す．

①実現可能な訓練計画を設定．
②目標に即した訓練プログラムを立案．
③訓練効果の判定・再評価（必要に応じてVF/VE）．
④訓練プログラムの見直し．

訓練を進める上での留意点を以下に挙げる．
①多職種との情報共有，職務の分担．
②摂取熱量・内容の調整：経管栄養量などの調整（医師，管理栄養士，看護師等と→NST（後述））．
③看護・介護職とセッティングや摂取量の共有．

▶ 段階的摂食訓練

段階的摂食訓練とは，食物形態や一口量，代償姿位・嚥下法などの摂食レベルを段階的に変化させていく訓練法で，およそすべての摂食訓練は段階的摂食訓練といえる．安全に摂食レベルを上げるには，リスク管理が重要である．食物形態についての段階例を図1に挙げた．レベル変更に際しては，表3の項目を，患者の状態に応じて1つずつ変更していく．同時に複数を変更しないのは，万一問題が発生した際，原因を迅速に確定し，適切に対処するためである．

レベルを上げる目安は，一定期間同一条件を継続した上で，下記状態に達した時である．
①発熱や湿性嗄声，ムセなどの誤嚥徴候がない．
②摂取時間が徐々に短縮している．
③嚥下器官の筋力や発声が改善している．
④VF/VEで改善がみられる．

原則的には，食物形態と量を向上させてからそ

表1●摂食訓練実施時の要件

項目	要件（原則的基準）
意識	覚醒（ジャパン・コーマ・スケール（JCS）で1桁以上と良好）
全身状態	安定（重篤な併存症なし．バイタル・サイン安定．重度の脱水・栄養障害なし）
呼吸状態	安定（SpO_2＝95％以上，呼吸数20未満）
口腔内	清潔で湿潤している
嚥下	反射的／随意的な唾液嚥下が可能
投薬内容・量	抗精神病薬・筋弛緩薬等の服用が意識状態や嚥下機能に影響していない

表2●摂食訓練の実施手順

1. 意識レベル・バイタルが安定しているかの確認
2. 口腔内の衛生状態を確認し，痰や唾液の付着があれば口腔清拭で除去
3. 義歯の装着（適合しているもの）
4. 口腔器官の運動，冷触刺激，発声など間接訓練
5. 代償姿位の設定，代償嚥下法の確認
6. 嚥下機能に適合した食物形態（訓練食）の準備
7. スプーンや器の大きさ，テーブルの高さなどの環境調整
8. 摂食訓練開始

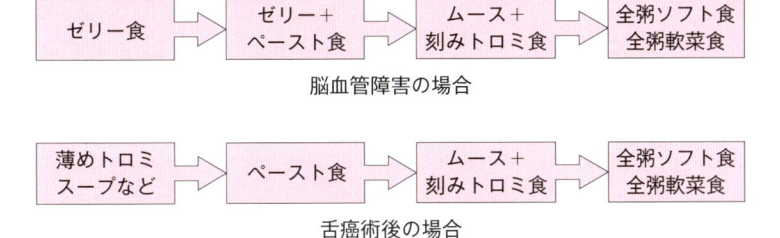

図1● 段階的摂食訓練の段階の例

脳血管障害の場合：ゼリー食 → ゼリー＋ペースト食 → ムース＋刻みトロミ食 → 全粥ソフト食／全粥軟菜食

舌癌術後の場合：薄めトロミスープなど → ペースト食 → ムース＋刻みトロミ食 → 全粥ソフト食／全粥軟菜食

表3● 段階的摂食訓練における摂食レベルの変更（機能改善の場合）

・食物形態の段階を上げる
・摂取量を増加する
・食事摂取頻度を増加する
・代償的摂取方法（嚥下法・姿位・一口量制限）を解除する

注）変更順は各症例の実情によるが，各要素を一度に複数変更するのは危険．
機能低下を生じた場合は各要素の段階低下について検討する．急性転化例などは一度に複数要素のレベルダウンが必要．

表4● 摂食訓練中止の目安

・誤嚥性肺炎を繰り返す
・一定期間訓練を実施の後，再評価にて誤嚥（食物，唾液）を認める
・高次脳機能低下による食思不振・先行期障害等が持続している
・胃食道逆流を繰り返す
・原病や合併症の悪化による全身状態悪化

の他の条件を変更する．

▶ 摂食訓練実施時のリスク管理

摂食訓練実施時に必要なリスク管理のポイントを以下にまとめる．

環境：吸引器のある場所で実施する．

情報収集・観察：表1に抵触する場合は，直ちに医師に報告し，訓練実施の可否を検討する．

身体状況：重度の心疾患・呼吸器疾患患者では座位や嚥下時の呼吸停止が負担になるので，SpO_2や心拍数，呼吸数を確認しながら行う．

▶ 摂食訓練実施期間全体のリスク管理

①誤嚥徴候（発熱，炎症反応上昇，痰の増加等）がないか，毎日診療録や主治医，看護師から情報収集する．

②摂食訓練以外に看護職の介助や患者本人によって摂食している場合，毎回同じ安全な設定（体幹角度位，代償嚥下法，トロミ粘度等）になっているか確認する．

③熱量・水分・塩分等の制限や食物アレルギーがある場合は，摂取可能な食品・量・時間帯を確認する．摂食レベル変更の際にも再度確認する．

④水分・栄養が必要量摂取出来ているかを診療録等から情報収集する．皮膚等の状態にも留意する．

▶ 摂食訓練の中断

次のような状況下では，一旦摂食訓練を中断する．

①頻回なムセや湿性嗄声．

②傾眠やSpO_2の急激な低下等バイタルサインの悪化．

③痰の増加，もしくは吸引物に食物残渣が混入．

▶ 摂食訓練の中止

表4のような状態が継続するのは，医学的管理が最優先される状況である．ただちに医師に報告し，摂食訓練を中止する．その要因について多職種で情報を共有し，再開時に同様の事態が生じないよう，注意深くチームで経過を追う．

（執筆者：安藤牧子）

訓練（4）
摂食訓練（2）

摂食訓練を誤嚥なく安全に進めるためには，嚥下内視鏡検査（VE）や嚥下造影検査（VF）の評価をもとに，各症例に適した代償嚥下法や代償姿勢を導入するのが望ましい．臨床場面の状態も常に観察し，訓練の進捗状況や訓練内容の適切性をチームで確認する．

▶ 代償嚥下法

代償嚥下法の目的と適応については**表 1** に，方法と留意点については下記に記す．

▶▶ 嚥下の意識化（think swallow）

口腔内の食塊の位置や咀嚼のリズム，食塊形成を意識して嚥下する．口部顔面失行や嚥下失行の症例には困難である．

▶▶ 息止め嚥下（supraglottic swallow）

患者が食物を口腔に取り込んだら「『んっ』としっかり息を止めて下さい．そのまま飲み込んだら，すぐに『はっ』と強く息を吐くか，咳をして下さい」と指示する．強い咳をしようとして思わず吸気してしまう場合がある．咽頭残留があれば，気管へ吸い込み誤嚥になるので，十分に注意する．基礎訓練で息止め嚥下のパターンをしっかり習得してから摂食訓練に用いる．

▶▶ 強い息止め嚥下（supersupraglottic swallow）

息止め嚥下と同様しっかり呼吸を止めるが，さらに喉頭周辺に力を入れ，力みながら嚥下する．嚥下後も息止め嚥下と同様．

▶▶ 努力嚥下（effortful swallow）

「口唇，舌，頰に力を入れ力むように強く飲み込んで下さい」などと指示する．

▶▶ メンデルソン法（Mendelsohn maneuvaer）

まず患者自身で喉頭隆起に触れながら，空嚥下させ，喉頭挙上運動を確認させる．そして「のど仏が最高位に挙上したところで力んで止めて下さい」と指示する．無呼吸状態を維持させるため，呼吸器疾患・心疾患のある患者については，必ず医師に可否を確認する．

▶▶ 複数回嚥下

口腔内が空になるまで嚥下した後，咽頭残留感の有無にかかわらず，さらに1～2回の空嚥下を追加する．

▶▶ 交互嚥下

固形物と少量の（トロミ付き）液体や流動状ゼリーを交互に嚥下させ咽頭残留の解消を図る．組み合わせは，各症例に安全なものとする．例えば，液体誤嚥がなければ少量の液体を用いるが，液体を誤嚥する症例には，ゼリーやトロミ水を用いる．

▶ 代償姿勢

代償姿勢の目的と適応については**表 2** に，方法と留意点については下記に記す．

表 1 ● 代償嚥下法の目的と適応

	目的	適応
嚥下の意識化	意識して嚥下し，喉頭挙上の開始・嚥下運動の強化を図り，咽頭残留・誤嚥を防止する	重度障害ではないが，液体を何気なく嚥下するとむせる場合，仮性球麻痺や高齢者全般で食塊移送と喉頭挙上の遅延・範囲縮小
息止め嚥下	嚥下前から意識的に声門閉鎖して嚥下し，誤嚥防止を図る．嚥下後の強い呼気・咳嗽により声門上侵入物を喀出する	嚥下前・中の誤嚥，声門閉鎖の遅延・減弱，喉頭挙上遅延
強い息止め嚥下	嚥下前・中に仮声帯・声帯を強く閉鎖し，披裂軟骨の前方傾斜と仮声帯内転，舌根部後退を改善する	声門上喉頭部分切除術後，頸部への放射線治療中・後や舌根部後退障害
努力嚥下	力を入れて嚥下し，舌根部後退を強化して，喉頭蓋谷の残留を減少させる	舌根部の筋力低下，鼻咽腔閉鎖機能不全等による喉頭蓋谷の残留
メンデルソン法	舌骨・喉頭挙上の範囲拡大・期間延長を図り，咽頭残留・誤嚥を減少させる	球麻痺・頭頸部癌術後等の舌骨・喉頭挙上不全，咽頭収縮不全による咽頭残留・誤嚥
複数回嚥下	咽頭残留の解消	咽頭残留
交互嚥下	異形態の食塊を交互に嚥下し，咽頭残留物の除去を図る	咽頭残留

表2 ● 代償姿勢の目的と適応

	目的	適応
体幹角度調整 (体幹後傾位)	体幹角度を調整して気道を食道の上位とし，誤嚥を予防する．重力により食塊の咽頭移送を促進する	食塊移送障害，咽頭残留，易疲労等による座位保持困難（胃食道逆流症例には低位は禁忌）
顎ひき位 (うなずき嚥下)	喉頭蓋基部と披裂軟骨とを接近させ喉頭閉鎖を促す．喉頭蓋谷を拡大し，嚥下前の喉頭侵入を防止する	喉頭挙上の遅延による嚥下中誤嚥，舌根部後退不全・咽頭収縮不全・喉頭挙上の範囲縮小・期間短縮による喉頭蓋谷の残留
頸部回旋	回旋反対側の食道入口部静止圧の低下により，梨状窩・食道入口部を拡大して食道通過を促進する	梨状窩の残留に左右差がある場合，食道入口部通過不良
頸部側屈	重力を利用して食塊を健側の口腔～咽頭に導く	口腔の片側欠損・麻痺による咀嚼や食塊形成・移送の障害
頭頸部後屈	重力を利用して口腔～咽頭への食塊移送を促す（咽頭期嚥下時は正中位～顎ひき位をとる）	舌癌術後等による口腔移送障害
頸部突出法	棚橋法（下顎骨喉頭連結術）術後に，下顎を前突し連結された喉頭を前方移動させ，食道入口部開大を図る	棚橋法術後，球麻痺による輪状咽頭筋弛緩不全

▶▶ 体幹角度調整（体幹後傾位）

床面に対する体幹角度を後傾させて床から60°（体幹角度60°と表現），45°，30°などとする．口腔から咽頭への食塊移送障害や梨状窩の食物残留が披裂部を越えて誤嚥する場合に行う．体幹角度にかかわらず頸部を適切な枕等で支え，頭頸部が過伸展とならないよう留意する．VF検査や臨床場面の観察を十分行い，各症例に適した角度設定をする．低い後傾位では，液体・半固形物や口腔の食塊保持機能を超えた量の食物が咽頭へ流入し誤嚥を生じやすい．食物形態や一口量，口腔機能に十分注意する．また，食道咽頭逆流や胃食道逆流のある症例に低位は禁忌である．

▶▶ 顎ひき位（うなずき嚥下）（図1）[1]

軽くうなずくように下顎を下げ頭頸部をやや前屈させて嚥下する．過度の頸部前屈は，誤嚥を生じやすいので，オトガイ・鎖骨間が3横指程度となるのが適切であろう．下顎が喉頭挙上を圧迫しないよう確認する．

▶▶ 頸部回旋

以下の2つの場合がある．①咀嚼終了後，嚥下時に咽頭障害側に頸部を回旋し，咽頭残留を防止する．②嚥下後に残留側と反対側に回旋して空嚥下すると，咽頭残留が除去されることがある．残留側の食道入口部開大不全が著明な場合はかえって誤嚥を助長することになるので，VF検査で適否を評価する．いずれの場合も回旋側の咀嚼筋・舌の運動が抑制されるので，口腔準備期終了後に回旋する．また，頭頸部癌術後や高齢の症例では，頸部可動域制限のために有効な回旋が難しい場合もある．基礎訓練として頸部・肩可動域拡大訓練を十分行い，VF検査（正面像）で効果や回旋角度を確認してから導入する．回旋時は下顎を上げず斜め下を向く（顎ひき位）よう指示する．

▶▶ 頭頸部側屈

頭頸部を健側へ傾斜させ，咀嚼や食塊形成・移送を行う．

▶▶ 頸部後屈

息を止めて下顎を挙上させ，食塊を咽頭に移送する．喉頭挙上時は顎ひき位をとる．

▶▶ 頸部突出法

頸部前屈の位置から，食塊の咽頭への送り込みのタイミングに合わせて顎を前方へ突き出す．輪状咽頭筋切除術・喉頭挙上術・咽頭喉頭食道摘出空腸再建術後症例に適用される場合がある．VF検査による効果確認が必要である．

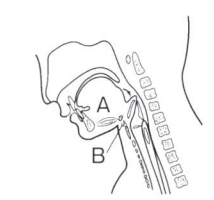

図1 ● 顎ひき位（うなずき嚥下）（文献1を改変）
A：オトガイ舌骨筋，B：舌骨甲状筋．
A，Bともに収縮しやすい状態になっている．

文　献

1) Logemann JA：Evaluation and Treatment of Swallowing Disorder, 2nd ed. Pro ed, 1998.

（執筆者：安藤牧子）

訓練(5)
摂食訓練(3)

▶ 食物形態
▶▶ 固形物の形態

段階的摂食訓練を行う際は，先行期，口腔準備期，口腔期，咽頭期，食道期それぞれの障害の様相と重症度に応じた食物形態を選択しなければならない．現在，本邦ではまだ統一された食物形態の段階が存在せず，各施設により内容・段階は異なっている．消費者庁は2011年に「えん下困難者用食品許可基準」で，硬さ・凝集性・付着性の物理的特性を示した（表1）．日本摂食・嚥下リハビリテーション学会は，既存の嚥下食ピラミッドや，日本介護食品協議会のユニバーサルデザインフード（UDF）の分類も盛り込み，「日本摂食・嚥下リハビリテーション学会嚥下調整食分類2013」を作成した（表2，表3）．ただし，UDFは咀嚼機能のみを基準とした表示である．症例によりこれら段階分類が適さない恐れがある（例：口腔癌，小児等）点に留意し，各症例の障害をしっかり分析した上で適用する．食物形態を選択する際の基準例を以下に記す．

①舌の切除・運動麻痺による食塊移送障害で口腔内残留が多い⇒付着性は低く凝集性はやや高い薄いトロミ状．

②脳梗塞（Warenberg症候群等）や咽頭癌術後で喉頭挙上制限および食道入口部開大障害が重度で嚥下中誤嚥を認める⇒付着性・凝集性とも適度に高いトロミ（ポタージュ状程度）．

③咽頭内圧は低下しているが，食道入口部開大は比較的良好で喉頭蓋谷や咽頭後壁付近の残留を認める⇒付着性が低く，凝集性は高いゼリー．

④咀嚼は弱いが可能で，食塊の形成・移送もある程度可能⇒やや硬く，付着性・凝集性が適度なソフト食．

⑤全般的に避けた方が良い食物形態．

(1) 離水するもの，液体と固形物が容易に分離するものは避ける（五分粥，みかんなど水分の多い果物，高野豆腐など）．

表1● えん下困難者用食品規格基準（消費者庁：特別用途食品の表示許可等について．消食表第277号 平成23年6月23日，p7）

規格[※1]	許可基準Ⅰ[※2]	許可基準Ⅱ[※3]	許可基準Ⅲ[※4]
硬さ（一定速度で圧縮したときの抵抗）（N/m²）	$2.5×10^3 \sim 1×10^4$	$1×10^3 \sim 1.5×10^4$	$3×10^2 \sim 2×10^4$
付着性（J/m³）	$4×10^2$ 以下	$1×10^3$ 以下	$1.5×10^3$ 以下
凝集性	$0.2 \sim 0.6$	$0.2 \sim 0.9$	—

※1：常温及び喫食の目安となる温度のいずれの条件であっても規格基準の範囲内であること．
※2：均質なもの（例えば，ゼリー状の食品）．
※3：均質なもの（例えば，ゼリー状又はムース等の食品）．ただし，許可基準Ⅰを満たすものを除く．
※4：不均質なものも含む（例えば，まとまりのよいおかゆ，やわらかいペースト状又はゼリー寄せ等の食品）．ただし，許可基準Ⅰ又は許可基準Ⅱを満たすものを除く．

表2● 日本摂食・嚥下リハビリテーション学会嚥下調整食分類2013（文献1を改変）

コード【Ⅰ-8項】		名称	特徴	主食の例	他の分類との対応【Ⅰ-7項】
0	j	嚥下訓練食品j	均質で，付着性・凝集性・硬さに配慮したゼリー 離水なし		嚥下食ピラミッドL0 嚥下困難者用食品許可基準Ⅰ
	t	嚥下訓練食品t	均質で，付着性・凝集性・硬さに配慮したとろみ水		嚥下食ピラミッドL3の一部（とろみ水）
1	j	嚥下調整食1j	均質で，付着性・凝集性・硬さ・離水に配慮したゼリー，ムースなど半固形物	おもゆゼリー	嚥下食ピラミッドL1・L2 嚥下困難者用食品許可基準Ⅱ ＊UDF区分4（ゼリー状）
2	1	嚥下調整食2	ペーストやミキサー食など均質でなめらか，まとまりがよいもの	粒がないペースト状の重湯や粥	嚥下食ピラミッドL3 嚥下困難者用食品許可基準Ⅱ・Ⅲ UDF区分4
	2		ペーストやミキサー食などで不均質なものも含む	やや粒があるがやわらかく離水のない付着性の低い粥類	
3		嚥下調整食3	形はあるが押しつぶしが容易で多量の離水がない	離水に配慮した粥	嚥下食ピラミッドL4 高齢者ソフト食 UDF区分3
4		嚥下調整食4	形はあるがまとまりがよい 箸できれるやわらかさだが，舌と口蓋間での押しつぶしは困難	軟飯・全粥など	嚥下食ピラミッドL4 高齢者ソフト食 UDF区分1・2

＊UDF：ユニバーサルデザインフード

表3 ● 日本摂食・嚥下リハビリテーション学会嚥下調整食分類2013 (文献1を改変)

	段階1 薄いとろみ【Ⅲ-3項】	段階2 中間のとろみ【Ⅲ-2項】	段階3 濃いとろみ【Ⅲ-4項】
英語表記	Mildly thick	Moderately thick	Extremely thick
性状	液体の種類・味や温度によっては、とろみがついていることがあまり気にならない ストローで容易に吸うことができる	口腔内ですぐには広がらず、舌の上でまとめやすい ストローで吸う時に抵抗がある	まとまりがよく、送り込むのに力が必要 「食べる」という表現が適切なとろみの程度 ストローで吸うことは困難
例	ネクター状	ポタージュ状	ヨーグルト状

(2) 粘膜に張り付いて除去しにくいもの（海藻や生野菜，ビスケットなど）．

(3) 咀嚼しても線維が残る野菜類（菜っ葉類，ごぼうなど）．

(4) 噛みきれないもの（すじ肉，タコ，こんにゃく，餅など）．

近年，多くの企業が嚥下調整食を製造・販売している．症例に適した形態の食品を紹介・導入すると，調理負担を軽減し，在宅・介護施設等でも嚥下調整食を継続しやすくなる．

▶▶ 液体の粘度

液体はもっとも誤嚥しやすいため，増粘食品を添加することが多い．現在，増粘食品の種類は表4の通り多様で，同粘度にするのに，添加量が異なる．各増粘食品の特徴を理解した上で，適切なものを選択し，毎回同粘度で提供できるよう，「液体○○ mL対して増粘食品○ g」と添加量を決めておく．脳卒中等多くの症例では，訓練の進行につれて徐々に粘度を下げていくが，口腔癌患者では，逆に粘度を上げていくことが多い．

▶▶ 代替栄養法

摂食訓練施行中も栄養摂取を確保してサルコペニア等による機能低下を防止し，訓練の促進を図る．代替栄養法は投与経路が経静脈か経管-消化器かに二分される（図1）．静脈栄養は消化器を使用できない場合等に用いられるが，長期間にわたるとポート造設が必要である．経管栄養は持続的に行われるものが主流で，管の先端の留置部位で分類される．①静脈栄養では挿入部の感染，消化器の廃用性萎縮や免疫機能低下，②持続的経管栄養では長期留置による口腔鼻腔～咽頭感染・汚染，審美的問題，③間歇的経管栄養では気管への誤挿入，引き抜き時の誤嚥，④瘻では創部の感染，⑤経管栄養全般で逆流物の誤嚥，などのリスクがある．近年は比較的リスクの少ない胃瘻が選択される例が多い．

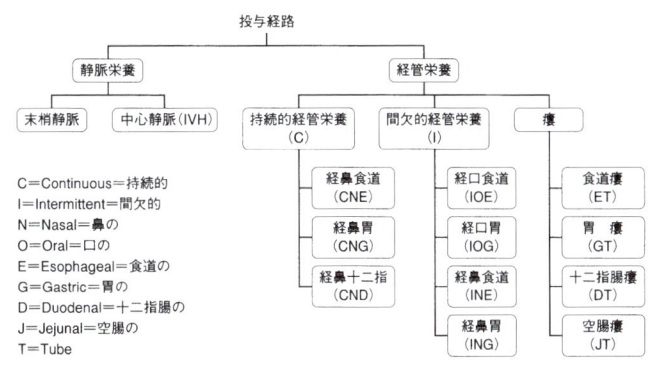

図1 ● 代替栄養法（文献2）

C=Continuous=持続的
I=Intermittent=間欠的
N=Nasal=鼻の
O=Oral=口の
E=Esophageal=食道の
G=Gastric=胃の
D=Duodenal=十二指腸の
J=Jejunal=空腸の
T=Tube

表4 ● 増粘食品の分類と特徴（文献3を改変）

分類	特徴
デンプン系	すばやく粘度がつくが、グアーガム系、キサンタンガム系に比べて添加量が多く必要である。飲み物の種類を問わず安定した粘度が得られる。
グアーガム系	少ない添加量で粘度がつくが、安定した粘度が得られるまでに時間を要する。また、においの変化（グアーガム臭）がある。 牛乳でもとろみがつくのが特徴である。汁物などにとろみをつけるのに適している。
キサンタンガム系	無色、無臭でべたつき感が少なく経時的な変化が少ない。したがって、透明な水分などにとろみをつけるのに適している。 従来は、牛乳や濃厚流動食などに対して粘度がつきにくいとされてきたが、現在は、商品によっては各メーカーで改良がなされている。 現在の増粘食品の主流となっている。

文献

1) 日本摂食・嚥下リハビリテーション学会医療検討委員会：日本摂食・嚥下リハビリテーション学会嚥下調整食分類2013. 日摂食嚥下リハ会誌 17：255-267, 2013.
2) 矢守麻奈：訓練 (5) 摂食訓練 (3)（小寺富子・監修：言語聴覚療法 臨床マニュアル, 改訂第2版）. 協同医書出版社, 2004, p465.
3) 大越ひろ：増粘剤（トロミ調整剤）の適切な使用方法. Monthly Book MEDICAL REHABILITATION 57：132-139, 2005.

（執筆者：安藤牧子）

指導・助言（1）
高次脳機能障害の影響，摂食環境の整備

　高次脳機能障害は，摂食嚥下過程の先行期・準備期に大きく影響する．さらにこの2期の障害が，後続の口腔期・咽頭期・食道期へ影響を及ぼす[1]．言語聴覚士は摂食嚥下機能に併せて高次脳機能についても正確に評価し，それらを統合した上で訓練内容の検討や摂食環境の調整を行う．

▶ 基礎的訓練と高次脳機能障害

　基礎的訓練において効果的な運動を引き出すには，患者の理解・協力が必要であり，病態認知，訓練意欲，言語的理解力，訓練への集中力，学習能力，記憶力等が求められる．言語聴覚士は，摂食嚥下機能だけでなく，常に高次脳機能も視野に入れた訓練プログラムを検討する．

　重度高次脳機能障害患者では，訓練への協力が得られないことが多い．そのような際には一般的な基礎的訓練の手法に併せて，視覚的刺激を対提示する，触覚的刺激を与え自動的に生じる反応を利用する，摂食類似刺激などのより分かりやすくはっきりした刺激を与える，等の工夫をする．

▶ 摂食訓練と高次脳機能障害

　摂食嚥下機能と高次脳機能，および上肢運動障害等身体機能を総合的に判断し，確実に遂行可能な代償方法，監視・介助方法を決定する．高次脳機能障害患者では，検査・訓練場面と日常の場面に乖離を認めることが多い．折にふれて家族や看護・介護職から実際の生活場面での様子を確認する．表1に，高次脳機能障害のある患者が示す問題への対応例を記す．

▶ 摂食環境の整備

　①**事前準備**：眼鏡・補聴器・義歯を適合し，摂食前に装着しておく．痰の多い患者は喀痰・吸引し，口腔内が汚染している患者は口腔清拭やブラッシングを実施する．摂食可能な意識レベルかどうかか確認する．

　②**環境**：食事に集中でき，食欲を高めるような明るい雰囲気を心がける．テレビを消してゆったりとした音楽を流したり，摂食速度が適切な患者と同テーブルに配席するなどの配慮も有効である．誤飲・誤嚥につながりやすい異物・禁忌食物は，患者の手の届くところに置かない（表2）．

　③**介護者**：各患者の摂食方法を十分に確認する．患者の頸部過伸展を避けるため，患者と同じ高さ，あるいは下方から介助する．また多忙な素振りを見せないよう介護者も座位をとる．摂食・嚥下に集中できるよう，むやみに話しかけない．話しかける場合は嚥下が終了し，口腔内残留がないのを確認する．患者が口腔・咽頭に飲食物がある間に発話しようとした際は抑止し，嚥下後あるいは食事終了後に話を聞く旨を伝える．

表1 ● 摂食に対する高次脳機能障害の影響と対応例

問題	原因となる高次脳機能障害の例	対応例
異物・禁忌食物の摂取	失語・失行・失認・脱抑制・記憶障害	・患者の前に異物・禁忌食物を置かない． ・監視を強化する．
隣席者の食事を食べる	半側空間無視・脱抑制	・隣席との間隔を広くする． ・プレイスマットやお盆・食器の色を変え，各人の領域を明らかにする．
咀嚼・吸啜から嚥下に移行できない	運動性保続	・咀嚼を要しない形態から咀嚼を要するものへ段階的に変更していく．
嚥下開始困難	嚥下失行	・咀嚼を要し，聴覚的・触覚的刺激のある食物を使用する． ・液体は介助ではなく自ら吸引して取り込む方が嚥下しやすい．
摂食速度の加速	脱抑制・注意障害・運動性保続・道具の強迫的使用	・テンポの遅い音楽等を流し，ゆったりした環境を準備する． ・一口ずつスプーンを預かる等，一口ずつ食べるよう監視や介助を行う．
一口量の遵守困難	注意障害・記憶障害・肢節運動失行	・食物を一口大にカットする． ・小さじやストローを使用するなど食具を工夫する． ・介護者が適量をすくって渡すなど監視・介助を強化する．
食事への集中困難	脱抑制・注意障害・記憶障害	・集中できる環境を整備する． ・食事中の会話を抑制する． ・人通りの少ない席，窓側の席へ誘導する．
経口摂取量の過少	発動性低下・抑うつ	・嗜好品を提供する． ・低栄養・脱水に留意し代替栄養も検討する． ・水頭症等の原因疾患がないか確認する．
経口摂取量の過多 水分摂取を忘れる	脱抑制・記憶障害 遂行機能障害	・カロリーの低い間食を準備する． ・メモリーノートに食事内容を記入する． ・作業・活動の切れ目，排泄後など適切な間合いで水分摂取を促す．

表2● 誤飲・誤嚥につながりやすい異物・禁忌食物
（文献3）

誤飲しやすい異物（例）	誤って摂取しやすい禁忌食物（例）
台所用液体洗剤，シャンプー，化粧品，錠剤パック，乾燥剤，盛り付け用アルミカップ，薄型カードケース等	分封調味料（醬油，ドレッシング等），ふりかけ・焼き海苔・佃煮・漬物等，義歯保存用の水，ポットの湯，放置した菓子・果物・おせち料理等，装飾的食品（パセリ，チェリー，サラダ菜等）

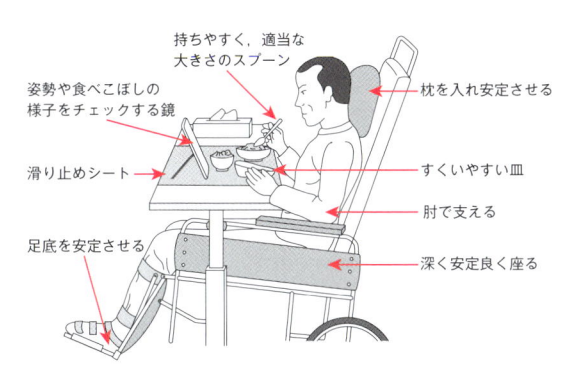

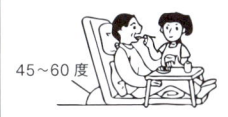

図1● 食べやすい食器とセッティングの工夫例（文献2）

図2● 摂食注意書（例）（文献4）

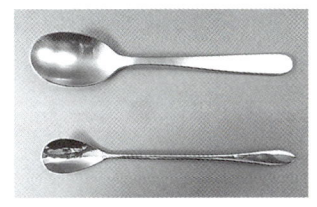

図3
上は一般のカレースプーン．下は一口量を5mL程度に調整でき，皿部が浅く，柄の長いスプーン．

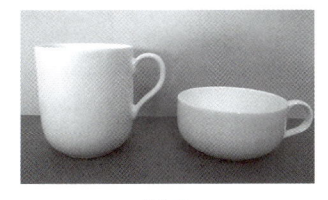

図4
背の高いカップ（左）に比し，背が低く開口部の広いカップ（右）の方が頸部過伸展になりにくい．

④**姿勢**：体幹が安定し，摂食嚥下に最適な姿勢が保持できているか確認する．椅子の肘掛けがテーブルに当たって患者の接近を妨げたり，テーブルが遠くて前傾姿勢にならないよう留意する（図1）．介護者が交代しても安全性が確保できるよう，食事場所に注意書を掲示する（図2）．

⑤**食器類**：作業療法士と協働し，上肢に障害のある患者にはすくいやすい皿や，皿を固定する滑り止めシート，握りやすいスプーン等を用意する．スプーンは患者に適切な大きさを選択する．10mL以上の大さじは避ける（図3）．白い食材を白い食器に入れて提供すると，食物を認知しにくい．食器の色にも配慮する．カップを用いる際には，頸部が過伸展しないよう，底部は小さく開口部が大きく，背の低いものが望ましい（図4）．

⑥**食物**：介護者は食事の都度，配膳された食事が患者の食事箋と一致しているか，不適切な食べ物や不可食物が含まれていないか確認する．ミキサー食やムース食など原型が分かりにくい場合には，原型写真，献立名を提示し口頭でも説明する．液体にトロミ添加が必要な患者には，茶，ジュース，牛乳等だけでなく，汁物にも適切な粘度のトロミをつける．

文　献

1) 矢守麻奈：嚥下障害のリハビリテーション―高次脳機能障害合併例について―．失語症研究 21：169-176，2001．
2) 清水充子：嚥下訓練・摂食訓練：MEDICAL REHABILITATION 59 摂食・嚥下障害リハビリテーションマニュアル：41-51，2005．
3) 矢守麻奈：高次脳機能障害者における摂食・嚥下障害への対策．BRAIN MEDICAL 20：59-66，2008．
4) 矢守麻奈：訓練(6) 摂食環境の調整（小寺富子・監修：言語聴覚療法 臨床マニュアル，改訂第2版）．協同医書出版社，2004，p466．

（執筆者：井上典子，矢守麻奈）

指導・助言(2)
栄養障害の予防，施設・職種間連携

表1● 低栄養・脱水の主なチェック項目

低栄養	・食物摂取量（kcal，蛋白量） ・体重（体重減少率） ・BMI ・血液データでの目安 　総蛋白（TP）：6g/dL 以下 　アルブミン値（Alb）：3.5g/dL 以下
脱水	・水分摂取量 ・尿量（尿回数・濃度） ・水分喪失状況（発汗・下痢等） ・血液データでの目安 　尿素窒素（BUN）／クレアチニン（Cr）値： 　25以上にて脱水疑い

摂食嚥下リハビリテーション（以下，摂食嚥下リハ）の主な目的は，可能な限り安全な経口摂取を維持し，経口摂取を通して栄養状態を改善し，全身状態の安定を図ることである．安全な経口摂取を継続し，患者の栄養状態の改善を図るには，本人・家族・介護者の理解・協力に加えて，多職種によるチームアプローチが重要である．

▶栄養障害の予防

摂食嚥下障害患者は，低栄養状態にあることが多い．低栄養状態では免疫力も低下するため，誤嚥性肺炎を発症しやすい．誤嚥性肺炎発症による経口摂取中断で，嚥下機能の廃用性低下を生じ，その結果さらに低栄養状態が増悪するという悪循環に陥る恐れがある．

摂食嚥下リハにおいては，体温・血圧・脈拍など基本的なバイタルサインと同様に，身長・体重・BMI・血中の総蛋白量（TP）・アルブミン値（Alb）等患者の栄養状態も必ず確認すべき重要な指標である．脱水のリスクも高いので，併せて確認する（表1）．

低栄養の患者に対しては，栄養状態の改善を図るため，代替栄養の質・量（kcal）を調整する．理学療法等での運動負荷量と栄養状態・栄養摂取量のバランスに留意する．

▶栄養サポートチーム（Nutrition Support Team；NST）

NSTは，栄養サポートを実践する多職種のチームで，医師・管理栄養士・看護師・言語聴覚士等リハスタッフ・薬剤師・歯科医師・歯科衛生士等の職種で構成される．患者の栄養状態を評価し，最もふさわしい栄養管理法を多職種で検討する目的で，回診・カンファレンス・勉強会などを開催する．多職種協働によって質の高い栄養管理が実現可能となる．

▶NSTにおける言語聴覚士の役割

言語聴覚士は，患者の栄養状態についての情報を他職種と共有し，患者の嚥下機能の評価や，摂食嚥下リハ適応の有無の判断，嚥下機能に応じた食物形態の提案等を行う．NSTを通じて，各職種に摂食嚥下リハの啓発をするのも言語聴覚士の重要な役割である．

▶他職種との連携

言語聴覚士は，医師・歯科医師の指示の下，嚥下訓練を行う．嚥下機能の評価・訓練に関する処方が出された患者に対しても，高次脳機能障害や言語障害の有無を評価し，摂食嚥下障害への影響を探るとともに，リハ方針を検討する．

言語聴覚士は評価報告書や訓練計画書を処方医に提出し，リハ方針について同意を得る．リハ実施にあたっては，嚥下機能の精査（嚥下造影・内視鏡検査等），義歯・補聴器・眼鏡の調整等の必要性について相談する．服薬内容や手術等今後の治療計画についても情報を交換する．

評価については，処方医だけでなく患者に関与する全職種で情報を共有する必要がある．言語聴覚士は各職種の専門性を理解した上で，リハの目標や進捗状況について共通認識をもてるよう，誤解のない用語での情報共有を心がける．よりスムーズな連携にはカンファレンスの場だけでなく，常日頃から他職種と患者について話す機会を持ち，各職種への理解を深めることが重要である．

▶患者・家族・介護者への指導

言語聴覚士は，医師の説明を受けた患者・家族・介護者に対して嚥下障害の病態や訓練内容・摂食方法・介助方法について具体的説明を行う．指導する相手に応じて，嚥下に関わる器官の解剖

図を用いる，嚥下造影・内視鏡の動画や食事場面の録画を見せる，摂食時の注意点を書面にして渡すなど，より分かりやすい説明方法を検討する．特に不顕性誤嚥は外見から分かりにくく，理解を得られない場合が多い．そのような場合には，嚥下造影検査の映像供覧が有効である．また介護者が高齢である場合は，特に分かりやすく平易なことばで繰り返して説明するなど配慮する．介護者が複数いる場合は，すべての介護者が統一的な方法で関われるよう，注意書きを食事場所に貼付する等，工夫をする．

　言語聴覚士は評価をもとに，経口摂取回数・食物形態・姿勢・介助方法など摂食時の設定を検討する．摂食嚥下機能と併せて，人的環境（調理者・介護者の人数・体制）・物的環境（座位保持システムや食具，トロミ調整食品など）について実現可能な提案を行う．自宅退院した患者の中には，自宅での食事だけでなく，外食したり，デイサービスで食事をとる場合もある．患者や家族・介護者の生活状況についても細やかに把握し，患者の社会的背景や家族・介護者の協力体制などの情報収集を常に心がける．

　家族・介護者の指導に際して最も優先するのは誤嚥リスクが少ない安全な摂食環境である．加えて誤嚥性肺炎予防に向けて口腔清潔の必要性も考慮し，より安全に経口摂取が継続できるよう理解を促す．

▶ 施設間連携

　病院内の職種間連携も重要だが，退院後も効果的なリハを継続できるよう切れ目のないスムーズな施設間連携を行うことも重要である．各施設の役割・特徴を理解した上で必要な情報交換を行う．

　病院勤務の言語聴覚士は，退院に際し，後方の保健・医療・介護・福祉機関のスタッフに対して摂食嚥下機能や訓練方法・経過，摂食内容・方法に関する報告書を送り，継続的に訓練・指導・経過観察が受けられるよう配慮する．長期にわたって摂食嚥下機能の改善が見られる場合がある．単に罹患期間のみで判断せず，患者の年齢，高次脳機能，性格，訓練経過等多方面の評価を統合して退院後の言語聴覚士によるリハ適応の有無についても十分に検討する．転帰先に言語聴覚士が不在の場合は，できるだけ分かりやすく継続可能な訓練内容を本人・家族・介護スタッフ等に申し送る．

▶ 嚥下機能低下に対する対応

　在宅や介護施設においては疾患の進行や加齢等により徐々に嚥下機能の低下を認める例も多い．言語聴覚士は患者の摂食嚥下機能の変化や栄養状態に注目し，悪化の徴候があれば直ちに医師に報告しなければならない．嚥下造影や嚥下内視鏡による精査が必要な場合は，速やかに担当医に報告し受診手続きを進める．その際，病院で精査を担当する言語聴覚士と在宅・施設の言語聴覚士は精査前から密接に情報交換し，精査結果から訓練計画や栄養摂取方法を見直す．

　胃瘻等代替栄養法の選択にあたっては，医師から患者・家族に十分な説明がなされなければならない．言語聴覚士は，各種代替栄養法のメリット・デメリットを理解して医師と共に説明し，患者・家族が適切な意思決定を行えるよう支援を行う．言語聴覚士はコミュニケーションおよび高次脳機能に関する評価・訓練を行う立場から，患者の理解状況に応じた説明がなされるよう，医師に情報提供をすることも重要な役割である．

（執筆者：井上典子）

医学的治療・管理
薬剤・放射線の影響，外科的治療

▶ 薬剤の影響と対策

嚥下機能に悪影響を及ぼす薬剤がある．予想した訓練効果が得られなかったり，誤嚥が増悪したりするので，訓練開始時に必ず服薬内容を確認する．表1に，嚥下機能に悪影響を及ぼす主な薬剤とその作用を示す．せん妄や不眠に対して投与された抗精神病薬や抗不安薬の作用が遷延し，日中も傾眠が続いて訓練が進まないということもある．特にベンゾジアゼピン系薬剤（デパス®等）の慢性的使用は，咽頭期嚥下障害（輪状咽頭筋弛緩不全，誤嚥等）を生じる恐れがある．抗パーキンソン病薬等薬剤効果の持続時間・期間が限定される場合は，投与時間・期間を確認し，適切な時間・時期に介入・摂食を行う．作用時間が長い薬剤は，投与中止後もしばらくは作用が遷延する．食思に重要な味覚・嗅覚に影響する薬剤もある．

評価・訓練中に薬剤の関与が考えられる場合は，医師・薬剤師などと相談し，悪影響を最小限にとどめる方策をとって訓練を進める．

▶ 放射線治療の影響と対策

放射線治療は，高エネルギー放射線を腫瘍領域や近接リンパ節に照射し，癌細胞の破壊，増殖抑制を図る．近年，腫瘍にピンポイントで照射する定位放射線治療や強度変調放射線治療，電磁波（X線，γ線）ではなく粒子線を用いた治療など，多様化している．患者の照射野と線量，期間は必ず確認しておく．頭頸部領域の照射野に一致して生じる有害事象には，口腔乾燥，口腔粘膜炎，組織壊死，浮腫，感覚変化，組織の線維化，開口障害などがあり，嚥下機能に影響する．これらは治療中または治療後出現し，遷延する．特に組織壊死は年単位遅発性に発症し，線維症は年単位で遷延することもある．線維症に対しては，治療開始前から強い息止め嚥下とメンデルソン法が嚥下機能の維持につながる[2]．粘膜炎による嚥下時痛には，食事時間に合わせて鎮痛薬（非オピオイド，オピオイド）を適宜使用し，含嗽薬（鎮痛・保湿作用のあるもの）等で口腔清保を十分行う．

▶ 気管切開の影響と対策

気道確保目的に気管切開が施行され，気管孔管理のためカニューレを挿入する．呼吸確保の重要な処置だが，嚥下機能には以下の悪影響を及ぼす．

①気管孔周囲の瘢痕，②カニューレによる物理的喉頭挙上阻害，③喉頭閉鎖時の声門下圧低下，④気管粘膜の知覚低下・咳嗽反射閾値上昇，⑤カフによる食道圧迫・通過障害．

気管カニューレ挿入下で嚥下訓練を行う場合，カフの有無，発話の可否等カニューレの構造を確認し，適切な訓練内容を検討する．図1に気管切開の段階的閉鎖と嚥下訓練の指針を示す．カフは誤嚥の軽減は可能だが，カフと気管の間には隙間があり，完全な誤嚥防止とはならない．カフ圧を上げすぎると気管粘膜を損傷したり，食道圧迫による逆流を生じるので厳重に注意する．

▶ 嚥下障害に対する外科的治療

嚥下障害に対する手術には，音声機能を温存し嚥下機能改善を図るものと，音声機能を廃し誤嚥防止を図るものとに大別さ

表1 ● 嚥下機能に悪影響を及ぼす薬剤

薬剤	作用・影響	主な商品名
抗精神病薬	鎮静，抗コリン性作用[注]，錐体外路症状（遅発性ジスキネジー）など	リスパダール®，ジプレキサ®など
抗うつ薬	鎮静，抗コリン性作用，味覚障害など	テトラミド®，レスリン®など
抗不安薬	鎮静，協調障害，注意力低下	デパス®，ワイパックス®など
抗痙攣薬	鎮静，胃腸系の異常，歯肉増殖，筋機能不全，過敏性反応（粘膜，皮膚の発疹や潰瘍形成など），味覚障害など	デパケン®，テグレトール®，アレビアチン®など
非オピオイド	口腔乾燥，胃腸障害など	ボルタレン®，ロピオン®など
オピオイド	鎮静，抗コリン作用，呼吸抑制など	MSコンチン®，オキシコンチン®など
抗パーキンソン病薬	鎮静，精神状態の変化，ジスキネジー，抗コリン作用，嗅覚障害など	レボドパ®など
抗菌薬	味覚障害	クラリス®など
筋弛緩薬	嚥下筋の筋力低下	テルネリン®，ミオナール®など

注）抗コリン性作用：口腔乾燥による嚥下開始困難，胃腸管運動緩慢化による食欲不振など．

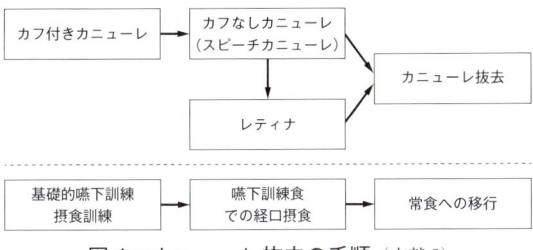

図1●カニューレ抜去の手順（文献3）

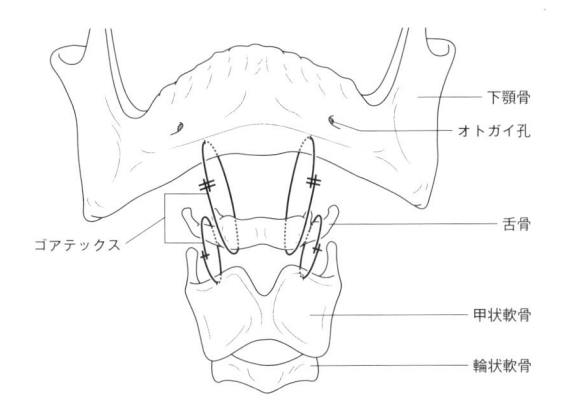

図2●甲状軟骨舌骨下顎骨固定術（文献4）
下顎骨と舌骨，舌骨と甲状軟骨を牽引し，喉頭を前上方に挙上した状態を作る．

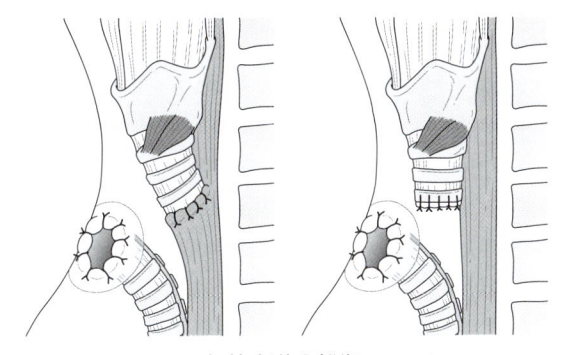

図3●気管食道分離術（文献4）
左：気管食道吻合術，右：喉頭気管分離術

れる．

嚥下機能改善手術

嚥下訓練の効果が乏しい場合や，頭頸部癌術後に重度嚥下障害が予測される場合に行われる．

喉頭挙上術：甲状軟骨舌骨固定術，甲状軟骨舌骨下顎骨固定術（図2）などがある．舌骨下筋群切断術や輪状咽頭筋切除術との併用が多い．術後はオトガイを前方に突出して嚥下する（顎突出位）と，舌骨や甲状軟骨がオトガイとともに前方へ動き，食道入口部が開大しやすくなる．

輪状咽頭筋切除術：食道入口部開大不全を改善する目的で行われる．括約筋である輪状咽頭筋を切除する手術．術後は食道からの逆流に注意する．

声帯正中移動術：片側または両側の声帯麻痺による声門閉鎖不全に対して行われる．甲状軟骨形成術Ⅰ型や，披裂軟骨内転術，声帯内注入術などがある．

いずれも，術後に嚥下造影検査で誤嚥の有無や嚥下方法等を確認し，リハビリテーションを行う．

誤嚥防止手術

長期に渡って唾液処理も困難な重度嚥下障害に対し，気道・食道を分離し完全な誤嚥防止を図る．多くは非可逆的に音声機能を失うので，嚥下機能・意思疎通機能を慎重に評価し，当事者・周囲と十分検討を重ねる．

喉頭全摘術：喉頭を全摘出する．術後，嗅覚減弱，便秘傾向など全身的変化を生じる．摂食法・永久気管孔管理，意思疎通法等についてリハビリテーションを行う（第7章音声障害 参照）．

喉頭閉鎖術：両側声帯を縫縮する手術や，喉頭蓋・仮声帯・披裂喉頭蓋襞を縫縮し喉頭前庭を閉鎖する手術などがある．嚥下障害が改善すれば，縫合部を離解して発声再開が可能である．

気管食道分離術：気管レベルで気道と食道を分離する手術で，上部気管を切断して喉頭側断端は食道へ縫合し，下部気管断端は永久気管孔とする気管食道縫合術と，喉頭側気管軟骨を切除して喉頭下端を縫合閉鎖する喉頭気管分離術（図3）がある．

文献

1) Carl LL, et al.：Drugs and Dysphagia：How Medications Can Affect Eating and Swallowing. Pro ed, 2006（金子芳洋，他・訳：薬と摂食・嚥下障害 作用機序と臨床応用ガイド，医歯薬出版，2007）．
2) Logemann JA：Evaluation and Treatment of Swallowing Disorder, 2nd ed. Pro ed, 1998（道 健一，他・訳：Logemann 摂食・嚥下障害．医歯薬出版，2000）．
3) 藤島一郎：脳卒中の摂食・嚥下障害，第2版，医歯薬出版，1998，p148．
4) 山下敏夫・編：新図説耳鼻咽喉科・頭頸部外科講座 第4巻 口腔・咽頭・喉頭・気管・食道．メジカルビュー社，2000．

（執筆者：安藤牧子）

症例(1)
急性期症例

▶ **症例**
48歳，男性．

既往歴：なし

現病歴：X年8月18日から喉の違和感と唾液・液体の嚥下困難があった．20日，近医耳鼻咽喉科の喉頭内視鏡検査にて左声帯麻痺と食道入口部の通過障害が認められた．23日，嚥下機能評価および言語聴覚士による嚥下訓練目的にて当院脳神経外科に入院した．CT，MRIでは異常所見を認めず，特発性喉頭麻痺（左舌咽・迷走神経障害）と診断された．

初回評価（8月24日）：意識清明．明らかな高次脳機能障害や上下肢運動障害は認めなかった．会話明瞭度1，軽度開鼻声と気息性嗄声を認めた．MWSTは3（嚥下あり，呼吸良好，むせる／湿性嗄声）．RSST1回/30secで，苦悶表情や開始困難，むせがみられた．

嚥下造影検査（8月25日）：体幹角度30°，頸引き位，ゼリー・トロミ液体一口量3mLにて行った．ゼリーは押しつぶさず丸飲みで，咽頭期嚥下の遅延は認めなかった．喉頭挙上範囲は縮小しており，食道入口部の開大不全のため，咽頭通過は少量であった．梨状窩に残留があり，誤嚥には至らなかったが，声門上侵入を認めた．正面像で，梨状窩の残留物は右より左に多かった（図1）．左向き嚥下を行うと咽頭通過量の微量増加や声門上侵入の頻度減少がみられた．

栄養管理：入院時身長170cm，体重52.5kg，BMI：18.17であった．血液生化学検査では，血清Alb 5.1g/dLと良好であったが，入院前1週間に5kgの体重減少や脱水（BUN 29.3mg/dL，Cr 0.92mg/dL）があり，主観的栄養評価C（中等度の栄養不良）であった．同日から栄養サポートチーム（NST）が介入し，末梢静脈栄養と経鼻胃管栄養（2010kcal／日，水分量1560mL／日）を開始．8月28日には体重が2.5kg増加した．

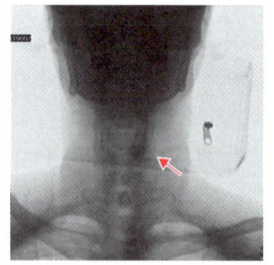

図1●8月25日正面像（左梨状窩に残留）

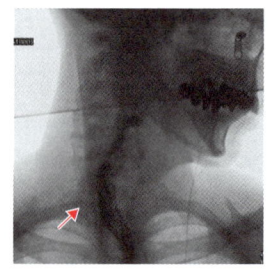

図2●9月7日，左向き嚥下で咽頭通過

訓練第1期：基礎訓練としてバルーン法を試みたが，嘔吐反射が強く実施困難であった．Pushing法，ブローイング，前口蓋弓冷触刺激，メンデルソン法を訓練室にて10分程度を1日3回実施．頭頸部挙上訓練（30回×3セット）は初回時のみ指導し，自室で自主訓練にて行った．

第2回嚥下造影検査（9月7日）：体幹角度30°・60°双方で，食道入口部〜上部食道の開大不全を認めたが，左頸部回旋位で通過量が増大し，トロミ状液体一口量3mLは，複数回嚥下で残留なく嚥下可能となった（図2）．少量の残留がある場合でも自己喀出が可能となった．

訓練第2期：同日（9月7日）から摂食訓練として昼のみ体幹角度60°，左向き嚥下にてトロミ液体一口量3mLを開始．当初は，複数回嚥下を行わず喀出する場面が多くみられた．9月13日代償姿勢・嚥下法の定着や喀出減少，摂取量の増加を認めたため，経鼻胃管を抜去し，通常座位にて3食ミキサー食へ移行した．9月28日には常食の経口摂取が可能となり自宅退院した．

まとめ：早期から嚥下機能の詳細な評価を行い，その結果を反映した系統的・専門的訓練を頻回に実施した．併せてNSTによる細やかな栄養管理を行い栄養状態改善と筋量維持を図ったことで，3食経口摂取が短期間（19日間）で可能になった．また，既往歴や高次脳機能障害，咽喉部以外の運動障害はなく，訓練意欲が保たれ自主訓練も可能であった．病態・訓練内容を理解し，代償姿勢・嚥下法の定着がスムーズであったことも速やかな機能改善を促した．

（執筆者：東山寛隆）

症例(2)
回復期症例

▶ **症例**
79歳，女性．
病名：Wallenberg 症候群．
既往歴：高血圧．
現病歴：X年9月30日，眩暈，嘔吐にて近医に救急搬送．翌日，唾液の嚥下困難がみられ，経鼻胃管栄養となった．CT では病巣確認が困難，MRI は患者が拒否し，実施できなかった．10月20日，原因不明の嚥下障害として当院に入院し，摂食機能療法を開始した（前院では未施行）．
初回評価：意識清明，高次脳機能障害もなかったが，患者は将来的にも経口摂取が困難であると悲観し，訓練に消極的であった．構音障害，音声障害は認めず会話明瞭度は1であった．神経学的所見として軽度 Horner 症候群とカーテン徴候，体幹失調，温痛覚障害を認めたが，改善傾向にあった．血液検査で炎症所見はなかった．咽頭期嚥下は遅延し，喉頭挙上範囲が縮小していた．嚥下後も泡沫状唾液が咽頭残留し，むせと自己喀出を繰り返した．RSST は 1/30sec，MWST は 1b であった．頸部聴診にて，嚥下時に空気を含んだような「ムギュ」という異常音を認めた．
訓練第1期：基礎訓練（頸部可動域拡大訓練，舌骨上筋群強化訓練，メンデルソン法）を行った．罹病期間と神経学的所見の改善傾向を考慮し，将来的な経口摂取再開の可能性を医師とともに説明した．患者は訓練に積極的になり，病態も理解した．自身の嚥下について「顎の下に力を入れるとうまくいく」などフィードバックも可能となった．
嚥下造影検査（10月31日）：水，ゼリー，ミキサー食を用い，一口量 10mL まで行った．側面像では咽頭収縮低下，食道入口部通過障害を認め，これらが喉頭蓋谷・梨状窩の残留と，嚥下時異常音との原因と推測された（図1）．水，ゼリーは声門上侵入したが，自己喀出した．正面像では左梨状窩に多く残留した（図2）．代償嚥下として交互

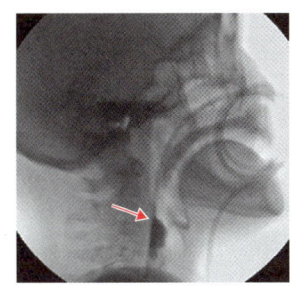

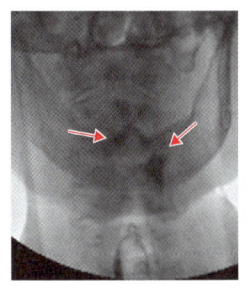

図1●食道入口部通過障害　　図2●咽頭残留

嚥下と横向き嚥下が有効であった．
訓練第2期：11月1日，一口量 10mL，交互嚥下，横向き嚥下を指導し，ミキサー食から摂食訓練を開始した．定期的に経口摂取量と食物形態の段階的変更を検討した．喉頭挙上範囲，嚥下時異常音の程度を嚥下成功の指標として患者に自覚させた．患者は，メンデルソン法遂行により喉頭挙上が安定し，異常音が減少する感覚があると話した．以後，喉頭挙上範囲の拡大や嚥下異常音の減少に伴い，咽頭残留・むせが減少し，交互嚥下や喀出により咽頭残留を自己管理するようになった．2カ月後，刻み食の摂取が可能となった．神経学的所見はほぼ消失し，代償嚥下の必要もなくなった．RSST は 3/30sec，MWST は 5 となった．訓練経過中，呼吸器症状や血液検査の異常所見はなかった．X+1年1月20日，栄養指導後自宅復帰した．
まとめ：本症例は，急性期に正確な診断が不明であり，混乱状態での回復期リハビリテーション開始となった．嚥下障害は患者にとって大きな心理的負担であり，病態・訓練内容の理解・遂行には多くの時間や労力が必要であった．しかし認知機能障害がなかったため，医師・言語聴覚士の病態・予後説明を理解し，心理的安定が得られた後は，訓練内容の積極的遂行が可能となった．患者の心理的安定を図り，病態を改善させるには，嚥下機能の変化を経時的に整理し，予後や目標を患者と共有することが重要である．

（執筆者：仲原元清）

症例（3）
維持期症例

▶ **症例**
70歳代，女性．

病名：くも膜下出血，脳動脈瘤破裂．
障害名：右片麻痺，失語症，嚥下障害．
障害高齢者の日常生活自立度：B-2（介助により車いすに移乗）．
家族構成：夫との2人暮らし．
現病歴：X年9月，くも膜下出血発症．開頭血腫除去術および脳動脈瘤破裂によるクリッピング術施行．挿管・人工呼吸器装着の時期を経て，経鼻経管栄養で総合病院回復期病棟に転院．VE・VFの結果，嚥下障害は重度で胃瘻が造設された．言語聴覚士による経口摂取訓練は，嘔気・嘔吐の強さから十分に実施できなかった．退院調整では介護量の多さから夫の不安が強く，X+1年4月当介護老人保健施設（以下，老健）に入所となった．
入所時の状況：右片麻痺は軽度だが，筋力低下と失調症状により起居動作はほぼ全介助で，車椅子はティルトリクライニング．失調による頻繁な嘔気・嘔吐がみられた．経口摂取に対する夫の希望は強かったが入所2週後に吐物による誤嚥性肺炎を発症して入院．1カ月後に再入所となったが，積極的な経口摂取は行わないことで夫の同意を得た．
経過：リハビリテーション（以下，リハ）の内容は，離床と誤嚥性肺炎予防のための口腔保清とした．嘔吐予防の必要から経腸栄養は時間をかけて滴下されるため，合間を縫ったわずかな時間に離床を図った．口腔内は逆流物で汚染され口臭を伴うため，口腔保清を頻回に行った．しばらくして少しずつ状態が安定したため，言語聴覚士は夫の意向を受け基礎的嚥下訓練を開始．その後，VFでムース・ヨーグルトに少量の誤嚥を認め，経口摂取は味を楽しむのみと判断された．基礎訓練や環境調整と併せて摂食訓練を少量ずつ開始したところ，半年後にプリン1個の摂取が可能となった．同時期，車椅子座位時間は延長し表情に明るさが増えた．夫は徐々に在宅生活を考えるようになり，まずは2週間の短期在宅を行うため経腸栄養の管理などの介護指導を受けてX+2年2月に退所した．在宅で経口摂取はできなかったが，1年半ぶりの自宅に本人は笑顔を見せた．

夫はさらに今後の在宅復帰に向けたリハを求め，特に経口摂取を強く希望した．再入所後のVFでは，液体で不顕性誤嚥のある他は，嘔気・逆流は見られなかった．そこで全粥・ミキサー食1/2量・液体には増粘剤添加で昼の経口摂取を開始した．当初は急変時の対応や摂取不良時の栄養管理のため，スタッフの体制が整う平日のみ実施したが，徐々に状態が安定し毎日行えるようになった．これを機に2回目の自宅退所に向け，言語聴覚士は夫に経口摂取の注意点や増粘剤の使用方法について介護指導した．また，介護負担の軽減とリハ継続のため，3カ月後の再々入所が予定に組み込まれた．退所時，言語聴覚士はサービス担当者会議に出席して情報を提供し，在宅への訪問指導も行った．無事に3カ月間在宅で過ごし，本人は活気を取り戻し状態も安定していた．今回の入所目標は，食事形態の向上と3食経口摂取とした．栄養カンファレンスで主治医はじめ関係職種と検討し，食事量，食事回数，食物形態を段階的に変更した．経口摂取が進むにつれて，口腔内汚染は減少した．X+3年1月には液体に増粘剤を添加し軟飯・普通食で3食経口摂取が可能となり，この時点で3回目の自宅退所となった．その後も定期的な入所でリハを継続し，現在は増粘剤不要となっている．

考察：今回の症例は，入院期間中に身体状況が安定せず経口摂取が困難であった．しかし，老健において適切に評価し，段階的に目標を設定しながら長期的に関わることで3食経口摂取が可能になった．社会情勢から，維持期に期待される摂食嚥下リハの重要性はますます高まると思われる．経口摂取の可能性を見極め，多職種協働で取り組むことは，維持期の言語聴覚士としてのやりがいにつながると考える．

（執筆者：吉村美佳）

症例(4)
小児症例

▶ 症例
1歳2カ月女児，在胎31週，体重1846gで出生．仮死・黄疸（－）．アプガースコア8．

診断名：脳性麻痺，ウエスト症候群，精神発達遅滞．

姿勢・運動：定頸・寝返り・座位はいずれも不能．

主訴：離乳食が進まない．

治療：9カ月頃よりシリーズ形成性の発作あり．脳波でヒプスアリスミア（不規則性棘徐波の多発）を認め内服治療を開始したが改善せずACTH（副腎皮質刺激ホルモン）療法を受けた．2カ月間の集中的発達促進訓練を目的に母子入園中の経過を報告する．

入園前の食事状況：家庭内では，ベビーチェアー座位で全介助であった．離乳食は月齢にあわせ中期（刻み）から始めたが，むせや口腔内残渣が多く，哺乳瓶でのミルクが主栄養だった．ミルクは誤嚥なく嚥下できた．

入園時の摂食評価：粒状の食物形態はむせる，初期離乳食は食べさせたことがないというのでミキサー食（離乳食初期）で評価を行った．口腔閉鎖は安静・捕食処理・嚥下・水分摂取時のすべてで可能だった．舌は前後運動で突出はなく，顎も単純運動であった．唇・口腔内の目立った過敏はなかった．摂食機能の未熟さから家庭で与えている食物形態が合っていないと考えた．

訓練経過：作業療法士と相談し，座位保持装置（PANDA／既製品を園より貸出し）を使用し，座位および頭位を安定させた．母に状態を説明し，食物形態を初期離乳食とし，ミルク以外の食感・味に慣れることから開始した．摂食状況は良好でミキサー食は初回から食べることができた．入園から2週間でマッシュ状形態に進めると押しつぶし行動がみられるようになった．少しずつ舌で押しつぶせる固さの食物形態に進めていった．

問題点：①離乳食をむせもなく食べる様子をみて母の期待が大きくなり，ミルクを終了させ年齢相応の食事を望む様子がみられた．その背景には，言語聴覚士の「摂食機能には問題がない」との説明からすぐに通常の離乳食が食べられると思ったことと，退園後自宅で入園中と同じ食物形態を作成することへの不安があった．②母子入園の離乳食は食物形態だけではなく回数（1回食から3回食），食材（アレルギー等）など細かく段階分けされている．短期間に食物形態の段階アップだけを進めることへの疑問を栄養士から指摘された．

対応とその経過：①両親と「食事形態の段階を進めることが大切ではなく，発達状態に合わせた食事が必要」であると話し合った．栄養士からも両親に，必要な栄養と段階的な食材の進め方を指導してもらった．退園後については栄養士が食材や調理方法について説明し，言語聴覚士が母と一緒に自宅で作りやすい食材やメニューを考え，調理実習も行った．②栄養士と連携し，機能にあわせて進める食材とアレルギーなどを考慮する食材とに分けて提供した．現状が理解でき見通しがたったので，母の不安は解消した．1カ月後には食物形態を中期離乳食（押しつぶしができる固さ）まで進められた．本児の高次脳機能面の変化も大きかった．入園時は発声が少なく表情も乏しかったが，食事場面で要求の発声が徐々に増え，好きな食べ物を口にすると笑い，味の違いで表情が変化するようになった．その様子を母と話題にすると母も「食事時間が楽しみになった」と発言し，積極的に対象児に言葉掛けするようになった．

まとめ：口腔機能及び食物形態の評価・訓練と併せて，食事行為を介したコミュニケーションの場を提供することが必要な症例だった．指導内容は，摂食機能の把握，食物形態の検討，保護者（主に母親）の理解を促すことが中心となった．家庭でも入園中の食物形態を継続できるよう，退園までに家族が食物形態を理解し，調理法や介助方法を習得してもらう等の準備が必要である．

（執筆者：石原須美子，中條晶子）

症例(5) 進行性疾患症例

▶ **症例**
69歳，男性．

病名：パーキンソン病 Hoehn & Yahr Stage Ⅳ．

病歴：52歳時に発病し数回の入院歴あり．Wearing off（薬効が切れたときに体が動かなくなる状態）やon時の上下肢のジスキネジア（不随意運動）の悪化，off時の唾液嚥下不能，食間薬（10・15・21時）の内服困難を主訴に，薬剤調整・リハビリテーション目的で入院した．

初回評価：①嚥下機能：湿性嗄声・流涎・唾液のむせがあった．RSST5回だが喉頭挙上は範囲・時間ともに不十分．VEで咽頭収縮減弱・喉頭知覚の低下が観察された．姿勢反射障害を認め，座位では体幹は右へ捻じれながら前傾し，頸部は過伸展していた．食事は車いす上で全粥みじんトロミ食を自力摂取するが，頻回にむせていた．準備期・口腔期・咽頭期障害を認め，喀出困難なときに吸引をした．②発声発語機能：音量低下・気息性無力性嗄声を主症状とする音声障害に加え開鼻声で中等度の運動障害性構音障害（dysarthria）であった．on時は明瞭度2，off時は明瞭度4で，日内変動があった．③認知機能：年齢相応で精神症状はなかった．

訓練経過：嚥下障害に対して舌運動やメンデルソーン法・呼吸・排痰訓練などの基礎訓練，音声障害に対してLSVT®に準じた発声訓練を実施した．摂食訓練として，①現状の嚥下障害の説明，②食物形態をミキサー食へ変更，③トロミをはちみつ状へ調整，④食事姿勢の調整を行った．車いす座位では前傾姿勢となり，頸部の過伸展も助長されるため禁止し，リクライニング70°とした．一口ごとの嚥下やトロミ液との交互嚥下で咽頭内残留を解消するよう本人に指導した．外泊時には姿勢調整や摂取方法を確認するよう，妻に依頼した．吸引はすでに導入されており，食後や自力喀痰できないときに本人または妻が行っていた．食間薬は粉砕し，トロミ液で内服することにした．胃瘻造設が検討されたが本人の強い拒否のため施行しなかった．薬剤調整・食事形態の目処がついたため，1ヵ月後自宅退院となった．

経過：退院約1ヵ月後，風邪をこじらせ肺炎になり再入院した．嚥下機能や排痰能力はさらに低下した．内服できないため歩行困難・寝たきりとなった．主治医と本人が話し合って胃瘻を造設し，胃瘻から内服することとなった．内服再開により運動機能が改善したため，ミキサー食の経口摂取も再開した．経口で必要量の栄養摂取が可能となったため，胃瘻は服薬時のみ使用することとした．その後胃瘻交換・病状評価目的で入院を繰り返しているが，確実に服薬できているため，現状を維持している状況である．

考察：パーキンソン病では嚥下障害は半数以上に出現し，病初期から明らかになる症例もある．病状の進行につれ投薬量や内服回数が増えることが多く，薬剤により身体症状が大きく変化する特徴がある．Wearing offの症例では，off時に安全・確実に内服することが重要である．本症例の場合，胃瘻から確実に内服するようになったため運動機能を維持できた．on時とoff時では嚥下機能が異なるため双方の時間帯で嚥下機能を評価する必要がある．薬剤調整によりジスキネジアやoff時間が変化し得るため，状態に合わせた食物形態を選択しなければならない．前傾などの姿勢の変化や筋強直・動作緩慢・ジスキネジア等により摂食動作に問題が生じることが多く，症例ごとの対応が必要となる．不顕性誤嚥はほぼ全症例で認められるため，安全な食物形態や食事姿勢の調整・吸引など誤嚥予防に努めなければならない．

　進行性疾患では各疾患により症状や進行が異なるため，疾患特徴を正しく理解し，進行を予測した支援が必要となる．内服や十分な栄養・水分を確保することがADL・QOLを維持するために大切であるため，病初期から胃瘻が検討されることが多い．患者・家族・病棟スタッフと連携を図り，当事者に対する訓練と合わせて，嚥下機能に応じた経口摂取の環境調整を提案することが大切である．

（執筆者：原田明子）

症例(6)
悪性腫瘍症例

▶ **症例**
　40歳代男性，事務職．
家族構成：独居．
病名：左側舌癌（T4N2bM0, stageⅢ）．
　喫煙歴10本／日×28年，飲酒歴27年．
術式：舌可動部全摘・両側頸部郭清・気管切開術施行，遊離腹直筋皮弁にて再建．
初回言語聴覚療法評価（術後14日）：頸部は両側とも腫脹著明で側屈・回旋・前後屈運動範囲制限を認めた．口唇は左側下唇のみ運動制限があった．開口は歯列間で約1横指半と制限著明．挺舌を促すと皮弁部が隆起した．口腔前庭に多量の唾液が貯留し，一部患側の口唇から流涎．スピーチカニューレを装着しており，著明な湿性嗄声だが，咳嗽にて解消可能．会話明瞭度3．舌尖音の歪みが目立った．RSSTは1回／30秒．
第1回VF検査（術後15日）：トロミ水3mLで施行．口蓋と舌の距離が離れており，食塊移送を頸部伸展による重力利用で代償していた（図1）．喉頭挙上範囲縮小，食道入口部開大不全が著明で，食塊はほとんど食道入口部を通過せず，喉頭蓋谷，梨状窩に残留著明，一部が嚥下後に気管へ流入し不顕性誤嚥となった．再建皮弁のボリュームが少なく，口腔内圧が高まらず咽頭への食塊移送が困難なため，歯科へPAP作成を打診した．
第1期訓練（術後16日〜）：積極的に基礎訓練を開始．瘢痕拘縮改善のため頸部・肩可動域拡大訓練，運動範囲拡大目的の口腔器官運動を行った．特に残存する舌根部の運動を意識するよう鏡や触診によるフィードバックを多用し，/k/音中心の構音訓練も行った．単音節/ka/から開始し，母音との2音節（例：/aka/）→3音節（語頭，語中，語尾でなるべく母音や両唇音など容易に発音可能な音との組合せ単語）→/k/を含む2文節文というように徐々に難易度を上げた．徐々に唾液嚥下がスムーズになり，湿性嗄声も軽減し術後21日目に気管カニューレを抜去した．
第2回VF検査（術後22日）：口腔期・咽頭期とも中等度〜重度の嚥下障害が持続．基礎訓練中心に訓練を継続した．
第2期訓練（術後27日〜）：PAPを装着したところ，嚥下のしやすさを実感，空嚥下後の口腔内の唾液貯留が軽減した．基礎訓練に加え少量のトロミ液体で摂食訓練を開始．
第3回VF検査（術後29日）：PAP装着下で実施．口蓋と舌の距離が接近し，口腔内圧が高まり，頸部前屈位で食塊移送が可能となった（図2）．食道入口部を通過するトロミ水の量が増加したので，体幹後傾位60度，一口量3〜5mLにてミキサー食を1日3回開始した．
第3期訓練（術後37日〜）：3食全粥刻みトロミと薄トロミ水を摂取可能となった．PAP装着下での構音訓練時間も15分→30分に増加した．
第1期外来訓練（術後45日〜）：自宅退院後，歯科で軟口蓋付近の長さを短くするなどPAPを再調整した．
第4回VF検査（術後72日）：PAP装着下で食塊移送や咽頭内圧のかかり方がさらに改善したことを確認．全粥軟菜食，トロミなし液体を誤嚥なく摂取できるようになった．
第2期外来訓練：PAP装着下で構音中心に外来訓練を継続．術後90日頃には，PAPなしでも/k/の明瞭度がわずかに改善し，短文〜文章レベルの訓練も可能となった（嚥下時はPAP装着希望）．PAPなしで会話明瞭度2となり職場復帰を果たしたので，術後137日でリハビリテーションを終了した．

（執筆者：安藤牧子）

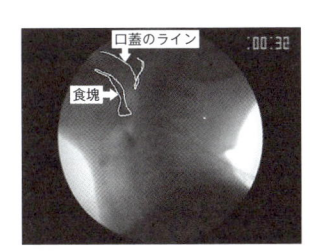

図1● 第1回VF検査
PAP装着前：口蓋と舌の距離が離れており，食塊移送を頸部伸展による重力利用で代償していた．

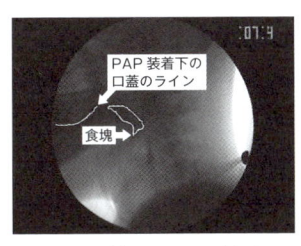

図2● 第3回VF検査
PAP装着後：口蓋と舌の距離が接近し，口腔内圧が高まり，頸部前屈位で食塊移送が可能となった．

資料1
身体障害者手帳と介護保険

　言語聴覚士は，コミュニケーション障害や摂食・嚥下障害をもつ人たちの福祉のために，どのような社会保障制度があり，その手続きはどう行うのか，といった事柄を知らなくてはならない．実際の臨床では，制度に精通した医療ソーシャルワーカー（MSW；Medical Social Worker）とのチームアプローチが必須となる．各種申請手続きに際しては自治体によって用語や書式が異なることがあるほか，制度の内容が更新されることがあるので注意が必要である．常に最新の情報を入手することが大切であり，自治体の関連サイトや冊子に注目しておくとよい．ここでは身体障害者手帳と介護保険，関連する福祉用具について概説する．なお，手帳制度には知的障害を有する人のための療育手帳や精神疾患を有する人のための精神障害者保健福祉手帳もある．

▶身体障害者手帳とは
　身体障害者福祉法（身障法）は，「身体障害者手帳を所持している人」を援護の対象と規定している．身障法による援護は手帳取得と同時に開始されるところから，手帳はサービスを受けるための「パスポート」といえる．実際に活用できるサービスは障害の程度や居住する自治体によって異なるが，概ね表1のようなものと考えてよい．したがって，手帳制度の活用は障害をもつ人の生活を支える必須条件の1つである．以下，言語聴覚士に直接関係のある障害種別「聴覚障害（平衡機能障害を除く）」「音声機能障害，言語機能障害及びそしゃく機能障害（以下，音声・言語・そしゃく機能障害）」を中心に，関連のある「肢体不自由」「呼吸機能障害」についても簡単に述べる．

　なお，2013（平成25）年に施行された「障害者の日常生活及び社会生活を総合的に支援するための法律（障害者総合支援法）」により，症状が進行して障害固定の判断が難しく手帳の取得が困難な神経筋疾患については，手帳を持っていなくても補装具費の支給等の障害福祉サービスを受けられるようになっている．

▶▶身体障害者手帳取得の手続き
　①申請先は，市区町村の保健福祉担当部署（福祉事務所，役所の身体障害者福祉担当課など）である．

　②申請時に必要なものは，身体障害者福祉法第15条による指定医が記載した身体障害者診断書・意見書と本人の写真等である．指定医の情報（どの医療機関に，どのような障害種別の指定医がいるか）については，福祉事務所等に備わっている．障害種別と指定医の診療科との関係は，自治体によって異なる可能性があるが，概ね表2の通りである．

　③手帳の申請から交付までの期間は事例によって差があるものの，概ね60日以内となっている．最低でも3週間程度はかかると考えておいた方がよいだろう．

▶▶等級認定の考え方
　①認定基準：身障法の障害程度等級表によって，各障害の等級の設定がなされている．原則的に指定医は機能障害に基づいて障害等級について

表1●手帳取得により活用できる主なサービス

手当・年金	特別障害者手当，障害基礎年金
公共料金の減免・割引	NHK放送受信料，水道料金・下水道料金，郵便料金，携帯電話料金，公共施設利用料の減免・割引
交通機関の割引	鉄道・航空旅客運賃，バス・タクシー運賃，有料道路通行料金の割引
税金の控除	住民税，所得税，自動車税・自動車取得税の控除
移動支援，タクシー・ガソリン代の助成	外出に際してのヘルパーの派遣，自動車の燃料費の助成，福祉タクシー券の交付，リフト付タクシーの運行
介護サービス	訪問介護，行動援護，短期入所
生活サービス	紙おむつ代の支給，訪問入浴サービス，理美容サービス，寝具洗濯・乾燥サービス，電話料の助成，緊急通報・火災安全システム設置
福祉用具	補装具費の支給，日常生活用具の給付
医療費の助成	重度心身障害者医療費助成制度，自立支援医療
住宅	公営住宅の優先的入居，住宅資金の貸付制度

表2●障害種別と指定医の診療科（例外あり）

	耳鼻咽喉科	神経内科	気道食道科	形成外科	内科	脳神経外科	リハビリテーション科
聴覚障害	●	●				●	
音声・言語機能障害	●	●	●	●		●	●
そしゃく機能障害		●	●	●		●	●

の意見を作成するが，各種検査数値のみで障害をもつ人の障害の程度を適切に評価できない場合は，能力障害程度を参考として総合的に判断する必要がある．

②認定時期：身障法に規定する身体障害は永続するものであり，その障害が将来回復する可能性が極めて少ないものとされている．したがって，認定は急性期・回復期の医療を終了し，残存する障害の状況が固定した時点で可能になる．ただし，この障害の固定の考え方は，将来にわたって障害の程度が不変のものに限られるものではない．

乳幼児の障害認定は，その障害の程度を判定することが可能になる概ね3歳以降に行うとされている．これは発育にともない障害が変化する可能性があることや，障害か発達過程によるものかを判別しにくいことなどによるものである．ただし，身体部位の欠損など障害の程度や永続性が明らかなものについては，3歳未満でも認定は可能である．

脳血管障害による後遺症の認定では，どの程度の機能障害が残存するかといった判断に要する期間は一律に定められるものではなく，障害の部位や症状の経過により事例によって観察期間は異なるとされる．また発症後3カ月程度の早い時期での認定がされる場合は，手帳交付時に将来の再認定の期日を設定するなどの慎重な指導が行われることがある．

遷延性意識障害で全介助である場合は，常時の医学的の管理が必要でなく，医師が医学的，客観的な観点から機能障害が永続すると判断できるような場合，認定の対象となるとされている．

③2つ以上の障害が重複する場合：2つ以上の障害が重複する場合は，等級別指数表（表3）により，それを合計することで上位等級になる場合がある（表4）．例えば，「聴覚障害」2級（指数11）と「音声・言語機能障害」3級（指数7）が重複する場合は，合計指数が18となり1級となる．なお，同一疾患，同一障害部位による音声・言語・そしゃく機能障害の重複（例：舌切除による構音障害と嚥下障害）のような指数の合計はできない．

④障害名と障害福祉サービス：手帳に書かれている障害名，さらには等級によって，一律に各種の障害福祉サービスの必要性を判断することには問題があるものの，実際には「目安」になっている．特に日常生活用具の給付事業では，障害種別と等級が対象者を判断する基準になっている．

障害種別の重複している事例では，指定医の診療科の関係で，一方の障害の診断ができずに障害名から脱落している場合がある．日常生活用具の携帯用会話補助装置のように，肢体不自由のほかに音声・言語機能障害も対象の要件になっている例があり，認定が可能な場合は，等級が上がらずとも障害種別等をすべて記載するようにしたほうがよい．

▶▶具体的な認定指標

①聴覚障害：聴覚障害の障害程度等級表を表5に示す．身体障害者診断書・意見書の記載例は，文献1に適切な事例と不適切な事例が掲載されているので参照すること．

ここで必要な聴覚測定には，純音聴力検査と語音明瞭度検査の2種類があり，補聴器を装用しない状態で検査を行う．検査機器はJIS規格を用いる．

聴力レベルによる認定は，会話音域の平均聴力レベルによって行われ，500・1000・2000Hzの純音に対する聴力レベル各々がa，b，cの場合，次

表3●等級別指数表

障害等級	指数
1級	18
2級	11
3級	7
4級	4
5級	2
6級	1
7級	0.5

表4●合計指数による認定等級の表

合計指数	認定等級
18以上	1級
11〜17	2級
7〜10	3級
4〜6	4級
2〜3	5級
1	6級

表5●聴覚機能の障害程度等級表

級別	聴覚障害の説明
2級	両耳の聴力レベルがそれぞれ100dB以上のもの（両耳全ろう）
3級	両耳の聴力レベルが90dB以上のもの（耳介に接しなければ大声語を理解し得ないもの）
4級	1．両耳の聴力レベルが80dB以上のもの（耳介に接しなければ話声語を理解し得ないもの） 2．両耳による普通話声の最良の語音明瞭度が50％以下のもの
6級	1．両耳の聴力レベルが70dB以上のもの（40cm以上の距離で発声された会話語を理解し得ないもの） 2．一側耳の聴力レベルが90dB以上，他側耳の聴力レベルが50dB以上のもの

の式で算定する平均聴力レベルを用いる．平均聴力レベル＝(a+2b+c)／4．500・1000・2000Hzの純音のうち，いずれか1つまたは2つで100dB以上の音を聴取できない場合，その周波数帯を105dBとして数式に代入する．なお，いずれの周波数で100dB以上の音が聞き取れない場合，120dBまで測定できたとしてもすべて105dBとして計算する．しかし，単に平均聴力レベルを算定するだけではなく，その聴力レベルが妥当性のあるものか，聴力図，鼓膜所見などを十分検討する必要がある．

語音明瞭度による認定は，語音明瞭度検査の成績に基づいて行われるが，年齢，経過，現症，他の検査成績により慎重に考慮するよう示されている．

②**音声・言語・そしゃく機能障害**：音声・言語・そしゃく機能の障害程度等級表とその判定基準を表6に示す．身体障害者診断書・意見書の記載例は文献1に適切な事例と不適切な事例が掲載されているので参照すること．

音声・言語・そしゃく機能障害とは，それぞれ以下のように規定される．

【音声機能障害】
音声機能障害とは，主に喉頭レベルにおける発声の障害をさす（例：喉頭摘出，喉頭麻痺）．障害の程度を裏付けるための検査や観察項目は必要に応じて変わるが，概ね以下の通りである．
・喉頭所見（必要に応じて咽頭所見）
・失声，嗄声の種類と程度
・各種検査結果（音声機能検査，エックス線検査等）

【言語機能障害】
言語機能障害とは，構音器官（口唇，舌，下顎，口蓋など）における構音の障害と，音声言語の理解と表出の障害，つまり言語の障害をさす（例：失語症，運動障害性構音障害，器質性構音障害，聾啞）．障害の程度を裏付けるための検査や観察項目と所見は，概ね以下の通りである．
（所見）
・発話明瞭度及び自然度
・発話特徴
・発声発語器官の所見
・言語理解力
・言語表出力
（検査結果）
・各種検査

【そしゃく機能障害】
そしゃく機能障害とは，そしゃく・嚥下機能の低下によって経口摂取できず，十分な栄養・水分摂取ができないために経管栄養のみ，経口摂取と経管栄養の併用，あるいは経口摂取できる食物の内容や摂取方法に著しい制限がある状態をさす．さらに，口唇・口蓋裂などの先天異常の後遺症による著しい咬合異常があるため歯科矯正治療などを必要とする状態もさす．

そしゃく・嚥下機能障害の程度を裏付けるために必要な検査は，嚥下造影検査や嚥下内視鏡検査が理想的であるが，食事場面の観察による評価所見でもよい．観察項目は，概ね以下の通りである．
・口唇，下顎，舌，軟口蓋，声帯等の一般的検査（視診，反射等）
・嚥下状態の観察と検査（口腔内保持の状態，口腔から咽頭への送り込みの状態，喉頭挙上と喉頭内腔の閉鎖の状態，食道入口部の開大と食塊（bolus）の送り込み）

咬合異常によるそしゃく機能の障害について，観察項目所見は概ね以下の通りである．
・そしゃく運動時または安静位咬合の状態による咬合異常の程度
・そしゃくの3つの作用としての食物の粉砕，切断，混合の状態
・歯の欠如，上下顎の咬合関係，口蓋の形態異常等

そしゃく機能の認定の時期については，「そしゃく機能の喪失」または「そしゃく機能の著しい障害」の状態が固定して改善の見込みがないか，さらに進行して悪化の一途をたどると判断されるときとされている．

表6● 音声・言語・そしゃく機能の障害程度等級表

級別	音声・言語・そしゃく機能の障害の説明
3級	音声機能，言語機能またはそしゃく機能の喪失
4級	音声機能，言語機能またはそしゃく機能の著しい障害

なお，口唇・口蓋裂後遺症などによるそしゃく機能の障害で，医師が「身体障害者診断書・意見書」を作成するときは，あらかじめ都道府県知事などが定める歯科医師の「歯科医師による診断書・意見書」を作成し，医師に提出する必要がある．

音声機能障害，言語機能障害及びそしゃく機能障害が重複する場合については，各々の障害の指数を合計して等級を決定することは適当ではないとされる．例えば，左被殻出血により失語症と嚥下障害が出現したため，言語機能障害3級（指数7）とそしゃく機能障害4級（指数4）で合計指数11となり，2級を申請することは不適切である．しかし，この例に関連して，例えば，左被殻出血で失語症の既往のある者が，脳幹梗塞を発症して嚥下障害を合併した場合には，原因疾患と障害が異なるため，総合的に2級の等級決定をすることはあり得る．

音声・言語機能障害の等級判定の基準は表7と表8，そしゃく機能障害の等級判定は表9を参考にすると理解の助けになる．

③肢体不自由，呼吸機能障害：言語聴覚療法の対象となる患者の多くは，身体運動機能の障害を合併しており，「肢体不自由」が適応となる．「肢体不自由」は疾病の如何に関わらず，リハビリテーションを行っても改善が期待できない身体に永続する機能障害があって，認定基準に合致するものであれば認定が可能である．

「呼吸機能障害」は，嚥下障害による誤嚥性肺炎の後遺症などで，言語聴覚士と関連があろう．動脈血酸素分圧の低下や1秒率の低下が障害程度の認定の基準となる．

詳細は，文献1を参照のこと．

▶ **介護保険とは**

介護保険制度（図1）は，老人福祉と老人医療に分かれていた従来の高齢者の介護に関する制度を再編成し，利用しやすく公平で効率的な社会的支援システムをめざして構築されたものである．

介護サービスは，加齢や疾患によって介護や日常生活の支援が必要となった人に対して，その人がもつ心身の能力をいかして自立した日常生活を営めるよう（自立支援）に，利用者の選択（利用者本位）により保健医療と福祉の両面から総合的に提供される．介護保険制度は，老後の生活が誰の責任の下で営まれるのかという観点から，自助を基本としながら相互扶助によってまかなう形式（社会保険方式）であり，給付と負担の関係が明確である．サービスの提供は，介護が必要な状態の軽減および悪化の防止，介護が必要になることの予防，という観点から行われ，医療との連携が重視されている．

▶▶ **保険者（市町村等）**

介護保険制度の実施主

表7 ● 音声・言語機能の障害等級と日常生活におけるコミュニケーション活動（場とレベル）の具体的状況例（文献1, p202）

（3級の欄の音声言語機能のレベルに該当すれば3級と判定する．3級の欄の項目が可能でも，4級の欄のレベルであれば4級と判定する．）

障害等級	コミュニケーションの場 \ コミュニケーションのレベル	理解面	表出面
3級	本人→家族 状況依存度が高い	・本人や家族の名前がわからない． ・住所がわからない． ・日付，時間がわからない． ・部屋の中の物品を言われてもわからない． ・日常生活動作に関する指示がわからない（風呂に入って，STに行って，薬を2錠飲んで……）． 本人の所属，時間 日常生活動作，物品に関する指示	・本人，家族の名前が言えないか，通じない． ・住所が言えない（通じない）． ・日付，時間，年齢が言えない（通じない）． ・欲しい物品を要求できない（通じない）． ・日常生活動作に関する訴えができないか通じない（窓を開けて……）． ・身体的訴えができない（通じない）． 本人の所属，時間 日常生活動作，物品に関する要求
4級	本人→家族→周辺 状況依存度が低い	・問診の質問が理解できない． ・治療上の指示が理解できない（PT，薬の飲み方……）． ・訪問者の用件がわからない． ・電話での話がわからない． ・尋ねた道順がわからない． ・おつかいができない（どこで，何を，いくつ，いくら，誰に，いつ）． 家族以外の者から，日常生活動作について，質問されたり，指示されたりしたときに，理解できない．	・病歴，病状が説明できない（通じない）． ・治療上のことについて，質問ができない（通じない）．家族に内容を伝えられない． ・訪問者に用件を質問できないか通じない．用件を家族に伝えられない． ・電話で応答できない．家族に内容を伝えられない（いつ，誰，何，どこ）． ・知り合いに電話をかけて用件が伝えられない（通じない）． ・行先が言えない（通じない）．道順を尋ねられない（通じない）． ・買物をことばでできないか通じない（何をいくつ，いくら）． 家族以外の者に，日常生活動作に関することを説明できない．

体，つまり保険者は原則的に市町村および特別区である．保険者は被保険者（加入者）から保険料を徴収し，住民の要介護認定の申請を受け付け，認定を行い，保険給付としての費用の支払い等を行う．国や都道府県は，保険者の介護保険に関する事業が円滑に行われるように必要な措置を講じ，援助を行う．

▶▶被保険者（加入者）と保険料

被保険者は，年齢によって第1号被保険者と第2号被保険者に分かれる．40歳以上の者は被保険者となって保険料を負担し，介護や支援が必要になったと認定されれば受給権者となり，費用の1割を支払うことは必要だが，介護サービスを利用することができるようになる（表10）．

保険料については，3年に一度見直され，現在は2012年度～2014年度の「第5期」とされる（図2）．この「第5期」においては，第1号被保険者の保険料は介護給付費全体の約21%を占める必要があるとされ，一人あたりの保険料の全国平均月額が4,972円とされる．しかし，前年の所得などに応じて，全国平均月額を基準に保険料率が0.5～1.5倍の6段階に設定される．第2号被保険者の保険料は，同様に「第5期」では介護給付費全体の29%を占める必要があるとされ，各医療保険者（医療保険を運営する団体）にその加入者数に応じて均等に振り分けられるが，実際に被保険者が支払う保険料の額は，加入している医療保険によって異なる．

▶▶介護サービス利用の手続き
（図3）

日常生活に介護や支援を要する状態となり，介護サービスの利用を求める場合，被保険者は市町村等による要支援または要介護の認定を受ける必要がある．市町村は，被保険者の申請を受け，被保険者の心身の状況を訪問調査（認定調査）するとともに医師の意見を聞き（主治医意見書），要介護認定等基準時間（介護の必要度の指標）をコンピュータ上で算出する（一次判定）．その後介護認定審査会で，一次判定，認定調査の結果，主治医意見書を基に介護認定の審査・判定が行われる．その結果，7段階（要支援1・2，要介護1～5）に分けた介護の必要度と認定有効期間が被保険者

表8 ● 音声・言語機能障害の等級判定の基準 （文献1, p203）

（大原則：障害程度の判定基準は一次能力障害（稼得）に関係のない日常生活活動能力の欠損度）に基づく）

障害の程度と等級		認定基準の原則	音声，言語機能障害の場合	障害程度の定義と具体例	等級判定の基準―コミュニケーション活動の場とレベルからみた意思疎通困難の程度―
重度 (1, 2級)		......	......	......	......
中程度	3級	家庭内での日常生活活動が著しく障害される	喪失	音声言語による意思疎通ができないもの 「音声機能障害」―音声を全く発することができない（例：無喉頭，喉頭外傷による喪失，発声筋麻痺による音声喪失〈反回神経麻痺など〉） 「言語機能障害」―発声しても意思疎通ができない（例：重度失語症，聴あ，運動障害性構音障害，脳性麻痺構音障害，ろうあ）	家庭において，家族又は肉親との会話の用をなさない（日常会話は誰が聞いても理解できない）． 具体的状況（コミュニケーション活動の場とレベル）は表1に例示してある．
	4級	家庭周辺での日常生活活動が著しく障害される	著しい障害	音声言語のみ用いて意思を疎通することが困難なもの 「音声機能障害」―喉頭の障害又は形態異常によるもの 「言語機能障害」―イ．構音器官の障害又は形態異常によるもの　ロ．中枢性疾患によるもの ※障害類型の例は(1)ウの具体例参照のこと	家族又は肉親との会話は可能であるが，家庭周辺において他人には殆ど用をなさない． ※具体的状況（コミュニケーション活動の場とレベル）は表1に例示してある．
軽度軽微		社会での日常生活が著しく障害される	障害非該当		日常の会話が可能であるが不明瞭で不便がある．

表9 ● そしゃく機能障害の等級判定の基準

級別		そしゃく機能障害の基準・程度	具体例
3級	そしゃく機能の喪失	経管栄養以外に方法がない状態	・重症筋無力症等の神経・筋疾患 ・延髄機能障害（仮性球麻痺，血管障害を含む）及び末梢神経障害によるもの ・外傷・主要切除等による顎（顎関節を含む），口腔（舌，口唇，口蓋，頬，そしゃく筋等），咽頭，喉頭の欠損
4級	そしゃく機能の著しい障害	経管栄養の併用が必要あるいは摂取できる食物の内容，摂取方法に著しい制限がある状態．「著しい制限がある状態」とは，誤嚥の危険が大きく，摂取が半固形物（ゼラチン，寒天，増粘剤添加物等）等以外は摂取できない状態または開口不能なため流動食以外は摂取できない状態をいう．	
		口唇・口蓋裂等の先天異常の後遺症による著しい咬合異常があり，歯科矯正治療等を必要とする状態．「先天異常の後遺症」とは，疾患に対して手術，その他の処置を行った後もなお残存する後遺症を意味する．	口唇・口蓋裂等の先天異常の後遺症による咬合異常によるもの

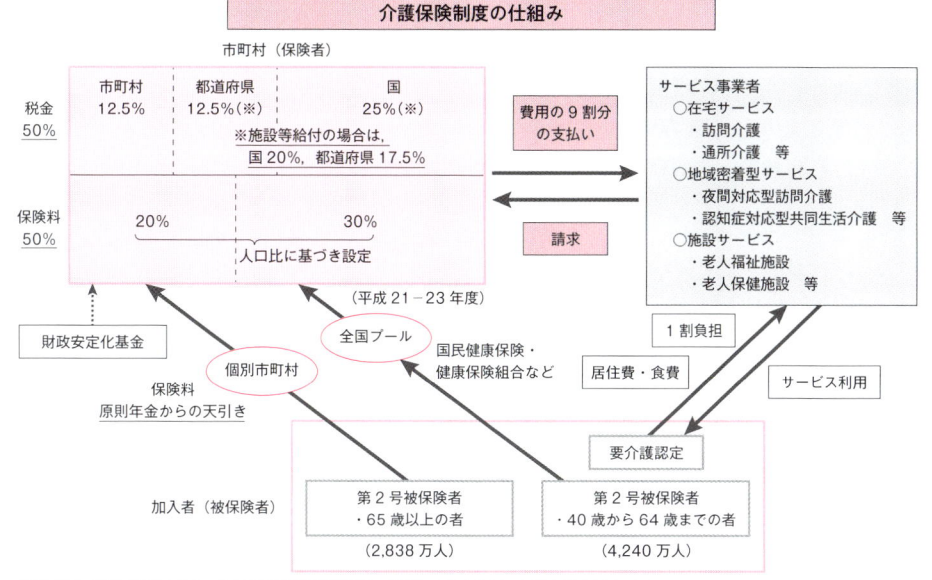

介護保険制度の仕組み

図1● 介護保険制度の仕組み（厚生労働省老健局総務課：公的介護保険制度の現状と今後の役割（http://www.mhlw.go.jp/topics/kaigo/gaiyo/hoken.html より）

に通知される．要支援・要介護に非該当の場合でも，特に今後，要支援・要介護になるおそれのある者，つまり被介護予備軍の疑いのある者は「特定高齢者」と見なされる．介護保険の申請から認定までは，概ね1カ月かかる．

要介護1～5に該当した場合は，居宅介護支援事業所の介護支援専門員（ケアマネジャー）によって，介護サービスの利用計画（ケアプラン）が作成される．要支援1・2や「特定高齢者」に該当した場合は，地域包括支援センターによって介護予防ケアプランが作成される．

▶▶ **利用者負担**

介護保険のサービスを利用したときには，かかった費用のうち9割が介護保険による給付の対象となり，1割が自己負担となる．施設に入所した場合，食費や居住費は全額自己負担になる．1割負担額については上限額が設定されているので，その上限額を超えた分は申請により高額介護サービス費として払い戻される．低所得者には，1割負担額の上限額が低く設定されており，また食費・居住費についても負担額が一定額を超えた場合に，補足給付として超過分が払い戻される．

表10● 第1号被保険者と第2号被保険者

	第1号被保険者	第2号被保険者
対象者	65歳以上の人	40歳から64歳までの医療保険加入者
受給要件	・寝たきりや認知症などで，入浴，排せつ，食事などの日常の生活動作について，常に介護が必要な状態（要介護状態）と認定された人 ・掃除，洗濯，買物など身のまわりのことができないなど，日常生活に支援が必要な状態（要支援状態）と認定された人	初老期認知症，脳血管障害などの老化が原因とされる次の16種類の病気により，介護や支援が必要な状態（要介護・要支援状態）と認定された人 ・がん（末期がん：医師が一般的に認められている医学的知見に基づき回復の見込みがない状態に至ったと判断したものに限る．） ・関節リウマチ ・筋萎縮性側索硬化症 ・後縦靱帯骨化症 ・骨折を伴う骨粗鬆症 ・初老期における認知症 ・進行性核上性麻痺，大脳皮質基底核変性症及びパーキンソン病（パーキンソン病関連疾患） ・脊髄小脳変性症 ・脊柱管狭窄症 ・早老症 ・多系統萎縮症 ・糖尿病性神経障害，糖尿病性腎症及び糖尿病性網膜症 ・脳血管疾患 ・閉塞性動脈硬化症 ・慢性閉塞性肺疾患 ・両側の膝関節又は股関節に著しい変形を伴う変形性関節症
保険料負担	市町村が徴収（原則，年金から天引き）	医療保険者が医療保険の保険料と一括徴収

▶▶ **利用可能なサービス**

介護保険の申請によって，要介護者には介護給付，要支援者には予防給付，「特定高齢者」には介護予防事業の対象となる．ちなみに，「特定高齢者」ではない「一般高齢者」（元気な高齢者）に対しても，市町村等の実情に応じた介護予防事業が展開されている．

利用可能なサービスは，居宅の場合，要支援者に対する介護予防サービスと，要介護者に対する介護サービスがあり，それぞれに地域密着型サービスがある．要介護者で施設に入所している場合は，施設サービスが適応となる（図3）．大まかに分類すると，①介護サービスの利用にかかる相談，ケアプランの作成，②自宅で受けられる家事援助等のサービス，③施設などに出かけて日帰りで行うデイサービス，④施設などで生活（宿泊）しながら，長期間又は短期間受けられるサービス，⑤訪問・通い・宿泊を組み合わせて受けられるサービス，⑥福祉用具の利用にかかるサービス，となる．代表的なサービスの内容を，表11に記す．

▶▶ **サービスの利用限度**

介護保険のサービスは，無制限に利用できるわけではない．要支援・要介護度に応じて，1カ月ごとの単位で支給限度基準額が設定されている（表12）．利用できる額は，利用したサービスに応じて設定される単位（介護報酬単位）に，1単位あたりの単価を掛け合わせた額になる．この1単位あたりの単価は10円が原則だが，都市部では地域差が勘案され，1単位が10円以上になる場合がある．

福祉用具購入費の支給限度基準額は，年間10万円である．総額10万円までの指定の福祉用具を購入する場合は，その費用の9割分が申請により償還される．住宅改修費の支給限度基準額は，20万円である．20万円の範囲内の小規模な改修工事（手すり取り付け，段差解消など）に対して，工事費用の9割分が申請により償還される．

▶ **福祉用具について**

福祉用具とは，心身に障害のある人や高齢の人が自立した生活を営むための機能や能力を補助し，介護する人たちの介助量を減らすために用い

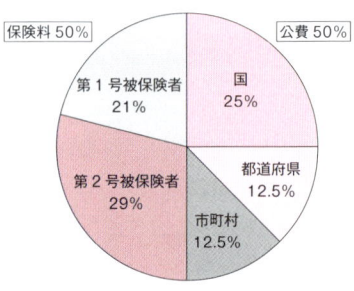

図2● 2012〜2014年度（第5期）の介護給付費の財源構成

保険料 50%
- 第1号被保険者 21%
- 第2号被保険者 29%

公費 50%
- 国 25%
- 都道府県 12.5%
- 市町村 12.5%

表12● 要介護度等に応じた支給限度基準額

要介護度等	支給限度基準額（1カ月当たり）
要支援1	4,970 単位
要支援2	10,400 単位
要介護1	16,580 単位
要介護2	19,480 単位
要介護3	26,750 単位
要介護4	30,600 単位
要介護5	35,830 単位

サービス利用の手続き

利用者 → 市町村の窓口（認定調査・医師の意見書）→ 要介護認定

- 寝たきりや認知症で介護サービスが必要な方：要介護1〜要介護5 → 介護サービスの利用計画（ケアプラン）
  - ●施設サービス：特別養護老人ホーム・介護老人保健施設・介護療養型医療施設
  - ●居宅サービス：訪問介護・訪問看護・通所介護・短期入所サービス　など
  - ●地域密着型サービス：小規模多機能型居宅介護・夜間対応型訪問介護・認知症対応型共同生活介護　など
  → 介護給付

- 要介護状態となるおそれがあり日常生活に支援が必要な方：要支援1・要支援2 → 介護予防ケアプラン
  - ●介護予防サービス：介護予防通所介護・介護予防通所リハビリ・介護予防訪問介護　など
  - ●地域密着型介護予防サービス：介護予防小規模多機能型居宅介護・介護予防認知症対応型共同生活介護　など
  → 予防給付

- 要支援・要介護になるおそれのある者／非該当 → ●介護予防事業／●市町村の実情に応じたサービス → 地域支援事業

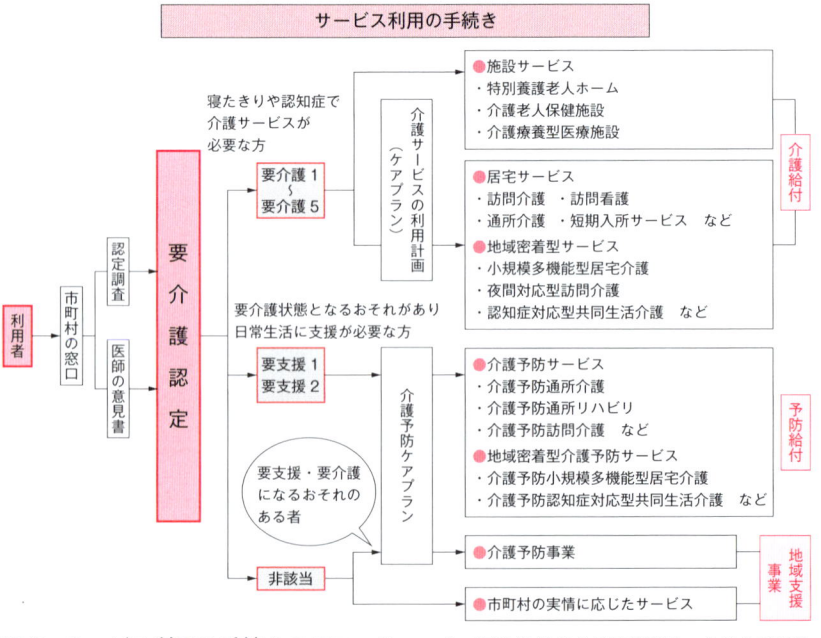

図3● サービス利用の手続きのフローチャート（厚生労働省老健局総務課：公的介護保険制度の現状と今後の役割. http://www.mhlw.go.jp/topics/kaigo/gaiyo/hoken.html より）

表11 ● 介護サービスの内容

	サービスの種類	内容
介護の相談,ケアプラン作成	居宅介護支援	介護支援専門員（ケアマネジャー）が，利用者の心身の状況や置かれている環境に応じた介護サービスを利用するためのケアプランを作成し，そのプランに基づいて適切なサービスが提供されるよう，事業者や関係機関との連絡・調整を行う．自己負担は不要である．
自宅に訪問	訪問介護（ホームヘルプ） ※介護予防サービスを含む	訪問介護員（ホームヘルパー）が利用者の自宅を訪問し，食事・排泄・入浴などの介護（身体介護）や，掃除・洗濯・買い物・調理などの生活の支援（生活援助）を行う．通院などを目的とした乗車・移送・降車の介助サービスを提供する事業所もある．
	訪問入浴 ※介護予防サービスを含む	利用者の身体の清潔の保持，心身機能の維持回復を図り，利用者の生活機能の維持又は向上を目指して行われる．看護職員と介護職員が利用者の自宅を訪問し，持参した浴槽によって入浴の介護を行う．
	訪問看護 ※介護予防サービスを含む	利用者の心身機能の維持回復などを目的として，看護師などが疾患のある利用者の自宅を訪問し，主治医の指示に基づいて療養上の世話や診療の補助を行う．
	訪問リハビリ ※介護予防サービスを含む	理学療法士，作業療法士，言語聴覚士などが利用者の自宅を訪問し，心身機能の維持回復や日常生活の自立に向けたリハビリテーションを行う．
	夜間対応型訪問介護 ※地域密着型サービス	夜間帯に訪問介護員が利用者の自宅を訪問する．「定期巡回」と「随時対応」がある．
	定期巡回・随時対応型訪問介護看護 ※地域密着型サービス	訪問介護員だけでなく看護師なども連携し，定期的な巡回や通報への対応を随時行うなど，24時間，必要なサービスを柔軟に提供する．
施設に通う	通所介護（デイサービス） ※介護予防サービスを含む	利用者が通所介護の施設（デイサービスセンターなど）に通い，施設では食事や入浴などの日常生活上の支援や，生活機能向上のための機能訓練や口腔機能向上サービスなどを日帰りで提供する．生活機能向上グループ活動などの高齢者同士の交流もある．
	通所リハビリ ※介護予防サービスを含む	利用者が通所リハビリテーションの施設（老人保健施設，病院，診療所など）に通い，施設では食事や入浴などの日常生活上の支援や，生活機能向上のための機能訓練や口腔機能向上サービスなどを日帰りで提供する．
	療養通所介護	看護師による観察を必要とする難病，認知症，脳血管疾患後遺症等の重要介護者又はがん末期患者を対象にしたサービスである．利用者が通所介護の施設に通い，施設では食事や入浴などの日常生活上の支援や，生活機能向上のための機能訓練や口腔機能向上サービスなどを日帰りで提供する．
	認知症対応型通所介護 ※介護予防サービスを含む ※地域密着型サービス	認知症の利用者を対象にした専門的なケアを提供するサービスで，利用者が通所介護の施設（デイサービスセンターやグループホームなど）に通い，施設では食事や入浴などの日常生活上の支援や，生活機能向上のための機能訓練や口腔機能向上サービスなどを日帰りで提供する．
訪問・通い・宿泊の組み合わせ	小規模多機能型居宅介護 ※介護予防サービスを含む ※地域密着型サービス	施設への「通い」を中心として，短期間の「宿泊」や利用者の自宅への「訪問」を組合せ，日常生活上の支援や機能訓練を行う．
	複合型サービス ※地域密着型サービス	施設への「通い」を中心として，短期間の「宿泊」や利用者の自宅への「訪問（介護）」に加えて，看護師などによる「訪問（看護）」も組み合わせることで，日常生活上の支援や機能訓練を，介護と看護の一体的な形で行う．
短期間の宿泊	短期入所生活介護（ショートステイ） ※介護予防サービスを含む	介護老人福祉施設（特別養護老人ホーム）などが，常に介護が必要な方の短期間の入所を受け入れ，入浴や食事などの日常生活上の支援や，機能訓練などを行う．
	短期入所療養介護 ※介護予防サービスを含む	医療機関や介護老人保健施設などが，常に療養が必要な方の短期間の入所を受け入れ，入浴や食事などの日常生活上の支援や，機能訓練などを行う．
施設等で生活	介護老人福祉施設（特別養護老人ホーム）	入所者が可能な限り在宅復帰できることを念頭に，常に介護が必要な方の入所を受け入れ，入浴や食事などの日常生活上の支援や，機能訓練，療養上の世話などを提供する．
	介護老人保健施設（老人保健施設）	在宅復帰を目指している方の入所を受け入れ，入所者が可能な限り自立した日常生活を送ることができるよう，リハビリテーションや必要な医療，介護などを提供する．
	介護療養型医療施設（療養病床）	長期にわたって療養が必要な方の入所を受け入れ，入所者が可能な限り自宅で自立した日常生活を送ることができるよう，機能訓練や必要な医療，介護などを提供する．
	特定施設入居者生活介護（有料老人ホーム，軽費老人ホーム，サービス付き高齢者向け住宅等） ※介護予防サービスを含む	指定を受けた有料老人ホームや軽費老人ホームなどの施設が，食事や入浴などの日常生活上の支援や，機能訓練などを提供する．
地域密着型サービス：地域に密着した小規模な施設等	認知症対応型共同生活介護（グループホーム） ※介護予防サービスを含む ※地域密着型サービス	認知症の利用者を対象にした専門的なケアを提供するサービスで，利用者がグループホームに入所し，施設は食事や入浴などの日常生活上の支援や機能訓練などのサービスを提供する．グループホームでは5～9人の少人数の利用者が，介護スタッフとともに共同生活を送る．
	地域密着型介護老人福祉施設 ※地域密着型サービス	入所定員30人未満の介護老人福祉施設（特別養護老人ホーム）が，常に介護が必要な方の入所を受け入れ，入浴や食事などの日常生活上の支援や，機能訓練，療養上の世話などを提供する．
	地域密着型特定施設入居者生活介護 ※地域密着型サービス	入居定員30人未満の有料老人ホームや軽費老人ホームなどが，食事や入浴などの日常生活上の支援や，機能訓練などを提供する．
福祉用具を使う	福祉用具貸与 ※介護予防サービスを含む	指定を受けた事業者が，利用者の心身の状況，希望及びその生活環境等をふまえ，適切な福祉用具を選ぶための援助・取り付け・調整などを行い，福祉用具を貸与する．
	特定福祉用具販売 ※介護予防サービスを含む	福祉用具販売の指定を受けた事業者が，入浴や排泄に用いる，貸与になじまない福祉用具を販売する．

る用具の総称である．福祉用具に関する公的制度には，補装具，日常生活用具，自助具のほか，介護保険制度による福祉用具の貸与や購入費の給付がある．ここでは，言語聴覚障害に関連する補装具と日常生活用具について簡単に述べる．

▶▶ **補装具**（表13，表14）

対象は身体障害者手帳を取得していて，自立の促進を図るのに必要と認められる人である．申請は市町村の保健福祉担当部署で行う．必要書類は，補装具交付申請書，補装具要否意見書，課税証明書，所得税額の証明書（源泉徴収票など），指定業者の見積書である．

▶▶ **日常生活用具**（表15）

対象は身体障害者手帳を取得していて，在宅生活を円滑にするために必要と認められる人である．申請は市町村の保健福祉担当部署で行う．必要書類は，日常生活用具給付申請書，課税証明書，所得税額の証明書（源泉徴収票など），指定業者の見積書である．

表13 ● 聴覚障害に給付される補装具（補聴器）

名称	基本構造	付属品	価格	耐用年数	備考
高度難聴用ポケット型	JIS C 5512-2000による．90dB最大出力音圧のピーク値の表示値が140dB未満のもの．90dB最大出力音圧のピーク値が125dB以上に及ぶ場合は出力制限装置を付けること．	電池 イヤーモールド	34,200円	5年	・価格は電池，骨導レシーバー又はヘッドバンドを含むものであること． ・身体の障害の状況により，イヤーモールドを必要とする場合は，修理基準の表に掲げる交換の額の範囲内で必要な額を加算すること． ・ダンパー入りフックとした場合は，240円増しとすること． ・平面レンズを必要とする場合は，修理基準の表に掲げる交換の額の範囲内で必要な額を，また，矯正用レンズ又は遮光矯正用レンズを必要とする場合は，眼鏡の修理基準の表に掲げる交換の額の範囲内で必要な額を加算すること． ・重度難聴用耳かけ型でFM型受信機，オーディオシュー，FM型用ワイヤレスマイクを必要とする場合は，修理基準の表に掲げる交換の額の範囲内で必要な額を加算すること．
高度難聴用耳かけ型			43,900円		
重度難聴用ポケット型	90dB最大出力音圧のピーク値の表示値が140dB以上のもの．その他は高度難聴用ポケット型及び高度難聴用耳かけ型に準じる．	電池 イヤーモールド	55,800円		
重度難聴用耳かけ型			67,300円		
耳あな型（レディメイド）	高度難聴用ポケット型及び高度難聴用耳かけ型に準じる．ただし，オーダーメイドの出力制限装置は内蔵型を含むこと．	電池 イヤーモールド	87,000円		
耳あな型（オーダーメイド）		電池	137,000円		
骨導式ポケット型	IEC Pub118-9（1985）による．90dB最大フォースレベルの表示値が，110dB以上のもの．	電池 骨導レシーバー ヘッドバンド	70,100円		
骨導式眼鏡型		電池 平面レンズ	120,000円		

表14 ● 音声・言語障害に給付される補装具（重度障害者用意思伝達装置）

名称	基本構造	付属品	価格	耐用年数	備考
文字等走査入力方式	意思伝達装置を有するソフトウェアが組み込まれた専用機器であること．文字盤又はシンボル等の選択による意思の表示等の機能を有する簡易なもの．	プリンタ 身体の障害の状況により，その他の付属品を必要とする場合は，修理基準の表に掲げるものを付属品とする．	143,000円	5年	・ひらがな等の文字綴り選択による文章の表示や発声，要求項目やシンボル等の伝言の表示や発声等を行うソフトウェアが組み込まれた専用機器及びプリンタとして構成されたもの．その他，障害に応じた付属品を修理基準の中から加えて加算することができること． ・簡易な環境制御機能が付加されたものとは，1つの機器操作に関する要求項目を，インターフェイスを通して機器に送信することで，当該機器を自ら操作できるソフトウェアをハードウェアに組み込んでいるものであること． ・高度な環境制御機能が付加されたものとは，複数の機器操作に関する要求項目を，インターフェイスを通して機器に送信することで，当該機器を自ら操作できるソフトウェアをハードウェアに組み込んでいるものであること． ・通信機能が付加されたものとは，文章表示欄が多く，定型句，各種設定等の機能が豊富な特徴を持ち，生成した伝言を，メール等を用いて，遠隔地の相手に対して伝達することができる専用ソフトウェアをハードウェアに組み込んでいるものであること． ・生体現象方式とは，生体現象（脳波や脳の血流量等）を利用して「はい・いいえ」を判定するものであること．
	簡易な環境制御機能が付加されたもの	上と同じ．	191,000円		
	高度な環境制御機能が付加されたもの	遠隔制御装置 その他は上と同じ．	450,000円		
	通信機能が付加されたもの	上と同じ．			
生体現象方式	生体信号の検出装置及び解析装置	プリンタ及び遠隔制御装置を除き上と同じ．	450,000円		

表15 ● 音声・言語障害，聴覚障害に給付・貸与される日常生活用具（例）

	種目	対象者	性能	耐用年数
情報・意思疎通支援用具	携帯用会話補助装置	音声機能若しくは言語機能障害者（児）であって，発声・発語に著しい障害を有する者	携帯式でことばを音声又は文章に変換する機能を有し，障害者が容易に使用し得るもの．	5年
	聴覚障害者用通信装置	聴覚又は音声言語機能障害の程度が3級以上で，原則として学齢児以上の者	一般の電話に接続することができ，音声の代わりに，文字等により通信が可能な機器であり，障害者が容易に使用し得るもの．	5年
	聴覚障害者用情報受信装置	聴覚障害者であって，本装置によりテレビの視聴が可能になる者	字幕及び手話通訳付きの聴覚障害者用番組ならびにテレビ番組に字幕及び手話通訳の映像を合成したものを画面に出力する機能を有し，かつ災害時の聴覚障害者向け緊急信号を受信するもので，聴覚障害者が容易に使用し得るもの．	6年
	人工喉頭	音声障害若しくは言語機能障害者（児）であって，本装置により意思疎通が可能となる者	①笛式 ②電動式	①は4年 ②は5年
自立生活支援用具	聴覚障害者用屋内信号装置（サウンドマスター，聴覚障害者用目覚時計，聴覚障害者用屋内信号灯を含む）	聴覚障害の程度が2級の者で，18歳以上の者	音声及び言語を視覚，触覚で知覚できる装置を備えており，取り扱いが容易なもの．	10年
	火災警報器	障害等級2級以上（火災発生の感知及び避難が著しく困難な障害者のみの世帯及びこれに準ずる世帯に限る．）	室内の火災を煙又は熱により感知し，音又は光を発し，屋外にも警報ブザーで知らせ得るもの．	8年
	自動消火器	障害等級2級以上（火災発生の感知及び避難が著しく困難な障害者のみの世帯及びこれに準ずる世帯に限る．）	室内温度の異常上昇又は炎の接触で自動的に消火液を噴射し，初期火災を消し得るもの．	8年

文　献

1) 新訂第二版　身体障害認定基準及び認定要領―解釈と運用．中央法規出版，2010．

（執筆者：中山剛志）

【この資料は，2014年5月時点での制度に基づき執筆した】

資料2
障害者の日常生活及び社会生活を総合的に支援するための法律（障害者総合支援法）

障害者に関する施策として，2003年（平成15年）に支援費制度が導入された．しかし，支援費制度は障害種別ごとの縦割りでサービスが提供され使いづらい仕組みであること，地方自治体によってはサービスの提供体制が不十分であったことなどの問題点が指摘された．こうした制度上の問題を解決するために2006年（平成18年）に「障害者自立支援法」が施行された．

さらに2012年（平成24年）に「地域社会における共生の実現に向けて新たな障害保健福祉施策を講ずるための関係法律の整備に関する法律」が成立した．新たに障害者自立支援法に基本理念の創設，障害範囲の見直し，障害支援区分の創設，障害者に対する支援についての変更，サービス基盤の計画的整備が加えられた．また名称も「障害者の日常生活及び社会生活を総合的に支援するための法律（障害者総合支援法）」に改められ，2013年（平成25年）4月に施行された．

▶ 慢性期の障害者の地域での活動を支える事業

図1は，障害者総合支援法に基づく給付・事業の一覧図である．障害者総合支援法では，慢性期の障害者の地域での活動拠点として，地域生活支援事業にある「地域活動支援センター」（身体，知的，精神の3障害すべての障害者が対象）が事業の柱の1つになっている．リハビリテーション訓練の到達目標の1つである在宅生活に焦点を当てて，活動を支援する．今後，整備が進むであろうと予想される．

地域活動支援センターは，通所による利用で，地域及び家庭との結び付きを重視した運営を行い，創作的活動又は生産活動の機会の提供，社会との交流の促進等の便宜を供与する．実施主体は原則が市町村で，事業者はNPO法人などの法人格が必要である．国による1/2以内の補助がある．同じ支援法にあるが，介護給付や訓練等給付の「障害福祉サービス」とは異なり，「障害支援（旧法：程度）区分認定」を受ける必要はなく，利用料の原則1割負担もない．

このセンターは，旧法の小規模作業所の機能を再編したⅢ型，入浴や食事の提供，機能訓練，介護方法の指導，リクレーションなどを行うⅡ型，専門職員を配置し，創作的活動または生産活動の機会の提供，社会との交流などを行うⅠ型がある．

▶ 障害者自立支援法の主な改正点
▶▶ 障害範囲の見直し

従来の障害者自立支援法の対象者は，身体障害者，知的障害者，精神障害者（発達障害者を含む）でその障害が永続する一定以上の障害がある者としていたが，症状が変動しやすい難病患者等が障害福祉サービスの支援の対象外となる場合があることが指摘されていた．これを受け，障害者総合支援法では，障害者の定義に新たに難病等（治療方法が確立していない疾病その他の特殊の疾病であって政令で定めるものによる障害の程度が厚生労働大臣が定める程度である者）を追加し，障害福祉サービス（介護給付・訓練等給付），補装具（車いすや歩行器などの購入・修理に必要な費用の支給），日常生活用具給付（特殊寝台，電気式たん吸引器などの給付）の対象となった．

▶▶ 障害者に対する支援についての変更

従来の障害者自立支援法から引き続き実施されているサービスは，表1の通りである．この中の

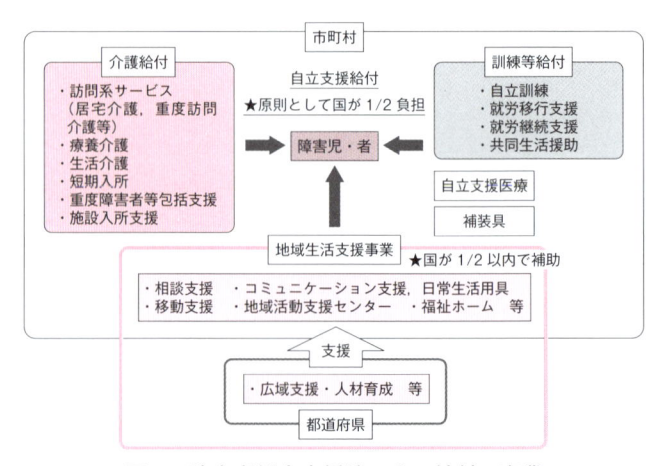

図1 ● 障害者総合支援法による給付・事業
(http://www.mhlw.go.jp/seisakunitsuite/bunya/hukushi_kaigo/shougaishahukushi/sougoushien/dl/sougoushien-06.pdf)